H. Rieger, W. Schoop (Hrsg.) · Klinische Angiologie

Springer
*Berlin
Heidelberg
New York
Barcelona
Hongkong
London
Mailand
Paris
Singapur
Tokio*

H. Rieger · W. Schoop (Hrsg.)

Klinische Angiologie

Ausgewählte Kapitel

Mit Beiträgen von
A. Beck, G. Biamino, H.K. Breddin, M. Cachovan,
W. Gross-Fengels, L. Heuser, R. Hild, V. Hossmann, Th. Karasch,
B. Kleuren, M. Köhler, W. Krings, M. Ludwig, A. Leyhe, B. Luka,
U. Maass, K.F.R. Neufang, J.C. Ragg, D. Raithel, H. Rieger,
F.J. Roth, A. Scheffler, I. Schmidtke, R. Schütz, B. Sommer,
A.L. Strauss

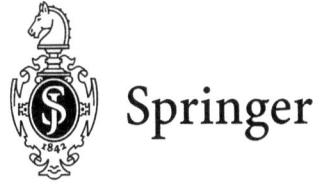

Springer

Herausgeber

Prof. Dr. med. Horst Rieger
Aggertalklinik Engelskirchen
51766 Engelskirchen

Prof. Dr. med. Werner Schoop
Sonnenbergstraße 6a
79117 Freiburg i. Br.

Mitarbeiter

Priv.-Doz. Dr. med. G. Driessen
Priv.-Doz. Dr. med. A. Scheffler
Aggertalklinik Engelskirchen
51766 Engelskirchen

Dr. med. A.L. Strauss
Dominikus-Krankenhaus
40549 Düsseldorf-Heerdt

ISBN-13:978-3-540-65602-9   e-ISBN-13:978-3-642-60116-3
DOI: 10.1007/978-3-642-60116-3

Die Deutsche Bibliothek-CIP-Einheitsaufnahme. **Klinische Angiologie: Ausgewählte Kapitel** / Hrsg. Horst Rieger ; Werner Schoop. Unter Mitarb. von A.L. Strauss, A. Scheffler, G. Driessen. - Berlin ; Heidelberg ; New York ; Barcelona ; Hongkong ; London; Mailand ; Paris ; Singapur ; Tokio : Springer, 1999

Dieses Werk ist urheberrechtlich geschützt. Die dadurch begründeten Rechte, insbesondere die der Übersetzung, des Nachdrucks, des Vortrags, der Entnahme von Abbildungen und Tabellen, der Funksendung, der Mikroverfilmung oder der Vervielfältigung auf anderen Wegen und der Speicherung in Datenverarbeitungsanlagen, bleiben auch bei nur auszugsweiser Verwertung, vorbehalten. Eine Vervielfältigung des Werkes oder von Teilen dieses Werkes ist auch im Einzelfall nur in den Grenzen der gesetzlichen Bestimmungen des Urheberrechtsgesetzes der Bundesrepublik Deutschland vom 9. September 1965 in der jeweils geltenden Fassung zulässig. Sie ist grundsätzlich vergütungspflichtig. Zuwiderhandlungen unterliegen den Strafbestimmungen des Urheberrechtsgesetzes.

© by Springer-Verlag Berlin Heidelberg 1999

Die Wiedergabe von Gebrauchsnamen, Handelsnamen, Warenbezeichnungen usw. in diesem Werk berechtigt auch ohne besondere Kennzeichnung nicht zu der Annahme, daß solche Namen im Sinne der Warenzeichen- und Markenschutz-Gesetzgebung als frei zu betrachten wären und daher von jedermann benutzt werden dürften.

Produkthaftung: Für Angaben über Dosierungsanweisungen und Applikationsformen kann vom Verlag keine Gewähr übernommen werden. Derartige Angaben müssen vom jeweiligen Anwender im Einzelfall anhand anderer Literaturstellen auf ihre Richtigkeit überprüft werden.

Layout und Herstellung: W. Bischoff, Heidelberg
Umschlaggestaltung: de'blik Konzept & Gestaltung, Berlin
Satz: Mitterweger Werksatz GmbH, Plankstadt

SPIN: 10713689   16/3134 — 5 4 3 2 1 0 — Gedruckt auf säurefreiem Papier

Vorwort

Im Frühjahr 1998 ist die „Klinische Angiologie" erschienen. In Anlehnung an die Weiterbildungsinhalte dieses Schwerpunktes sind die wesentlichen Inhalte ausführlich abgehandelt worden. Periphere Arterienerkrankungen und arterielle Durchblutungsstörungen, Mikrozirkulationsstörungen, periphere Venenerkrankungen und venöse Rückflußstörungen, periphere Lymphgefäßerkrankungen und Lymphabflußstörungen, zerebrale Durchblutungsstörungen sowie vaskuläre Neo- und Angiodysplasien.

Naturgemäß ist ein Lehrbuch bzw. Nachschlagewerk dieses Zuschnitts umfangreich, so daß es sich anbietet, zentrale Themen auszukoppeln, die sich ausschließlich auf die chronische periphere arterielle Verschlußkrankheit der unteren Extremitäten als der häufigsten angiologischen Erkrankung beziehen und einer selektiv interessierten Leserschaft zur Verfügung zu stellen.

Den Darstellungen der verschiedenen Möglichkeiten nichtinvasiver und invasiver Diagnostik und Therapie (Kap. 4-7) sowie der verschiedenen Krankheitsbilder (Kap. 10.3) ist eine zusammenfassende Übersicht angefügt (Kap. 8), welche die vielfältigen diagnostischen und therapeutischen Methoden auf der Basis eingängiger Stufenschemata ordnen und Hinweise auf ihren rationellen Einsatz geben soll. Den Abschluß bildet ein Kapitel (Kap. 14), in welchem der heutige Stand der medikamentösen Sekundär- und Reverschlußprophylaxe dargestellt wird. Dabei werden – neben Besprechung der klassischen Substanzen zur Antikoagulation und Plättchenfunktionshemmer – auch bereits solche berücksichtigt, die als innovativ und weiterführend anzusehen sind, wie die niedermolekularen Heparine und Hirudin auf der einen Seite und die modernen Plättchenfunktionshemmer vom Typ der ADP- bzw. IIb/IIIa-Rezeptorhemmung auf der anderen.

Die Paginierung, die Bild- und Tabellennumerierung wurden in ursprünglicher Form belassen, das Sachverzeichnis dagegen auf die ausgewählten Kapitel adaptiert.

Es ist zu hoffen, daß die hier vorgenommene Zusammenfassung mit ausschließlicher Berücksichtigung diagnostischer und therapeutischer Verfahren arterieller Durchblutungsstörungen der unteren Extremitäten die Aufmerksamkeit vor allem derjenigen Ärztinnen und Ärzte finden wird, die sich um die Früherkennung der Erkrankung, um eine rationale Diagnostik, um individuell angepaßte Therapiepläne sowie um eine moderne Prävention unter Berücksichtigung neuerer medikamentöser Verfahren bemühen wollen.

Engelskirchen und Freiburg
im Frühjahr 1999

Für Herausgeber und Autoren

HORST RIEGER
WERNER SCHOOP

Inhaltsverzeichnis

1	Einteilungsprinzipien und Begriffe H. RIEGER	13
4	Nichtinvasive Diagnostik L. HEUSER, B. KLEUREN, M. KÖHLER, M. LUDWIG, B. LUKA, U. MAAS, K.F.R. NEUFANG, H. RIEGER, R. SCHÜTZ und A.L. STRAUSS	75
5	Invasive Diagnostik A. BECK, G. BIAMINO, W. GROSS-FENGELS, K.F.R. NEUFANG, J.C. RAGG und A. SCHEFFLER	179
6	Nichtinvasive Therapie der peripheren arteriellen Verschlußkrankheit M. CACHOVAN, V. HOSSMANN, H. RIEGER und I. SCHMIDTKE	229
7	Invasive lumeneröffnende Therapie W. GROSS-FENGELS, W. KRINGS, A. LEYHE, K.F.R. NEUFANG, D. RAITHEL, H. RIEGER, F.J. ROTH, B. SOMMER und A.L. STRAUSS	285
8	Allgemeine Diagnose- und Therapiestrategien H. RIEGER	385
10.3	Arteriosclerosis obliterans im Bereich der unteren Extremität R. HILD	429
14	Medikamentöse Prophylaxe bei peripheren arteriellen Durchblutungsstörungen H.K. BREDDIN, TH. KARASCH und H. RIEGER	514
	Sachverzeichnis	543

Mitarbeiterverzeichnis

Beck, A., Prof. Dr. med.
Institut für Röntgendiagnostik und Nuklearmedizin
Spitalstiftung Krankenanst.
Konstanz
Luisenstraße 7
D-78464 Konstanz

Biamino, G. Prof. Dr. med.
Charité, Campus Vierchow
Klinikum
Klinische u. interventionelle
Angiologie
Augustenburger Platz 1
D-13353 Berlin

Breddin, H.K., Prof. Dr. med.
Ferdinand-Schrey-Weg 6
D-60598 Frankfurt

Cachovan M., Prof. Dr. med.
Herz-Kreislauf-Klinik
Abteilung für Angiologie
Römstedter Straße 35
D-29549 Bad Bevensen

Gross-Fengels, W.,
Prof. Dr. med.
Allgem. Krankenhaus
Harburg
Abt. für Klinische Radiologie
Postfach 900120
D-21075 Hamburg

Heuser, L., Prof. Dr. med.
Knappschaftskrankenhaus
Institut für Radiologie
und Nuklearmedizin
der Universität
In der Schornau 23-25
D-44982 Bochum

Hild, R. Prof. Dr. med.
Mühltalstraße 141a
D-69121 Heidelberg

Hossmann, V., Prof. Dr. med.
Krankenhaus Porz am Rhein
Urbacher Weg 19
D-51149 Köln-Porz

Karasch, Th., Dr. med.
Medizinische Klinik III
Universität Köln
Joseph-Stelzmann-Straße 9
D-50931 Köln

Kleuren, B., Dr. med.
Aggertalklinik Engelskirchen
D-51766 Engelskirchen

Köhler, M. Prof. Dr. med.
Schubertstraße 9c
D-51427 Bergisch Gladbach

Krings, W., Priv.-Doz. Dr.
med.
St. Vincenz-Krankenhaus
Am Busdorf 2
D-33098 Paderborn

Ludwig, M.,
Priv.-Doz. Dr. med.
Med. Universitätsklinik
Wilhelmstraße 35
D-53111 Bonn

Leyhe, A., Priv.-Doz. Dr. med.
St. Josef-Hospital
Axstraße 35
D-44879 Bonn

Luka, B., Dr. med.
Knappschaftskrankenhaus
Institut für Radiologie
und Nuklearmedizin
der Universität
In der Schornau 23-25
D-44982 Bochum

Maass, U., Priv.-Doz. Dr. med.
Landgraf-Karl-Straße 64
D-34131 Kassel

Neufang, K.F.R., Prof. Dr.med.
Berliner Straße 2
D-53879 Euskirchen

Ragg, J.C., Dr. med.
Freie Universität Berlin
Bereich für Laser-
Angioplastie
Krahmerstraße 6-10
D-12207 Berlin

Raithel, D., Prof. Dr. med.
Klinikum Nürnberg
Flurstraße 17
D-90419 Nürnberg

Rieger, H., Prof. Dr. med.
Aggertalklinik Engelskirchen
D-51766 Engelskirchen

Roth, F.J., Prof. Dr. med.
Aggertalklinik Engelskirchen
D-51766 Engelskirchen

Scheffler, A.,
Priv.-Doz. Dr. med.
Aggertalklinik Engelskirchen
D-51766 Engelskirchen

Schmidtke, I., Dr. med.
Schwalbenweg 22
D-51789 Lindlar

Sommer, B.
St. Josef-Hospital
D-53840 Troisdorf

Schütz, R., Prof. Dr. med.
Klinik für Angiologie
und Geriatrie der
Medizinischen Universität
Ratzeburger Allee 180
D-23562 Lübeck

Strauss, A.L., Dr. med.
Dominikus Krankenhaus
D-40549 Düsseldorf-Heerdt

Einteilungsprinzipien und Begriffe

H. RIEGER

1.1 Lokalisation arterieller Verschlüsse 13
1.2 Akuität arterieller Verschlüsse 13
1.3 Ätiologie arterieller Durchblutungsstörungen 13
1.4 Klinische Einteilung 14
    I: Asymptomatisches Stadium 14
    II: Claudicatio intermittens 14
    III: Ruheschmerzen 14
    IV: Nekrose/Gangrän 14

Die Einteilung arterieller Durchblutungsstörungen kann nach verschiedenen Gesichtspunkten vorgenommen werden:

1.1 Lokalisation arterieller Verschlüsse

Je nach Lokalisation chronischer arterieller Verschlüsse spricht man im Bereich der oberen Körperhälfte vom Schultergürtel-, Oberarm-, Unterarm- und vom digitalen Verschlußtyp, wobei Kombinationen naturgemäß vorkommen. Im Bereich der unteren Extremitäten werden der Becken-, Oberschenkel-, Unterschenkel- und der akrale Typ – ebenfalls mit Kombinationen – unterschieden.

1.2 Akuität arterieller Verschlüsse

Je nach Geschwindigkeit der klinischen Manifestation gibt es akute und chronische arterielle Durchblutungsstörungen. Die akuten sind meist Folge einer Embolie oder lokalen Thrombose (s. Kap. 9).

Die chronischen arteriellen Durchblutungsstörungen entwickeln sich langsam über Jahre oder Jahrzehnte und sind meist Folge der Arteriosklerose. Die Begriffe subakut bzw. subchronisch sollen eine weitere Differenzierung der Akuität ermöglichen.

1.3 Ätiologie arterieller Durchblutungsstörungen

Im Falle der *Arteriosklerose* als häufigste oder der *Endangiitis* (Buerger-Syndrom) als zweithäufigste Ursache arterieller Durchblutungsstörungen spricht man von einer Arteriosklerosis obliterans bzw. Endangiitis obliterans (s. Kap. 10 und 11). Arteriosklerosis und Endangiitis obliterans können als systemische, generalisierte Arterienkrankheit unter dem Begriff der arteriellen Verschlußkrankheit (AVK) (im engeren Sinne) zusammengefaßt werden. Um die periphere Lokalisation chronischer arteriosklerotischer oder endangiitischer Durchblutungsstörungen zu markieren – etwa im Gegensatz zur koronaren, mesenterialen oder renalen Strombahn –, spricht man auch von peripherer AVK (pAVK). Liegen nur arteriosklerotische *Stenosen* vor, scheint der Begriff arterielle *Verschluß*krankheit ungeschickt. Hier könnte man von stenosierender (arteriosklerotischer) Arteriopathie sprechen.

Von der AVK sollten die *entzündlichen Arterienkrankheiten* abgetrennt werden (s. Kap. 16). Zwar ist die Endangiitis obliterans auch „entzündlich". Sie läßt sich jedoch nicht immer von der arteriosklerotischen Form abgrenzen. Sie manifestiert sich darüber hinaus ebenfalls generalisiert und befällt ausgedehnte Segmente des arteriellen Systems, so daß dieses Krankheitsbild meist in den Begriff der pAVK mit hineingenommen wird (s.o.).

Es bleibt eine heterogene Gruppe, die man als AVK im weiteren Sinne oder einfach als „arterielle Durchblutungsstörung" ansprechen kann, und die eher lokalisiert und weniger generalisiert auftritt. Hierzu gehören z.B.:

- gewisse Dysplasien (s. Kap. 66),
- traumatische Gefäßschäden (s. Kap. 19),
- Kompressionssyndrome, (s. Kap. 19).

Schließlich sind die primären *funktionellen Durchblutungsstörungen*, vor allem das primäre (idiopathische) Raynaud-Phänomen, zu nennen, die keine organischen Arterienschäden erkennen lassen und außerhalb des Begriffs der AVK liegen (s. Kap. 17).

1.4
Klinische Einteilung

Die arterielle Verschlußkrankheit, d. h. die chronische Arteriosklerosis und Endangiitis obliterans wird nach klinischen Gesichtspunkten in vier Schweregrade eingeteilt (Fontaine). Nach wie vor ist diese Stadieneinteilung Grundlage diagnostischer und differentialtherapeutischer Entscheidungen. Eine differenzierte Sichtweise der Fontaine-Stadien ist in Kap. 15 gegeben. Hier sollen nur die klinischen Kernmerkmale angesprochen werden:

I: Asymptomatisches Stadium
Das Stadium I arterieller Durchblutungsstörungen der Beine ist dadurch charakterisiert, daß zwar Stenosen oder Arterienverschlüsse vorliegen und auch meßmethodisch nachweisbar sind, diese aber unter den normalen Bedingungen des täglichen Lebens keine subjektiven Symptome bzw. keine Beschwerden verursachen.

II: Claudicatio intermittens
Die Beschwerden treten nur während Belastung (Armarbeit, Gehen) auf (ischämische Belastungsinsuffizienz).

III: Ruheschmerzen
Hier reicht bereits die Ruhedurchblutung nicht mehr aus, so daß auch ohne Gehbelastung Beinschmerzen bestehen (ischämische Ruheschmerzen).

IV: Nekrose/Gangrän
Dieses Stadium ist durch spontane Gewebeläsionen in Form oberflächlicher Hautdefekte, Ulzera, Nekrosen oder einer Gangrän gekennzeichnet (ischämische Läsionen).

Eine weitergehende Differenzierung der Fontaine-Stadien I–IV ist in Kap. 8 und 15 aufgeführt.

Nichtinvasive Diagnostik

L. Heuser, B. Kleuren, M. Köhler,
M. Ludwig, B. Luka, U. Maass,
K. F. R. Neufang, H. Rieger, R. Schütz
und A. L. Strauss

4.1 Anamnese und klinische Untersuchung 76
 H. Rieger
4.1.1 Anamnese 76
4.1.2 Klinischer Befund 77
4.1.3 Klinische Funktionstests 81
4.2 Pulsregistrierende Verfahren 84
 H. Rieger und B. Kleuren
4.2.1 Begriffe und Einleitung 84
4.2.2 Registrierung des Druckpulses: Oszillographie 85
4.2.3 Volumenpulsregistrierende Verfahren 98
4.2.4 Registrierung der Strömungsgeschwindigkeitspulse (cw-Ultraschall-Dopplersonographie) 100
4.3 Messung des peripheren arteriellen Blutdrucks 105
 M. Köhler
4.3.1 Ultraschall-Doppler-Technik 105
4.3.2 Laser-Doppler-Technik 112
4.3.3 Plethysmographische Verfahren 113
4.3.4 Nuklearangiologische Verfahren 113
4.3.5 Fazit für die Praxis 114
4.4 Arterielle Flußmessung 114
 A. L. Strauss und R. Schütz
4.4.1 Venenverschlußplethysmographie 114
4.4.2 Radioisotopenclearance 118
4.4.3 Gepulste Doppler-Ultraschalltechnik 122
4.4.4 Kernspintomographische Flußmessungen 124
4.5 Konventionelle und farbkodierte Duplexsonographie 127
 A. L. Strauss
4.5.1 Prinzip und physikalisch-technische Grundlagen der Duplexsonographie 127
4.5.2 Technische Voraussetzungen und Ablauf der Untersuchung 128
4.5.3 Klinische Anwendung 129
 Bauchaorta 129
 Viszeralarterien 130
 Nierenarterien 130
 Beckenarterien 132
 Femoropopliteales Segment 133
4.5.4 Stellenwert der Duplexsonographie 134
4.5.5 Ultraschallkontrastmittel in der Duplexsonographie peripherer Gefäße 136
4.6 3D-Sonographie 137
 M. Ludwig
4.6.1 Entwicklung der 3D-Sonographie 137
4.6.2 Experimentelle In-vitro-Erfahrungen mit 3D-Ultraschallsystemen 141
4.6.3 Allgemeine klinische Anwendungsmöglichkeiten von 3D-Ultraschallsystemen 141

4.6.4 Erfahrungen mit der 3D-Sonographie in der angiologischen Diagnostik 142
 Aortenaneurysma 142
 Volumenmessungen von arteriosklerotischen Plaques der A. carotis und A. femoralis 143
 3D-Sonographie in der Venendiagnostik 144
4.7 Computertomographie 147
 L. Heuser und B. Luka
4.7.1 Untersuchungstechnik 147
4.7.2 Normalbefunde 149
4.7.3 Pathologische Befunde 149
 Proliferierende Arteriosklerose 149
 Dilatierende Angiopathie 149
 Aneurysma verum 149
 Aneurysma falsum (spurium) 151
 Aneurysma dissecans 151
 Aneurysma-/Aortenruptur 152
 Weitere Komplikationen 153
 Pathologische Befunde der übrigen Arterien 153
4.7.4 Indikationen und Stellenwerte 154
 Thorakale Aorta 154
 Bauchaorta 154
 Intrakranielle und supraortale Gefäße 155
 Nierenarterien, Mesenterialgefäße und periphere Gefäße 155
4.8 Magnetresonanzangiographie 156
 K. F. R. Neufang
4.8.1 Physikalisch-technische Grundlagen der Magnetresonanzangiographie 156
 TOF-Technik 157
 PC-MRA 158
 Bildnachverarbeitung 159
4.8.2 Klinische Anwendung 161
 Extrakranielle hirnversorgende Arterien 161
 Intrakranielle Gefäße 162
 Aorta und thorakale Venen 163
 Nierenarterien 164
 Beckenarterien und periphere Arterien 165
4.8.3 Wertung und Ausblick 165
4.9 Stoffwechselbezogene Methoden 166
 U. Maass
4.9.1 Laktat-Pyruvat-Quotient 166
4.9.2 NMR (Nuclear-magnetic-resonance)-Spektroskopie 169
4.9.3 Achillessehnenreflex 171
4.9.4 Wertigkeit 171

Literatur 172

4.1
Anamnese und klinische Untersuchung

H. Rieger

> Gerade in einer Zeit der High-tech-Diagnostik mit vielfältigen, aber auch kostspieligen Möglichkeiten apparativer Untersuchungen spielen Anamnese und einfache klinische Untersuchungen nach wie vor eine entscheidende Rolle. Sie müssen auch heute noch an erster Stelle stehen und führen frühzeitig zu einer Diagnosevorstellung bzw. zu einer *Annäherungsdiagnose*, die bei Bedarf in weiteren, aber dann gezielteren diagnostischen Stufen konkretisiert werden kann.

4.1.1
Anamnese

Familienanamnese
Familien- und Berufsanamnese haben im Zusammenhang mit der Angiologie weniger die Aufgabe, eine angiologische Diagnose als solche zu stellen. Dies ist eher Aufgabe der Eigenanamnese und geeigneter diagnostischer Methoden. Familien- und Berufsanamnese weisen jedoch auf die Ätiologie arterieller oder venöser Durchblutungsstörungen hin, was therapeutisch und prognostisch verwertbar sein kann. Die *Arteriosklerose* bereits junger Menschen kann über genetische Faktoren familiär gehäuft auftreten (z.B. im Rahmen des Antikardiolipinantikörper-Syndroms oder bei familiärer Hypercholesterinämie etc.). Auch *Gefäßmalformationen* oder Arterienwandschwächen oder seltene *Stoffwechselerkrankungen* mit Gefäßbeteiligung lassen sich ätiologisch eher einordnen, wenn eine familiäre Häufung erfragt werden kann (s. Kap. 66 und 19.5). Besonders gilt dies für arterielle *Aneurysmen*, die familiär gehäuft auftreten können, so daß es z.B. gerechtfertigt ist, nahe Angehörige (z.B. Bruder) eines Aneurysmaträgers zu „screenen" (s. Kap. 18). Rezidivierende *Thrombosen*, familiär gehäuft, lassen an genetische Defekte im Hämostasesystem denken (AT III-, Protein C, Protein-S-Mangel etc.).

Berufs- und Sozialanamnese
Auch die Berufs- und Sozialanamnese können unmittelbare Hinweise auf die Ätiologie arterieller Gefäßverschlüsse geben. Arterienverschlüsse im distalen Unterarm-, Mittelhand- oder Fingerbereich durch Bedienung vibrierender Maschinen, durch Sport (z.B. Volleyball, Fußball) oder beruflich angewendete Schlagwerkzeuge oder durch Einfluß gewerblicher Gifte (z.B. Vinylchlorid (s. Kap. 16.7, 21.5). Immer wieder wird auch der Einfluß chronischer Metall- oder Metalloidbelastung diskutiert. Vor allem Amalgame als zahnärztliche Materialien bzw. deren Quecksilberanteile sind regelmäßig im Gespräch, z.B. an der Entstehung kollagenöser Erkrankungen beteiligt zu sein. Sicheres kann jedoch auch heute nicht gesagt werden (Stachle 1994).

Eigenanamnese
■ **Gehabhängige Beinschmerzen.** Folgende anamnestische Angaben weisen auf eine periphere Durchblutungsstörung hin:

- reproduzierbare Belastungsclaudicatio,
- Verkürzung der Gehstrecke beim Bergaufgehen,
- kurze Schmerzabklingzeit (Sekunden bis wenige Minuten),
- Schmerzhaftigkeit immer derselben Muskelgruppe,
- keine Beschwerden unter Ruhebedingungen.

Differentialdiagnostisch in Erwägung zu ziehende Erkrankungen sind als Auswahl zusammengefaßt:

- arterielle Verschlußkrankheit;
- neurologische Krankheitsbilder, z.B.:
  - Wurzelreizsyndrom,
  - Spinalkanalstenose,
  - periphere sensible Nervenläsionen:
    Ilioinguinales Syndrom,
    Spermatikusneuralgie,
    Piriformissyndrom
    Morton-Neuralgie,
    Meralgia paraesthetica („Inguinaltunnel Syndrom"),
    Tarsaltunnelsyndrom,
    Polyneuropathie;
- Erkrankungen des Muskel- und Skelettsystems, z.B.:
  - Gelenkaffektionen,
  - Kalkaneussporn,
  - Myogelosen;
- entzündliche Erkrankungen;
- „Stauungssyndrome, z.B.:
  - venöse Rückflußstörung,
  - Lymphabflußstörung;
- statische Insuffizienz, z.B.:
  - Beckenschiefstand,
  - Beinverkürzung,
  - Senk-Spreiz-Füße.

Vor allem das Syndrom des engen Spinalkanals (Claudicatio nervosa) und schwere postthrombotische venöse Rückflußstörungen (Claudicatio venosa) sind zu erwähnen.

Im Bereich der oberen Extremitäten sind die anamnestischen Angaben analog: arbeitsabhängige Schmerzen und frühe Ermüdbarkeit der Oberarm- und/oder Unterarmmuskulatur, vor allem bei Überkopfarbeiten. Es muß jedoch betont werden, daß ischämisch bedingte Belastungs- oder Ruheschmerzen im Bereich der Arme und Hände eher selten sind.

- **Ruheschmerzen.** Extremitätenschmerzen, die unabhängig von Belastung auch in Ruhe bestehen, sind vieldeutig:

- periphere Durchblutungsstörung (nur im fortgeschrittenen Stadium!);
- Polyneuropathie (Diabetes, Alkohol etc.);
- statische Insuffizienz;
- Entzündungsschmerzen:
  - Phlebitis,
  - Erysipel,
  - Dermatitis,
  - Knochenaffektion;
- Wurzelreizsyndrome;
- periphere sensible Läsionen:
  - ilioinguinales Syndrom,
  - Spermatikusneuralgie,
  - Piriformissyndrom,
  - Morton-Neuralgie.

Vor allem folgende anamnestitsche Kriterien müssen an das Vorliegen *ischämischer* Ursachen denken lassen:

- Schmerzauslösung und/oder Schmerzzunahme während längerer Horizontallage des Beines (also vorwiegend nachts);
- Schmerzlokalisation gewöhnlich akral (Vorfuß, Mittelfuß, Knöchelregion, Ferse);
- in Beinhängelage vorübergehende Besserung; die Schmerzlinderung in Beinhängelage fehlt bei besonders schlechter hämodynamischer Kompensation;
- verzögerte oder nicht heilende Hautläsion (oberflächliche Defekte, Ulzera, Nekrosen bzw. trockene und/oder feuchte Gangrän), besonders in akralen Fußbereichen (Ferse, Außenseite der Zehengrundgelenke I und V; interdigital, Zehen- und Fingerkuppen, subungual), gelegentlich auch im Bereich der Knöchelprominenz oder der distalen Prätibialregion v.a. nach Scheuer- und/oder chronischer Traumatisierung anderer Art. Nicht selten kommt man dadurch erst auf die Spur einer bislang nicht diagnostizierten arteriellen Durchblutungsstörung, daß Wunden nach Hühneraugenentfernung, Nagelextraktion und anderen kleinstchirurgischen Eingriffen nicht erwartungsgemäß heilen.

4.1.2
Klinischer Befund

Ödeme
Ödeme gehören nicht zu den primären Charakteristika arterieller Durchblutungsstörungen, können aber gelegentlich mit ihnen in Verbindung gebracht werden: im Rahmen einer kritischen Ischämie mit Ruheschmerzen und dadurch bedingter häufiger Beinhängelage (s. oben), durch ischämische Kapillarschäden, nach Beseitigung eines akuten Arterienverschlusses (Tibialis-anterior-Syndrom) oder auch nach Applikation vasoaktiver Substanzen (z. B. Ca^{++}-Antagonisten, Prostaglandine u.a.m.).

Hautfarbe
Die Hautfarbe ist eine Funktion der Hautdicke, der Blutfüllung der subpapillären Venenplexus und des relativen Anteils reduzierten Hämoglobins. Eine Vielzahl physiologischer und pathyphysiologischer Umstände ist somit an der Entstehung einer bestimmten aktuellen Hautfarbe beteiligt, so daß es eine diagnose*spezifische* Hautfarbe nur begrenzt gibt. Aus angiologischer Sicht bestehen folgende Zusammenhänge:

- **Blässe.** Blässe („Leichenblässe") kann Teilsymptom eines akuten Ischämiesyndroms nach akutem Arterienverschluß sein (s. Kap. 9). Sie kann auch bei schlechter hämodynamischer Kompensation eines chronischen peripheren Arterienverschlusses durch eine zu hohe Lagerung der betroffenen Extremitäten (nicht selten bereits in Horizontallage) provoziert werden. Sie ist ebenfalls Teilelement des Raynaud(Digitus-mortuus)-Phänomens (s. Kap. 16).

- **Hautrötung.** Eine übermäßige (meist akrale) Hautrötung ist das Leitsymptom, z. B. der Erythromelalgie (s. Kap. 26.5), oder tritt als Teilphänomen des Postsympathektomiesyndroms in Erscheinung. Sie ist auch Teilkomponente des Raynaud-Phänomens und dann darüber hinaus bei entzündlichen Hautveränderungen (z. B. Dermatitis, Erysipel) auftreten.

- **Zyanose.** Die Zyanose finden wir meist im Rahmen der Akrozyanose als Ausdruck organischer oder funktioneller Durchblutungsstörungen (s. Kap. 26.4) sowie ebenfalls als Teilbestand des Raynaud-Phänomens (s. Kap. 17). Nach akutem oder bei schlecht kompensiertem chronischen Verschluß tritt sie auch bizarr-fleckförmig als Ausdruck pränekrotischer Stasebezirke oder im Rahmen peripherer (Cholesterinkristall-)Embolien auf (s. Kap. 26.3).

Hauttemperatur

Für die Hauttemperatur gilt ähnliches wie für die Hautfarbe. Die Hautoberfläche, vor allem aber die Akren, stehen im Dienst der Thermoregulation. Dies bedeutet, daß die Hauttemperatur – je nach Umweltbedingungen – großen physiologischen Schwankungen unterliegt, so daß ihr nur mit großer Zurückhaltung und nur im Zusammenhang mit anderen Befunden eine diagnostische Bedeutung zukommt. Hinzu kommt, daß eine Reihe durchblutungsunabhängiger Faktoren die Hauttemperatur mitbestimmen. Aber selbst wenn diese Faktoren konstant gehalten würden, bestünde keine lineare Funktion zwischen Hautdurchblutung und Hauttemperatur (Schoop 1988). Trotz dieser Einschränkungen können folgende Trendaussagen gemacht werden:

- Kalte Füße/Hände in warmer Umgebung: wenn beidseitig, dann meist Ausdruck einer funktionellen Vasokonstriktion der Hautgefäße, vor allem, wenn zumindest ein Unterschenkelarterienpuls als Ausdruck einer ausreichenden Durchblutung bzw. des Radialispuls jederseits tastbar ist. Wenn einseitig, dann Verdacht auf arterielles Strömungshindernis. Wenn keine Fußpulse tastbar sind, besteht der Verdacht auf beiderseitige (kompensierte) Arterienverschlüsse.
- Warme Füße (Hände) sprechen unabhängig von der Umgebungstemperatur für einen Normalbefund – zumindest gegen eine schwere Mangeldurchblutung. Ausnahme: Diabetiker (s. Kap. 27).

Ein weiterer Befund ist klinisch verwertbar: Im Falle eines einseitigen Segmentverschlusses der distalen A. femoralis superficialis oder A. poplitea imponiert die Haut im Kniegelenksbereich des kranken Beines wegen der oberflächlich gelegenen Kollateralgefäße des Rete genu *wärmer* als die der gesunden Gegenseite.

Pulstastbefund

Die Erhebung des Pulstastbefundes ist ein wesentliches diagnostisches Kriterium. Die qualifizierte und diagnoseweisende Erhebung des Pulsstatus ist jedoch keineswegs einfach und häufig wegen mangelnder Übung oder schwieriger Palpationsbedingungen (Adipositas, Ödem etc.) nicht sicher verwertbar. Die Pulspalpation ist nicht frei von Subjektivität, und es gibt keine standardisierte Klassifikation der taktilen Empfindung des Untersuchers. Bisher hat sich zur Verständigung und Dokumentation folgendes „Vokabular" praktisch bewährt: Puls normal: +, Puls abgeschwächt: (+), Puls stark abgeschwächt ((+)), Puls nicht tastbar: (o). Neuere Empfehlungen der Qualitätssicherungskommission der Deutschen Gesellschaft für Angiologie gehen dahin, eine numerische Abstufung vorzunehmen (s. Abschn. 4.1):

- 4: regulärer Puls,
- 3: leichte Pulsabschwächung,
- 2: mittelgradige Pulsabschwächung,
- 1: starke Pulsabschwächung,
- 0: kein Puls tastbar.

Wenn Schwierigkeiten bestehen, die Qualität des eigenen Pulses (Kapillarpuls der tastenden Fingerspitzen) von der des Patienten zu unterscheiden, empfiehlt es sich, den Radialispuls des Patienten vergleichend zu tasten oder eine Frequenzbeschleunigung bei Patienten oder Arzt (besser) herbeizuführen (z.B. Kniebeugen).

■ **Palpationsorte.** *A. subclavia:* Palpationsort oberhalb des medialen und unterhalb des lateralen Klavikularbereichs.
A. brachialis: Palpationsort an der Innenseite des Oberarms medial vom Bizepsmuskel (Sulcus bicipitalis).
A. radialis: Palpationsort an üblicher Stelle.
A. ulnaris: Palpationsort an der ulnaren Seite des Handgelenks. Nicht immer sicher tastbar, so daß sich folgende Interpretationsmöglichkeiten ergeben:

- Ulnarispuls beidseits tastbar: normaler Befund.
- Ulnarispuls beidseits nicht tastbar: nicht generell pathologisch.
- Ulnarispuls einseitig tastbar: Verdacht auf Ulnarisverschluß der jeweiligen Gegenseite oder Radialisverschluß ipsilateral (durch die strömungsbedingte kompensatorische Erweiterung der A. ulnaris).

Aorta abdominalis: Man sitzt neben dem auf dem Rücken liegenden Patienten und palpiert mit der flachen Hand das Abdomen. Das Pulsieren der Aorta abdominalis kann bei tiefer abdomineller Palpation am liegenden entspannten Patienten getastet werden. Eine Pulsation der Aorta schon bei geringer Berührung der Bauchdecke oder gar sichtbar spricht für das Vorhandensein eines Aortenaneurysmas. Nur bei (sehr) schlanken Patienten mit ausgeprägter Lendenlordose kann eine regelrechte Bauchaorta schon bei geringem Druck palpiert oder die Aortenpulsation inspiziert werden.
A. femoralis (Leistenarterie): Der Untersucher sitzt auf der Kante der Untersuchungsliege. Die Finger II, III, IV palpieren am liegenden Patienten vergleichend beide Leistenregionen. Dabei sollten sich die Fingerkuppen mit dosiertem Andruck, der bei tiefliegenden Gefäßen oder Adipösen erheblich sein

kann, in die Tiefe „vorpalpieren" bis der Puls tastbar wird. Man korrigiert sodann die Position der palpierenden Finger so, daß man in den „zentralen Pulsationsbereich" gelangt. Bei schlanken Patienten ist es möglich, den Femoralispuls an der Innenseite des Oberschenkels nach distal palpierend bis in Verschlußhöhe zu verfolgen. Bei zusätzlich tastbarem Popliteapuls (s. unten) kann somit unter günstigen Umständen bereits palpatorisch nicht nur der Verschluß an sich, sondern auch dessen Länge (und damit die Therapiefähigkeit) palpatorisch abgeschätzt werden.

A. poplitea (Kniekehlenarterie): Die Hände des Untersuchers umfassen das Knie des liegenden Beines so, daß die Fingerkuppen mit der Kniekehle Kontakt bekommen. Das Bein wird leicht von der Unterlage angehoben, wobei das Eigengewicht des Beines den Palpationsdruck moduliert. Suchende Palpationsbewegungen der Fingerkuppen beider Hände im mittleren bis unteren Kniekehlenbereich spüren den Puls auf. Die diagnoseverwertbare Palpation des Popliteapulses erfordert größere Erfahrung.

A. tibialis posterior (Knöchelarterie): Mit den Kuppen des 2., 3. und 4. Fingers wird der Bereich hinter und unter dem medialen Knöchel palpiert. Zur sicheren Erfassung des Pulses bedarf es einer relativ großen taktilen Erfahrung; Ödeme, Indurationen u.a. können ein zusätzliches Erschwernis darstellen.

A. dorsalis pedis (Fußrückenarterie): Mit den Kuppen des Zeige-, Ring- und Mittelfingers wird der mittlere Bereich des Fußrückens palpiert. Fehlt der Puls, heißt dies wegen häufiger Anlageanomalien zunächst nichts. Erst wenn der Tibialis-anterior-Puls (s. unten) ebenfalls nicht tastbar ist, gilt dies als pathologisch.

A. tibialis anterior (Schienbeinarterie): Der Tibialis-anterior-Puls wird im distalen Unterschenkeldrittel lateral der Schienbeinkante unter kräftigem Palpationsdruck gesucht.

Abgesehen davon, daß der Pulstastbefund Hinweise darauf geben kann, ob überhaupt ein Strömungshindernis vorliegt, kann er auch zur Lokalisationsdiagnose derselben beitragen. Der Erfahrene kann im Falle eines pathologischen Pulstastbefundes bereits zur mutmaßlichen Verschlußhöhe (Lokalisationsdiagnose) Stellung nehmen (Tabelle 4.1).

Auskultation

■ **Geräuschentstehung.** Alle Strömungszustände, welche die Gefäßwand, das umgebende Gewebe und schließlich die Membran bzw. die Luftsäule des Stethoskops (Membran- bzw. Glockenstethoskop) in hörbare Schwingungen versetzen, führen zu einem auskultierbaren (und registrierbaren) Strömungsgeräusch. Die schwingungsproduzierende Energie ist Teil der kinetischen Strömungsenergie. Unterhalb einer Mindestenergie kommt ein Strömungsgeräusch daher nicht zustande. Das Ausmaß der zur Geräuschproduktion (Schwingungsinduktion des Gefäßwand-Gewebe-Stethoskop-Systems) führenden Strömungsturbulenzen sowie die Dicke der Weichteilschicht sind für die Lautheit des Geräusches verantwortlich, die – wie in der Kardiologie – in sechs Lautheitsgrade eingeteilt wird (1/6–6/6). Die Lautheit eines durch eine Arterienstenose generierten Strömungsgeräusches geht nicht mit dem Ausmaß der Stenose einher. Sie nimmt bis zu einem Maximum bei einem Stenosegrad von 70–80 % zu. Bei höhergradiger Stenose wird das Geräusch leiser und verschwindet bereits vor dem endgültigen (anatomischen) Gefäßverschluß (Abb. 4.1). Die meisten Geräusche sind systolisch. Nur bei großer prästenotisch-poststenotischer Druckdifferenz (z.B. auch bei Belastung) kommt es zu einem systolisch-diastolischen Strömungsgeräusch.

Tabelle 4.1 Beziehung zwischen Pulstastbefund und möglichen Lokalisationen arterieller Strombahnhindernisse

Verschlossener Gefäßbereich	Pulstastbefund				
	Leistenpuls oberhalb des Leistenbandes	Leistenpuls unterhalb des Leistenbandes	Kniekehlenpuls	Schienbein- bzw. Fußrückenpuls	Knöchelpuls
Aorta, Iliaca com, Iliaca externa Aorten oder/und Iliacaverschluß	–[a]	–	–	–	–
A. femoralis communis	+[b]	–	–	–	–
A. femoralis superficialis	+	+	–	–	–
A. tibialis anterior	+	+	+	–	–
A. tibialis posterior					
A. tibialis posterior oder Truncus tibiofibularis	+	+	+	+	–
A. tibialis anterior	+	+	+	–	+
Normalbefund[c]	+	+	+	+	+

[a] Puls fehlt oder abgeschwächt. [b] Puls normal. [c] Bis peripher tastbare Pulse schließen einen gut kompensierten Arterienverschluß nicht aus.

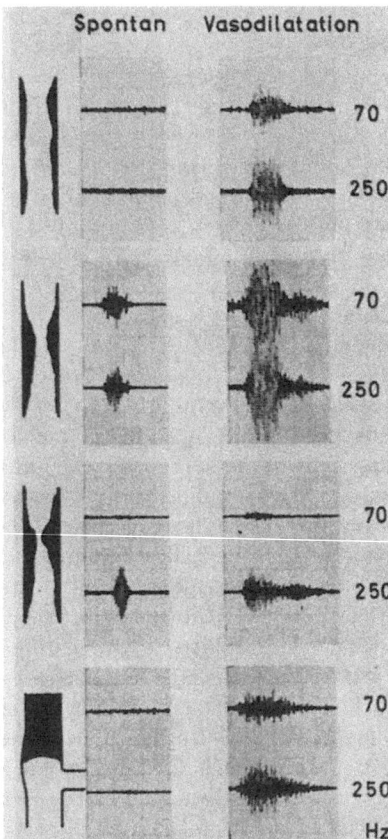

Abb. 4.1 Beziehungen zwischen Stenosegrad (schematisch) und Strömungsgeräusch (Originalaufnahmen mit Herzschallmikrophon). Registrierungen bei Ruhedurchblutung („spontan") und bei Vasodilatation, die bei den Stenosen durch arterielle Drosselung ausgelöst wurden, beim Verschluß durch Muskelarbeit. (Aus Schoop 1988)

■ Interpretation: negativer Auskultationsbefund
- Gesundes Gefäß ohne Stenose.
- Geringe Stenose, die unter Ruhebedingungen (noch) nicht hörbar ist. An einer solchen Stenose ist jedoch durch eine reaktive Hyperämie (Mehrdurchströmung nach arterieller Drosselung) ein Geräusch provozierbar! Die reaktive Hyperämie z. B. nach 5minütiger supraarterieller Drosselung ist zur Provokation einer unter Ruhebedingungen spontan noch stummen Stenose geeigneter als körperliche Belastung (z. B. Kniebeugen etc.), da durch letztere auch bei Gesunden Geräusche produziert werden können.
- Hochgradige, nicht mehr geräuschproduzierende Stenose.
- Vollständiger Gefäßverschluß (s. auch unten).
- Arterienstenosen bei nachgeschalteten Arterienverschlüssen. Hier kann die Blutstromgeschwindigkeit so gering sein, daß an der dem Verschluß vorgeschalteten Stenose kein Geräusch entsteht.

■ Interpretation: positiver Auskultationsbefund
- Arterienstenose: Ein über weite Bereiche der Systole auskultierbares Strömungsgeräusch ist am ehesten Ausdruck einer Arterienstenose. Inwieweit diese hämodynamisch wirksam, d.h. klinisch relevant und damit gegebenenfalls behandlungsbedürftig ist, ist eine Frage weiterer klinischer Befunde. Ein pathologischer Pulstastbefund und/oder ein pathologisches Ruhe- und/oder Belastungsoszillogramm sowie pathologische periphere systolische Knöchelarteriendrücke belegen eine hämodynamische Wirksamkeit. Sind die Pulse tastbar, und liegt ein normales Belastungsoszillogramm vor, wird eine hämodynamische Wirksamkeit eher nicht anzunehmen sein. Wir sprechen in diesem Fall von einer „Stenosierung".
- Kollateralgefäßgeräusche: Eine auskultatorisch differentialdiagnostische Besonderheit und Schwierigkeit bieten Strömungsgeräusche, die trotz eines kompletten Arterienverschlusses (s. oben) auftreten. Es sind dies Geräusche, die im überbrückenden, arterio-arteriellen Gefäßsystem (Kollateralen) entstehen, vor allem dort, wo die Kollateralarterien wieder in das offene Hauptgefäß einmünden (Reentry-Turbulenz). Derartige Reentry-Geräusche sind meist hochfrequenter und umschriebener als „normale" Stenosegeräusche. Reentry-Geräusche sind vor allem hörbar, wenn z. B. durch Belastung eine große Blutdruckdifferenz zwischen prä- und postokklusiver Strombahn hergestellt wird oder im Reentry-Bereich selbst eine Stenose besteht. Spontane Kollateralgeräusche treten eher in Kollateralsystemen *zentraler* Arterienverschlüsse auf (Aorten- oder Iliakaarterienverschluß bzw. Subklavia- oder Brachialarterienverschluß) und dort auch nur im proximalen Abschnitt der Kollateralen, da dort die systolische kinetische Strömungsenergie noch hoch ist.
- Geräusche ohne Gefäßkrankheit: Wie oben bereits erläutert, kann ein Strömungsgeräusch nur durch Turbulenzen bzw. durch die hierzu notwendige (überkritische) Strömungsgeschwindigkeit erzeugt werden. Diese Voraussetzung liegt nicht nur bei Arterienstenosen vor, sondern kann auch bei einer Anzahl anderer Bedingungen oder Erkrankungen erfüllt sein:
  - Hyperthyreose,
  - über der Schilddrüse bei Überfunktion,
  - bei Aortenklappeninsuffizienz,
  - beim hyperkinetischen Herzsyndrom,
  - bei arteriovenösen Kurzschlüssen.

Ein gelegentlich bei jungen Menschen im Bereich der Jugularvenen auftretendes Geräusch kommt durch Verwirbelungen (großes Gefäßkaliber) zustande („Nonnensausen") und verschwindet bei leichtem Aufdruck des Stethoskops.

■ **Spezielle Auskultationsbefunde**

A. subclavia: Auskultationsort oberhalb des medialen und unterhalb des distalen Klavikularbereichs. Die pathogenetische Zugehörigkeit eines dort auskultierten Geräusches ist aus seinem Leiserwerden oder Verschwinden während manueller Kompression der A. brachialis erkennbar. So kann z.B. ein Stenosegeräusch der A. carotis communis von dem einer A. subclavia unterschieden werden (s. Kap. 56.1).

A. iliaca: Um ein Strömungsgeräusch im Verlauf der A. iliaca communis aufzuspüren, muß das Stethoskop im Bereich zwischen Nabel und Leistenband fest in die Bauchwand eingedrückt werden. Oberhalb des Leistenbandes wird die A. iliaca externa auskultiert.

Leistenbereich: Im Leistenbereich verlaufen die A. femoralis communis sowie die Anfangsteile der aus ihr abgehenden A. profunda femoris und A. femoralis superficialis (Femoralisgabel). Etwas oberhalb des Leistenbandes können Stenosen der A. iliaca externa und femoralis communis auskultiert werden, in der Leistenbeuge selbst Stenosen im unmittelbaren Gabelbereich (distale A. femoralis communis und Abgangsstenosen der A. profunda femoris und A. femoralis superficialis) und unterhalb des Leistenbandes solche der proximalen A. femoralis superficialis.

A. femoralis superficialis: Im Bereich der Innenseite des Oberschenkels wird die A. femoralis superficialis (Oberschenkelarterie) auskultiert. Das Stethoskop muß relativ kräftig ein- bzw. angedrückt werden. Proximal, d.h. unterhalb des Leistenbandes auskultierte Geräusche, sprechen für eine Stenose im proximalen Segment der A. femoralis superficialis oder der A. femoralis profunda. Die größte Dignität haben Geräusche über dem Adduktorenkanal, da sie praktisch immer einer Stenose der dort verlaufenden distalen A. femoralis superficialis entsprechen.

A. poplitea: Das Stethoskop wird mit leicht dosiertem Andruck bei leicht angewinkeltem Knie in der Kniekehle plaziert. Ein hier auskultiertes Strömungsgeräusch entspricht praktisch immer einer deutlich ausgeprägten Popliteastenose.

Weitere Auskultationsstellen:
- 2. bis 3. LWK: Aortenisthmusstenose (Coarctatio aortae),
- unterhalb 3. LWK: Stenosen der Brustaorta,
- oberhalb des Nabels im Lendenbereich: Nierenarterienstenose,
- oberhalb des Nabels (Medianlinie) Bauchaortenstenose, Mesenterialarterienstenose (Truncus coeliacus, A. mesenterica superior).

4.1.3 Klinische Funktionstests

Ratschow-Lagerungsprobe

Die sogenannte Lagerungsprobe nach Ratschow ist die einfachste und überall durchführbare Untersuchungsmethode zur Erkennung von Durchblutungsstörungen der unteren Extremitäten. Die einzige Vorbedingung ist eine gewisse Mobilität des Patienten.

■ **Untersuchungsphase 1.** Der auf dem Rücken liegende Patient hebt seine Beine so hoch wie möglich, umgreift sie haltend mit seinen Händen und vollführt Streck- und Beugebewegungen in beiden Fußgelenken. Infolge der Fußhochlagerung nimmt der transmurale Druck um ca. 80 cm H_2O ab; als Folge nimmt die Gefäßweite druckpassiv ab, steigt der periphere Widerstand und nimmt die Perfusionsrate ab. Für Gesunde unkritisch kommt es bei Patienten mit bereits bestehender Reduktion des Perfusionsdrucks zu einer Minderdurchblutung der Fußsohle, die abblaßt (Abb. 4.2).

Klinisch kann das Ausmaß der hämodynamischen Kompensation dadurch abgeschätzt werden, daß der Ratschow-Test in abgestufter Hochlageposition der Beine durchgeführt wird: Bei Gesunden kommt es auch in vollkommener Beinhochhalteposition nicht zu einer Abblassung der Fußsohle, während schwerste Formen der Durchblutungsstörung schon in Horizontallage abgeblaßte Regionen aufweisen. Zwischen diesen Extrempositionen liegt die in etwa graduierbare Durchblutungseinschränkung.

■ **Untersuchungsphase 2.** Der Patient setzt sich auf die Kante der Untersuchungsliege. Bei Gesunden kommt es nach anfänglicher allenfalls geringen Abblassung der Fußsohle nur zu einer geringen Intensivierung der normalen Hautfarbe. (Der Baylisseffekt verhindert eine längere Vasodilatation mit längerer Hyperämie.) Nur gering zeitversetzt (5–10 s) ist die Venenfüllung bereits erkennbar.

Bei Ischämiekranken bleibt die Haut zunächst blaß (zeitlich verzögerte Füllung der Hautgefäße). Erst nach ca. 1 min zeigt sich die erste Hautanfärbung – allerdings dann mit überschießender rötlicher und länger anhaltender Zyanose. Auch die Venenfüllung ist verzögert und erst mit einem zeitlichen Abstand von 60–180 s zu erwarten (Abb. 4.2).

■ **Interpretation.** Am eindeutigsten sind die Ergebnisse, wenn das Gegenbein gesund ist. Andernfalls ist vor allem das Ausmaß der Verzögerung der Venenfüllung ein diskriminierendes Merkmal. Bei kalter Umgebung kann der Ratschow-Test unklar oder falsch positiv ausfallen. Falsch negative Werte

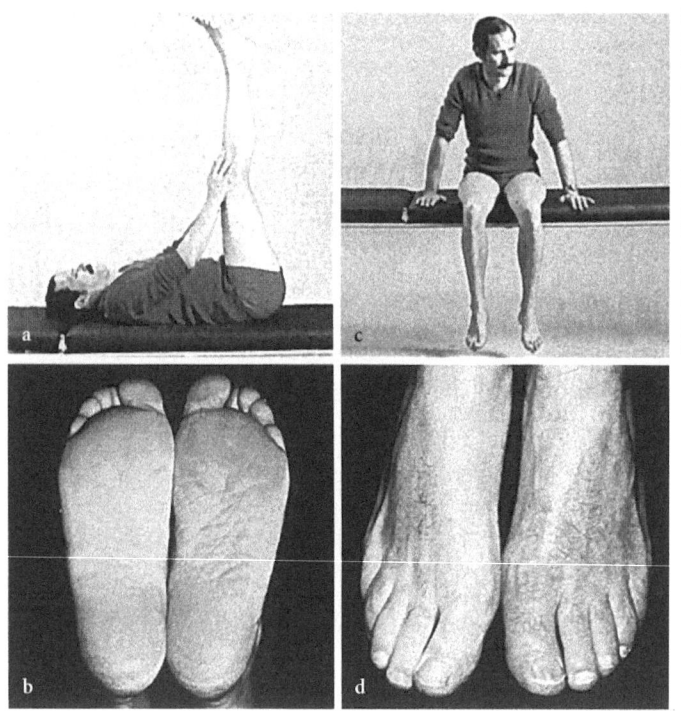
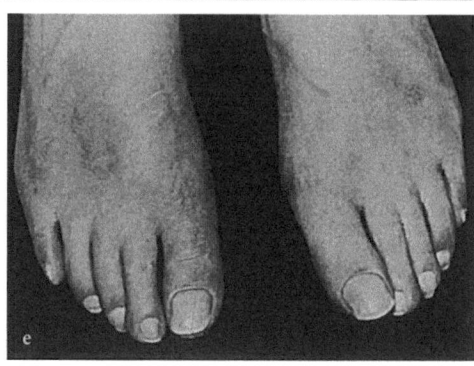

Abb. 4.2 a–e Klinische Phänomene beim Ratschow-Test im Falle eines rechtsbeinigen arteriellen Strombahnhindernisses. **a** Beinhochhalteposition und Aktivierung der Wadenmuskulatur durch Fußbewegungen; **b** Abblassung der rechten Fußsohle als Zeichen eines rechtsseitigen Strombahnhindernisses; **c** Beinhängelage; **d** verzögerte „Anfärbung" des rechten Fußes gegenüber links; **e** überschießende Rötung bzw. Zyanose des rechten Fußes gegenüber links

können bei sehr gut kompensierten Arterienverschlüssen gewonnen werden. Bei chronischer venöser Insuffizienz ist die „Venenauffüllzeit" nur schwer verwertbar.

Faustschlußprobe
Bei erhobenen Armen des Patienten und zirkulärer Kompression der Handgelenksregion durch den Arzt werden 5 bis 10 kräftige Faustschlußbewegungen durchgeführt. Bei Gesunden röten sich Handinnenfläche und Finger unmittelbar nach Beendigung der Belastung bzw. Freigabe der Handgelenksarterien. Bei gestörter Blutzufuhr durch Verschlüsse der großen Oberarm- und Unterarmarterien imponiert eine stark verzögerte Hautrötung der gesamten Handinnenfläche oder – im Falle einzelner Mittelhand- bzw. Digitalarterienverschlüsse – der betroffenen Finger.

Bei sehr gut kompensierten Verschlüssen der A. subclavia, der Unterarm- oder Digitalarterien kann die Faustschlußprobe trotz dieser Verschlüsse negativ sein. Umgekehrt kann sie positiv sein, ohne daß organische Arterienverschlüsse vorliegen, vor allem dann, wenn die A. subclavia bei erhobenem Arm an der Klavikula abgedrückt wird. In diesem Falle müßte ein palpabler Radialispuls während der Armhochhalteposition verschwinden. Auch bei hohem Sympathikustonus mit akraler Vasokonstriktion kann ein falsch positives Ergebnis resultieren. (Nochmalige Untersuchung in warmer Umgebung.)

Allen-Test
Die A. radialis des Patienten wird komprimiert (Allen 1929). Gleichzeitig vollführt der Patient 8 bis 10 kräftige Faustschlüsse. Normalerweise kommt es höchstens vorübergehend zu einer geringgradigen fleckförmigen Abblassung der natürlichen Hautfarbe. Bei offener A. ulnaris färbt sich die Innenfläche der Hand trotz weiter bestehender manueller Radialkompression in wenigen Sekunden normal an (Abb. 4.3 a). Die rasche homogene Anfärbung der Handinnenfläche bei normaler durchgängiger A. ulnaris ist allerdings an eine gute anatomische Kommunikation zwischen tiefem und oberflächlichem Hohlhandbogen gebunden (s. Kap. 10.4.5). Ansonsten kommt es zur Wiederanfärbung nur im Versorgungsgebiet der durchgängigen A. ulnaris bzw. zur Persistenz der Abblassung ausschließlich im Bereich der komprimierten A. radialis.

Bei Verschluß der A. ulnaris bleibt die Blässe der Handfläche während der Radialiskompression bestehen (Abb. 4.3 b, c). Nach Beendigung der manuellen Kompression kommt es über die wieder freigegebene A. radialis zu einer zügigen Wiederanfärbung der Handfläche. Analog kann der Allen-Test auch zur Durchgängigkeitsprüfung der Unterschenkelarterien eingesetzt werden.

■ **Umgekehrter Allen-Test.** In seltenen Fällen kann ein positiver Allen-Test auch durch einen nicht geschlossenen Hohlhandbogen (Anlageanomalie) zustandekommen, so daß auf der Basis dieses Tests

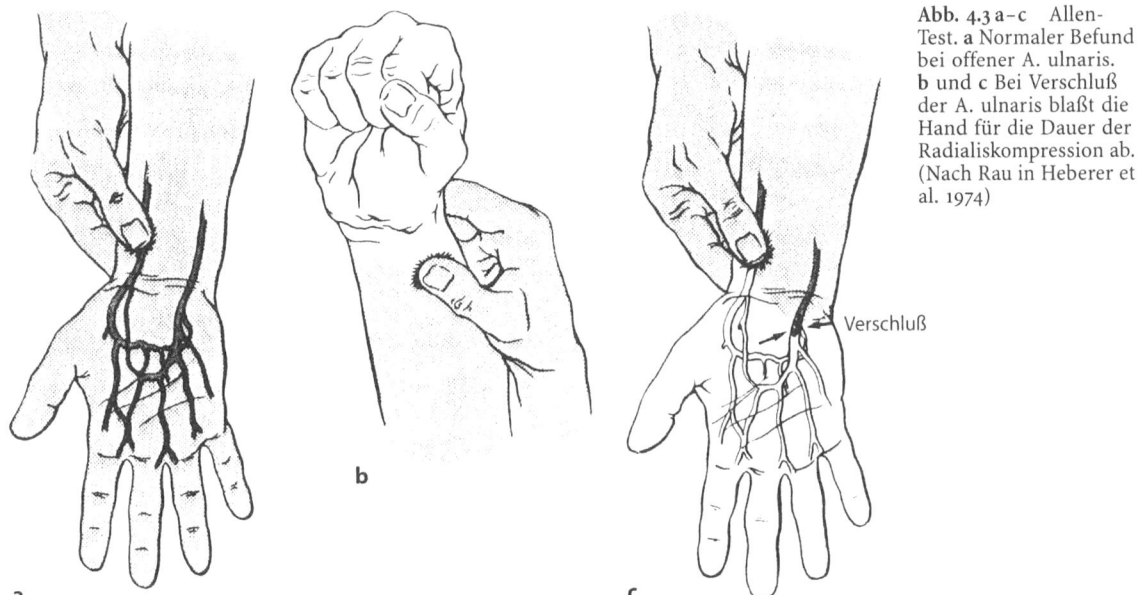

Abb. 4.3 a–c Allen-Test. a Normaler Befund bei offener A. ulnaris. b und c Bei Verschluß der A. ulnaris blaßt die Hand für die Dauer der Radialiskompression ab. (Nach Rau in Heberer et al. 1974)

ein Ulnarisverschluß vorgetäuscht wird. Hier wird die A. ulnaris komprimiert und im übrigen wie beim originären Allen-Test verfahren. Eine für die Zeit der Ulnariskompression andauernde Abblassung der Handinnenfläche spricht für den Verschluß der A. radialis.

Gehtest

Die Aufgabe des Gehtests ist es, die schmerzfreie und absolute Gehfähigkeit eines Patienten mit peripherer AVK zu objektivieren. Dies einmal, um die häufig unsicheren Angaben der Patienten zu konkretisieren und zum anderen, um einen initialen Basiswert als Vergleich zum Therapieverlauf zu haben. Überdies kann die Schmerzsymptomatik Hinweise auf die Verschlußlokalisation geben.

Die absolute schmerzfreie Gehstrecke ist diejenige bis zum ersten Auftreten der Schmerzen, die absolute Gehstrecke dagegen ist durch ein schmerzerzwungenes Stehenbleiben des Patienten gekennzeichnet. Orientierend und für praktische Belange ausreichend ist der ebenerdige Gehtest mit einer normierten Schrittfrequenz (Metronom) von 120, 104 oder 96 Schritten pro Minute. Die schnelle Gangart (120/min) ist genauer und besser reproduzierbar. Die langsameren Gangarten sind weniger gut reproduzierbar, da der Übergang zur Schmerzzone fließender ist, und die Beschwerden über eine längere Distanz toleriert werden. Sie haben aber den Vorteil, auch mit solchen Patienten einen Gehtest machen zu können, die kardiopulmonal oder aus anderen Gründen in ihrer Leistungs(geh-)fähigkeit eingeschränkt sind.

■ **Prinzip.** Beim normalen Gehen wird besonders die Wadenmuskulatur belastet. Infolge der Muskelkontraktionen steigt einerseits der Blutbedarf, andererseits wird die Blutzufuhr durch das arterielle Strombahnhindernis behindert. Wenn der gesteigerte Blutbedarf des tätigen Muskels nicht mehr gedeckt wird, kommt es durch Anreicherung von Stoffwechselprodukten zu Schmerzen, die schließlich die Beendigung der Arbeit erzwingen.

■ **Durchführung.** Metronom-gesteuert sollte unter Begleitung (Arzt, Krankengymnastin, geschulte Helferin etc.) der Gehtest durchgeführt werden. Ideal ist der Krankenhausgang, dessen Länge bekannt ist. Der Gehtest sollte dann unter möglichst einheitlichen Bedingungen durchgeführt werden (Schuhwerk, Tageszeit), wenn er Grundlage weiterer Gehtestvergleiche ist. Folgende Beobachtungen sind von der verantwortlichen Begleitperson zu protokollieren:
- schmerzfreie Gehstrecke in Metern, Lokalisation und Art der Beschwerden, Zeit bis zum Abklingen der Schmerzen;
- absolute Gehstrecke in Metern und welche Ursachen für die Gehlimitierung verantwortlich sind;
- sonstige Beschwerden (Gelenke, Atemnot, Herzbeschwerden, Schwindel etc.).

Kontraindikationen sind schlechte hämodynamische Kompensation der Arterienverschlüsse (Stadien III/IV nach Fontaine) oder Herzinsuffizienz (NYHA III/IV).

■ **Beurteilung.** *Länge der Gehstrecke:* Die Länge der schmerzfreien und der absoluten Gehstrecke geben Auskunft über die für das tägliche Leben noch verbliebene ebenerdige Gehfähigkeit. Sie ist

Grundlage einer weitergehenden Einteilung in die Stadien II a ($\leq$ 200 m) und II b (< 200 m). Sie hat darüber hinaus eine sozialmedizinische Bedeutung, da eine tägliche zumutbare Gehleistung von 4 x 500 m (Wohnung – Verkehrsmittel – Arbeitsplatz und zurück) in der Regel eine noch bestehende Erwerbsfähigkeit anzeigt. Ab einer Gehstrecke von 150–200 m im 120er Tempo ist diese Bedingung wohl als erfüllbar anzusehen (s. Abschn. 21.5).

Vaskulär oder extravaskulär: Ein weiterer Beurteilungspunkt ist die Frage, ob die Gehstrecke durch ein vaskuläres oder extravaskuläres Defizit limitiert ist. Extravaskuläre Ursachen sind z. B. orthopädische Komorbiditäten, Zustand nach Apoplexie und kardiopulmonale Beschränkungen. Diese Analyse ist bedeutsam, da sie in die Indikationsstellung bzw. die Therapiestrategie mit einfließt. Extrem kurze Gehstrecken (10–40 m) sind gewöhnlich nicht vaskulären Ursprungs.

Verschlußlokalisation: Die Lokalisation des Claudicatioschmerzes kann Hinweise auf die Lokalisation der arteriellen Strombahnhindernisse geben (Tabelle 4.2).

Gehtest auf dem Laufband

Der Vorteil des Gehtestes auf dem Laufband ist seine bessere Quantifizierung der Gehleistung (Arbeit/Zeit) und zuverlässigere Reproduzierbarkeit. Nachteile sind eine vorauszusetzende gewisse Bewegungsgeschicklichkeit des Patienten und die fehlende Übereinstimmung mit dem „wirklichen Gehakt" im täglichen Leben. Es werden der Constant-Load-Test (3 km/h, 12% Steigung) und der Graded-Exercise-Test (3,2 km/h und stufenweise Steigerung der Steigung von 0 auf 17,5% unterschieden (Cachovan 1997). Hinsichtlich der Reproduzierbarkeit und Standardisierung ist der Constant-Load-Test dem Graded Exercise-Test – zumindest bei einer maximalen Gehstrecke zwischen 50–150 m – überlegen.

Tabelle 4.2 Beziehung zwischen Lokalisation der Claudicatiobeschwerden und der mutmaßlichen Höhe des Strombahnhindernisses

Schmerzlokalisation	Verschlußlokalisation
Gesäß – und/oder Hüfte – und/oder Oberschenkel – und/oder Wade	Aorta A. iliaca communis
Gesäß	A. iliaca interna (beidseitig oder bei schlechter Kollateralisation)
Oberschenkel und/oder (vorwiegend) Wade	A. iliaca externa A. femoralis communis
Unterschenkel- bzw. Wadenbereich	A. femoralis superficialis A. poplitea (Proximale) Unterschenkelarterien
Knöchel- und Fußsohlenbereich	(Distale) Unterschenkelarterien

4.2
Pulsregistrierende Verfahren

H. Rieger und B. Kleuren

4.2.1
Begriffe und Einleitung

In der Strömungsmechanik wird zwischen stationärer und instationärer Strömung unterschieden. Eine stationäre Strömung ist durch die zeitliche und örtliche Konstanz charakteristischer Größen wie Dichte, Druck, Temperatur und Geschwindigkeit gegeben. Bei der instationären Strömung sind diese Parameter von Ort und Zeit abhängig. Die pulsatile Strömung läßt sich als Überlagerung einer stationären Strömung durch instationäre oszillierende Strömungen unterschiedlicher Amplitude und Frequenz ansehen. Die hieraus resultierende Wellenströmung wird durch die periodische Änderung der Wellenstromstärke (*Strompuls*), des Wellendrucks (*Druckpuls*) und – als Folge der Blutgefäßweitbarkeit – des Gefäßquerschnitts charakterisiert (*Dehnungs- oder Volumenpuls*).

In einem reibungs- und wellenreflexionsfreien System wären der zeitliche und örtliche Ablauf der drei Pulswellenphänomene identisch. Die registrierten Pulskurven wären kongruent. Die pulsatile Blutströmung ist jedoch reibungsbehaftet (Blutviskosität, viskoelastisches Verhalten der Arterienwand usw.) und zusätzlich schwer quantifizierbaren und komplizierten Wellenreflexionen ausgesetzt. Hierdurch wird nicht nur eine zeitliche Verschiebung der Pulsphänomene (Phasenverschiebung), sondern auch eine gegenseitige quantitative Beeinflussung der Pulsamplituden hervorgerufen: So ist der Gesamtwellendruck (Druckpuls) an einem Ort die Summe der hin- und rückläufigen Wellendrücke. Die Gesamtwellenstromstärke (Strompuls) dagegen ist die Differenz der beiden gegenläufigen Wellenstromstärken. Ein großer Druckpuls muß somit nicht auch einen großen Strompuls anzeigen. Aus dem Gesagten wird klar, daß die klinische Beurteilung der wie auch immer registrierten Pulse mit gehöriger Kritik zu geschehen hat; dies vor allem deshalb, weil es sich per definitionem bei den pulsregistrierenden Verfahren nicht um quantitative Untersuchungsmethoden mit der Möglichkeit absoluter Fluß- und Druckmessungen handelt, sondern um empirische Beziehungen zwischen Pulskurven und klinisch-angiologischem Bild. Die Beurteilung einer Pulskurvenregistrierung kann sich auf die Pulsamplitude, die Pulskurvenform, bestimmte Zeitwerte, Flächenintegrale und abgeleitete Größen oder Indizes beziehen. Der klinische Informationswert einer registrierten Pulskurve ist –

abgesehen von der korrekten Registriertechnik – sowohl von der Kenntnis der jeweils abgeleiteten Pulserscheinungsform (Druck-, Strom- oder Volumenpuls) als auch von der differenzierenden Beurteilung pulskurvenanalytischer Kriterien abhängig. Unter diesen Bedingungen können Aussagen darüber gemacht werden, ob, wo und in welchem funktionellen Ausmaß ein arterielles Strombahnhindernis vorliegt.

Die Einteilung der im folgenden dargestellten pulsregistrierenden Verfahren orientiert sich weitestgehend an der durch die Registriereinheit unmittelbar erfaßten Pulserscheinungsform und gliedert sich demgemäß in:

- druckpuls-,
- volumenpuls- und
- strompulsregistrierende Verfahren.

4.2.2
Registrierung des Druckpulses: Oszillographie

Die *direkte* Aufnahme des Druckpulses (periodische Änderung des Wellendrucks) ist nur möglich, wenn die druckregistrierende Einheit mit dem Blut in offener Verbindung steht. Es handelt sich dann um direkte bzw. invasive („blutige") Meßmethoden, die nicht nur eine Registrierung des Druckverlaufs über die Zeit bieten, sondern zu jedem Zeitpunkt Druckmessungen in absoluten Einheiten ermöglichen. Sie werden daher im Kapitel über die invasive Druckmessung abgehandelt (s. 5.1). Eine nichtinvasive primäre Druckpulsableitung gibt es nicht. Alle unblutigen bzw. nichtinvasiven Verfahren zur Druckpulskurvenregistrierung bedienen sich primär entweder des Querschnitts- bzw. Volumenpulses oder des Geschwindigkeits- bzw. Strompulses (s. Plethysmographie bzw. Ultraschall-Doppler-Sonographie). Auch diejenigen Pulsregistrierverfahren, die durch direkten Absatz eines Pulsnehmers auf eine größere subkutan verlaufende und somit palpable Arterie charakterisiert sind, zeichnen primär die periodischen Änderungen des Dehnungs-, nicht aber des Druckpulses auf. Allerdings werden die Dehnungspulskurven mit zunehmender Nähe zum Herzen denen der intravasal gemessenen Druckpulskurven immer ähnlicher. So kann zum Beispiel die sog. Karotispulskurve den intravasalen Druckverlauf in der A. carotis mit ausreichender Näherung wiedergeben.

Wenn somit auch keine indirekte (nichtinvasive bzw. unblutige) Möglichkeit besteht, Druckpulskurven direkt zu registrieren, so gibt es doch Verfahren, Druckpulse aus Volumenpulsen *sekundär* zu gewinnen (Pulstransformation), wie die mechanische und elektronisch verstärkte Oszillographie.

Mechanische Oszillographie

Die mechanische Oszillographie wurde bereits 1949 von Gesenius beschrieben. Sie ist somit eine der ältesten pulsregistrierenden Methoden zur Durchblutungsbeurteilung der Extremitäten überhaupt. Obwohl nicht quantitativ, nicht computerfähig und apparativ eher simpel, können aus einem technisch einwandfreien Ruhe- und Belastungsoszillogramm alle Informationen abgeleitet werden, die für eine brauchbare angiologische Arbeitsdiagnose im klinischen und Praxisalltag notwendig sind. Im deutschsprachigen Raum wird die Oszillographie, im Gegensatz zu amerikanischen Auffassungen, nach wie vor als eine nichtinvasive diagnostische Methode mit großer diagnostischer Aussagekraft angesehen (s. unten). Die mechanische Oszillographie ist aus diesem Grunde Bestandteil der Weiterbildungsinhalte des internistischen Schwerpunktes Angiologie.

■ **Prinzip.** Der Dehnungspuls eines Extremitätensegmentes wird auf eine um das entsprechende Gliedmaßensegment liegende luftgefüllte Manschette übertragen. Die Manschette ist doppelwandig, wobei die extremitätenseitige Manschettenwand dehnbar, die Außenwand undehnbar ist. Durch die Dehnungspulse wird daher die zwischen beiden Manschettenwänden eingebrachte Luft periodisch komprimiert, und die resultierenden Druckoszillationen über luftleitende Druckschläuche mechanisch auf einen Schreiber gegeben. Zum besseren Verständnis der Pulskurvenentstehung ist die Kenntnis der Beziehung zwischen Manschettendruck, Arterienquerschnitt und Volumen- bzw. Druckpulsregistrierung hilfreich (Abb. 4.4): Bei deutlich suprasystolischem Manschettendruck sind die im umschlossenen Extremitätensegment verlaufenden Arterien sowohl während der Systole als auch Diastole komprimiert. Eine Pulsation ist nicht vorhanden (Phase a). Wird der Manschettendruck stufenweise um 20 mm Hg gesenkt, wird solange keine Pulsation zu erwarten sein, wie sich der Manschettendruck oberhalb des systolischen Blutdrucks befindet. Wird letzterer unterschritten, wird eine zunächst begrenzte systolische Entfaltung der eingeschlossenen Gefäße mit zunächst noch geringer, aber zunehmender oszillographischer Amplitude resultieren (Phasen b–d). Bei weiterem Abfall des Manschettendrucks wird schließlich eine Druckstufe erreicht, auf der sich die Arterie während der Systole nahezu vollständig entfalten kann, während der Diastole aber noch verschlossen bleibt. Diese Manschettendruckstufe ist also dadurch charakterisiert, daß hier die geometrisch größtmögliche pulsatile Querschnittsänderung der umscheideten Arterie stattfindet, und somit die größten oszillographischen Amplituden registriert werden (Phase e).

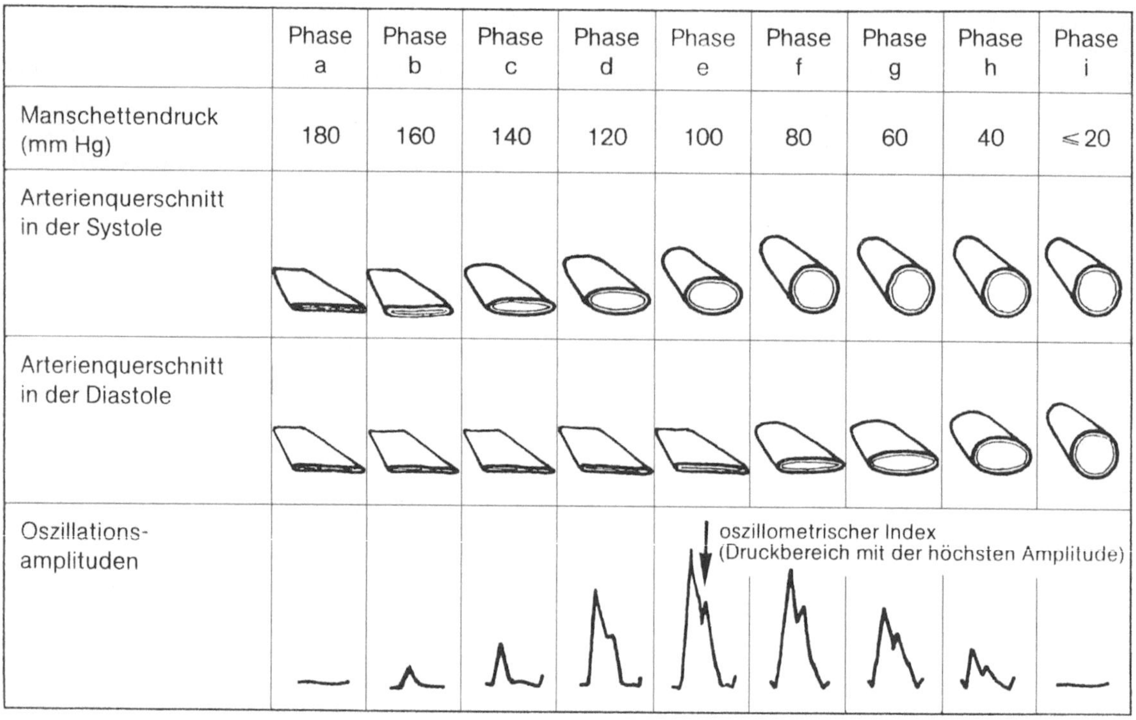

	Phase a	Phase b	Phase c	Phase d	Phase e	Phase f	Phase g	Phase h	Phase i
Manschettendruck (mm Hg)	180	160	140	120	100	80	60	40	≤ 20
Arterienquerschnitt in der Systole									
Arterienquerschnitt in der Diastole									
Oszillationsamplituden					oszillometrischer Index (Druckbereich mit der höchsten Amplitude)				

Abb. 4.4 Prinzipielle Beziehung zwischen dem stufenweise abnehmenden Manschettendruck, dem Ausmaß der Arterienkompression in Systole und Diastole sowie den resultierenden Oszillationsamplituden als Grundlage zum Verständnis der Entstehung eines Oszillogramms. Williams & Wilkins. (Mod. nach Goetz 1956)

Letztere nennt man den „oszillometrischen Index". Sinkt der Manschettendruck weiter, sind schließlich auch während der Diastole die Arterien nicht mehr vollständig geschlossen, so daß die geometrische Differenz zwischen systolischem und diastolischem Gefäßquerschnitt geringer wird, die Oszillationsamplituden wieder abnehmen (Phasen f–h) und schließlich ganz verschwinden (Phase i).

■ **Gerätschaft und Personal.** Notwendig sind ein mechanisches Oszillographiegerät, Manschettenansätze und – zur Erleichterung des Personals – eine Druckluftflasche zur raschen und schnell wiederholbaren Manschettenbelüftung. Die Untersuchung kann von einer geschulten Hilfskraft durchgeführt werden.

■ **Durchführung der Untersuchung**
Ruheoszillographie: Es stehen routinemäßig vier verschieden dimensionierte Manschettenpaare zur Verfügung: Proximale Oberschenkel-, distale Oberschenkel-, Waden- und Fußrückenmanschetten, die am liegenden Patienten angelegt werden (Abb. 4.5). Die Fußmanschette wird nach Ableitung des Fußrückenoszillogramms durch Drehung um 180° als Fußsohlenmanschette benutzt. Auf guten Ansitz der konisch konfigurierten Manschette ist zu achten.

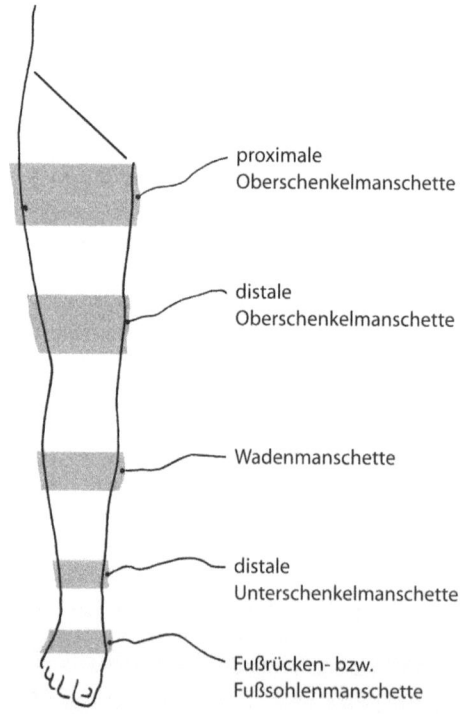

Abb. 4.5 Manschettenpositionierung bei der mechanischen Oszillographie

Da zur vergleichenden Beurteilung der Oszillogramme und zur Durchführung des Belastungsoszillogramms (s. unten) der oszillographische Index herangezogen wird, der hierzu notwendige Manschettendruck jedoch vorher nicht bekannt ist, beginnt man mit einem relativ hohen Manschettendruck von gewöhnlich 160 mm Hg und reduziert diesen stufenweise um je 20 mm Hg bis zu einer Druckstufe von 60 mm Hg. Bei regelmäßiger Herz- und somit Oszillationsfrequenz sollten zur besseren Übersicht und Lesbarkeit des Oszillogramms nicht mehr als 3–4 Ausschläge pro Druckstufe registriert werden. Dieses Vorgehen wird von proximal nach distal für jedes Manschettenpaar wiederholt, so daß zusammenhängend zunächst 6 Oszillationsgruppen beider Extremitäten zur Verfügung stehen: proximaler Oberschenkel, distaler Oberschenkel, Wade, Fußrücken, Fußsohle und distaler Unterschenkel. Der Beginn mit hohen Manschettendrücken und die stufenweise Reduktion derselben hat noch einen weiteren Sinn: Seitenvergleichend lassen sich diejenigen Druckstufen ausmachen, bei welchen die ersten Oszillationen erkennbar sind (Abb. 4.6).

Belastungsoszillographie: Nach Durchführung der Ruheoszillographie sollte zur entscheidenden Erweiterung der diagnostischen Aussage die Belastungsoszillographie angeschlossen werden. Hierzu werden die Wadenmanschetten oberhalb der Knöchelregion angelegt (distaler Unterschenkel) und zunächst wiederum einige Ruheoszillationen mit dem Druck des ermittelten „oszillometrischen Index" abgeleitet (Abb. 4.6). Die Amplitude des oszillometrischen Index sind die Referenz, an welcher sich die Amplituden des Belastungsoszillogramms zu messen haben. Bleiben diese nach Belastung unverändert, ist ein Strombahnhindernis auszuschließen. Bei zwischen rechts und links unterschiedlichen oszillometrischen Indizes müssen die Belastungsoszillogramme seitengetrennt mit den ihnen entsprechenden Druckstufen geschrieben werden, um eine seitengetrennte Beurteilung der hämodynamischen Kompensation vornehmen zu können. Liegt der oszillometrische Index rechts z. B. bei 120 mm Hg, links bei 60 mm Hg und schriebe man das Oszillogramm seitensimultan nur mit 120 mm Hg, könnte für links nur eine Nullinie ohne Oszillation resultieren. Wird das linksseitige Belastungsoszillogramm aber mit dem linksseitigen oszillometrischen Index von 60 mm Hg geschrieben, kann eine Auswertung mit Bestimmung der hämodynamischen Kompensation erfolgen. Nach vorübergehender Lösung der Schlauchverbindungen zum Registriergerät steht der Patient auf und führt zunächst 40 Zehenstände durch. Nach Hinlegen und Wiederanschluß beider Unterschenkelmanschetten werden diese auf diejenige Druckstufe gebracht, bei welcher im Rahmen der vorgängigen Ruheoszillographie der oszillometrische Index registriert wurde. Bei diesem Manschettendruck werden die Pulse fortlaufend geschrieben. Bei normalem Befund, d.h. bei nach Belastung nicht reduzierten Oszillationsamplituden, kann die Untersuchung nach wenigen Pulsregistrierungen abgebrochen werden. Bei pathologischer Reaktion sollten zunächst bis zum Ende der 1. min und anschließend in Abständen von 1 min jeweils einige Pulse bis zur Erreichung der Referenzamplitude, jedoch nicht länger als 5 min registriert werden. Anschließend wird die Belastungsoszillographie wiederholt. Anstatt der Zehenstände werden nun 20 Kniebeugen durchgeführt.

■ **Hauptindikationen der mechanischen Oszillographie**

- Ausschluß oder Bestätigung einer peripheren arteriellen Durchblutungsstörung.
- Lokalisations(Höhen)-diagnose eines arteriellen Strombahnhindernisses. Im Falle eines Mehretagenverschlusses kann allerdings nur die proximale Verschlußetage mit ausreichender Sicherheit diagnostiziert werden. Weiter peripher liegende zusätzliche Verschlüsse können allenfalls vermutet werden.
- Abschätzung der hämodynamischen Kompensation.

■ **Beurteilung und diagnostische Sicherheit**

Normalbefund: Die mechanische Oszillographie ist ein qualitatives Meßverfahren. Sie vermittelt somit keine absoluten Werte, sondern basiert auf der relativen Beurteilung der mechanisch erzeugten Oszillationsamplituden sowohl im Seiten- als auch Längsvergleich.

In Ruhe zeigen die Amplituden beim Gesunden und bei identischen methodischen Bedingungen im horizontalen Vergleich keine nennenswerten Unterschiede zwischen den symmetrischen Ableitungen beider Beine auf den verschiedenen Manschettendruckstufen (Abb. 4.6). Im Längsvergleich sind die Amplituden des proximalen und distalen Oberschenkels sowie des distalen Unterschenkels in etwa einheitlich. Lediglich die Oszillationen unter der Wadenmanschette sind in der Regel höher. Die Fußrücken- und Fußsohlenoszillationen sind dagegen klein und nur wenige Millimeter groß, aber eindeutig erkennbar.

Nach Belastung kommt es beim Gesunden zu keiner nennenswerten und länger dauernden Reaktion der Oszillationsamplituden. Der oszillometrische Index (s. oben) bleibt „bandförmig" erhalten (Abb. 4.6).

Ruhe-Oszillogramm

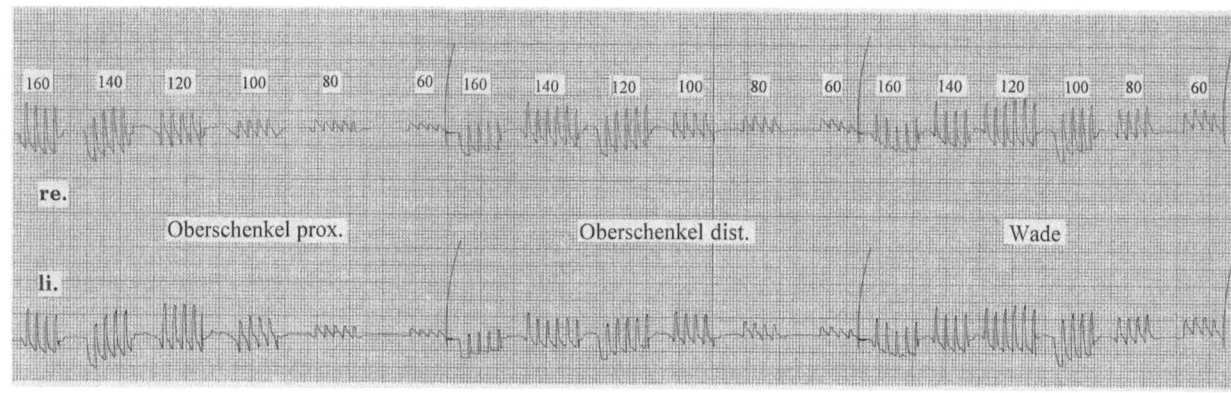

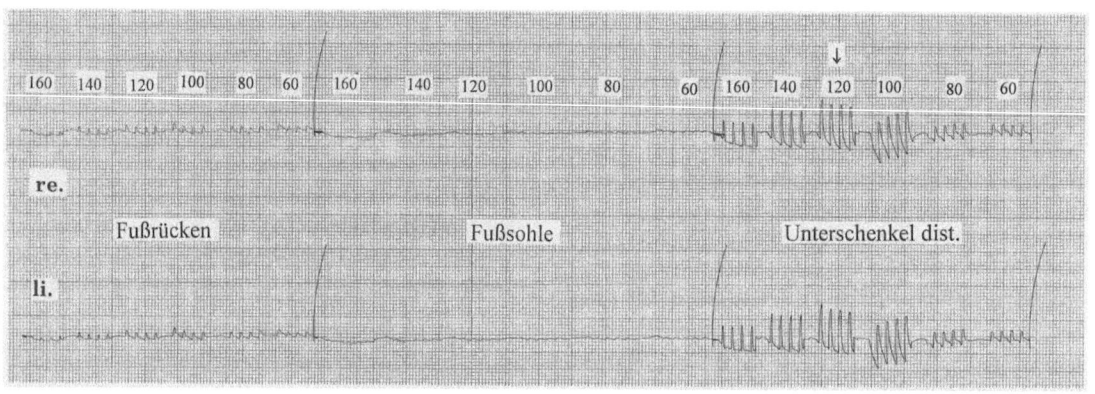

Belastungs-Oszillogramm

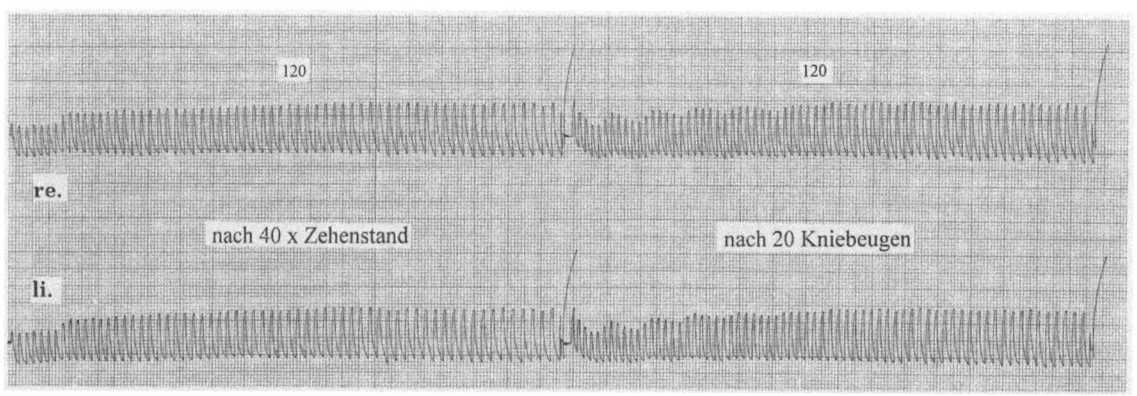

Die diagnostische Sicherheit, mit der ein formal normales Ruhe- und Belastungsoszillogramm eine bis zur Fußrücken- bzw. Fußsohlenmanschette freie arterielle Strombahn anzeigt, ist sehr groß. Spezifitätsangaben fehlen in der Literatur. Vom klinischen Standpunkt aus kann ein methodisch sauber gewonnenes normales Ruhe- und Belastungsoszillogramm in ≧ 90 % der Fälle ein arterielles Strombahnhindernis ausschließen. Der Autor dieses Kapitels kann sich nicht erinnern, jemals ein falsch normales Ruhe- und Belastungsoszillogramm gese-

Abb. 4.6 a–c Normales Ruhe- und Belastungsoszillogramm. Die oberhalb der 6 Oszillationsgruppen angegebenen Zahlen bedeuten die jeweils angewendeten Manschettendrücke (*mm Hg*). Der „oszillometrische Index" entspricht der 120 mm Hg-Druckstufe im distalen Unterschenkeloszillogramm (*s. Pfeil*). Mit eben diesem Manschettendruck werden die Belastungen (Kniebeugen ud Zehenstandsübungen) geschrieben (siehe Text).

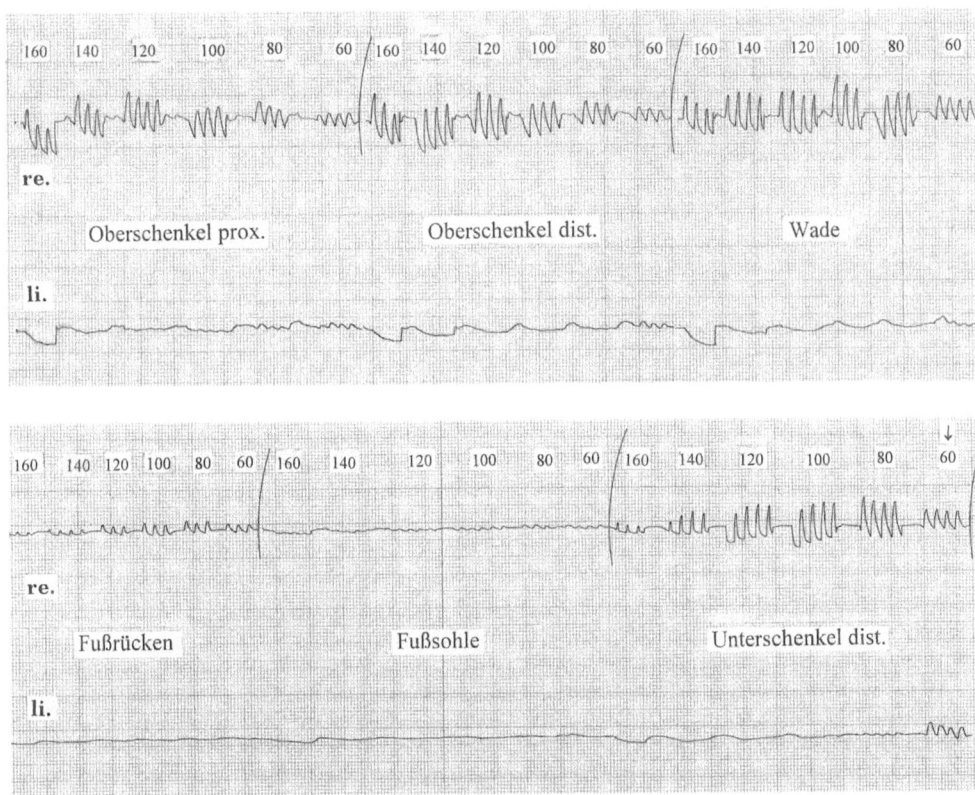

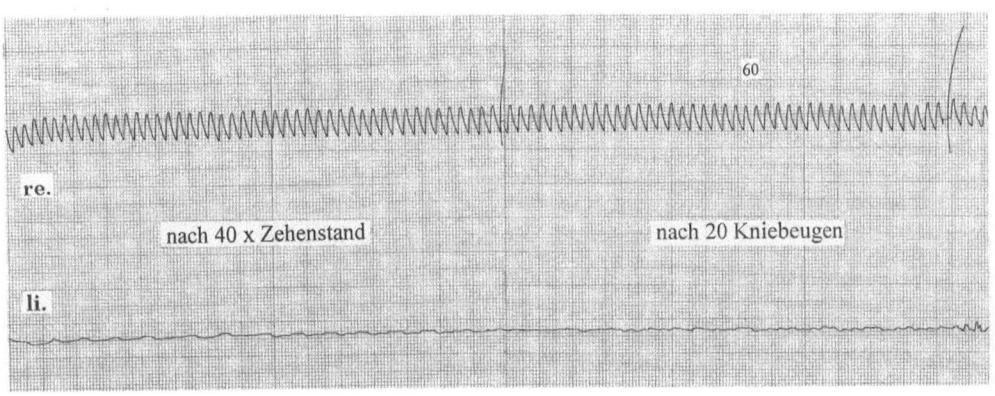

Abb. 4.7 a–c *Rechtes Bein*: Normales Ruhe- und Belastungsoszillogramm. Die reduzierten Oszillationen in Fußsohlenhöhe (Abb. 4.7 c) könnten Ausdruck eines isolierten Verschlusses der A. tibialis posterior sein. *Linkes Bein*: Bereits in Höhe des proximalen Oberschenkels hochgradige Suppression der Oszillationsamplituden, die sich in die Peripherie fortsetzt. Verdachtsdiagnose: Linsseitiger A.-iliaca-Verschluß (oder höchstgradige, auskultatorisch nicht mehr registrierbare A.-iliaca-Stenose). Differentialdiagnostisch kommen darüber hinaus ein Verschluß der A. femoralis communis, ein Femoralisgabelverschluß oder ein Strombahnhindernis im Bereich der A. profunda femoris bei gleichzeitigem Verschluß der A. femoralis superficialis in Betracht. Der Pulstastbefund ist entscheidend hen zu haben. Ein einzelner *isolierter* Unterschenkelarterienverschluß kann dem Oszillogramm allerdings entgehen. Da aber durch einen isolierten chronischen Unterschenkelarterienverschluß gewöhnlich keine klinische Symptomatik entsteht, erlaubt ein normales Oszillogramm zumindest die Aussage, daß ggf. bestehende Beinbeschwerden *nicht kausal* auf eine periphere arterielle Verschlußkrankheit zurückgeführt werden können und extravaskuläre Ursachen gesucht werden müssen!

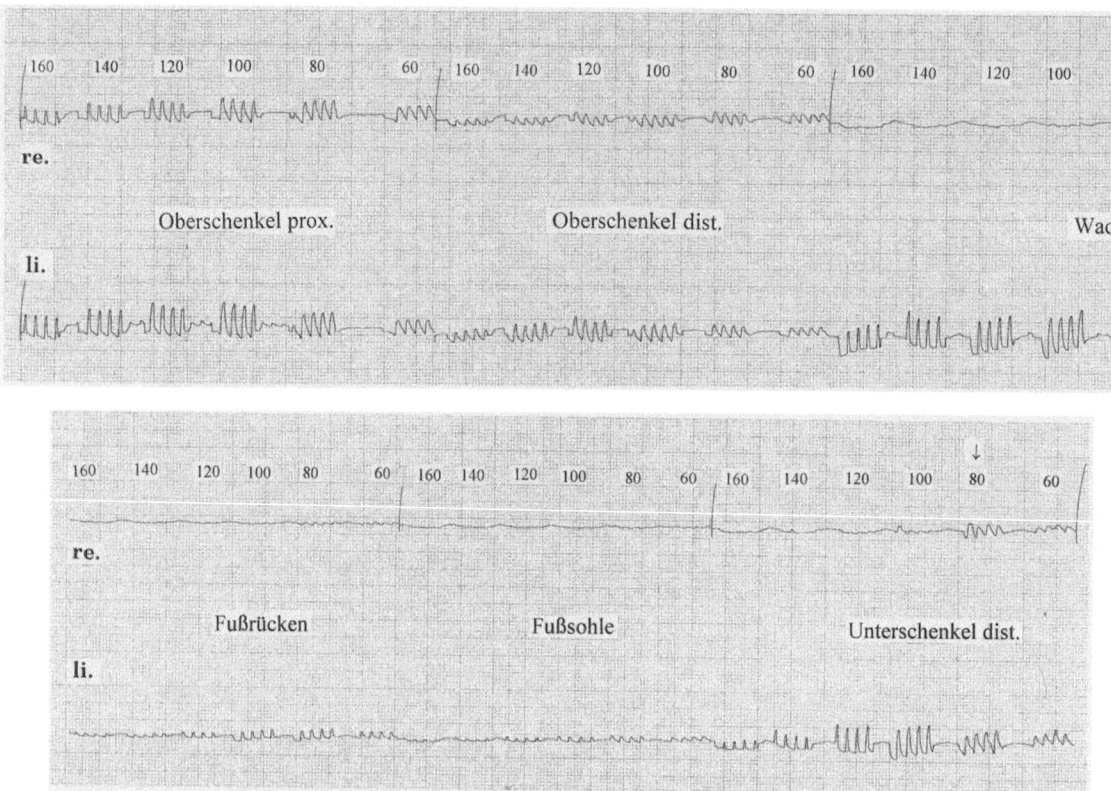

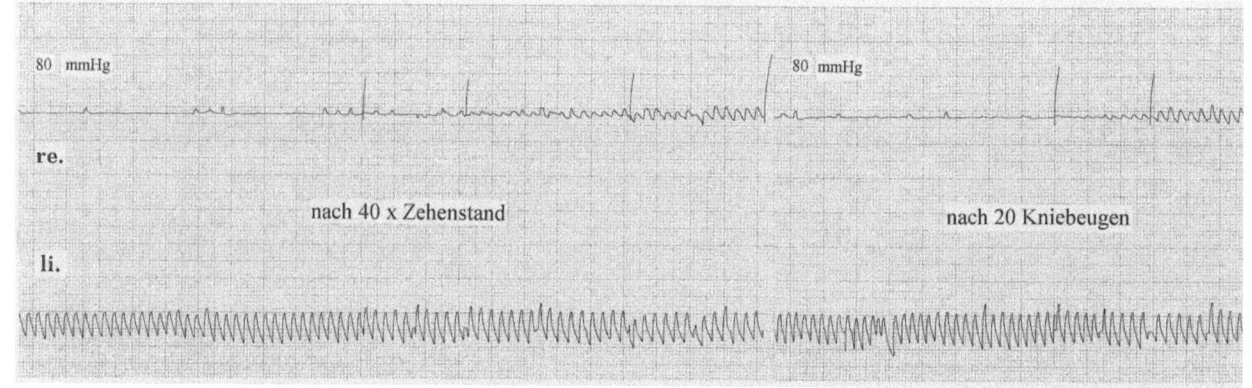

Pathologischer Befund: Grundsätzlich fallen pathologische Oszillographiebefunde entweder durch Amplitudendifferenzen im Seitenvergleich, durch das Amplitudenverhalten im Längsvergleich, durch eine pathologische Belastungsoszillographie oder durch eine Kombination der genannten Merkmale auf.

Vergleichsweise eindeutig ist die diagnostische Situation bei *einseitigem* Arterienverschluß. Eine eindeutige, d.h. im Seitenvergleich mehr als 30 %ige Reduktion der Oszillationsamplitude, die sich im Oszillogramm nach distal fortsetzt, spricht hoch-

Abb. 4.8 a–c *Linkes Bein:* Normales Ruhe- und Belastungsoszillogramm. *Rechtes Bein:* Oszillationsreduktion in Höhe der distalen Oberschenkelmanschette, die sich in die Peripherie fortsetzt. Belastungsreaktion nach Zehenstandsübungen ausgeprägter als nach Kniebeugen. Diagnose: Rechtsseitiger Verschluß der A. femoralis superficialis. Ob weiter distal zusätzliche Verschlüsse vorhanden sind, läßt sich oszillographisch nicht sicher sagen. Die in Wade- und Unterschenkelhöhe bei einem Manschettendruck von 80 bzw. 60 mm Hg wiederauftretenden Oszillationen sprechen allerdings dafür, daß die Strombahn jenseits des Femoralisverschlusses frei durchgängig ist

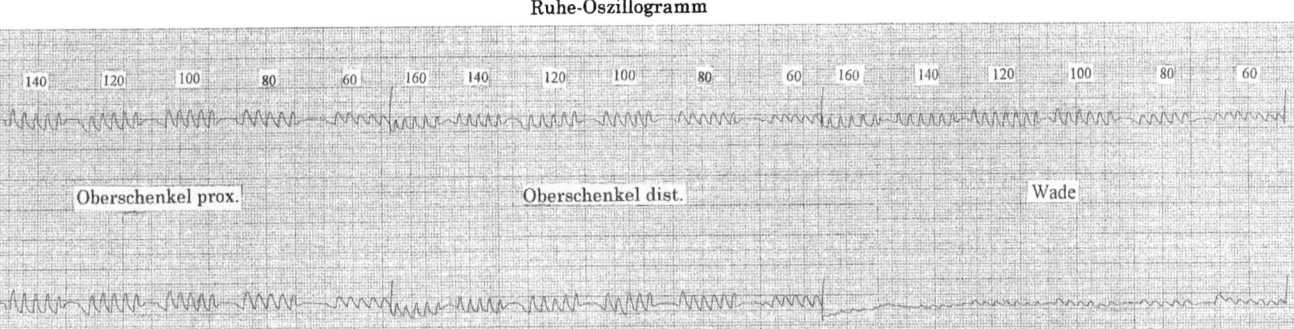

△
Abb. 4.9 *Rechtes Bein*: Unauffälliges Ruheoszillogramm (dargestellt sind nur die proximale und distale Oberschenkel- sowie die Wadenetage). *Linkes Bein*: Abrupter Oszillationsabbruch in Höhe der Wadenmanschette als Ausdruck eines A.-poplitea-Verschlusses

Abb. 4.10 Beidseits fällt lediglich der Oszillationsverlust in Höhe der Fußsohlenmanschette bei ansonsten normalem Ruhe- und Belastungsoszillogramm auf. Verdachtsdiagnose: Verschluß der A. tibialis posterior beidseits
▽

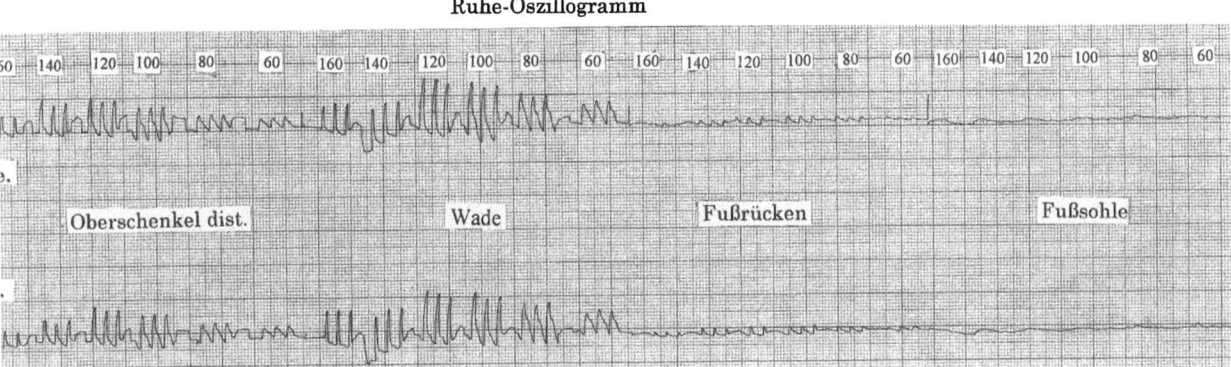

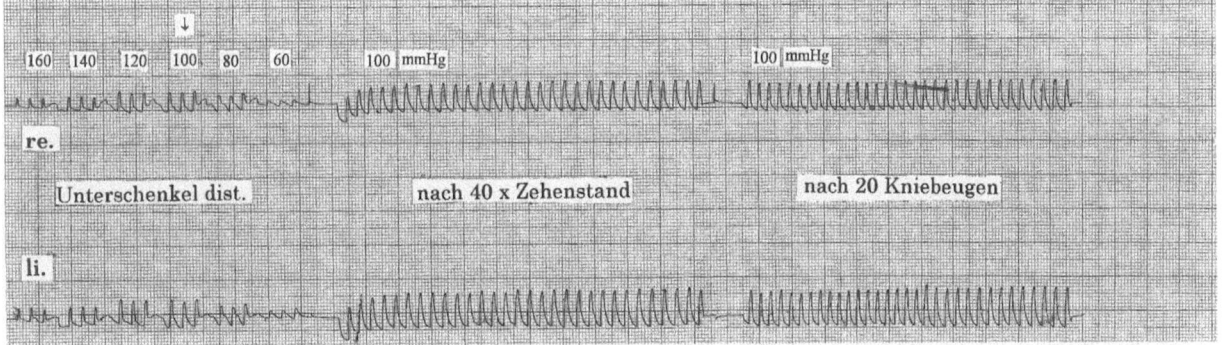

gradig für das Vorliegen eines arteriellen Strombahnhindernisses proximal oder in Höhe der am weitesten proximal positionierten Meßmanschette (Abb. 4.7–4.10).

Beidseitige arterielle Strombahnhindernisse sind häufiger als einseitige. In diesen Fällen ist der Seitenvergleich weniger hilfreich. Das Ausmaß der absoluten Amplitudenreaktion läßt jedoch in der Regel keinen Zweifel am Vorliegen eines beidseitigen pathologischen Befunds, wobei der seitengetrennte Längsvergleich eine für jedes Bein zutreffende getrennte Höhendiagnose des am weitesten proximal gelegenen Strombahnhindernisses erlaubt (Abb. 4.11). Die klinisch bedeutsame Unterscheidung zwischen Strombahnhindernissen oberhalb und solchen unterhalb des Leistenbandes läßt sich oft aus dem Vergleich zwischen Belastungsoszillographie nach Zehenstands- bzw. Kniebeugenbela-

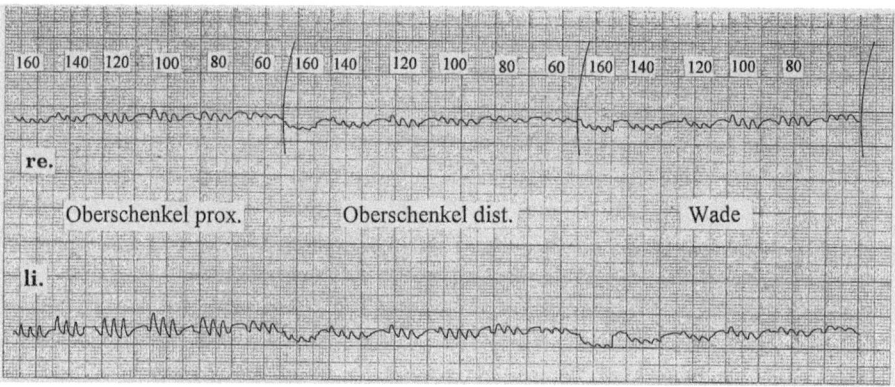

Abb. 4.11 *Rechtes Bein*: Bereits in Höhe des proximalen Oberschenkels gegenüber der unauffälligen linken Seite hochgradige Amplitudenreduktionen als Ausdruck eines Iliakaverschlusses (oder Iliakastenose). *Linkes Bein*: Reduktion der Oszillationsamplituden erst in Höhe des distalen Oberschenkels als Ausdruck eines Femoralarterienverschlusses

stung erkennen (Abb. 4.12). Eindeutig stärker pathologische Reaktionen nach Zehenstandsbelastung sprechen für eine zumindest überwiegende Bedeutung von Strombahnhindernissen unterhalb des Leistenbandes, solche nach Kniebeugenbelastung für im Vordergrund stehende Strombahnhindernisse oberhalb des Leistenbandes (Beckenbereich).

Eine weitere diagnostische Möglichkeit ist die oszillographische Unterscheidung zwischen Verschluß und Stenose. Vor allem eine gering- bis mittelgradig ausgeprägte Femoralisstenose kann daran erkannt werden, daß die Oszillationshöhen unter der distalen Oberschenkelmanschette reduziert sind, sich aber unter der eine Etage tiefer positionierten Wadenmanschette wieder erholt haben (Abb. 4.13).

Die diagnostische Sicherheit, mit der ein *pathologischer Befund* erkannt werden kann, ist aus theoretischen Erwägungen noch größer als die eines Normalbefundes. Dies gilt vor allem für das Belastungsoszillogramm. Während nämlich bei einem normalen Belastungsoszillogramm die Möglichkeit besteht, eine gut kompensierte, d.h. in Ruhe hämodynamisch nicht wirksame Stenose dadurch zu übersehen, daß die Belastungsübung nicht ordnungsgemäß durchgeführt wird, scheidet auch diese Fehlermöglichkeit bei einem *pathologischen* Belastungsoszillogramm aus.

Über die Routineindikationen hinaus sind oszillographisch folgende Informationen zu gewinnen:

- *Funktionsstörungen der A. profunda femoris*: Ein isolierter Verschluß oder eine isolierte Stenose der A. profunda femoris ist oszillographisch nicht sicher auszumachen. In Kombination aber mit einer Funktionsstörung der A. femoralis sind bereits die Oszillationen unter der proximalen Oberschenkelmanschette erheblich reduziert (Abb. 4.14).
- *Einsatz bei peripherer Mediasklerose*: Bei bestehender Mediasklerose ist die Bewertung der peripheren Druckmessung unsicher. Die Oszillographie ist einer Mediasklerose gegenüber unempfindlich, so daß sie in diesen Fällen die Methode der Wahl ist.
- *Aneurysma oder dilatierende Arteriopathie*: Oszillographisch spitzgipflige Schleuderzacken mit hohen Amplituden sind ein Hinweis auf ein weitkalibriges Arteriensystem oder Aneurysmata (Abb. 4.15). Auch bei arterieller Hypertonie sind die Amplituden spitzgipflig, aber meist nicht mit überhöhter Amplitude.
- *Provokationsuntersuchung.* Wenn Durchblutungsstörungen durch bestimmte Extremitätenpositionen provozierbar sind, z.B. im Rahmen arterieller Kompressionssyndrome (Kap. 19.1), können diese oszillographisch dokumentiert werden (Abb. 4.16).
- *Differenzierte Belastungsreaktion*: Je nach Ausprägungsgrad der Belastungsreaktion nach Zehenständen oder Kniebeugen kann auf die Lokalisation des Strömungshindernisses oberhalb oder unterhalb des Leistenbandes geschlossen werden (Abb. 4.12).
- *Hämodynamische Kompensation*: Je nach Amplitudenverlust in Höhe des distalen Unterschenkels und Ausprägungsgrad der pathologischen Belastungsreaktion kann auf die Schwere der Durchblutungsstörung bzw. die hämodynamische Kompensation geschlossen werden (Abb. 4.17).

Ruhe-Oszillogramm

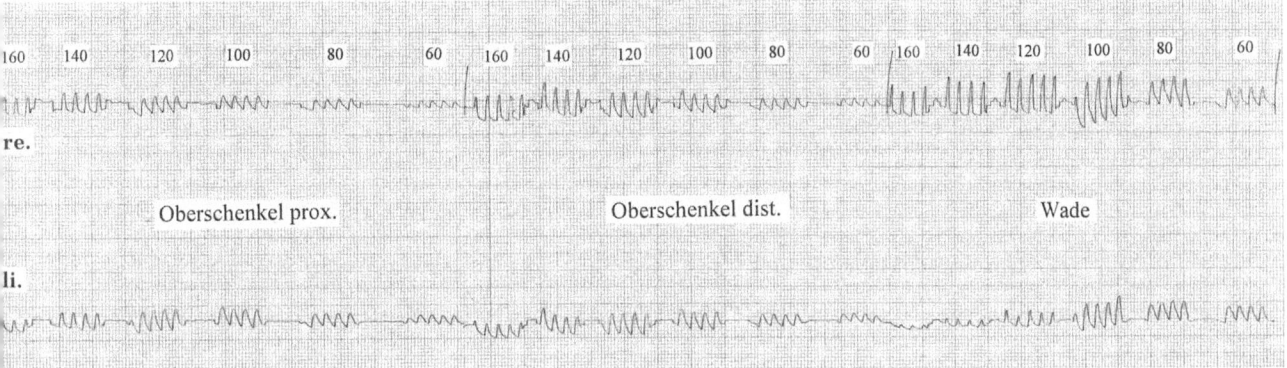

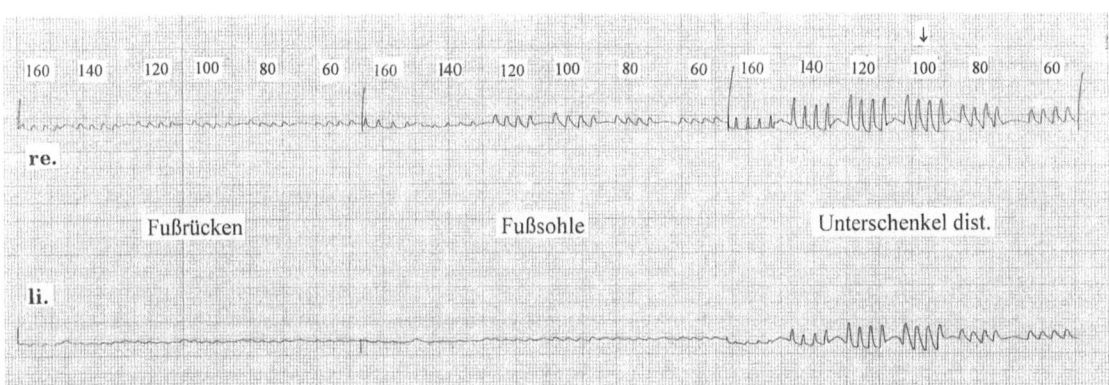

Belastungs-Oszillogramm

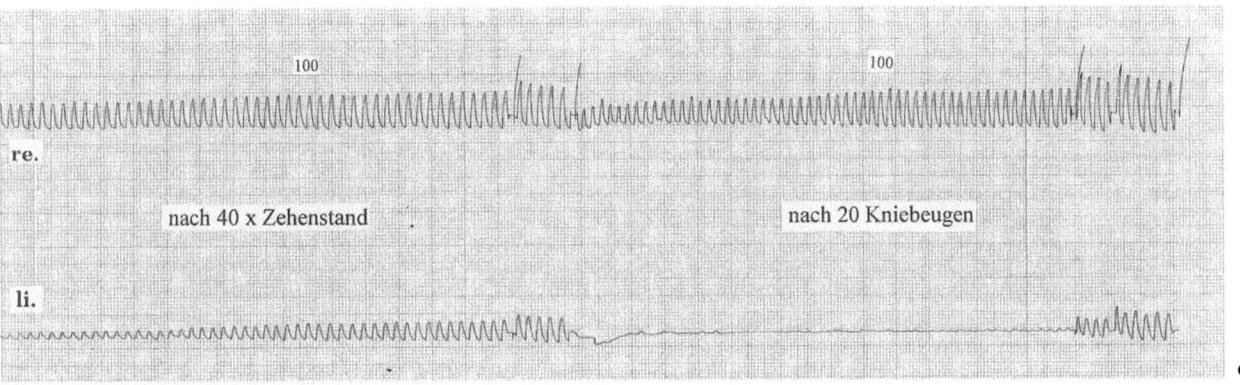

Abb. 4.12 a–c Beidseits unauffälliges Ruheoszillogramm. Vor allem die Oszillationen in Höhe des distalen Unterschenkels sind seitengleich. Nach Belastung (12 c) zeigt sich jedoch rechtsseits eine pathologische Reaktion nach Kniebeugen, und zwar eindeutig hochgradiger als nach Zehenstandsübungen. Dies weist auf einen Befund oberhalb des Leistenbandes hin (meist A.-iliaca-Stenose, → positiver Auskultationsbefund). Erwähnenswert ist, daß erst nach Belastung das Oszillogramm positiv wird, was die Bedeutung des Belastungsoszillogramms unterstreicht

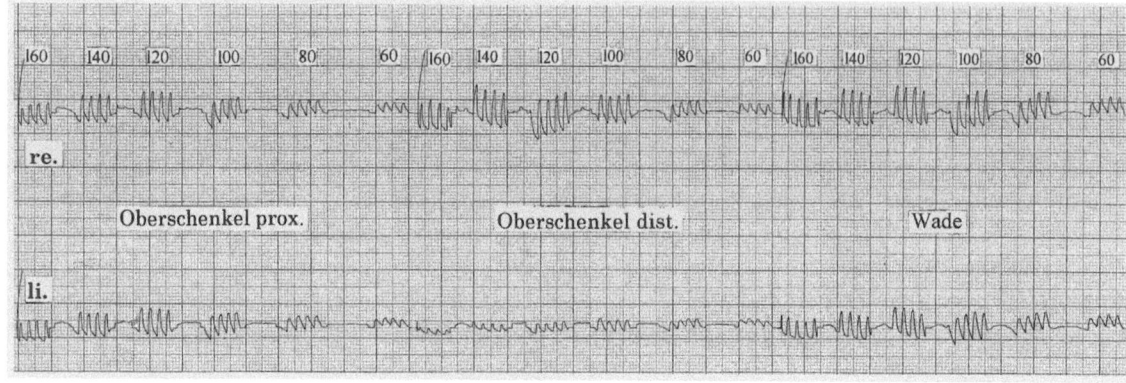

a

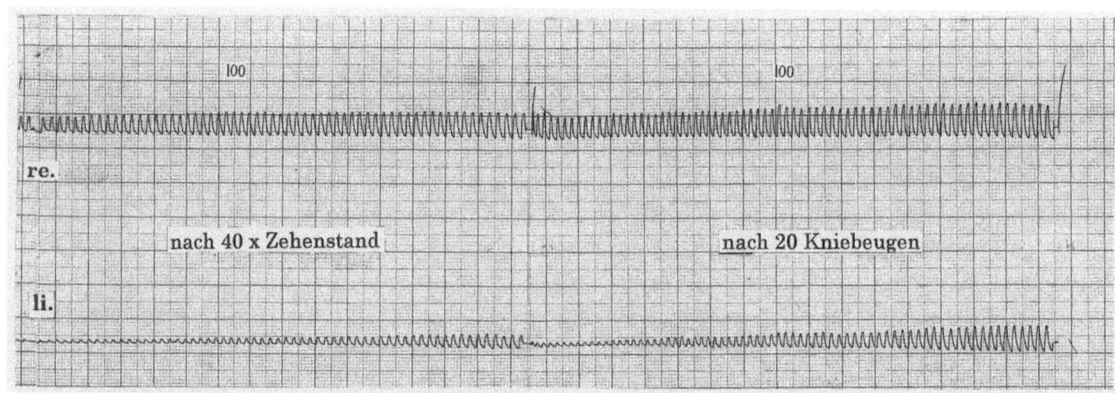

b

Belastungs-Oszillogramm

c

Abb. 4.13 a–c *Rechtes Bein*: Unauffälliges Ruhe- und Belastungsoszillogramm. *Linkes Bein*: Amplitudenreduktion in Höhe der distalen Oberschenkelmanschette mit deutlichem Wiederaufbau der Amplituden in Wadenhöhe. Dieser Befund ist charakteristisch für eine *Stenose* der A. femoralis superficialis (gelegentlich auch für einen sehr gut kompensierten Femoralisverschluß). Die nach Zehenstandübungen provozierte pathologische Belastungsreaktion ist stärker ausgeprägt als nach Kniebeugen, was ebenfalls für ein Strombahnhindernis unterhalb des Leistenbandes spricht

Ruhe-Oszillogramm

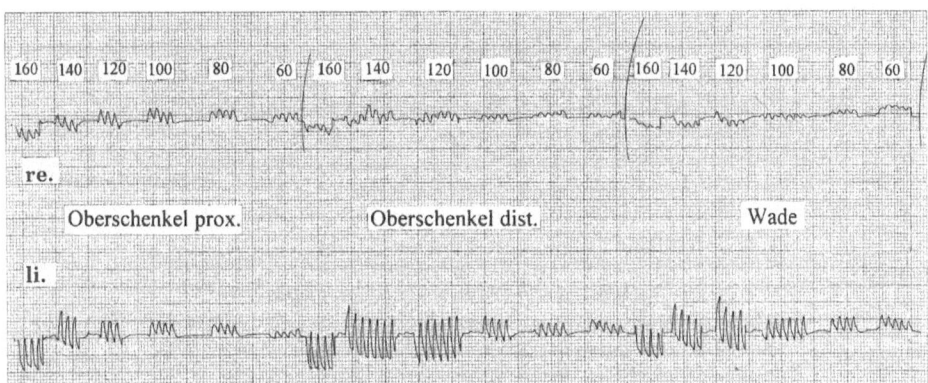

Abb. 4.14 *Linkes Bein*: Ruheoszillogramm bis in Wadenhöhe unauffällig. *Rechtes Bein*: Die im Vergleich zur linken Seite hochgradig reduzierten Amplituden in Höhe des distalen Unterschenkels und der Wade sind Ausdruck eines Verschlusses der A. femoralis superficialis (fehlender Popliteapuls, negativer Auskultationsbefund). Die zusätzlich in Höhe des proximalen Oberschenkels ebenfalls im Vergleich zur kontralateralen Seite hochgradig reduzierten Oszillationsamplituden können bei normal tastbarem Leistenpuls nur Ausdruck eines Strombahnhindernisses im Bereich der A. femoralis communis, der Femoralisgabel oder der A. profunda femoris bei gleichzeitig bestehendem A.-femoralis-superficialis-Verschluß sein

Ruhe-Oszillogramm

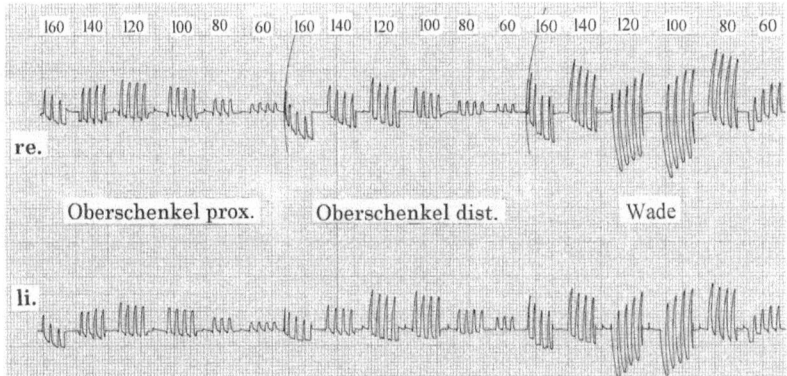

Abb. 4.15 Auffallend sind die hohen Amplituden vor allem in Wadenhöhe beidseits, die bei ansonstem normalem Ruheoszillogramm eine dilatierende Arteriopathie oder Poplitea-aneurysmata vermuten lassen

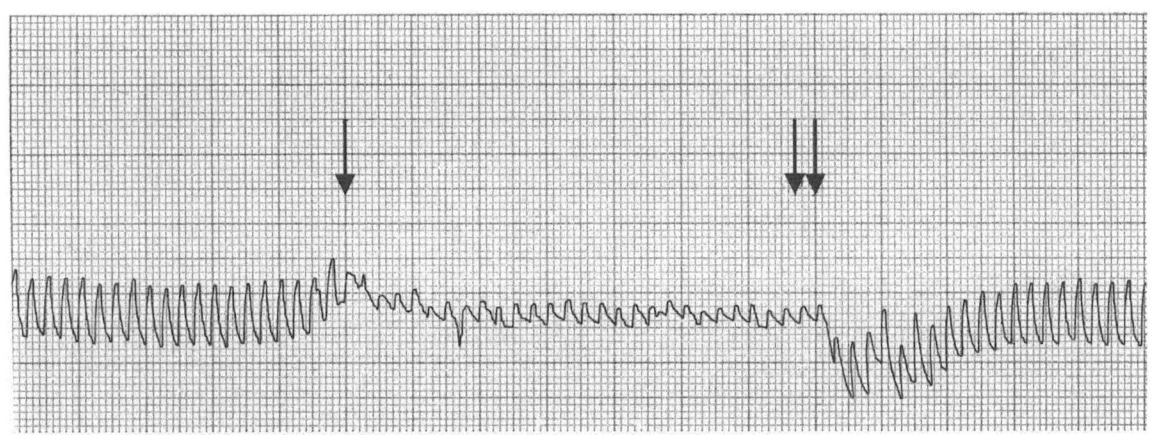

Abb. 4.16 Mechanisches Oszillogramm des distalen Unterschenkels mit einem Manschettendruck von 100 mmHg (Oszillographischer Index). ↓ Durchstrecken im Kniegelenk mit kräftiger Plantarflexion des Fußes. ↓ ↓ Ende des Provokationsmanövers

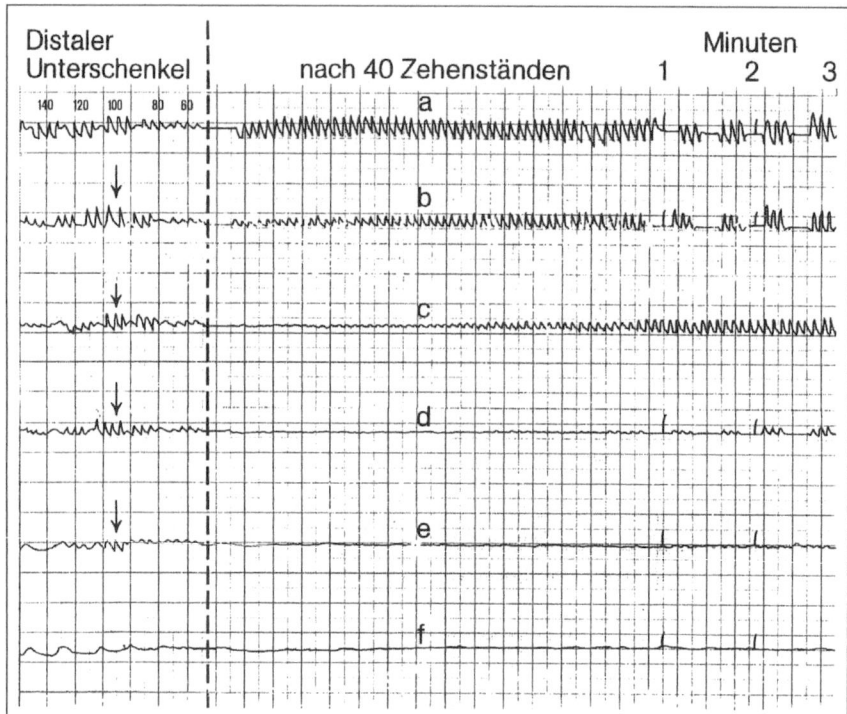

Abb. 4.17 Distales Unterschenkeloszillogramm in Ruhe und nach Belastung mit von oben (*a*) nach unten (*f*) abnehmender hämodynamischer Kompensation bzw. zunehmendem klinischen Schweregrad. Markierung des oszillometrischen Index als Referenz für die Belastungsoszillographie), *a*): Normalbefund, *b*) und *c*): gute bzw. befriedigende Kompensation, *d*) und *e*): ausreichende bzw. schlechte Kompensation, *f*): keine Kompensation

Tabelle 4.3 Beziehung zwischen den häufigsten oszillographischen Befunden und den mutmaßlichen verschlossenen oder stenosierten Arteriensegmenten, wobei Pulstastbefund und Auskultation eine weitere Diagnosespezifizierung erlauben. Die hier aufgeführten Oszillationsbefunde beschreiben lediglich die am weitesten proximal gelegene Lokalisation arterieller Strombahnhindernisse

Oszillographischer Befund	Diagnose bzw. betroffene Arteriensegmente
Ruheoszillogramm normal	Wahrscheinlich keine pAVK. Gut kompensierte Strombahnhindernisse geben sich allerdings nicht zu erkennen ⇒ Belastungsoszillogramm
Ruhe- und Belastungsoszillogramm normal	pAVK der großen Gefäße praktisch auszuschließen [Fuß/Hand bzw. Digitalarterien werden allerdings nicht erfaßt] ⇒ Akrales Oszillogramm
Ruheoszillogramm normal, aber:	
– pathologische Reaktion vorwiegend nach Kniebeugen	Strombahnhindernis oberhalb Leistenband (meist Stenose)
– pathologische Reaktion vorwiegend nach Zehenständen	Strombahnhindernis unterhalb Leistenband (meist Stenose)
Amplitudenreduktion *proximale* Oberschenkelmanschette	– Iliakasegment oder – A. femoralis-communis-Segment oder – A. profunda femoris plus A. femoralis superficialis
Amplitudenreduktion *distale* Oberschenkelmanschette	A. femoralis superficialis
Amplitudenreduktion Wadenmanschette	– distale A. femoralis superficialis und/oder – A. poplitea
Amplitudenreduktion distale Unterschenkelmanschette	– Unterschenkelarterien (bei tastbarem Arterienpuls: Truncus tibiofibularis)
Amplitudenverlust nur der Fußsohlenmanschette	A. tibialis posterior
Amplitudenverlust nur der Fußrückenmanschette	A. tibialis anterior
Amplitudenüberhöhung distaler Oberschenkel und/oder Wade („Schleuderzacken")	Aneurysma oder dilatierende Arteriopathie A. femoralis/A. poplitea, Hypertonie
Amplitudenreduktion unter Oberschenkelmanschette bei Amplitudenerholung im Waden-/Unterschenkelbereich	– Iliakastenose (gut kompensiert) oder – Femoralisstenose oder Zustand nach fem./pop. Bypass oder – Artefakt

Eine Übersicht über die häufigsten oszillographischen Befunde und die zugehörigen diagnostischen Schlußfolgerungen ist für die Beinstrombahn in Tabelle 4.3 gegeben.

Fehlerquellen: Zu locker angelegte Manschetten führen zu einer künstlichen Dämpfung der Oszillationsamplituden, ebenso Ödeme. Eine nichtausreichende Belastung (Zehenstände oder Kniebeugen) kann zur Unterschätzung bzw. falsch negativen Beurteilung des Ergebnisses führen.

■ **Mechanische Oszillographie der arteriellen Armstrombahn.** Die mechanische Oszillographie der arteriellen Armstrombahn ist analog zur Oszillographie der arteriellen Beinstrombahn zu sehen. Als Stau- bzw. Meßmanschetten für Ober- und Unterarm werden die Waden- oder distalen Unterschenkelmanschetten benützt. Zur Belastung werden Ober- bzw. Unterarmübungen mit Gewichten durchgeführt (Abb. 4.18).

Elektronische Oszillographie

Die elektronisch verstärkte Oszillographie kann in gleicher Weise wie die mechanische Oszillographie im Bereich der großen Extremitätenpartien eingesetzt werden. Allerdings geht nach unserer Erfahrung bei der elektronischen Oszillographie eine Anzahl klinisch wichtiger Informationen verloren. Dies liegt an der elektronischen Verstärkung, die wesentliche Details des mechanischen Oszillogramms „überfährt". Speziell hat sich die elektronische Oszillographie für den *akralen* Bereich der Finger und Zehen durchgesetzt. Hier ist die mechanische Oszillographie zu unempfindlich, um auch die kleinen Volumenschwankungen der Akren zu registrieren. Im Gegensatz zur mechanischen können mit der elektronisch verstärkten Oszillographie die Finger- und Zehenpulskurven sowohl hinsichtlich ihrer Form als auch ihrer Zeitparameter ausgewertet werden (Brecht u. Bouke 1952).

■ **Gerätschaften, Personal und Durchführung.** Notwendige Geräte sind ein Pulsoszillograph, ein handelsübliches EKG-Gerät zur Verstärkung und komfortableren Registrierung und entsprechend dimensionierte Plastikmanschetten bzw. Pulsabnehmer. Neben dieser „zusammengesetzten" Ausrüstung stehen handelsübliche Kompaktgeräte mit integrierter Aufzeichnung zur Verfügung. Die Untersuchung kann von einer geschulten Hilfskraft durchgeführt werden.

Mit dem elektronischen Gerät können grundsätzlich an denselben Stellen Oszillogramme abgeleitet werden wie bei der mechanischen Oszillographie (s. oben). Im Fall der akralen Oszillographie werden die Finger- bzw. Zehenmanschetten auf einen Druck von 80–100 mm Hg aufgeblasen. Ausgehend vom Daumen werden nacheinander die Manschetten um den 2. bis 5. Finger jeder Hand gelegt und die resultierende Pulskurve jeweils simultan mit einer Papiergeschwindigkeit von zunächst ca. 5 mm/s abgeleitet. Für die Zehen gilt Entsprechendes. Um thermoregulatorische Vasokonstriktionen auszuschalten, muß lokal erwärmt werden. Durch Insufflation eines bekannten Luftvolumens in die Manschette (0,5–5 ml) kann eine Eichung vorgenommen werden. Ist diese seitengleich, d.h. führt nach Anlegen der Manschette die Zufuhr einer jeweils gleichen Luftmenge zu einer seitengleichen Eichzacke, sind elektronische Fehler oder unterschiedliche Manschettenanlagedrücke unwahrscheinlich. Zur Pulsformanalyse wird mit einer Papiergeschwindigkeit von 50 mm/s geschrieben, wobei ein mittlerer Manschettendruck von 60 mm Hg ausreichend ist.

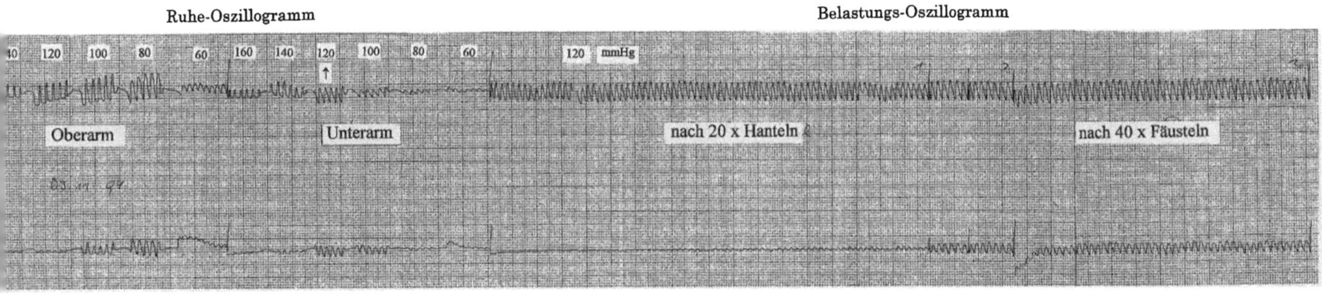

Abb. 4.18 Armoszillogramm. *Rechter Arm (oben)*: Unauffälliges Ruhe- und Belastungsoszillogramm. *Linker Arm*: Oszillationsreduktionen vor allem bei hohen Manschettendrücken deutlich erniedrigt. Belastungsreaktionen nach Aktivierung der Oberarmmuskulatur (Hantelübungen) wesentlich deutlicher ausgeprägt als nach Unterarmaktivierung (Fäusteln). Diagnose: Strombahnhindernis im Bereich der linksseitigen A. subclavia (meist Stenose)

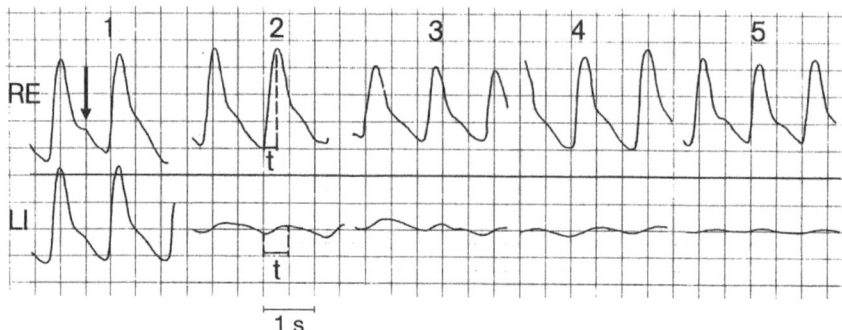

Abb. 4.19 *Rechte Hand*: Normales elektronisches Fingerarterienoszillogramm der rechten Hand. *Pfeil*: Inzisur (dikrote Welle), *t* = Gipfelzeit (hier: 0.15 s bei Schreibgeschwindigkeit von 10 mm/s). *Linke Hand*: Verdacht auf Digitalarterienverschlüsse des 2.–5. Fingers

■ **Indikationen**

● Grundsätzlich entsprechen die Indikationen denjenigen der mechanischen Oszillographie.
● Objektivierung *akraler* isolierter Strombahnhindernisse.

■ **Befundbeurteilung.** Grundsätzlich kann das elektronische Oszillogramm sowohl hinsichtlich der Amplitude als auch der Kurvenform beurteilt werden.
Normalbefund: Bei mittlerer Verstärkung betragen die elektronisch abgeleiteten *Oszillationsamplituden* ca. 3–5 cm (Abb. 4.19). Da aber eine sichere Reaktion der Oszillationsamplitude erst dann auftritt, wenn *beide* Digitalarterien verschlossen sind, kann durch ein normales Oszillogramm der Verschluß nur einer Digitalarterie nicht sicher ausgeschlossen werden. Auch ein proximal gelegenes Strombahnhindernis (z. B. Femoralisverschluß) ist mit einer normalen Amplitude im elektronischen Zehenoszillogramm vereinbar. Die normale *Pulskurvenform* weist einen steil ansteigenden (anakroten) Pulsschenkel und einen langsamer abfallenden (katakroten) Schenkel mit Inzisur (dikrote Welle) auf (Abb. 4.19). Die Inzisur ist Folge peripherer Wellenreflexionen und ist etwa in der Mitte des absteigenden Schenkels erkennbar. Bei peripherer Vasodilatation rückt die Inzisur an die Basis, bei Vasokonstriktion in Gipfelnähe. In der Literatur wird darüber hinaus eine Anzahl verschiedener Zeitwerte als diagnostisch verwertbar angegeben. Klinisch relevant ist vor allem die sog. Gipfelzeit Sie beschreibt die Distanz zwischen Beginn des aufsteigenden Schenkels und dem Scheitelpunkt und beträgt maximal 0,18 s. Die Gipfelzeit: wird um so eher pathologisch verlängert sein, je proximaler ein Verschluß gelegen ist.
Pathologischer Befund: Eindeutig pathologische Kurven sind solche mit hochgradiger Amplitudenabflachung bis zum Amplitudenverlust und verlängerter Gipfelzeit (Abb. 4.19 unten). Die darüber hinaus in der Literatur und älteren Lehrbüchern angegebenen pathologischen Kurvenformen (integrierte Stenose- oder Sägezahnkurve) haben keine weiterführende praktische Bedeutung.

■ **Stellenwert der akralen elektronischen Oszillographie.** Der Stellenwert der akralen elektronischen Oszillographie ist begrenzt. Bei eindeutig pathologischer Kurve können (isolierte) Digitalarterienverschlüsse dann angenommen werden, wenn vorgeschaltete Strombahnhindernisse ausgeschlossen und die Hände/Füße zuvor im Wasserbad aufgewärmt worden sind (z. B. Abb. 4.19 unten). Ein normales elektronisches Finger-/Zehenoszillogramm kann zumindest eine schwere akrale Durchblutungsstörung ausschließen (z. B. Abb. 4.19 oben). Eine gute Anwendungsmöglichkeit besteht im Rahmen der Raynaud-Diagnostik. Durch kontrollierte Kälte mit anschließender oraler Nitroglyzerinapplikation können für ein primäres Raynaud-Phänomen typische Kurven abgeleitet werden. Insgesamt ist die „diagnostische Grauzone" jedoch groß, so daß zum sicheren Ausschluß oder Nachweis digitaler Arterienverschlüsse letztlich doch eine Brachialis- bzw. antegrade Femoralisangiographie in Hand- bzw. Fußvergrößerungstechnik durchgeführt werden sollte.

4.2.3
Volumenpulsregistrierende Verfahren

Die periodischen Schwankungen der Querschnittpulse der in einem Extremitätenbereich verlaufenden Arterien führen zu entsprechenden periodischen Umfangs- bzw. Volumenveränderungen des betrachteten Extremitätensegmentes. Dieses Phänomen ist mit verschiedenen Methoden registrierbar (Rheographie, Photoplethysmographie, Strain-gauge-Plethysmographie). Der Volumenpuls ist allerdings neben der periodisch in das betrachtete Gefäß- oder Gewebesegment einfließenden Blutmenge von zusätzlichen Faktoren abhängig (Blutdruckamplitude, Elastizitätsverhalten der Arterienwände und des umgebenden Gewebes).

Rheographie

Die Rheographie beruht auf Änderungen der elektrischen Leitfähigkeit des Gewebes, die – kurze Beobachtungszeiträume vorausgesetzt – vorwiegend von dem im Gewebe vorhandenen Blutvolumen abhängt (Impedanzplethysmographie). Da dieses pulsatorisch schwankt, werden Volumenpulse registriert.

Die diagnostische Information entspricht in etwa derjenigen der elektronischen Oszillographie. Die Handhabung sowie die Interpretation der erhaltenen Kurven sind jedoch schwieriger. Nach unserer Kenntnis ist die Methode auch in den Praxen nur noch selten vorzufinden.

Photoplethysmographie

■ **Prinzip.** Ein Teil des in das Gewebe eintretenden Infrarotlichts (> 750 µm) wird vom Hämoglobin reflektiert, vom hämoglobinfreien Gewebe absorbiert oder ungestört durchgelassen (transmittiert). Die Intensität des reflektierten bzw. transmittierten Infrarotlichtes ist von der Blutmenge abhängig, die periodisch in die subkutanen und subpapillären Gefäße des durchstrahlten Gewebesektors einfließt (Omura u. Lee 1971). Entsprechend dem reflektierten bzw. transmittierten Licht (Abb. 4.20) kann der aufnehmende optische Sensor der Lichtquelle gegenüber (Transmissionsplethysmographie) oder auf derselben Seite plaziert sein (Reflexionsplethysmographie).

■ **Gerätschaft und Durchführung der Untersuchung.** Heutige handelsübliche Geräte basieren auf der Lichtreflexion (Reflexionsplethysmographie). Es stehen Kompaktgeräte mit integriertem Schreiber (auch mehrkanalig) zur Verfügung (z. B. Universal Lichtreflexplethysmographie ULP 83, Gutmann Medizin-Elektronik). Änderungen der Sauerstoffsättigung des Blutes gehen nicht in die Registrierung ein, da in diesem Spektralbereich oxygeniertes und desoxygeniertes Hämoglobin denselben Extinktionskoeffizienten haben. Durch Korrektur der reflektierten auf die Gesamtheit der eingestrahlten Lichtmenge (Quotientenbildung) wird die Streuung der Meßergebnisse minimiert. Die *gepulste* Lichteinstrahlung unterdrückt störende Fremdlichteffekte (z. B. Leuchtstofflampen). Die Lichtreflexabnehmer werden auf der Haut fixiert (verschiedene Größen verfügbar). Um eine konstante Registrierempfindlichkeit zu gewährleisten, werden kalibrierte Rechtecksignale mitgeschrieben. Auf körperliche Ruhebedingungen und eine konstante Umgebungstemperatur ist zu achten (22–24 °C bei bekleidetem Körper).

■ **Indikationen.** Der Wert der Photoplethysmographie liegt vor allem in der Erfassung *isolierter akraler* Durchblutungsstörungen. Die Hauptindikation ist der Versuch mit Hilfe des Nitrotestes zwischen funktionellen (Vasospastik) und vaskulär organisch bedingten Vasopathien zu unterscheiden (s. unten).

■ **Kurveninterpretation.** Die normale Photoplethysmographiekurve ist in Abb. 4.21 a abgebildet. Wie auch im Falle des elektronischen Oszillo-

Abb. 4.20 Transmissionsplethysmographie (*links*) und Reflexionsplethysmographie (*rechts*). *L*: Einstrahlendes Licht, *D*: Fotodetektor, *schraffierte Fläche*: Gewebe

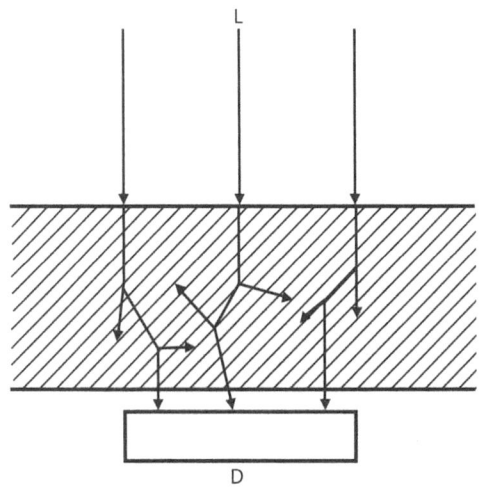
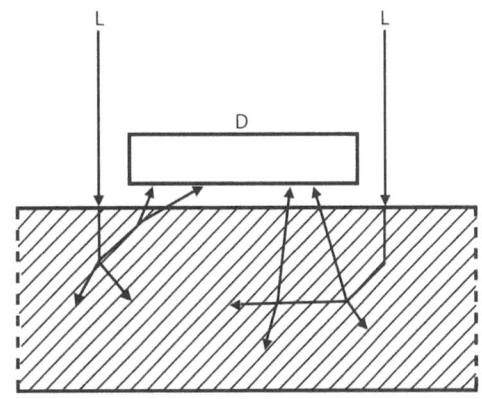

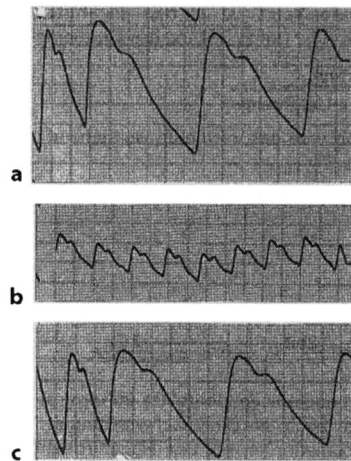

Abb. 4.21 a Normale Photoplethysmographiekurve bei einer Patientin mit primärem Raynaud-Phänomen. b Nach Kühlung. c Nach oraler Nitroglyzeringabe

gramms gelten der steile Anstieg, die Amplitude, die Dikrotie im absteigenden Teil und die Gipfelzeit als wesentliche Kriterien. Letztere beträgt 0,16–0,20 s. Mit dem Alter nimmt die Gipfelzeit deutlich zu, die Dikrotie verschwindet.

Amplitudenreduktion bei trägem Anstieg mit Gipfelzeitverlängerung (> 0,20 s) und Dikrotieverlust weisen auf eine akrale Durchblutungsstörung hin (Abb. 4.21 b). Die Unterscheidung zwischen Vasospastik und definitiven Digitalarterienverschlüssen gelingt meist mit Hilfe des Nitrotests: Nach bukkaler Nitroapplikation kommt es im Falle lediglich eines Vasospasmus zur Normalisierung der Pulskurve (Abb. 4.21 c).

4.2.4
Registrierung der Strömungsgeschwindigkeitspulse (cw-Ultraschall-Dopplersonographie)

Neben der Druck und Volumen(dehnungs-)pulsregistrierung stehen auf der Basis der Ultraschall-Doppler-Technik auch Methoden zur nichtinvasiven Ableitung der Strömungsgeschwindigkeitspulse zur Verfügung. Begrifflich bestehen zahlreiche Synonyma: Flußgeschwindkeitskurve, Flußpulskurve, Flußsignal, Strompulskurve, Strömungskurve, Doppler-Analogkurve oder Hämotachygramm. Alle die Silbe „Fluß-" enthaltenden Begriffe sind ungeschickt, da mit „Fluß" in der Hämodynamik gewöhnlich die Stromstärke (also Blutvolumen pro Zeiteinheit) gemeint ist. Im vorliegenden Fall wird jedoch lediglich die periodische und herzzyklusgebundene Änderung der mittleren Blutströmungsgeschwindigkeit registriert. (Ausführliche Darstellung bei Neuerburg u. Hennerici 1995).

Prinzip der Methode

Die Methode beruht auf dem Doppler-Prinzip (s. Kap. 4.3 u. 4.5). Wenn von einer Schallquelle (hier: Sonde) ausgehende Schallwellen an beweglichen Körpern (hier: Erythrozyten) reflektiert werden, kommt es nicht nur zu einer Schallreflexion, sondern auch zu einer *Frequenzänderung* der emittierten Schallwellen. Das Ausmaß der Frequenzänderung ist unter sonst gleichen Bedingungen der Bewegungsgeschwindigkeit der reflektierenden Blutzellen proportional, so daß über diese Beziehung Strömungsgeschwindigkeitskurven graphisch registriert und analysiert werden können.

Die qualitativ und nur empirisch zu interpretierende Registrierung der Strömungsgeschwindigkeitspulse kann allerdings auch Grundlage einer quantitativen Ermittlung der Stromstärke (Blutvolumen/Zeit) sein. Hierzu müssen jedoch weitere Informationen sowohl über die Geometrie des georteten Gefäßes als auch über das Strömungsprofil des in ihm fließenden Blutes bekannt sein. Mit mehrkanaligen gepulsten Ultraschall-Doppler-Geräten ist diese Forderung erfüllbar (s. Kap. 4.5).

Gerätschaft und Personal

■ Notwendige Geräte
- Bidirektionales cw(„continous wave")-Ultraschall-Doppler-Gerät: Diese Geräte besitzen Nullfrequenzdurchgangszähler, die positive und negative Frequenzen unterscheiden und damit die *Strömungsrichtung* erkennen lassen. Die Beschallung ist kontinuierlich (cw). Die cw-Ultraschall-Doppler-Geräte sollten den Geräterichtlinien der Kassenärztlichen Bundesvereinigung (KBV) bzw. der Deutschen Gesellschaft für Ultraschall in der Medizin (DEGUM) entsprechen.
- Sonden mit integriertem Sende- und Empfängerkristall: Die Sendefrequenz *kontinuierlich* emittierter Schallwellen liegt gewöhnlich zwischen 2 und 10 MHz je nach Geräte- und Sondentyp. Die niedrig frequenten Sonden (4–5 MHz) haben eine größere Eindringtiefe und sind für die Beschallung tiefergelegener Gefäße geeignet (z. B. A. femoralis, A. poplitea, A. subclavia). Mit höherfrequenten Sonden (8–10 MHz) und einer niedrigeren Eindringtiefe können vorzugsweise oberflächlich verlaufende Arterien beschallt werden (Unterarm-, Finger- und Fußarterien).
- EKG-Gerät: Obwohl in bidirektionalen Geräten gewöhnlich ein Schreibereinschub integriert ist, bietet ein mehrkanaliges peripheres EKG-Gerät mehr Registrierkomfort, vor allem dann, wenn parallele Registrierungen (EKG usw.) erwünscht sind. Auch externe Schreiber können angeschlossen werden.

- Fakultativ sind Videosignalausgänge verfügbar, die eine Speicherung und beliebige akustische und optische Reproduzierbarkeit des Doppler-Signals erlauben.
- Ebenfalls fakultativ kann eine Fourier-Analyse des Doppler-Frequenzspektrums vorgenommen werden. Während die Strömungsgeschwindigkeitskurve das *Mittel* aller Doppler-Frequenzen wiedergibt, wird mit der Frequenzanalyse die *Häufigkeit der Einzelfrequenzen* analysiert und das Frequenzspektrum dargestellt. Es handelt sich um ein Modul, das an handelsübliche Geräte angeschlossen werden kann oder bereits integriert ist. Der zusätzliche Vorteil kann in der Identifizierung auch geringgradiger Stenosen und in der automatischen Berechnung der Indizes liegen (s. unten). Die Registrierung der Strömungsgeschwindigkeitspulse kann vom Arzt oder einer geschulten Hilfskraft durchgeführt werden.

Durchführung der Untersuchung

Der Patient liegt zunächst flach auf dem Rücken. Meßbeginn nach 10- bis 20minütiger Ruhepause in einem Raum von 21 ± 2 °C. In dieser Lage werden die A. femoralis com. und die Fußarterien beschallt.

Die Konditionierung der Schreibereinheit umfaßt die Überprüfung der Symmetrie und Linearität der Signalverarbeitung (Ausschreiben des Kalibriersignals mittels Kalibriertaste), die Positionierung der Nullinie (mindestens 1 cm oberhalb der unteren Schreibbereichsgrenze), die die Festlegung der Polung (Vorwärtsfluß als positive, Rückwärtsbewegung als negative Kurvenanteile) und die Wahl einer geeigneten Verstärkung. Die Papierschubgeschwindigkeit beträgt 5–10 mm/s, wenn es nur um die Amplitudenanalyse geht und 25–50 mm/s, wenn eine Formanalyse der Kurve gefordert wird.

Nach Auftragen des Kontaktgels auf diejenigen Hautoberflächenbereiche, unter denen das zu ortende Gefäß gewöhnlich verläuft, wird die stiftförmige Sonde manuell auf das betreffende Hautareal aufgesetzt (direkte Doppler-Sonographie). Sobald die emittierten Schallwellen die Arterie erreichen, kann das Doppler-Signal als Ausdruck fließenden Blutes akustisch wahrgenommen und registriert werden. Durch umschriebene Änderungen der Sondenposition und des Sondenaufsatzwinkels („angulieren") ist diejenige Sondenhaltung zu ermitteln, bei der das Strömungssignal optimal hörbar und damit die unter den gegebenen anatomischen Umständen beste Strömungsgeschwindigkeitskurve erhalten wird. Die Registrierung der Kurven (Dokumentation) sollte so erfolgen, daß nach Justierung der Nullinie der positive Kurvenanteil die antegrade Blutströmung (Blutfluß auf die Sonde zu) und der negative Kurvenanteil den retrograden Strömungsanteil wiedergibt.

Kurvenanalyse

Eine typische triphasische normale Strömungsgeschwindigkeitskurve ist in Abb. 4.22 wiedergegeben (s. auch Straub 1992).

■ **Systolisches Maximum.** Die pulsatile Strömungsgeschwindigkeitskurve wird graphisch über die Zeitachse aufgetragen. Geschwindigkeitsänderungen über die Zeit sind gleich Beschleunigung. Unter normalen Bedingungen zeigt die Strömungsgeschwindigkeitskurve (Blutbeschleunigungskurve) bis zum systolischen Maximum einen steilen Anstieg, um ebenso unmittelbar und steil wieder abzufallen. Der gesamte über der Nullinie liegende Kurvenanteil repräsentiert die mittlere ansteigende und abfallende Geschwindigkeit der systolischen Vorwärtsströmung.

Das systolische Maximum ist von folgenden biologischen und methodischen Faktoren abhängig:

- von allen Herz- und Kreislauffunktionszuständen, welche die pulsatile Blutströmungsgeschwindigkeit beeinflussen: z.B. körperliche Ruhe, Arbeitssituation, Pumpfunktion des Herzens, Viskosität, Stoffwechsel, arterielle Strombahnhindernisse proximal der Doppler-Sondenposition u.a.m.;

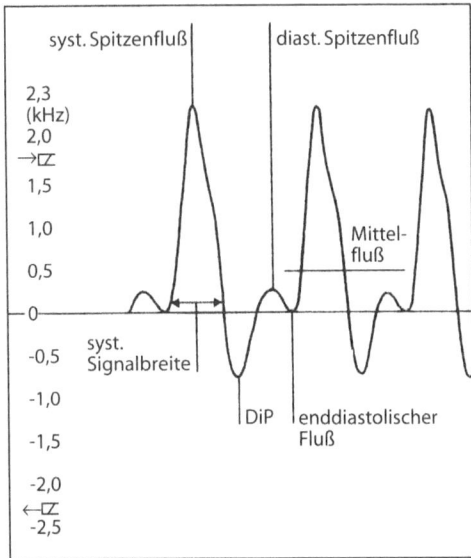

Abb. 4.22 Normale Doppler-Strömungskurve einer peripheren Arterie. Ihr Aussehen ist triphasisch. Die speziellen Auswertungsparameter sind der Abbildung zu entnehmen

- von topographisch überlagernden Venen: Erfaßt der von der Doppler-Sonde emittierte Schallkegel auch benachbarte Venen, so werden die antegrade arterielle Strömung und die gegenläufige venöse Strömung miteinander verrechnet, wodurch die arterielle Strömungsgeschwindigkeit und damit das systolische Kurvenmaximum sinkt;
- vom Sondenwinkel: Je größer der Winkel zwischen Sonden- und Gefäßachse ist, desto kleiner wird die systolische maximale Blutströmungsgeschwindigkeit.

■ **Systolische Signalbreite.** Die basisnahe Breite zwischen ansteigendem und absteigendem Schenkel der systolischen Strömungsgeschwindigkeitskurve (Phase der Vorwärtsströmung) nennt man „systolische Signalbreite" (Abb. 4.22). Im wesentlichen hängt die systolische Breite von denselben biologischen Gegebenheiten ab wie das systolische Maximum. Mit anderen Worten: Eine Reduktion des systolischen Maximums führt zur Zunahme auch der systolischen Breite. Ausnahme: Zu steile Sondenhaltung. In diesem Falle ist das systolische Maximum ohne Vergrößerung der systolischen Signalbreite reduziert.

■ **Frühdiastolische Rückflußkomponente.** Am Ende der Vorwärtsströmung (nach Wiedererreichen der Nullinie) beginnt der negative Kurvenanteil als Ausdruck der frühdiagnostischen Rückflußbewegung (Dip). Auch der Dip (Abb. 4.22) ist von kreislauffunktionellen und technischen Faktoren abhängig und ist Folge komplexer Flußwellenreflexionen. Letztere wiederum sind vom zugehörigen peripheren Organwiderstand abhängig. Je niedriger dieser ist, desto geringer ist der Dip und umgekehrt. Ein unter Ruhebedingung ausgeprägter frühdiastolischer Rückflußeffekt kann somit nach Belastung (Reduktion des peripheren Widerstandes) völlig verschwinden (s. Abb. 4.23). Überdies beeinflußt die Sondenposition die Amplitude des Dip ebenso wie die des systolischen Spitzenflusses, und zwar gleichsinnig. Bei Venenüberlagerung kommt es zur Überhöhung des Dip (zentripetaler arterieller plus zentripetaler venöser Rückfluß).

■ **Diastolischer Spitzen- und enddiastolischer Fluß.** Der enddiastolische Vorwärtsfluß ist ebenso wie die frühdiastolische Rückflußbewegung vom peripheren Widerstand abhängig. Bei geringem peripheren Widerstand besteht eine hohe Abstromgeschwindigkeit in der Diastole und umgekehrt. Unter Ruhebedingungen ist der periphere Widerstand z.B. des Unterschenkelgewebes (Muskel, Haut) so groß, daß sich der enddiastolische Fluß in der Nähe der Nullinie befindet oder gleich Null ist (Abb. 4.23).

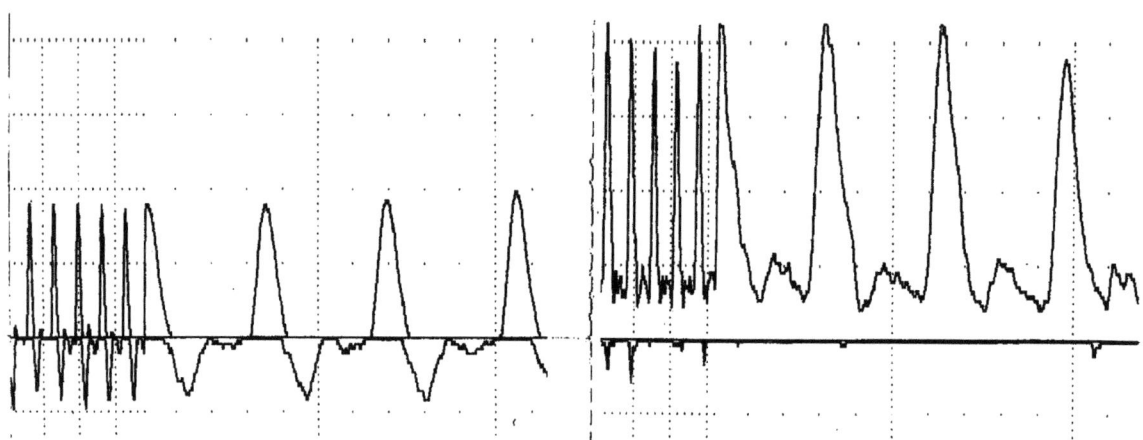

Abb. 4.23 *Links* normale Strömungsgeschwindigkeitskurve über der A. femoralis com. (Leistenpulskurve) in Ruhe mit erhaltenem DIP. *Rechts* Nach Belastung, d.h., Senkung des peripheren Widerstandes, verschwindet der negative diastolische Flußanteil

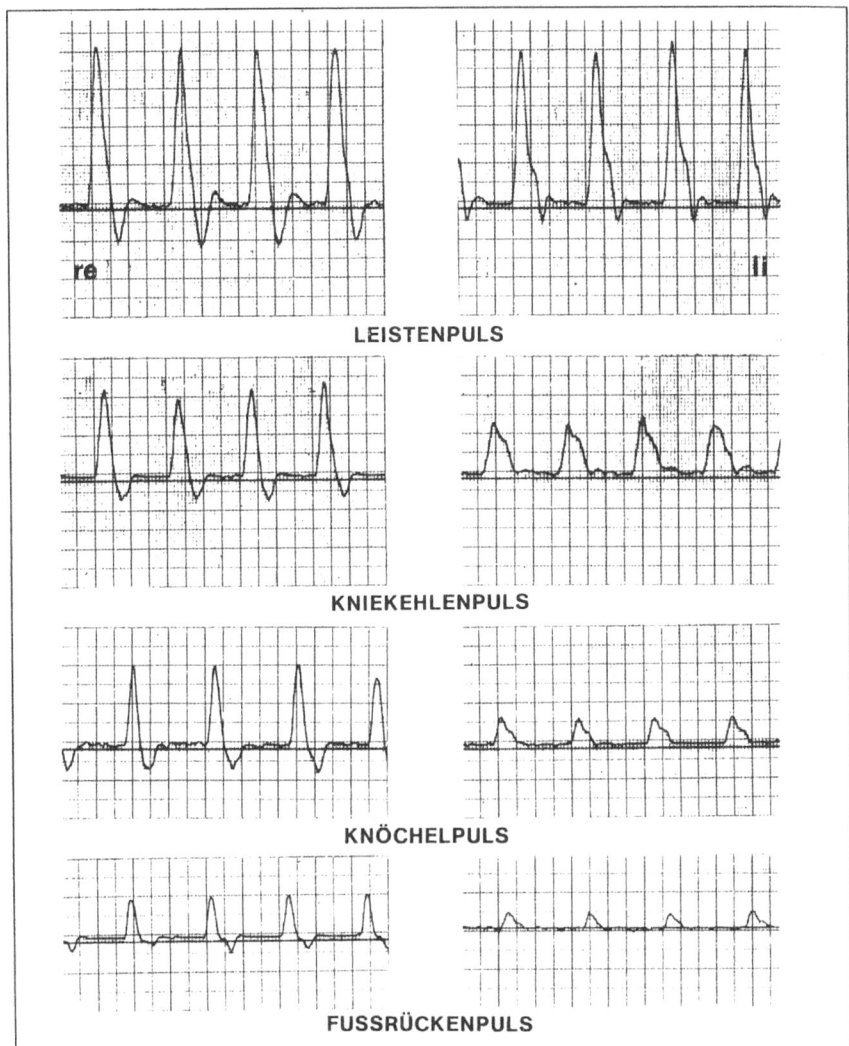

Abb. 4.24 Mittels direktionaler Ultraschall-Doppler-Technik registrierte Strömungsgeschwindigkeitspulse in der Leiste (A. femoralis communis), Kniekehle (A. poplitea), retromalleolär (A. tibialis posterior), und auf dem Fußrücken (A. tibialis anterior). Papiervorschubgeschwindigkeit 100 mm/s (Amplitudenvergleich). *Rechtes Bein*: Normalbefund. *Linkes Bein*: Im Leistenbereich bei erhaltener Amplitude Reduktion des Dip als Hinweis auf ein nachgeschaltetes Strombahnhindernis. Amplitudenreduktionen und Verlust der negativen Kurvenanteile als Ausdruck eines femoralen Strömungshindernisses

Indikationen

Zur Basisdiagnostik unter Einschluß des Pulstastbefundes, der Auskultation, der systolischen peripheren Arteriendruckmessung und der Oszillographie ist die direkte Doppler-Sonographie mit graphischer Kurvenableitung *nicht* regelhaft notwendig – vor allem dann nicht, wenn die oben angegebenen Untersuchungsmethoden bereits einen normalen Befund ergeben haben. Selbstverständlich ist es möglich, die Basisdiagnostik mittels multilokulärer Ableitung der Strömungsgeschwindigkeitskurve durchzuführen. Allerdings ist die Abschätzung der hämodynamischen Kompensation, wie diese oszillographisch und mittels systolischer Knöchelarteriendruckmessung gut möglich ist, deutlich schwieriger! Insgesamt gelten folgende Indikationen:

- Nachweis einer pAVK der Arme/Beine durch vergleichende seitengetrennte Ableitungen der Strompulskurven, vor allem bei Schwierigkeiten, die üblichen Basismethoden einzusetzen. Die Beurteilung kann über eine deskriptive Kurvenanalyse oder mit Hilfe der Indizes vorgenommen werden (s. unten).

- Strombahnhindernisse im Bereich der Beckenarterien. *Isolierte* Beckenarterienverschlüsse oder -stenosen können bereits anhand des Pulstastbefundes, der Auskultation und bei guter Kompensation oszillographisch vermutet werden. Bei *Mehretagenverschlüssen* unter Einschluß der Beckenetage ist es oft schwieriger, den „Beckenanteil" auszumachen und abzuschätzen. Besondere Schwierigkeiten bestehen bei Amputierten, da hier auch die Oszillographie entfällt. In solchen Fällen kann die Strömungsgeschwindigkeitskurve über der A. femoralis communis (Leiste) weiterhelfen.
- Diagnostik der arteriovenösen Fistel (s. Kap. 67).
- Kompressionssyndrome (s. Abschn. 19.1).
- Therapiekontrolle nach rekanalisierenden Maßnahmen.

Beurteilung

Die Beurteilung einer normalen Strömungsgeschwindigkeitskurve geschieht zunächst nach rein qualitativen Kriterien, die in Abb. 4.22 eingezeichnet sind. Die Dip-Amplitude soll mindestens 1/5 des systolischen Maximums betragen. Die Strömungsgeschwindigkeitskurven weisen an den typischen Ableitestellen (Leisten-, Kniekehlen-, Knöchel- und Fußrückenarterien) die typischen triphasischen Formelemente auf, wie in Abb. 4.22 beschrieben. Lediglich die Höhe des systolischen Maximums verringert sich nach distal (Abb. 4.24). Eine ungestörte triphasische Strömungsgeschwindigkeitskurve schließt ein hämodynamisch wirksames Strombahnhindernis praktisch aus.

Im pathologischen Fall hängt es davon ab, ob sich die Sonde proximal oder distal eines arteriellen Strombahnhindernisses befindet. Liegt die Sonde proximal (und auch proximal der Abgänge der Hauptkollateralen des Hindernisses), ist die systolische Spitzengeschwindigkeit meist ungestört. Das Verhalten des negativen Kurvenanteils (Dip) ist uneinheitlich, meist kommt es zu einer Dämpfung bzw. Aufhebung des negativen Kurvenanteils (Abb. 4.24). Distal eines Hindernisses dagegen sinkt die Strömungsgeschwindigkeit, d.h. die Amplitude des systolischen Maximums ab. Entsprechend größer wird die systolische Signalbreite. Wegen des hierdurch kompensatorisch erniedrigten peripheren Organwiderstandes verschwindet der Dip, und die diastolische Strömungsgeschwindigkeitskurve verläuft angehoben (Abb. 4.24).

Indizes

Der Versuch, über die qualitativen Informationen hinaus auch quantitative Elemente einzubringen, führte zur Bildung einiger Indizes, welche die Aussagegenauigkeit erhöhen. Vor allem kann eine relative Unabhängigkeit vom Sondenwinkel erreicht werden.

Der *Pulsatilitätsindex* (PI) ist das Verhältnis zwischen der Summe aus systolischem und diastolischem Maximum der Strömungsgeschwindigkeit einerseits (absolut ohne Vorzeichenberücksichtigung) und der mittleren Blutströmungsgeschwindigkeit andererseits. Damit ergibt sich:

$$PI = \frac{\text{max. syst. Amplitude plus max. diastol. Amplitude}}{\text{mittlere Strömungsgeschwindigkeit}}$$

Ein weiterer Index ist der Pourcelot oder *Resistance-Index* (RI). Er ist definiert als:

$$RI = \frac{V_{max} \text{ (systol) minus } V_{max} \text{ (diast)}}{V_{max} \text{ (syst)}}$$

Dabei sind V_{max} (syst) und V_{max} (diast) die systolische bzw. diastolische Spitzengeschwindigkeit. Sie entsprechen den jeweiligen systolischen bzw. diastolischen Maxima.

Ein 3. Index ist der sog. *Dämpfungsfaktor*:

$$D = \frac{\text{proximaler PI}}{\text{distaler PI}}$$

Er wird als Parameter für zwischengeschaltete Strombahnhindernisse auch geringeren Ausmaßes angesehen.

Der Einsatz der Indizes führt vor allem zu einer größeren Unabhängigkeit des Untersuchungsergebnisses von der Sondenposition. Der Resistanceindex hat darüber hinaus den Vorteil, Hinweise auf den Strömungswiderstand in nachgeschalteten parenchymatösen Organen zu geben, vor allem dann, wenn es sich um Organe mit per se niedrigem Strömungswiderstand handelt (Gehirn resp. A. carotis interna und A. vertebralis). Die Indizes sind bei modernen Geräten auf Tastendruck abrufbar. Ihre Normbereiche sind in Tabelle 4.4 zusammengefaßt.

Tabelle 4.4 Normale und pathologische Werte der Indizes

Indizes	Normal	Pathologisch
Pulsationsindex	≥ 4.5	< 4.5: Hinweis auf proximal der Ableitstelle vorhandenes Strombahnhindernis
		< 2.9: Hinweis auf Stenose
		< 1.2: Hinweis auf Verschluß
Resistanceindex	≥ 0.75	< 0.75
Dampingfactor (Dämpfungsfaktor)	≤ 1.0	> 1.0

4.3 Messung des peripheren arteriellen Blutdrucks

M. KÖHLER

> Die Kenntnis des im Arteriensystem herrschenden Drucks ist zur Beurteilung des zentralen, aber auch des peripheren Kreislaufs von besonderer Wichtigkeit. Er wird benötigt sowohl für die Feststellung hämodynamischer Gesetzmäßigkeiten als auch zur Erkennung von Krankheiten, die den Blutdruck verändern. In der Angiologie interessiert besonders die Höhe des systolischen Blutdrucks hinter einem arteriellen Strombahnhindernis, da der systolische Druck auf eine Arterieneinengung viel sensibler reagiert als der distolische oder die Durchströmung.
> Der periphere systolische Druck informiert darüber, ob eine periphere arterielle Durchblutungsstörung vorliegt und wenn ja, wie groß die Kompensation ist.

Folgende Meßmethoden stehen zur Verfügung, um den peripheren systolischen Druck zu erfassen:

- Ultraschall-Doppler-Technik (USDT),
- Laser-Doppler-Technik
- Nuklearangiologische Verfahren.

4.3.1 Ultraschall-Doppler-Technik

Knöchelarteriendruckmessung

Für die Bestimmung des peripheren systolischen Druckes besitzt heute die Ultraschall-Doppler-Technik die größte praktische Bedeutung.

■ **Prinzip des Verfahrens.** Ein piezoelektrischer Kristall sendet, von einem Generator angeregt, Ultraschallwellen aus. Diese werden mittels einer Sonde perkutan in das Gefäß (Arterie) eingeleitet. Die von den sich bewegenden Blutpartikeln reflektierten Ultraschallwellen zeigen einen Doppler-Effekt. Der Doppler-Effekt als physikalisches Phänomen ist dadurch gekennzeichnet, daß Schall- oder auch kohärente Lichtwellen an sich bewegenden Oberflächen (hier: Erythrozyten) reflektiert und in ihrer Frequenz verändert werden. Die Frequenzverschiebung (Doppler-Signal) liegt im hörbaren Bereich (einige kHz bis maximal 20 kHz-Bandbreite) und kann nach technischem Prozeß über Lautsprecher oder Ohrmikrophon empfangen oder registriert werden (Abb. 4.25).

Es gelingt also mit dieser Methode, den Blutfluß über den jeweiligen Arterien hör- oder registrierbar zu machen. Durch Kompression der beschallten Arterie mittels Blutdruckmanschette kann analog der üblichen Blutdruckmessung nach Riva Rocci derjenige Manschettendruck ermittelt werden, bei welchem das Doppler-Signal auf Grund der Arterienkompression und des dadurch unterbrochenen Blutflusses verschwindet. Dieser Manschettendruck entspricht dem systolischen Blutdruck in der beschallten Arterie (Abb. 4.26). Die Lautheit des Doppler-Signals und damit die Meßgenauigkeit ist

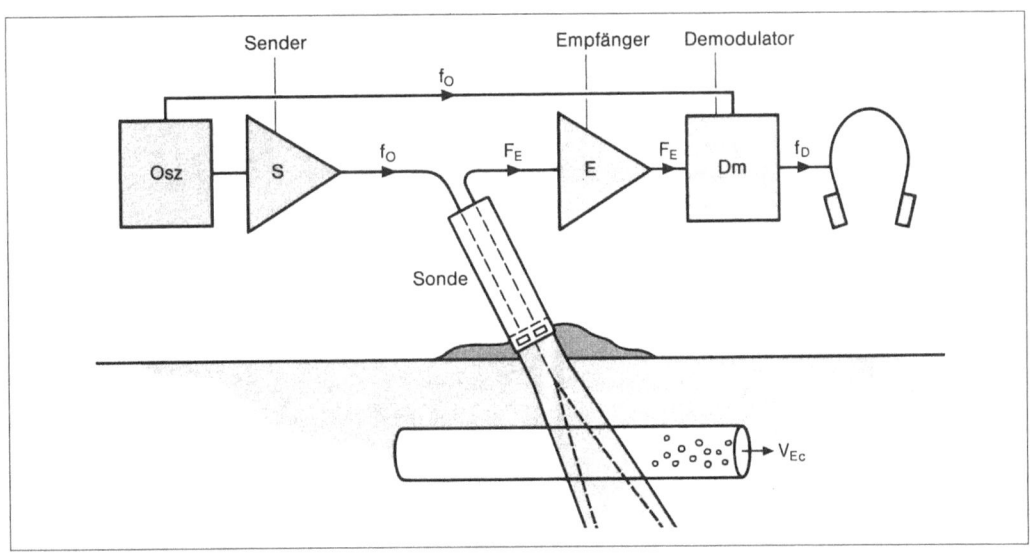

Abb. 4.25 Kontinuierlich emittierendes Doppler-Gerät (continous wave technique). Die beiden in der Meßsonde integrierten piezoelektrischen Elemente entsenden bzw. empfangen die generierten bzw. an den Erythrozyten reflektierten Schallwellen. Die Frequenzdifferenz zwischen emittierten (f_O) und reflektierten Schallwellen (F_E) macht den Doppler-Effekt aus, der akustisch (Kopfhörer, Lautsprecher) wahrnehmbar ist. (Aus Kriessmann et al. 1990)

abhängig vom Ausmaß der Schallfrequenzänderung (Doppler-Verschiebung) vor und nach Schallreflexion. Die Schallfrequenzänderung (Δf) ihrerseits ist von der mittleren Erythrozytenbewegungsgeschwindigkeit (V_i), von der Sendefrequenz fs, vom Beschallungswinkel α (Winkel zwischen Sonde und Gefäßlängsachse) sowie von der Schallgeschwindigkeit c im Gewebe (1500 m/s) abhängig (Evans et al. 1989).

$$\Delta f = 2 \cdot fs \cdot V_i \cdot \frac{\cos \alpha}{c} \quad (1)$$

Das nach Ankoppelung der Sonde hörbare Doppler-Signal zeigt als solches lediglich an, daß in der beschallten Arterie eine Blutströmung besteht. Ob sich proximal der Kompressionsmanschette ein Strombahnhindernis befindet, kann erst durch die Druckmessung entschieden werden. Der Blutfluß (Doppler-Signal) ist lediglich der akustische Indikator.

Im Modellversuch konnte durch simultane Messungen des systolischen Blutdrucks mittels USDT und der blutigen Meßmethode nachgewiesen werden, daß weitgehende Identität besteht (Tabelle 4.5). Der Korrelationskoeffizient betrug 0,90 (Köhler u. Lösse 1979). Auch die intraindividuelle Reproduzierbarkeit der peripheren Druckmessung mit Doppler-Ultraschall ist gut (Grüntzig 1973).

Abb. 4.26 Prinzip der systolischen Druckmessung mit Doppler-Ultraschall. Mit der Ultraschallsonde wird das Flußsignal in der beschallten Arterie aufgesucht, das nach Aufblasen der Blutdruckmanschette verschwindet. Der Druck bei welchem das Doppler-Signal wieder hör- oder registrierbar wird, ist der systolische Druck unter der Manschette. (Aus Mahler 1990)

Tabelle 4.5 Simultane Messung des systolischen Blutdrucks mit der Ultraschall-Doppler-Technik (*Ps-Do*) und der blutigen Methode (*Ps-Bl*) an der A. radialis des Menschen. (Aus Köhler u. Lösse 1979)

n = 28	PS-Do mm HG	Ps-Bl mm Hg
x̄	139,6	139,7
SD	±19,9	±19,4
Sx̄	± 3,9	± 3,7
V %	14,3	13,9
Alter	45,2 ± 12	

■ **Gerätschaft und Personal.** Für die Blutdruckmessung mit Hilfe der USDT werden ausschließlich kontinuierlich abstrahlende Ultraschallrückstrahlgeräte benutzt (sog. Continuous-wave-Doppler-Systeme; cw-System). Handliche Geräte in Taschenformat sind für die Druckmessung in der Routine schon ausreichend. Gängige Geräte werden z.B. von den Firmen Parks (USA), Delalande Electronic (Frankreich) oder Kranzbühler (Deutschland) vorgehalten. Die Emissionsfrequenzen liegen zwischen 2 und 10 MHz. Allgemein gilt: Je höher die Emissionsfrequenz, um so besser ist die Auflösung, aber um so geringer ist die Eindringtiefe in menschliches Gewebe und umgekehrt. Relativ hautnah verlaufende und für die Beurteilung der arteriellen Strombahnsituation wichtige Arterien (A. tibialis posterior, A. tibialis anterior bzw. A. dorsalis pedis) können jedoch mit allen Doppler-Geräten qualitativ gut erfaßt werden, da die Energieverluste, die bei der Passage des Ultraschalls durch das zwischen Schallkopf und Meßort liegende Gewebe auftreten, gering sein dürften (Abb. 4.27).

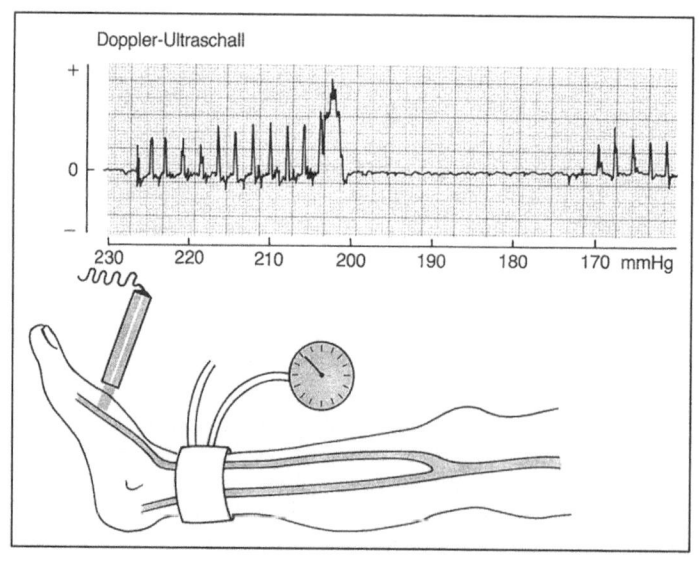

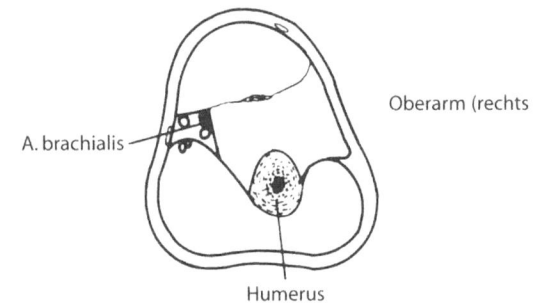
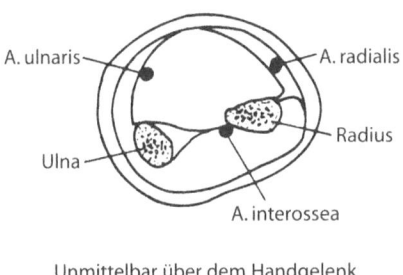
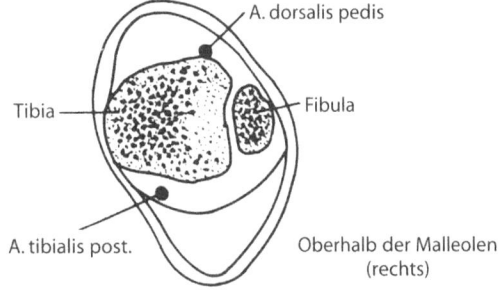

Abb. 4.27 Anatomische Lage derjenigen Arterien, die für die Blutdruckmessung mittels Doppler-Technik von Bedeutung sind

Die Untersuchung kann von Einzelpersonen durchgeführt werden. Die flexible Handhabung der Sonde zur Erzeugung qualitativ hochwertiger akustischer Doppler-Signale erfordert einige Übung. Die Messung mit der USDT sollte deshalb vorwiegend durch den Arzt erfolgen. Sie kann aber auch gut ausgebildeten nichtärztlichen Mitarbeitern anvertraut werden.

■ **Durchführung der Untersuchung.** Die angiologische Standardsituation ist die Messung des systolischen Druckes in der A. tibialis posterior (Knöchelarteriendruck) oder/und in der A. tibialis anterior (Fußrückenarterie) mit der Frage eines arteriellen Strombahnhindernisses in der betreffenden Beinstrombahn.

Messung in Ruhe: Beim zunächst liegenden Patienten wird eine Blutdruckmanschette oberhalb des Knöchels plaziert (Abb. 4.26). Sodann wird auf die Region hinter und unterhalb des Innenknöchels (Bereich der Knöchelarterie) großzügig Kontaktgel aufgebracht und mit der Sonde unter einem Winkel von etwa 45–60° kreisende (suchende) Bewegungen vollzogen, bis das Doppler-Signal in Form eines pulssynchronen (elektronischen) „Strömungsgeräusches" zu hören ist. Das wahrnehmbare Doppler-Signal zeigt allerdings nicht an, daß – wie häufig angenommen – alles in Ordnung und ein Arterienverschluß auszuschließen ist. Es bedeutet nur, daß die Sonde über der A. tibialis posterior (oder A. dorsalis pedis) plaziert ist, die emittierten Schallwellen auf die hindurchfließenden Erythrozyten treffen, reflektiert und unter Bildung des Doppler-Signals wieder empfangen werden.

Sind Manschette und Sonde in Position gebracht, wird übersystolisch gesperrt und langsam dekomprimiert. Das Doppler-Geräusch ist dann wieder hörbar, wenn der Kompressionsdruck den systolischen Arteriendruck gerade unterschreitet (Abb. 4.26).

Es ist auch möglich, sich von unteren Druckstufen (untersystolisch) so lange nach oben zu bewegen, bis das Doppler-Signal verschwindet. Das Ergebnis stimmt in beiden Fällen nicht ganz überein. Die elastischen Eigenschaften der Arterien spielen hierbei eine Rolle. Die Abweichung ist allerdings gering. Allgemein wird die übersystolische Sperre bevorzugt.

Das Ankoppeln des Sondenkopfes an periphere Arterien bereitet allgemein dann keine Schwierigkeiten, wenn der Blutfluß ungestört oder nur wenig gestört ist. Hinter einem arteriellen Strombahnhindernis, insbesondere bei geringem Blutstrom, ist das Auffinden der Meßarterie oft schwierig. Das Doppler-Signal ist leise und vielfach durch Venengeräusche überlagert. Ursache hierfür ist die Abhängigkeit der Doppler-Verschiebung bzw. Lautheit des Doppler-Signals vom Ausmaß der Blutstromgeschwindigkeit (s. Gleichung auf S. 106). Der Winkel zwischen Schallstrahl und Längsachse der Arterie sollte 45–60° betragen. Die besten Intensitätsverhältnisse liegen dann vor, wenn sich das Gefäß etwa innerhalb des geometrischen Schnittpunktes der Achsen zwischen Sende- und Empfängerkristall bewegt. Die untere Grenze der Meßgenauigkeit liegt bei einer pulsatilen Blutströmungsgeschwindigkeit von etwa 2–3 cm/s. Dies entspricht einem systolischem Druck von 30–40 mm Hg. Die Messung des peripheren systolischen Blutdrucks soll in horizontaler Position erfolgen, damit sich die Meßorte etwa in Herzhöhe befinden. Der Untersuchung soll eine Ruhepause von 15–30 min vorausgehen, um falsch niedrige Ruhewerte zu vermeiden. Besonders bei Kranken mit schlecht kompensierten Verschlüssen kehrt der durch Muskelarbeit reduzierte poststenotische Blutdruck nur langsam auf den echten Ruhewert zurück.

Messung nach Belastung: In unklaren Fällen (s. unten) sollte die Messung unmittelbar nach Belastung wiederholt werden.

Als Belastungsreaktion hat sich in der Praxis Muskelarbeit bewährt: 20 Zehenstände bei normiertem Tempo (76/min), nach Arbeitsende Messen der Druckwerte am liegenden Patienten in kontinuierlichen Zeitintervallen (15″–30″). Ein Beispiel zeigt: Technisch ist es ratsam, vor einer Belastungsreaktion die unter Ruhebedingungen lokalisierte Arterie zu kennzeichnen. Eine Markierung unterstützt das schnelle Wiederauffinden der Arterie bzw. der Sondenposition nach Arbeit. Sind Zehenstände oder Kniebeugen nicht möglich, kann die Belastung (d.h. die Senkung des peripheren Strömungswiderstandes zur Steigerung der Blutströmungsgeschwindigkeit) durch eine 3minütige suprasystolische Sperre imitiert werden.

■ **Meßort und Manschettenposition.** Gemessen wird nicht der systolische Blutdruck unter der Sonde, sondern unter der Manschette! Es ist deshalb für die Knöchelarteriendruckmessung am besten, die Manschette weit distal anzubringen, um Sonden- und Manschettenposition möglichst nahe zusammenzubringen bzw. einen möglichst peripheren Blutdruck zu messen. Arterienverschlüsse, die unter der Manschette selbst, vor allem aber distal der Manschette liegen, werden somit durch die USDT nicht erfaßt! Auf diesen Sachverhalt ist besonders dann zu achten, wenn von der Standardsituation abgewichen wird und die Drücke enger definierter Arteriensegmente gemessen werden sollen, wodurch Sondenposition (Beschallungsort) und Manschettenposition (Meßort) weit voneinander entfernt liegen. Liegt z.B. die Manschette am Oberarm, die Doppler-Sonde über der A. radialis, wird nicht der Druck in der A. radialis, sondern der in der A. brachialis bestimmt. Liegt die Blutdruckmanschette über dem Oberschenkel, kann der systolische Druck der A. femoralis gemessen werden (Abb. 4.28). Der Druckwert ist dann allerdings

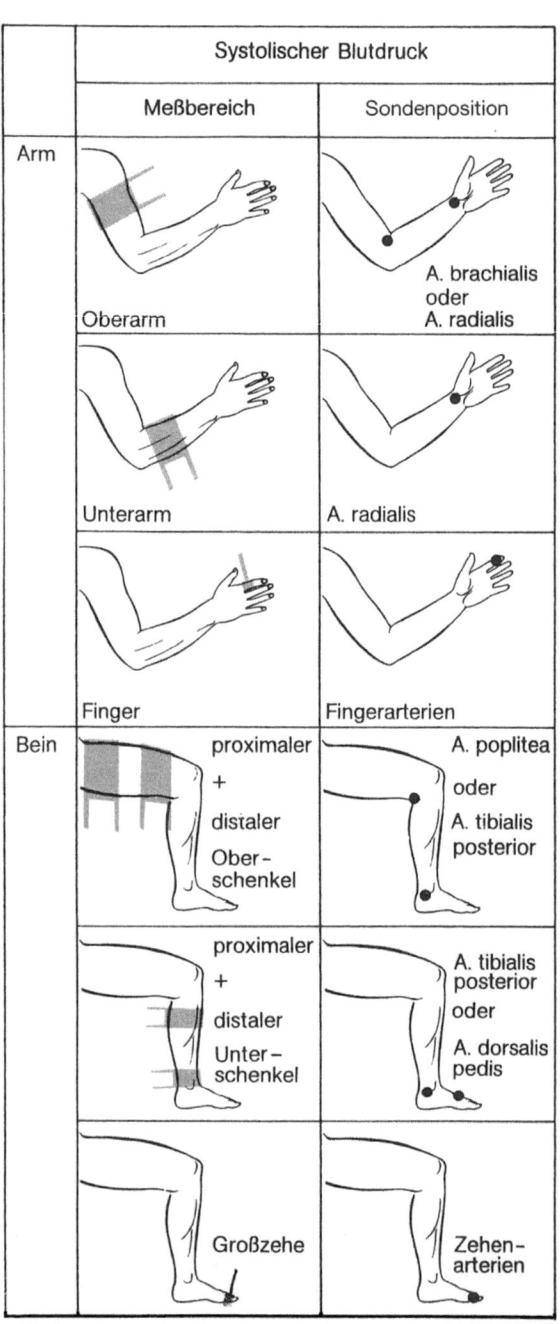

Abb. 4.28 Einige gängige Plazierungsbeispiele für Meßmanschette und Doppler-Sonde je nach arteriellem Gefäßsegment, in welchem der systolische Arteriendruck gemessen werden soll. (In Anlehnung an Hennerici u. Neuerburg-Heusler 1995)

durch das Kompressionsvermögen in Abhängigkeit von der Oberschenkelgeometrie und -dicke mehr oder weniger verfälscht und stimmt nicht ganz mit dem Absolutwert überein.

■ **Beurteilung.** *Formulierung des Meßergebnisses:* Der systolische Knöchelarteriendruck kann angegeben werden als

- Differenz aus Armarteriendruck und Knöchelarteriendruck,
- Quotient aus Knöchelarteriendruck und Armarteriendruck,
- Absolutwert.

Bei einem Arterienverschluß repräsentiert die Differenz zwischen Arm- und Knöchelarteriendruck das Ausmaß der im Kollateralgefäßsystem verloren gegangenen Strömungsenergie. Sie ist somit ein Maß für die Funktionstüchtigkeit (hydraulische Leitfähigkeit) eines Kollateralkreislaufs.

Die Angabe des Quotienten zwischen Knöchel- und Armarteriendruck (Jargon: „Doppler-Index") bezieht den systolischen Armarteriendruck rechnerisch mit ein und ist somit eine dimensionslose Größe (Normwert: $\geq 1{,}0$). Dem Vorteil eines einfach zu handhabenden Wertes zur Unterscheidung zwischen „gesund" und „krank" steht der Nachteil gegenüber, keine weiteren hämodynamischen Informationen zu haben. Vor allem lassen identische Indizes unterschiedliche Beurteilungen zu: Ein Index z. B. von 0,5 bedeutet bei einem systolischen Armarteriendruck von 100 mm Hg einen Knöchelarteriendruck von 50 mm Hg, also eine hämodynamisch eher ungünstige Situation. Derselbe Index bei einem systolischen Armarteriendruck von 160 mm Hg – entsprechend einem Knöchelarteriendruck von 80 mm Hg – zeigt dagegen eine unkritische hämodynamische Situation an. Wird der Knöchelarteriendruck als Absolutwert angegeben, so wird hierdurch diejenige Strömungsenergie repräsentiert, die noch zur Perfusion der abhängigen Gewebe zur Verfügung steht (Durchblutungsreserve).

Einen konstanten *venösen* Druck im Liegen von 25 mm Hg unterstellt, betrüge die noch verbleibende arterio-venöse Druckdifferenz zur Perfusion des abhängigen Gewebes bei einem Knöchelarteriendruck von z. B. 100 mm Hg 75 mm Hg (100–25) und bei einem solchen von 50 mm Hg lediglich 25 mm Hg (50–25).

Normalbefund unter Ruhebedingungen und nach Belastung: Liegt der systolische Knöchelarteriendruck in Ruhe um mindestens 10 mm Hg über dem systolischen Armarteriendruck, kann ein hämodynamisch wirksames Strombahnhindernis mit an Sicherheit grenzender Wahrscheinlichkeit ausgeschlossen werden. Bei sorgfältiger Messung wurde selbst bei einer negativen Arm-Knöchel-Blutdruckdifferenz von nur –5 mm Hg eine Spezifität von 100 % errechnet (Tabelle 4.6).

Das Phänomen, daß der systolische periphere Druck in der Regel höher ist als der systolische Armarteriendruck, ist Folge komplizierter Wellenreflexionen, die grundsätzlich von proximal nach distal zunehmen – also am Bein ausgeprägter sind als am Arm (Literatur bei Köhler u. Krüpe 1985).

Bei Druckgleichheit zwischen Arm und Knöchel errechnet sich eine Spezifität von 98,1 % (Köhler u. Krüpe 1985), d. h. ein arterielles Strombahnhindernis ist nicht sicher auszuschließen. Die Trennschärfe der Methode kann in derartigen Zweifelsfällen durch die Belastungsreaktion gesteigert werden (s. unten). Nach 20 Zehenstandsübungen oder Kniebeugen kommt es auch bei Gesunden, wenn

Tabelle 4.6 Typische systolische Blutdruckwerte bei Normalpersonen und Kranken mit arteriellen Strombahnhindernissen

	Normal	Unsicher	Pathologisch
Knöchelarteriendruck			
Δ P (mm Hg) Arm minus Knöchel	$\geq -1{,}0$	–9 bis +9	$\leq +10$
Druckindex Knöchel/Arm	$> 1{,}0$	0,9 bis 1,0	$< 0{,}9$
Nach Belastung (% des Ruhewertes)	< 20		
Proximaler Oberschenkel			
Δ P (mm Hg) Arm minus proximaler Oberschenkel	≥ -40	–39 bis –30	> -29
Druckindex	$> 1{,}1$	1,0 bis 1,1	$< 1{,}0$
Distaler Oberschenkel			
Δ P (mm Hg) Arm minus distaler Oberschenkel	≥ -20		
Druckindex	$> 1{,}1$	1,0 bis 1,1	$< 1{,}0$
Zehenarteriendruck			
% vom Armarteriendruck	80–90 %		
Druckindex	0,8–0,9		
Fingerarteriendruck			
Druckindex	$> 0{,}95$		

auch nur kurzzeitig, zu einem geringen peripheren systolischen Druckabfall (Köhler u. Hinger 1972).

Pathologischer Befund unter Ruhebedingung und nach Belastung: Ein systolischer Druck in der A. tibialis posterior oder A. dorsalis pedis, der in Ruhe mindestens 10 mm niedriger ist als der Druck in der A. brachialis oder ein Quotient unter 0,9 weisen auf das Vorliegen eines arteriellen Strombahnhindernisses hin (Tabelle 4.6). Bei dem Vergleich ist eine freie Durchgängigkeit der Armarterien Voraussetzung. Höhere Differenzen zugunsten der Armarterie machen die Diagnose noch sicherer. Bei bekannter Prävalenz der pAVK von ca. 13 % ist die Sensitivität nicht ganz so hoch wie die Spezifität. Bei einer Diskriminationsgrenze von nur ≥ 5 mm Hg bzw. einem Index unter 0,97 beträgt sie 91 % bzw. 94 % (Köhler u. Krüpe 1985). Ist der periphere systolische Druck gleich dem Armarteriendruck oder ist die Differenz zwischen Arm- und Knöchelarteriendruck < 10 mm Hg, kann zur Klärung die Belastung angeschlossen werden. Liegt ein Strombahnhindernis vor, fällt der Knöchelarteriendruck um mehr als 20 mm Hg. Der Ausgangswert wird erst nach 5–15 min wieder erreicht.

■ **Abschätzung der hämodynamischen Kompensation.** Der Absolutwert des systolischen peripheren Blutdrucks ist ein für die Klinik praktikables Maß, die sog. hämodynamische Kompensation als Ausdruck der Kollateralfunktion bzw. der für die Durchblutung des abhängigen Gewebebereichs noch verfügbaren Durchblutungsreserven abzuschätzen. Die systolischen Drücke einer Arterie mit freiem Fluß und einer Arterie, die hinter einer Stenose oder einem Verschluß liegt, lassen sich aber nur bedingt miteinander vergleichen, weil der systolische Druck hinter einem arteriellen Hindernis wegen der verkleinerten Blutdruckamplitude dem Mitteldruck näher liegt als bei einer Arterie mit freiem Blutfluß. Wenn auch der Vergleich dadurch eingeschränkt ist, so geht aus dieser Überlegung aber ebenfalls hervor, daß der poststenotische systolische Blutdruck dem mittleren wirksamen Blutdruck nahe kommt und sein Informationsgehalt deshalb besonders hoch eingeschätzt werden darf.

Schon die Ruhewerte hinter einem arteriellen Verschluß geben einen guten Hinweis auf die Qualität der Blutversorgung. Gültige Erfahrungswerte sind in Tabelle 4.7 dokumentiert.

Von besonderer klinischer Bedeutung sind die 100 und 50 mm Hg-Marken. Weniger als 50 mm Hg systolischer Druck postokklusiv gilt als Zeichen unzureichender Kompensation, die oft, aber nicht immer, nicht einmal den Ruhestoffwechsel erhalten kann. Im europäischen Konsensus-Dokument über

Tabelle 4.7 Beurteilung der Kompensation peripherer Arterienverschlüsse mit Hilfe des systolischen Druckes (Doppler-Technik) jenseits eines Verschlusses in Ruhe (A. tibialis posterior oder anterior bzw. A. dorsalis pedis)

Kompensation	Ruhewerte
gut	> 100 mm Hg
ausreichend	80–100 mm Hg
wechselhaft	50– 80 mm Hg
unzureichend	< 50 mm Hg

die kritische Extremitätenischämie (Dormandy u. Stock 1990) wird die Empfehlung ausgesprochen, den systolischen Knöcheldruck von 50 mm Hg oder weniger als Ischämiegrenze zu markieren. Bei Werten über 100 mm Hg ist mit einer guten kollateralen Funktion zu rechnen. Die angegebenen Werte gelten für normotone Gefäßkranke. Liegt eine arterielle Hypertonie vor, erfahren die Werte eine Modifikation. Erhöhter System- und systolischer postokklusiver Druck stehen aber nicht in einem linearen Verhältnis zueinander, da jenseits eines Verschlusses die Antwort der Peripherie auf eine systemische Druckerhöhung sehr verschieden sein kann. Es hat sich gezeigt, daß in gleicher Höhe erniedrigte postokklusive Drücke bei Normotonikern eine bessere periphere Durchblutungssituation widerspiegeln als bei Hypertonikern (Schoop 1976). Bei Abschätzung der Kompensation mit Hilfe des Quotienten Beindruck/Armdruck kann gelten: je geringer der Wert unter 0,9 liegt, desto besser ist die kollaterale Umgebung. Der Informationsgehalt der Ultraschall-Doppler-Technik kann bei der Beurteilung der Kompensation durch eine Belastungsreaktion verfeinert werden, da mit der damit einsetzenden peripheren Vasodilatation jenseits des Verschlusses eine kräftige Blutdrucksenkung verbunden ist. Das Ausmaß dieser Drucksenkung und die Geschwindigkeit seiner Rückbildung haben sich als sensible Indikatoren für die Güte der kollateralen Blutversorgung bewährt (Köhler u. Hinger 1972).

■ **Fehlerquellen und Besonderheiten.** Abhängig von besonderen Bedingungen können mit Hilfe der Ultraschall-Doppler-Technik falsch hohe oder falsch niedrige systolische Blutdruckwerte gemessen werden.

Falsch-hohe periphere Blutdruckwerte:
- Eingeschränkte Kompressibilität der Arterienwände. Die artefizielle Arterienokklusion durch eine Blutdruckmanschette setzt Kompressibilität der Gefäßwände voraus. Lassen sich die Unterschenkelarterien nicht oder nur schwer komprimieren, werden zu hohe Werte gemessen. Häufigste Ursache ist eine ausgeprägte Mediasklerose, wie sie besonders bei älteren Diabetikern vorkommt. Bei Diabetikern ist somit die Interpretation der Meßwerte mit besonderer Kritik vorzunehmen.
- Zu locker angelegte Blutdruckmanschette.
- Erhöhter Oberkörper.
- Ödem.
- Hypertonie.
  Bei arterieller Hypertonie sind die peripheren Drücke naturgemäß höher und täuschen eine günstigere Situation vor als diese unter Normotonie zu erwarten wäre. Die Messung sollte somit nach Normalisierung des Blutdrucks wiederholt werden.

Falsch-niedrige periphere Blutdruckwerte:
- Bei zu kurzer Ruheperiode vor der Messung, da an einem durchblutungsgestörten Bein in den ersten Minuten nach Belastung (z.B. Gehen) die Arbeitsdurchblutung des Muskels den postokklusiven Druck senkt.
- Zu schnelles Ablassen des Manschettendruckes.
- Zu stamm angelegte Blutdruckmanschette.

Unterschiedliche Drücke in den Unterschenkelarterien eines Beins: Die systolischen Drücke in der A. tibialis posterior und anterior sind in der Regel nicht identisch, sondern zeigen Unterschiede von 5–10 mm Hg. Folgende Ursachen kommen in Betracht.

- Die Kompression der Unterschenkelarterie ist durch die anatomische Lage nicht immer gleich. Der systolische Druck über die A. tibialis posterior kann etwa 5 mm Hg unter dem Wert der A. tibialis anterior liegen, weil die A. tibialis anterior in weicherem Gewebe eingebettet liegt und mit geringerem Manschettendruck zu okkludieren ist.

Finger- und Zehenarteriendruckmessung
Die Messung der Finger- und Zehenarteriendrücke kann dann hilfreich sein, wenn der Verdacht auf isolierte Finger- oder Zehenarterienverschlüsse besteht. Die Manschette (25 mm breit) wird um das Fingergrundgelenk angelegt. Im Fingerkuppenbereich kann der Blutfluß mit einer hochfrequenten Ultraschall-Doppler-Sonde geortet und der systolische Druck gemessen werden (Abb. 4.29). Üblicher ist die Fingerdruckmessung mit plethysmographischen Verfahren (s. 4.3.2).

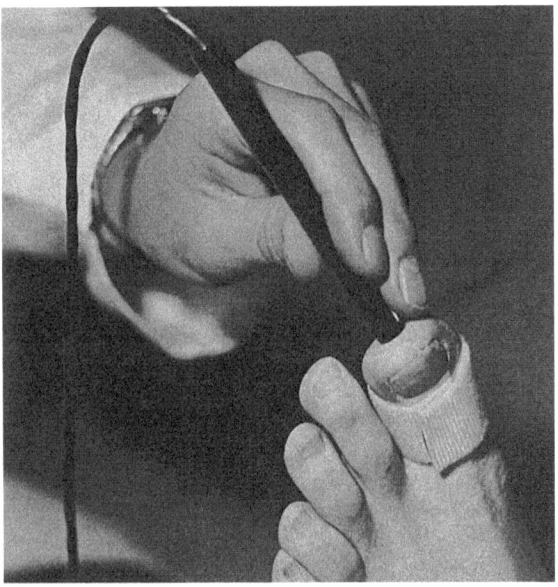

Abb. 4.29 Meßanordnung bei Messung des systolischen Zehenarteriendrucks. Analog kann im Fingerarterienbereich verfahren werden

Segmentale Blutdruckmessung (Etagendiagnostik)
Vor allem in angloamerikanischen Gefäßlaboratorien wird eine segmentale Blutdruckmessung bevorzugt. Sie soll besonders diagnostische Informationen über Verschluß- oder Stenoselokalisationen erlauben (Hennerici u. Neuerburg-Heusler 1988). Dabei ist man bestrebt, die rechte und linke Seite simultan zu erfassen und geht so vor, daß die Referenzmanschette zur Messung des systolischen Armarteriendrucks in ihrer Plazierung konstant bleibt, während die Meßmanschetten nacheinander in folgende Positionen gebracht werden:

- proximaler Oberschenkel (oberer Oberschenkel),
- distaler Oberschenkel (oberhalb Knie),
- proximale Wade (unterhalb Knie),
- distale Wade (oberhalb Sprunggelenk).

Die Abb. 4.30 zeigt beispielhaft die Situation bei einem Iliaca- und einem Femoralis-Verschluß.

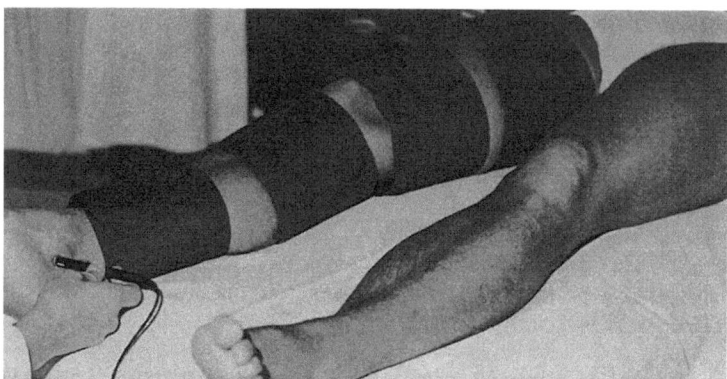

Abb. 4.30 Untersuchungsanordnung bei der segmentalen Druckmessung. Die segmentale Druckmessung ist nur sinnvoll, wenn der Knöchelarteriendruck pathologisch ist und man eine Höhenlokalisation des Strombahnhindernisses anstrebt. Man achte darauf, daß die Manschetten in Länge und Breite den jeweiligen Extremitätenetagen entsprechen (proximaler und distaler Oberschenkel sowie proximaler Unterschenkel: 15–16 cm, distaler Unterschenkel: 13 cm). Man beachte weiter, daß jeweils der Druck *unter der Manschette* und nicht unter der Sonde gemessen wird.

4.3.2
Laser-Doppler-Technik

Neuerdings kann auch die Laser-Doppler-Technik zur Messung des peripheren Blutdrucks eingesetzt werden. Sie erlaubt vor allem Messungen an Fingern und kurzen Zehen, an denen Quecksilbermeßstreifen nicht oder nur schwer befestigt werden können (Beinder et al. 1992).

Prinzip und Durchführung

Kleindimensionierte Plastikmanschetten werden um den Finger oder die Zehe gelegt. Die Untersuchung soll nach 20minütiger Akklimatisation in einer 22–24°-Umgebung erfolgen. In einem speziell eingearbeiteten „Statham-Druckaufnehmer" können die Manschettendrücke gemessen und registriert werden. Derjenige Druck, bei welchem nach übersystolischem Stau eine Erythrozytenbewegung mit Hilfe der Laser-Flux-Metrie registriert werden kann, gilt als systolischer Zehen- bzw. Fingerarteriendruck.

Manschettendruck und Laser-Flux-Signal werden simultan registriert. Ebenso sind auch segmentale (etagenweise) Druckmessungen möglich. In diesen Fällen wird die Staumanschette dort positioniert, wo der Druck gemsssen werden soll.

Normalwerte

Nach Untersuchungen von Beinder et al. (1992) besteht bei Gesunden eine gute Korrelation zwischen den üblicherweise nach Riva Rocci und den mit dem laserdopplergestützten Meßsystem erhaltenen systolischen Armarteriendrücken (122,9 mm Hg ± 12,3 bzw. 120 mm Hg ± 14,1 mit einem Korrelationseffizienten von $\gamma = 0{,}89$). Der Knöchelarteriendruck lag bei Gesunden um 12,9 ± 8 mm Hg höher als der Armarteriendruck. Das Verhältnis zwischen systolischem Knöchel- und Armarteriendruck (Laser-Doppler-Index) betrug 1,15 ± 0,09. Es bestanden insgesamt praktisch keine Unterschiede zur konventionellen Ultraschall-Doppler-Technik. Finger (Zeigefinger) und Zehenarteriendrücke (Großzehe) entsprachen sich mit 105,1 mm Hg ± 12,2 bzw. 106,6 mm Hg ± 20,4.

Pathologische Werte

Bei Kranken mit pAVK wurde mit der Ultraschall-Doppler-Technik ein peripherer Knöchelarteriendruck von 101 mm Hg ± 35,5, bei lasergestützter Methode von 91,8 mm Hg ± 43,6 gemessen.

Als Vorteile der Laser-Doppler-gestützten peripheren Blutdruckmessung werden die Anwendbarkeit vor allem an Fingern und Zehen (auch an für Strain-Gauge-Verfahren ungeeigneten kurzen Zehen) sowie Messungen an eng benachbarten akralen Stellen (ohne Verschiebung des Lasersensors) angeführt. Hinzu kommt, daß bei Mediasklerose auf die Digitalarterien ausgewichen werden kann, da letztere in der Regel nicht betroffen sind.

4.3.3
Plethysmographische Verfahren

Der postokklusive systolische Blutdruck ist auch plethysmographisch meßbar.

Prinzip und Durchführung
Die Plethysmographie ist eine Völlemessung, d.h. sie erfaßt Volumenänderungen einer Extremität. Nach akuter Blockade des arteriellen Bluteinstromes durch eine übersystolische Sperre wird langsam dekomprimiert. Eine Volumenzunahme der Extremität tritt dann ein, wenn der Kompressionsdruck den systolischen Arteriendruck gerade unterschreitet. Vereinfacht wurde die Methode durch das Dehnungsmeßstreifenprinzip („Mercury Strain Gauge", Whitney-Technik). Der Meßstreifen wird an Zeh, Fuß oder distalen Unterschenkel angelegt. Die Manschette soll etwas oberhalb der Meßstelle angebracht werden. Der Untersuchungsgang stimmt im übrigen weitgehend mit dem der Ultraschall-Doppler-Technik überein.

Die plethysmographische Druckbestimmung findet heute nur noch in einigen angiologischen Spezialabteilungen breitere Anwendung, vor allem, wenn es um die systolische Druckbestimmung im Bereich der Finger- oder Zehenarterien geht.

Finger- und Zehenarteriendruckmessung
Bei der Untersuchung sollten die Hände in Herzhöhe gelagert sein. Möglichst basisnah wird eine 2 cm breite Staumanschette und möglichst distal (Endphalanx) die Meßmanschette (Dehnungsmeßstreifen) angebracht. Wie Erfahrungen mit der plethysmographischen Methode zeigen, weist der systolische Fingerdruck bei Gesunden einen höheren Wert auf als der Armdruck. Ein systolischer Druck in den Fingern, der den Armarteriendruck um mehr als 30 mm Hg unterschreitet, spricht dagegen für ein arterielles Strombahnhindernis. Absolute Finger- oder Zehenarteriendruckwerte von < 20 mm Hg zeigen eine kritische Ischämie mit quoad extremitatem ungünstiger Spontanprognose auf (Abb. 4.31).

Eindeutige Angaben über Spezifität und Sensitivität der Digitalarteriendruckmessung lassen sich allerdings nicht sicher angeben (Hirai et al. 1976, 1978; Bartelink et al. 1993).

Die Indikation, eine Finger- oder Zehendruckmessung vorzunehmen, kann unter folgenden Umständen gegeben sein:

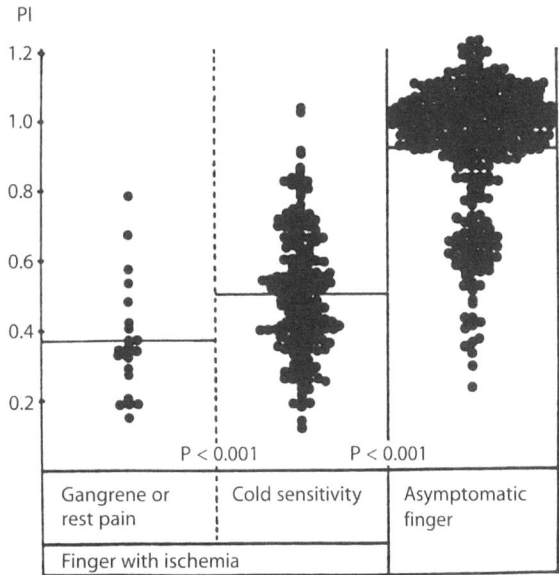

Abb. 4.31 Fingerdruck von 105 Händen mit arteriellen Verschlüssen (*Pi* = dopplersonographischer Index). Die Werte zeigen eine erhebliche Streubreite, verbunden mit ungünstiger Diskriminanz. (Aus Hirai 1982)

- Mediasklerose mit reduzierter oder fehlender Kompressibilität der Unterschenkelarterien,
- bei Verdacht auf isolierte Digitalarterienverschlüsse,
- zur Provokation vasospastischer Reaktionen durch lokale Kälteapplikation (Cooling).

In letzter Zeit ist eine Methode der Fingerarteriendruckmessung eingeführt worden, die nichtinvasiv und kontinuierlich arbeitet (Servo-Plethysmo-Man-Finapres). Die Methode ist bisher nur für physiologische Fragestellungen bei Gesunden angewandt worden, bzw. bei Patienten mit arterieller Hypertonie zur Landzeitblutdruckmessung, könnte aber auch bei Digitalarteriensteosen und -verschlüssen eine Bedeutung gewinnen (Schmidt et al. 1992).

4.3.4
Nuklearangiologische Verfahren

Der sog. Hautperfusionsdruck kann mit Hilfe von Clearanceverfahren bestimmt werden. Das Prinzip der Clearanceverfahren besteht in der Messung des Abtransportes eines Radioindikators aus einem lokalen Gewebedepot. Der Abstrom des kutan injizierten Radionuklids aus dem Gewebe ist eine Funktion der nutriven Durchblutung des betreffenden Areals. Wird über diesem Areal eine Blutdruckmanschette plaziert, entspricht derjenige Manschettendruck, bei welchem der radioaktive

Abstrom sistiert, dem sog. Hautperfusionsdruck. Normalerweise liegt dieser zwischen dem diastolischen und dem mittleren Blutdruck. Abbildung 4.32 schematisiert den technischen Ablauf der Bestimmung des Hautperfusionsdrucks mittels Isotopenclearance.

Die Methode ist aufwendig und vor allem wissenschaftlichen Fragen vorbehalten. Klinisch ist sie als Zusatzmethode zur Abschätzung der mutmaßlichen Amputationshöhe empfohlen worden (Holstein et al. 1979).

4.3.5
Fazit für die Praxis

Mit Hilfe der peripheren Messung des systolischen Blutdrucks (A. tibialis posterior und/oder A. dorsalis pedis) ist es möglich, Durchblutungsstörungen der Bauchaorta, Becken- und Beinstrombahn sowie der Armarterien zu erfassen oder auszuschließen. Unter Beachtung bekannter Fehlerquellen ist mit einer Sensitivität und Spezifität der Methode von > 90 % zu rechnen. Über die Diagnose einer arteriellen Durchblutungsstörung als solche hinaus kann gegebenenfalls ihr Schweregrad abgeschätzt werden und in die Therapieplanung mit einfließen. Die systolische Blutdruckmessung auf der Basis der Ultraschall-Doppler-Technik ist bei weitem die gebräuchlichste Methode, mit der auch Akralarterien (Zehen- und Fingerarterien) untersucht werden können. Letztere allerdings lassen sich auch und besonders mit der Laser-Doppler-Technik und mit plethysmographischen Verfahren untersuchen. Zur Abschätzung der Hautdurchblutung dagegen eignen sich nuklearangiologische Clearance-Techniken.

Laser-Doppler-, plethysmographische und Clearanceverfahren treten allerdings hinsichtlich der Häufigkeit ihres Einsatzes hinter der konventionellen Knöchelarteriendruckmessung mittels Ultraschall-Doppler-Technik zurück und sind speziellen Fragestellungen vorbehalten. Letztere dagegen gilt heute als Routinemethode sowohl für die allgemein-internistische als auch speziell angiologische Tätigkeit in Klinik und Praxis.

4.4
Arterielle Flußmessung

A. L. STRAUSS und R. SCHÜTZ

Versuche, den Blutfluß in Arterien und Venen nichtinvasiv quantitativ zu erfassen, existieren seit der Mitte des 19. Jahrhunderts. Verwendungen fanden zunächst hydrodynamische Verfahren. Sie werden nicht mehr genutzt, da sie mit direkten Eingriffen in das System verbunden sind, dessen Parameter ermittelt werden sollen. Die Übernahme der in der Kardiologie bewährten Indikatorverdünnungsverfahren hat sich in der Kreislaufperipherie nicht durchgesetzt. Sie können zwar nützlich sein zum Nachweis arteriovenöser Kurzschlüsse (s. Kap. 67), haben aber bei lokalen Strommessungen infolge einer relativ hohen Fehlerquote nur einen geringen Aussagewert und sind schließlich für den Patienten mit Belastungen verbunden. Im folgenden sollen die Venenverschlußplethysmographie, die Radioisotopenclearance, die gepulste Doppler-Ultraschalltechnik und die kernspintomographische Flußmessung besprochen werden.

4.4.1
Venenverschlußplethysmographie

Prinzip der Methode
Nach Blockade des venösen Abstroms durch eine auf unterdiastolische aber supravenöse Drücke aufgepumpte Oberschenkelmanschette (ca. 60 mm Hg) ist der arterielle Bluteinstrom zunächst ungestört. Der freie arterielle Einstrom führt bei blockiertem venösen Abstrom zu einer Volumenvermehrung der Extremität pro Zeiteinheit, deren Ausmaß dem initialen arteriellen Zufluß proportional ist. Grundsätzlich kann nach venöser Abflußsperre die durch den arteriellen Einstrom bedingte Volumenzunahme der Extremität durch Luftverdrängung, Wasserverdrängung oder Impedanzänderung registriert werden (Luft-, Wasser- bzw. Impedanzplethysmographie). In Europa durchgesetzt hat sich die Strain-Gauge-Plethysmographie,

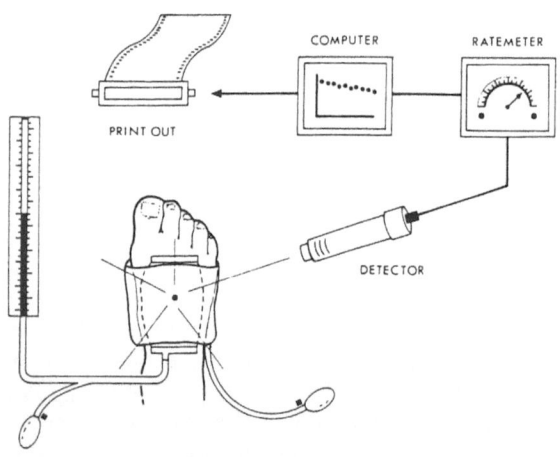

Abb. 4.32 Messung des Hauptblutdruckes (Hautperfusionsdruck) mit Radioisotop. (Aus Faries 1991)

welche die Volumenänderung einer Extremität durch die Längenänderung eines um die Extremität gelegten quecksilbergefüllten Silikonschlauches anzeigt. Letzterer repräsentiert einen elektrischen Widerstand und ist Teil einer Wheatstone-Brücke.

Das Meßprinzip der Strain-Gauge-Plethysmographie beruht auf der Überlegung, daß das Verhältnis der Volumenzunahme zum Ausgangsvolumen ($\Delta V/V$) dem Verhältnis der resultierenden Widerstandsänderung zum elektrischen Ausgangswiderstand ($\Delta R/R$) entspricht. Wenn somit die prozentuale Änderung des elektrischen Widerstandes des Dehnungsmeßstreifens $\Delta R/R$ über die Zeit registriert wird, ist gleichzeitig die Änderung des Extremitätenvolumens $\Delta V/V$ über die Zeit bekannt. Zur Berechnung des arteriellen Einstroms kann daher nur der erste lineare Kurvenanstieg, d.h. die Änderung des Extremitätenvolumens über die Zeit ($\Delta V/V \cdot \Delta t$) sofort nach Blockade herangezogen werden (Schütz 1975). Die Dimension der plethysmographischen Durchblutungsmessung ist somit ml/min/100 ml Gewebe. Vergleichende Untersuchungen mit invasiven elektromagnetischen Flußmessungen beim Tier und mit gepulstem Doppler beim Menschen ergeben eine hochsignifikante Korrelation von r = 0,99 (Raman et al. 1973; Levy et al. 1979).

Gerätschaft und Personal

Als wesentliche Elemente des Meßsystems sind die Staumanschette, die quecksilbergefüllten Dehnungsmeßstreifen als Volumendetektoren sowie die elektronische Auswerteeinheit mit integriertem Schreiber zu nennen. Als Kompaktgerät hat sich vor allem die Dehnungsmeßstreifenplethysmographie nach Gutmann bewährt.

Die neue Gerätegeneration ermittelt den venösen Verschlußdruck rechnerisch aus einer Anzahl von Messungen mit verschiedenen Staudrücken und arbeitet dann mit demjenigen Druck, der den maximalen arteriellen Einstrom zuläßt. Dieser Wert ist bei jeder Messung neu zu ermitteln, um mögliche Rückwirkungen von Blutdruckschwankungen oder externen Einflußfaktoren wie z.B. Lagerung der betroffenen Extremität oder Raumtemperatur weitgehend zu vermeiden. Moderne auf PC-Basis arbeitende Geräte verwenden statt des Kurvenanstiegs das Flächenintegral unter der Kurve. Das Meßfenster beträgt 3 min. Die VVP-Kompaktgeräte ob mit oder ohne PC-Steuerung können nach kurzer Einarbeitungszeit ohne weiteres von einer Hilfsperson bedient werden.

Durchführung der Untersuchung

■ **Messung in Ruhe.** Messungen werden am liegenden Patienten in einem luftzugfreien Raum bei 22–24° nach einer halbstündigen Ruhepause vorgenommen. Die Beine werden bei leichter Spreizung in Herzhöhe gelagert, wobei flache Kissen unter der Ferse und den proximalen Oberschenkel zu legen sind, damit die Staumanschetten und Meßfühler nicht auf der Untersuchungsliege aufliegen. Zur Messung der Unterschenkelruhedurchblutung werden die Meßfühler über der Wade und die Staumanschetten über dem distalen Oberschenkel positioniert. Nach Aufpumpen der Staumanschetten auf ca. 60 mm Hg wird die Änderung des elektrischen Widerstandes des Dehnungsmeßstreifens bei definierter Papiervorschubgeschwindigkeit graphisch registriert (Abb. 4.33). Die Berechnung des arteriellen Einstromvolumens erfolgt nach:

$$\frac{\Delta V}{V \cdot t} = \operatorname{tg} \alpha \cdot s/E$$

$\frac{\Delta V}{V \cdot t}$ entspricht dem Einstromvolumen, d.h. der arteriellen Durchblutung (ml/min), tg α entspricht dem Tangens des Steigungswinkels der Kurve, s dem Papiervorschub und E der Eichung (Y-Achse: $\frac{\text{cm} \cdot 100 \text{ ml}}{\text{ml}}$). Die Berechnung wird elektronisch und automatisch erstellt, so daß als Ergebnis sowohl der Kurvenverlauf als auch die zugehörigen numerischen Daten ausgedruckt werden. Die Eichung mit graphischer Aufzeichnung der Eich-

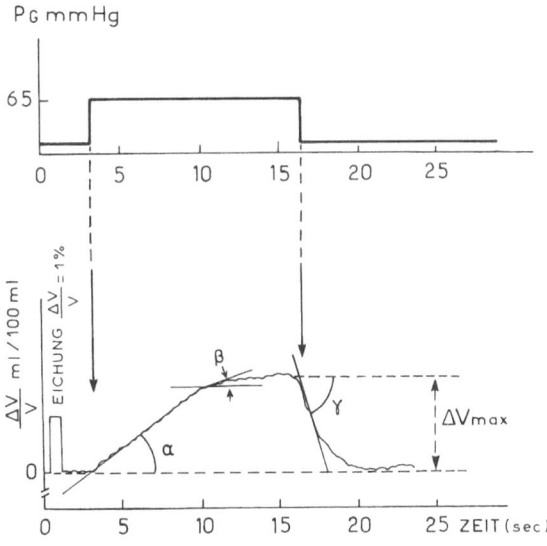

Abb. 4.33 Meßprinzip der Venenverschlußplethysmographie. *Oben* Aufzeichnung des Staudrucks in der Oberschenkelmanschette. *Unten* Normalkurve mit Berechnung der Parameter. α Steigungswinkel der Kurve bei der initialen Volumenzunahme. Er ist dem arteriellen Einstrom proportional; β kapillärer Filtrationswinkel, entspricht der kapillären Filtrationsrate; γ entspricht der venösen Drainage; ΔV_{max} Volumenzunahme bezogen auf das Ausgangsvolumen

zacke wird durch Änderung des relativen elektrischen Widerstandes ($\Delta R/R$) um 1% vorgenommen. Die Einheit des Meßwerts ist ml/100 ml Gewebe/min (Abb. 4.33).

■ **Messung der reaktiven Hyperämie.** Zur Ermittlung der reaktiven Hyperämie wird nach Bestimmung der Ruhedurchblutung eine totale Ischämie von 3 min Dauer bei 200–300 mm Hg Manschettendruck durchgeführt. Nach Beendigung dieser arteriellen Drosselung wird die postischämische reaktive Hyperämie erneut bei gleichem subdiastolischen Manschetteninnendruck bestimmt wie die Ruhedurchblutung. Die nach Beendigung der Drosselung auftretende reaktive Hyperämie wird nach folgenden Kriterien ausgewertet (Abb. 4.34):

- „first flow"; der erste Fluß nach Beendigung des suprasystolischen Staus;
- „peak flow": der maximal erreichte Fluß;
- „time to peak flow": Zeit bis zum Erreichen des maximalen Flusses nach Beendigung der totalen Ischämie;
- Flächenintegral unter der Kurve (fakultativ).

Diese Parameter zeigen signifikante Unterschiede zwischen normaler und pathologischer Durchblutung auf. Bei Kreislaufgesunden fallen für die Wade „first flow" und „peak flow" in der Regel zusammen und stellen den ersten Meßwert. Patienten mit Durchblutungsstörungen weisen eine in Abhängigkeit von der Schwere der Erkrankung erhebliche Verlängerung der Peak-flow-Zeit sowie eine Abnahme des „first"- und des „peak flow" auf (Abb. 4.34). Im Gegensatz zu Gesunden fallen bei AVK-Patienten „first"- und „peak flow" nicht zusammen. Meßpunktfolgen in 15 s Abstand führen weder bei Gesunden noch bei Kranken zu Meßzahlverfälschungen, wenn jeweils für die eigentliche Messung maximal 8 s venös gedrosselt und dann weitere 7 s der Blutstrom wieder freigegeben wird. Diese Aussage gilt gleichermaßen für die Ruhedurchblutung wie für die reaktive Hyperämie. Ein größeres Auflösungsvermögen als alle 15 s ist bei der Venenverschlußplethysmographie weder bei der Ermittlung der Ruhedurchblutung noch der reaktiven Hyperämie zu erreichen (Schütz 1975).

Eine Verlängerung der arteriellen Drosselung von 3 auf 5 min – wie häufig gefordert wird – führt zwar zu höheren Peak-flow-Werten, ohne daß aber eine größere Meßwertkonstanz zu erreichen wäre. Da längere Okklusionen bei angiologischen Patienten im Stadium III oder IV Ischämieschmerzen verstärken können, empfiehlt sich, eine Drosselungsdauer von 3 min beizubehalten.

Befundbeurteilung

Unter Ruhebedingungen liegt der Normwert der *Ruhedurchblutung* um 1–4 ml/100 ml Gewebe/min. Sie besitzt keine diagnostische Aussagekraft. Von ganz schweren Fällen abgesehen, besteht keine signifikante Differenz zwischen gesunden und durchblutungsgestörten Gliedmaßen. In Langzeitmessungen über Stunden am selben Patienten

Abb. 4.34 Verlauf der reaktiven arteriellen Hyperämie der Wade nach 3minütiger arterieller Ischämie des Oberschenkels bei einem Patienten mit einer pAVK im Stadium II nach Fontaine mit Femoralis-Strombahnhindernissen beidseits (max Gehstrecke 260 m). Die Peak-flow-Werte sind *rechts* mit 4,8 ml/100ml/min bzw. *links* mit 5,2 ml/100ml/min deutlich eingeschränkt. Die Durchblutungsmessungen an der Wade finden zwischen den jeweiligen vertikalen *Strichen* statt. Die gemessenen Werte (in ml/100ml Gewebe/min) werden automatisch über der Kurve ausgedruckt

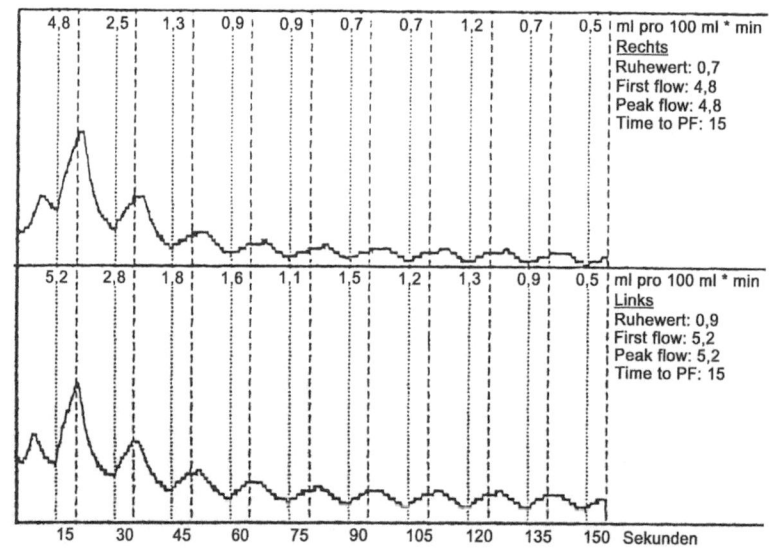

sowie innerhalb eines Kollektivs konnten Schwankungen der Einzelwerte der Ruhedurchblutung um den zu errechnenden arithmetischen Mittelwert von 20–30 % festgestellt werden. Akut induzierte Durchblutungsänderungen übersteigen zwar regelmäßig diese Schwankungsbreite signifikant. Es ist aber unmöglich, eine verbindliche untere Normgrenze zwischen „schon pathologischer" und „noch normaler" Ruhedurchblutung anzugeben (Schütz 1975).

Die Unterscheidung zwischen „normal" und „pathologisch" gelingt erst mit der *reaktiven Hyperämie*. Die maximalen Flußwerte (Peak flow) am Unterschenkel betragen bei Normalpersonen 20–40 ml/100 ml Gewebe/min, im Stadium II der arteriellen Verschlußkrankheit 4–10 ml/100 ml Gewebe/min und in den Stadien III/IV 1–5 ml/100 ml Gewebe/min (Abb. 4.34; Tabelle 4.8).

Ein weiterer wertvoller Parameter zur Abschätzung der Schwere einer arteriellen Durchblutungsstörung ist die Messung der Zeit in s bis zum Erreichen des maximalen Flusses nach Beendigung der 3minütigen totalen Ischämie (Time to peak flow). Sie beträgt bei Gesunden maximal 15 s, bei Vorliegen einer AVK im Stadium II im Mittel 43 s und bei AVK im Stadium III/IV im Mittel 100 s. Die venenverschlußplethysmographische Abschätzung der Durchblutung im Unterschenkel ist sicher die am häufigsten angeforderte plethysmographische Hyperämiemessung. Die Durchblutungsdaten anderer anatomischer Regionen sind in Tabelle 4.9 zusammengefaßt (Rudofsky 1988; Martineaud u. Seroussi 1977).

Indikationen und klinischer Stellenwert

Die VVP ist eine wertvolle Meßmethode. Sie ist gleichzeitig valide, kostengünstig und nicht invasiv. Die Messung des Peak flow und der Time to peak flow ist nicht nur ein (statisches) Maß der klinischen Schwere einer Durchblutungsstörung, sondern vermittelt auch ein (dynamisches) Maß der Durchblutungsreserve. Auch wenn die VVP keine Routine- und Basismethode für jeden Patienten darstellt, so sind doch folgende Indikationen zu nennen:

- vergleichende Durchblutungsmessungen vor und nach Einsatz therapeutischer durchblutungsfördernder Verfahren wie Vasoaktiva bzw. Vasodilatatoren, Symphathektomie und Beurteilung des Ergebnisses der operativen Revaskularisation (Mandtke et al. 1980);
- bei arteriovenösen Kurzschlüssen sind die Durchblutungsdaten z.T. extrem erhöht, sofern der Kurzschluß distal der Staumanschette gelegen ist. Insoweit kann die VVP auch bei Angiodysplasien mit der Frage bestehender AV-Shunts eingesetzt werden. Distal einer Kurzschlußverbindung können die Durchblutungsdaten vermindert sein,
- bei Versagen oder Nicht-Anwendbarkeit der nichtinvasiven Routineverfahren (eher selten),
- im Rahmen der experimentellen Angiologie bzw. wissenschaftlicher Fragestellungen (Jansen et al. 1985).

Tabelle 4.9 Plethysmographische Normwerte für die Meßgrößen *Ruhefluß, Peak flow* und *Time to peak flow*. Die Werte sind sehr temperaturabhängig

	Ruhefluß [ml/min/100 ml]	Peak flow [ml/min/100 ml]	Time to peak flow [s]
Arme	2–3	> 15	5–10
Finger	10–25	> 30–50	5–10
Fuß	1–3	> 5	5–10

Tabelle 4.8 Zusammenstellung der mittels Venenverschlußplethysmographie gewonnenen Normal- und pathologischen Flußwerte

Autor	(n)	Kollektive	Ruhefluß [ml/min/100 ml]	„peak flow" nach reaktiver Hyperämie [ml/min/100 ml]	„time to peak flow" [s]	„peak flow" nach Arbeit [ml/min/100 ml]
Rudofsky (1988)	115	Kontrollen	1–4	20–40	< 5	
	93	pAVK II		4–10	43	
	59	pAVK III/IV		1–5	100	
Hallböök (1971)		Kontrollen	3,2±0,2			
Barendsen (1973)	10	Kontrollen	3,5±1,1	28,9±5,4		31,5±5,0
	5	pAVK II				17,0±4,0
Tonnesen (1968)	24	Kontrollen				45,2±12,4
	35	pAVK II				11,2±7,2
Jacobsen (1975)	24	pAVK II				12,5±4,7

Grenzen und Fehlermöglichkeiten der Methode

Nachteile der VVP sind, daß sie keine Trennung zwischen nutritiver und nichtnutritiver Durchblutung erlaubt und daß Messungen während einer Arbeitsbelastung nicht durchführbar sind. Sie erfaßt ferner nur die Gesamtdurchblutung des untersuchten Extremitätensegmentes, d.h. ihre Meßzahlen sind eine Summation der Durchblutungsanteile von Subkutis, Fettgewebe, Bindegewebe, Sehnen, Muskultur und Haut. Da bei induzierten Durchblutungsänderungen aber die bradytrophen Gewebe kaum nennenswert in ablaufenden Reaktionen beteiligt sein können, dürften die Maßzahlen dann Ausdruck einer Hyperämie vornehmlich in der Haut und in der Muskulatur sein. Folgende Fehlermöglichkeiten müssen bei der Auswertung berücksichtigt werden:

- Unbeabsichtigte inkomplette arterielle Abstromsperre bei der Messung der Ruhedurchblutung. Der zur venösen Abflußblockade notwendige Druck in der Stauanschette wird mit 50–60 mm Hg angegeben, um trotz des „Weichteilpuffers" eine Kompression auch der tiefen Venen zu erreichen. Schwierig kann die Situation bei Patienten mit schlecht kompensierter pAVK werden, da ein Stauanschettendruck von 50–60 mm Hg über dem diastolisch-arteriellen Druck liegt und damit den arteriellen Einstrom stören kann (Kamps u. Rieger 1991).

- Periphere Venenfüllung. Durch eine zu große Venenfüllung vor Beginn der Messung kann der arterielle Einstrom aufgrund des reduzierten Perfusionsdruckes behindert werden. Daher müssen die Venenspeicher vor jeder Untersuchung durch kurze Beinhochlage entleert werden.

- Unmöglichkeit eine 3minütige Ischämie vor der Messung der reaktiven Hyperämie zu erreichen. Bei schwer oder nicht mehr komprimierbaren peripheren Arterien im Rahmen einer Mediasklerose kann über die Durchblutungsreserve keine Aussage gemacht werden, da bei diesen Patienten keine Ischämie und somit keine reaktive Hyperämie induziert werden kann.

4.4.2 Radioisotopenclearance

Prinzip der Methode

Radionuklide werden seit dem Erstbericht von Blumgart u. Weiss (1927) beim Studium der peripheren Zirkulation eingesetzt. Eine Möglichkeit zur quantitativen Durchblutungsmessung bieten die sog. Clearanceverfahren. Mit ihnen wird der Abtransport eines radioaktiven Indikators aus einem Organ oder Gewebedepot gemessen (Abb. 4.35). Voraussetzungen für quantifizierende Durchblutungsmessungen sind, daß

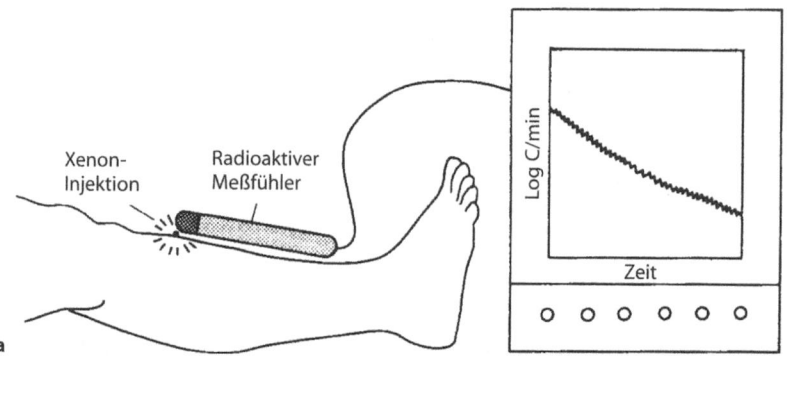

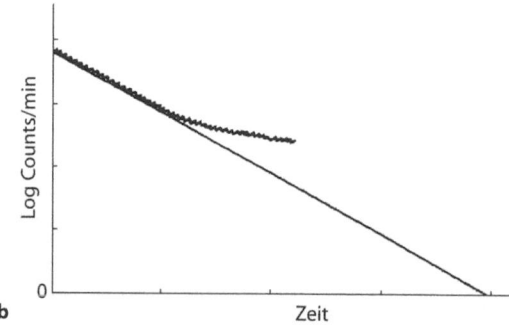

Abb. 4.35 a, b Meßprinzip der Radioaktivität einer intradermal applizierten, bekannten Menge radioaktiver Substanz (z.B. ^{133}Xe). a Der Meßfühler zeichnet die Abnahme der Radioaktivität über die Zeit auf. b Die Hautdurchblutung wird nur durch den initialen linearen Kurventeil charakterisiert, der bis zum hypothetischen Abklingen der Radioaktivität linear extrapoliert wird, um die theoretische Zeit bis zum vollständigen Abklingen der Radioaktivität zu messen

- der Indikator zwischen Blut und Gewebe oder – bei lokaler Applikation – im Gewebe frei diffundieren,
- im Gewebe selbst aber weder metabolisiert noch in anderer Weise verändert werden kann,
- eine arterielle Rezirkulation vernachlässigt werden kann und
- er darf zudem die Durchblutung des Gewebes nicht per se störend beeinflussen.

Das Ausmaß des Indikatorabstroms aus dem Gewebe nach lokaler intradermaler oder intramuskulärer Injektion hängt von der Durchblutung der betroffenen Region ab (Lassen 1964; Pabst 1968). Je größer diese ist, desto höher liegt der Indikatorabstrom. Die Clearancemessung erfolgt direkt über dem Gewebe, in welchem die Durchblutung bestimmt werden soll (Abb. 4.35). Bei den Tracern unterscheidet man hydrophile und lipophile Substanzen. Die hydrophilen Ionen (gebräuchlich sind ^{24}Na, ^{131}J und ^{99m}Tc) können durch biologische Membranen nur beschränkt diffundieren. Sie erreichen deshalb nur bei niedrigen Durchflußraten ein Diffusionsgleichgewicht. Lipophile Edelgase wie ^{133}Xe oder ^{85}Kr hingegen können die im wesentlichen aus Lipiden bestehenden Zellmembranen ungehindert passieren. Die Befunde von Lassen (Lassen 1964) sprechen sogar dafür, daß für ^{133}Xe auch bei höchsten Stromvolumina noch ein Diffusionsgleichgewicht aufrechterhalten bleibt. Nuklearmedizinische Funktionsunterbrechungen wurden sowohl im Stadium II zum Verständnis der hämodynamischen Veränderungen unter Belastung (Nicolaides u. Angelides 1985) als auch im Stadium IV der arteriellen Verschlußkrankheit zur Bestimmung der Amputationshöhe zwecks Vorhersage einer Per-primam-Heilung durchgeführt (Moore u. Malone 1985). Für die Untersuchung pathophysiologischer Vorgänge der Muskeldurchblutung im Stadium II der AVK während und nach Belastung werden 40 µCi von ^{99m}Tc in 0,2 ml Kochsalz in den M. quadriceps und/oder M. gastrocnemius injiziert. Im Anschluß an die Ruhemessung der Radioaktivitätsclearance über 10 min werden Messungen sowohl während der Laufbandergometrie als auch in der anschließenden Ruhephase mittels Szintillationszähler durchgeführt. Dabei wurde die prozentuale Clearance pro min (T), die der Muskeldurchblutung proportional ist, nach folgender Formel gemessen:

$$T = \frac{f(t) - f(t+1)}{f(t) + f(t+1)} \cdot 200 \qquad (2)$$

f(t) ist die zum Zeitpunkt t gemessene Radioaktivität, f(t+1) ist die Radioaktivität 1 min später. Die in dieser min aus dem Muskelgewebe ausgewaschene Radioaktivität beträgt f(t) − f(t+1). Die mittlere Radioaktivität während derselben Zeit beträgt [f(t)+f(t+1)]/2, so daß die über diese 1 min ausgewaschene („geclearte") prozentuale Radioaktivität durch die o.g. Formel eindeutig definiert ist (Nicolaides u. Angelides 1985)

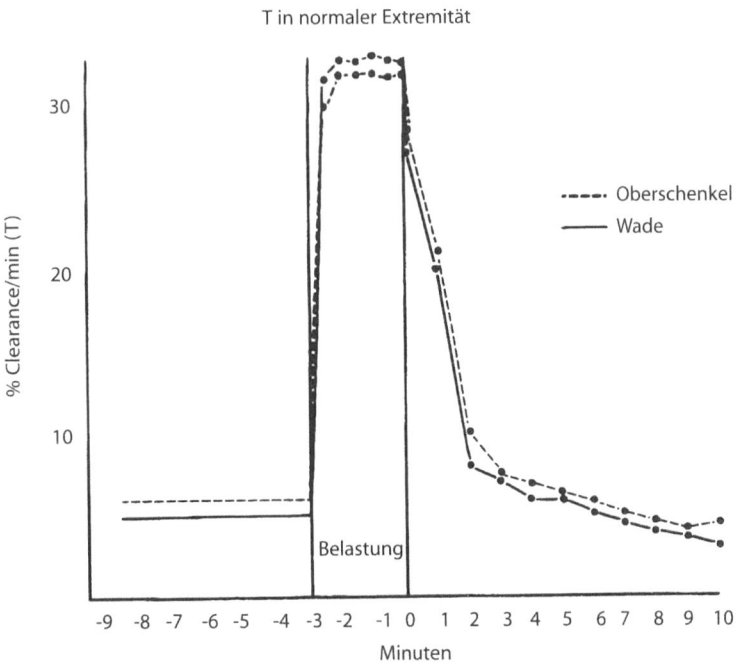

Abb. 4.36
Änderung der prozentualen Radioaktivitätsclearance pro Minute in der Oberschenkel- und Wadenmuskulatur in normalen Beinen vor, während und nach Laufbandergometrie.
(Nach Nicolaides u. Angelides 1985)

Befundbeurteilung

■ **Gesunde Probanden.** Bei gesunden Probanden wird bereits 30 s nach Belastungsbeginn eine 5fache Zunahme der Radioaktivitätsclearance und damit der Muskeldurchblutung sowohl im Oberschenkel als auch in der Wade erreicht. Diese bleibt dann während der ganzen 3minütigen Belastungsperiode konstant. Nach Belastungsende kehrt die Clearance (Muskeldurchblutung) in den beiden Muskelgruppen innerhalb von 3 min auf die Ruhewerte vor Belastungsbeginn zurück (Abb. 4.36).

■ **Patienten im AVK-Stadium II.** Bei Patienten im AVK-Stadium II mit Strombahnhindernissen der Beckanarterien ist die Hyperämieantwort im Oberschenkel und in der Wade gleichermaßen vermindert. Nach Belastungsende ist die Abklingzeit der Radioaktivitätsclearance im Oberschenkel und in der Wade im gleichen Ausmaß pathologisch verlängert, d.h. die Ruhedurchblutungswerte werden später (in der 10. min) erreicht (Abb. 4.37). Bei Patienten mit femoropoplitealem Strombahnhindernis weisen Oberschenkel- und Wadenmuskulatur unterschiedliches Durchblutungsverhalten auf: Während die Oberschenkelmuskulatur erwartungsgemäß ein weitgehend normales Durchblutungsmuster zeigt, fällt die Wadendurchblutung nach einer initialen Belastungshyperämie in der 3. Belastungsminute und zum Belastungsende auf sehr niedrige Werte ab, um dann bis zur 6. Nachbelastungsminute anzusteigen (Abb. 4.38).

■ **Stadium IV der AVK.** Im amputationsbedürftigen Stadium IV wird die Isotopenclearancemethode zur Bestimmung derjenigen distalen Amputationshöhe eingesetzt, die gerade noch eine optimale Per-primam-Heilung erwarten läßt. Da diese Heilung nicht von der Steigerungsfähigkeit der Muskeldurchblutung, sondern von der Hautruheperfusion abhängt, wird präoperativ entsprechend die Hautdurchblutung in Höhe der zu untersuchenden Amputationsstelle durchgeführt. Dies erfolgt durch intradermale Injektion von 50 µCi von ^{133}Xe, aufgelöst in 0,05 ml Kochsalz, mit Hilfe einer 26-gauge-Nadel. Der initiale Aktivitätsabfall, der ein Maß für die Durchblutung im Kapillarbereich darstellt, wird mit einem Szintillationsdetektor über die Zeit registriert (Abb. 4.35). ^{133}Xe ist ein lipophiles, chemisch inertes gasförmiges Isotop, dessen Elimination (Clearance) aus dem Gewebe der Kapillardurchblutung proportional ist. Die Durchblutung wird nach der von Kety eingeführten Methode berechnet (Kety 1949):

$$F = \frac{\log_e 2 \cdot \lambda}{T_{1/2}} = \frac{\lambda \cdot 0{,}693}{T_{1/2}} \quad (3)$$

F ist die Durchblutung; λ ist der Verteilungskoeffizient zwischen Gewebe und Blut; $T_{1/2}$ ist die Eliminationshalbwertzeit aus dem Gewebe. Im Gegensatz zu Technetium ist bei Xenon der Verteilungskoeffizient zwischen zu untersuchendem Gewebe und Blut bekannt, so daß die Durchblutung in ml/100 ml Gewebe/min ausgedrückt werden kann. Pro-

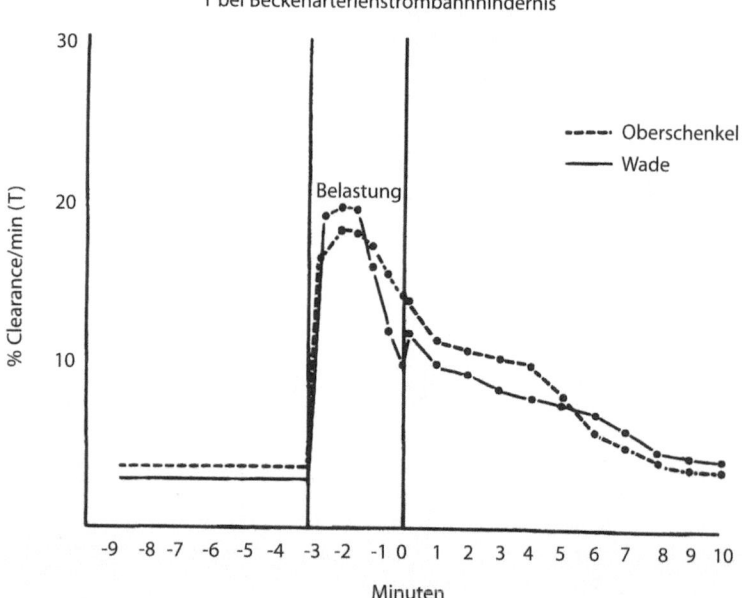

Abb. 4.37
Änderung der prozentualen Radioaktivitätsclearance pro Minute in der Oberschenkel- und Wadenmuskulatur bei Patienten mit Beckenarterienverschlüssen vor, während und nach Laufbandergometrie. (Nach Nicolaides u. Angelides 1985)

Abb. 4.38
Änderung der prozentualen Radioaktivitätsclearance pro Minute in der Oberschenkel- und Wadenmuskulatur bei Patienten mit Femoralisverschlüssen vor, während und nach Laufbandergometrie. (Nach Nicolaides u. Angelides 1985)

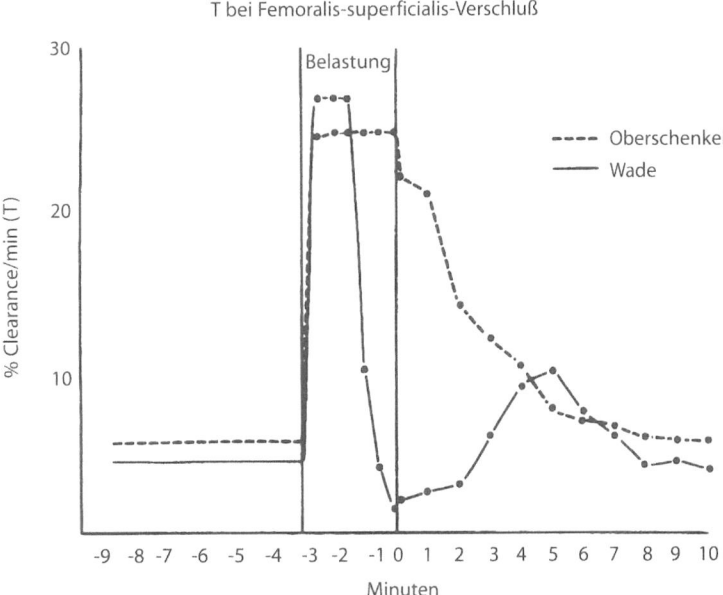

spektive Untersuchungen von Moore (Moore 1973) und von Roon (Roon et al. 1977) an zur Amputation vorgesehenen Extremitäten ergaben, daß präoperative Hautdurchblutungen von 2,7 ml/100 ml Gewebe/min und mehr zu einer Per-primam-Heilung der Amputationsstelle geführt haben. Weitere Untersuchungen von Malone (Malone et al. 1981) und Silberstein (Silberstein et al. 1983) haben bestätigt, daß ein präoperativer Grenzwert für die Durchblutung von 2,5 ml/100 ml Gewebe/min und mehr, gleichermaßen für diabetische und nichtdiabetische Patienten, einen hohen Vorhersagewert für eine Heilung per-primam nach Amputation besitzt. Durchblutungswerte von 2,0–2,5 ml/100 ml Gewebe/min sind bezüglich einer Per-primam-Heilung zweideutig. Niedrigere Werte erfordern in der Regel eine Nachamputation (Moore u. Malone 1985).

Stellenwert der Isotopenclearance und Indikationen

Die intramuskuläre Injektion von ^{99m}Tc erlaubt keine Bestimmung der Muskeldurchblutung in Absolutwerten, da der Verteilungskoeffizient von Technetium nicht bekannt ist. Sie ermöglicht jedoch, relative Cleanceänderungen als Ausdruck der Muskeldurchblutung zu messen. Diese mittels ^{99m}Tc durchgeführten Bestimmungen der muskulären Durchblutungsreserve sind zu schwerfällig, um in der Routinediagnostik der arteriellen Verschlußkrankheit angewendet zu werden. Dank ihrer konnte man jedoch Einblick in physiologische und pathophysiologische Vorgänge der belastungsabhängigen Muskeldurchblutung bekommen (Nicolai-

des u. Angelides 1985). Es zeigte sich, daß bei Gesunden die maximale Vasodilatation in der Muskulatur während der ersten 30 s nach Beginn der Laufbandergometrie erreicht ist. Beim Femoralisstrombahnhindernis kommt es bei Belastung infolge Umverteilung zugunsten der Oberschenkelmuskulatur zu einer Reduktion der Wadendurchblutung, d.h. zu einem Steal bereits während der 2. min der Laufbandergometrie. Bei zusätzlichen Beckenstrombahnhindernissen fällt die Wadendurchblutung in der zweiten Belastungshälfte auf nicht mehr meßbare Werte ab. Zeitgleich mit dem Abfall der Wadendurchblutung tritt eine Wadenclaudicatio auf (Nicolaides u. Angelides 1985).

Im Gegensatz zu diesen pathophysiologischen Untersuchungen haben quantitative Messungen der Ruhehautdurchblutung mit ^{133}Xe vor Amputation eine klinische Relevanz bei der Bestimmung der Amputationshöhe. Die Durchblutungsmessung mittels ^{133}Xe-Isotopenclearance im Stadium IV der arteriellen Verschlußkrankheit ist um so bedeutender, als andere Methoden wie Angiographie, Hauttemperatur und segmentale Doppler-Druckmessungen zur Vorhersage der Amputationshöhe versagt haben (Moore u. Malone 1985). Einzig die transkutane Sauerstoffdruckmessung kann noch zur Abschätzung der Amputationshöhe herangezogen werden (s. 25.2).

4.4.3
Gepulste Doppler-Ultraschalltechnik

Prinzip und physikalisch-technische Grundlagen

Im Vergleich zu Doppler-Ultraschallgeräten mit kontinuierlicher Emission (cw-Geräte, s. Kap. 56.2) haben gepulste Doppler-Systeme den Vorteil der Wahl- und Positionierungsmöglichkeit des Meßvolumens. Das Prinzip besteht darin, einen einzelnen Ultraschallimpuls bestehend aus wenigen Schwingungen der Grundfrequenz auszusenden, um Doppler-Informationen aus einem räumlich genau definierten Bereich zu gewinnen, indem nur Reflexionen aus dieser bestimmten Tiefe analysiert, während andere Reflexionen ausgeblendet werden (Abb. 4.39). Da nicht mehr kontinuierlich gesendet und empfangen wird, können Emission und Wiederaufnahme der Schallwellen mit einem einzigen Kristall bewerkstelligt werden. Der pulsierende Charakter der Emission führt zu einer diskontinuierlichen Messung der Geschwindigkeit. Um eine eindeutige Tiefenzuordnung zu ermöglichen, kann erst dann ein neuer Ultraschallimpuls zur Geschwindigkeitsbestimmung abgegeben werden, wenn der vorausgegangene Impuls zum Empfangskristall zurückgekehrt ist. Demnach ist die Pulsaussendefrequenz oder die Pulsrepetitionsrate eine Funktion der Untersuchungstiefe und durch diese begrenzt. Entsprechend der Shannon-Theorie muß zur exakten Geschwindigkeitsaufzeichnung die Pulsrepetitionsfrequenz (FR) mindestens das 2fache der zu messenden Doppler-Frequenz oder höher sein („sampling rate theory"). Wenn die FR kleiner als das 2fache der Doppler-Frequenz ist (Nyquist-Grenze), kann das zu erfassende Doppler-Signal nicht mehr genau wiedergegeben werden und es tritt das Aliasing-Phänomen auf (Abb. 4.40). Die aufgezeichnete Frequenz ist kleiner als die tatsächliche Doppler-Frequenz und kann außerdem ein entgegengesetztes Vorzeichen haben. Für die Messung hoher Strömungsgeschwindigkeiten muß folgerichtig die Pulsrepetitionsfrequenz FR hoch gewählt werden. Eine hohe FR verkleinert jedoch die explorierbare Tiefe. Um eine gute Tiefenauflösung zu haben, muß das reflektierte Doppler-Signal vor dem nächsten Impuls zum Schallkopf zurückgekehrt sein. Zwischen der Forderung nach maximaler Tiefe und nach der Auflösung hoher Flußgeschwindigkeiten muß somit ein Kompromiß geschlossen werden. Für die quantitative Berechnung der Flußgeschwindigkeit muß der Einfallswinkel zwischen Ultraschallstrahl und Fließachse bekannt sein. Bei den Doppler-echokardiographischen Geschwindigkeitsmessungen im Herzen wird ein nahezu koaxialer Winkel angenommen (Cosinus von 0° = 1), zumal für Einfallswinkel unter 25° der Meßfehler weniger als 10% beträgt. Wenn diese Winkelannahme für Geschwindigkeitsmessungen in der Aorta ascendens und descendens von der Fossa jugularis aus zutreffen mag, muß der Beschallungswinkel bei quantitativen Geschwindigkeitsmessungen in den peripheren Gefäßen genau bekannt sein. Die Bestimmung des Einfallswinkels erfolgt in der Regel mit Hilfe der sonographischen Schnittbildtechnik (des B-Bildes), die zusammen mit dem gepulsten Doppler-System das Duplexgerät ausmacht (s. Abschn. 4.5). Wegen der großen Änderungen der Cosinusfunktion bei Einfallswinkeln größer als 60° darf eine Winkelkorrektur oberhalb dieses Winkels nicht vorgenommen wer-

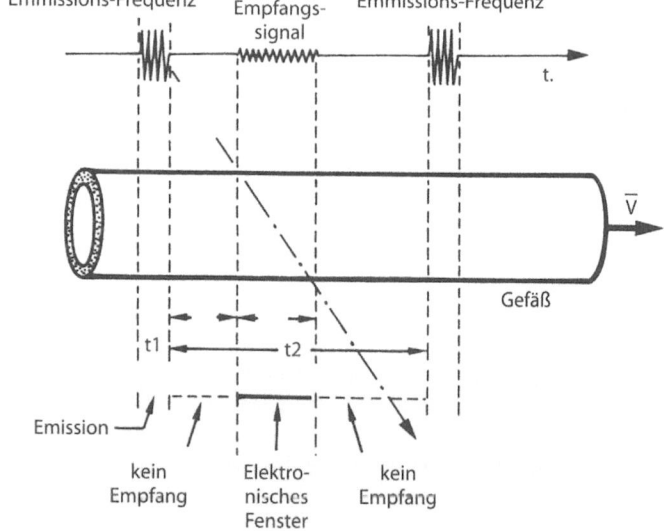

Abb. 4.39
Schematische Darstellung der Geschwindigkeitsmessung mit der gepulsten Ultraschalldopplertechnik. Das elektronische Zeitfenster ist nur zum Zeitpunkt des empfangenen Signals aus der zu untersuchenden Arterie offen. Die Frequenz, mit der der Ultraschallimpuls wiederholt wird, nennt man Pulswiederholungsrate (t_1 = Zeitdauer der Emission; t_2 = maximale mögliche Zeitdauer für den Empfang)

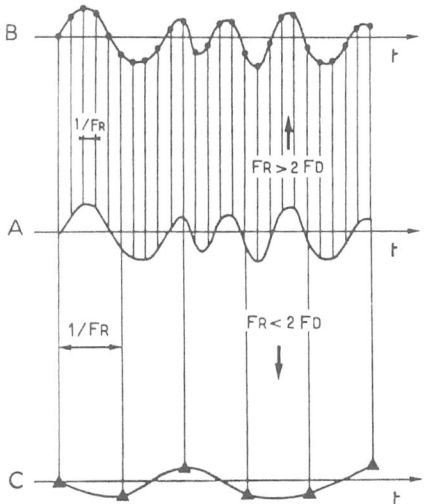

Abb. 4.40 Schematische Darstellung des Aliasing-Phänomens. *A* Das zu untersuchunde Doppler-Signal; *B* das wiedergegebene Signal, wenn die PRF (F_R) höher ist als das 2fache der Doppler-Frequenz (F_D). *C* das wiedergebene Signal, wenn die PRF kleiner ist als das 2fache der Doppler-Frequenz. (Aus Strauss et al. 1986)

den. Zur Berechnung des Durchflußvolumens ($\dot{Q}$, in ml/min) wird folgende Formel angewandt:

$$\dot{Q} = \frac{\pi \cdot D^2 \cdot V_{mean}}{4} \cdot HF \qquad (4)$$

$\dot{Q}$ ist das Durchflußvolumen, D ist der Arteriendurchmesser am Ort der Geschwindigkeitsmessung V_{mean} ist die über einen Herzzyklus gemittelte, mittlere räumliche Flußgeschwindigkeit, HF ist die Herzfrequenz (pro min). Die mittlere räumliche Flußgeschwindigkeit kann am einfachsten bestimmt werden, wenn das Meßvolumen des gepulsten Dopplers den ganzen Gefäßdurchmesser komplett erfaßt (am häufigsten angewandte Methode). Eine weitere Möglichkeit, die mittlere räumliche Flußgeschwindigkeit zu messen, besteht darin, das tatsächliche räumliche Geschwindigkeitsprofil mit Hilfe eines gepulsten Multigate-Dopplers, d.h. mit Hilfe mehrerer hintereinandergelegener Meßvolumina („sample volumes") gleichzeitig zu erfassen und zu verarbeiten (Gill 1985).

Die Berechnung des Artriendurchmessers erfolgt mit Hilfe des B-Bildes am gleichen Ort wie die Geschwindigkeitsmessung. Die Querschnittsfläche wird unter der Annahme eines zirkulären Arterienquerschnitts berechnet ($\pi D^2/4$). Vergleiche zwischen der nichtinvasiven gepulsten Doppler-Ultraschalltechnik und den invasiven Methoden bei der Bestimmung der Durchflußvolumina ergaben trotz Fehlermöglichkeiten eine in der Praxis akzeptable Abschätzung des Durchflußvolumens der Arterien (Payen et al. 1982; Avashi et al. 1984; Chauveau et al. 1985).

Diagnostischer Stellenwert, Indikationen und Grenzen der Methode

Bei der Anwendung dieser Technik zur Durchflußvolumenbestimmung muß man sich über die technischen Probleme und die initial akzeptieren Arbeitshypothesen im klaren sein. Faktoren, die diese Berechnung stören können, sind Ungenauigkeiten in der Bestimmung des Einfallswinkels zwischen Ultraschallstrahl und Fließachse des Blutes und Fehler bei der Berechnung des Gefäßdurchmessers, die mit der zweiten Potenz in die Berechnung des Flußvolumens eingehen (Strauss et al. 1986). Bei Geräten, die das gerade vorliegende Geschwindigkeitsprofil nicht direkt erfassen, ist außerdem die Annahme eines flachen Strömungsprofils in der Aorta bzw. eines parabolischen Strömungsprofils in den peripheren Gefäßen von Bedeutung, Annahmen, die möglicherweise nicht ganz korrekt sind (Gill 1985).

Trotz dieser Schwierigkeiten werden in den genannten Mitteilungen über gute Korrelationen zwischen gepulster Doppler-Technik und invasiv bestimmten Werten von r = 0,73–0,93 berichtet (Payen et al. 1982; Avashi et al. 1984; Chauveau et al. 1985). Als mögliche klinische Anwendung wird bislang die quantitative Erfassung des Schlagvolumens und der peripheren Durchblutung während Belastungsuntersuchungen angegeben (Strauss et al. 1985). Die Praktikabilität dieser Methode ist gut. Ebenso einfach ist auch die Anwendung solcher Messungen bei Orthostasetests am Kipptisch, wo unter der Annahme relativ konstanter geometrischer Bedingungen die hämodynamischen Veränderungen erfaßt werden können. Ein weiteres Anwendungsfeld liegt in der nichtinvasiven Bestimmung des Herzminutenvolumens. Eine Reduktion des Herzminutenvolumens wird sich dopplerechokardiographisch jedoch nur in den fortgeschrittenen klinischen Stadien (NYHA III und IV) einstellen, zu einem Zeitpunkt also, wenn ein Low-output-Status bereits klinisch diagnostiziert werden kann.

Der aus unserer Sicht wichtigste klinische Einsatz dieser Technik ist in der Berechnung von Links-rechts-Shunts am Herzen und von arteriovenösen Shunts in der Peripherie zu sehen. Bestimmungen der Schlagvolumina in der Aorta und in der A. pulmonalis erlauben, das Ausmaß eines Rechts-links- oder Links-rechts-Shunts abzuschätzen. Gleichermaßen erlaubt die Durchflußbestimmung z.B. in der A. femoralis ipsi- und kontralateral, das Ausmaß eines arteriovenösen (AV-)Shunts im Falle einer iatrogenen oder traumatischen AV-Fistel zu erfassen (Strauss 1995).

Bestimmungen des arteriellen Flusses im Truncus coeliacus und in der A. mesenterica superior vor und nach einer Testmahlzeit erlauben ferner die

Erfassung der normalen und pathologischen postprandialen mesenterialen Vasoreaktivität (Jäger et al. 1986; Qamar et al. 1986; Moneta et al. 1988). Auf diese Weise kann ein Beitrag zur Diagnostik der Angina abdominalis geleistet werden.

Die möglichen Indikationen zur Bestimmung der Flußvolumina mit Hilfe der gepulsten Ultraschall-Doppler-Technik sind zusammengefaßt:

- Quantifizierung arteriovenöser Fisteln,
- Beitrag zur Diagnose der Angina abdominalis,
- Herzzeitvolumenbestimmung,
- Flußmessungen unter wissenschaftlichen Fragestellungen.

4.4.4
Kernspintomographische Flußmessungen

Prinzip, physikalische Grundlagen und Untersuchungstechnik

Im Gegensatz zur Computertomographie bedient sich die Kernspintomographie der Messung von Kernresonanzsignalen aus Protonen. Atomkerne mit ungerader Protonen- und/oder Neutronenzahl haben in einem externen Magnetfeld eine Eigenrotation (Kernspin) um ihre eigene Achse. Durch die (positive) elektrische Ladung der Atomkerne entsteht aufgrund dieses Drehimpulses ein elektrischer Ringstrom, der ein kleines Magnetfeld verursacht. Dadurch können die Atomkerne als winzige Magnete betrachtet werden. Während sich im magnetfeldfreien Raum diese kleinen „Kernmagnete" willkürlich ohne Vorzugsrichtung im Raum befinden, werden sie durch ein externes Magnetfeld entweder parallel oder antiparallel (d.h. 180° entgegengesetzt) zum Magnetfeld angeordnet. Der zahlenmäßige Unterschied zwischen diesen beiden Ausrichtungen zugunsten der parallelen Ausrichtung ist zwar mit ca. 7 Atomkernen auf 1 Mio. Atomkerne sehr gering, bewirkt jedoch in einem externen Magnetfeld die Magnetisierung, d.h. die Longitudinalmagnetisierung der Probe bzw. des Gewebes, da die entgegengesetzt ausgerichteten Kerne sich in ihrer Magnetwirkung aufheben. Durch Einstrahlung kurzer (im s-Bereich) Hochfrequenzimpulse (HF-Pulse) in einem 90°-Winkel zum longitudinalen Magnetfeld werden die Atomkerne angeregt, ausgelenkt und synchronisiert (Energiezufuhr). Bei diesem 90°-HF-Puls wird die „Nettomagnetisierung" der Probe bzw. des Gewebes um 90° in die Transversalebene gekippt (Transversalmagnetisierung). Nach Abschalten dieser kurzen HF-Pulse kehren die angeregten Atomkerne über eine charakteristische Zeitkurve und unter Energieabgabe in ihren Ausgangszustand, in die Longitudinalmagnetisierung, zurück, d.h. sie relaxieren. Diesen Vorgang nennt man Relaxation. Die Zeitkonstante, die erforderlich ist, um die ursprüngliche Longitudinalmagnetisierung wiederherzustellen, bezeichnet man als *longitudinale* (oder *Spin-Gitter-)Relaxationszeit* (T_1). Die Abnahme der mit dem kurzen HF-Puls erreichten hohen Synchronisation und Anregung der Atomkerne, d.h. der Transversalmagnetisierung über die Zeit nach dem Abschalten des HF-Pulses nennt man transversale Relaxation und deren Zeitkonstante entsprechend *transversale* (oder *Spin-Spin-)Relaxationszeit* (T_2). T_1 hängt von der Wechselwirkung der Kernspins mit umgebenden Atomen – daher Spin-Gitter-Relaxation genannt – ab. Die Relaxationszeit T_1 und T_2 sowie die Protonendichte sind gewebespezifisch, weil sie wesentlich von der Anzahl der Protonen pro Volumeneinheit im untersuchten Gewebe, ihrer Bindung im Molekül und der entsprechenden Umgebung abhängen. Der Bildinhalt bei der Kernspintomographie kommt durch gewebespezifische (Protonendichte, T_1-, T_2-Relaxationszeiten, Protonenfluß) sowie durch aufnahmetechnische Parameter zustande. Da Muskel, Fett und Blut voneinander sich am deutlichsten in den Relaxationszeiten unterscheiden, wird die Erstellung des kernspintomographischen (MR-)Bildes am häufigsten T_1- und/oder T_2gewichtet vorgenommen (Hylton u. Crooks 1991).

Jede Art von Bewegung und damit auch fließendes Blut beeinflußt sowohl die Logitudinal- als auch die Transversalmagnetisierung und verändert Amplitude und Phase des zu registrierenden MR-Signals aus dem Gewebe, eine Eigenschaft, die man in der MR-Angiographie zur Bilderstellung ausnützt. Blutflußinduzierte Effekte auf die Transversalmagnetisierung werden bei der sog. *Phasenkontrast-(Phasenbild-)Analyse* angewandt, flußbedingte Beeinflussungen der Logitudinalmagnetisierung hingegen werden bei der alternativen MR-Angiographiemethode, der sog. *Flugzeit-(Time-of-flight)technik* ausgenutzt (Souza u. Dumoulin 1991).

Bisherige Ergebnisse der kernspintomographischen Blutflußmessung

Schon früh waren Anstrengungen unternommen worden, den Fluß in den Gefäßen mit Hilfe der Kernresonanz zu quantifizieren (Bradley u. Waluch 1985; Singer u. Crooks 1983). Die oben genannte Technik der Phasenkontrastanalyse eignet sich gut zur Darstellung der Gefäße, da mit dieser Methode strömendes Blut und stationäres Gewebe durch ihren hohen Kontrastunterschied gegeneinander abgegrenzt werden können. Auch ohne Spezialtechniken sind bei dieser Technik qualitative Aussagen über die Blutflußgeschwindigkeit aufgrund des intravasalen Signalverhaltens möglich (Abb. 4.41).

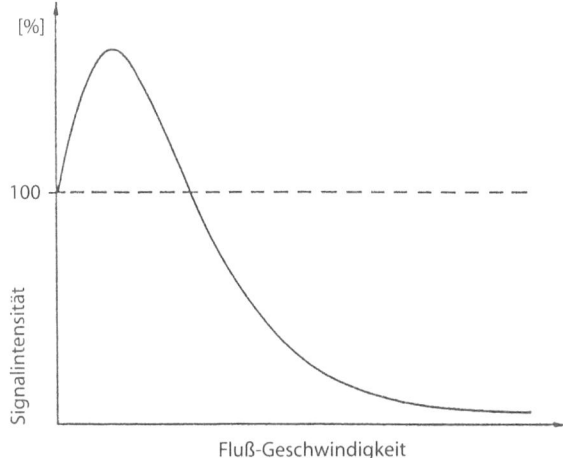

Abb. 4.41 Die Intensität von Flußsignalen bei der Phasenbildanalyse läßt bei langsamer Strömung eine Zunahme, bei schneller Strömung eine Abnahme des Signals erkennen. Stehendes Blut hat eine mittlere Signalintensität von 100 %. Signalintensitäten höher als 100 % werden als „paradoxal enhancement" bezeichnet. Bei höheren Flußgeschwindigkeiten bis 130 cm/s wird das MR-Bild aber so stark abgeschwächt, daß es sich dem Bildrauschen nähert, d.h. die Meßempfindlichkeit ist damit im Bereich niedriger Flußgeschwindigkeiten wesentlich höher als in jenen höherer. (Nach Lüning u. Felix 1989)

Durch die sog. doppelte Phasenbildanalyse, die durch 2 Messungen Betrag und Richtung der Blutströmung wiedergeben kann, ist man aufgrund der Linearität zwischen der Phasenverschiebung des gewonnenen MR-Bildsignals und der Geschwindigkeit in der Lage, nicht nur quantitative Messungen der Flußgeschwindigkeit durchzuführen, sondern auch Flußgeschwindigkeitsprofile über den gesamten Herzzyklus zu erstellen (Maier u. Boesiger 1991).

Ein Vergleich der kernspintomographisch ermittelten maximalen Flußgeschwindigkeit im Zentrum der Aorta descendens mit der dopplersonographisch ermittelten maximalen Geschwindigkeit ergab eine Korrelation von r = 0,99. Die mit der Ultraschall-Doppler-Sonographie gemessenen Werte lagen im Mittel um 5 cm/s höher als die kernspintomographisch ermittelten Geschwindigkeiten (Weikl 1989). Auch bei der Bestimmung des Durchflußvolumens wurde über eine gute Übereinstimmung (r = 0,97) zwischen dieser quantitativen Phasenkontrasttechnik und der Ultraschall-Doppler-Methode berichtet (Maier u. Boesiger 1991). In letzter Zeit wurde mit dieser Methode sowohl das Durchflußvolumen in der A. carotis interna als auch der Kollateralfluß über den Circulus Willisii bei Patienten mit Karotisstenosen und ischämischen neurologischen Defiziten bestimmt, ohne allerdings mit einer Referenzmethode verglichen zu werden (Davis et al. 1993).

Quantitative Flußinformationen können auch mit der auf der oben erwähnten Time-of-flight-Technik basierenden *Bolusverfolgung („bolus tracking")*, erzielt werden (Matsuda et al. 1986). Die Bolus-tracking-Methode verwendet einen initialen Sättigungspuls, wodurch die Longitudinalmagnetisierung der Protonen im stationären Gewebe abnimmt. Bei dieser Abnahme der Longitudinalmagnetisierung spricht man auch von „Sättigung" der in einem Bildvolumen vorhandenen stationären Gewebsprotonen. Fließen nun von außen Protonen (z.B. strömendes Blut) in das vorgewählte Bildvolumen, sind diese von HF-Pulsen bisher nicht angeregt bzw. gesättigt worden und haben daher einen niedrigen Sättigungsgrad. Diese einströmenden nichtgesättigten Protonen geben in der bereits vorgesättigten Schicht ein hohes Signal ab. Durch Verfolgung eines solchen signalstarken Bolus im Gefäß kann die über die Zeit zurückgelegte Entfernung und hieraus die Geschwindigkeit bestimmt werden. Auch mit dieser Methode wurde in Vergleichsuntersuchungen mit der Ultraschall-Doppler-Sonographie sowohl am Modell (r = 0,99) als auch an der Aorta abdominalis von Probanden (r = 0,96) über eine hohe Übereinstimmung bei der quantitativen Flußbestimmung berichtet (Matsuda et al. 1986; Matsuda et al. 1987).

Diagnostischer Stellenwert, Indikationen und Grenzen der Methode

Aus den vorliegenden Modelluntersuchungen und den vorläufigen klinischen Vergleichen kann der Schluß gezogen werden, daß sowohl die Phasenkontrastmethode als auch die Bolus-tracking-Technik zur Kalkulation des Blutflusses geeignet sind. Für den klinischen Gebrauch sollte jedoch die Phasenbildanalyse bevorzugt werden, da sie von der verfügbaren Technologie her weniger komplex in der Durchführung ist, und nur sie, (noch) nicht aber die Bolus-tracking-Technik, eine genaue Bestimmung des räumlichen Geschwindigkeitsprofils, d.h. der Geschwindigkeitsverteilung über den Querschnitt des Gefäßes zuläßt (Abb. 4.42). Aus den gemessenen einzelnen instantanen Geschwindigkeitsvektoren kann mit der Phasenkontrastmethode zu jedem Zeitpunkt die mittlere räumliche und entsprechend auch die über einen Herzzyklus gemittelte Geschwindigkeit erfaßt werden (Maier u. Boesiger 1991; Davis et al. 1994). Weitere Vorteile der Phasenkontrastmethode sind eine optimale Unterdrückung von Hintergrundsignalen (hoher Gefäßkontrast) und eine hohe Empfindlichkeit für langsame Flüsse. Nachteil der Phasenkontrasmethode ist der beträchtliche Zeitaufwand für die Datenakquisition und -nachverarbeitung, die etwa 3- bis 4mal länger ist als mit der Bolus-tracking-Technik (Vosshenrich et al. 1994).

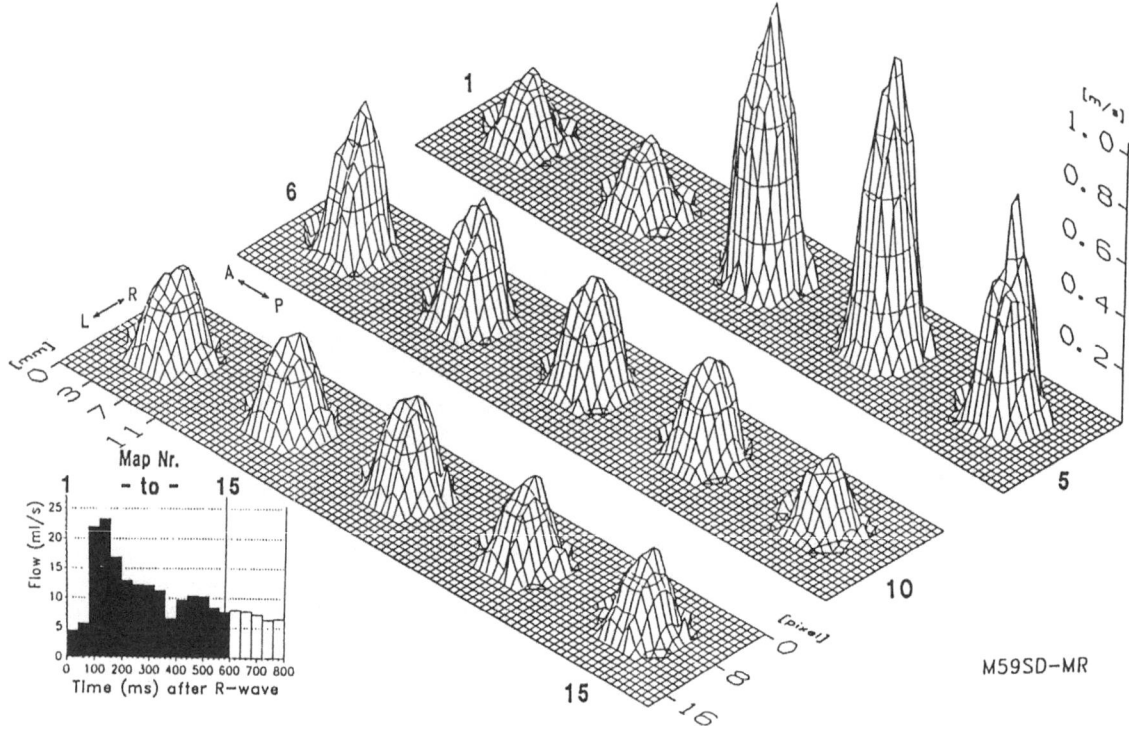

Aus der kernspintomographischen Geschwindigkeitsinformation hat man bereits erfolgreich versucht, den Druckabfall über Aortenklappenstenosen unter Anwendung der Bernoulli-Formel zu bestimmen und mit den im Rahmen der Herzkatheteruntersuchung gemessenen Katheterdruckdifferenzen zu vergleichen. Die hierbei erzielten Korrelationen sind ermutigend (Eichenberger et al. 1993).

Getrennte Flußvolumenbestimmungen in stenosierten Transporthauptarterien und in den Kollateralgefäßen ermöglichen die weitergehende Erfassung der hämodynamischen Wirksamkeit von Stenosen großer Arterien. Erste Ergebnisse hierzu an Patienten mit Karotisstenosen und Karotisverschlüssen wurden bereits vorgelegt (Seiderer et al. 1986; Davis et al. 1993). Das anfänglich bestehende Problem mit der Abbildung schräg zur Schichtebene verlaufender Gefäße und der Flußquantifizierung in diesen Gefäßen konnte durch elektronischen Winkelausgleich und durch die Wahl einer dünneren Schichtdicke gelöst werden, so daß jetzt auch Flußvolumenmessungen in den Mesenterialgefäßen wie z.B. in der V. portae möglich sind (Maier u. Boesiger 1991; Davis et al. 1994).

Schlußfolgernd kann festgestellt werden, daß die quantitative kernspintomographische Flußmessung in nur wenigen Jahren von der technischen Erprobung zum Stadium klinischer Untersuchungen vor-

Abb. 4.42 Dreidimensionale, mit der Phasenkontrastmethode während eines Herzzyklus aquirierte instantane Flußgeschwindigkeitsprofile aus der rechten A. carotis communis eines gesunden Probanden. Das Zeitintervall zwischen den einzelnen dieser 15 räumlichen Geschwindigkeitsprofile beträgt 40 ms. Der hieraus integrierte Fluß und seine zeitliche Position zur R-Zacke des EKGs kann aus dem linken Bildausschnitt entnommen werden. (Aus Maier u. Boesiger 1991)

gedrungen ist. Obwohl sich diese Methode noch in Entwicklung befindet, ist es bereits heute möglich, eine zuverlässige Flußquantifizierung in den Arterien und Venen vorzunehmen und hierdurch die regionale Hämodynamik zu analysieren. Nachteile der Methode sind die immer noch sehr hohen Kosten der Untersuchung und die geringe Verfügbarkeit der Geräte. Im einzelnen kann die kernspintomographische Flußmessung eingesetzt werden:

- zur Bestimmung des Herzminutenvolumens und Regurgitationsvolumens an insuffizienten Herzklappen;
- zur quantitativen Erfassung des Ausmaßes der Kollateralisierung von Arterienstenosen und -verschlüssen;
- zur Flußmessung an mesenterialen (z.B. V. portae), peripheren und hirnversorgenden Gefäßen.

4.5 Konventionelle und farbkodierte Duplexsonographie

A. L. Strauss

4.5.1 Prinzip und physikalisch-technische Grundlagen der Duplexsonographie

Konventionelle Schwarz-weiß-Duplexsonographie

Die konventionelle (Schwarz-Weiß-) und die farbkodierte Duplexsonographie haben in den letzten Jahren neue diagnostische Möglichkeiten in der Angiologie eröffnet. Bei der konventionellen (Schwarz-weiß-)Duplexsonographie wird die von jedem Punkt des beschallten Gewebefeldes reflektierte Ultraschallwelle bezüglich ihrer Amplitude und ihrer zeitlichen Verzögerung (Laufzeit des Signals) ausgewertet. Die Amplitude und die zeitliche Verzögerung der stationären Echosignale (d.h. der nicht beweglichen Strukturen) sind für das Zustandekommen des konventionellen Echtzeitbildes verantwortlich, indem entsprechend der Intensität (Amplitude) und der zeitlichen Verzögerung (örtliche Zuordnung) des reflektierten Signals jedem Pixel im Bild ein Grauwert zugeordnet wird. Außerdem wird mit Hilfe eines einzigen Meßvolumens (sample volume) der gepulsten Doppler-Einheit eine punktuelle Flußinformation aus einem bestimmten Gefäßabschnitt abgeleitet und analysiert (Abb. 4.43).

Farbkodierte Duplexsonographie

Farbkodierte Duplexsonographiegeräte wurden zunächst zur Darstellung des intrakardialen Blutflusses konzipiert und eingesetzt (Bommer u. Miller 1982). Durch Entwicklung höherfrequenter Schallsonden im 5-MHz- und 7,5-MHz-Bereich mit parallel (linear) ausgerichteten Kristallen konnten diese Geräte auch zur Flußdarstellung in oberflächlich verlaufenden Blutgefäßen eingesetzt werden. Über die technischen Möglichkeiten der konventionellen (Schwarz-weiß-)-Duplexsonographie hinaus kann die farbkodierte Duplexsonographie dank eines Netzes von Meßvolumina der gepulsten Doppler-Technik (Multi-gate-pulsed-Doppler) eine kontinuierliche und simultane Darstellung des Blutflusses über die gesamte Bildfläche oder über einen Schallfeldausschnitt in Real-time und unter Beibehaltung der hochauflösenden Bildgebung bewerkstelligen (Abb. 4.43). Die von jedem Punkt des beschallten Gewebefeldes reflektierte Ultraschallwelle wird bei der Farbduplexsonographie auf die folgenden 4 Qualitäten analysiert:

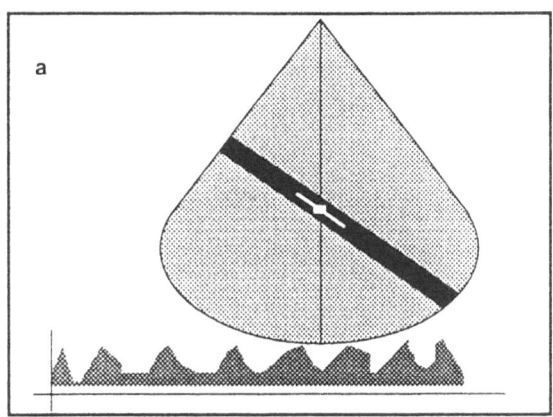
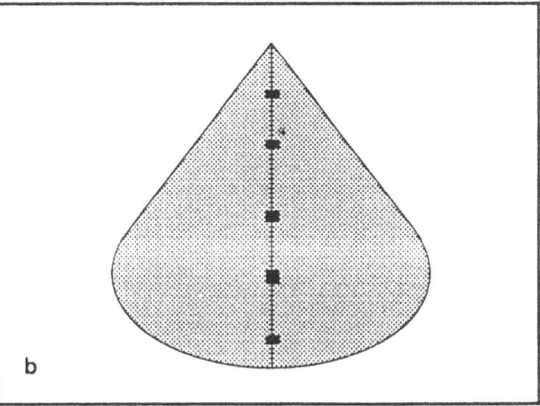
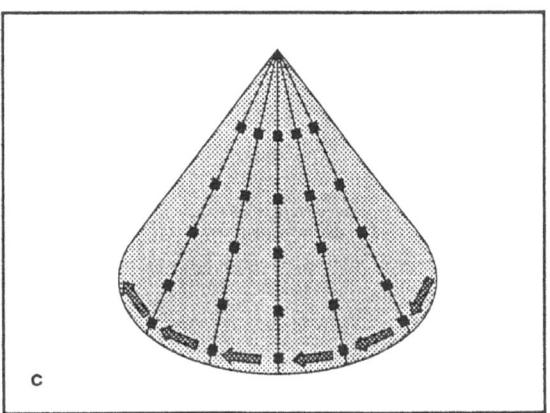

Abb. 4.43 a–c Schematische Darstellung verschiedener Duplexverfahren: **a** konventionelle (Schwarz-Weiß-) Duplexsonographie mit einem Meßvolumen (monogate pulsed Doppler): **b** Duplexsonographie mit multigate pulsed Doppler: Anwendung bei der TM-mode-Farb-Doppler-Echokardiographie, **c** Prinzip der farbkodierten Duplexsonographie. (Nach Strauss 1995)

- die Amplitude (s. oben),
- die zeitliche Verzögerung (s. oben),
- die Doppler-Frequenzverschiebung: je höher die von bewegten Elementen erzeugte Doppler-Frequenzverschiebung ist, um so heller ist das Farbpixel des Flusses,
- die Phase: Fluß auf den Schallkopf zu in einer Farbe (rot oder blau), Fluß in entgegengesetzter Richtung in der komplementären Farbe.

Reflektierte Signale von bewegten Elementen wie fließenden Blutbestandteilen werden aufgrund der Doppler-Frequenz- und Phasenverschiebung ausgewertet. Das farblich kodierte Blutflußbild wird dem hochaufgelösten Real-time-Grauwertbild simultan zugeordnet und erzeugt ein dynamisches Bild der Bewegung. Obwohl die Farbe (rot oder blau) von der Flußrichtung in bezug auf den Schallkopf abhängt, verwendet man aus Gründen der schnellen Identifikation rot für die Arterien und blau für die Venen.

Bei hohen mittleren Strömungsgeschwindigkeiten oberhalb des eingestellten Schwellenwerts der Geschwindigkeitsfarbskala (oder oberhalb der maximal meßbaren Doppler-Frequenzverschiebung) kommt es zum Wechsel der Farbe: Dieser als *Aliasing* bezeichnete Farbumschlag erfolgt immer abrupt über weiß bzw. über einen sehr hellen Farbton. Im Gegensatz dazu findet der Farbumschlag bei der relativen Änderung der Strömungsrichtung in bezug auf den Schallkopf stets über dunkle Farbtöne bzw. über schwarz statt, d.h. von dunkelrot zu dunkelblau oder umgekehrt. Im Gegensatz zu reinen B-Bilduntersuchungen, wo ein Schalleinfallswinkel von 90° optimal ist, kann in der frequenzmodulierten Farbduplexsonographie bei einem Winkel von 90° (cos.90° = 0) keine Frequenzverschiebung gemessen werden. Daher muß der *Einfallswinkel* zwischen Ultraschallstrahl und Flußrichtung zwecks Darstellung eines brauchbaren Flußbildes *ungleich* 90° sein, wobei ein Winkel von 30°–60° ideal ist. Während beim Sektorscanner ein Teil des parallel zur Haut verlaufenden Blutgefäßes immer in einem „Doppler-gerechten" Einfallswinkel (ungleich 90°) ist, mußte beim linearen Bildverfahren zwecks Optimierung des Flußbildes eine keilförmige Wasservorlaufstrecke vorgeschaltet werden. Heutzutage wird dies mit einer elektronischen Kippung der Einstrahlrichtung des Doppler-Ultraschalls vorgenommen.

Man kann zusammenfassend sagen, daß bei der farbkodierten Duplexsonographie zu den bekannten Eigenschaften der konventionellen (Schwarzweiß)Duplexsonographie neue, hämodynamische Informationen hinzutreten: simultane Abbildung des Blutflusses in allen im Farbfensterausschnitt liegenden Gefäßen mit ihren physiologischen und pathologischen Strömungsphänomenen und ihrer zeitlichen Änderung. Diese Vorteile der Farbduplexsonographie ermöglichen eine schnellere Lokalisation der Gefäße mit besserer Definition ihrer räumlichen Beziehung zueinander sowie eine genauere Winkelkorrektur bei der quantitativen Messung der Flußgeschwindigkeit, als dies mit der Schwarz-weiß-Duplexsonographie möglich ist.

4.5.2
Technische Voraussetzungen und Ablauf der Untersuchung

Technische Voraussetzungen

Wichtige technische Voraussetzungen für eine erfolgreiche farbduplexsonographische Untersuchung aller *Bauch-* und *Beckenarterien* sind

- eine entsprechende Eindringtiefe,
- eine angemessene Weite des beschallten Gewebefeldes in der Tiefe (Vektor- oder Sektorschallkopf),
- eine adäquate Bildfolgerate und
- Flußsensitivität.

Um bis zu einer Eindringtiefe von 20 cm gute morphologische und Doppler-sonographische Signale zu erhalten und dabei auch den zyklischen Flußänderungen Rechnung tragen zu können, bedarf es eines 2–3,5-MHz-Schallkopfs und einer Farbfensterfunktion, um die Bildrate (Bildaufbaufrequenz) auch bei größerer Eindringtiefe hoch genug zu halten. Bildfrequenzen von 15/s und mehr sind in der klinischen Anwendung wünschenswert. Für die Untersuchungen der mehr *oberflächlich* gelegenen *Extremitätenarterien* (A. femoralis communis, A. profunda femoris, A. femoralis superficialis, A. poplitea und die Armarterien) benützt man je nach Umfang der Extremität einen 4,0–7,5-MHz-Linearschallkopf. Für jede Untersuchung, ob in der Longitudinal- oder Transversalebene, werden die Grenzwerte der Geschwindigkeitsfarbskala jeweils so eingestellt, daß einerseits eine ausreichende Farbkodierung des Lumens erreicht wird, andererseits Aliasing (charakterisiert z.B. durch hellblaue Inseln innerhalb des hellroten arteriellen Blutstromes) nicht auftritt. Bei der Untersuchung im Längsschnitt wird der Schallkopf so aufgesetzt, daß das dargestellte kraniale Arterienende immer links im Bild und das kaudale Ende entsprechend rechts im Bild erscheinen.

Schnittbilder und Doppler-Strömungsspektren werden auf Papier, Folie oder Film dokumentiert. Eine Speicherung auf anderen z.B. elektronischen Datenträgern ist aber auch zulässig. Die Bilddokumentation muß mit einer Patientenkennung, dem Untersuchungsdatum sowie der Benennung der dargestellten Gefäße mit der Schnittbildebene versehen werden. Ferner muß die Bilddokumentation technische Kenngrößen wie Schallkopffrequenz, Doppler-Sendefrequenz, Pulsrepetitionsrate, Filtereinstellung, Größe des Sample-volumens und Strömungsrichtung des Doppler-Spektrums (z. B. „inverted" oder retrograd) enthalten. Die Dokumentation mittels Videorecorder wird empfohlen, da sie neben dem Ablauf der Untersuchung auch das akustische Signal wiederzugeben vermag (Richtlinien der Degum 1991).

Untersuchungsablauf
Die duplexsonographische Untersuchung der Aorta sowie Becken- und Beinarterien findet grundsätzlich in Rückenlage nach einer ausreichenden Ruhephase statt. Lediglich bei der A. poplitea empfiehlt sich die Untersuchung in Bauchlage mit leicht angewinkeltem Knie (Rolle unter dem Fuß). Die notwendige Ruhephase vor der Untersuchung hängt vom Ausmaß der arteriellen Verschlußkrankheit ab und kann bei ausgedehnten und schlecht kompensierten Obliterationen der Becken- und Beinarterien bis zu 45 min betragen. Es empfiehlt sich gerade bei Untersuchungen mit quantitativen Flußgeschwindigkeitsmessungen, den Patienten im Rollstuhl oder im Bett zum Duplexlabor fahren zu lassen, oder ihn vor der Untersuchung ausruhen zu lassen. Auch die Untersuchung der Viszeralarterie (Truncus coeliacus, A. mesenterica superior und die Nierenarterien) findet in Rückenlage statt. Gerade bei der Untersuchung dieser Arterien ist man auf die Mitarbeit des Patienten besonders angewiesen: Der Patient muß von Zeit zu Zeit die Luft in Inspirations- oder Exspirationsstellung anhalten, ohne daß er ein Valsalva-Manöver durchführt (Kamps et al. 1992). Es empfiehlt sich, die Untersuchung der Viszeralarterien beim nüchternen Patienten durchzuführen: erstens sind die Schallbedingungen günstiger und zweitens können bei der A. mesenterica superior gegebenenfalls Belastungstests in Form einer standardisierten Mahlzeit angeschlossen werden (Jäger et al. 1986).

Die Durchführung und das Ausmaß der Untersuchung richten sich nach der klinischen Fragestellung und nach der angewandten Duplextechnik (schwarz-weiß oder farbkodiert). Die Dauer der Untersuchung sollte 30 min nicht überschreiten. Folgende Empfehlungen beziehen sich auf die Farbduplexsonographie: Beim Nachweis eines Bauchaortenaneurysmas sollte immer die proximale und distale Aneurysmaausdehnung mit Darstellung der Nierenarterien und der Beckenarterien erfolgen. Bei Verdacht auf ein Strombahnhindernis proximal des Leistenbandes sollten die Bauchaorta, die Beckenarterien und die A. femoralis communis in ihrem ganzen Verlauf untersucht werden. Bei Verdacht auf ein Strombahnhindernis distal des Leistenbandes müssen die A. femoralis communis, der Abgang der A. profunda femoris und die femoropopliteale Strecke in ihrer ganzen Länge untersucht werden. Die Dokumentation der Aorta soll in nen (longitudinal und transversal), die der Beckenarterien und der femoropoplitealen Arterien beim Normalbefund in der Longitudinalebene erfolgen. Es empfiehlt sich, die farbduplexsonographische Untersuchung der A. femoralis superficialis mit leicht gekipptem Schallkopf in der Transversalebene durchzuführen: Auf diese Weise hat man die Arterie und die Vene im Visier. Die Einstellung der Referenzfarbskala sollte so gewählt werden, daß der arterielle und der begleitende venöse Fluß mit ausreichender Farbsättigung dargestellt werden, um Stenosen und Verschlüsse zuverlässig zu erfassen und zu lokalisieren (Strauss 1995).

Befunddokumentation
Im nichtpathologischen Fall sind die beschallte Region im Längsschnitt und das Doppler-Spektrum zu dokumentieren. Die kombinierte Dokumentation von Schnittbild und Strömungsspektrum auf einem Bild ist zulässig.

Pathologische Befunde sind im Schnittbild in 2 Ebenen zu dokumentieren. Bei englumigen Gefäßen genügt die Darstellung in einer Ebene ggf. auch das alleinige Doppler-Spektrum bei wenig aussagekräftiger B-Bilddarstellung. Die Untersuchungsebenen sind auf dem Dokument zu kennzeichnen. Die Wiedergabe des Doppler-Spektrums ist obligatorisch, wobei die Lage des Meßvolumens erkennbar sein muß. Bei Stenosen muß die Doppler-Registrierung immer von der Stelle mit der höchsten Flußgeschwindigkeit bei adäquater Winkelkorrektur vorgenommen werden (Richtlinien der DEGUM 1991).

4.5.3
Klinische Anwendung

Bauchaorta
Im Bereich der Bauchaorta wird die Duplexsonographie zur Diagnostik von *Aortenstenosen* und *Aortenverschlüssen* eingesetzt. Dabei kann sowohl der Verschlußbeginn lokalisiert als auch seine räumliche Beziehung zu den abgehenden Viszeralarterien (Truncus coeliacus, A. mesenterica, Nierenarterien) dargestellt werden (Abb. 4.44). Bei Stenosen der Bauchaorta kann ferner die hämodynamische Wirksamkeit erfaßt werden: und zwar in Ruhe und nach einer standardisierten Belastung.

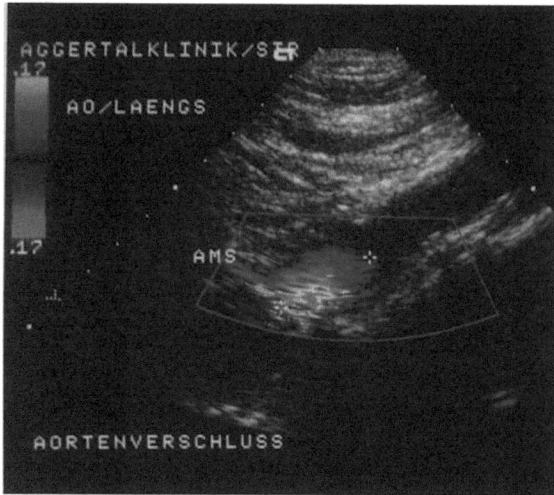

Abb. 4.44 Infrarenaler Aortenverschluß. Der Verschluß beginnt etwa 2,5 cm unterhalb des Abgangs der A. mesenterica superiors (AMS)

Eine weitere Erkrankung der Aorta, bei welcher die Farbduplexsonographie wertvolle Dienste leistet, ist die *Aortendissektion*. Die Farbduplexsonographie kann zur Erfassung der Ausdehnung der Dissektion eingesetzt werden (Strauss 1995). Eine Aortendissektion liegt vor, wenn ein beweglicher Intimalappen nachweisbar ist (häufig einfacher in der reinen Schnittbildtechnik ohne Farbe) oder wenn inhomogene Strömungsphänomene in den beiden Lumina des dissezierten Gefäßes im Farbdoppler darstellbar sind. Die Flap-Bewegungen der eingerissenen Wand und die inhomogenen Strömungen können in stehenden Bildern nicht vermittelt werden.

Die Farbduplexsonographie kann zur *Aneurysmadiagnostik* und Aneurysmaverlaufskontrolle eingesetzt werden. Wenngleich das Aortenaneurysma auch mit der konventionellen Abdomensonographie in ihrer anteroposterioren und lateralen Ausdehnung sowie in ihrer Länge erfaßt werden kann, erleichtert die farbkodierte Duplexsonographie die genaue Größenbestimmung des noch durchströmten Lumens, das Ausmaß der Thrombosierung und die Beziehung des Aneurysmas zu den umgebenden Strukturen: zu den Nierenarterien, zur A. mesenterica superior und zur Aortenbifurkation bzw. Beckenarterien. Ein Bauchaortenaneurysma liegt vor, wenn der Durchmesser der dilatierten Aorta mindestens das 1,5fache oder mehr des normalen, nicht betroffenen Aortenlumens inklusive der wandständigen Thrombosierung beträgt (Crawford u. Hess 1989).

Viszeralarterien

Zu den mit dieser Methode leicht darstellbaren großen Gefäßstämmen im Abdominalraum zählen der Truncus coeliacus, die A. hepatica communis, A. lienalis die A. mesenterica superior und die Nierenarterien. Der *Truncus coeliacus* ist der erste Viszeralast der Bauchaorta, und geht in Höhe von LWK 1 nach ventral ab. Etwa 1–2 cm unterhalb des Truncus entspringt die *A. mesenterica superior (AMS)* und bildet im Längsschnitt einen spitzen Winkel von 15–30°. Sie läßt sich duplexsonographisch häufig auf einer Länge von 6 cm verfolgen. Im Querschnitt stellt sich der Truncus coeliacus mit seinen beiden Hauptästen, der A. hepatica communis und der A. lienalis, als typische Geweih-, Springbrunnen- oder Möwenschwingenfigur dar. In der Regel weisen der Truncus und die AMS einen hohen systolisch-diastolischen Fluß als Zeichen für einen niedrigen peripheren Widerstand auf, formanalytisch entsprechend einer parenchymversorgenden Arterie. Stenosen und selten vorkommende Aneurysmen der vorgenannten Oberbaucharterien in deren proximalem Gefäßabschnitt lassen sich mit der Farbduplexsonographie erfassen. Bei systolischen Geschwindigkeiten in nüchternem Zustand über 230 cm/s muß von einer Stenose des Truncus coeliacus oder der AMS ausgegangen werden (Lilly et al. 1989).

Nierenarterien

Von großer klinischer Bedeutung ist die Beurteilung der Abgangsregion der Nierenarterien bei Patienten mit Verdacht auf sekundäre Hypertonie infolge Nierenarterienstenosen, da die Duplexsonographie als einziges nichtinvasives Verfahren Stenosen der Nierenarterien direkt auffinden kann. Bei atherosklerotisch bedingten Stenosen befinden sich diese in der Regel innerhalb der ersten 2 cm nach Abgang, die fibromuskulären Stenosen dagegen meist im mittleren Drittel der Nierenarterie. Die Nierenarterie entspringt knapp unterhalb des AMS-Abgangs seitlich aus der Aorta. Im eigenen Krankengut konnten von 247 angiographisch dargestellten Nierenarterien 85%, d.h. 209 Nierenarterien, farbduplexsonographisch erfaßt und beurteilt werden (Karasch et al. 1993). Die rechte Nierenarterie ließ sich mit 89% etwas leichter darstellen als die linke mit 81% (Abb. 4.45). Wenn man als farbduplexsonographisches Kriterium für eine Stenose der Nierenarterie eine maximale systolische winkelkorrigierte Flußgeschwindigkeit von 180 cm/s und mehr heranzieht und diese farbduplexsonographischen Befunde mit der konventionellen Katheterangiographie vergleicht (n = 88 Nierenarterien), betrugen die Sensitivität und Spezifität jeweils 92% mit einem positiven und negativen Vorhersagewert

Abb. 4.45
Abgangsregion der rechten Nierenarterie, Normalbefund. Die juxtarenale Bauchaorta ist im Querschnitt eingestellt (*blaukodiert*), die A. renalis im Längsschnitt (*gelblich-orange kodiert*) dargestellt. Das in der Nierenarterie befindliche Sample-Volume leitet regelrechte Flußgeschwindigkeiten ab

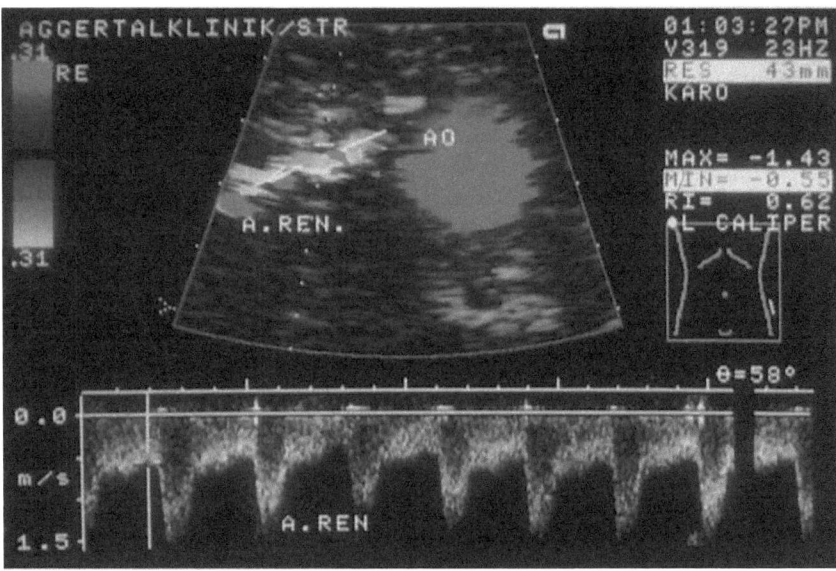

von 94% bzw. 89% (Karasch et al. 1993). Ähnliche Ergebnisse wurden unter Zugrundelegung derselben diagnostischen Kriterien auch von anderen Arbeitsgruppen erzielt (Jäger 1991;, Abb. 4.46).

Ein weiterer häufig verwendeter direkter Parameter für eine Nierenarterienstenose ist das Verhältnis zwischen der maximalen systolischen Geschwindigkeit in der Nierenhauptarterie und der maximalen systolischen Geschwindigkeit in der Bauchaorta („renal aortic ratio" = RAR; Norm < 3,5). Ein RAR-Quotient über 3,5 weist mit einer Sensitivität von 83–100% und einer Spezifität von 73–97% auf eine hämodynamisch wirksame Nierenarterienstenose (60–99%) hin (Übersicht b. Frauchiger et al. 1995). Ein indirekter Hinweis auf ein hämodynamisch wirksames vorgeschaltetes Strombahnhindernis in der A. renalis besteht bei der Ermittlung eines intrarenalen Pourcelot-Index (RI-Index) von <0,5, bzw. bei einer einseitigen Verminderung des RI im Vergleich zur Gegenseite (sogenannte Δ RI) von >0,05. Die Sensitivität und Spezifität dieser RI-Differenz (Δ RI) von 0,05 in der Diagnose einer mehr als 50%igen Nierenarterienstenose betragen 82% bzw. 92% (Schwerk et al. 1994). Hauptnachteile dieser indirekten Methode bei der Diagnose einer vorgeschalteten Nierenarterienobstruktion bestehen darin, daß zwischen einer hochgradigen Stenose und einem Verschluß nicht unterschieden werden kann, und daß die Methode bei beidseitigen Nierenarterienstenosen nicht genug zuverlässig ist.

Von klinischer Bedeutung ist auch die farbduplexsonographische Rezidivüberwachung erfolgreich dilatierter Nierenarterienstenosen, die vor der Intervention auch duplexsonographisch diagnostiziert werden konnten. Die Grenzen dieser Methode liegen dort, wo, durch ausgeprägte Adipositas und Darmgasüberlagerung bedingt, eine Darstellbarkeit der Bauchgefäße selbst bei entsprechender Vorbereitung nicht möglich ist. Diese Einschränkung kommt bei den fibromuskulären Stenosen infolge ihrer häufigeren Lokalisation im schwer beschallbaren mittleren Nierenarteriendrittel häufiger als bei den arteriosklerotischen Abgangsstenosen vor.

Ein weiteres wichtiges Anwendungsgebiet der Farbduplexsonographie ist die Nierentransplantatüberwachung. Durch die relativ oberflächliche Lage in der Fossa iliaca ist die Transplantatniere der Ultraschalluntersuchung besonders leicht zugäng-

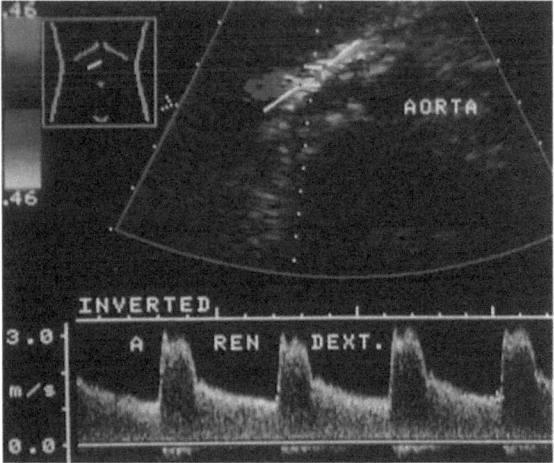

Abb. 4.46 Abgangsstenose der rechten Nierenarterie bei einem anderen Patienten. Gleiche Einstellung wie in Abb. 4.45. Anstieg der systolischen Flußgeschwindigkeit auf 325 cm/s

lich. In der frühen postoperativen Phase kann mittels der farbkodierten Duplexsonographie die Diagnose eines thrombotischen Verschlusses der Transplantatnierenarterie oder -vene gestellt werden: Im Fall eines Arterienverschlusses fehlt das Doppler-Signal in der Nierenarterie, im Fall eines Nierenvenenverschlusses nach Nierentransplantation weist das Flußsignal in der Nierenhaupt- oder Interlobärarterie aufgrund des erhöhten Abflußwiderstandes einen plateauartigen kontinuierlichen Rückfluß in der Diastole auf, der für eine Nierenvenenthrombose charakteristisch ist (Reuther et al. 1989). Mit der Farbduplexsonographie gelingt darüber hinaus elegant der Nachweis von Stenosen der Transplantatnierenarterie und von arteriovenösen Fisteln. Letztere entstehen fast ausschließlich nach durchgeführter Biopsie der Transplantatniere. Da bereits die konventionelle Sonographie eine Schlüsselrolle in der Diagnose einer Hydronephrose oder von postoperativen Flüssigkeitsansammlungen um das Nierentransplantat (Hämatom, Serom, Urinom, Lymphozele) hat, können diese Befunde im selben Untersuchungsgang auch mittels der Farbduplexsonographie erfaßt werden. Es ist wichtig darauf hinzuweisen, daß ein pathologisches Flußmuster in der Transplantatniere mit reduziertem oder fehlendem diastolischem Fluß oder sogar frühdiagnostischer Rückflußkomponente lediglich auf eine kompromittierte Transplantatniere hinweist, ohne daß die Farbduplexsonographie in der Lage wäre, eine Differenzierung zwischen den Ursachen einer Nierentransplantat-Dysfunktion (Abstoßung, akuter Tubulusnekrose, Zyklosporin-Toxizität oder extrarenaler Kompression) vorzunehmen. Hier kann die Biopsie keineswegs durch die farbkodierte Duplexsonographie ersetzt werden (Grant u. Perrella 1990).

Beckenarterien

Die Beckenarterien können in der Regel problemlos im Longitudinalschnitt dargestellt werden (Abb. 4.47). Die Transversalebene wiederum kann gerade bei pathologischen Befunden wie Iliakaverschluß – insbesondere bei der Frage nach Verschlußbeginn und Wiederauffüllung – sowie beim Iliakaarterienaneurysma zur Messung des anteroposterioren und lateralen Durchmessers wertvolle Zusatzinformationen liefern. Das normale Flußsignal der A. iliaca und der A. femoralis communis ist bei frei durchgängigem aortoiliakalen Segment triphasisch. Umgekehrt kann die Flußgeschwindigkeitskurve in der A. femoralis communis zur indirekten Beurteilung der vorgeschalteten Beckenarterienstrombahn herangezogen werden. Gering- bis mittelgradige Iliakastenosen können jedoch einer solchen indirekten Kurvenanalyse des Flußgeschwindigkeits-

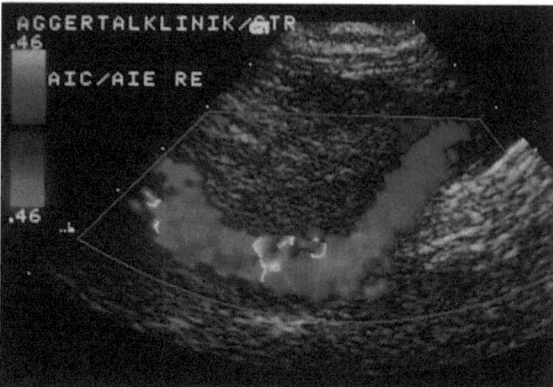

Abb. 4.47 A. iliaca im Längsschnitt, Normalbefund. Der Farbumschlag kommt durch relative Änderung der Flußrichtung zum Schallkopf zustande

signals in der A. femoralis communis entgehen. Daher empfiehlt sich immer die direkte Untersuchung der Beckenarterien.

Zur Diagnostik und Einteilung von Stenosen in den peripheren Arterien muß das Verhältnis der maximalen winkelkorrigierten Flußgeschwindigkeit in der Stenose zur maximalen Flußgeschwindigkeit im vorgeschalteten gesunden Arterienabschnitt bestimmt werden (Tabelle 4.10). Eine Stenose kann farbduplexsonographisch sicher angenommen werden, wenn dieses Geschwindigkeitsverhältnis den Faktor 2 erreicht oder überschreitet (Jäger et al. 1985; Cossman et al. 1989; Legemate et

Tabelle 4.10 Kriterien zur Einteilung duplexsonographischer Befunde an den peripheren Arterien. *vel. ratio* „velocity ratio" oder Verhältnis der systolischen Maximalgeschwindigkeit in der Stenose zur systolischen Flußgeschwindigkeit im proximalen Arterienabschnitt. (Nach Jäger et al. 1985; Cossman et al. 1989, Legemate et al. 1991)

Befundkategorie	Farbduplexsonographie	Angiographie
Normalbefund	vel. ratio < 1,5/1; glatte Wände	glatte Arterienwände
nichtstenosierende Plaques	vel. ratio < 1,5/1; Wandveränderungen	1–29 % Diameterreduktion
geringgradige Stenose	vel. ratio 1,5/1–1,9/1	30–49 % Diameterreduktion
mittelgradige Stenose	vel. ratio 2/1–4/1	50–75 % Diameterreduktion
hochgradige Stenose	vel. ratio > 4/1	76–99 % Diameterreduktion
Stenose ohne nähere Angabe	vel. ratio > 2/1	> 50 % Diameterreduktion
Verschluß	fehlendes Farbflußsignal	kein Kontrastmittelfluß
Aneurysma	> 1,5fache Diameterzunahme	> 1,5fache Diameterzunahme

al. 1991). Dies entspricht einer mindestens 50 % Diameterreduktion. Unter Zugrundelegung dieser Kriterien (s. auch Tabelle 4.10) hatte die Farbduplexsonographie im Vergleich mit der Angiographie im eigenen Krankengut von 612 Patienten bzgl. der Beckenarterienstrombahn eine Treffsicherheit von 83 % (Strauss et al. 1994).

Bei Verschlüssen der A. iliaca kann die Farbduplexsonographie die Verschlußlänge und die Wiederauffüllung darstellen und das Ergebnis nach Katheter- oder operativer Intervention dokumentieren. Nach Katheterrekanalisation eines Beckenarterienverschlusses oder nach Angioplastie einer Rezidivstenose (Abb. 4.48 a und b) erfolgt in der Regel die Implantation eines Stents. Die Kontrolle der Stentdurchgängigkeit bzw. die Entstehung einer Rezidivstenose innerhalb des Stents kann mit der Farbduplexsonographie auf elegante Weise erfolgen: Sie ist auch hier der venösen DSA überlegen und konkurriert mittlerweile mit der konventionellen Katheterangiographie ohne deren Nachteile zu besitzen (Strauss 1995).

Aneurysmen der A. iliaca und das Ausmaß der Thrombosierung können mit der Farbduplexsonographie diagnostiziert und ihre Wachstumsdynamik im Verlauf überwacht werden. Gleichermaßen können selten vorkommende Dissektionen der A. iliaca, die in der Regel Fortsetzungen von dissezierenden Aortenaneurysmen sind, erfaßt werden. Analog zur Aorta liegt eine Dissektion der Beckenarterie sonographisch dann vor, wenn ein beweglicher Intimalappen inmitten des Lumens nachweisbar ist (häufig einfacher in der einen Schnittbildtechnik ohne Farbe), oder wenn inhomogene Strömungsphänomene in den beiden Lumina des dissezierten Gefäßes im Farb-Doppler darstellbar sind.

Femoropopliteales Segment

■ **A. profunda femoralis.** Gefäßveränderungen (Plaques, Stenosen und Verschlüsse) der A. femoralis communis und der häufig betroffenen Abgangsregion der A. profunda können mit der konventionellen oder farbkodierten Duplexsonographie schnell und mit hoher Treffsicherheit erfaßt werden. Die Diagnose einer Abgangsstenose der A. profunda femoris ist gerade bei gleichzeitig bestehendem Femoralis-superficialis-Verschluß wichtig, da man durch einen wenig belastenden Eingriff an der Profundastenose – Angioplastie oder isolierte Profundaplastik – die Blutversorgung des Beines verbessern kann. Eine Abgangsstenose der A. profunda femoris liegt duplexsonographisch vor, wenn in Ruhe die maximale systolische Flußgeschwindigkeit von 180 cm/s (winkelkorrigiert) oder die maximale zyklusgemittelte Geschwindigkeit von 50 cm/s überschritten wird (Strauss et al. 1991).

■ **Pseudoaneurysmen.** Die Duplexsonographie ist auch aus der Diagnostik der vaskulären Punktionskomplikationen nicht mehr wegzudenken. Pseudoaneurysmen können von Hämatomen eindeutig unterschieden werden. Als typisches konventionell duplexsonographisches Bild eines Pseudoaneurysmas gilt ein Pendelfluß im oder in der Nähe des Verbindungskanals zwischen der Arterie und der echoarmen periarteriellen Raumforderung. Noch einfacher ist der Nachweis des Pseudoaneurysmas mit der Farbduplexsonographie, die die Erfassung dieser pathologischen Strömungsphänomene außerhalb der Arterie als „Blickdiagnose" ermöglicht. Neuerdings wird die Farbduplexsonographie erfolgreich auch zur therapeutischen Kompression des Pseudoaneurysmas nach vorheriger Lokalisation des Verbindungskanals eingesetzt (Fellmeth et

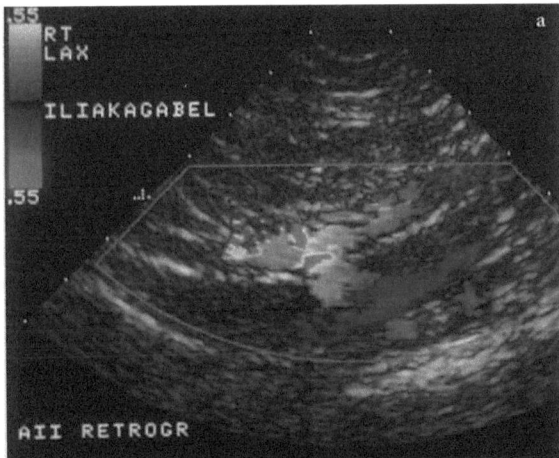

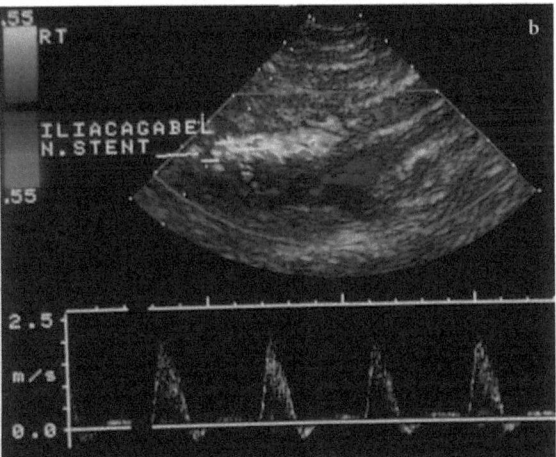

Abb. 4.48 a, b Longitudinalschnitt durch die Beckengefäße. a Verschluß der A. iliaca communis mit Wiederauffüllung der Iliakagabel über die retrograd perfundierte A. iliaca interna (*rot kodiert*). Darunter ist die blaukodierte Beckenvene zu sehen. b Gleiche Einstellung bei Zustand nach Katheterrekanalisation der A. iliaca communis und Stentimplantation

al. 1991). Mit Hilfe des Schallkopfs wird dann „unter Sicht" so viel Druck auf den Verbindungskanal ausgeübt, daß kein Fluß im Aneurysmasack nachweisbar ist, aber ohne eine komplette Kompression der Arterie zu verursachen. Innerhalb von 30 min werden auch große Pseudoaneurysmen in der Regel verschlossen (Do et al. 1993).

■ **Verschlußlänge im femoropoplitealen Bereich.** Zuverlässige Informationen kann die farbkodierte Duplexsonographie bei der Beurteilung der Verschlußlänge im femoropoplitealen Bereich liefern (Abb. 4.49). Eine an 100 Extremitäten von 94 Patienten durchgeführte Gegenüberstellung von Farbduplexsonographie und Angiographie zeigte eine sehr gute Übereinstimmung zwischen den beiden Methoden (r = 0,95) sowohl in der Bestimmung der Verschlußlänge als auch in der genauen Verschlußlokalisation (Karasch et al. 1993). Nach perkutaner Lumenrekanalisation kann das Angioplastieergebnis jederzeit kontrolliert und ein Stenosen- oder Verschlußrezidiv differenziert und dokumentiert werden. Intimaläsionen, Wanddissektionen und thrombotische Wandauflagerungen lassen sich durch den farblichen Flußkontrast besser erkennen und abgrenzen als mit der konventionellen Duplexsonographie.

■ **Femoropopliteale bzw. femorokrurale Bypässe.** Die farbkodierte Duplexsonographie eignet sich sehr gut zur zeitsparenden Beurteilung der Durchgängigkeit femoropoplitealer bzw. femorokruraler Bypässe. Sie kann die proximalen und distalen Anastomosenverhältnisse darstellen und Anastomosen-Aneurysmata und -Stenosen identifizieren. Darüber hinaus gibt diese Untersuchung dem Gefäßchirurgen nützliche hämodynamische Informationen über die Strömungsverhältnisse am Bypassansatz (Strauss 1995).

■ **Aneurysmadiagnostik.** Von großer praktischer Bedeutung ist die Aneurysmadiagnostik im femoropoplitealen Segment. Durch transversale und longitudinale Schnittführung kann die räumliche Ausdehnung mit Ausmessung der Länge sowie des anteroposterioren und lateralen Diameters des Aneurysmas erfaßt werden. Im Gegensatz zur Angiographie vermag die Farbduplexsonographie den tatsächlichen Durchmesser des Aneurysmas adäquat wiederzugeben, da parietale Schichtthromben in ihrem Ausmaß voll erfaßt werden (Abb. 4.50). Ein weiterer Vorteil der Duplexsonographie besteht darin, daß die räumliche Beziehung des Aneurysmas zu den umgebenden Strukturen dokumentiert werden kann.

4.5.4
Stellenwert der Duplexsonographie

Möglichkeiten und Grenzen

Die konventionelle und insbesondere die farbkodierte Duplexsonographie sind als nichtinvasive und beliebig wiederholbare Methoden aus der angiologischen Diagnostik nicht mehr wegzudenken. Die alleinige *konventionelle (Schwarz-Weiß)-Duplexsonographie* bedeutet allerdings eine gewisse Beschränkung der heutigen Möglichkeiten und erhöht nicht unwesentlich den Zeitaufwand für die Untersuchung. Deshalb sollte man nur bei folgenden Fragestellungen die Indikation stellen:

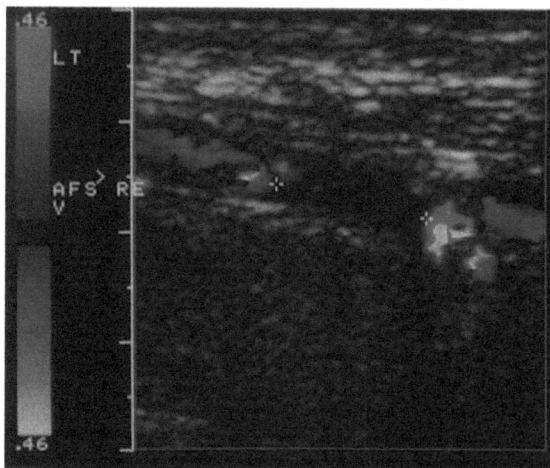

Abb. 4.49 Kurzstreckiger, 1,4 cm langer Verschluß der A. femoralis superficialis im Längsschnitt. Sowohl die Kontinuitätsunterbrechung der farbigen Flußsäule als auch die Wiederauffüllung sind in dieser Einstellung gut zu sehen

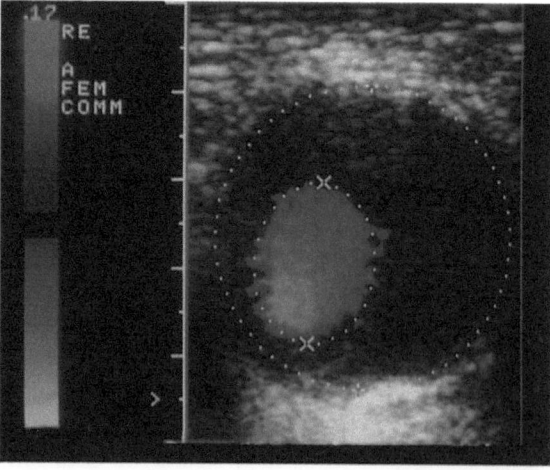

Abb. 4.50 Großes Aneurysma der A. femoralis communis (3,3 · 3,4 cm) mit Parietalthrombose. Im Angiogramm wurde nur das durchströmte Lumen (1,8 · 1,9 cm) dargestellt und das Ausmaß des Aneurysmas unterschätzt

- Diagnose von Aneurysmata,
- Erfassung der hämodynamischen Wirksamkeit von Iliakastenosen,
- Diagnose von Profundastenosen,
- Untersuchung von Bypaßanastomosen und
- Kontrolle der Durchgängigkeit von Bypässen.

Die Untersuchung sollte 30 min nicht überschreiten.

Mit der *Farbduplexsonographie* ist eine Methode verfügbar geworden, die simultan wertvolle gefäßmorphologische und strömungshämodynamische Informationen liefert. Im Gegensatz zur konventionellen Duplexsonographie kann sie sowohl das Aufsuchen als auch die eigentliche Untersuchung der Gefäße wesentlich erleichtern und beschleunigen. Pro Bein ist mit ca. 10–20 min zu rechnen. Die Farbduplexsonographie benötigt andererseits die Kombination mit der gepulsten Doppler-Technik, um quantitative Messungen der Flußgeschwindigkeit zur Bestimmung des Stenosegrades, des Druckabfalls und unter gewissen Einschränkungen des Flußvolumens durchzuführen. Die heute kommerzialisierten Farbduplexgeräte beinhalten daher auch alle Möglichkeiten der konventionellen Duplexsonographie.

Die Geräteanschaffungskosten müssen im Vergleich zu angiographischen und nuklearmedizinischen Geräten gesehen werden und sind aufgrund des sehr häufigen täglichen Einsatzes vergleichsweise günstig und voll gerechtfertigt. Ein Problem ist noch in der Dokumentation und Archivierung der Untersuchung zu sehen. Mit der Verbreitung der digitalen optischen Speichersysteme und der Möglichkeit, Daten und Bildinhalte aufzurufen und retrospektiv zu vergleichen, wird auch dieses letzte Hindernis beseitigt werden. Verbesserte Flußsensibilität, erhöhte Detail- und Tiefenauflösung, Ultraschallkontrastmittel, Verbesserung der Bildspeicherung und -übertragung werden die Bedeutung der Farbduplexsonographie in der Gefäßdiagnostik von Durchblutungsstörungen in den nächsten Jahren zunehmen lassen.

Diagnostische Aussage

Die Zuverlässigkeit der Farbduplexsonographie muß sich an der Referenz geeigneter angiographischer Verfahren messen lassen. Soweit einschlägige Daten bezüglich der diagnostischen Güte der Farbduplexsonographie bekannt sind, sind diese in Tabelle 4.11 zusammengefaßt. Der Einsatz der Farbduplexsonographie ist generell indiziert bei arterieller Verschlußkrankheit in der präinterventionellen Vorfelddiagnostik und Therapieplanung zur Verlaufskontrolle bei konservativer Therapie sowie nach lumeneröffnenden Eingriffen wie Thrombolyse, perkutaner transluminaler Angioplastie oder operativer Rekonstruktion. Bei Patienten mit Kontrastmittelallergie ist die Farbduplexsonographie das einzige bildgebende Verfahren neben der MR-Angiographie zur exakten Diagnosesicherung und Therapieplanung.

Im einzelnen kommt der farbkodierten Duplexsonographie in der Diagnose abgangsnaher pathologischer Gefäßprozesse der großen retroperitonealen Gefäßstämme (Truncus coeliacus, A. mesenterica, Nierenarterien), insbesondere in der Erfassung und Rezidivüberwachung von vorher dilatierten Nierenarterienstenosen besondere Bedeutung zu. Lediglich bei der Erfassung und Überwachung der Hämodynamik der Transplantatniere hat die Duplexsonographie die in sie gesetzten Erwartungen nur teilweise erfüllt: Die Sensitivität zur Erfassung einer vaskulären Abstoßung beträgt 33 % bei einer allerdings sehr hohen Spezifität von 100 % (Frauchiger et al. 1995). Im iliakalen und femoropoplitealen Segment hingegen sind Lokalisierung und morphologische Charakterisierung (Stenose oder Verschluß) von Strombahnhindernissen mit der Farbduplexsonographie auf elegante und zuverlässige Weise möglich.

Über den alleinigen Existenz- und Lokalisationsnachweis einer Iliakastenose hinaus kann die Duplexsonographie auch zur Beurteilung des hämodynamischen Schweregrades mit Bestimmung des Druckabfalls über der Stenose herangezogen werden (Strauss et al. 1993). Das entscheidende Moment kommt dabei der Geschwindigkeitsmessung im Stenosejet und der Winkelkorrektur nach der Jetausrichtung im Farbduplex zu. Aus der maximalen systolischen Flußgeschwindigkeit (V_{max}) im Stenosejet wird nach der Formal $DG = 4 \cdot V_{max}^2$ die kinetische Energie bestimmt. Diese kinetische Energie geht erfahrungsgemäß in den poststenotischen Turbulenzen verloren, so daß durch ihre dopplerunterstützte Bestimmung der Druckgradient (DG) abgeleitet werden kann. Dieser Gradient kann invasiv durch Katheterdruckmessung oberhalb und unterhalb der Stenose bestimmt werden. Die Gradienten aus Duplex und Katheter zeigen gute Korrelationen mit linearen Korrelationskoeffizienten um 0,8 (Strauss et al. 1993). Da der Druckgradient durch Durchflußvolumenzunahme bei Reduktion des peripheren Widerstandes ansteigt, erlangt die nichtinvasive Bestimmung des Druckabfalls über Beckenarterienstenosen gerade in der präinterventionellen Vorfelddiagnostik ihre Bedeutung (Strauss 1995).

Unter Anwendung der in Tabelle 4.10 aufgeführten Geschwindigkeitswerte kann die Duplexsonographie weitere wichtige lokale hämodynamische Informationen über den Schweregrad von isolierten Stenosen im iliakalen und femoropoplitealen Bereich liefern. Die Aussagekraft der farbduplexsono-

Tabelle 4.11 Sensitivität, Spezifität und Treffsicherheit der Duplexsonographie im Vergleich zur Angiographie bei der Diagnose hämodynamisch wirksamer und pathologischer Gefäßveränderungen (> 50 % Stenose bzw. Verschluß und Aneurysma) der Becken- und Beinarterien (SWDS = Schwarz-Weiß-Duplexsonographie; FKDS = farbkodierte Duplexsonographie)

Autor	Gefäßregion	Duplex-verfahren	Referenz-methode	Sensitivität [%]	Spezifität [%]	Treffsicher-heit [%]
Legemate et al. 1991	aortoiliakal	SWDS	i.a. DSA	89	92	91
Allard et al. 1994	aortoiliakal	SWDS	Konventionelle Angio	83	96	92
	femoropopliteal			87	93	90
Cossman et al. 1989	A. iliaca	FKDS	Konventionelle Angio	81	98	92
	A. femoralis communis			70	97	93
	A. femoralis superficialis			87	85	87
	A. profunda femoris			71	95	93
	A. poplitea			85	97	93
Mulligan et al. 1991	femoropopliteal	FKDS	Konventionelle Angio	89	91	nicht angegeben
Moneta et al. 1992	A. iliaca	FKDS	Konventionelle Angio oder i.a. DSA	89	99	nicht angegeben
	A. femoralis communis			76	99	
	A. femoralis superficialis			87	98	
	A. profunda femoris			83	97	
	A. poplitea			67	99	
Strauss et al. 1994	A. iliaca	FKDS	Konventionelle Angio oder i.a. DSA	87	73	83
	A. femoralis communis			75	91	86
	A. femoralis superficialis			94	72	88
	A. profunda femoris			79	96	86
	A. poplitea			94	92	93

graphischen Bilder ist im iliakalen und femoropoplitealen Bereich besser als die der venösen DSA-Aufnahmen und erreicht die Güte der konventionellen Arteriographie, ohne deren Nachteile aufzuweisen. Die Anwendungsgebiete der farbkodierten Duplexsonographie zur Therapieplanung (●) der AVK und zur Therapiekontrolle (○) nach Katheterintervention sind folgende:

- Art des Strombahnhindernisses: Verschluß oder Stenose,
- Lokalisation und Ausdehung des Strombahnhindernisses: Verschlußlängenbestimmung,
- Bestimmung des hämodynamischen Schweregrades einer Iliakastenose,
- Diagnose von Dissektionen,
- Diagnose und Rezidivüberwachung von Nierenarterienstenosen,
- Beurteilung der A. femoralis communis vor Punktion,
- Diagnose von Stenosen der A. profunda femoris,
- Diagnose eines arteriellen Aneurysmas,
- Unverträglichkeit gegen Kontrastmittel.
- Quantifizierung der verbliebenen Reststenose,
- Überwachung der Offenheitsrate nach Rekanalisation,
- Diagnose von Punktionskomplikationen: Pseudoaneurysma, Fistel, Hämatom.

4.5.5
Ultraschallkontrastmittel in der Duplexsonographie peripherer Gefäße

Die Echoverstärkung des linken Herzens und der nachgeordneten arteriellen Gefäßstrombahn vom intravenösen Zugangsweg ist erst vor kurzem, durch stabile lungengängige Echokontrastmittel möglich geworden. Die Wirkung aller Echokontrastmittel beruht auf der verstärkten Rückstreuung der Ultraschallwelle an den Mikrobläschen mit Anhebung des Signal/Rausch-Verhältnisses, wodurch ein stärkeres Echo vom Transducer empfangen und das spektrale Doppelsignal verbreitet wird. Durch ihre akustischen Eigenschaften spielen Mikrobläschen als Bestandteile der Echokontrastmittel eine ähnliche Rolle wie Jod für Röntgenkontrastmittel oder Gadolinium für Magnetresonanzkontrastmittel.

Ein weiterer beobachteter Nebeneffekt der Ultraschallkontrastmittel ist der Anstieg der gemessenen Dopplerflußgeschwindigkeitswerte um 25–30 % (Strauss u. Beller 1997a). Dieser Anstieg der Geschwindigkeitsparameter unter Echokontrastmitteln muß bei Vergleichsmessungen mit und ohne Echokontrast, insbesondere in der Nähe von Grenzwertgeschwindigkeitsparametern, von denen diagnostische Entscheidungen abhängen, unbedingt berücksichtigt werden, um falsche diagnostische Schlüsse zu vermeiden. Die Indikationen zum Einsatz der Echokontrastmittel in der Duplexsonographie sind:

- Erhöhung der diagnostischen Treffsicherheit bei der Untersuchung der ansonsten nur schwer darstellbaren Transportgefäße bei ungünstigen Beschallungsbedingungen: Adipositas, postoperative Vernarbungen, sehr tief liegende oder intrakranielle Gefäße;
- Erfassung der Organ- und Gewebeperfusion: Erstellung von Zeit-Intensitätskurven in der region of interest (ROI) in: Muskel, Niere, Gehirn, Haut (Strauss u. Beller 1977b).

4.6
3D-Sonographie

M. LUDWIG

Die Entwicklung hochauflösender Ultraschalltechniken und neuer datenverarbeitender Systeme mit kurzen Rechenzeiten hat die Herstellung von Ultraschallgeräten ermöglicht, mit denen sich die Gefäßanatomie in allen Ebenen darstellen läßt. Das vorliegende Kapitel befaßt sich mit dem Stellenwert dieser modernen 3dimensionalen Sonographieverfahren in der angiologischen Diagnostik.

4.6.1
Entwicklung der 3D-Sonographie

Grundlegende Voraussetzung zur computerisierten 3D-Rekonstruktion untersuchter Gefäße oder Organe ist die Anfertigung zahlreicher Schnittbilder, deren Koordination und Lagebeziehung zueinander bekannt ist. Erstmals wurde die 3D-Technik in der Computer- und Magnetresonanztomographie zur Herstellung räumlicher Abbildungen menschlicher Schädel oder Herzen eingesetzt (Axel et al. 1982; Hemmey et al. 1983; Vannier et al. 1984, 1988). Zur 3D-Transformaton paralleler 2dimensionaler Gewebeschnitte wurde ein speziell hierfür entwickeltes digitales Bildverarbeitungssystem verwandt. Die exakt in der gleichen Bewegungsrichtung parallel angeordneten einzelnen Computer- oder NMR-Tomographiebilder eignen sich besonders gut zur 3D-Rekonstruktion, da hierfür 2 der 3 Raumkoordinaten konstant bleiben. Vorteilhaft ist auch die deutliche Grauwertabstufung in CT- und NMR-Abbildungen. Diese gewährleistet die für die 3D-Rekonstruktion wichtige computergesteuerte Erkennung dargestellter Gewebekonturen. Die Errechnung räumlicher CT- und NMR-Bilder ist mit sehr großem Zeit- und Kostenaufwand verbunden, so daß diese Techniken bis heute keine weite Verbreitung gefunden haben.

Wesentlich einfacher in ihrer Handhabung und mit geringeren Kosten verbunden sind die sonographischen Untersuchungsmethoden. Seit langem werden diese nichtinvasiven Verfahren zur Herstellung zweidimensionaler Bilder in der Diagnostik von Gewebe-, Organ- und Gefäßerkrankungen routinemäßig angewendet. Ohne die Möglichkeit der computerisierten 3D-Rekonstruktion muß im Gedächtnis des Untersuchers die Herstellung räumlicher Bilder aus den einzelnen sonographischen Längs- und Querschnitten der Gewebe erfolgen. Komplexe Gefäß- und Gewebeveränderungen mit zweidimensionalen Ultraschallmethoden können daher nur schwierig erfaßt werden. Bis heute ist die Reproduzierbarkeit zweidimensionaler Sonographiebefunde eingeschränkt, da deren Interpretation vom räumlichen Vorstellungsvermögen des jeweiligen Untersuchers abhängig ist. Die geschilderten Nachteile zweidimensionaler Ultraschallverfahren machen deutlich, daß die Entwicklung dreidimensionaler Sonographiemethoden notwendig ist, mit denen beliebige Gewebevolumina aus verschiedenen Blickrichtungen betrachtet werden können und die untersucher-unabhängige objektive Präsentation räumlicher Gefäß- und Gewebeveränderungen möglich ist. Im Gegensatz zur CT- oder NMR-Diagnostik ist bei sonographischen Verfahren die Gewinnung von Ultraschallbildern mit fester eindeutig definierter Lagebeziehung, die für die 3D-Rekonstruktion von grundlegender Bedeutung ist, erschwert. Ursache hierfür ist die flexible Schallkopfhaltung des Untersuchers.

Zur Herstellung von dreidimensionalen Ultraschallbildern werden benötigt:

- ein Ultraschallgerät (jedes konventionelle Ultraschallgerät),
- ein 3D-Schallkopfsystem mit mechanischer Transducereinheit bzw. Hilfskonstruktion zur Transducerführung und Steuereinheit,
- ein Computer mit hoher Speicherkapazität (z.B. 32 Megabyte Arbeitsspeicher und einer Festplatte von z.B. 200 Megabyte sowie schnellem Prozessor (z.B. 80486),
- ein Rechenprogramm, das die Rekonstruktion von räumlichen Bildern aus den gewonnenen Ultraschalldaten ermöglicht.

Die zur Gewinnung eines 3dimensionalen Ultraschallbildes nötige Kenntnis der räumlichen Lagerposition jedes einzelnen Ultraschallschnittbildes oder der relevanten Lagebeziehung der Schnitte zueinander wurde bei der Konstruktion zahlreicher 3D-Sonographiesysteme, auf die nachfolgend genauer eingegangen wird, berücksichtigt.

3D-Schallkopfsysteme
Abhängig von den zu untersuchenden Körperorganen oder Gefäßen werden zur 3D-Sonographie Transducer mit folgenden Sendefrequenzen verwandt: 3,5 MHz (Echokardiographie), 5 MHz (Abdomen), 7,5–10 MHz (supraaortale und extremitätenversorgende Arterien und Venen). Zur Erlangung einer hohen Genauigkeit räumlicher Abbildungen muß die Ultraschallsonde ein hohes axiales und laterales Auflösungsvermögen gewährleisten. Das axiale Auflösungsvermögen wird von der Sendefrequenz, das laterale Auflösungsvermögen sowohl von der Sendefrequenz als auch von der

Geometrie der Ultraschallsonde beeinflußt. Die genaue Fokussierung des vom Transducer ausgesandten Ultraschallstrahls ist für die Reproduzierbarkeit quantitativer 3D-Messungen in der Sonographie von entscheidender Bedeutung. Die Fokussierung mechanisch bewegter Sendekristalle, deren Oberfläche paraboloidförmig gekrümmt sind, ist wesentlich genauer als diejenige elektronisch betriebener Ultraschallsonden mit ungekrümmter Oberfläche. Durch eine zeitlich veränderbare Ansteuerung der elektronisch betriebenen Sonderkristalle kann aber deren Fokussierungszone in begrenztem Maße dynamisch optimiert werden.

■ **Erheben der Raumkoordination durch extern angebrachte Hilfsmechaniken.** Durch das Verschieben eines in eine Hilfsmechanik eingepaßten Ultraschallkopfes können exakt parallel angeordnete Schnittbilder gewonnen werden, deren Abstände zueinander bekannt sind. Von einem computerisierten Auswertungsprogramm werden die gewonnenen Daten verrechnet und das 3D-Bild rekonstruiert. Mit einem solchen Schallkopfsystem führten z.B. Hennerici et al. (1991) Volumenmessungen an arteriosklerotischen Plaques durch. Für den klinischen Routineeinsatz erscheint dieses Verfahren zu umständlich. Die Untersuchungszeiten sind zu lang und Unebenheiten der Körperoberfläche erschweren die für räumliche Bildherstellung wichtige Gewinnung exakt parallel angeordneter Schnittbilder.

■ **Verschiebung der Schnittbildlage durch im Schallkopfgehäuse integrierte Schrittmotoren.** Bei den gebräuchlichen 3D-Ultraschallsystemen dient zur Bewegung der Ultraschallsonde und damit zur Verschiebung der Schnittbildlage ein in das Gehäuse integrierter Motor. Zwei verschiedene Sondenantriebe sind möglich:

1) Drehung der Schallebene um eine vertikale Achse,
2) Drehung der Schallebene um die horizontale Achse.

Zu 1: Diese Sondentypen sind dadurch charakterisiert, daß der Schallkopf um eine Achse rotiert, die in Ausbreitungsrichtung der Ultraschallwellen verläuft (Abb. 4.51). Zur computerisierten Abspeicherung einzelner Ultraschallbilder wird die vertikale Drehbewegung der Sonde um insgesamt 180° durch den Antrieb in definierten Winkelgraden z.B. 10° kurzfristig unterbrochen. Die Impulse zur Steuerung des Sondenantriebs werden von einer externen Reglereinheit ausgelöst, die vom Computer unabhängig ist. Computergestützt erfolgt die Trans-

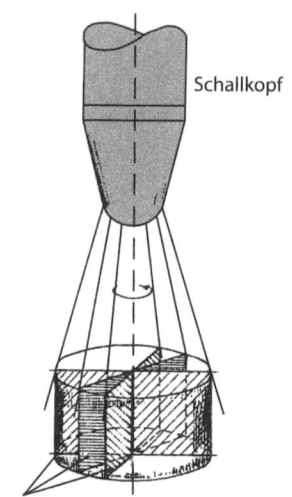

Abb. 4.51 Schematische Darstellung der Ultraschallausbreitung einer 3D-Sonde, bei der der Schallkopf um die vertikale Achse rotiert

formation der gewonnenen 18 zweidimensionalen Schnittbilder zu einem räumlichen Gewebeblock. Sohn und Mitarbeiter wandten ein solches 3D-Ultraschallsystem erstmals in der Geburtshilfe zur Untersuchung von Feten an (Sohn et al. 1988). Der Vorteil vertikal rotierender 3D-Sondentypen ist die kleine Kontaktfläche, mit der die Sonde auf der Haut aufliegt. Hierdurch können Fehler der Schallkopfführung, die durch Unebenheiten der Körperoberfläche bedingt sind, vermieden werden. Ein weiterer Vorteil dieser Technik ist die relativ einfache Herstellung des Gehäuses einschließlich des Schrittmotors. In das Schallkopfgehäuse lassen sich die meisten konventionellen Transducer einpassen. Der Nachteil vertikal rotierender 3D-Sonden besteht darin, daß sich die einzelnen gewonnenen Schnittbilder im Kreismittelpunkt überschneiden. Mit zunehmender Entfernung von der Drehachse vergrößert sich der Abstand zwischen den einzelnen Ultraschallbildern, wodurch die Rechenprozedur zur 3D-Rekonstruktion kompliziert wird. Außerdem ist die Anzahl der zur 3D-Rekonstruktion zur Verfügung stehenden Bilder (ca. 18) zu gering.

Zu 2: Durch einen Antrieb, der den Transducer in einem Winkelbereich von 1°–60° um seine horizontale Achse schwenkt (Abb. 4.52), kann der Nachteil vertikal drehender 3D-Sonden mit der hierdurch bedingten Überschneidung von Ultraschallbildsequenzen in einem gemeinsamen Schnittpunkt vermieden werden. Die Impulse zur Steuerung der horizontal schwenkenden Sonde werden von einer Reglereinheit ausgelöst, die im Gegensatz zu den vertikal rotierenden 3D-Sonden sowohl mit dem Schallkopf als auch mit dem Computer ver-

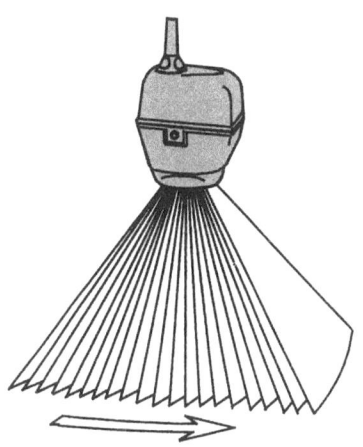

Abb. 4.52 Schematische Darstellung der Ultraschallausbreitung einer 3D-Sonde, bei der der Schallkopf um die horizontale Achse rotiert

bunden ist. Auf einem Schallkopfsystem, das horizontal schwenkbar ist, basiert zum Beispiel die zwischen 7,5 MHz und 10 MHz einstellbare angiologische 3D-Ultraschallsonde des Ultraschallgerätes der Fa. Kretz (Veluson 3D 530, Kretztechnik AG, A-4871 Zipf). Mit dem Voluson-Transducer können mehr als 100 dicht nebeneinanderliegende Schnittbilder auf Knopfdruck automatisch innerhalb von 3–5 s gescannt werden. Die gewonnene Ultraschallinformation wird on-line im internen Volumenspeicher abgelegt und hat die Form eines Pyramidenstumpfs mit bis zu 2,4 l Inhalt. In eigenen Untersuchungen an Patienten mit arteriosklerotischen Plaques in der A. carotis und A. femoralis konnte erstmals über angiologische Erfahrungen mit diesem 3D-System berichtet werden (Ludwig et al. 1994).

■ **Parallelverschiebung der Schallebene durch Bewegung des Transducers im Sondengehäuse entlang einer horizontalen Achse.** Die Parallelverschiebung der Schallebene kann durch einen im Gehäuse aufgehängten Transducer gewährleistet sein, der an Bautenzügen automatisch entlang einer horizontalen Achse bewegt wird. Auf diesem Prinzip beruht zum Beispiel eine von v. Hehn erprobte transösophageale Echokardiographiesonde (von Hehn 1994). Um die Parallelität von Ultraschallschnitten zu gewährleisten, wird der Transducer während der 3D-Untersuchung in fest definierten 0,67 mm-Schritten von in die Sonde integrierten Bautenzügen automatisch nach unten und oben bewegt. Aufgrund der benötigten Hilfsmechanik setzte diese 3D-Sonographiesysteme die Konstruktion großvolumiger Gehäuse voraus, was für den klinischen Routineeinsatz von Nachteil ist.

■ **Flexible Aufnahmetechnik mit elektronischem Positionssensor.** Ein erst vor kurzem entwickeltes 3D-System, bei der ein elektromagnetischer Positionssensor an jeden geeigneten 2D-Transducer angebracht werden kann, ermöglicht eine kostengünstige flexible Aufnahmetechnik unabhängig von dem zur Sonographie verwandten Ultraschallgerät (Nuber et al. 1994). Dieses System befindet sich zur Zeit noch in Erprobung.

Errechnung von räumlichen Bildern aus zweidimensionalen Ultraschalldaten

Im Vergleich zur Computer- oder Magnetresonanztomographie ist die 3D-Rekonstruktion aus Ultraschalldaten aus folgenden Gründen wesentlich schwieriger:

- Die Konturen von Organen sind im Ultraschallbild meist unscharf, die Bildqualität ist durch die Vielzahl reflektierter Ultraschallwellen verrauscht.
- Ultraschallbilder sind um ca. 90–99 % kontrastärmer als entsprechende CT- oder NMR-Aufnahmen.
- Im Gegensatz zur CT- und NMR-Tomographie ist die Qualität von Sonogrammen besonders abhängig von der Reflexion, Streuung und Absorption der Ultraschallwellen. Die deutliche Erfassung von Gewebestrukturen in größerer Untersuchungstiefe ist daher erschwert.

Das für 3D-Rekonstruktion von Ultraschalldaten konzipierte Computerprogramm muß daher in der Lage sein, die wesentlichen sonographischen Gewebestrukturen aus der Vielzahl abgebildeter Punkte verschiedener Graustufen im Sonogramm zu identifizieren. Durch den Einsatz spezieller Filterverfahren („speckle removal filter", Medianfilterung) können die während der Sonographie gewonnenen wichtigen Ultraschalldaten von den für die Bildgebung störenden Rauschartefakten getrennt werden. Die Problematik der Filterung von Ultraschalldaten besteht aber darin, daß simultan aufgezeichnete wichtige Informationen nicht verloren gehen dürfen. Dieses Risiko kann ausgeschlossen werden, wenn die Filterung nur derjenigen Bildinformationen erfolgt, die sich unterhalb des Auslösungsvermögens der Ultraschallsonde befinden.

Eine weitere Schwierigkeit der Rekonstruktion räumlicher Bilder aus zweidimensionalen Ultraschalldaten besteht in der scharfen Visualisierung wichtiger Organkonturen. Dieses Problem versuchten Sohn und Mitarbeiter am Beispiel von Ultraschallschnittbildern zu lösen, die mit einem sich um seine Vertikalachse drehenden Ultraschallkopf gewonnen wurden (Sohn et al. 1988). Mit Hilfe eines speziellen Computerprogramms stellten die Auto-

Abb. 4.53
a 3D-Darstellung des infrahepatischen V. cava-Segmentes (*VC*). In dem Gewebeblock ist die V. cava zu erkennen, die von Tumoren (*TU*) von dorsal eingeengt wird. Eine in die V. cava inferior einmündende Lebervene (*V.H.*) ist zu erkennen (*links* kranial; *rechts* kaudal), **b** mit der transparenten Abbildungsmethode ist die räumliche Lagebeziehung der Vv. hepaticae (*VH*) zur V. cava inferior (*VCI*) dargestellt. Die Bildsequenz zeigt von links nach rechts die Drehung des transparenten Gewebeblocks um 90°. Es sind deutlich zwei Lebervenen (*VH*) zu erkennen, die in die V. cava einmünden

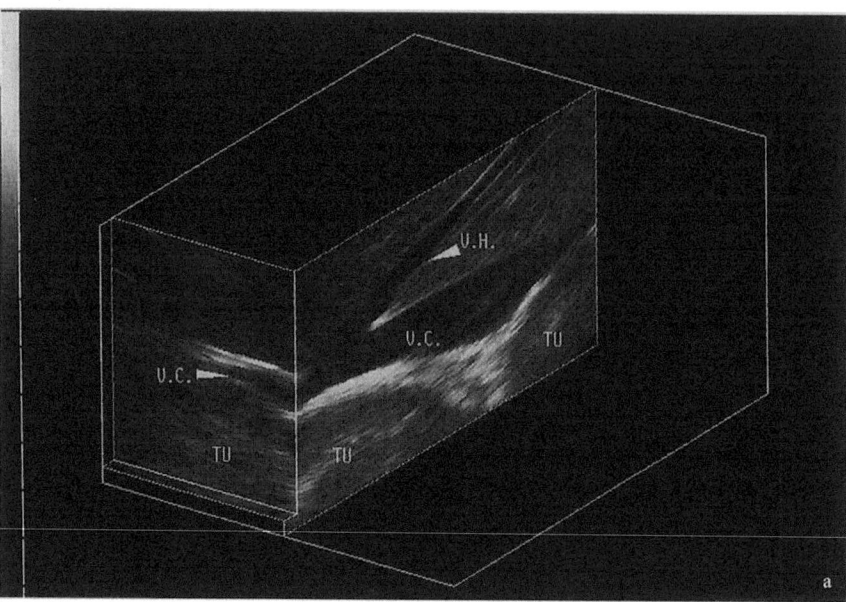

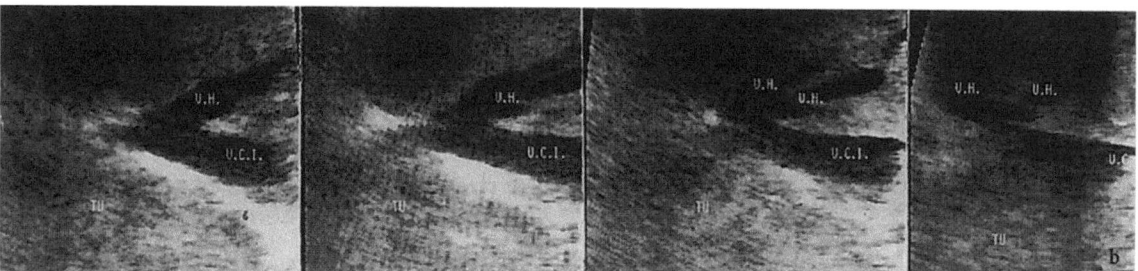

ren durch manuelles Umfahren von Organgrenzen mittels eines elektronischen Cursors am Bildschirm eine Vielzahl sonographischer fetaler Schnittbilder einzelne Ringstrukturbilder her. Da bei der Rekonstruktion die gesamte Signalinformation innerhalb der Ringstrukturen verloren ging, erhielten Sohn und Mitarbeiter zunächst 3D-Bilder, die wie Drahtkörper aussahen. In einem späteren Schritt gelang es der Arbeitsgruppe durch ein weiterentwickeltes Rechenprogramm mit der Möglichkeit einer entsprechenden Interpolation die Ringstrukturbilder zu einer geschlossenen Oberfläche zu verknüpfen. Das zur 3D-Organerfassung am Bildschirm wichtige manuelle Umfahren der Organstrukturen mittels Cursors ist sehr zeitaufwendig und daher für die klinische Praxis ungeeignet. Bei ersten Einsätzen der 3D-Technik erwiesen sich automatische Konturerkennungsverfahren als zu fehlerhaft und ungenau.

Die Entwicklung kostengünstiger Computer mit dem Vorteil schneller Rechenzeiten hat die Rekonstruktion, Analyse und Darstellung komplexer transparenter dreidimensionaler Ultraschallbilder im klinischen Alltag möglich gemacht (Sohn et al. 1989). Organkonturen werden heute durch speziell entwickelte Softwareprogramme automatisch zur Darstellung gebracht, indem z.B. für jeden registrierten Ultraschallbildpunkt die Wahrscheinlichkeit der Zugehörigkeit zu einer Gewebekontur errechnet wird. Die komplizierten Kriterien, auf denen die Wahrscheinlichkeitsberechnungen basieren, sollen an dieser Stelle nicht weiter erläutert werden. Bei diesen 3D-Rekonstruktionsverfahren sind die Transparenzparameter frei wählbar, so daß echoreiche oder echoarme Gewebestrukturen gesondert hervorgehoben werden können. Abbildung 4.53b, die unter Verwendung des 3D-Ultraschallsystems Voluson 530 (Ketztechnik AG, A-4871 Zipf) hergestellt wurde, zeigt das Beispiel einer transparenten 3D-Darstellung des intrahepatischen V. cava-Segmentes einschließlich zweier einmündender Lebervenen. Die räumliche Lagebeziehung der Gefäße zueinander verdeutlicht sehr eindrucksvoll die Drehung des Gewebeblocks um 90° am Bildschirm.

4.6.2
Experimentelle In-vitro-Erfahrungen mit 3D-Ultraschallsystemen

Unter Verwendung eines in eine Hilfsmechanik eingepaßten mechanisch betriebenen 8 MHz-Ultraschallkopfes (Fa. Biosound, USA) bestimmten Blankenhorn und Mitarbeiter erstmals in vitro mit der 3D-Methode die Lumenweiten von Glasröhrchen, in die Partikel (Zusammensetzung: Thoriumdioxid (4 %), Graphit (10 %), Propanolol (8,6 %)) unterschiedlicher Größe angebracht worden waren (Blankenhorn et al. 1983). Der Variationskoeffizient dieser Ultraschallmessungen lag zwischen 2 % und 5 %. Die Autoren wiesen darauf hin, daß die Ausbreitungscharakteristika und Fokussierungen der Ultraschallwellenfelder abhängig vom Typ der verwandten Ultraschallsonde sind. Für jedes einzelne 3D-System sollte daher vor Durchführung quantitativer Untersuchungen die Reproduzierbarkeit von Volumenmessungen überprüft werden.

Die Genauigkeit von 3dimensionalen Ultraschallmessungen untersuchten King et al. (1991) an einem 3D-Phantom. Zur Bestimmung der Volumina von Stecknadelköpfen, die in dem Phantom angebracht waren, verwandten die Autoren eine elektronisch betriebene 2,5 MHz-Sonde und das Ultraschallgerät der Fa. Hewlett-Packard (Model 77020AC, Hewlett-Packard Cooperation, Andover/MA an das ein 3D-Computersystem der Fa. Science Accessories Co. angeschlossen war (Fa. Science Accessories Corporation, Startford/CT). In dieser Untersuchung betrug der mittlere Fehler von sonographisch bestimmten Stecknadelkopfvolumina nur 1,6 %. King et al. (1991) kommen zu dem Schluß, daß Fehler sonographischer 3D-Messungen weniger durch das manuelle Umfahren der Objektkonturen als durch Fokussierungsschwäche des von der Sonde ausgesandten Ultraschallstrahls bedingt sind.

An wassergefüllten Ballons mit definierten Volumina von 5 und 50 ml untersuchten Ließ et al (1993) in vitro mit Hilfe einer 3D-Ultraschalleinheit (Gerät: Dornier AL 3200, Fa. Dornier GmbH München; Viewpoint GmbH, D-82205 Gilching), an die ein horizontal schwenkbares Transducersystem angekoppelt war, die Reproduzierbarkeit von Volumenmessungen. Die Autoren fanden eine Intra- und Inter-Beobachtervariabilität der Meßergebnisse von 2 und 4 %.

In eigenen Untersuchungen an 10 Polystyrenpartikeln unterschiedlicher Größe (10-250 mm^3), die in Silokonschläuchen fixiert wurden, konnten unter Verwendung des Gerätes Voluson 3D 530 (Kretztechnik AG, A-4871 Zipf) vergleichbare Intra- und Inter-Beobachervariabilitäten von 2,6 bis 3,2 % ermittelt werden.

4.6.3
Allgemeine klinische Anwendungsmöglichkeiten von 3D-Ultraschallsystemen

Erste klinische Erfahrungen mit der 3D-Sonographie wurden auf dem Gebiet der Geburtshilfe und Gynäkologie (Merz et al. 1993; Sohn et al. 1988), der Urologie (Schneider et al. 1991), Orthopädie (Böhm et al. 1994) und Inneren Medizin gesammelt (Roth et al. 1993; Sackmann et al. 1994; Ludwig et al. 1994). Die unterschiedlichen Arbeitsgruppen konnten zeigen, daß sich dieses neue bildgebende Verfahren zur Darstellung von Strukturen und Organen eignet, die sich normalerweise schwierig mit der zweidimensionalen Ultraschallmethode sonographieren lassen.

In der Schwangerschaftsdiagnostik ist unter Verwendung der 3D-Technik die objektive Analyse fetaler Fehlbildungen unabhängig von störenden Kindsbewegungen möglich (Lees 1991; Sohn et al. 1992). Pathologische Veränderungen des Fetus wie zum Beispiel Lippen- und Kieferspalten können durch eine dreidimensionale Oberflächenrekonstruktion des fetalen Gesichts fühzeitig erkannt werden. In der Frühgravidität kann die effektive Schallzeit durch den Einsatz der 3D-Sonographie deutlich reduziert werden.

Im urologischen Anwendungsbereich erlaubt die 3D-Sonographie die gleichzeitige Beurteilung von Oberflächen- und Binnenstrukturen der Prostata (Schneider et al. 1991). Messungen des Prostatavolumens sind rasch und einfach durchführbar und korrelieren wesentlich genauer mit dem tatsächlichen Prostatavolumen als dies bei 2D-Messungen der Fall ist. Für die transrektale Endosonographie stellt der Einsatz der 3D-Technik einen beträchtlichen Vorteil dar, da normalerweise die Bewegungsfreiheit dieser Ultraschallsonden stark eingeschränkt ist. Bei geeigneter Volumengröße des 3D-Scans können komplette Organe wie Prostata und Niere gleichzeitig aufgenommen werden. Die Volumenbestimmung von Tumoren ermöglicht deren bessere Kontrolle während Chemotherapie oder Bestrahlung. Außerdem kann die Lagebeziehung von Gefäßen und Tumoren zueinander besser beurteilt werden.

Gegenüber der 2D-Sonographietechnik hat die Anwendung der dreidimensionalen Ultraschallmethode in der Orthopädie den Vorteil der Beurteilung des Gelenkinnenraums, der Knorpeloberfläche und der besseren Abschätzung der Synovialisdicke (Keller et al. 1994). Außerdem ist das exakte Volumen von Weichteiltumoren, Zysten und Hämatomen bestimmbar.

Wesentliche Verbesserungen werden in der Inneren Medizin und Radiologie durch den Einsatz der

3D-Sonographie in der Diagnose von fokalen Läsionen, Primärtumoren, Gallengangs- und Gallenblasensteinen, Pankreas, Leber- und Nierenerkrankungen erzielt (Ließ et al. 1993; Zoller et al. 1994). In der Kardiologie läßt sich durch die transösophageale 3D-Technik der Mitralklappenapparat und dessen Bewegungsablauf genauer beurteilen, so daß exakte morphologische Aussgen möglich sind. Das Verfahren erlaubt die nichtinvasive Volumetrie des linken Vorhofs und Ventrikels. Von Hehn konnte erstmals unter Verwendung der transösophagealen Echokardiographietechnik qualitativ hervorragende 3D-Bilder des Sinus valsalvae sowie linksventrikulären Ausflußtraktes und von Aneurysmen der Aorta ascendens anfertigen (von Hehn 1994).

4.6.4
Erfahrungen mit der 3D-Sonographie in der angiologischen Diagnostik

Erst seit kurzer Zeit wird die 3D-Technik in der Gefäßdiagnostik eingesetzt, so daß nur wenige Pubkikationen einzelner Autoren, die über Erfahrungen mit diesem neuen bildgebenden Verfahren berichten, vorliegen. Nachfolgend wird der Stellenwert von 3D-Untersuchungen in der Arterien- und Venendiagnostik am Beispiel von Aortenaneurysmen, arteriosklerotischen Plaques der A. carotis und A. femoralis und tiefen Beinvenenthrombosen dargestellt.

Aortenaneurysma

Gegenüber der 2D-Ultraschalltechnik liefert die Anwendung der 3D-Sonographie zusätzliche Informationen über die Ausdehnung und Form von Aortenaneurysmen (Abb. 4.54). Mit diesem neuen Verfahren können Aneurysmavolumen exakt bestimmt werden, sodaß eine genaue Verlaufsbeobachtung dieser Gefäßveränderungen möglich ist.

In einer Pilotuntersuchung an 9 Patienten weist von Hehn auf die Vorteile der 3D-Rekonstruktion von Ultraschallbildern der thorakalen Aorta, die mit einer handelsüblichen transösophagealen Sonographieeinheit (5-MHz-Transducer) und eines digitalen 3D-Auswertungssystems (Fa. TomTec imaging Systems GmbH, D-85716 Unterschleißheim) EKG- und atmungsabhängig getriggert gewonnen wurden, hin (von Hehn 1994). Gegenüber der üblichen transösophagealen 2D-Sonographie sieht der Autor die Vorteile dieses neuen bildgebenden Verfahrens in der objektiven abstraktionsfreien Befunddarstellung, der hohen Reproduzierbarkeit der Untersuchungsergebnisse und der verbesserten Abbildungsqualität morphologischer Gefäßwandveränderungen. Hierdurch gelingt die optimale präoperative Planung chirurgischer Eingriffe bei disseziierten oder nichtdisseziierten thorakalen Aortenaneurysmen. Die in der Verlaufskontrolle durchgeführten exakten quantitativen Bestimmungen von Aneurysmenvolumina erlauben die genauere Bestimmung des Operationszeitpunktes. Zusätzlich erleichtert die 3D-Sonographie die postoperative Verlaufskontrolle (von Hehn 1994).

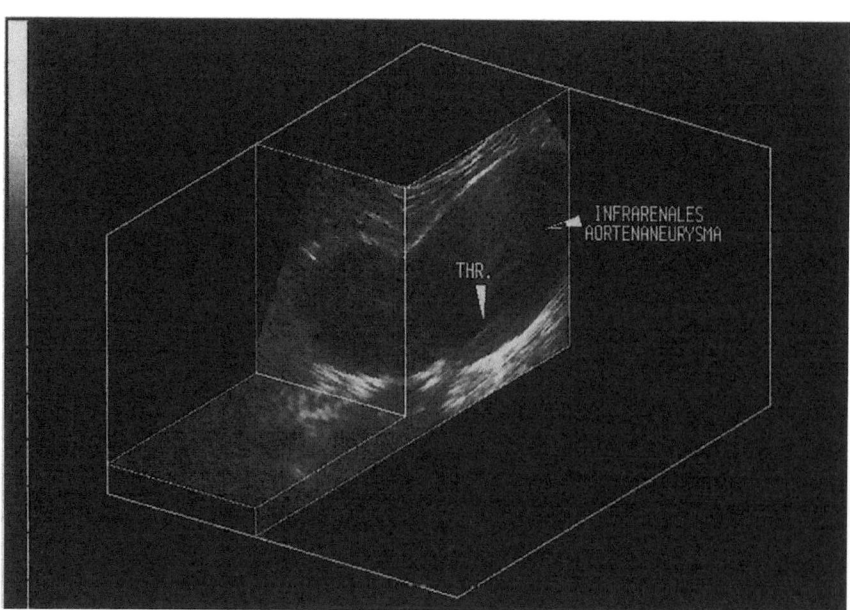

Abb. 4.54
Die Abbildung zeigt das 3D-Volumen mit einem 5 cm großen teilweise thrombosierten (*THR*) infrarenalen Aortenaneurysma. Dargestellt sind Anteile des Gefäßes im Quer- und Längsschnitt

Ließ et al. (1994) untersuchten an 57 Patienten mit infrarenalen Aortenaneurysmen die Bildqualität aortaler 3D-Darstellungen unter Verwendung einer 3D-Ultraschalleinheit (Gerät: Dornier AL 3200, Fa. Dornier GmbH München; Viewpoint GmbH D-82205 Gilching), an die ein horizonal schwenkbares Transducersystem angekoppelt war. Die Autoren beurteilten die Qualität der Abbildungen von 31 der 57 Aortenaneurysmen mit „sehr gut" bis „gut". In der gleichen Untersuchung erfolgte der Vergleich der Ergebnisse von Volumenmessungen an Aneurysmen, die mit Hilfe der 2-dimensionalen und 3-dimensionalen Ultraschalltechnik ermittelt wurden. Zunächst wurden zweidimensionale Ultraschallmessungen der Aneurysmalänge, -breite und -höhe unter Anwendung der Elipsoidformel mathematisch verknüpft und das Volumen berechnet. Dann erfolgten erneute Volumenmessungen der Plaques unter Anwendung der 3D-Volumetrie. Bei diesem Verfahren zeichnet der Untersucher mit einem „mausgesteuerten" Cursor auf dem Bildschirm die Konturen der einzelnen parallelen Schritte eines zu vermessenden räumlichen Objektes nach. Das Volumen des Objekts wird durch Summation der einzelnen Flächenvolumina der Schnittbilder (Schnittbildfläche · Abstand der Schnittbilder) berechnet. Ausreichend präzise ist die Methode, wenn mindestens 5 Schnittbilder ausgemessen werden (Ließ et al. 1994). Gegenüber der mit der Elipsoidformel erfolgten Volumenbestimmung waren die Meßdaten der manuellen 3D-Volumetrie in 92 % der Fälle niedriger (Ließ et al. 1994).

Volumenmessungen von arteriosklerotischen Plaques der A. carotis und A. femoralis

Zur Verlaufsuntersuchung arteriosklerotischer Gefäßwandläsionen ist die dreidimensionale Darstellung und Volumenmessung arteriosklerotischer Plaques eine wichtige Voraussetzung. Außerdem können Fehleinschätzungen der Ausdehnung arteriosklerotischer Gefäßwandveränderungen, die bei alleiniger Auswertung eines sonographischen Längs- und Querschnittsbildes mit unvollständig erfaßter Arterienwand möglich sind, durch die Anwendung der 3D-Technik vermieden werden.

Unter Verwendung eines in eine Hilfsmechanik eingepaßten linearen 10 MHz-Ultraschallkopfes zur Gewinnung einer parallelen Schnittbildfolge bestimmten Steinke et al. (1989) erstmals Volumina von weichen Plaques der A. carotis des Menschen. Die Messungen und statistischen Analysen wurden durch manuelles Umfahren der Plaqueoberfläche mittels elektronischem Cursor an Serien von jeweils 10–20 sequentiellen Ultraschichtbildern der Gefäße im Maximum der Systole durchgeführt. Die dreidimensionale Rekonstruktion der Sonographiebilder erfolgte durch ein spezielles Computersystem der Fa. Kontron (Kontron Electronics). In dieser Untersuchung bestimmten die Autoren die Intra- und Intervariabilität von Volumenmessungen arteriosklerotischer Plaques der A. carotis mit 6 und 18 % (Steinke et al. 1989). Arteriosklerotische kalkhaltige Plaques, von denen eine Schallschattenbildung ausging, eigneten sich nicht zur dreidimensionalen sonographischen Volumenbestimmung. In diesen Fällen war aufgrund der Schallauslöschung von Plaquekonturen die elektronische Planimetrie der Wandveränderung unmöglich.

Delcker und Mitarbeiter bestimmten unter Verwendung eines ebenfalls in eine Hilfsmechanik eingepaßten linearen 7,5 MHz-Ultraschallkopfes Volumina von weichen Plaques der A. carotis des Menschen (Delckert et al. 1994). Gegenüber Steinke et al. (1989) fanden die Autoren eine bessere Intrabeobachtervariabilität und Interbeobachtervariabilität sonographischer Plaquevolumenmessungen von 3,4 und 3,8 %. Das von beiden Arbeitsgruppen zur Datenakquisition verwandte 3D-Sonographie-System ist aufgrund seiner aufwendigen Hilfsmechanik in seiner breiten klinischen Anwendung eingeschränkt.

Am Beispiel eines wesentlich einfacher anzuwendenden neuentwickelten dreidimensionalen Ultraschallsystems der Fa. Kretz Voluson 3D 530 (Kretztechnik AG, A-4871 Zipf) und einem 10 MHz-Annularphased-Volumenschallkopf konnte in eigenen Untersuchungen die Reproduzierbarkeit sonographischer Volumenmessungen in vivo an weichen Plaques der A. carotis communis (n=40) und A. femoralis (n=20) ermittelt werden (Ludwig et al. 1994). Als Maß für die Reproduzierbarkeit der Methode wurden die Intra- und Interbeobachtervariabilitäten der einzelnen Meßergebnisse über die Berechnung der relativen Variationskoeffizienten bestimmt. Abbildung 4.55 zeigt Videodruckerbilder einer weichen arteriosklerotischen Plaques der A. carotis interna, deren Volumen bestimmt wurde. Die 3 senkrecht aufeinanderstehenden Schnittbilder im Raum des sonographischen Gewebevolumenkörpers waren frei einstellbar. Der auf dem Längsschnittbild erkennbare Punkt markiert die Stelle, an der die jeweilige Querschnittsdimension der Gefäßläsion herausgelesen wurde. An mindestens 7 parallelen sonographischen Querschnitten, die durch die Wandveränderung gelegt wurden, erfolgte auf dem Bildschirm mit dem „mausgesteuerten" das Nachzeichnen ihrer Konturen. Das Plaquevolumen errechnete sich aus der Summation der einzelnen Flächenvolumina der Schnittbilder (Schnittbildfläche · Abstand der Schnittbilder). In der Untersuchung betrug die Intravariabilität der Volumenmessungen von Plaques der A. carotis communis und der A. femoralis 2,8 % und 2,6 %,

Abb. 4.55
Videodruckerbilder einer weichen arteriosklerotischen Plaques (*Pfeile*) in der A. carotis interna (A.C.I). Dargestellt sind die 3 senkrecht aufeinander stehenden Schnittbilder, die im Raum des sonographischen Gewebevolumenkörpers frei einstellbar sind. Der auf dem Längsschnittbild (*links oben*) erkennbare Punkt oberhalb des Plaques der A.C.I. markiert die Stelle, an der die jeweilige Querschnittsdimension der Arterie (*rechtes oberes Bild*) herausgelesen wurde

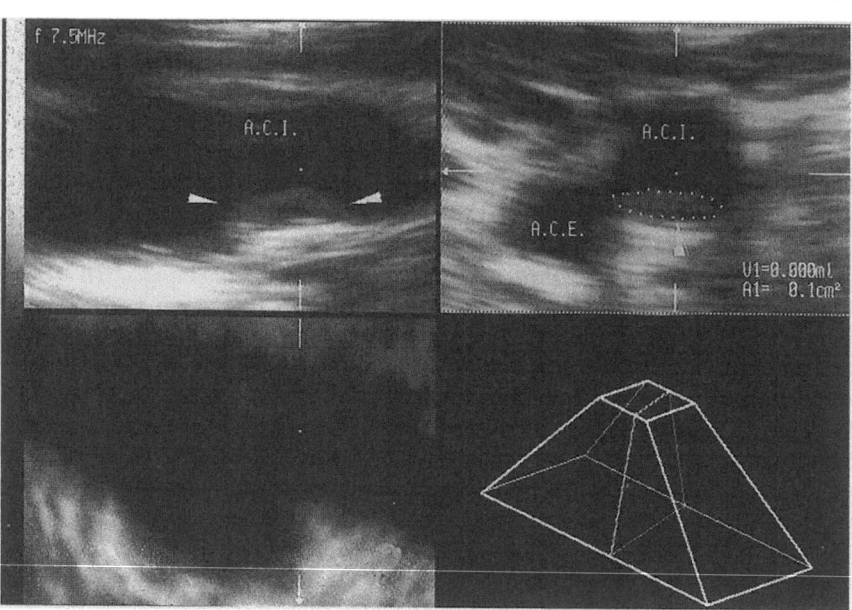

die Intervariabilität 4,2 und 2,3% (Abb. 4.56 a, b). Mit den Ergebnissen dieser Arbeit konnte gezeigt werden, daß die Reproduzierbarkeit 3dimensionaler Ultraschallmessungen so hoch ist, daß sich diese Methode zur quantitativen Volumenbestimmungen weicher arteriosklerotischer Plaques in epidemiologischen Untersuchungen und während interventionellen Maßnahmen seht gut eignet. Besonders vorteilhaft erweist sich bei dieser Untersuchung der Einsatz des Volumenscanners, der frei beweglich war und keine Hilfsmechanik benötigte. Hierdurch konnten die Untersuchungszeiten pro Gefäß auf ca. 5 min begrenzt werden. Die Herstellung transparenter 3D-Sonographiebilder der Arterien benötigt jedoch trotz moderner Computertechnik bis heute noch eine lange Dauer von bis zu 15 min.

3D-Sonographie in der Venendiagnostik

Die Ultraschalldiagnose von Unterschenkelvenenthrombosen ist bis heute trotz Einsatz der Schwarzweiß- oder Farbduplexsonographie erschwert. Die Sensitivität und Spezifität wird für diese Lokalisation der Thromben mit 89–92% bzw. 94–96% angegeben (Elias et al. 1987; Langholz et al. 1991). Zum Ausschluß einer tiefen Unterschenkelvenenthrombose könnte der Einsatz der 3D-Sonographie zusätzliche Informationen liefern, die die diagnostische Treffsicherheit erhöhen. Unter Verwendung einer 7,5 MHz 3D-Annularsonde und des Voluson 3D 530-Systems der Fa. Kretz wird z.Z. in eigenen Untersuchungen der diagnostische Stellenwert dieser neuen Methode bei Patienten mit Verdacht auf tiefe Unterschenkelvenenthrombose geprüft. Erste noch unveröffentlichte Ergebnisse weisen darauf

Abb. 4.56 a Intravariabilität von sonographischen Volumenmessungen an Plaques der A. carotis communis. $n = 40$, $y = 0979x + 0,805$, r 0,9, **b** Intervariabilität von sonographischen Volumenmessungen an Plaques der A. carotis communis. $n = 40$, $y = 0,941 \times + 1,489$, $r = 0,9$

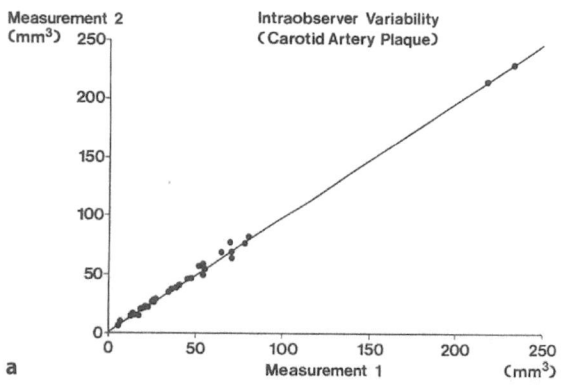
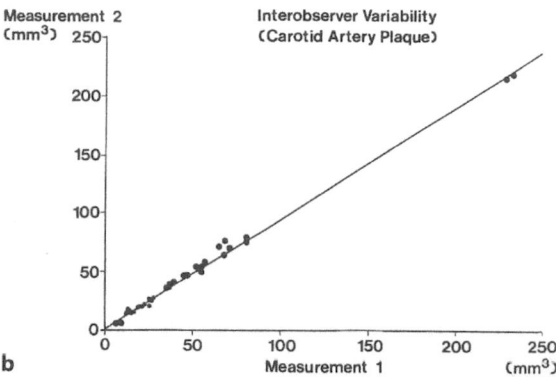

hin, daß sich beim Normalbefund die räumliche Beziehung aller 6 Unterschenkelvenen zueinander mit guter Bildqualität darstellen läßt. Der 2D-Sonographie vergleichbar kann die Komprimierbarkeit der Venen im 3-Bild suffizient überprüft werden. Im Fall echogebender Venenthromben gelingt mit der 3D-Sonographietechnik die Darstellung der räumlichen Ausdehnung der Thrombose. Abbildung 4.57 zeigt den Ausschnitt des Gewebevolumens des dorsalen proximalen Unterschenkels mit einem umflossenen Thrombus (Pfeile) in einer Unterschenkelvene, der in den Schenkel einer doppelt angelegten V. poplitea hineinragt.

Im abdominellen Abwendungsbereich erleichtert die 3D-Sonographie die Darstellung komplexer Gefäßverhältnisse erheblich. Dies zeigt das Beispiel einer Patientin mit einem Nebennierentumor, der die V. cava bis auf ein minimales Restlumen komprimiert (Abb. 4.53 a, b). Das Ausmaß der tumorbedingten Gefäßkompression läßt sich nichtinvasiv und schnell erfassen. Vorteilhaft für das Verständnis der räumlichen Organbeziehungen ist die Möglichkeit der Drehung des am Monitor transparent dargestellten Gewebelumens (Abb. 4.53 b). Bei einem Patienten mit angeborenem Membranverschluß der V. cava inferior ließ sich allein mit der 3D-Sonographie die Verschlußlänge sicher darstellen (Abb. 4.58 a). In der Abb. 4.58 b ist eine dilatierte Kollateralvene (K) zu erkennen, die den kranialen Anteil der V. cava inferior speist. Aufgrund dieser Befunddarstellung konnte die Ballondilatation des Membranverschlusses durchgeführt werden.

Obwohl die Erfahrungen mit der 3D-Sonographie in der Angiologie gering sind, weisen die bis heute publizierten Ergebnisse der verschiedenen Arbeitsgruppen darauf hin, daß dieser neuen nichtinvasiven Untersuchungstechnik zukünftig eine bedeutende Rolle in der nicht-invasiven Diagnostik von Gefäßerkrankungen zukommen wird. Im folgenden sind noch einmal die möglichen Vorteile des Einsatzes der 3D-Sonographie in der angiologischen Diagnostik zusammengefaßt:

- freie Wahl der untersuchten Schnittebenen in allen drei Raumachsen;
- gespeicherte Gewebevolumina können jederzeit wieder aufgerufen werden und in allen Schnittebenen bewegt und ausgemessen werden;
- eindeutige Darstellung komplexer Gefäßverläufe und der Lagebeziehung von Gefäßen und Organstrukturen;
- mögliche Verbesserung der nichtinvasiven Diagnostik von Unterschenkelvenenthrombosen;
- Volumenmessung von Gefäßaneurysmen, Hämangiomen, Tumoren und Zysten mit optimaler Verlaufskontrolle;
- Volumenmessung weicher arteriosklerotischer Plaques möglich, hohe Reproduzierbarkeit quantitativer Ultraschallmessungen;
- Einsatz in epidemiologischen und interventionellen Untersuchungen zur Erfassung und Verlaufskontrolle arteriosklerotischer Gefäßwandveränderungen.

Mit der Entwicklung der 3D-Sonographie ist erstmals die Betrachtung beliebiger Gewebevolumina aus verschiedenen Blickrichtungen sowie die untersucher-unabhängige objektive Präsentation räumlicher Gefäß- und Gewebeveränderungen möglich.

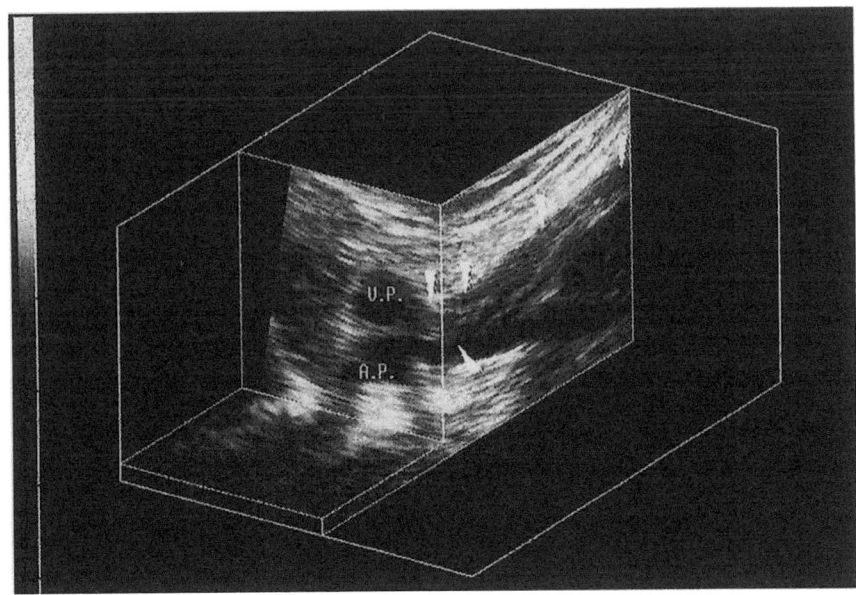

Abb. 4.57
Ausschnitt eines Gewebevolumens des dorsalen proximalen Unterschenkels mit einem umflossenen Thrombus (*Pfeile*) in einer Unterschenkelvene, der in den einen Schenkel der doppelt angelegten V. poplitea (*V.P.*) hineinragt. Unterhalb der V. poplitea stellt sich die A. poplitea (*A.P.*) dar

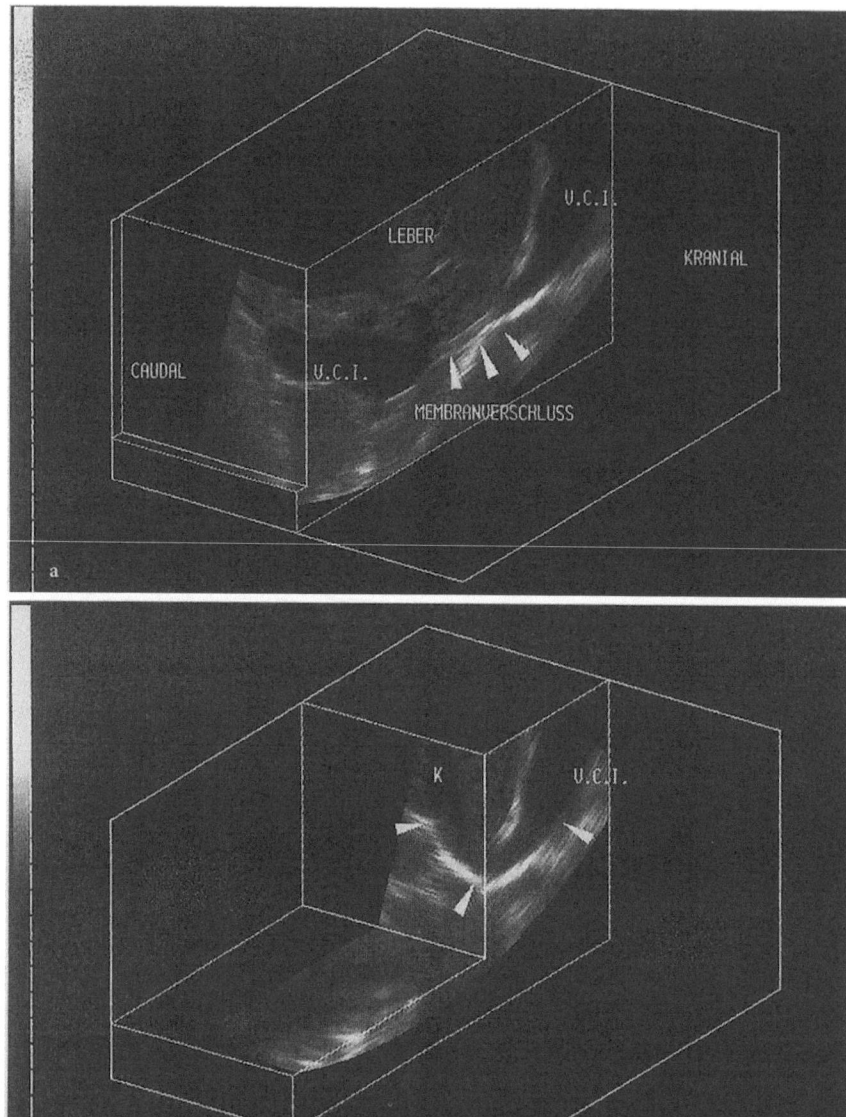

Komplexe anatomische Gefäßverläufe und deren Lagebeziehung zu Organen können reproduzierbar erfaßt und beurteilt werden. Die räumliche Darstellung von Gefäßwandveränderungen im Ultraschallbild ermöglicht erstmals die genaue Volumenbestimmung und Verlaufskontrolle arteriosklerotischer Plaques. Die nichtinvasive exakte quantitative Beurteilung dieser Arterienveränderungen ist wichtige Voraussetzung für die Durchführung epidemiologischer Untersuchungen und interventioneller Therapiestudien.

Abb. 4.58 a Etwa 2 cm langer Membranverschluß (*Pfeile*) im intrahepatischen Abschnitt der V. cava inferior (*V.C.I.*), b ausgeprägte Lebervenenkollaterale (*K*), die kranial des Membranverschlusses die V. cava inferior (*V.C.I.*) speist

4.7
Computertomographie

L. HEUSER und B. LUKA

4.7.1
Untersuchungstechnik

Vorbereitung des Patienten
Eine spezielle Vorbereitung des Patienten ist zur Computertomographie (CT) der Arterien nicht erforderlich. Da bei den heute überwiegend (in Deutschland ausschließlich) verwendeten nichtionischen Kontrastmitteln Übelkeit und Brechreiz sehr selten beobachtet werden, ist die früher geforderte 4stündige Nahrungskarenz nicht mehr erforderlich.

Kontrastmittelgabe
Für eine adäquate Darstellung der Arterien ist die intravenöse Gabe von nierengängigem Kontrastmittel unbedingt erforderlich, da nur auf diese Weise Lage, Form und Größe des Lumens und pathologische Wandveränderungen bzw. Thromben abgrenzbar sind. In der Regel werden für die CT-Angiographie (CTA) 100–200 ml eines nichtionischen Kontrastmittels mit einer Jodkonzentration von 300–370 mg/ml mittels einer Infusionspumpe mit einem variablen Flow von 2–5 ml/s über eine großlumige Verweilkanüle injiziert. Vor Kontrastmittelinjektion wird bei Patienten mit Meteorismus ein Spasmolytikum (z.B. 1–2 ml Buscopan® i.v.) zur Verringerung von Artefakten durch die Darmperistaltik verabreicht.

Eine strenge Indikationsstellung zur Kontrastmittelgabe ergibt sich bei Patienten mit manifester Hyperthyreose, schwerer Niereninsuffizienz, Plasmozytom oder Herzinsuffizienz (NYHA III und IV). Eine absolute Kontraindikation zur Kontrastmittel-CT liegt bei einer bekannten Kontrastmittel- bzw. Jodallergie und bei einer Schwangerschaft vor.

Computertomographische Datenakquisition
■ **Einzelschicht-CT.** In der konventionellen CT werden nacheinander Einzelschichten erstellt, d.h. während der Rotation des Röhren-Detektorsystems bewegt sich der Tisch mit dem Patienten nicht. Innerhalb einer 360 Grad-Umdrehung werden über 1000 Projektionen (Absorptionsprofile) gemessen und aus diesen anschließend durch Faltung und Rückprojektion das jeweilige CT-Bild berechnet. Die Abbildung der verschiedenen Gewebe in der Schichtebene erfolgt in absorptionsabhängiger Graustufung. Die Zykluszeit (Zeit zwischen den Starts der Datenakquisition aufeinanderfolgender Schichten) liegt bei ca. 15 s, die Meßzeit (Zeit der Datenakquisition) bei 1–3 s. Der Patient muß während der Datenakquisition den Atem anhalten, um Bewegungsatefakte zu vermeiden. Bei einem sogenannten Dynamic-Screening-CT (Somatom Plus, Siemens Erlangen) beträgt die Zykluszeit ca. 6 s. Während einer Atemstillstandphase können somit bis zu 6 Schichten angefertigt werden. Die verschiedenen Zykluszeiten haben einen Einfluß auf die Kontrastmitteldynamik und die Bewegungsartefakte.

■ **Spiralcomputertomographie.** Bei der Spiral-CT erfolgt bei kontinuierlich rotierendem Röhren-Detektorsystem mit kontinuierlicher Strahlung ein simultaner Tischvorschub. Hierdurch resultiert eine spiralförmige bzw. helikale Abtastbewegung. Statt der Einzelschichtdaten wird ein Volumendatensatz einer ganzen Körperregion (z.B. Thorax oder Abdomen) gewonnen, aus dem sich nachfolgend transversale Einzelschichten und 2(2D)- oder 3-dimensionale (3D) Sekundärrekonstruktionen erstellen lassen.

Die Ortsauflösung der berechneten axialen Bilder entspricht der Ortsauflösung der herkömmlichen Einzelschicht-CT-Bilder. In einer Atemstillstandphase kann bei einer Aufnahmedauer von 40 s ein Organbereich von max. 80 cm abgebildet werden. Um eine bessere Ortsauflösung zu erreichen, sollte die Schichtdicke oder die Tischvorschubsgeschwindigkeit reduziert werden, dies führt zu einer Länge des Untersuchungsvolumen von 20–40 cm.

Mittels Spiral-CT können große Organvolumina lückenlos ohne respiratorische Bewegungsartefakte unter optimaler Ausnutzung eines Kontrastmittelbolus dargestellt werden. Die kurze Untersuchungszeit bietet insbesondere bei kreislaufinstabilen Patienten Vorteile. Die Bildberechnung erfolgt aus dem gespeicherten Datensatz. Weitere Nachverarbeitungsmöglichkeiten wie multiplanare Rekonstruktionen oder 3D-Oberflächen- und MIP(Maximum-intensity-projection)-Darstellungen können eingesetzt werden (Prokop, 1993).

Nachverarbeitungsmöglichkeiten
■ **Multiplanare Sekundärrekonstruktion.** Zur Berechnung von Sekundärrekonstruktionen sollten nicht Einzelschicht-CT-Daten, sondern Spiral-CT-Daten herangezogen werden, um störende Stufenartefakte zu vermeiden. Es können beliebige Schnittebenen, sogar gekrümmte Rekonstruktionen, die dem Gefäßverlauf folgen, durchgeführt werden (Abb. 4.59 a, b). Probleme ergeben sich besonders bei sehr geschlängelten Gefäßen, da die Feststellung der Schnittebene an einem CT-Bild nur geschätzt werden kann. Es entstehen sogenannte

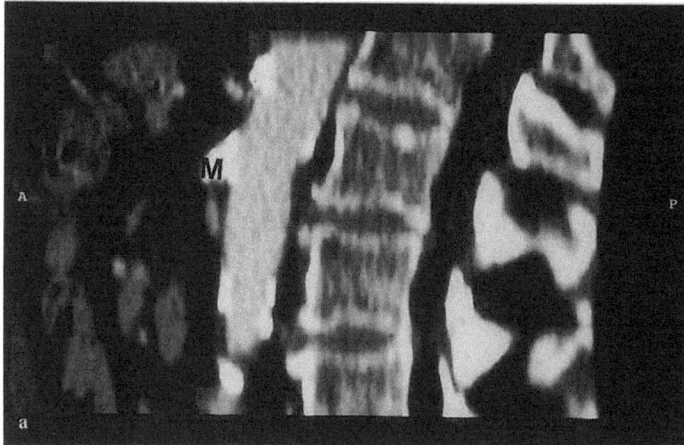 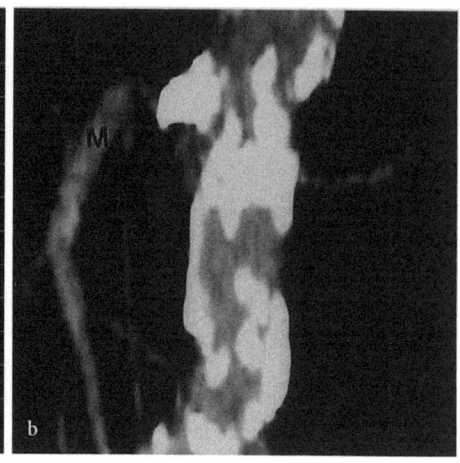

Abb. 4.59 a, b Multiplanare Rekonstruktion der Aorta abdominalis in Höhe des Abgangs der Arteria mesenterica superior (*M*), diese ist nur partiell dargestellt, da sie aufgrund ihres Verlaufes nicht in einer Schichtebene abzubilden ist. Die verkalkten Plaques lassen sich gegen das perfundierte Lumen gut abgrenzen (**a**). MIP-Rekonstruktion (**b**) der Aorta abdominalis desselben Patienten. Die Arteria mesenterica superior (*M*) weist eine abgangsnahe hochgradige Stenose auf, diese konnte mit der multiplanaren Rekonstruktion nicht dargestellt werden

Pseudostenosen oder -verschlüsse, diese können durch genaue Analyse der axialen CT-Bilder als solche erkannt werden.

■ **3D-Oberflächenrekonstruktion („surface rendering").** Bei der 3D-Darstellung wird ein Schwellenwert gewählt, alle Bildpunkte im Auswertevolumen, deren CT-Werte oberhalb des Schwellenwertes liegen, dienen der Bildgebung. Die Oberfläche eines Gefäßes läßt sich durch eine simulierte Lichtquelle beleuchten, um Konturen hervorzuheben. Bei der Rekonstruktion kommen die knöchernen Strukturen im Auswertevolumen ebenfalls zur Darstellung, da ihre Dichtewerte oberhalb des Schwellenwertes der Gefäße liegen. Sind diese störend, können sie editiert und aus dem Bild herausgeschnitten werden. Die Lagebeziehung von Gefäßen zueinander und die Oberflächenstrukturen werden durch die 3D-Oberflächenrekonstruktion abgebildet. Sie erlaubt die räumliche Darstellung von komplexen Gefäßstrukturen, die aus allen Richtungen betrachtet werden können. Vorteile gegenüber der Angiographie ergeben sich durch beliebige Projektionen

Abb. 4.60 a, b Hochgradige Stenose der Arteria iliaca communis links in Höhe eines verkalkten Plaques. In der MIP-Rekonstruktion (**a**) ist aufgrund einer ungünstigen Fensterung das noch perfundierte Lumen nur unscharf abgrenzbar, die zusätzliche Analayse der Einzelbilder führt zur richtigen Diagnose. Im Vergleich mit der 3D-Darstellung (**b**) lassen sich jedoch das perfundierte Lumen und die Wandverkalkungen besser voneinander abgrenzen

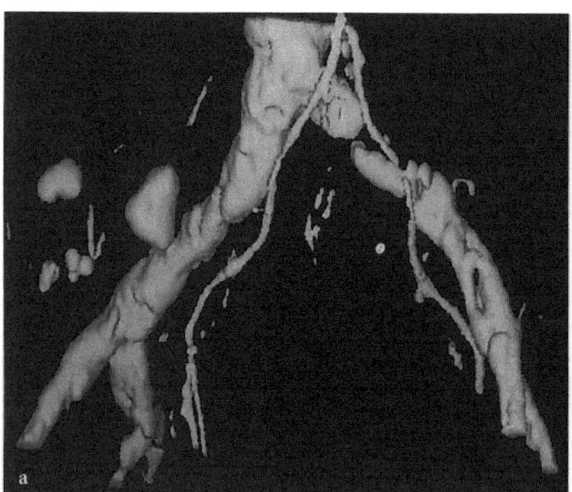 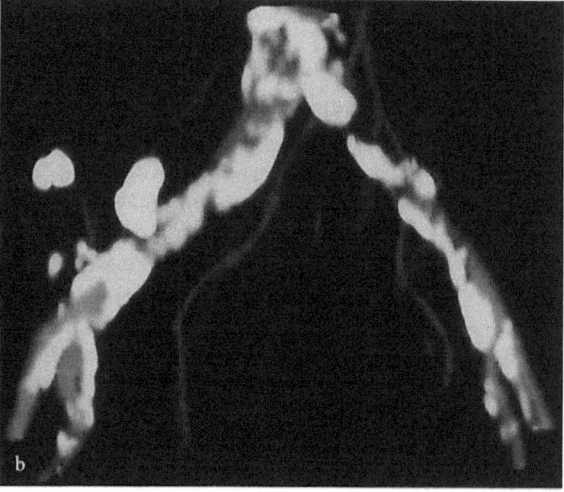

der Gefäßstrukturen in vielen Ebenen (Abb. 4.60 a). Nachteile bietet die Methode bei der Abgrenzbarkeit von Thromben. Durch Wahl eines nichtgeeigneten Schwellenwertes kann es darüber hinaus zu einer Stenoseunter- oder überbewertung kommen (Höhne 1986; Marsh 1983).

- **MIP ("maximum-intensity-projection").** Vor Berechnung der MIP-Bilder müssen Knochen und Strukturen im Auswertevolumen, deren Dichtewerte oberhalb derjenigen der Gefäße liegen, eliminiert werden. Da dies sehr zeitaufwendig und eine neue Datenakquisition während dieses Vorganges nicht möglich ist, empfiehlt sich hierfür eine separate Workstation. Die Bilddaten werden im Rechner zu einem dreidimensionalen Volumen übereinandergestapelt. Dieses kann aus beliebigen Projektionsrichtungen betrachtet werden. Der maximale CT-Wert in Projektionsrichtung wird in das gespeicherte Pixel des jeweiligen Projektionsbildes eingetragen (Abb. 4.60 b). Der Vorteil der MIP-Bilder liegt darin, daß kontrastierte Gefäße, Wandverkalkungen und intravasale Thromben aufgrund unterschiedlicher Dichtewerte differenziert werden können (Napel 1992).

4.7.2
Normalbefunde

Da die Aorta mit Ausnahme des Arcus in Richtung der Körperlängsachse orientiert ist, wird sie im CT-Transversalschnitt auch als kreisrunde Struktur mit homogenem Lumen abgebildet. Der Durchmesser ist im Bereich der Aorta ascendens am größten (bis zu 3,5 cm) und nimmt mit dem Verlauf des Gefäßes nach distal ab. Kalibersprünge finden sich jeweils unmittelbar hinter den Abgängen der brachiozephalen Gefäße und der Nierenarterien. Folglich weist das infrarenale Segment (Abschnitt V) den geringsten Durchmesser auf.

Mit zunehmendem Alter vergrößert sich der Durchmesser des Aortenrohres in allen Abschnitten. Dies gilt vor allem für Kinder und Jugendliche (Fitzgerald et al. 1987), aber auch – allerdings in geringerem Maße – für gesunde Erwachsene.

Die von der Aorta abgehenden Arterien werden, je nachdem, ob sie quer, längs oder schräg zur CT-Schicht verlaufen, als kreis- oder strichförmige bzw. als ovale Strukturen dargestellt. Der Untersucher muß sich den Gesamtverlauf der Gefäße anhand aller vorliegender Schichten vorstellen. Mit 3D- oder MIP-Rekonstruktionen ist hingegen eine vollständige Abbildung der Aorta oder ihrer Äste unabhängig von der Verlaufsrichtung im untersuchten Körperabschnitt möglich.

4.7.3
Pathologische Befunde

Proliferierende Arteriosklerose

Arteriosklerotische Wandplaques und thrombotische Wandveränderungen sind als entsprechende Kontrastaussparung im Aortenquerschnitt zu erkennen (Abb. 4.61). Im Nachweis von Wandverkalkungen der Aorta ist die Computertomographie das sensitivste, in deren Darstellung das präziseste Verfahren. Für die Planung interventioneller Eingriffe ist die quantitative Abschätzung von Aorten- und Arterienwandverkalkungen auf den transversalen Schichten von besonderer Bedeutung. Für die übersichtliche Darstellung der Gefäßwandverkalkungen eignet sich dagegen besonders die Spiral-CT in Verbindung mit MIP-Rekonstruktion. Ein Lumenverschluß zeigt sich schließlich durch einen fehlenden Dichteanstieg im Lumen (Abb. 4.62).

Dilatierende Angiopathie

Im Rahmen der dilatierenden Angiopathie kommt es zu einer diffusen Erweiterung des Aortenrohres, die über längere Abschnitte nachweisbar ist und als Ektasie bezeichnet wird. Im Gegensatz zum Aneurysma finden sich hierbei normalerweise keine parietalen Thromben, wenngleich auch Kombinationen von proliferierenden und dilatierenden Wandläsionen vorkommen. Mit dem Fortschreiten der arteriosklerotischen Veränderungen ist der Übergang zum Aneurysma fließend.

Aneurysma verum

Das Aneurysma verum der Aorta stellt eine umschriebene und deutliche Aufweitung des

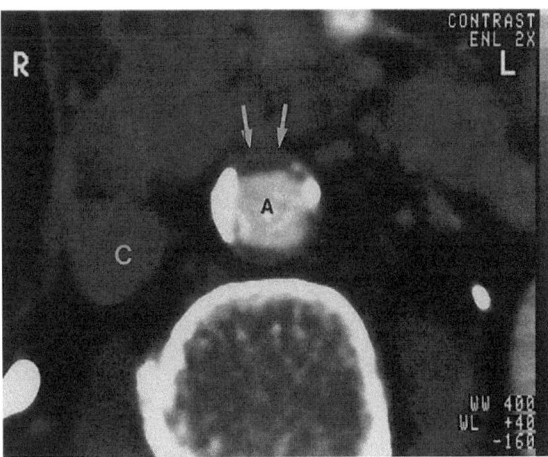

Abb. 4.61 Die Aorta abdominalis (*A*) weist neben dem perfundierten Lumen randständige hypodense Thromben und hyperdense Wandverkalkungen auf

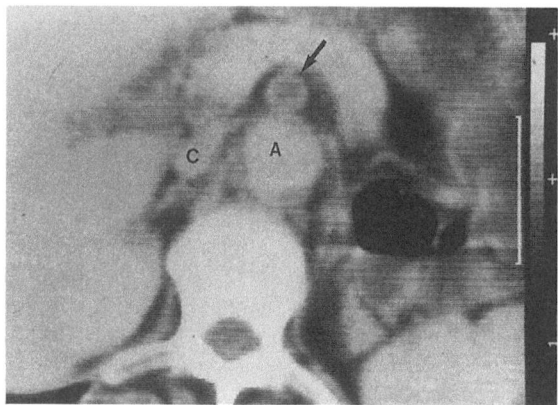

Abb. 4.62 Arteriosklerotischer Verschluß der Arteria mesenterica superior (*Pfeil*). Die Aorta abdominals (*A*) zeigt deutliche Wandverdickungen. *C* V. cava inferior

Lumens dar, die im Vergleich zu den angrenzenden Gefäßabschnitten mehr als 2 cm beträgt. Nach Konstrastmittelgabe ist das perfundierte Lumen an Hand seiner höheren Dichte von den parietalen Thromben unterscheidbar (Abb. 4.63). Die Häufigkeit dieser Thromben nimmt nach distal hin zu. In der aszendierenden Aorta sind sie praktisch nie, in der Aorta descendens selten und in der Aorta abdominalis dagegen häufig anzutreffen. Längen- und Breitenausdehnung des Aneurysmas sind mit der Computertomographie gut festzulegen, und die Untersuchung muß so weit ausgedehnt werden, daß eine eindeutige Aussage über die Lage der von der Aorta abgehenden Äste zum Aneurysma getroffen

Abb. 4.63 a, b Großes infrarenales Bauchaortenaneurysma mit perfundiertem Lumen (*L*), parietalen Thromben (*T*) und plaqueförmigen Wandverkalkungen (Pfeilköpfe). *H* unterer Pol des rechten Leberlappens (**a**). Das Aneurysma dehnt sich auf beide Arteriae iliacae communes aus, die partiell verkalkte Gefäßwand läßt sich gegen den hypodensen Thrombus und das hyperdense perfundierte Lumen abgrenzen (**b**)

werden kann; dies sind in der thorakalen Aorta die Koronarien und vor allem die Bogenarterien, in der Bauchaorta neben dem Truncus coeliacus und der A. mesenterica superior vor allem die Nierenarterien.

Diskrepanzen zwischen CT- und OP-Befund können sich dann ergeben, wenn die Nierenarterien aus dem Aneurysmahals entspringen; denn dieser Bezirk ist – streng morphologisch betrachtet – noch dem Aneurysma zuzurechnen, eignet sich jedoch meist zum Anschluß einer Aortenprothese. In etwa 10 % der Fälle ist der Ursprung der Nierenarterien aus dem Aneurysmahals zu erwarten (Heuser et al. 1983). In den Fällen, in denen ein Ursprung aus dem Aneurysmabauch beobachtet wird, handelt es sich meistens um thorako-abdominelle Aneurysmen (Abb. 4.64). Eine sichere Klärung ist hier durch die Spiral-CT in Verbindung mit einer MIP-Rekonstruktion möglich. Auch die Frage, ob die Aa. iliacae communes in den aneurysmatischen Prozeß mit einbezogen sind, muß durch eine entsprechende Ausdehnung der Untersuchung geklärt werden, da hiervon das operativ-technische Vorgehen beeinflußt wird.

Das *inflammatorische Aneurysma* stellt eine Sonderform des Bauchaortenaneurysmas dar (Siebenmann et al. 1988; Vogelzang et al. 1988; Wuttke et al. 1989). Die Ätiologie dieses Krankheitsbildes ist noch weitgehend ungeklärt. Eine entzündliche Mitbeteiligung bei Prozessen der Umgebung wie z.B. einer Spondylitis ist gut nachzuvollziehen. Auch eine direkte Infektion der Arterienwand durch Salmonellen, Staphylokokken und Mykobakterien konnte vereinzelt nachgewiesen werden (Wuttke et al. 1989). Unbewiesen sind dagegen Zusammenhänge mit der Takayasu-Arteriitis und der retroperitonealen Fibrose (Ormond).

Computertomographisches Leitsymptom des inflammatorischen Aneurysmas ist eine sichelförmige oder zirkuläre periaortale Masse, die sich gut

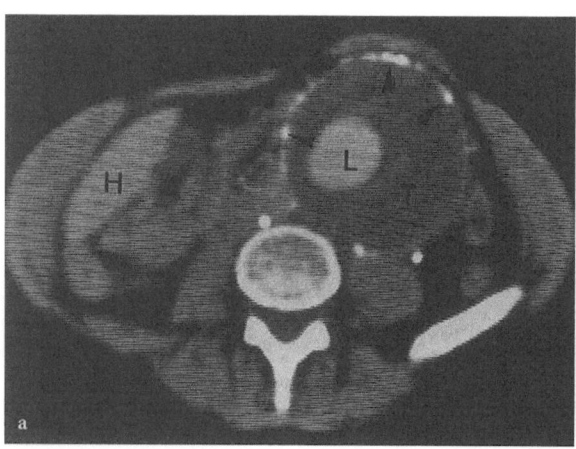
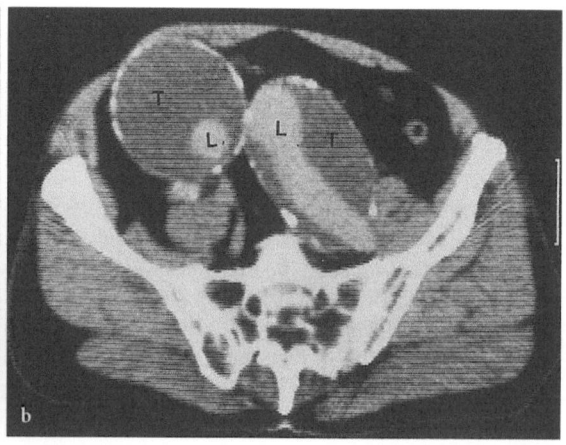

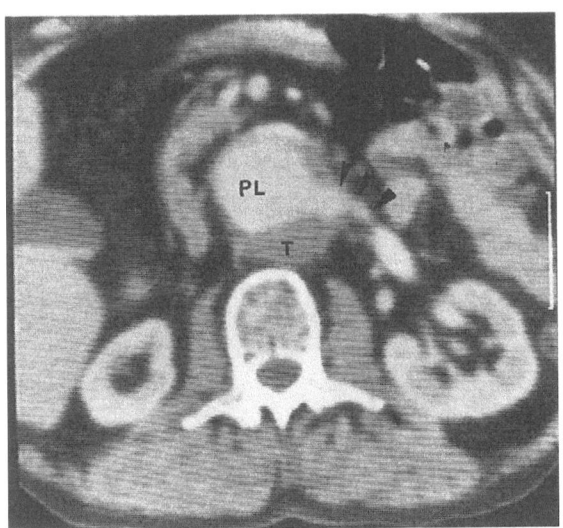

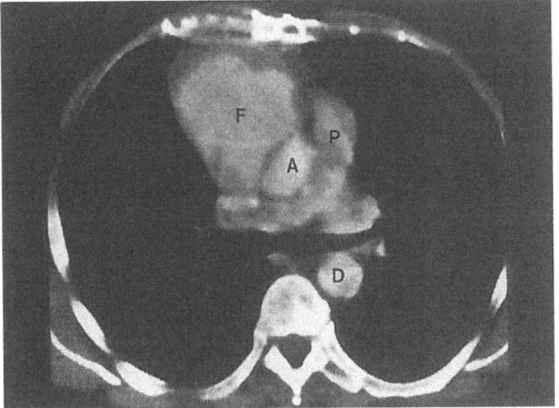

Abb. 4.65 Falsches Aneurysma (*F*) der Aorta ascendens (*A*) nach Aortenklappenersatz. *D* Aorta descendens. *P* Truncus pulmonalis

Abb. 4.64 Thorako-abdominelles Aortenaneurysma mit perfundiertem Lumen (*PL*) und thrombosiertem Anteil (*T*). Der Ursprung der linken Nierenarterie (Pfeilköpfe) ist in das Aneurysma mit einbezogen

gegenüber dem retroperitonealen Fettgewebe abgrenzen läßt. Sie zeigt nach Kontrastmittelgabe einen deutlichen Dichteanstieg und ist daher von einem Hämatom nach Leckage gut als entzündliches Gewebe abzugrenzen.

Aneurysma falsum (spurium)

Anders als beim Aneurysma verum wird beim Aneurysma falsum die Wand nicht von Aortengewebe gebildet, sondern es handelt sich hierbei meist um Bindegewebe oder um Gewebe der angrenzenden Strukturen. Das Aneurysma falsum stellt somit pathologisch-anatomisch ein abgekapseltes Hämaton dar, das mit dem Aortenlumen über den Defekt in der Aortenwand in Verbindung steht.

Leitsymptom für das falsche Aneurysma ist im Computerprogramm eine umschriebene Raumforderung neben einem sich weitgehend normal darstellenden Aortenrohr (Abb. 4.65). Nach Kontrastmittelgabe steigt die Dichte im falschen Aneurysma in gleicher Weise an wie im Aortenlumen. Murale Thromben können auch die Wand des falschen Aneurysmas auskleiden. Sie sind nach Konstrastmittelgabe vom zirkulierenden Blut gut abgrenzbar.

Aneurysma dissecans

Der Terminus „Aneurysma dissecans"-ist nur wenig zutreffend, da eine Aortenwanddissektion auch ohne Aneurysma auftreten kann. Es kommt hier zu einer Spaltung der Aortenwand meist im Mediabereich. Hierbei erfolgt die Trennung der Wandschichten zirkulär und in Längsrichtung des Gefä-

ßes. Neben dem echten allseits von Intima umgebenen Lumen entsteht ein falscher Kanal, der von den gespaltenen Wandschichten begrenzt wird und mit zunehmender Ausdehnung das echte Lumen einengt. Spontane Dissektionen entstehen fast ausschließlich in der thorakalen Aorta und in den Halsarterien. Im Hinblick auf die therapeutischen Konsequenzen werden die Dissektionstypen A (Beginn der Dissektion in der Aorta ascendens) und B (Beginn in der Aorta descendens) unterschieden. Aus diesem Grund ist es wichtig, neben dem Nachweis der Dissektion selbst auch den Dissektionstyp festzulegen.

Im Computertomogramm ist die Dissektion der Aortenwand als bandförmige, geradlinig oder bogig verlaufende Unterbrechung des kontrastierten Aortenlumens zu erkennen. Sie repräsentiert die abgehobene Wandschicht und begrenzt folglich das falsche Lumen gegenüber dem echten. Das zweite Kriterium der Dissektion ist der Dichteunterschied zwischen dem echten und falschen Lumen nach Kontrastmittelbolusinjektion (Abb. 466 a, b). Da das Blut im echten Lumen schneller fließt als im falschen Kanal, kommt es hier bei richtiger Synchronisation von Kontrastmittelinjektion und Datenakquisition zu einem deutlichen Dichteanstieg, während im Dissekat noch keine oder erst eine geringgradige Dichtezunahme erkennbar ist. Bei Wiederholung des Scans in der selben Schicht ohne erneute Kontrastmittelgabe ergibt sich ein umgekehrtes Bild, d.h. das falsche Lumen zeigt jetzt eine höhere Dichte als das echte. Anhand des Dichteanstiegs läßt sich auch nachweisen, ob die von der Aorta abgehenden Gefäße aus dem echten oder falschen Lumen versorgt werden bzw. ob die Dissektion sich auf die von der Aorta abgehenden Gefäße fortsetzt (Abb. 4.67).

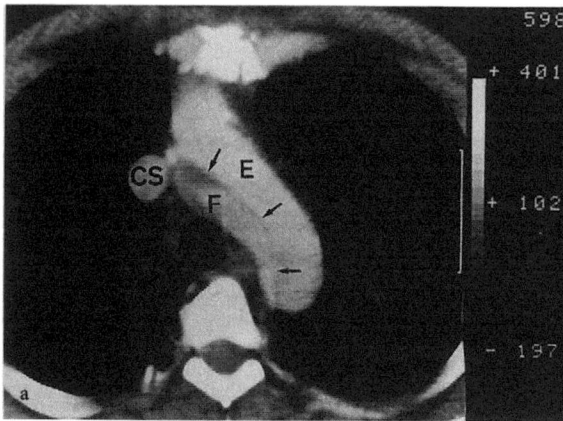
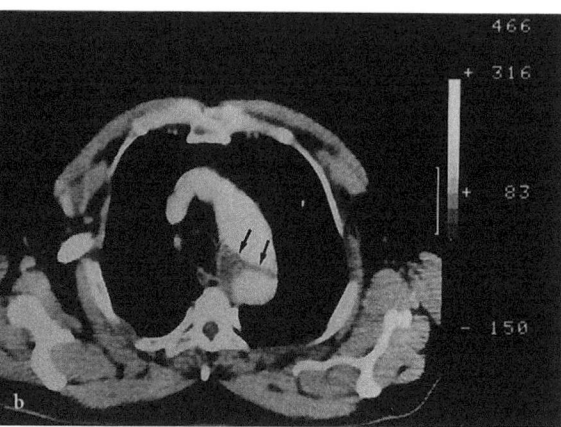

Abb. 4.66 a, b Typischer Befund einer Dissektion Typ A. Die Dissektionsmembran (*Pfeile*) ist deutlich erkennbar. Das echte Lumen (*E*) ist durch eine höhere Dichte vom falschen Kanal (*F*) abgrenzbar (**a**). *CS* V. cava superior. Typischer Befund einer Aortendissektion Typ B (**b**). Die Dissektionsmembran verläuft schräg im hinteren Anteil des Arcus aortae (*Pfeile*)

Es ist wichtig, im Rahmen der computertomographischen Diagnostik Beginn und vollständige Ausdehnung der Dissektion sowie die Lage der von der Aorta abgehenden Gefäße zu den jeweiligen Lumina zu erfassen!

Aneurysmaruptur/Aortenruptur

Eine Leckage der Aorta tritt in jedem zweiten Fall einer Dissektion auf, wobei alle Formen, angefangen von einer kleinen umschriebenen Penetration bis hin zur freien Ruptur, einbezogen sind. Computertomographisches Leitsymptom des perforierten Aneurysmas ist das Hämatom, das als hyperdense Raumforderung mit Dichtewerten von 50 bis 70 Hounsfield-Einheiten (HE) nachweisbar ist. Es besteht eine strenge Relation zwischen Lage und Ausbreitung des Hämatoms einerseits und der Lokalisation der Rupturstelle in der Aortenwand andererseits. Befindet sich das Leck in der Aorta ascendens, resultiert ein Hämatoperikard. Hierbei handelt es sich um eine akute, lebensbedrohliche Situation, die schnell zu einer Perikardtamponade und damit ohne rettende Intervention zum Tode führt. Liegt die Rupturstelle im Arcus aortae, resultiert ein Hämatomediastinum, das bei weiterem Blutaustritt in beide Pleurahöhlen auslaufen kann. Befindet sich dagegen die Rupturstelle im Bereich der Aorta descendens, resultiert ein linksseitiger Hämotothorax (Abb. 4.68). Liegt die Rupturstelle in der Aorta abdominalis, resultiert ein retroperito-

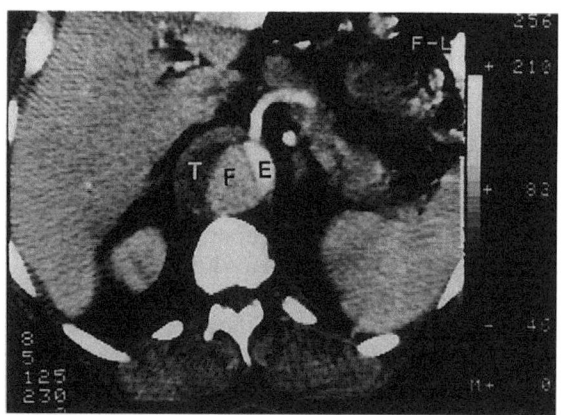

Abb. 4.67 Ausdehnung der Dissektion in die Aorta abdominalis. Nach Kontrastmittel-Bolusinjektion sind das echte Lumen (*E*) vom falschen Kanal (*F*) und dem thrombosierten Anteil (*T*) abgrenzbar. Der Truncus coeliacus wird aus dem echten Lumen perfundiert

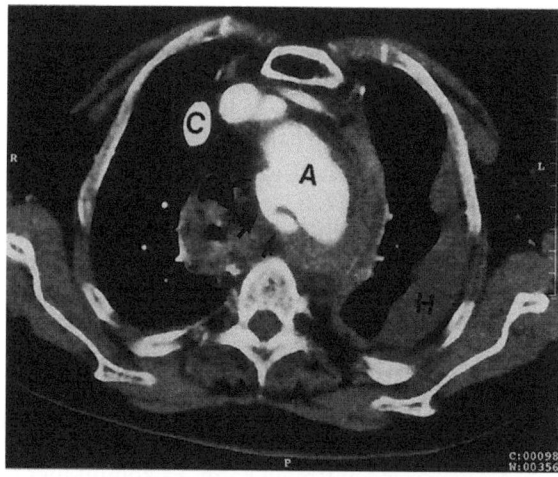

Abb. 4.68 Darstellung einer traumatisch bedingten Ruptur der Aorta thoracalis mit Austritt des Kontrastmittels, Einblutung in das Mediastinum und Hämatothorax (*H*) links. *C* V. cava superior

neales Hämatom. Da die Blutung sich häufig hier im rechten oder/und linken retrorenalen Raum ausbreitet, kommt es dabei zu einer Ventralverlagerung der jeweiligen Niere (Abb. 4.69).

> In jedem Fall sind Nachweis und Lokalisation der Blutung wichtig und unter Umständen lebensrettend!

Weitere Komplikationen
Die Fortsetzung einer Dissektion in Äste der Aorta kann völlig symptomfrei verlaufen, wenngleich eine intermittierende Ischämiesymptomatik typisch ist. So findet man bei einem Befall der brachiozephalen Arterien transitorisch ischämische Attacken (TIA) und z.B. bei einem Befall der A. mesenterica superior eine entsprechende abdominelle Symptomatik bis hin zum akuten Abdomen (Abb. 4.62).

Ähnlich wie bei der Aorta selbst ist auch in den kleinen Arterien nach Kontrastmittelgabe die Dissektion anhand einer bandförmigen Kontrastmittelaussparung erkennbar. Ebenso zeigt sich auch hier meist die unterschiedlich hohe Kontrastierung von echtem Lumen und falschem Kanal. Eine weitere Ursache von Durchblutungsstörungen liegt darin, daß die von der Aorta abgehenden Arterien durch die Dissektion Anschluß an das falsche Lumen gewinnen. Auch ein solcher Befund läßt sich durch eine gut synchronisierte Bolusinjektion und sequentielle CT-Scans in der Abgangsebene der betreffenden Gefäße (z.B. Nierenarterien) klären. Je nachdem, ob sich das abgehende Gefäß synchron zum echten Lumen oder zum falschen Kanal kontrastiert, liegt eine Versorgung aus diesen Lumina vor.

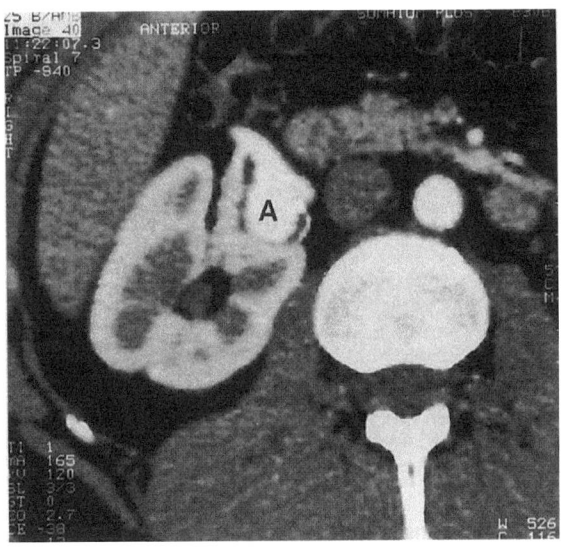

Abb. 4.70 Transversalschnitt in Höhe des Nierenhilus rechts mit Darstellung eines Nierenarterienaneurysmas (A)

Pathologische Befunde der übrigen Arterien
Bei den übrigen Arterien des Körpers sind im Falle pathologischer Veränderungen grundsätzlich die gleichen Befunde im Computertomogramm zu erheben wie bei der Aorta. Ein wesentlicher Unterschied besteht jedoch darin, daß die Lumina deutlich geringer und diese Gefäße nicht in Richtung der Körperlängsachse orientiert sind, sondern oft senkrecht zu ihr oder in schrägen Ebenen verlaufen. Gerade letzteres erschwert die Diagnostik mit transversalen CT-Schichten erheblich (Abb. 4.70). Eine Verbesserung bzw. Lösung des Problems kann auch hier durch Anwendung der Spiral-CT in Verbindung mit der MIP-Rekonstruktion erfolgen, da mit dieser Technik angiographieähnliche Bilder zu gewinnen sind (Abb. 4.71 a, b). Steht diese Technik nicht zur Verfügung oder sind die Befunde weiterhin unklar, muß eine weitere Abklärung durch die Angiographie oder DSA erfolgen.

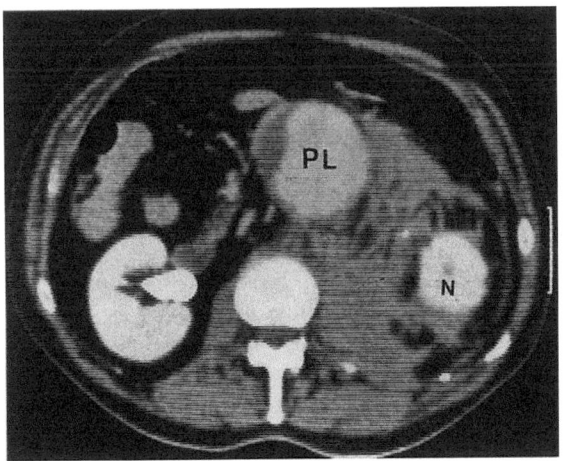

Abb. 4.69 Ruptur eines infrarenalen Bauchaortenaneurysmas mit Einblutung in den hinteren linken Pararenalraum. Die linke Niere (N) ist nach ventral und lateral verlagert. *PL* perfundiertes Lumen

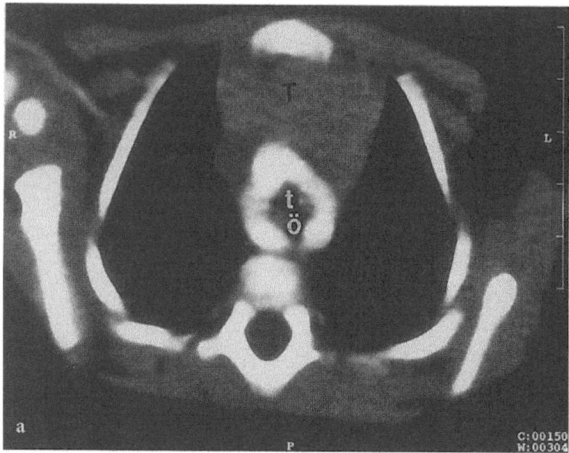 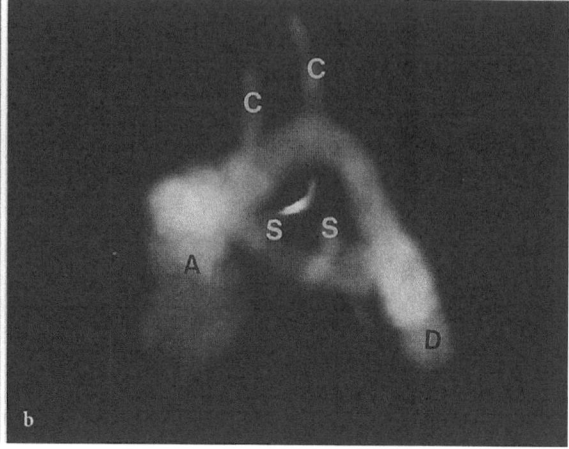

Abb. 4.71 a, b Transversaler Schnitt in Höhe des Abgangs der supraaortalen Äste bei doppelt angelegtem Aortenbogen, der sich ringförmig um die Trachea (*t*) und den Ösophagus (*ö*) legt (a). Ventral der perfundierten Äste Darstellung des Thymus (*T*). Vom selben Patient MIP-Rekonstruktion (b). Die Carotiden (*C*) entspringen aus dem vorderen Aortenbogen, die Aa. subclaviae (*S*) aus dem hinteren Bogen. *A* Aorta ascendens. *D* Aorta descendens

4.7.4
Indikationen und Stellenwert

Thorakale Aorta
Für die Darstellung von thorakalen Aortenaneurysmen kann die CT als Methode der Wahl angesehen werden. Aufgrund ihrer großen Wachstumsrate sollten thorakale Aortenaneurysmen engmaschig kontrolliert werden (Guirguis 1991). Anders als bei der Angiographie lassen sich neben dem perfundierten Aortenlumen sicher thrombotische Wandauflagerungen und Wandverkalkungen abgrenzen. An den axialen Schnittbildern kann der Durchmesser des Aneurysmas abgemessen werden, zur Bestimmung der Längenausdehnung sollten die multiplanaren Rekonstruktionen oder die MIP-Bilder herangezogen werden. Im Spiral-CT Modus lassen sich ebenso wie im Einschicht-CT Dissektion, eine bevorstehende Perforation sowie eine gedeckte oder freie Ruptur erfassen. Um die Beziehung der Seitenäste zum Aneurysma darstellen zu können, müssen besonders im thorakalen Abschnitt der Aorta 3D, MIP, oder multiplanare Rekonstruktionen angefertigt werden. Steht diese Technik nicht zur Verfügung oder sind deren Ergebnisse nicht eindeutig, ist zur weiteren Klärung der Angiographie (DSA) angezeigt. Dies gilt insbesondere für Stenosen und Verschlüsse der Herzkranzarterien und der Halsarterien, wenn eine entsprechende Symptomatik besteht.

Der Nachweis von Aortendissektionen gelingt computertomographisch mit einer Sensitivität von 88–100 % und einer Spezifität von 92 % (Tottle 1992). Das echte Lumen läßt sich aufgrund der Kontrastmitteldynamik vom falschen Kanal differenzieren. Eine Klassifikation in Typ-A- und Typ-B-Dissektionen ist sicher durchführbar. Probleme ergeben sich in der Aorta ascendens durch Pulsationsartefakte, die eine Dissektionsmembran vortäuschen können. Die Beurteilung einer Aortenklappeninsuffizienz und der Ventrikelfunktion ist mittels der CT nicht möglich. Eine Angiographie oder eine Echokardiographie sowie eine kernspintomographische Untersuchung im „Cine Mode" sind zur Beantwortung dieser Fragen geeignet, so daß eine Kombination von Echokardiographie (am besten transösophageal) und CT empfehlenswert ist. Spielmann bewertet die kernspintomographischen Untersuchungen (MRA) als aussagekräftiges nichtinvasives Verfahren zur Beurteilung akuter Aortendissektionen (Spielmann 1990). Diese ist allerdings nur bei hämodynamisch stabilen Patienten durchführbar und zeitaufwendiger als eine CTA. Die Magnetresonanztomographie ist dagegen die ideale Methode zur Verlaufskontrolle im chronischen Stadium der Dissektion bzw. nach Operation.

Bei ungefähr 90 % der Patienten mit einem Thoraxtrauma einschließlich Aortenverletzung wird mittels CTA die richtige Diagnose gestellt und eine Angiographie vermieden (Gavant 1994).

Bauchaorta
Nach einer Untersuchung von Gomes ist die diagnostische Treffsicherheit von Computertomographie und Sonographie im Nachweis eines Bauchaortenaneurysmas gleich (Gomes 1978). Da aber die Sonographie grundsätzlich an schalleitende Strukturen gebunden ist, können sich Nachteile bei der Beurteilung von Gefäßabgängen aus dem Aneurysma und bei einer Ausdehnung des Aneurysmas auf die Beckenarterien ergeben. Diese Informatio-

nen sind jedoch zur Planung einer chirurgischen Intervention erforderlich, d.h. präoperativ sollte eine CT der Sonographie vorgezogen werden. Bei unklaren Befunden bzw. Verdacht auf Stenosen der Becken- und peripheren Beinarterien kann auch hier eine Angiographie (DSA) notwendig werden.

Verlaufskontrollen eines bekannten Aneurysmas sind nur bei nicht ausreichender sonographischer Beurteilbarkeit des Gefäßes oder dem Verdacht einer Perforation mit der Computertomographie durchzuführen. Guirguis et al. empfehlen bei einem asymptomatischen Bauchaortenaneurysma mit einem Durchmesser unter 5 cm eine 6monaige Kontrolle, wenn möglich sonographisch. Ist das Aortenaneurysma größer als 5 cm im Durchmesser, ist eine frühe elektive Operation zu erwägen.

Intrakranielle und supraaortale Gefäße

Die CT-Angiographie kann zum Nachweis von intrakraniellen Aneurysmen eingesetzt werden (Rieger 1994). Nach einer Untersuchung von Schmid lassen sich nach einem i.v. Kontrastmittelbolus über 97 % der Aneurysmen größer als 3 mm darstellen (Schmid 1987). Die 3D- und MIP-Rekonstruktionen bieten im Vergleich mit der DSA eine bessere räumliche Darstellung, so daß der Aneurysmahals bzw. die Aneurysmabasis genauer zu beurteilen ist. Probleme ergeben sich bei Aneurysmen der A. carotis interna im intraossären Segment, da eine Segmentation des kontrastmittelgefüllten Gefäßes von den knöchernen Strukturen erschwert ist. In dieser Region bieten die Verfahren DSA und MRA Vorteile. Zur Beurteilung der Karoditen im extrakraniellen Verlauf werden neben der Duplexsonographie und der DSA seit kurzem auch die CTA und MRA eingesetzt. Gegenüber der konventionellen Angiographie weist die CTA eine Genauigkeit von 92 %, die Duplexsonographie 97 % und die MRA 100 % auf. Die CTA ist die einzige Methode, die verkalkte Plaques artefaktfrei darstellen kann (Schwartz 1992).

Nierenarterien, Mesenterialgefäße und periphere Gefäße

Eine Vergleichsstudie der CTA und i.a.-DSA bei 52 Patienten ergab eine Sensitivität von 95 % und eine Spezifität von 92 % hinsichtlich der Erkennung einer Stenose von Nierenarterien. Eine Sensitivität von 100 % und eine Spezifität von 92 % fand sich bei der Frage nach dilatationswürdigen Stenosen (Stenosegrad über 50 %). Sämtliche Nierengefäße und auch kleinere Polgefäße kamen zur Darstellung (Galanski 1993). Zur Beurteilung von Mesenterialgefäßen mittels CTA liegen in der Literatur nur einzelne Fallbeschreibungen vor. Die Gefäßabgänge der Mesenterialarterien sind computertomographisch darstellbar, auch Stenosen, Dissektionen oder Verschlüsse in dieser Region (Corbetti 1989). Bei fehlender zeitlicher Auflösung und geringerer Ortsauflösung der CTA gegenüber DSA oder konventioneller Angiographie ist eine ausreichende Beurteilung der peripheren Mesenterialäste nicht möglich.

Insbesondere vor interventionellen Eingriffen wird die CTA der Beckenarterien zur Beurteilung des Stenosegrades und der Beschaffenheit der Stenose durchgeführt (Richter 1994). Zu Verlaufskontrollen nach Stentimplantationen, PTA oder Gefäßprothesenimplantationen kann die CTA alternativ zur i.v.-DSA eingesetzt werden (Abb. 4.72).

Die erste veröffentlichte Untersuchung über die CTA der Ober- und Unterschenkelgefäße beschreibt eine Sensitivität von 92 % und eine Spezifität von 96 % beim Nachweis von segmentalen Verschlüssen und signifikanten Stenosen (Stenosegrad über 50 %) verglichen mit der Angiographie (Lawrence 1994). Derzeit gilt die i.a.-Angiographie als Methode der Wahl in der Diagnostik der peripheren arteriellen Verschlußkrankheit, der Vaskulitiden, der Raynaud-Phänomene, der Thrombangitis obliterans, arteriovenöser Fisteln u.a.

Tabelle 4.12 Derzeitige Wertigkeit der Untersuchungsmethoden (*DSA, CT, MR, Ultraschall* und *Echokardiographie*) bei besonderen Fragestellungen und in bestimmten Gefäßregionen

	DSA	CT	MR	US/Echo
Intrakranielles Aneurysma	+++	+	++	–
Karotisstenose	++	++	+	+++
Thorakales Aortenaneurysma	++	+++	++	+
Bauchaortenaneurysma	+	+++	++	++
Aortendissektion thorakal	++	++	+++	+
Aortendissektion abdominal	++	+++	++	++
Nierenarterien	+++	++	+	(+)
Mesenterialgefäße peripher	++	(+)	–	–
Beckengefäße	++	++	+	(+)
Periphere Gefäße	+++	(+)	+	+

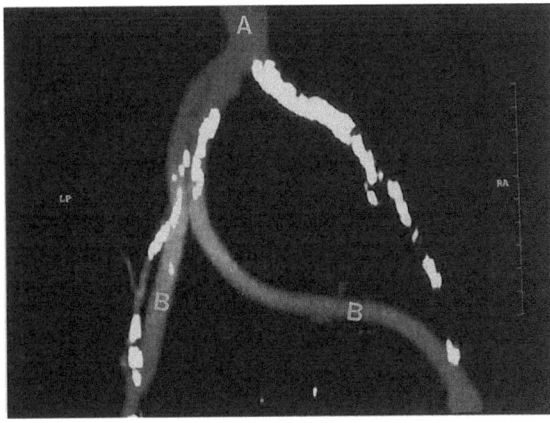

Abb. 4.72 MIP-Rekonstruktion eines bifemoralen Aortenbypass (*B*; postoperativ). Die Verkalkungsstrukturen markieren den Verlauf der originären Gefäße

4.8
Magnetresonanzangiographie

K. F. R. NEUFANG

Die Magnetresonanztomographie (MRT) hat sich im vergangenen Jahrzehnt bei zahlreichen Fragestellungen am ZNS, an der Wirbelsäule, dem Bewegungsapparat und zunehmend auch den abdominellen und thorakalen Organen als bildgebendes Verfahren etabliert. Sie zeichnet sich nicht nur durch einen hervorragenden Weichteilkontrast aus, sondern besitzt auch eine hohe Empfindlichkeit für Effekte des strömenden Blutes, die bei der Bildgebung mit klassischer Spinechotechnik zunächst als störende Artefaktquelle empfunden wurden. Neuere Meßsequenzen wie Gradientenecho, Flußkompensation, Vorsättigung und Phasendifferenzierung nutzen diese Phänomene gezielt aus, um Informationen über Morphologie, Durchgängigkeit und Stenosegrad, Durchströmungsrichtung und Durchflußvolumen von Blutgefäßen zu erhalten und diese parametrisch in anatomiegerechten Bildern darzustellen. Diese spezielle Anwendung der MRT wird als Magnetresonanzangiographie (MRA) bezeichnet (Anderson u. Edelman 1993; Edelman 1992; Saloner 1995; Wallner 1993).

Mit zunehmender Erfahrung und der Lösung zahlreicher physikalischer und technischer Probleme hat die MRA Eingang in die klinische Anwendung gefunden. Die Validisierung der MRA im Vergleich zur klassischen Angiographie und DSA (s. 5.3), sowie die Erarbeitung der Differentialindikationsstellung im Vergleich zur CT-Angiographie (s. 4.7) und der Farb-Doppler-Sonographie (s. 4.5 und 4.6), steht noch am Anfang und ist z.Z. Gegenstand intensiver klinischer Studien. Die Allgemeingültigkeit der Studien wird relativiert durch die große Vielfalt und den raschen Wechsel der angewandten Meßsequenzen bei weiterhin stürmischer Fortentwicklung der Methode.

4.8.1
Physikalisch-technische Grundlagen der Magnetresonanzangiographie

Die in einer MRA-Darstellung enthaltene Information ist nicht die gleiche wie in einer herkömmlichen Röntgenangiographie, auch wenn die mit beiden Verfahren erzeugten Angiogramme sich recht ähnlich sehen können. Röntgenangiogramme werden gewonnen, indem ein konventionelles Konrastmittel (KKM) an einer bestimmten Stelle ins Gefäßsystem injiziert wird, welches mit der Blutströmung in die darzustellenden Gefäßabschnitte transportiert wird. In einem bestimmten zeitlichen Abstand von der Injektion wird eine Bildserie in der gewünschten Projektionsebene erzeugt. Das dem Gefäß zuzuordnende Signal entspricht der intraluminalen KKM-Dichte und wird exklusiv vom kontrastierten Gefäßlumen hervorgerufen (s. 5.3).

Das Prinzip der Kernresonanz, das auch der MRA zugrunde liegt, läßt sich vereinfacht folgendermaßen umschreiben. Atomkerne mit einer ungeraden Anzahl von Protonen und/oder Neutronen besitzen einen Drehimpuls (Kernspin), der sich aus den einzelnen Drehimpulsen der positiv geladenen Protonen und ungeladenen Neutronen zusammensetzt, aus denen der Atomkern aufgebaut ist. Diese Atomkerne verhalten sich dadurch wie Dipole und führen eine kreiselnde Drehbewegung aus. Dieser Drehimpuls führt zu einem magnetischen Moment in Richtung der Kreiselachse. In einem konstanten stationären, von außen auf die Atome einwirkenden Magnetfeld wird auf die Atomkerne einer Probe (hier eines menschlichen Körpers oder Körperteils) aufgrund ihres magnetischen Momentes eine Drehkraft ausgeübt, die die Achsen aller atomaren Kreisel parallel zur Richtung der Feldlinien zwingen will. Es resultiert ein makroskopisch meßbares magnetisches Moment in Feldrichtung. Der einfachste Kern, der diese Eigenschaften erfüllt, ist der Wasserstoffkern (Proton), der wegen seiner hohen Konzentration im menschlichen Körper zur Bildgebung benutzt wird.

Wird auf die im stationären Magnetfeld ausgerichteten Protonen eine zusätzliche Drehkraft durch ein zweites, temporär senkrecht zur Feldrichtung einwirkendes elektromagnetisches Hochfrequenzfeld ausgeübt, so versuchen sie – vergleichbar mit der Reaktion eines mechanischen Kreisels – dieser Kraft seitlich auszuweichen. Dabei bewegt sich die Drehachse der kreiselnden Protonen auf einem Kegelmantel und die Feldlinienrichtung des ersten, stationären Feldes; diesen Vorgang nennt man Anregung, die induzierte Bewegung heißt Präzession. Voraussetzung für diesen Effekt ist, daß die Hochfrequenz mit der Präzessionsfrequenz übereinstimmt, da nur unter dieser Bedingung eine Kernresonanz eintritt. Die Resonanzfrequenz ist vorgegeben durch die Feldstärke des stationären Feldes und eine kernspezifische Konstante. Wird das temporäre Hochfrequenzfeld wieder abgeschaltet und dadurch die Störung des stationären Magnetfeldes wieder beseitigt, so nimmt die Präzession der Protonen infolge von Umgebungseinflüssen wieder ab, bis der Ausgangszustand mit Ausrichtung der Protonen parallel zum stationären Magnetfeld wieder erreicht ist. Diesen Vorgang nennt man Relaxation; er wird durch die Relaxationszeiten T1 und T2 charakterisiert. Dabei induzieren die relaxierenden Protonen einen Strom, der von außen mit Spulen meßbar ist (Kernresonanzsignal). Dieses Signal ist Grundlage für die magnetresonanztomographische Bildgebung einschließlich der MRA.

Die MRA benutzt im Unterschied zur herkömmlichen Röntgenangiographie das fließende Blut selbst als „intrinsisches", physiologisches KM. Zunächst werden alle Protonen in einem bestimmten Meßvolumen angeregt. Das gewünschte „angiographische" Signal ergibt sich aus dem innerhalb dieses Volumens unterschiedlichen Verhalten der Protonen von bewegtem Blut und stationärem Gewebe und ist somit kein singuläres Signal, während turbulenter Fluß in Aneurysmen oder Stenosen zu einem Signalverlust führen kann. Bei bestimmten Fragestellungen und Meßtechniken kann die intravenöse Infusion eines paramagnetischen Kontrastmittels (PKM) das arterielle Gefäßsignal u.U. erheblich verbessern (PRINCE 1994).

Die prinzipiellen Unterschiede der MRA zur klassischen Röntgenangiographie haben gänzlich andere Störeinflüsse und Täuschungsmöglichkeiten zur Folge, und erfordern zur Durchführung und zur Interpretation der MRA über die anatomischen und pathologischen Kenntnisse hinaus zusätzliche physikalische und physiologische Detailkenntnisse. Gute Vertrautheit mit den Befunden der klassischen Röntgenangiographie ist Grundvoraussetzung.

Es werden zur MRA derzeit 2 verschiedene Techniken eingesetzt: die Einstrommethode – „time-of-flight" (TOF) bzw. „Inflow-Technik" – und die Phasenkontrastmethode – „phase contrast" (PC). Der erwünschte Kontrast zwischen stationärem Gewebe und fließendem Blut wird mit Gradientenechosequenzen bei kurzen Impulsrepetitionszeiten und kleinen Flipwinkeln erreicht.

TOF-Technik

Bei der TOF-Technik wird der Effekt ausgenutzt, daß nach wiederholten Anregungen die Protonen im Meßvolumen bereits partiell gesättigt sind, während die von außerhalb mit dem strömenden Blut in das Meßvolumen einfließenden Protonen noch ungesättigt sind (Abb. 4.73 a). Die ungesättigten Protonen dagegen werden vollständig relaxiert und können nach der Anregung ein erheblich höheres Signal geben als die partiell oder vorgesättigten Protonen. Hierzu wird vom darzustellenden Volumen eine Serie von schnell fortlaufenden oder überlappenden, bis zu weniger als 1-mm dicken Schichten akquiriert. Die flußbedingten Phasenfehler (v.a. bei schnellem Fluß), werden durch zusätzliche Gradientenschaltungen kompensiert: „Flußkompensation". Zusätzlich können dem darzustellenden Meßvolumen aus anderen Richtungen zu-

fließende Protonen durch „Vorsättigung" selektiv abgesättigt werden, z.B. um Überlagerungen durch venöses Blut zu unterdrücken oder am Circulus Willisii die Perfusionsverhältnisse genauer studieren zu können (Abb. 4.73 b). Die Höhe des Resonanzsignals bzw. der Signaldifferenz zwischen strömender Blutsäule und umgebendem Gewebe wird bei der TOF-MRA von einer Reihe von Randbedingungen beeinflußt, die durch die Untersuchungstechnik optimiert werden müssen.

Einflußgrößen des angiographischen Kontrastes bei der TOF-MRA (nach Marianacci et al. 1995).

Der Gefäßkontrast nimmt zu bei
- dünneren Schichten,
- längeren Repetitionszeiten,
- Schnittebenenverlauf senkrecht zur Achse des größten Flusses,
- langem T_1-Wert des Hintergrundgewebes,
- hoher Flußgeschwindigkeit (solange laminar und kohärent),
- steigendem Flipwinkel.

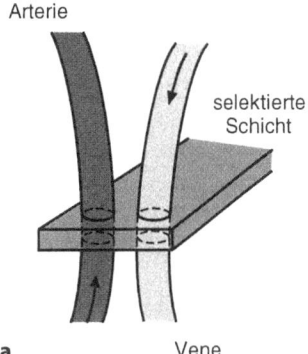

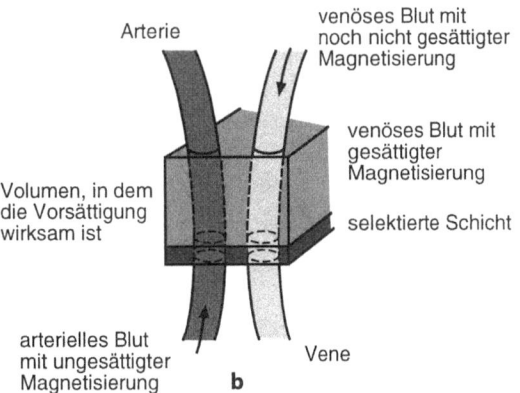

Abb. 4.73 a,b Grundlagen der Magnetresonanzangiographie (MRA). a Ideale Orientierung der Gefäße senkrecht zur selektiv angeregten Schichtebene und mit entgegengesetztem Fluß von Arterie und Vene. b Prinzip der Vorsättigung am Beispiel der selektiven Unterdrückung des venösen Flußsignals zur überlagerungsfreien Darstellung der Arterien

Anwendungen für 3D-TOF-MRA-Sequenzen ergeben sich v.a. bei schnellem arteriellen Fluß wie in den Karotisgabeln, intrakraniell, am Aortenbogen und der thorakalen Aorta, sowie den proximalen Nierenarterien. Venöse Flußsignale werden unterdrückt, treten jedoch nach intravasaler Gabe von paramagnetischem KM störend hervor. Daher müssen z.B. 3D-TOF-MRA der basalen Hirnarterien wegen der sonst störenden Überlagerungen durch die venösen Sinus stets nativ erfolgen und können nicht unmittelbar an eine übliche MRT-Untersuchung des Hirns mit KM angeschlossen werden. Die 2D-TOF-MRA-Sequenzen sind für langsamen Fluß empfindlich und daher besonders geeignet zur Darstellung der intrakraniellen Venen und der Venen von Thorax, Abdomen und Becken. Sie haben sich auch bei der MRA der Beinarterien und der extrakraniellen Karotiden bewährt (Tabelle 4.13 und 4.14; Abb. 4.74).

Tabelle 4.13 Vor- und Nachteile häufig angewandter MRA-Techniken. (Mod. nach Huston u. Ehman 1993)

Technik	Vorteile	Nachteile
2 D-TOF	empfindlich für langsamen Fluß relativ kurze Meßzeit keine Sättigungseffekte	Thrombus oder andere Läsionen mit kurzem T_1 können Fluß vortäuschen Artefakte durch Patientenbewegung nicht empfindlich für Fluß in der Aufnahmeebene relativ lange Echozeit
3 D-TOF	kurze Meßzeit hohe Ortsauflösung sehr kurze Echozeiten	Thrombus oder andere Läsionen mit kurzem T_1 können Fluß vortäuschen nicht empfindlich für langsamen Fluß Sättigungseffekte Verzerrung durch Suszeptibilitätsartefakte an der Knochen-Luft-Grenze
3 D-PC	Kodierung variabler Flußgeschwindigkeiten möglich selektive Darstellung von langsamem oder schnellem Fluß hervorragende Hintergrundunterdrückung minimale Sättigungseffekte kleine Voxelabmessungen Information über die Flußrichtung	lange Aufnahmezeit relativ lange Echozeit

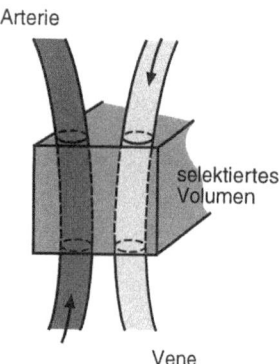

a 3D Akquisition

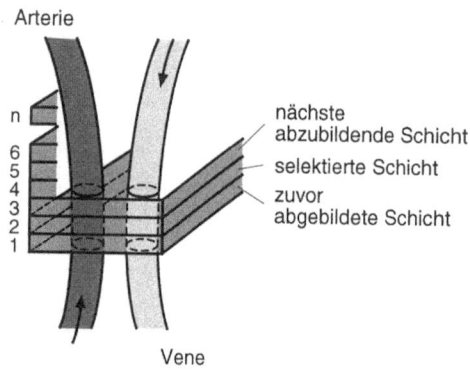

b 2D Akquisition

Abb. 4.74 a,b Prinzip der Datenakquisition der Einstromtechnik. (**a**) 3D- und 2D-Akquisition (**b**) bei der Einstromtechnik (*TOF* „time-of-flight"; *1–6 ff.* abzubildende Schichten)

Tabelle 4.14 Technik der MRA in Abhängigkeit von der Fragestellung (Literaturmeinung und eigene Erfahrungen mit Philips Gyroscan T5-NT, Stand Mitte 1995)

Fragestellung	MRA-Technik
intrakranielle Arterien	PC (2 D-TOF)
AVM, venöse Sinus	PC (2 D-TOF)
Halsarterien, Karotisgabel	3 D-TOF (2 D-TOF)
Aortenbogen	2 D-TOF
Bauchaorta	2 D-TOF (3 D-TOF mit KM?)
Nierenarterien	PC
Becken	2 D-TOF (3 D-TOF mit KM?; PC?)
periphere Gefäße	2 D-TOF (3 D-TOF mit KM?)
Hämodialyseshunts	PC?

PC-MRA

Bei der PC-MRA wird ein bipolares Gradientenpaar mit gleichem Betrag und umgekehrtem Vorzeichen der Gradienten in geringem zeitlichem Abstand geschaltet. Dadurch werden die stationären Protonen zuerst dephasiert, danach vollständig rephasiert und behalten dadurch ihre Phase. Bewegte

Protonen in fließendem Blut werden jedoch aufgrund des Zeitintervalls zwischen beiden Gradienten nicht vollständig rephasiert und zeigen daher einen „Phasenshift". Die Größe des Phasenshifts ist für die Größe des angiographischen Signals entscheidend und wird von physiologischen und technischen Variablen bestimmt.

Einflußgrößen des angiographischen Kontrastes bei der PC-MRA

Der Gefäßkontrast nimmt zu bei
- zunehmender Flußgeschwindigkeit: Region, Alter, Pathologien;
- zunehmendem Zeitabstand zwischen den bipolaren Gradienten;
- zunehmender Gradientenfeldstärke.

Die Unterdrückung des stationären Bildhintergrunds gelingt mit der PC-MRA erheblich besser als mit der TOF-Technik. Nachteilig ist die deutlich längere Meßzeit: um den Fluß in allen 3 Raumrichtungen darzustellen ist je nach Gefäßverlauf die Messung mit flußsensitiven Gradienten in allen 3 Ebenen erforderlich. Die PC-MRA ist sehr sensibel für unterschiedliche Flußgeschwindigkeiten einschließlich langsamem arteriellen und venösen Fluß, jedoch muß die Meßsequenz vorher an die vermutete Flußgeschwindigkeit im darzustellenden Gefäßabschnitt angepaßt werden ("Velocity encoding – VENC; z. B. VENC = 50 cm/s)". Das Alter des Patienten, evtl. Vorerkrankungen, die die Flußgeschwindigkeit beeinflussen, wie Herzfehler und Herzinsuffizienz, Atherosklerose und die Elastizität der großen Arterien müssen ebenso berücksichtigt werden wie die Durchmesser und peripheren Widerstände des darzustellenden Gefäßabschnittes. Kleine und periphere Gefäße der Extremitäten haben in jeder Altersgruppe einen langsameren Fluß als große herznahe Arterien; der Fluß in Venen ist diskontinuierlich, langsamer, und u.U. starken respiratorischen Schwankungen unterworfen (Tabelle 4.13).

Bildnachverarbeitung

Aus den 2- oder 3dimensionalen Datensätzen der TOF-MRA oder PC-MRA werden Projektionsangiogramme unter beliebigen Blickwinkeln rekonstruiert. Bei der meistens angewandten „maximalen Intensitätsprojektion" (MIP) werden aus jeder akquirierten Einzelschicht – „source image" – jeweils die Pixel mit dem größten Signal intentifiziert (Abb. 4.75). Diese entsprechen typischerweise dem fließenden Blut, während das stationäre Gewebe eine deutlich geringere Signalintensität abgibt. Der Bildhintergrund – stationäres Gewebe – wird dadurch eliminiert, so daß das Projektionsbild nur durchströmte Gefäße zeigt. Die Bildnachverarbeitung erfolgt interaktiv, ggf. nachdem der Patient das Gerät verlassen hat, und kann bei geeigneter Rechnerkonfiguration im Hintergrund während weiterer Untersuchungen ablaufen. Die überlagerungsfreie, gezielte Rekonstruktion von Ausschnitten des Akquisitionsvolumens – „targeted MIP" –

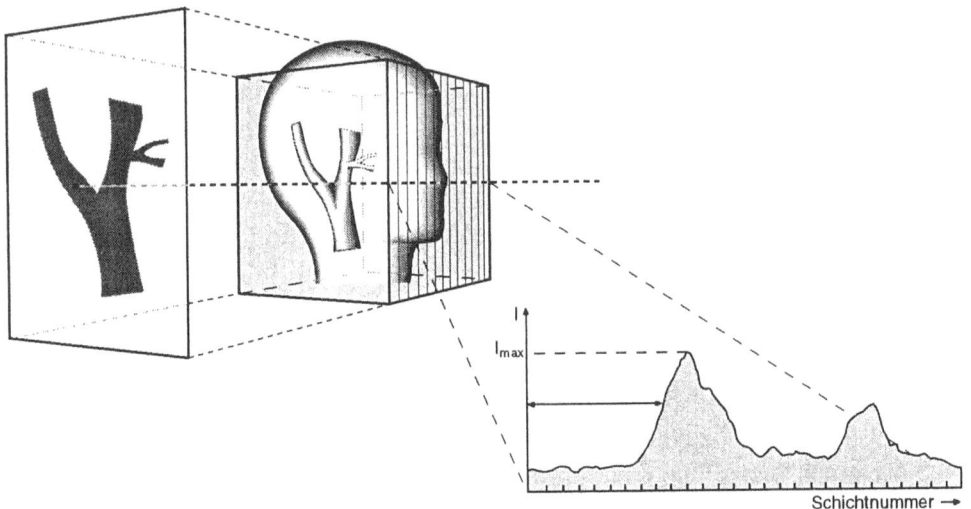

Abb. 4.75 Prinzip der „maximalen Intensitätsprojektion" (MIP). Der Stapel der Einzelschichten wird pixelweise von einer virtuellen Schar paralleler „Projektionsstrahlen" durchsetzt. Zur Vereinfachung der Darstellung ist nur 1 Projektionsstrahl gezeichnet. Entlang jedes Projektionsstrahls wird die Signalintensität in jeder Einzelschicht „abgefragt" und das jeweilige Signalmaximum als Zahlenwert in das zugehörige Bildelement der zu errechnenden, senkrecht zum Projektionsstrahl orientierten Projektionsebene eingetragen. Für die bildliche Darstellung des resultierenden angiographischen Projektionsbildes (MIP-Angiogramm) werden die Zahlenwerte in einer Grauwertskala dargestellt

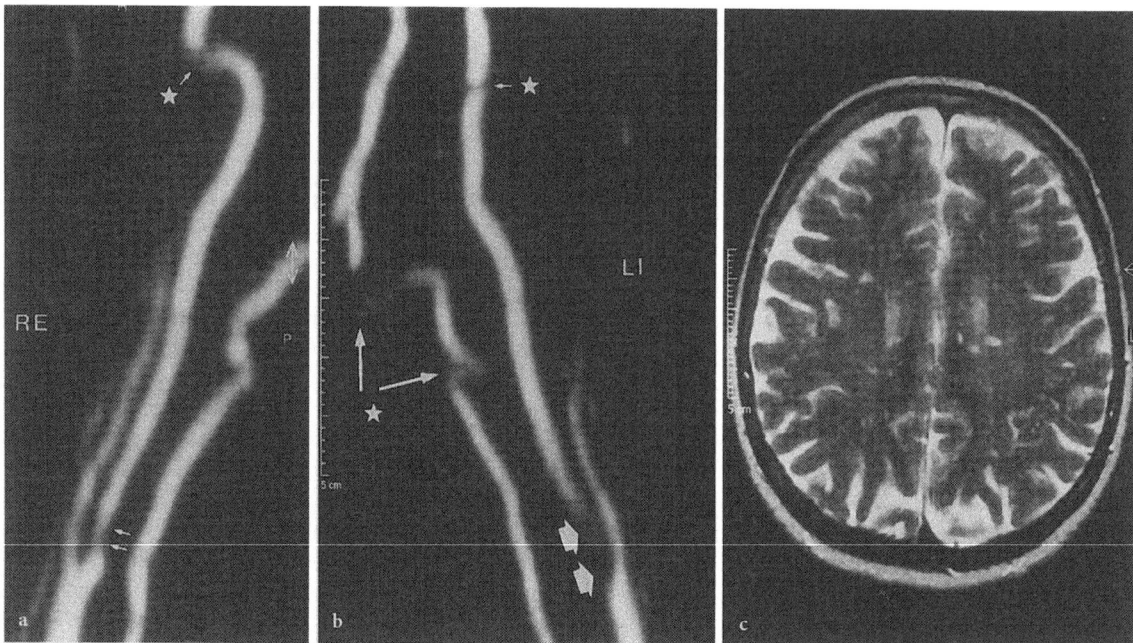

Abb. 4.76 a–c Beitseitige Karotisgabelstenosen. 68jährige Frau. Klinik: unklarer Schwindel, Verdacht auf CVI. Konkordante Befunde in der Doppler-Sonographie und nativen TOF-MRA mit „targeted" MIP. **a** Rechts 30- bis 50 %ige Internaabgangsstenose (→); **b** links mehr als 70 %ige Internaabgangsstenose mit Signalverlust durch den turbulent beschleunigten Fluß innerhalb und unmittelbar hinter der Stenose (→). Die exakte Morphologie und Länge der Stenose sind so nicht zu bestimmen. Typisch für die TOF-Technik ist der Signalverlust an Gefäßkrümmungen und bei Wechsel in der Verlaufsrichtung der Gefäße, z. B. in die Bildebene der Einzelschichten hinein: Atlasschleifen der Vertrebralis und Karotissiphon (⟶*). Der Signalverlust ist ausschließlich durch die Art der Datenakquisition bedingt und darf nicht mit einer Gefäßstenose oder einem Gefäßverschluß verwechselt werden. **c** T2-gewichtete Aufnahme der MRT (duale TSE-Sequenz): multiple vaskulär bedingte lakunäre Defekte im paraventrikulären Marklager und subkortikal beidseits

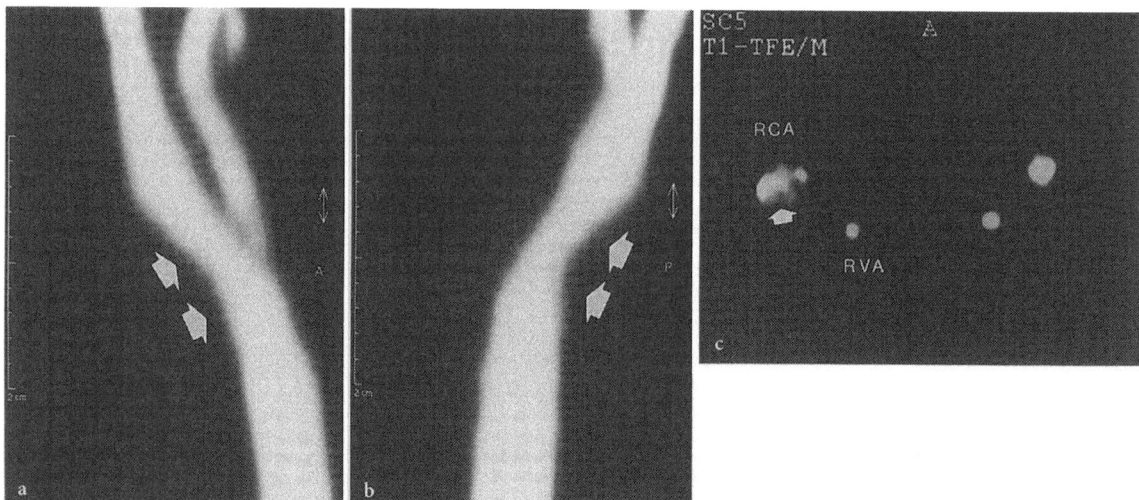

Abb. 4.77 a–c Atherosklerotischer Plaque der rechten Karotisgabel. 63jährige Frau. Klinik: unklarer Schwindel, Hypercholesterinämie, arterielle Hypertonie, Verdacht auf CVI. **a, b** Die „Targeted"-MIP der TOF-MRA zeigt in schräger und seitlicher Projektion einen flachen dorsalen Plaque der Karotisgabel (→). **c** Die Einzelschichten in Höhe der rechten Karotisgabel bestätigen den in typischer Weise dorsal liegenden Plaque mit hier deutlich erkennbarer Unregelmäßigkeit der Oberfläche und belegen die etwa 30 %ige Reduktion der Querschnittsfläche (▷). RCA – rechte Karotisarterie, RVA – rechte Vertebralartcric. Konkordanter Befund im Real-time-Sonogramm bei 7,5 MHz (*ohne Abb.*).

erfolgt unter direkter Mitwirkung des untersuchenden Arztes und liefert selektiven Röntgenangiographien vergleichbare Bilder (Abb. 4.76 a, b; 4.77 a, b; 4.79 b; 4.80 b). Um einen Informationsverlust zu vermeiden und Fehlinterpretationen vorzubeugen, sollten zusätzlich zu den MIP-Aufnahmen immer auch die originalen Einzelschichten – „source images" – ausgewertet und ggf. ebenfalls bildlich dokumentiert werden.

chend großes Blickfeld und eine ausreichende Zahl von Projektionswinkeln bei der MIP, sowie die sorgfältige Analyse auch der „source images" (Andersson et al. 1994; Bongartz 1995; Huston u. Ehman 1993; Huston et al. 1993; Marianacci et al. 1994).

Meist kommen im Halsabschnitt zur Beurteilung der Karotiden 2D- oder 3D-TOF-Techniken zum Einsatz; die Vertebralarterien werden mit PC-MRA

4.8.2
Klinische Anwendung

Die stürmische Entwicklung immer besser geeigneter Meßsequenzen, die Zunahme der Gradientenfeldstärken und die Fortschritte in der Spulentechnologie erschweren derzeit die Validisierung der MRA in klinischen Studien mit größerer Fallzahl. Zudem unterscheiden sich die angewandten Meßsequenzen und MR-Geräte z.Z. erheblich. Heute mit 0,5 T-Systemen und Gradientenfeldstärken von bis zu 15 mT/s angefertigte MRA können Untersuchungen gleichwertig oder sogar überlegen sein, die noch vor 2 oder 3 Jahren mit 1,5 T-Systemen den höchsten erreichbaren Standard darstellten. Daher können hinsichtlich der klinischen Anwendung nur Tendenzen aufgezeigt werde; die Bildbeispiele zeigen den aktuellen Stand[1]

Extrakranielle hirnversorgende Arterien
Stenosen der Halsarterien von weniger als 70% kommen meist anatomiegerecht zur Darstellung und werden nicht wesentlich überschätzt (Abb. 4.76, 4.77). Bei Stenosen über 50% kann innerhalb der Stenose und im poststenotischen Segment die Strömung turbulent werden und zu einer Abnahme des Flußsignals führen. Diese läßt die Stenose länger und höhergradiger erscheinen. Die Läsion selbst kann schließlich vollständig ausgelöscht sein und das Gefäß erst im poststenotischen Segment wieder sichtbar werden. Ein vollständiger Signalverlust im stenosierten Segment selbst (Abb. 4.76 b) zeigt typischerweise einen hämodynamisch wirksamen Stenosegrad von mehr als 70% an (Huston u. Ehman 1993; Huston et al. 1993). Weitere Probleme ergeben sich durch Schluckartefakte, oder einen stark geschlängelten oder abgeknickten Gefäßverlust („kinking"; Abb. 4.76 und 4.78). Vor Fehlinterpretationen, insbesondere der Überschätzung des Stenosegrades und der fälschlichen Annahme eines kompletten Gefäßverschlusses, schützen ein ausrei-

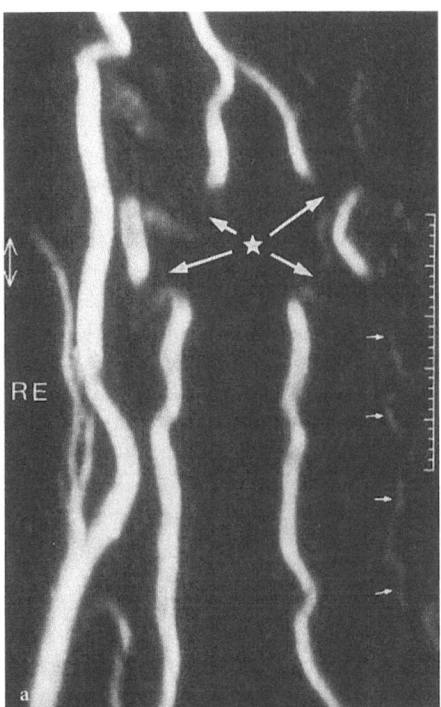

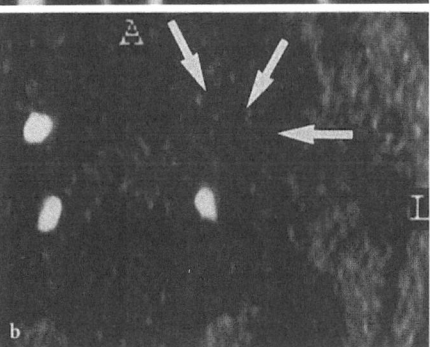

Abb. 4.78 a, b Kompletter Verschluß der linken Karotis. 73jährige Frau. Klinik: rezidivierende „drop attacks", arterielle Hypertonie. Dopplersonographischer Verdacht auf Karotisverschluß links. a Die MIP der TOF-MRA zeigt kein Signal in der gesamten linken zervikalen Karotis. Ein geschlängeltes Gefäß in der linken lateralen Halsregion, das normalerweise nicht sichtbar wird, entspricht der als Kollateralgefäß dienenden linken A. cervicalis ascendens (→). Typischer Signalausfall in den Atlasschlingen beider Vertebralarterien (→ *). b Auf allen Einzelschichten kein Nachweis von Flußsignal in der Lokalisation der gesamten linken Karotisstrombahn (→) als Hinweis auf einen kompletten Verschluß am Abgang aus dem Aortenbogen

---
[1] Alle gezeigten Bildbeispiele wurden in der Praxis für Radiologie und Nuklearmedizin Euskirchen mit einem 0,5 Tesla Gyroscan T5-NT der Fa. Philips Medizin Systeme, Hamburg, angefertigt.

untersucht. Es werden spezielle Kopf-Hals-Spulen angewendet. Turnipseed et al. (1993) untersuchten bei 30 Patienten die Karotisgabeln mit TOF-MRA und die basisnahen und intrakraniellen Gefäßabschnitte mit PC-MRA. Die MRA wurden mit selektiven konventionellen Katheterangiographien auf einer vierstufigen Skala - Stenosen 0–30 %; 31–69 %; 70–99 % und kompletter Verschluß - verglichen. Die Autoren fanden eine Sensitivität der MRA von 100 % bei einer Spezifität von 93 %.

Die Kombination von MRA und Doppler-Duplexuntersuchung wird zunehmend als eine kostengünstige und risikofreie Alternative zur selektiven Katheterangiographie diskutiert. Die MRA als ausschließliche Untersuchungsmethode wird derzeit noch abgelehnt. Die Katherangiographie könnte jedoch künftig auf jene Fälle beschränkt bleiben, in denen MRA und Doppler-Verfahren abweichende Ergebnisse liefern oder die MRA nicht aussagefähig ist.

Traumatische und spontane Dissektionen der Karotis können durch die Kombination von klassischer MR-Bildgebung und MRA mit hoher Sicherheit diagnostiziert werden: Lévy et al. (1994) fanden an 19 Gefäßen eine Sensitivität von 95 % und Spezifität von 99 %. Die kleinerlumigen Vertebralarterien waren schlechter zu beurteilen; hier war die MR-Diagnostik oft nicht ausreichend.

Intrakranielle Gefäße

Derzeit kann die MRA die selektive Katheterangiographie erst bei bestimmten Fragestellungen ersetzen oder ergänzen. Sie kann hilfreich sein, um Risikogruppen zu untersuchen und Patienten zu selektionieren, die sich keiner Angiographie unterziehen müssen, oder um nichtbelastende Therapiekontrollen durchzuführen. Indikationen zur MRA bestehen derzeit bei

- Gefäßmißbildungen wie arteriovenösen Malformationen und Aneurysmata (Abb. 4.79),
- zur Darstellung der Gefäßanatomie und
- von arteriellen und venösen Varianten und Verlaufsanomalien (Abb. 4.80) sowie
- zum Nachweis oder Ausschluß von Stenosen der größeren intrakraniellen Arterien im Rahmen der Atheroklerose, von Vaskulitiden (Abb. 4.81) oder Moya-Moya-Erkrankung. Sie eignet sich gut
- zur Kontrolle nach revaskularisierenden Eingriffen (Andersson et al. 1993; Korogi et al. 1994; Stock et al. 1995; Wentz et al. 1994; Yamada et al. 1995).

Die MRA wird als Screeningmethode bei Risikogruppen für intrakranielle Aneurysmen vorgeschlagen, wie Patienten mit polyzystischer Nierendegeneration, Aortenisthmusstenose und familiärer Belastung (Andersson 1993; Bongartz 1995). Die MRA kann Aneurysmata von mehr als 5 mm Durchmesser mit großer Sicherheit identifizieren oder ausschließen (Abb. 4.79 a). Lage, Nachbarschaftschaftsbeziehungen und Thrombosierung

Abb. 4.79 a–c Aneurysma der rechten A. carotis interna. 59jährige Frau. Klinik: unklarer Schwindel und „Schleiersehen" vor dem rechten Auge. Arterielle Hypertonie seit 30 Jahren. MRA zum Ausschluß eines Aneurysmas der Hirnbasisarterien. **a** Die T2-gewichtete axiale Aufnahme der MRT (Schichtbreite 6 mm) zeigt eine kugelige signalfreie Fremdstruktur, die von rechts ins Sellalumen hineinragt (⟶). **b** Die Einzelschicht (1 mm Breite) der nativen PC-MRA mit VENC = 50 cm/s bestätigt kräftiges Flußsignal innerhalb der bürzelförmigen Läsion (⟶), die mit der A. carotis interna direkt in Verbindung steht. **c** Die „Targeted"-MIP der gleichen MRA-Serie bestätigt ein etwa 3 × 5 mm messendes, typisch lokalisiertes atherosklerotisches Aneurysma (A. ⟶) im kavernösen Segment der A. carotis interna (*ACI*). Beachte die hohe Detailauflösung: 1 Teilstrich der Skala = 2 mm

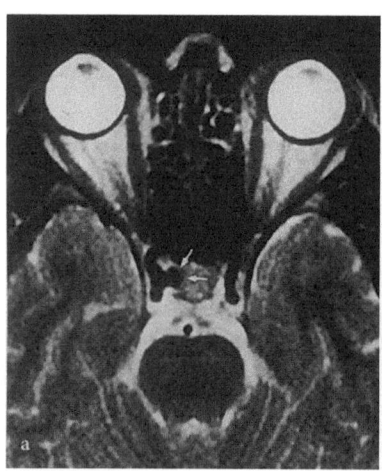
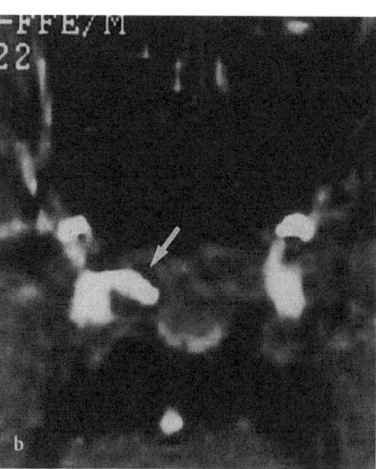
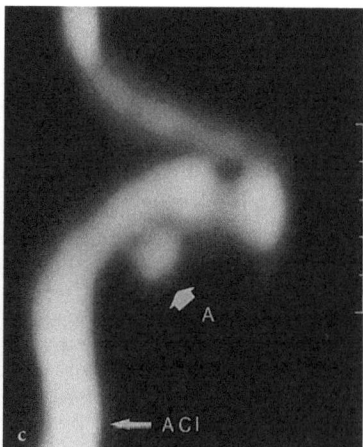

4.8 Magnetresonanzangiographie

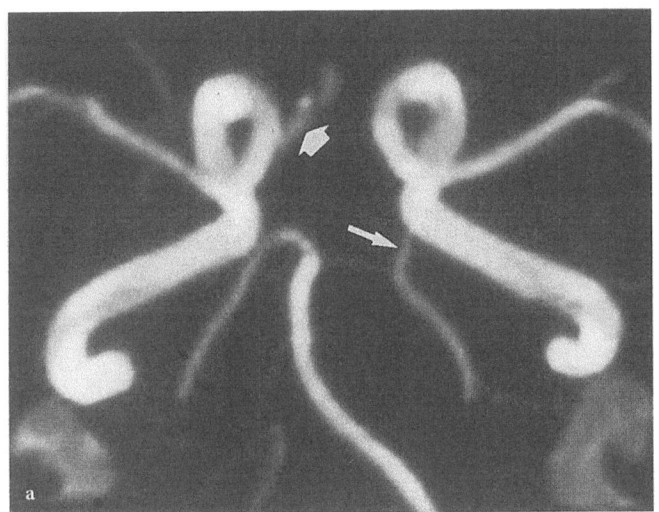

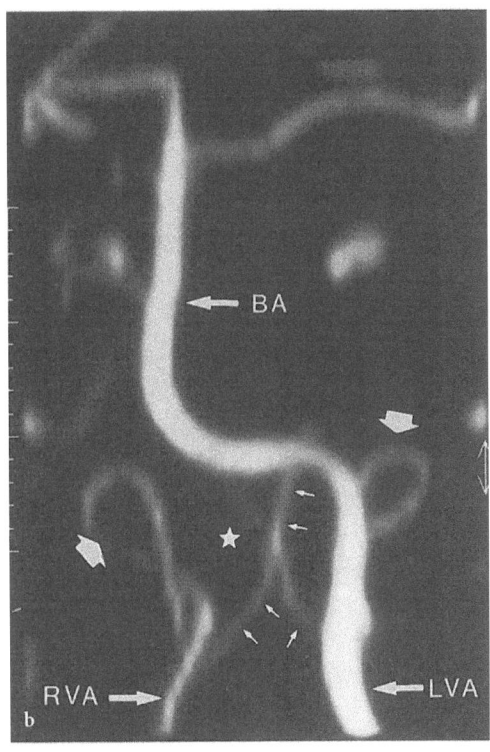

Abb. 4.80 a, b Anomalien der Hirnbasisarterien. **a** 53jährige Frau. Klinik: unklarer Schwindel und zunehmende Zervikozephalgie. „Schlaganfall" in der Familie. MRA zum Ausschluß eines Aneurysmas der Hirnbasisarterien. PC-MRA nativ, VENC = 50 cm/s, axiale MIP des Circulus Willisii. Das rechte A1-Segment ist dominant (→), so daß eine Versorgung beider Aa. cerebri anteriores von rechts und eine offene A. communicans anterior unterstellt werden müssen. Versorgung der rechten A. cerebri posterior aus dem hinteren Kreislauf und der linken A. cerebri posterior über eine weite A. communicans posterior (—→) aus dem vorderen Kreislauf. Normales Flußsignal in der linken Vertebralarterie und A. basilaris, aber nur minimales Flußsignal in der rechten Vertebralisendstrecke bei primärer Hypoplasie oder Aplasie. **b** 58jähriger Mann. Klinik: leichte linksbetonte Ataxie, pulssynchrones Ohrgeräusch. MRA zum Ausschluß eines Gefäßprozesses der hinteren Schädelgrube. PC-MRA nativ, VENC = 50 cm/s, „targeted" MIP. Komplettes Fehlen (*) der rechten A. vertebralis (RVA) zwischen dem Abgang der rechten PICA (→) und der Einmündung in die nach rechts ausbiegende A. basilaris (BA). Normale Verhältnisse der linken A. vertebralis (LVA). Atypische Gefäße, möglicherweise Hyperplasie der A. spinalis anterior (—→) als Ersatzgefäß

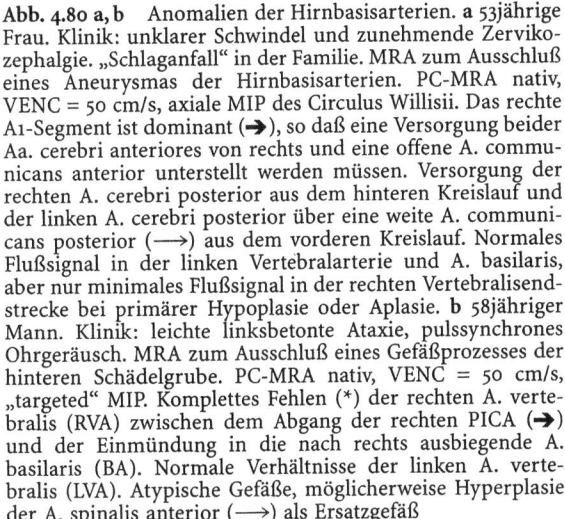

sind durch die Auswertung sowohl der MRA als auch der „source images" beurteilbar (Abb. 4.79 a, b). Bei Läsionen von weniger als 5 mm Durchmesser und einer Lokalisation im hinteren Kreislaufabschnitt ist die Rate falsch-negativer und unsicherer Befunde höher (Korogi 1994). Hier scheint die PC-Technik der TOF-Technik überlegen zu sein.

Bei intrakraniellen arteriovenösen Mißbildungen mit hohem Durchfluß (High-flow-Angiome) kann die MRA die Größe der Läsion, die Hauptzu- und -abflußwege und sekundäre Parenchymveränderungen identifizieren und dokumentieren. Die Genauigkeit reicht zur Bestrahlungsplanung und für Therapiekontrollen aus; wenn jedoch neurochirurgische oder neuroradiologische Interventionen erwogen werden, ist die (super)selektive Katheter-

angiographie derzeit nicht zu ersetzen (Bongartz 1995; Mukherji 1995).

Die Diagnose und die Verlaufsbeobachtung von Sinusvenenthrombosen sind mit MRA möglich; sowohl PC- als auch 2D-TOF-Techniken sind geeignet (Andersson et al. 1993; Wallner 1993).

Aorta und thorakale Venen

Bei einer Vielzahl von Erkrankungen der thorakalen Aorta, insbesondere zur Diagnostik und Nachbeobachtung der Aortendissektion und von Anomalien sowie zur Beurteilung des Aortenbogens und seiner Abgänge, konnten mit herkömmlicher MR-Bildgebung und MRA Informationen gewonnen werden, die der transösophagealen Echographie und Arteriographie gleichwertig waren. Nachteilig sind die mitunter langen Untersuchungszeiten und der erforderliche Einsatz von Atemstillstandstechniken (Andersson et al. 1993; Hartnell et al. 1994).

Im Abdomen zeichnet sich eine Einsatzmöglichkeit der MRA mit 2D-TOF-Technik und intravenöser Kontrastmittelinfusion zur präoperativen Beurteilung der Ausdehnung und der viszeralen Gefäßabgänge beim Bauchaortenaneurysma ab (Prince 1994). Die an spiralfähigen CT-Geräten zunehmend zur Verfügung stehende CTA der thoraken und abdominalen Aorta stellt eine schnelle und aussage-

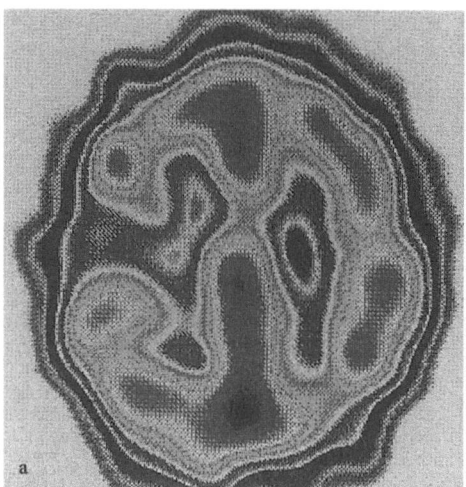 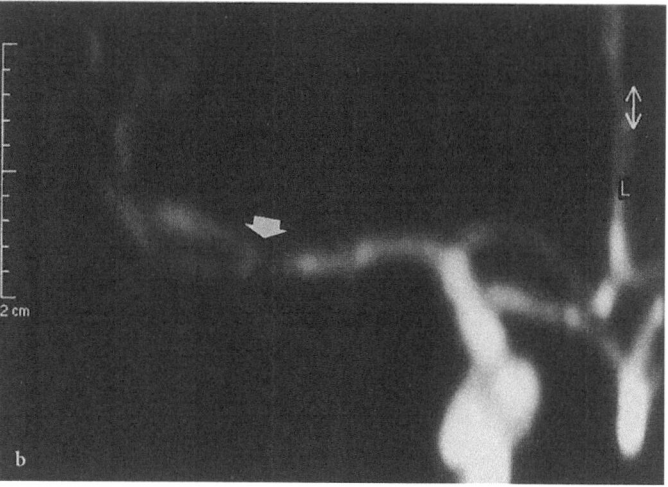

Abb. 4.81 a, b Verdacht auf zerebrale Angiitis. 30jährige Frau. Klinik: seit 6 Tagen plötzlich auftretende zunehmende Kopfschmerzen, unklarer Schwindel und vermehrte Müdigkeit. Keine Anfälle oder neurologische Ausfälle. **a** Hirn-SPECT mit ^{99m}Tc-HM-PAO. Keilförmiges Perfusionsdefizit in der rechten Temporalregion, dem Mediaversorgungsgebiet entsprechend. Hirn-MRT nativ und mit i.v. Gd-DTPA o.B. **b** PC-MRA nativ. VENC = 50 cm/s. „Targeted"-MIP der rechten Mediastrombahn. Erhebliche Signalinhomogenität im Bereich der Mediateilungsteile (➔ mit Signalabschwächung in den M2-Ästen ohne Aneurysmanachweis. Dringender Verdacht einer vaskulitischen Stenose (angiographische Sicherung bzw. MRA-Kontrolle nach Kortisontherapie stehen aus)

fähige, wenig artefaktanfällige Alternative zur MRA dar, so daß über den differenzierten Einsatz beider Verfahren derzeit noch keine abschließende Aussage möglich ist.

Zur Darstellung der Mediastinalvenen liegen ermutigende Ergebnisse mit Atemstillstandstechnik vor (Finn et al. 1993).

Nierenarterien

Mit der PC-MRA können – im Unterschied zur in vielen Studien bisher enttäuschenden TOF-MRA – v.a. bei Patienten in der 2. bis 6. Lebensdekade die Nierenhauptarterien bis mindestens zur 1. Aufzweigung dargestellt werden (Abb. 4.82). Probleme bestehen im Nachweis und der Beurteilung kleiner akzessorischer Gefäße, der Darstellung der distalen Hauptarterie und Segmentarterien und – bei manchen MRA-Techniken – in einem zu hohen Anteil nichtdiagnostischer Untersuchungen. Die Organarterien sind derzeit nicht darstellbar (Andersson et al. 1993; Bongartz 1995; Prince et al. 1994; Wallner 1993).

Die Bilddatenrekonstruktion erfolgt als MIP unter Rotation um die Körperquer- und -hochachse (Abb. 10 a, b). Gelegentlich treten durch Gefäßpulsationen hervorgerufene bandförmige Artefakte parallel zur Bauchaorta auf, die formal den bekannten Artefakten bei der DSA gleichen und als solche leicht zu erkennen sind. Pulstriggerung verbessert die Bildqualität, verlängert aber gleichzeitig die Untersuchungszeit. KM ist nicht erforderlich.

Stenosen von mehr als 60 % wurden als hämodynamisch signifikant eingestuft; diesbezüglich wird – je nach Technik – über eine Sensitivität von bis zu 100 % und eine Spezifität von bis 90 % berichtet (Debatin 1991, Kim 1990, Prince 1994). Keine bisher publizierte Vergleichsstudie umfaßt eine größere Anzahl mit gleicher MRA-Technik untersuchter, unselektionierter Patienten, so daß die positiven und negativen Vorhersagewerte der Methode noch nicht bekannt sind.

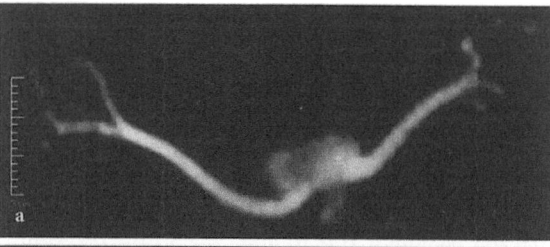
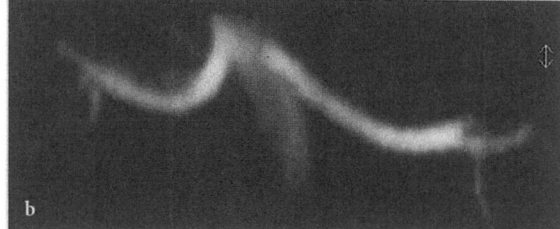

Abb. 4.82 a, b Nierenangiographie. 30jähriger Mann. Native PC-MRA, VENC = 50 cm/s, MIP unter Rotation um die Hoch- (**a**) und Querachse (**b**) des Körpers. Normalbefund. Kontrastreiche und artefaktfreie Darstellung beider Nierenhauptarterien vom Abgang aus der Aorta bis zur Aufteilung in die Segmentarterien

Beckenarterien und periphere Arterien

Derzeit ist noch nicht abzusehen, ob die MRA künftig in der Diagnostik der arteriellen Verschlußkrankheit der Becken- und Beinstrombahn eine größere Bedeutung erlangen wird. Mit 3D-TOF-Technik und Kontrastmittelinfusion konnten zwar MRA mit guter Bildqualität auch bei pathologischen Befunden gewonnen werden, doch ist derzeit die Untersuchungszeit – nicht zuletzt wegen der durch das große darzustellende Gebiet erforderlichen häufigen Umlagerung des Patienten und Spulenwechsel – mit bis zu 2 h für einen kompletten Status noch deutlich zu lang. Im Becken bestehen Probleme durch den gekrümmten Gefäßverlauf und Gefäßpulsationen; an hochgradigen Stenosen treten Auslöschungen durch Turbulenzen auf, die zu einer Überschätzung des Stenosegrades führen können (Borrello 1993; Quinn et al. 1993; Schnall et al. 1993; Yucel et al. 1993).

Hinter langstreckigen Verschlüssen konnte die MRA am distalen Unterschenkel und Fuß potentielle Empfängersegmente für eine Gefäßrekonstruktion identifizieren, die mit der Arteriographie nicht darstellbar waren. Metallimplantate wie Clips und Stents lassen eine Beurteilung der betroffenen Gefäßsegmente mit MRA nicht mehr zu, so daß hier als nichtinvasives Verfahren stets die Doppler-Sonographie zum Einsatz kommen muß.

Die PC-Technik ohne Kontrastmittel könnte eine Methode zur MRA von Hämodialyseshunts werden.

4.8.3
Wertung und Ausblick

Die erst am Anfang ihres klinischen Einsatzes stehende MRA besitzt gegenüber der klassischen Röntgenangiographie und der CT-Angiographie prinzipiell 3 entscheidende Vorteile:

- sie benötigt keine ionisierende Strahlung;
- sie erfordert primär kein von außen zugeführtes Kontrastmittel (KM), da das fließende Blut selbst zur Kontrastgebung herangezogen wird, und
- sie kombiniert die morphologische Abbildung mit der Darstellung physiologischer Parameter.

Gegenüber der B-Bild- und Duplexsonographie bestehen Vorteile

- im größeren Bildfeld der MRA, das damit eine bessere Übersicht über das Gefäßsystem erlaubt und sie damit für eine Therapieplanung besser geeignet macht, sowie
- in der fehlenden Abhängigkeit von akustischen Fenstern,

während die höheren Untersuchungskosten und die eingeschränkte Verfügbarkeit der MRA von Nachteil sind.

Die MRA muß sich allerdings mit einer Reihe von Problemen auseinandersetzen. Die native MRA ist von den Herz-Kreislauf-Verhältnissen abhängig, insbesondere von der lokalen Blutflußgeschwindigkeit. Dies kann v.a. bei älteren Patienten zu erheblichen Signalverlusten führen. Dieser Nachteil kann bei der MRA der Aorta und der Becken-Bein-Gefäße durch den Einsatz von i.v. infundiertem paramagnetischem Kontrastmittel überwunden werden. Der Vorteil der völligen Nichtinvasivität und der Kostenersparnis geht hiermit aber verloren. Die MRA wird nur dann konkurrenzfähig werden, wenn sie Untersuchungszeiten in der Größenordnung einer i.v.-DSA und eine mit der Röntgenangiographie und i.a.-DSA vergleichbare Sicherheit der Aussage erlaubt.

Die *Phasenkontrasttechnik* scheint für die Angiographie der intrakraniellen Gefäße, der Nierenarterien und Beckengefäße und von Hämodialyseshunts Vorteile zu besitzen, während für die Halsgefäße und längere Extremitätengefäßabschnitte die *Einstromtechnik* in Betracht kommt. Diese wird zur Verkürzung der Untersuchungszeit in letzter Zeit auch als 3D-TOF-MRA mit i.v.-Kontrastmittel durchgeführt. Neue *Kontrastmittel* mit längerer intravasaler Verweildauer sind in Entwicklung und würden die MRA größerer Gefäßabschnitte erleichtern.

Bereits heute ist abzusehen, daß die MRA in Zukunft einen wichtigen Platz in der angiographischen Diagnostik einnehmen, und in Konkurrenz zu den mit hoher Strahlenexposition und Kontrastmittelbelastung verbundenen, in vieler Hinsicht invasiven röntgenologischen Verfahren treten wird. Im Abdomen und Becken wird möglicherweise die CTA (computertomographische Angiographie mit Spiral-CT-Geräten) v.a. bei älteren Patienten im Rahmen der Diagnostik des Bauchaortenaneurysmas die Angiographie ablösen können, indem sie transversal-tomographische und projektionsangiographische Darstellungsweisen kombiniert. Gerade für die Gefäßdiagnostik bei Patienten der jüngeren und mittleren Altersgruppe und bei Patienten mit erhöhtem KM-Risiko wird jedoch der MRA die realistische Chance eingeräumt, mittelfristig die Röntgenangiographie bei manchen Fragestellungen ablösen zu können[2].

---

[2] Für die freundliche Vermittlung der Bildvorlagen zu den Abbildungen 4.73 bis 4.75 bin ich Herrn Dr. Jürgen Bunke, Philips Medizin Systeme Hamburg, zu Dank verpflichtet.

4.9
Stoffwechselbezogene Methoden

U. MAASS

4.9.1
Laktat-Pyruvat-Quotient

Adenosintriphosphat (ATP) ist die eigentliche „Aktionssubstanz" des Muskels, seine hydrolytische Spaltung liefert die Energie für die Kontraktion. Der Fett-, Eiweiß- und Kohlenhydratabbau führen letztlich zur Bildung der aktivierten Essigsäure, die den Cytratzyklus unterhält. Die im Cytratzyklus entstehenden aktivierten Enzyme NADH H^+ (bzw. H^+) $FADH_2$ werden in die Atmungskette eingeschleust, wo durch den vektoriellen H^+-Transfer (Atmungskettenkaskade) ein elektrochemisches Potential gebildet wird, das ADP phosphoryliert und zum energiereichen ATP führt.

Der Kohlenhydratabbau (Glykolyse) führt allerdings nur dann „ordnungsgemäß" via Pyruvat zur aktivierten Essigsäure, wenn der Abbau oxidativ (aerob) stattfindet. Unter diesen Bedingungen werden pro Mol Glucose 38 Mol ATP gewonnen. Findet er anoxidativ (anaerob) statt, z. B. zu Beginn einer Muskeltätigkeit oder bei Verschlußkranken, muß das reduzierte NAP wieder oxidiert werden. Dies geschieht durch die Laktatdehydrogenase, die Pyruvat zu Laktat reduziert. Laktat ist somit ein Indikator für die anaerobe Glykolyse. Der Energiegewinn beträgt im Gegensatz zur aeroben Glykolyse nur 2 Mol ATP pro Mol Glukose.

Die Intensität einer lokalen Stoffwechselstörung läßt sich qualitativ *durch* den *Laktat-Pyruvat-Quotienten* erfassen, der als Indikator für die Gewebshypoxie Gültigkeit erlangt hat, da das Substratpaar Laktat/Pyruvat das Gleichgewicht des NADH/NAD-Quotienten reflektiert. Infolge unterschiedlicher NAD-Konzentrationen in den einzelnen Zellkompartimenten und dem extrazellulären Raum sowie der Variabilität der H^+-Ionenkonzentrationen, der Diffusionsrate und der Laktatextraktion entspricht der Laktat-Pyruvat-Quotient nicht quantitativ demjenigen der Zelle (Wichert 1968). Jedoch bestätigen die engen Korrelationen zwischen dem venösen Laktat-Pyruvat-Quotienten und der muskulären Laktatkonzentration unter Belastung sowie dem Verhältnis der anoxidativen zur oxidativen Energiebildung, daß man von einer Änderung des Laktat-Pyruvat-Quotienten auf eine Änderung des Muskelstoffwechsels in Richtung einer vermehrten anoxidativen Energiebereitstellung bei Verschlußkranken rückschließen kann (Nissen 1977; Maass 1981).

Der Anstieg des Laktat-Pyruvat-Quotienten korreliert mit einem Abfall des pH-Wertes (Maass u. Alexander 1983a). Es erscheint somit einleuchtend, aus der Bestimmung von Parametern wie Laktat, Pyruvat, Blutgasen und aus den Bewegungen des Laktat-Pyruvat-Quotienten im Blut des zu- und abführenden Schenkels einer durchblutungsgestörten Region auf den Stoffwechsel der zwischengeschalteten Gewebsabschnitte selbst zurückzuschließen (Alexander 1979; Nissen et al. 1974; Sørlie et al. 1978).

Methoden
Laktat, Pyruvat und pH-Wert können mit modernen Methoden zuverlässig bestimmt werden. Es stehen die klassische enzymatisch-photometrische und die enzymatisch-elektrochemische Methode zur Verfügung. Die erstere besteht darin, daß NAD durch die LDH reduziert wird, und die NADH-Konzentration der Laktatkonzentration (Absorption im UV-Licht) proportional ist. Bei der enzymatisch-elektrochemischen Methode wird Laktat durch Cytochrom b2 zu Pyruvat oxidiert, wobei Hexacyanoferrat (III) als Elektronenakzeptor dient. Die dabei gebildete reduzierte Form des Akzeptors wird elektrochemisch an einer Edelmetallelektrode reoxydiert. Der hierdurch erzeugte Strom ist ein Maß für die Laktatkonzentration. Die Meßwerte beider Methoden stimmen gut überein (Köhler 1984).

Laktat-Pyruvat-Quotient bei pAVK
Bevor auf typische Laktat-Pyruvat-Befunde bei Patienten mit pAVK eingegangen wird, soll auf interpretatorische Schwierigkeiten hingewiesen werden, die dadurch entstehen, daß die Laktatkonzentrationen abhängig sind vom jeweiligen Anteil derjenigen Muskulatur, die arbeitsbelastet wird oder/und ischämisch ist. Je ausschließlicher die zur Laktatbestimmung punktierte Vene eine bestimmte Muskelgruppe drainiert, desto repräsentativer ist das Ergebnis der Laktatbestimmung nach Arbeitsbelastung oder bei Ischämie.

Vergleichende Stoffwechseluntersuchungen im femoral- und poplitealvenösen Blut haben erkennen lassen, daß metabolische Veränderungen bei einer *Unterschenkel*belastung im femoralvenösen Blut nicht in dem Maße erfaßt werden, wie sie im poplitealvenösen Blut nachgewiesen worden sind (Abb. 4.83). Mit anderen Worten: Bei venösen Laktat-Pyruvat-Messungen sollte möglichst diejenige Vene punktiert werden, welche diejenige Muskelgruppe drainiert, die unter Belastung oder Ischämie stoffwechselgestört ist.

Diese Zusammenhänge erklären die tägliche Beobachtung, daß Patienten mit einem Verschluß der A. femoralis superficialis zwar ohne Beschwer-

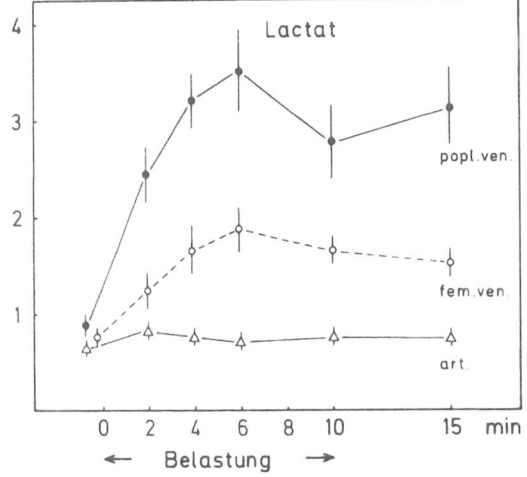 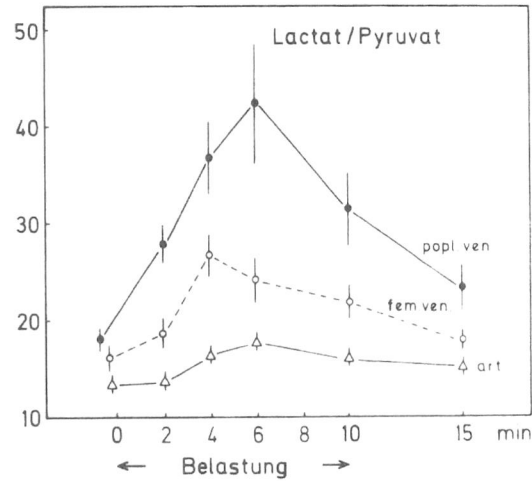

Abb. 4.83 Intraindividueller Vergleich der Laktatkonzentration (*links*) und des Laktat-Pyruvat-Quotienten (*rechts*) im arteriellen, femoral- und popliteavenösen Blut bei 28 Verschlußkranken in Ruhe, unter einseitiger Wadenbelastung ($\bar{x}$ = 2.2 Watt) und in der Erholungsphase. Die Unterschiede zwischen femoral- und popliteavenösem Blut sind bei den Parametern unter Belastung signifikant. (Aus Maass et al. 1981)

den Fahrradfahren können (Aktivierung vorwiegend der Oberschenkelmuskulatur), aber während des ebenerdigen Gehens eine Wadenclaudicatio bekommen (Aktivierung vorwiegend der Unterschenkelmuskulatur). Dementsprechend ist der Lactat-Pyruvat-Quotient bei Laufbandarbeit signifikant größer als während der Fahrradergometrie (Abb. 4.84; Maass et al. 1985). Entsprechend gut ist die Korrelation der Laktatwerte mit den laufbandergometrisch ermittelten Gehstreckenklassen (Abb. 4.85).

Laktat- und Pyruvatkinetik

Die gemessenen Laktatkonzentrationsdifferenzen während oder nach Arbeit zwischen Muskulatur und arteriellem Blut, arteriellem und femoralvenösem Blut sowie auch arteriellem und brachialvenösem Blut sind ein Beweis für die vorübergehende Inhomogenität der Laktatverteilung. Connor u. Woods (1982) geben einen umfassenden Überblick über die differenten Methoden zur quantitativen Bestimmung der Laktatkinetik. Freund et al. (1984)

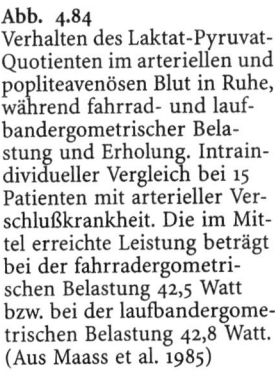

Abb. 4.84
Verhalten des Laktat-Pyruvat-Quotienten im arteriellen und popliteavenösen Blut in Ruhe, während fahrrad- und laufbandergometrischer Belastung und Erholung. Intraindividueller Vergleich bei 15 Patienten mit arterieller Verschlußkrankheit. Die im Mittel erreichte Leistung beträgt bei der fahrradergometrischen Belastung 42,5 Watt bzw. bei der laufbandergometrischen Belastung 42,8 Watt. (Aus Maass et al. 1985)

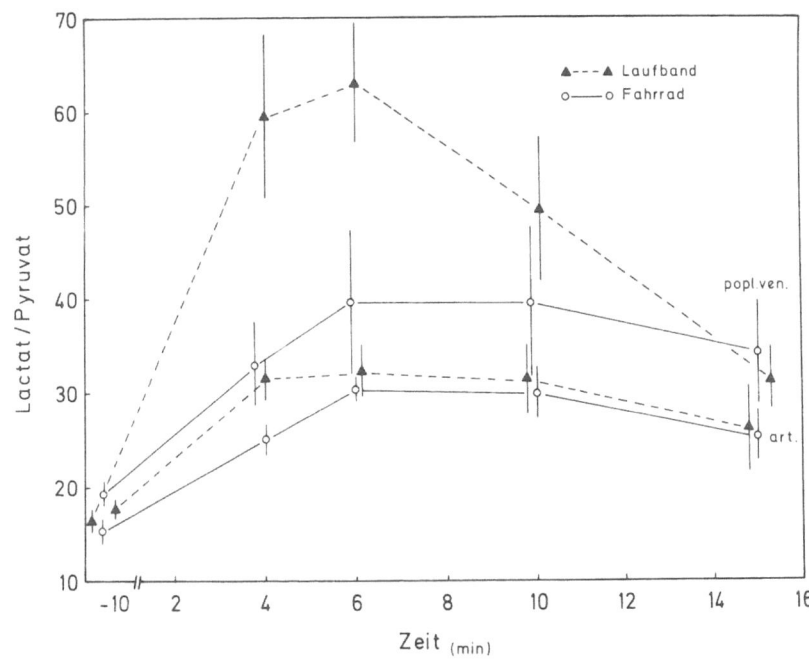

Abb. 4.85
Veränderungen der arteriovenösen Laktatdifferenzen unter laufbandergometrischer Belastung (3 km/h, 5%) und Erholung bei 6 gesunden Extremitäten (☐), bei 8 Verschlußkranken mit einer Gehstrecke über 500 m (▨), bei 18 Verschlußkranken mit einer Gehstrecke bis 500 m (▩) und 6 Verschlußkranken mit einer Gehstrecke bis 300 mm (☐). (Aus Maas et al. 1986)

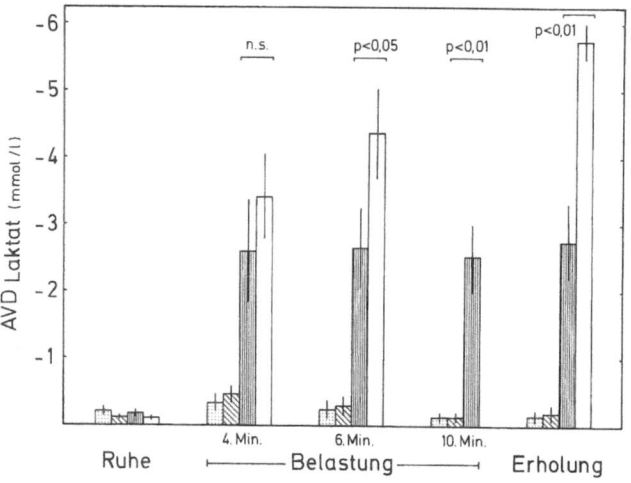

entwickelten ein mathematisches Modell, das die Kinetik von Laktat und Pyruvat nach Arbeit und das Verhältnis zwischen Laktat und Pyruvat in der Erholungsphase zu beschreiben erlaubt. Eigene Untersuchungen haben gezeigt, daß bei Verschlußkranken die Blutlaktat- und Pyruvatkonzentrationen durch folgende exponentielle Funktion beschrieben werden kann:

$$La(t) = A_1(1 - e^{-\gamma_1 t}) + A_2 (1 - e^{-\gamma_2 t}) + La(o) \quad (1)$$

La(t) stellt die Laktat- oder Pyruvatkonzentration im arteriellen und venösen Blut zur Zeit (t) in der Erholungsphase dar, La(o) ist die gemessene Substratkonzentration in Ruhe, A_1 und A_2 stellen die Amplituden der angepaßten exponentiellen Funktionen dar, γ_1 und γ_2 sind ihre Geschwindigkeitskonstanten. Der erste Teil der Gleichung repräsentiert den Substratanstieg ($A_1 > 0$) und der zweite Teil seinen Abfall ($A_2 < 0$).

Die gemessenen Laktatkonzentrationen im arteriellen und popliteavenösen Blut zeigen eine gute Übereinstimmung gegenüber den mit Hilfe des mathematischen Modells angepaßten Kurven (Abb. 4.86). Die Geschwindigkeitskonstante γ_2 für den absteigenden Teil der Substratkonzentrationen ergibt eine positive Korrelation zur vorausgegangenen Leistung (Maas et al. 1989). Mit Hilfe der Gleichung läßt sich auch errechnen, zu welcher Zeit die Substratkonzentrationen den Ruhewert wieder erreichen. Im Mittel ergibt sich für die arteriellen und venösen Laktatkonzentrationen eine Zeit von 58 min und für die arteriellen und venösen Pyruvatkonzentrationen im Mittel 46 min. Dieses Modell berechtigt zu der Annahme, daß die Änderungen der Geschwindigkeitskonstanten γ_1 und γ_2 ein objektives Maß für stoffwechselinduzierte Maßnahmen im Rahmen der klinisch-therapeutisch angiologischen Forschung darstellen.

Abb. 4.86
Zeitlicher Verlauf der berechneten und gemessenen Laktatkonzentrationen im arteriellen und popliteavenösen Blut vor, während und nach laufbandergometrischer Belastung von 8 Verschlußkranken. Die *gestrichelte Säule* stellt die Belastung über 6 Minuten bei einer Laufbandgeschwindigkeit von 2,5–4,0 km/h und 5% Steigung dar. (Aus Maass et al. 1989)

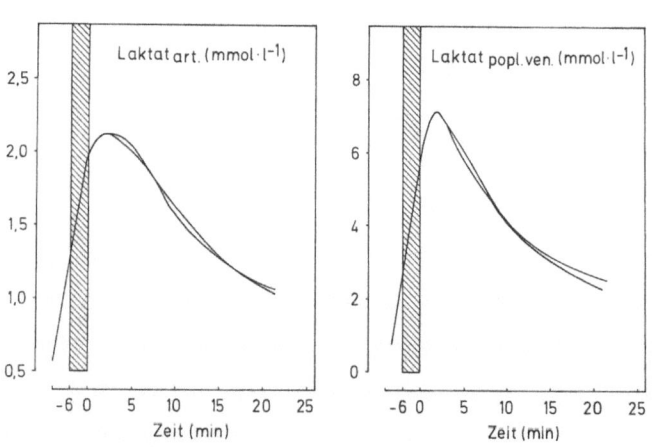

4.9.2
NMR(Nuclear-magnetic-resonance)-Spektroskopie

Während die Bestimmung des Laktat-Pyruvat-Quotienten ein Maß dafür ist, inwieweit die Glykolyse gestört bzw. anoxidativ abläuft und somit eine entsprechende reduzierte Energie (ATP)-Bereitstellung zu erwarten ist, kann mit der NMR-Spektroskopie in einem definierten Gewebebereich der aktuell verfügbare Energievorrat in Form der energiereichen Phosphat-ATP und Kreatinphosphat (KP) abgeschätzt werden (Bradbury 1983; Roth 1984).

Die physikalischen Grundlagen des Magnetresonanzverfahrens sind anderenorts beschrieben (Roth 1984). In der Hochfrequenzspule (1,5–2,0 Tesla) werden 31-Phosphor-Atomkerne energetisch angeregt. Diese senden Radiofrequenzsignale, die zur Identifikation der 31-Phosphor-tragenden energiereichen Verbindungen genutzt werden können, so daß Kreatinphosphat und anorganisches Phosphat durch die Höhe und Dichte ihrer durch Fourier-Analyse transformierten Frequenzspektren identifizierbar sind. Darüber hinaus kann der intrazelluläre pH-Wert bestimmt werden.

Vergleich von NMR-Spektren mit der Analyse von Muskelbiopsien

Unter den Voraussetzungen einer Kalibration ist im Vergleich mit der chemischen Analyse eine quantitative Bestimmung von Metaboliten mit Hilfe der Topical-magnetic-resonance-Technik im Muskel des Menschen und des Tieres möglich (Cresshull et al. 1981; Meyer et al. 1982). Andererseits zeigen die in Tabelle 4.18 zusammengefaßten Ergebnisse am ruhenden Muskel des Menschen, daß für die Summe der Konzentrationen von Kreatinphosphat (KP) und anorganischem Phosphat (Pa) nur geringe Unterschiede bestehen, während die individuellen Werte für Pa und KP in beiden Methoden stark voneinander abweichen. Der wesentlich höhere Kreatinphosphatwert der ^{31}P-NMR-Untersuchung beweist die nach der Biopsie eingetretene Hydrolyse von Kreatinphosphat unter Bildung von Kreatin und anorganischem Phosphat (Edwards et al. 1982). Die Bestimmung von ADP in unterschiedlichen Geweben hat ergeben, daß die analytisch bestimmte ADP-Konzentration wesentlich höher ist als die mit der TMR-Methode (Meyer et al. 1982). Dieser Unterschied ist im wesentlichen zurückzuführen auf eine enge Bindung des ADP an Myofilamente. Wegen der zeitraubenden Kalibration wird der Vergleich auch von Quotienten herangezogen.

NMR-Studien an intakten biologischen Systemen

■ **^{31}P-NMR-Spektroskopie.** Die ^{31}P-NMR-Spektroskopie kann in bezug auf eine Anwendung im angiologischen Bereich eine herausragende Bedeutung einnehmen, da die Konzentrationen der Phosphatmetabolite ATP, Kreatinphosphat (KP) und anorganisches Phosphat (Pa) kontinuierlich den energetischen Status der Zelle unter physiologischen und pathophysiologischen Bedingungen definieren. Die mögliche Anwendung der NMR-Spektroskopie in Ruhe, unter Belastung und in der Erholungsphase, sowie die Tatsache, daß Haut, Fettgewebe, Blut und Knochen zu keiner Beeinflussung der ^{31}P-Spektren führen, erschließt weite Anwendungsbereiche in der Angiologie.

In Abbildung 4.87 ist das ^{31}P-Spektrum eines ruhenden gesunden Armes abgebildet. Unter der Voraussetzung einer exakten Kalibration und einer Anzahl von methodisch bedingten Variablen (Dawson 1983) sind die TMR-Spektren direkt proportional der Konzentration der einzelnen Verbindungen. Unter Belastung kann das Ausmaß der Glykolyse als Ergebnis der Muskelkontraktion untersucht werden. Die Laktatbildung wird hierbei aus dem ^{31}P-Spektrum unter Einschluß der pH-Veränderungen bestimmt (Dawson et al. 1978). Während eine am Arm induzierte Ischämie zu einer extrem niedrigen Laktatbildung von 3 mmol/kg^{-1} trotz eines Abfalls des Kreatinphosphats und einem erheblichen Anstieg des ADP führt (Cresshull et al. 1981; Dawson 1983), wird ein wesentlich unterschiedliches Verhalten der Metabolite bei einer isometrischen Kontraktion über 3 min aufgezeigt (Abb. 4.88). Der Abfall des Kreatinphosphats auf die Hälfte des Ausgangswertes und ebenso der Abfall des pH-Wertes resultieren in einem Anstieg des Laktats auf 34 mmol/kg^{-1} (Wilke et al. 1982). Der Vergleich einer isometrischen Kontraktion in Verbindung mit einer induzierten Ischämie weist darauf hin, daß unter der Kontraktion die Glykolyse um ein wesentliches gesteigert wird als unter ischämischen Bedingungen.

Tabelle 4.15 Quantitative Bestimmung der Phosphormetabolite mit der ^{31}P-NMR-Spektroskopie im Vergleich zur klassischen Methode nach Biopsie der Unterarmmuskulatur (*ATP* Adenosintriphosphat, *KP* Kreatinphosphat, *Pa* anorganisches Phosphat). (Aus Edwards et al. 1982)

Metabolite	Biopsie mmol·kg^{-1}	(n)	^{31}P-NMR mmol·kg^{-1}	(n)
ATP	5.5 ± 0.07	81	5.11 ± 0.12	14
KP	17.4 ± 0.19	81	28.52 ± 0.43	14
Pa	10	3	4.27 ± 0.17	14
KP + Pa	31.6 ± 3.27	11	32.79 ± 0.41	14

Abb. 4.87
a ^{31}P-NMR-Spektren der ruhenden Unterarmmuskulatur. Das Spektrum zeigt die Signale für anorganisches Phosphat (Pi), Kreatinphosphat (PCr), ATP, NAD und ADP. (Aus Cresshull et al. 1981), b ^{31}P-NMR-Spektrogramm bei kritischer Ischämie. Im Gegensatz zur normalen Stoffwechselsituation ist die PCr/pi – Ratio nahezu 1.0 (in a ca. 6.0). Die Verhältnisse der ATP-Fraktionen zu PCr sind als Ausdruck reduzierter ATP-Verfügbarkeit größer als unter Normalbedingungen. (Aus Crolla, 1991)

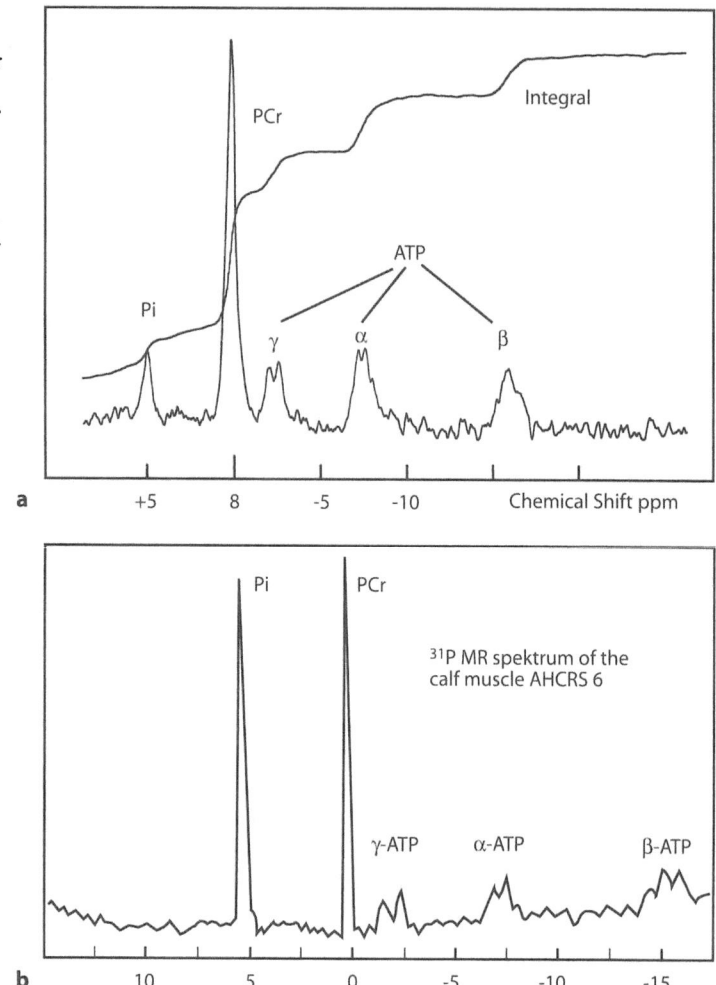

■ **Intrazelluläre pH-Messungen.** Von besonderer Bedeutung für das Studium biochemischer Vorgänge ist die von Moon u. Richards (1973) erstmalig vorgenommene nichtinvasive Messung des intrazellulären pH-Wertes mit Hilfe der ^{31}P-NMR-Spektroskopie. Die Bestimmung des pH-Wertes erlaubt darüber hinaus eine Berechnung der freien Energie bei der Hydrolyse von ATP zu ADP wie eine Berechnung der Laktatbildung und Phosphorutilisation (Dawson et al. 1980).

Die bisher vorliegenden Untersuchungen belegen, daß die pH-Messungen dem zytoplasmatischen Kompartment zugeordnet werden können (Bailey et al. 1981). Unter ischämischen Bedingungen oder während Kontraktionen sind sowohl am Herzen als auch im Skelettmuskel spektroskopisch pH-Messungen vorgenommen worden (Dawson et al. 1980). Unter Tourniquet-Bedingungen ließ sich ein Abfall des pH-Wertes von 7,15 und 6,6 mit einer Abnahme des Kreatinphosphats nachweisen und bei einem pH von 6,15 eine Abnahme des ATP. Die Erholungsphase war abhängig von der Höhe des pH-Wertes, so daß bei einem pH von höher als 6,2 das normale Spektrum in 15 min erreicht wurde; bei einem pH von 6,0 dauerte jedoch die Erholungsphase mehrere Stunden (Thulborn 1981). Diese Ergebnisse lassen vermuten, daß der pH-Bereich offenbar maßgeblich an der Länge der Erholungsphase beteiligt ist. Dabei ist zu berücksichtigen, daß die Bestimmung des pH in der ersten Periode der Erholung schwierig sein kann, weil die Spektrallinien breiter oder auch gesplittet sein können. Diese Veränderungen reflektieren offenbar die Existenz von Mikrokompartments mit unterschiedlicher pH-Verteilung im Zytoplasma (Meyer et al. 1982).

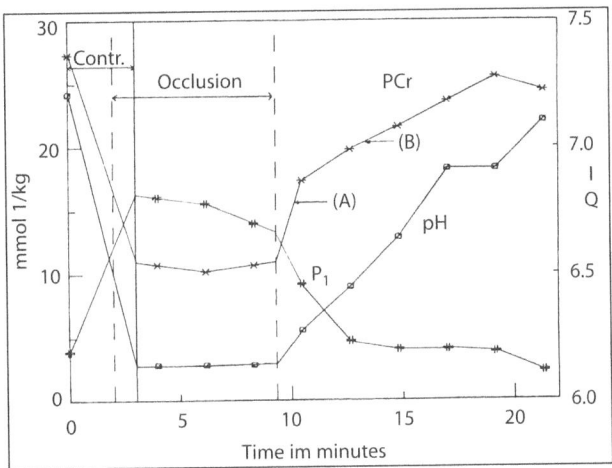

Abb. 4.88 ^{31}P-NMR-Spektren der Unterarmmuskulatur unter isometrischer Kontraktion und ischämischen Bedingungen. Die isometrische Kontraktion erfolgt über eine Zeit von 3 min. Nach 2minütiger Kontraktion wurde ein Sphygmomanometer über weitere 6 min verwendet. (Aus Wilkie et al. 1982)

4.9.3 Achillessehnenreflex

Direktes Maß der Verfügbarkeit energiereicher Phosphate ist die Erschlaffungszeit nach Auslösen des Achillessehnenreflexes, die photomotographisch aufgezeichnet werden kann (4.89).

Bei Gesunden tritt nach einer Laufbandbelastung eine Verkürzung der Relaxationsphase des Reflexes auf, während beim Verschlußkranken sich auf Grund der reduzierten Energiespeicher die Zeit der halben Erschlaffung (TRT) verlängert. Die Verlängerung von TRT ist Ausdruck der Relaxationsstörung des ischämischen Wadenmuskels. Die Reproduzierbarkeit von TRT ist gut und entspricht einem Intraclass-Korrelationskoeffizienten von r = 0.95 (Grüntzig u. Schlumpf 1979).

4.9.4 Wertigkeit

Die chemische Bestimmung der Laktatkonzentration und die NMR-spektroskopische Darstellung energiereicher Phosphate sind naturgemäß keine klinischen Routinemethoden. Sie sind jedoch eine wertvolle Hilfe bei

- Fragen der Sport- und Pathophysiologie (Maass u. Alexander 1983; Rost 1991);
- Fragen, inwieweit therapeutische Maßnahmen (spezielles Muskeltraining, Medikamente) in den muskulären Energiestoffwechsel eingreifen (Rexroth u. Hild 1989; Rexroth et al. 1985, 1994).

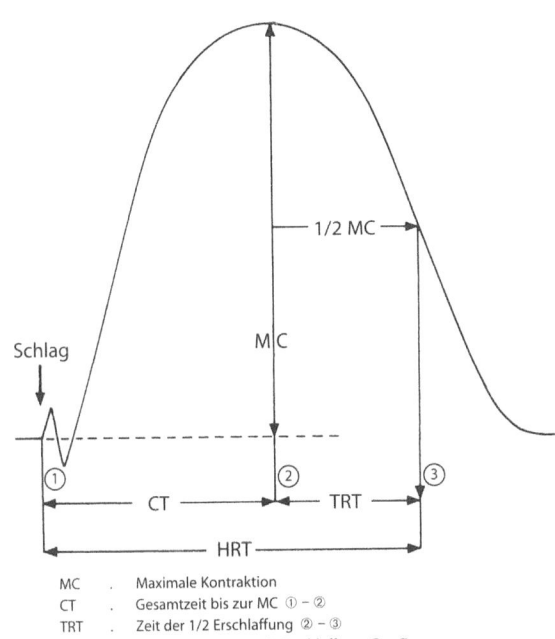

MC . Maximale Kontraktion
CT . Gesamtzeit bis zur MC ① - ②
TRT . Zeit der 1/2 Erschlaffung ② - ③
HRT . Gesamtzeit bis zur 1/2 Erschlaffung ① - ③

Abb. 4.89 Schematische Darstellung des zeitlichen Ablaufs von Kontraktion und Relaxation eines Achillessehnenreflexes. (Aus Grüntzig u. Schlumpf 1979)

Literatur

4.1
Allen EV (1929) Thrombangiitis obliterans: Methods of diagnosis of chronic occlusive arterial lesions dital to the wrist. Am J Med Sci 178:237

Allen EV, Barker NW, Hines EA (1962) Peripheral vascular diseases. Saunders, Philadelphia

Cachovan M (1997) Funktionelle Beurteilung der Claudicatio intermittens. VASA 26:185-189

Heberer G, Rau G, Schoop W (Hrsg.) (1974) Angiologie. Thieme

Münzenberg KJ, Thomalske G (1986) Beinschmerz. edition medizin

Rieger H (1985) Durchblutungsstörungen. Adam Pharma, Essen

Schoop W (1988) Praktische Angiologie. Thieme

4.2
Brecht K, Boucke H (1952) Neues elektrostatisches Tiefton-Mikrophon und seine Anwendung in der Sphygmographie. Pflügers Arch Ges Physiol 256:43-54

Gesenius H (1935) Oszillographie und Arteriographie. Dtsch Med Wochenschr 7:1-14

Goetz HR (1956) Examination of the patient. In: Samuels SS (ed.) Diagnosis and treatment of vascular disorders. Williams & Wilkins, Baltimore

Neuerburg-Heusler D, Hennerici M (1995) Gefäßdiagnostik mit Ultraschall. Thieme, Stuttgart, S. 342

Omura Y, Lee K (1971) Applications of ultraminature photoelectric plethysmographic sensors with a very short response time to the non traumatic study of the circulatory system. Trans Am Soc Art Organs 17:392-404

Straub H, Ludwig M (1992) Der Dopplerkurs. Zuckschwerdt-Verlag, S. 45

4.3
Bartelink ML, Jansen RWMM, Wollersheim H et al. (1993) Reproducibility of the finger Cooling test. Microvasc Res 45:65-73

Beinder E, Hoffmann U, Franzek UK et al. (1992) Laser-Dopplertechnique for the measurement of digital and segmental systolic blood pressure. Vasa 21:15-21

Dormandy J, Stock G (1990) Critical legischemia. Its pathophysiology and management. Springer, Berlin Heidelberg New York Tokyo

Evans DH, McDicken WN, Skidmore R, Woodcock DP (1989) Doppler-Ultrasound. Wiley & Sons, New York

Faries I (1991) The management of the diabetic foot. Livingstone, Edinburgh London

Grüntzig A (1973) Die Reproduzierbarkeit von Druck- und Durchflußmessungen bei arterieller Verschlußkrankheit. Akt Probl Angiol 19:96

Hartmann B, Bassenge E (1989) Nichtinvasive, kontinuierliche Messung des Fingerarteriendruckes mit dem Servo-Plethysmo-Manometer FINAP. Herz 14:251-259

Hennerici M, Neuerburg-Heusler D (1988) Gefäßdiagnostik mit Ultraschall. Thieme, Stuttgart, New York

Hirai M, Nielsen L, Lassen NA (1976) Blood pressure measurement of all-fire-fingers by, Strain-gauge-Plethysmography. Scand J Clin Lab Invest 36:627-632

Holstein P, Sager P, Lassen NA (1979) Wound healing in below-the-knee amputations in relation to skin perfusion pressure. Acta Orthop Scand 50:49-58

Köhler M, Hinger HU (1972) Die Beurteilung der Kompensation bei chronischen Arterienverschlüssen, mit Hilfe der Ultraschall-Doppler-Methode und der Venenverschlußplethysmographie. Z Kreisl Forsch 61:401

Köhler M, Krüpe M (1985) Untersuchungen über Spezifität und Normalität der peripheren systolischen Druckmessung mit der Doppler-Technik an gesunden angiographierten Extremitäten. Z Kardiol 74:39-45

Köhler M, Lösse B (1979) Simultane Messungen des systolischen Blutdruckes mit der Ultraschall-Doppler-Technik und der blutigen Methode an der Arteria radialis des Menschen. Z Kardiol 68-551

Schmidt TFH, Engel BT, Blümchen G (eds.) (1992) Temporal Variations of the Cardiovascular System. Springer, Berlin Heidelberg New York Tokyo

Schoop W (1976) Bedeutung der arteriellen Hypertonie bei peripher arterieller Verschlußkrankheit der Beine und Einfluß auf Behandlung. In: Zeitler E (Hrsg.) Hypertonie – Risikofaktor in der Angiologie. Witzstrock, Baden-Baden

4.4
Avasthi PS, Greene ER, Voyles WF, Eldridge MW (1984) A comparison of echo-Doppler and electromagnetic renal blood flow measurements. J Ultrasound Med 3:213-218

Barendsen GJ (1973) Blood flow in human extremities at rest, after arterial occlusion and after exercise. Thesis, University of Groningen

Blumgart HL, Weiss S (1927) Studies on the velocity of blood flow: The pulmonary circulation time in normal resting subjects. J Clin Invest 4:399

Bradley WG, Waluch V (1985) Blood flow: Magnetic resonance imaging. Radiology 154:443-450

Chauveau M, Levy BI, Dessanges JF et al. (1985) Quantitative Doppler blood flow measurement method and in vivo calculation. Cardiovasc Res 19:700-706

Davis WL, Turski PA, Gorbatenko KG, Weber D (1993) Correlation of cine MR velocity measurements in the internal carotid artery with collateral flow in the circle of Willis: preliminary study. J Magn Reson Imaging 3:603-609

Davis CP, Debatin JF, Krestin GP (1994) MR-Angiographie der Becken- und Bauchgefäße. Radiologe 34:469-476

Eichenberger AC, Jenni R, von Schlthess GK (1993) Aortic valve pressure gradients in patients with aortic valve stenosis: quantification with velocity-encoded cine MR-imaging. Am J Roentgenol 160:971-977

Gill RW (1985) Measurement of blood flow by ultrasound: accuracy and sources of error. Ultrasound Med & Biol 11:625-641

Hallböök T (1971) Blood flow measurement with stain gauge plethysmography in early postoperative course after arterial surgery of the lower limb. Acta Chir Scand 137:233-242

Hylton NM, Crooks LE (1991) Principles of magnetic resonance imaging. In: Lanzer P, Yoganathan AP (eds.) Vascular imaging by color Doppler and magnetic resonance. Springer, Berlin Heidelberg New York Tokyo, S. 127-155

Jacobs S, Reich T (1975) Calf blood flow in intermittent claudication. Arch Surg 110:1465-1468

Jansen A, Scheffler A, Rieger H (1985) Charakterisierung der Blutdrucktransmissionseigenschaft eines peripheren Strombahnhindernisses. In: Häring (Hrsg.) 5. Gemeinsame Jahrestagung der deutschsprachigen angiologischen Gesellschaften. Demeter, Balingen, S. 162-164

Jäger K, Bollinger A, Valli C, Ammann R (1986) Measurement of blood flow by duplex scanning. J Vasc Surg 4:462-469

Kamps J, Rieger H (1991) Einfluß eines gesteigerten arteriellen Einstroms auf den Meßparameter venöse Wiederauffüllungszeit in der phlebologischen Funktionsdiagnostik. VASA 32, Suppl.: 425-428

Kety SS (1949) Measurement of regional circulation by the local clearance of radioactive sodium. Amer Heart J 38:321

Lassen NA (1964) Muscle blood flow in normal man and in patients with intermittent claudication evaluated by simultaneous Xe-133 and Na-24 clearances. J Clin Invest 43:1805-1812

Levy BI, Valladares WR, Ghaem A, Martineaud JP (1979) Comparison of plethysmographic methods with pulsed Doppler blood flowmetry. Am J Physiol 236:H899-H903

Lüning M, Felix R (1989) Komplexe bildgebende Diagnostik. Abdomen. VEB Thieme, Leipzig, S. 270 f.

Maier SE, Boesiger P (1991) Quantitative in vivo blood flow measurement with magnetic resonance imaging. In: Lanzer P, Yoganathan AP (eds.) Vascular imaging bv color Doppler and magnetic resonance. Springer, Berlin Heidelberg New York Tokyo, S. 310-331

Mandtke DA et al. (1980) Hemodynamic studies of digital and extremity replants and revascularization. Surgery 88:445

Malone JM, Moore WS, Leal JM (1981) Rehabilitation for lower extremity amputation. Arch Surg 116:93-98

Martineaud JP, Seroussi S (1977) Physiologie de la circulation cutanée. Masson, Paris New York Barcelone Milan, S. 30-42 u. 62

Matsuda T, Shimizu K, Fujita A et al. (1986) Clinical application of new MR-flow imaging: Quantification of pulsatile blood flow in human. Soc Magn Res Med 2:385-386

Matsuda T, Shimizu K, Sakuri T et al. (1987) Measurement of aortic blood flow with MR imaging: comparative study with Doppler US. Radiology 162:857-861

Moneta GL, Taylor DC, Helton WS et al. (1988) Duplex ultrasound measurement of postprandial intestinal blood flow: effect of meal composition. Gastroenterology 95:1294-1301

Moore WS (1973) Determination of amputation level: measurement of skin blood flow with xenon XE 133. Arch Surg 107:798

Moore WS, Malone JM (1985) Amputation level determination using isotope clearance techniques. In: Bernstein EF (ed.) Noninvasive diagnostic techniques in vascular disease, 3rd edn. CV Mosby, St. Louis Toronto Princeton, pp. 602-613

Mueller E, Deimling M, Reinhardt ER (1986) Quantification of pulsatile flow in MRI by an analysis of T2 changes in ECG-gated multiecho experiments. Soc Magn Res Med 2:331-335

Nicolaides AN, Angelides NS (1985) Application of isotope technology to the clinical study of arterial disease. In: Bernstein EF (ed.) Noninvasive diagnostic techniques in vascular disease, 3rd edn. CV Mosby St. Louis, 592-601

Pabst HW (1968) Untersuchungen der peripheren Zirkulation mit Radioisotopen. In: Hoffmann GP, Höfer P (Hrsg.) Radionuklide. Kreislaufforschung und Kreislaufdiagnostik. Schattauer, Stuttgart

Payen DM, Levy BI, Menegalli DI et al. (1982) Evaluation of human hemispheric flow based on noninvasive carotid flow measurements using the range-gated Doppler technique. Stroke 13:392-398

Qamar MI, Read AE, Skidmore R et al. (1986) Transcutaneous Doppler ultrasound measurement of superior mesenteric artery blood flow in man. Gut 27:100-105

Raman ER, Vanhuyse VJ, Jageneau AH (1973) Comparison of plethysmographic and electromagnetic flow measurements. Phys Med Biol 18: 704-707

Roon AJ, Moore WS, Goldstone J (1977) Below-knee amputation: A modern approach. Am J Surg 134:153

Rudofsky G (1988) Kompaktwissen Angiologie. Perimed, Erlangen, S. 155ff.

Schütz RM (1975) Beurteilung arterieller Funktionsreserven in Gliedmaßen. Urban & Schwarzenberg, München

Seiderer M, Spengel F, Mueller E et al. (1986) Time resolved cardiac muscle blood flow velocity measurements in carotid articles. Soc Magn Res Med 4: 1103-1104

Silberstein EB, Thomas S, Cline S et al. (1983) Predictive value of intracutaneous xenon clearance for healing of amputation and cutaneous ulcer sites. Radiology 147:227-229

Singer JR, Crooks LE (1983) Nuclear magnetic resonance blood flow measurements in the human brain. Science 221: 654-656

Souza SP, Dumoulin CL (1991) Phase-sensitive Angiography. In: Lanzer P, Yoganathan AP (eds.) Vascular imaging by color Doppler and magnetic resonance. Springer, Berlin Heidelberg New York Tokyo, S. 178-194

Strandness DE jr, Sumner DS (1975) Hemodynamics for surgeons. Grune & Stratton, New York

Strauss AL (1995) Farbduplexsonographie der Arterien und Venen. Springer, Berlin Heidelberg New York Tokyo

Strauss AL, Kedra AW, Payen DM et al. (1986) Nichtinvasive Herzzeitvolumenbestimmung mit Impulsdoppler-Echokardiographie: Vergleich mit der Fick-Methode. Herz 11:269-276

Strauss A, Savin E, Bonnin Ph et al. (1985) Mésure ultrasonore du débit cardiaque et des débits périphériques pendant l'exercice dynamique et statique. J. de Physiologie (Paris) 80/5:60A

Tonnesen KH (1968) Muscle blood flow during exercise in intermittent claudication. Circulation 37: 402-410

Vosshenrich R, Fischer U, Grabbe E (1994) MR-Angiographie der peripheren Gefäße. Radiologe 34:477-482

Weikl A (1989) Kernspintomographie in der Kardiologie. Studienreihe Kardiologische Diagnostik. Boehringer Mannheim, Mannheim

4.5

Allard L, Cloutier G, Durand L-G, Roederer GO, Langlois YE (1994) Limitation of ultrasonic duplex scanning for diagnosing lower limb arterial stenoses in the presence of adjacent segment disease. J Vasc Surg 19:650-657

Bommer WJ, Miller L (1982) Real-time two dimensional color-flow Doppler: Enhanced Doppler Flow imaging in the diagnosis of cardiovascular disease (abstr). Am J Cardiol 49:944

Cossman DV, Ellison JE, Wagner WH, Carroll RM et al. (1989) Comparison of contrast angiography to arterial mapping with color-flow duplex imaging in the lower extremities. J Vasc Surg 10:522-529

Crawford ES, Hess KR (1989) Abdominal aortic aneurysm. N Engl J Med 321:1040-1042

Do DD, Zehnder T, Mahler F (1993) Farbkodierte Duplexsonographie bei iatrogenen Aneurysmata spuria in der Leiste. Dtsch Med Wschr 118:656-660

Fellmeth BD, Roberts AC, Bookstein JJ et al. (1991) Postangiographic femoral artery injuries. Nonsurgical repair with US-guided compression. Radiology 178:671-675

Frauchiger B, Holtz D, Eichlisberger R, Jäger KA (1995) Duplexsonographie zur Abklärung der renovaskulären Hypertonie und bei Durchblutungsstörungen der Transplantatniere. In: Jäger KA, Eichlisberger R (Hrsg.) Sono Kurs – Ein konzentrierter Refresherkurs über die gesamte Ultraschalldiagnostik. Karger, Basel, S. 114-127

Grant EG, Perrella RR (1990) Wishing Won't Make it so: Duplex Doppler Sonography in the evaluation of renal transplant Dysfunction. Am J Roentgenol 155:538-539

Jäger K (1991) Moderne Möglichkeiten bei der Abklärung renovaskulärer Stenosen. Internist 32:127

Jäger K, Bollinger A, Valli C, Ammann R (1986) Measurement of mesenteric blood flow by duplex scanning. J Vasc Surg 3:462-469

Jäger KA, Philips DJ, Martin RL, Hanson C, Roederer GO et al. (1985) Noninvasive mapping of lower limb arterial lesions. Ultrasound in Med & Biol 11:515-521

Kamps J, Kleuren B, Karasch T, Strauss A (1992) Einfluß von Respiration und Valsalva-Test auf den Resistance-Index RI in der A. carotis interna, A. renalis and A. hepatica (Abstract). VASA 21:444

Karasch T, Rieser R, Grün B et al. (1993) Bestimmung der Verschlußlänge in Extremitätenarterien: Farbduplexsonographie versus Angiographie. Ultraschall in Med 14:247-254

Karasch T, Strauss AL, Grün B et al. (1993) Stellenwert der farbkodierten Duplexsonographie in der Diagnostik von Nierenarterienstenosen. Dtsch Med Wschr 118:1429-1436

Legemate DA, Teeuwen C, Hoeneveld H, Eikelboom BC (1991) Value of duplex scanning compared with angiography and pressure measurement in the assessment of aortoiliac arterial lesions. Br J Surg 78:1003-1008

Lilly MP, Harward TRS, Flinn WR, Blackburn DR et al. (1989) Duplex ultrasound measurement of changes in mesenteric flow velocity with pharmacologic and physiologic alteration of intestinal blood flow in man. J Vasc Surg 9:18-25

Mitchell DG, Needleman L., Bezzi M et al. (1987) Femoral artery pseudoaneurysm: Diagnosis with conventional and color Doppler US. Radiology 165:687-690

Moneta GL, Yeager RA, Antonovie R et al. (1992) Accuracy of Lower extremity arterial duplex mapping. J Vasc Surg 15:275-284

Mulligan SA, Matsuda T, Lanzer P, Gross GM et al. (1991) Peripheral artery occlusive disease: Prospective comparison of MR angiography and color duplex US with conventional angiography. Radiology 178:695-700

Reuther GR, Wanjura D, Bauer H (1989) Acute renal vein thrombosis in renal allografts: Detection with duplex Doppler US. Radiology 170: 557-558

Richtlinien für die Durchführung doppler- und duplexsonographischer Untersuchungen peripherer Arterien und Venen, extrakranieller hirnversorgender Halsarterien und intrakranieller Arterien des Arbeitskreises Gefäßdiagnostik der DEGUM (1991) Mitteilungen Angiologie 1: 10-17

Schäberle W, Strauss A, Neuerburg-Heusler D, Roth F-J (1992) Wertigkeit der Duplexsonographie in der Diagnostik der Nierenarterienstenosen und ihre Eignung in der Verlaufskontrolle nach Angioplastie (PTA). Ultraschall in Med 13:271-276

Schwerk WB, Restrepo IK, Stellwaag M, Klose KJ, Schade-Brittinger C (1994) Renal artery stenosis: grading with image-directed Doppler US evaluation of renal resistive index. Radiology 190:785-790

Strauss AL, Schäberle W, Rieger H, Roth F-J (1991) Use of duplex scanning in the diagnosis of arteria profunda femoris stenosis. J Vasc Surg 13:698-704

Strauss AL, Roth F-J, Rieger H (1993) Noninvasive assessment of pressure gradients across iliac artery stenoses: Duplex and catheter correlative study. J Ultrasound Med 12:17-22

Strauss AL, Sandor D, Karasch et al. (1994) Vergleich der Farbduplexsonographie mit der arteriellen Angiographie (abstr). Bildgebung/Imaging 61/Suppl 2:35

Strauss AL (1995) Farbduplexsonographie der Arterien und Venen. Springer, Berlin Heidelberg New York Tokyo

Strauss AL, Beller K-D (1997a) Arterial Parameters under Echo Contrast Enhancement. Eur J Ultrasound 5:31-38

Strauss AL, Beller K-D (1997b) Contrast ultrasonography for 2-D opacification of heart cavities, peripheral vessels, kidney and muscle. Ultrasound in Med. & Biol. 23 (in press)

Wells, PNT (1988) Instrumentation including color flow mapping. In: Taylor KJW, Burns, PN, PNT (eds.) Clinical Application of Doppler Ultrasound. Raven Press, New York, pp. 25-45

4.6

Axel L, Herman GT, Upuda JK (1982) Three-dimensional display of nuclear magnetic resonance (NMR) cardiovascular images. J Comput Assist Tomogr 7:172

Blankenhorn DH, Chin HP, Strikwerda S et al. (1983) Work in Progress: Common carotid artery contures reconstructed in three dimensions form parallel ultrasonic images. Radiology 148:533-537

Böhm, K, Niethard FU (1994) Dreidimensionale Ultraschalldarstellung der Säuglingshüfte. Bildgebung/Imaging 61:126-129

Delcker A, Diener HC (1994) Ultrasound Measurement of atherosclerotic plaque volume in carotid ateries. Bildgebung 61:116-121

Elias A, Le Corff G, Bouvier J et al. (1987) Value of real-time B-mode ultrasound imaging in the diagnosis of deep vein thrombosis of the lower limbs. Inter Angio 6:175-182

Hehn A von (1994 Erste Erfahrungen mit der echocardiographischen 3D-Rekonstruktion der thorakalen Aorta. Bildgebung 61:110-115

Hemmey DC, David DJ, Herman GT (1983) Three-dimensional reconstruction or craniofacial deformity using computed tomography. Neurosurgery 13:534

Hennerici M, Kleophas W, Gries FA (1991) Regression of carotid plaques during low density lipoprotein cholesterol elimination. Stroke 22:989-992

Kellner H, Ließ H, Zoller WG (1994) 3D-Sonographie an Weichteilen und Gelenken. Bildgebung 61:130-134

King DL, King Jr DL, Shao MYC (1991) Evaluation of in vitro measurement accuracy of a three-dimensional ultrasound scanner. Ultrasound Med 10:77-82

Langholz J, Heidrich H (1991) Diagnosis of deep vein thrombosis: Is color coded Duplex sonography necessary? Ultraschall Med 12:176-181

Lees WR (1992) 3D ultrasound optimize fetal review. Diagn Imag 69-73

Ließ H, Roth C, Umgelter A et al. (1993) In-vitro-Untersuchungen zur Volumetrie im Rahmen der 3D-Sonographie. Ultraschall Klin Prax 8:153

Ließ H, Roth C, Umgelter A, Zoller WG (1993) Dreidimensionale Sonographie: Verbesserte Diagnostik fokaler Leberläsionen mittels der 3D-Volumetrie. Z Gastroenterol 31:556

Ließ H, Nagel T, Zoller WG (1994) Volumenbestimmung mit der 3D-Sonographie am Beispiel von Bauchaortenaneurysmen. Bildgebung 61:122-125

Ludwig M, Jörger U, Rédei J, Stumpe KO (1994) Reproduzierbarkeit dreidimensionaler sonographischer Volumenmessungen arteriosklerotischer Plaques in der A. carotis und A. femoralis. Bildgebung/Imaging 61 (Suppl. 2):19

Merz E, Weber G, Macchiella D, Bahlmann F (1993) 3D-Volumensonographie in der transvaginalen Diagnostik. Ultraschall Klin Prax 8-154

Nuber B, Horning B, Frank B et al. (1994) Transducer und geräteunabhängige 3D-Sonographie. Bildgebung/Imaging 61 (Suppl. 2):20

Roth C, Ließ H, Umgelter A, Zoller WG (1993) Verbesserung der Diagnostik fokaler Leberläsionen durch die 3D-Volumetrie. Ultraschall Klin Prax 8:156

Sackmann M, Pauletzki J, Zwiebel FM, Moll J (1994) Dreidimensionale Sonographie bei Erkrankungen der Gallenwege und des Pankreas. Bildgebung/Imaging 61:100-103

Schneider AW, Pommert A, Höhne KH et al. (1991) 3-Dimensionale Darstellung der Prostata mit der transrektalen Sonographie - Eine neue Perspektive in der Diagnostik und Therapiekontrolle. Walser J, Haselbach H, Brandtner W (Hrsg.) Ultraschalldiagnostik '90. Springer, Berlin Heidelberg New York Tokyo, S. 7-1

Sohn C, Grotepaß J, Schneider W et al. (1988) Erste Untersuchungen zur dreidimensionalen Darstellung mittels Ultraschall. Z Geburtshilfe Perinatol 192:241-248

Sohn C, Stolz W, Nuber B et al. (1991) Verbesserung der 3D-Ultraschalldarstellung. Bildgebung 58:116-120

Sohn C, Bastert G (1992) 3D-Sonographie in der pränatalen Diagnostik. Perinat Geburtsh 197:11-19

Steinke W, Hennerici M (1989) Three-dimensional ultrasound imaging of carotid artery plaques. J cariovasc technology 8:15-21

Vannier MW, Marsh JL, Warren JO (1984) Three-dimensional CT reconstruction for craniofacial surgical planning and evaluation. Radiology 150:179

Vannier MW, Gronemeyer S, Gutierrez FR (1988) Three-dimensional magnetic resonance imaging of congenital heart disease. Radiographics 8:857

Zoller WG, Ließ H (1994) 3D-Sonographie in der Gastroenterologie. Bildgebung 61:95-99

4.7

Amour TS, Gutierrez FR, Levitt RG, McKnight RC (1988) CT diagnosis of type A aortic dissections not demonstrated by aortography. J Comput Assist Tomogr 12(6):963

Blair RH, Resnik MD, Polga JP (1989) CT appearance of mycotic abdominal aortic aneurysms. J Comput Assist Tomogr 13(1):101

Brecht G, Harder T (1981) Aortenaneurysma und Aortendissektion. RÖFO 135:388-398

Brecht G, Lackner K, Brecht T, Thurn (1979) Das Aortenaneurysma im Computertomogramm. RÖFO 130:162-171

Brecht G, Janson R, Schilling G (1980) Das Aneurysma dissecans im Computerprogramm. RÖFO 132:343-345

Claussen C, Banzer D, Schmiedel R, Lochner B (1982) Diagnostik des Aortenaneurysmas. Dtsch Med Wschr 107:370-374

Corbetti F, Vigo M, Bulzacchi A et al. (1989) CT diagnosis of spontaneous dissection of the superior mesenteric artery. J Comput Assist Tomogr 13(6):965-967

Dörrler J, Hoffmann G (1989) Das infrarenale abdominale Aortenaneurysma. Dt Ärztebl 86:1031

Eagan TJ, Neumann HL, Herman RJ et al. (1980) Computed tomography in the diagnosis of aortic aneurysm dissection or traumatic injury. Radiology 136:14-145

Earnest FIV, Muhm JR, Sheedy FP (1979) II. Roentgenographic findings in thoracic aortic dissection. Mayo Clin Proc 54:43-50

Fitzgerald SW, Donaldson JS, Poznanski AG (1987) Periatric thoracic aorta: Normal measurements determined with CT. Radiology 165:667

Gavant ML, Menke PG, Gold RE et al. (1994) Volumetric (helical) CT of thoracic aorta injury from blunt chest trauma: prospective comparison with transcatheter aortography. Radiology 193(P):352 (supplement)

Godwin, JD, Herfkens RL, Skioldebrand CG et al. (1980) Evaluation of dissection and aneurysm of the thoracic aorta by conventional and dynamic CT scanning. Radiology 136:125-133

Godwin JD, Turley K, Herfkens RJ, Lipton MJ (1981) Computed tomography for follow-up of chronic aortic dissections. Radiology 139:655-660

Godwin JD, Breimann RS, Speckmann JM (1982) Problems and pitfalls in the evaluation of thoracic aortic dissection by computed tomography. J Ass Comp Tomogr 6:750-756

Gomes MN, Choyke PL (1987) Preoperative evaluation of abdominal aortic aneurysma: ultra-sound or computed tomography? J Cardiovasc Surg Torino 28(2):159-166

Gross SC, Barr I, Eyler WR et al. (1980) Computed tomography in dissection of the thoracic aorta. Radiology 136:135-139

Guirguis EM, Barber GG (1991) The natural history of the abdominal aortic aneurysms. Am J Surg 162:481-483

Heger K, Heuser L (1986) Aortendissektion als Zufallsbefund bei hoher translumbaler Angiographie. Röntgen-Bl 39:111

Heiberg E, Wolverson M, Sunderam M et al. (1981) CT findings in thoracic aortic dissection. Amer J Roentgenol 136:13-17

Heiberg E, Wolverson MK, Sundaram M, Shields JB (1985) CT characteristics of aortic atherosclerotic aneurysm versus aortic dissection. J Comput Ass Tomogr 9:78-83

Heuser L (1988) CT der großen Gefäße. In: C. Clausen, R. Felix (Hrsg.): Quo vadis CT? Springer, Berlin Heidelberg New York Tokyo

Heuser L, Peters PE, Beyer D, Horsch S (1983) Sonographische und computertomographische Diagnostik von Bauchaortenaneurysmen. In: Bünte H, Rühland D (Hrsg.): Arterielle Durchblutungsstörungen im hohen Lebensalter. Schattauer, Stuttgart

Heuser L (1983) Computertomographie des Herzens und der Aorta thoracalis. Habilitationsschrift, Köln

Heuser L, Friedmann G, Mödder U (1978) Computertomographischer Nachweis der Aortenaneurysmen. Radiologe 18:482:486

Höhne KH, Bernstein R (1986) Shading 3D-images from CT using grey-level gradients. IEEE Trans Med Imaging 1:45-47

Lanzer P, Botvinick EH, Schiller NB et al. (1984) Cardiac imaging using gated magnetic resonance. Radiology 150:121-127

Larde D, Belloir C, Vasile N et al. (1980) Computed tomography of aortic dissection. Radiology 136:147-151

Lawrence JA, Kim D, Kent KC et al. (1994) CT angiography of the lower extremity: comparison with catheter angiography. Radiology 193(P):396

Lee JKT, Ling D, Heiken JP et al. (1984) Magnetic resonance imaging of abdominal aortic aneurysms. Amer J Roentgenol 143:1197-1202

Machida K, Tasaka A (1980) CT patterns of mural thrombus in aortic aneurysms. J Comput Assist Tomogr 4:840-842

Marsh J, Vannier M (1983) Surface reconstruction from CT scans. Surgery 94:159-165

Moore EH, Webb WR, Verrier ED et al. (1984) MRI of chronic posttraumatic false aneurysms of the thoracic aorta. Amer J Roentgenol 143:1195-1196

Napel SA, Marks MP, Rubin GD et al. (1992) CT angiography with spiral CT and maximum intensity projection. Radiology 185:607-610

Prokop M, Schaefer C, Kalender WA et al. (1993) Gefäßdarstellungen mit Spiral-CT. Radiologie 33: 694-704

Raptopoulos V, Cummings Th, Smith EH (1987) Computed tomography of life-threatening complications of abdominal aortic aneurysms the disrupted aortic wall. Invest Radiol 22:372

Richter CS, Biamino G, Niemann VT et al. (1994) CT-Angiographie und arterielle DSA zur Bewertung von Verschlußprozessen der Beckenarterien - Erste Ergebnisse. RÖFO 161(2):154-160

Rieger J, Hosten N, Lemke AJ et al. (1994) Zerebrale Aneurysmen: Dreidimensionale Darstellung mit der Spiral-CT. RÖFO 160(3):204-209

Rubin GD, Dake MD, Napel SA et al. (1993) Three dimensional spiral CT angiographie of the abdomen: initial clinical experience. Radiology 186:147-152

Schmid UD, Steiger HJ, Huber P (1987) Accuracy of high resolution computed tomography in direct diagnosis of cerebral aneurysms. Neuroradiology 29(2):152-159

Schneider R, Schörner W, Paeprer H et al. (1986) Kernspintomographische Darstellung von Aortenaneurysmen. RÖFO 144:17-24

Schwartz RB, Kendall MJ, Chernoff DM et al. (1992) Common carotid artery bifurcation: evaluation with spiral CT. Radiology 185:513-519

Siebenmann R, Schneider K, von Segesser L, Turina M (1988) Das inflammatorische Bauchaortenaneurysma. Schweiz Med Wschr 118:881

Spielmann RP (1990) MR bei akuter Aortendissektion. RÖFO 152(3):316-320

Thorsen MK, San Dretto MA, Lawson TL et al. (1983) Dissecting aorting aneurysms: accuracy of computed tomography diagnosis. Radiology 148:773-777

Tottel AJ, Wilde P, Hartnell GG, Wisheart JD (1992) Diagnosis of acute aortic dissection using combined echocardiography and computed tomography. Clin Radiol (45(2):104:108

Vogelzang RL, Sohaey R (1988) Infected aortic aneurysms: CT appearance. J Comput Assist Tomogr 12(1):109

Wuttke V, Schmitt R, Buchner U, Doletschek Ch (1989) Typische Fälle eines inflammatorischen Aortenaneurysmas in der computertomographischen Darstellung. Roentgenpraxis 42:81

Zarnke MD, Gould HR, Godman MH (1988) Computed tomography in the evaluation of the patient with symptomatic abdominal arotic aneurysms. Surgery 103(6):638

4.8

Anderson CM, Edelman RR, Turski PA (1993) Clinical magnetic resonance angiography. Raven, New York

Anderson CM, Lee RE, Levin DL, Santos de la Torre AA, Saloner D (1994) Measurement of internal carotid artery stenosis from source angiogram. Radiology 193:219-226

Bongartz G (1995) Magnetresonanz-Angiographie. Dtsch Ärztebl 92:A-680-688

Borrello JA (1993) MR angiography versus conventional x-ray angiography in the lower extremities: everyone wins. Radiology 187:615-617

Debatin, J F, Spitzer C E, Grist T M et al. Imaging of the renal arteries: value of MR angiography. Amer J Roentgen 157 (1991) 981-990

Edelman RR (1992) Basic principles of magnetic resonance angiography. Cardiovasc Intervent Radiol 15:3-13

Finn JP, Zisk JHS, Edelman RR, Wallner BK, Hartnell GG, Stokes KR, Longmaid HE (1993) Central venous occlusion: MR angiography. Radiology 187:245-251

Hartnell GG, Finn JP, Zenni M, Cohen MC, Dupuy DE, Wheeler HG, Longmaid HE III (1994) MR imaging of the thoracic aorta: comparison of spin-echo, angiographic and breath-hold techniques. Radiology 191:697-704

Huston J III, Ehman RL (1993) Comparison of time-of-flight and phase-contrast MR neuroangiographic techniques. Radiographics 13:5–19

Huston J III, Lewis BD, Wiebers DO, Meyer FB, Riederer SJ, Weaver AL (1993) Carotid artery: prospective blinded comparison of two-dimensional time-of-flight MR angiography with conventional angiography and duplex US. Radiology 186:339–344

Kim D, Edelman R R, Kent K C at al. Abdominal aorta and renal artery stenosis: evaluation with MR angiography. Radiology 174 (1990) 727–731

Korogi Y, Takahashi M, Mabuchi N, Miki H, Fujiwara S, Horikawa Y, Nakagawa T, O'Uchi T, Watabe T, Shiga H, Furuse M (1994) intracranial aneurysms: diagnostic accuracy of three-dimensional, Fourier transform, time-of-flight MR angiography. Radiology 193:181–186

Korogi Y, Takahashi M, Mabuchi N, Miki H, Shiga H, Watabe T, O'Uchi T, Nakagawa T, Horikawa Y, Fujiwara S, Furuse M (1994) Intracranial vascular stenosis and occlusion: diagnostic accuracy of three-dimensional, Fourier transform, time-of-flight MR angiography. Radiology 193:187–193

Lévy C, Laissy JP, Raveau V, Amarenco P, Servois V, Bousser MG, Tubiana JM (1994) Carotid and vertebral artery dissections: three-dimensional time-of-flight MR angiography and MR imaging versus conventional angiography. Radiology 190:97–103

Marianacci EB, Hartnell GH, Buff BL, Moore JR, Finn JP (1994) Steps in the evolution of extracranial time-of-flight MR angiography. Radiographics 14:1377–1387

Mukherji S K, Quisling R G, Kubilis P S et al: Intracranial arteriovenous malformations: quantitative analysis of magnitude contrast MR angiography versus gradient-echo MR imaging versus conventional angiography. Radiology 196 (1995) 187–193

Owen RS, Baum RA, Carpenter JP, Holland GA, Cope C (1993) Symptomatic peripheral vascular disease: selection of imaging parameters and clinical evaluation with MR angiography. Radiology 187:627–635

Prince MR (1994) Gadolinium-enhanced MR aortography. Radiology 191:155–164

Quinn SF, Demlow TA, Hallin RW, Eidemiller LR, Szumowski J (1993) Femoral MR angiography versus conventional angiography: preliminary results. Radiology 189:181–184

Saloner D (1995) An introduction to MR angiography. Radiographics 15:435–465

Schnall MD, Holland GA, Baum RA, Cope C, Schiebler ML, Carpenter JP (1993) MR angiography of the peripheral vasculature. Radiographics 13:920–930

Stock KW, Radü EW, Jacob AL, Bao XS, Steinbrich W (1995) Intracranial arteries: prospective blinded comparative study of MR angiography and DSA in 50 patients. Radiology 195:451–456

Turnipseed WD, Kennell TW, Turski PA, Archer CW, Hoch JR (1993) Mangetic resonance angiography and duplex imaging: noninvasive tests for selecting symptomatic carotid endarterectomy candidates. Surgery 114:643–649

Wallner B (Hrsg.) (1993) MR-Angiography. Thieme, Stuttgart New York

Wentz KU, Röther J, Schwartz A, Mattle HP, Suchalla R, Edelman RR (1994) Intracranial vertebrobasilar system: MR angiography. Radiology 190:105–110

Yamada I, Suzuki S, Matsushima Y (1995) Moyamoya disease: comparison of assessment with MR angiography and MR imaging versus conventional angiography. Radiology 196:211–218

Yucel EK, Kaufman JA, Geller SC, Waltman AC (1993) Atherosclerotic occlusive disease of the lower extremity: prospective evaluation with two-dimensional time-of-flight MR angiography. Radiology 187:637–641

4.9

Alexander K (1979) Biochemische Verfahren zur Kontrolle therapeutischer Effekte bei arterieller Verschlußkrankheit. In: Hild R, Spaan G (Hrsg.) Therapiekontrolle in der Angiologie. Witzstrock, Baden-Baden Köln New York, S. 76

Bailey IA, Williams SR, Radda GK, Gadian DG (1981) Activity of phosphorylase in total global ischaemia in the rat heart: a ^{31}P-NMR study. Biochem J 196:171–178

Bradbury EM (1983) Nuclear magnetic resonance technique in medicine. Ann Intern Med 98:514–529

Burt CT, Glonek T, Barany M (1976) Analysis of phosphate metabolites, the intracellular pH, and the state of adenosine triphosphate in intact muscle by phosphorus nuclear magnetic resonance. J Biol Chem 251:2584–2591

Connor H, Woods HF (1982) Quantitative aspects of L(+)-lactate metabolism in human beings. Ciba Fdn Symp 87:214–234

Cresshull J, Dawson MJ, Edwards RHT et al. (1981) Human muscle analysed by ^{31}P-nuclear magnetic resonance in intact subjects. J Physiol 317:18P

Creutzig A, Creutzig H, Alexander K (1985) Zum Wirkungsmechanismus von Prostaglandin E$_1$. In: Häring (Hrsg.) 5. Gemeinsame Jahrestagung der Angiologischen Gesellschaften der Bundesrepublik Deutschland, Österreich und der Schweiz. Demeter, Gräfelfing, S. 165

Crolla R (1991) Magnetic Resonance Spectroscopy as a Diagnostic Tool. Critical Ischaemia 1:15–19

Dawson MJ (1983) Phosphorus metabolites and the control of glycolysis studied by nuclear magnetic resonance. In: Knuthgen HG, Vogel JA, Poortmans J (eds.) Biochemistry of exercise. Human Kinetics Publishers, Inc., Champaign, Ill, p. 116

Dawson MJ, Gadian DG, Wilkie DR (1978) Muscular fatigue investigated by phosphorus magnetic resonance. Nature 274:861–866

Dawson MJ, Gadian DG, Wilkie DR (1980) Mechanical relaxation rate and metabolism studied in fatiguing muscle by phosphorus nuclear magnetic resonance. J Physiol Lond 299:465–484

Edwards RHT, Dawson MJ, Wilkie DR et al. (1982) Clinical use of nuclear magnetic resonance in the investigation of myopathy. Lancet 725–731

Freund H, Zouloumian P, Enguelle SO, Lampert E (1984) Lactate kinetics after maximal exercise in man. In: Marconnet P, Poortmans J, Hermansen L (eds.) Physical chemistry of training and detraining. Karger, Basel München Paris London New York Sydney, p. 9

Gollnick PD, Armstrong RB, Saltin B et al. (1973) Effect of training on enzyme activity and fiber composition of human skeletal muscle. J Appl Physiol 34:107–111

Gollnick PD, Moore RL, Riedy M, Quintinskie JJC jr (1984) Significance of skeletal muscle oxidative enzyme changes with endurance training and detraining. In: Marconnet P, Poortmans J, Hermansen L (eds.) Physiological chemistry of training and detraining. Karger, Basel München Paris London New York Tokyo Sydney, p. 215

Grüntzig A, Schlumpf M (1979) Achillessehnenreflexmessung bei Claudicatio intermittens. In: Hild R, Spaan G (Hrsg.) Therapiekontrolle in der Angiologie. Witzstrock, Baden-Baden Köln New York, S. 15

Havel RJ (1971) Influence of intensity and duration of exercise on supply and use of fuels. In: Pernow B, Saltin B (eds.) Muscle metabolism during exercise. Plenum Press, New York London, p. 315

Hohorst HJ (1970) L-(+) Laktat, Bestimmung mit Laktatdehydrogenase und NAD. In: Bergmeyer U (Hrsg.) Methoden der enzymatischen Analyse, Chemie, Weinheim, S. 1425

Holloszy JO (1967) Biochemical adaptations in muscle. Effects of exercise on mitochondrial oxygen uptake and respiratory enzyme activity in skeletal muscle. J Biol Chem 242:2278–2283

Karlson J, Saltin B (1970) Lactate ATP and CP in working muscles during exhaustive exercise in man. J Appl Physiol 29:598–602

Karlson J, Nordesjö LO, Jorfeldt L, Saltin B (1972) Muscle lactate, ATP and CP levels during exercise after physical training in man. J Appl Physiol 33:199–203

Keul J, Doll E, Keppler K (1967) The substrate of the human skeletal muscle at rest, during and after work. Experienta 23:974–979

Köhler M (1984) Über die Wertigkeit der Laktatbestimmung im Vollblut nach enzymatisch-elektrochemischem Prinzip bei Kranken mit peripherem Arterienverschluß. In: Mahler F, Nachbur B (Hrsg.) Zerebrale Ischämie., Huber, Bern Stuttgart Wien, S. 291

Maass U (1981) Stoffwechseluntersuchungen unter laufbandergometrischer Belastung bei Patienten mit arterieller Verschlußkrankheit. Ihre Bedeutung für die Bearbeitung klinisch-experimenteller Fragen in der Angiologie. Habilitationsschrift, Hannover

Maass U, Alexander K (1983a) Effect of treadmill exercise in blood gases and acid-base balance in patients with intermittent claudication. Z Kardiol 72:537–542

Maass U, Alexander K (1983b) Peripheral responses and adaptation to treadmill exercise. In: Knuttgen HG, Vogel JA, Poortmans J (eds.) Biochemistry of exercise. Human Kinetics Publishers, Champaign Ill., p. 846

Maass U, Fröhlich H, Konrad H, Alexander K (1981) Durchblutungsmessungen und Stoffwechseluntersuchungen im femoral- und popliteavenösen Blut bei Patienten mit arterieller Verschlußkrankheit unter einseitiger isolierter Wadenbelastung. In: Breddin K (Hrsg.) Thrombose und Atherogenese. Pathophysiologie and Therapie der arteriellen Verschlußkrankheit. Bein-Beckenvenen-Thrombose. Witzstrock, Baden-Baden Köln New York, S. 402

Maass U, Meyer B, Grote R, Alexander K (1985) Intraindividueller Vergleich von Stoffwechseluntersuchungen bei Verschlußkranken unter fahrrad- und laufbandergometrischer Belastung. In: Häring R (Hrsg.) 5. Gemeinsame Jahrestagung der Angiologischen Gesellschaften der Bundesrepublik Deutschland, Österreich und der Schweiz. Berlin, S. 263

Maass U, Grote R, Alexander K (1986) Belastungsabhängige Stoffwechseländerungen bei Verschlußkranken mit unterschiedlicher schmerzfreier Gehstrecke. VASA 3:206–211

Maass U, Gerdes R, Grote R, Alexander K (1986) Zur Methodik in der angiologisch-therapeutisch-klinischen Forschung. Intraindividueller Vergleich von Stoffwechseluntersuchungen. In: Trübestein G (Hrsg.) Konservative Therapie arterieller Durchblutungsstörungen. Thieme, Stuttgart New York, S. 38

Maass U, Konrad H, Fröhlich H, Alexander K (1988) Durchblutung und Stoffwechsel unter verschiedenen Belastungsarten bei arterieller Verschlußkrankheit. Perfusion 2:63–66

Maass U, Goller B, Grote R et al. (1989) Lactate und pyruvate kinetics after treadmill exercise in patient with intermittent claudication. VASA 18:181–189

Meyer RA, Koshmerik MJ, Brown TR (1982) Application of ^{31}P-NMR spectroscopy to the study of striated muscle metabolism. Am J Physiol 242:C1–C11

Moon RB, Richards JH (1973) Determination of intracellular pH by ^{31}P nuclear magnetic resonance. J Biol Chem 248:7276–7278

Nissen P (1977) Klinisch-experimentelle Untersuchungen zur Pathophysiologie perfusionslimitierter Muskelarbeit bei arterieller Verschlußkrankheit. Habilitationsschrift, Hannover

Nissen P, Alexander K, Wittenborg A et al. (1974) Sauerstoffextraktion und Durchblutung unter ergometrischer Belastung bei arterieller Verschlußkrankheit. VASA 3:257–267

Nissen P, Maass U, Luska G et al. (1977) Muskelstoffwechsel, Durchblutung und Energiebereitstellung bei ergometrisch belasteten Arterienverschlußkranken. In: Alexander K, Cachovan H (Hrsg.) Diabetische Angiopathien. Witzstrock, Baden-Baden Brüssel Köln New York, S. 337

Rexroth W, Hild R (1989) Regulation des ischämischen Muskelstoffwechsels bei peripherer arterieller Verschlußkrankheit. VASA 3:190–196

Rexroth W, Amendt K, Römmele U et al. (1985) Effekte von Prostaglandin E$_1$ auf Hämodynamik und Extremitätenstoffwechsel bei Gesunden und Patienten mit arterieller Verschlußkrankheit im Stadium III und IV. VASA 3:220–224

Rexroth W, Huber K H, Rädle J et al. (1994) Effekte eines Nukleotid-Nukleosid-Gemisches auf den ischämischen Muskelstoffwechsel bei Patienten mit peripherer arterieller Verschlußkrankheit Stadium II. VASA 2:98–108.

Rost R (1991) Sport- und Bewegungstherapie bei inneren Krankheiten. Deutscher Ärzteverlag Köln

Roth K (1984) NMR-Tomographie und Spektroskopie in der Medizin. Springer, Berlin Heidelberg New York Tokyo

Sørlie D, Myhre K, Mjøs OD (1978) Exercise and postexercise metabolism of the lower leg in patients with peripheral arterial insufficiency. Scand J Clin Lab Invest 38:635–642

Thulborn KR (1981) ^{31}P n.m.r studies of energy metabolism and tissue pH in the ischaemic rat leg. Biochem Soc Trans 9: 237–238

Wilkie DR, Dawson MJ, Edwards RHT et al. (1982) ^{31}P NMR studies of resting muscle in normal human subjects. In: Pollack G, Sugi H (eds.) Cross-bridge mechanism in muscle contraction, proceedings of the 2nd International Symposium. Seattle

Invasive Diagnostik

A. Beck, G. Biamino, W. Gross-Fengels,
K. F. R. Neufang, J. C. Ragg und A. Scheffler

5.1	Direkte arterielle Flußmessung 179	5.3.14	Arterielle Strombahnhindernisse unklarer Ätiologie 206
	A. Scheffler	5.3.15	Risiken und Komplikationen der Angiographie 206
5.1.1	Physikalisches Prinzip der elektromagnetischen Flußmessung 180		Kontrastmittel 207
5.1.2	Konstruktion der Meßköpfe 180		Gefäßpunktion 207
5.1.3	Praktische Probleme bei der in-vivo-Anwendung 181		Führungsdraht und Katheter 208
			Neurologische Komplikationen 208
5.2	Direkte arterielle Druckmessung 181		Keiminokulation 208
	A. Scheffler	5.3.16	Aufklärung, Vorbereitung und Nachsorge 208
5.2.1	Physikalische und meßtechnische Aspekte 181		Aufklärungsgespräch 208
	Parameter des arteriellen Druckpulses 181		Vorbereitung 209
	Resonanzeigenschaften des druckableitenden Systems 182		Nachsorge 209
5.2.2	Druckaufnehmer und Meßwertverarbeitung 182	5.4	Perkutane transluminale Angioskopie 210
	Drucktransducer 182		A. Beck
	Meßwertverarbeitung 183	5.4.1	Prinzip der Methode 210
5.2.3	Klinische Applikation 183	5.4.2	Angioskopische Ausrüstung und praktische Durchführung 210
	Allgemeine Indikationen zur direkten arteriellen Druckmessung 183	5.4.3	Normalbefund 211
	Kombination mit einem hyperämisierenden Provokationstest 183	5.4.4	Pathologische Befunde 211
			Arteriosklerose 211
5.3	Angiographie 184		Lokale Gefäßthrombose 212
	K.F.R. Neufang und W. Gross-Fengels		Entzündliche und aktinische Gefäßveränderungen 214
5.3.1	Historische Vorbemerkungen 184	5.4.5	Therapiekontrolle 215
5.3.2	Bildtechniken 186		Perkutane transluminale Angioplastie 215
	Konventionelle Blattfilmtechnik 186		Lokale Lyse 215
	Digitale Subtraktionsangiographie 186		Stentimplantation 215
5.3.3	Punktionstechniken 189	5.4.6	Komplikationen 216
	Nadelpunktionstechnik 189	5.4.7	Indikationen 216
	Kathetertechnik 189		
5.3.4	Zugangswege zur Angiographie 189	5.5	Intravasale Ultraschalluntersuchung 216
	Transfemoraler arterieller Zugang 189		G. Biamino und J. C. Ragg
	Translumbaler aortaler Zugang 190	5.5.1	Intravaskuläre Ultraschallsysteme 217
	Transaxillärer arterieller Zugang 192	5.5.2	Technisch-physikalische Aspekte der intravasalen Ultraschalltechnik (IVUS) 218
	Transbrachialer arterieller Zugang 192	5.5.3	Klinische Erfahrungen 219
	Transvenöser Zugang 192	5.5.4	Stellenwert der intravasalen Ultraschalluntersuchung 225
5.3.5	Adjuvante Techniken 193		
	Vergrößerungsangiographie 193		Literatur 225
	Pharmakoangiographie 193		
5.3.6	Röntgenkontrastmittel und Kontraindikationen zur Angiographie 193		
5.3.7	Akuter Arterienverschluß 194		
	Frischer thromboembolischer Verschluß 195		
	Arterielle Thrombose 196		
5.3.8	Chronische Arterienverschlüsse der unteren Extremitäten 196		
	Aortoiliakale und femoropopliteale Strombahn 196		
	Unterschenkel-, Fuß- und Digitalarterien 200		
5.3.9	Chronische Arterienverschlüsse der oberen Extremitäten 200		
5.3.10	Nierenarterien 200		
5.3.11	Entzündliche Gefäßkrankheiten 202		
	Takayasu-Arteriitis 202		
	Panarteriitis nodosa 202		
5.3.12	Thorakale Aorta 203		
5.3.13	Aneurysma und Dissektion 204		

5.1
Direkte arterielle Flußmessung

A. Scheffler

Angesichts der modernen Ultraschalldopplerverfahren werden direkte arterielle Flußmessungen bei AVK-Patienten heute nur noch vereinzelt im Rahmen gefäßchirurgischer Operationen vorgenommen (Wölfle et al. 1992). Als Methode der Wahl gilt hierbei die elektromagnetische Flußmessung. Dilutionsverfahren mit Farbstoffen, Wärme oder Röntgenkontrastmitteln haben in der Angiologie keine praktische Bedeutung erlangt.

5.1.1
Physikalisches Prinzip der elektromagnetischen Flußmessung

Die elektromagnetische Flußmessung basiert auf den sog. Lorentz-Kräften: Bewegen sich elektrisch geladene Teilchen – wie z. B. die im Plasma enthaltenen Elektrolyte – durch ein Magnetfeld, werden sie aus ihrer Richtung abgelenkt. Daraus resultiert ein Ladungsfluß senkrecht zur Strömungsrichtung, der über dem Widerstand des Mediums einen meßbaren Spannungsabfall in der Größenordnung von einigen Mikrovolt (μV) erzeugt. Magnetfeld, Plasmafluß und elektrisches Feld bilden dabei ein orthogonales Vektorsystem. Die mittels eines Elektrodenpaars zwischen 2 gegenüberliegenden Gefäßwänden abgreifbare Potentialdifferenz repräsentiert einen über den eingeschlossenen Gefäßzylinder integrierten Mittelwert. Jeder Punkt des Meßvolumens trägt in Abhängigkeit von seiner lokalen magnetischen Feldstärke, seiner lokalen elektrischen Stromdichte und seiner lokalen Flußrate zum Gesamtsignal bei. Mit anderen Worten: Während der Meßwerterzeugung wird das räumliche intravasale Strömungsprofil durch die dreidimensionalen Strukturen des Magnetfelds und des sich zwischen den Elektroden aufbauenden elektrischen Felds gewichtet (Schabert u. Bauer 1982; Terry 1980; Wyatt 1977). Eine schematische Darstellung des Funktionsprinzips zeigt Abb. 5.1.

5.1.2
Konstruktion der Meßköpfe

Bei der Konstruktion und Auswahl elektromagnetischer Flußsensoren ist darauf zu achten, daß deren Meßcharakteristik möglichst wenig von Variationen des Flußprofils beeinflußt wird. Bei Änderungen eines achsensymmetrischen Strömungsprofils sollten die korrespondierenden Signalschwankungen nicht größer als 2 % sein. Da die Messung in einem Elektrolytmilieu erfolgt, muß das Magnetfeld mit einer Wechselspannung zwischen 0,5 und 1 kHz erzeugt werden, um Polarisationseffekte an den Elektroden zu vermeiden. Das daraus resultierende sinusförmige Störsignal (elektromagnetische Induktion) kann bei der Demodulation und Aufbereitung des Meßsignals durch eine phasendetektierende Elektronik eliminiert werden.

Die Qualität einer elektromagnetischen Apparatur zur intravasalen Flußmessung ergibt sich also aus (Terry 1980; Wyatt 1977):

- der Stabilität der Nullinie (Konstanz der Elektrodenimpedanz),
- der Linearität der Kennlinie (Meßcharakteristik) bis zum 10fachen des erforderlichen Geschwindigkeitsbereichs, um auch die Dynamik des Flußpulses registrieren zu können,
- dem Signal-zu-Rausch-Verhältnis (Abschirmung),
- der Invarianz gegenüber Änderungen des Strömungsprofils und
- den mechanischen und thermischen Rückwirkungen des Meßkopfs auf das Gefäß.

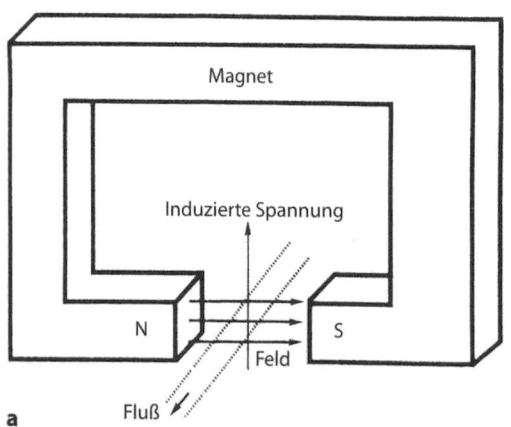
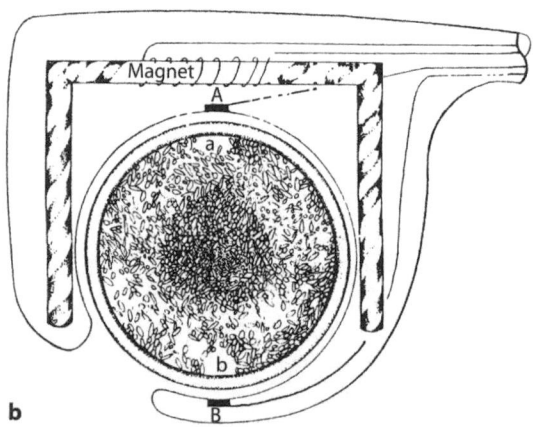

Abb. 5.1 a, b Prinzip der elektromagnetischen Flußmessung. a Magnet mit Aufbau eines elektrischen Feldes. b Querschnitt durch einen Meßkopf und seine räumliche Beziehung zum Blutgefäß (*A/B* Elektroden) (Nach Terry 1980)

5.1.3
Praktische Probleme bei der in-vivo-Anwendung

Fluktuation von Gefäßdurchmesser, Wanddicke und lokalem Hämatokrit interferieren erheblich mit der aktuellen Kalibrierung eines elektromagnetischen Flußsensors. Dies beeinträchtigt die valide Angabe absoluter Flußraten v.a. im Bereich vasomotorisch aktiver Arterien. Der Einfluß des Hämatokritwertes auf die Flußmessung kann mit modernen Geräten rechnerisch korrigiert werden. Außerdem ändert sich das Meßergebnis in einem Hämatokritbereich zwischen 20 und 40 % nur um 1 %. Auch eine Traumatisierung des Gefäßes bei der Anlage des Meßkopfs (Intimaeinblutung) oder bereits vorhandene atherosklerotische Wandauflagerungen können lokale Turbulenzen innerhalb des Meßvolumens provozieren und so das vorausgesetzte Strömungsprofil zerstören. Für die elektromagnetische Flußmessung am besten geeignet sind daher größere intakte Arterien mit achsensymmetrischer Blutstömung und nahezu fehlender Vasomotion (Schabert u. Bauer 1982; Terry 1980; Wyatt 1977).

Der praktische Nutzen der In-vivo-Flußmessung liegt v.a. in der postoperativen Qualitätssicherung. Besonders in der femoropoplitealen Bypass-Chirurgie ist die elektromagnetische Flußmessung sowohl hinsichtlich der unmittelbar postoperativen Erfolgskontrolle als auch in bezug auf die mittelfristige Durchgängigkeitsprognose wichtig. Einige Anhaltsdaten sind in Tabelle 5.1 zusammengefaßt.

Tabelle 5.1 Normale und postoperative elektromagnetisch gemessene Flußvolumina. (Ergänzt nach Hagmüller 1987)

	Höhe des Flußvolumens
A. subclavia	80–120 ml/min
A. iliaca communis	600–800 ml/min
A. profunda femoris	130 ml/min
– bei Femoralisverschluß	
– bei zusätzlicher LSE	plus 30 %
Femoropoplitealer Bypass	
3 offene Unterschenkelarterien	300 ml/min
– nach reaktiver Hyperämie	plus 200 ml/min
2 offene Unterschenkelarterien	250 ml/min
– nach reaktiver Hyperämie	plus 150 ml/min
1 offene Unterschenkelarterie	150 ml/min
– nach reaktiver Hyperämie	plus 100 ml/min

5.2
Direkte arterielle Druckmessung

A. SCHEFFLER

Im Gegensatz zur nichtinvasiven Messung des systolischen Knöchelarteriendrucks im Rahmen der angiologischen Routineuntersuchung bleibt die direkte invasive intraarterielle Druckmessung auf einige wenige klinische und wissenschaftliche Anwendungen beschränkt. In der Regel handelt es sich um die Abklärung der hämodynamischen Relevanz einer vermuteten Beckenarterienstenose, wenn dies mit nichtinvasiven Untersuchungstechniken nicht zuverlässig gelingt (Baker et al. 1987; Flanigan et al. 1983; Scheffler et al. 1993). Auch im Rahmen der intraoperativen Widerstandsmessung der kruralen Ausstrombahn zur Festlegung der optimalen distalen Anastomosierung einer peripheren Gefäßprothese wird mitunter eine arterielle Druckableitung benötigt (Wölfle et al. 1992). Gelegentlich können invasive Druckmessungen auch für pathophysiologische Untersuchungen am Patienten eingesetzt werden (Bollinger et al. 1976; Janssen et al. 1985).

5.2.1
Physikalische und meßtechnische Aspekte

Parameter des arteriellen Druckpulses
Druck ist physikalisch definiert als Kraft pro Fläche. Bei der intraarteriellen Ableitung wird der intravasale Druck erfaßt. Dieser setzt sich summarisch zusammen aus

- dem Druck, der sich aus Herzminutenvolumen und peripherem Widerstand ergibt, und
- dem hydrostatischen Druck, der der Höhendifferenz zwischen Meßstelle und Referenzniveau entspricht.

Per definitionem werden intravasale Druckwerte auf den Athmosphärendruck und die Lage des rechten Vorhofs bezogen (Gould 1980; Schabert u. Bauer 1982). Der arterielle Druckpuls weist einen schnellen systolischen Anstieg und einen langsameren diastolischen Abfall mit einer Dikrotie auf. Gewöhnlich wird er quantitativ charakterisiert durch die Angabe folgender Werte:

- Mitteldruck (p_m),
- systolischer Spitzendruck (p_s) und enddiastolischer Druck (p_d),
- Druckpuls oder Druckamplitude ($\Delta p = p_s - p_d$),
- systolische Druckanstiegsgeschwindigkeit (dp_s/dt).

Werden die arteriellen Drücke an 2 Stellen im Gefäßsystem simultan abgeleitet, können die korrespondierenden Druckänderungen ermittelt werden. Aufgrund der endlichen Pulswellengeschwindigkeit sind beide Pulskurven in Abhängigkeit vom örtlichen Abstand zeitlich gegeneinander verschoben. Daher entsprechen die Differenzen der individuellen dynamischen Druckpulsparameter, wie z. B. $\Delta p_s = p_{s1} - p_{s2}$ in der Regel nicht den instantanen, die auf zeitlich synchronen Signalwerten beruhen, wie z. B. $\Delta p_{max} = \max\{p(t)_1 - p(t)_2\}$. Die Mitteldruckdifferenzen sind hingehend identisch.

Resonanzeigenschaften des druckableitenden Systems

Interpretation des Druckpulses im Frequenzbereich.
Auf der Basis des Fourier-Theorems läßt sich ein periodisches Signal wie der arterielle Druckpuls als Summe von Sinusschwingungen einer Grundfrequenz und ihrer ganzzahligen Vielfachen darstellen. Jede dieser Harmonischen besitzt eine eigene Amplitude, mit der sie zum Gesamtsignal beiträgt, und eine zeitliche Verschiebung relativ zur Grundschwingung. Der Druckwert zu einem Zeitpunkt t entspricht der Summe der aktuellen Funktionswerte aller dieser sich im Zeitbereich überlagernden Einzelschwingungen (Gould 1980; Schabert u. Bauer 1982).

■ **Definition der Resonanzeigenschaften.** Die Validität der aus den Druckpulsen berechneten dynamischen Paramater hängt entscheidend von den Übertragungseigenschaften des ableitenden Systems ab. Die für die Drucktransmission zwischen dem Ort der Signalentstehung (Arterie) und dem Ort der Signalumsetzung (Transducer) verwendeten Schlauchverbindungen verzerren aufgrund ihrer Resonanzeigenschaften die zu registrierende Kurve, da sie die einzelnen Frequenzanteile des Druckpulses zum einen unterschiedlich stark dämpfen oder verstärken und zum anderen mit unterschiedlicher Geschwindigkeit fortleiten.

Das Ausmaß der Signalverfälschung hängt vom Dämpfungsgrad D und der Eigenfrequenz f_0 des Übertragungssystems ab. Diese wiederum ergeben sich aus der Volumenelastizität und der wirksamen Flüssigkeitsmasse zwischen Gefäß und Transducer, also letztlich aus der Compliance und Abmessung der verwendeten Katheter und der Dichte und Viskosität der zu ihrer Füllung verwendeten Flüssigkeit (Gould 1980; Schabert u. Bauer 1982).

Kurze, steife, weite Verbindungen zeichnen sich durch einen günstigeren Frequenzgang aus als die langen, weichen und englumigen Katheter, denen aus untersuchungstechnischen Gründen häufig der Vorzug gegeben wird. Mehrweghähne und Verlängerungsschläuche beeinträchtigen die Übertragungseigenschaften ebenso wie makro- und mikroskopische Luftbläschen. Idealerweise sollte das Schlauchsystem vor und zwischen den Messungen mit einer isotonen entgasten Lösung gespült werden.

■ **Gewünschte Resonanzeigenschaften.** Für eine ausreichend originalgetreue Wiedergabe eines arteriellen Druckpulses bedarf es seiner ersten 10, für die Berechnung der systolischen Druckanstiegsgeschwindigkeit jedoch etwa seiner ersten 20 Harmonischen. In diesem sich bis etwa 25 Hz erstreckenden Frequenzbereich sollten daher die Amplitudenverzerrungen 5 % nicht übersteigen und keine nennenswerten Phasenverschiebungen vorliegen. Die Eigenfrequenz f_0 eines Systems, das diese Anforderungen erfüllt, beträgt über 100 Hz, der korrespondierende Dämpfungsgrad D entspricht 0,7–0,8. Diese Angaben sind bei der Applikation am Patienten stets in Relation zu dessen aktueller Herzfrequenz zu setzen (Gould 1980; Schabert u. Bauer 1982).

■ **Dokumentation der Resonanzeigenschaften.** Abgesehen von Katheterspitzenmanometern mit hohen Eigenfrequenzen um 1 kHZ lassen sich Registriersysteme unter klinischen Bedingungen erfahrungsgemäß wie folgt einordnen:

- langsam und überschwingend ($f_0 < 75$ Hz),
- schnell und überschwingend (D < 0,7) oder
- stark dämpfend bei einer Teilblockade der Spitze (D > 0,7).

Da sich die Resonanzeigenschaften der in der Praxis verwendeten Systeme nicht theoretisch berechnen lassen, müssen sie bei Bedarf experimentell ermittelt werden. Dazu registriert man die Reaktion des Meßsystems auf eine sprunghafte Druckänderung (Ermittlung der Sprungantwort) oder das Verhältnis von Eingangs-zu-Ausgangsamplitude und die korrespondierende Phasenverschiebung für eine Reihe von sinusförmigen Druckschwingungen (Ermittlung des Frequenzgangs).

Mit Hilfe dieser Daten können die aufgezeichneten Pulskurven anschließend rechnerisch korrigiert werden (Gould 1980; Schabert u. Bauer 1982).

5.2.2
Druckaufnehmer und Meßwertverarbeitung

Drucktransducer
Moderne Manometersysteme arbeiten auf der Basis mechanoelektrischer Tranducer. Diese setzen den auf eine Membran oder einen Dehnungsmeßstrei-

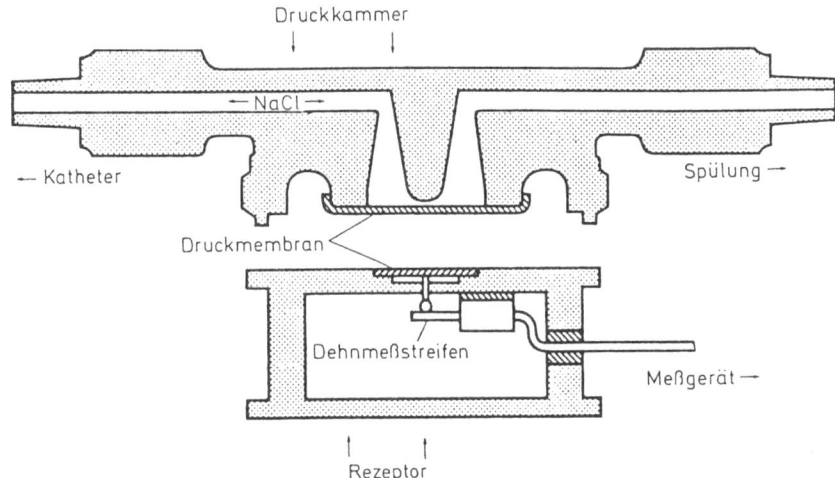

Abb. 5.2 Schematischer Aufbau des Druckmeßsystems. Über einen Leitungsschlauch wird nach Arterienpunktion die Verbindung vom Patienten zur Druckkammer hergestellt (← Katheter). Von der anderen Seite werden die Druckkammer und das Leitungssystem mit NaCl aufgefüllt (Spülung →). Der intravasale Druck wird über die mit NaCl gefüllte Zuleitung auf die Druckmembran der Druckkammer übertragen. Diese verformt einen Dehnungsmeßstreifen, der im Meßzweig einer Widerstandsbrücke liegt und ein dem Druckverlauf proportionales und registrierbares Spannungssignal erzeugt (Aus Hagemüller 1987)

fen ausgeübten Druck über eine Widerstandsänderung in einer Wheaston-Brückenschaltung in eine Spannung um (Abb. 5.2). Auch der piezoelektrische Effekt, der bei der Stauchung bestimmter Kristalle auftritt, kann für die Druckregistrierung herangezogen werden. Die Empfindlichkeit der verfügbaren Manometer liegt bei 0,5 mV/V·100 mm Hg (Gould 1980; Schabert u. Bauer 1982).

Meßwertverarbeitung
Für die Aufzeichnung der Druckpulse verwendet man entweder schnelle EKG-Schreiber oder ein digitales Meßwerterfassungs- und auswertungssystem. Letzteres erlaubt die einfache Berechnung der erwähnten arteriellen Druckpulsparameter und auch eine eventuelle Frequenzgangkorrektur (Janssen et al. 1985).

5.2.3
Klinische Applikation

Allgemeine Indikationen zur direkten arteriellen Druckmessung
Die direkte arterielle Druckmessung am Patienten bleibt aufgrund ihres invasiven Charakters speziellen klinischen oder pathophysiologischen bzw. wissenschaftlichen Fragestellungen vorbehalten und sollte nach Möglichkeit unter stationären Bedingungen erfolgen. In der Regel geht es dabei um die im Rahmen der interventionellen Radiologie/Angiologie notwendige Abklärung der hämodynamischen Wirksamkeit einer fraglichen Beckenarterienstenose, wo die Messung in PTA-Bereitschaft erfolgen sollte (Scheffler et al. 1993). Die Bestimmung des peripheren Abflußwiderstands eines kruralen Empfängersegments bei einer Gefäßrekonstruktion kann eine weitere Indikation darstellen (Wölfle et al. 1992). Eine gängige Anwendung intraarterieller Druckmessungen ist die Überprüfung und Dokumentation des hämodynamischen Effekts nach PTA einer Stenose oder eines Verschlusses (Abb. 5.3). Gelegentlich muß auf die blutige Messung des arteriellen Drucks dann zurückgegriffen werden, wenn wegen bestehender Subclaviastenosen ein realer Blutdruck nicht gemessen werden kann. Feine Punktionssysteme erlauben auch die Registrierung im Bereich der Fußarterien für pathophysiologische Untersuchungen (Bollinger et al. 1976; Janssen et al. 1985). Aus wissenschaftlicher Sicht interessiert bei Patienten mit pAVK v.a. das Verhalten des kollateralen und des peripheren Widerstandes unter verschiedenen pathophysiologischen Bedingungen (Änderung des Systemdrucks, Applikation vasodilatierender Substanzen, Hämodilution u.a.m.).

Kombination mit einem hyperämisierenden Provokationstest
Der aktuelle Druckabfall über einem Strombahnhindernis hängt von dessen Widerstand (Eigenwiderstand und Kollateralwiderstand) und dem jeweiligen Blutfluß ab. Gerade bei aortoiliakalen Stenosen sind große Änderungen der Stromstärke und damit des transabdominellen Druckabfalls zwi-

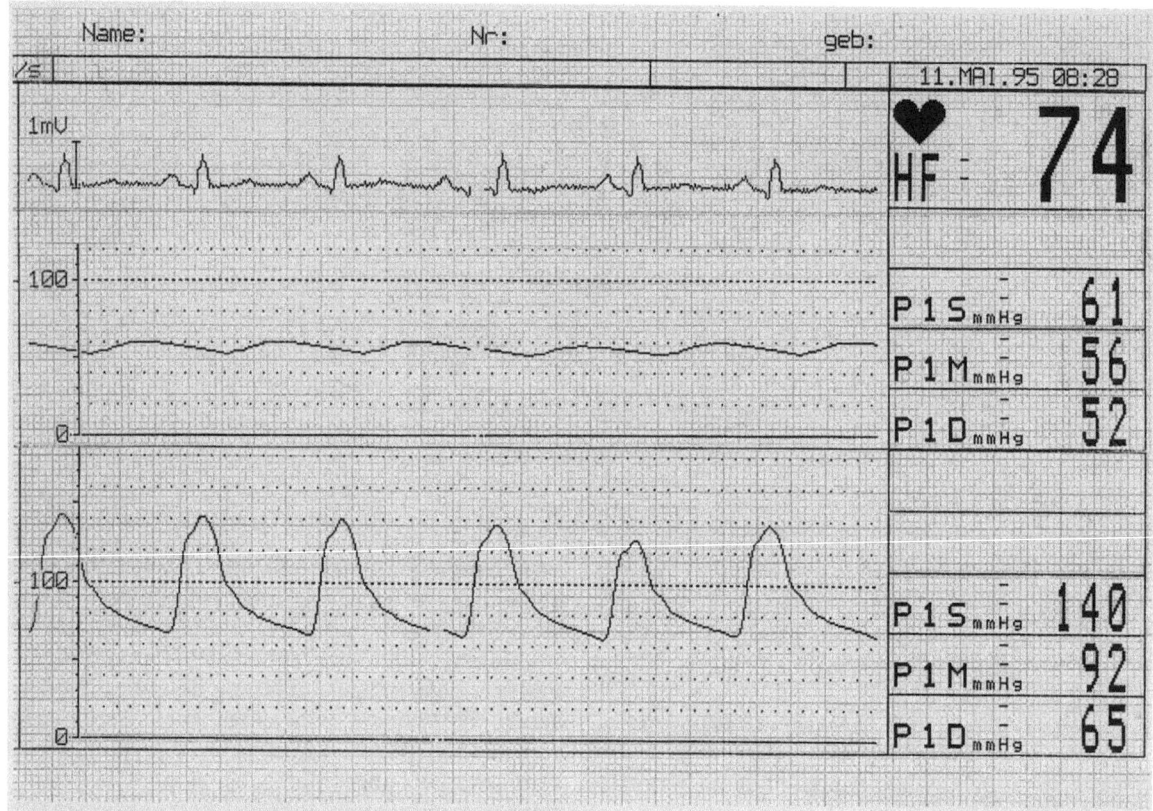

Abb. 5.3 Blutige Druckmessung in der Leistenarterie vor und nach perkutaner transluminaler Dilatation einer Iliakastenose. *Oben*: EKG; *Mitte*: vor Dehnung; *unten*: nach Dehnung; *HF* Herzfrequenz, *P 1 S* systolischer Druck; *P 1 M* arterieller Mitteldruck, *P 1 D* arterieller diastolischer Druck. (Mit freundlicher Genehmigung durch Prof. F.-J. Roth, Aggertalklinik)

schen Ruhe und Belastung zu erwarten. Daher sollte hier in klinischen Zweifelsfällen eine direkte arterielle Druckmessung in der A. femoralis communis (p_{per}) in Ruhe und während einer Hyperämie vorgenommen werden. Letztere wird am zweckmäßigsten durch die intraarterielle Injektion eines Vasodilatators (z. B. 4 µg Prostaglandin E_1) induziert; alternativ kann auch eine mindestens 3minütige arterielle Durchblutungsdrosselung am Oberschenkel erfolgen. Zusätzlich wird der Systemdruck (p_{sys}) als Referenz benötigt. Als klinisch relevant gelten systolische Druckdifferenzen ($p_{per} - p_{sys}$) von mindestens 20 mmHg bzw. ein Abfall des korrespondierenden systolischen Druckquotienten (p_{per}/p_{sys}) um mindestens 15 % (Baker et al. 1987; Flanigan et al. 1983; Scheffler et al. 1993).

5.3 Angiographie

K. F. R. Neufang und W. Gross-Fengels

5.3.1 Historische Vorbemerkungen

Nur wenige Wochen nach der Mitteilung von W. C. Röntgen publizierten Haschek und Lindenthal im Januar 1896 die erste Gefäßdarstellung an der Leiche mit den neu entdeckten „X"-Strahlen. Erst mit der Entwicklung und Einführung des Uroselectans Ende der 20er Jahre durch von Lichtenberg und Swick stand ein Kontrastmittel für eine breitere klinische Anwendung zur Verfügung. Die Entwicklung des Druckinjektors durch Dos Santos, des ersten Blattfilmwechslers durch Caldas und des Aufnahmesystems von Lysholm waren wichtige technische Voraussetzungen für die Weiterentwicklung der Arteriographie. Am 28. Juni 1927 gelang Moniz nach operativer Freilegung der A. carotis communis die erste zerebrale Angiographie. Die von Wolff eingeführte Technik der perkutanen Punktion förderte die weitere Verbreitung der Karotisangiographie, die zunächst ganz überwiegend der Diagnostik intrakranieller Raumforderungen und Gefäßprozesse diente.

Um einerseits die mit der direkten Arterienpunktion verbundene Invasivität zu umgehen, andererseits auch die Herzhöhlen und die großen herznahen Gefäße darstellen zu können, wendeten sich bereits in den 30er Jahren Robb u. Steinberg der indirekten transvenösen Technik zu. Die Methode wurde in den folgenden Jahren weiter verfeinert, konnte sich aber gegen die von Seldinger in der Zwischenzeit entwickelte selektive Kathetertechnik nicht durchsetzen. Mehrere Arbeitsgruppen versuchten den Hauptnachteil der transvenösen Technik, die geringe Kontrastauflösung und damit die eingeschränkte Detailwiedergabe, mit Hilfe der bereits 1935 von Ziedses des Plantes beschriebenen konventionellen Filmsubtraktionstechnik, der Angiotomographie oder der Xeroradiographie zu umgehen.

Erst die raschen Fortschritte der Mikroelektronik erweiterten die Möglichkeiten der digitalen Bildverarbeitung derart, daß die Arbeitsgruppen der University of Arizona um Capp, Nudelman und Ovitt, der University of Wisconsin um Mistretta, Kruger und Crummy und der Universitäts-Kinderklinik Kiel um Brennecke und Heintzen am Ende der 70er Jahre die ersten verwertbaren digitalen Subtraktionsbilder des Herzens und der Gefäße demonstrieren konnten. Wesentliche technische Voraussetzungen für den Einsatz der digitalen Bildtechnik waren die Entwicklung und Vervollkommnung hochauflösender Röntgenbildverstärker und Fernsehsysteme.

Heute löst die digitale Bildtechnik in Form der digitalen Bildverstärkerradiographie die konventionelle Blattfilmtechnik und die Mittelformattechnik immer mehr ab. Sie kann dabei in Subtraktionstechnik als digitale Subtraktionsangiographie (DSA) oder ohne Subtraktion als digitale Angiographie (DA) erfolgen. Das Kontrastmittel kann intravenös oder intraarteriell, in Katheter- oder direkter Nadelpunktionstechnik injiziert werden. Anlehnend an die in Abb. 5.4 synoptisch dargestellten Möglichkeiten sollen im folgenden die wesentlichen Grundzüge dieser Techniken dargestellt werden (Abschn. 5.3.2–5.3.4). Über die aufkommenden Möglichkeiten der nichtinvasiven, kontrastmittelfreien Gefäßdarstellung mit der Magnetresonanztechnik unter Einschluß der Magnetresonanzangiographie (MRA) informiert Abschn. 4.8.

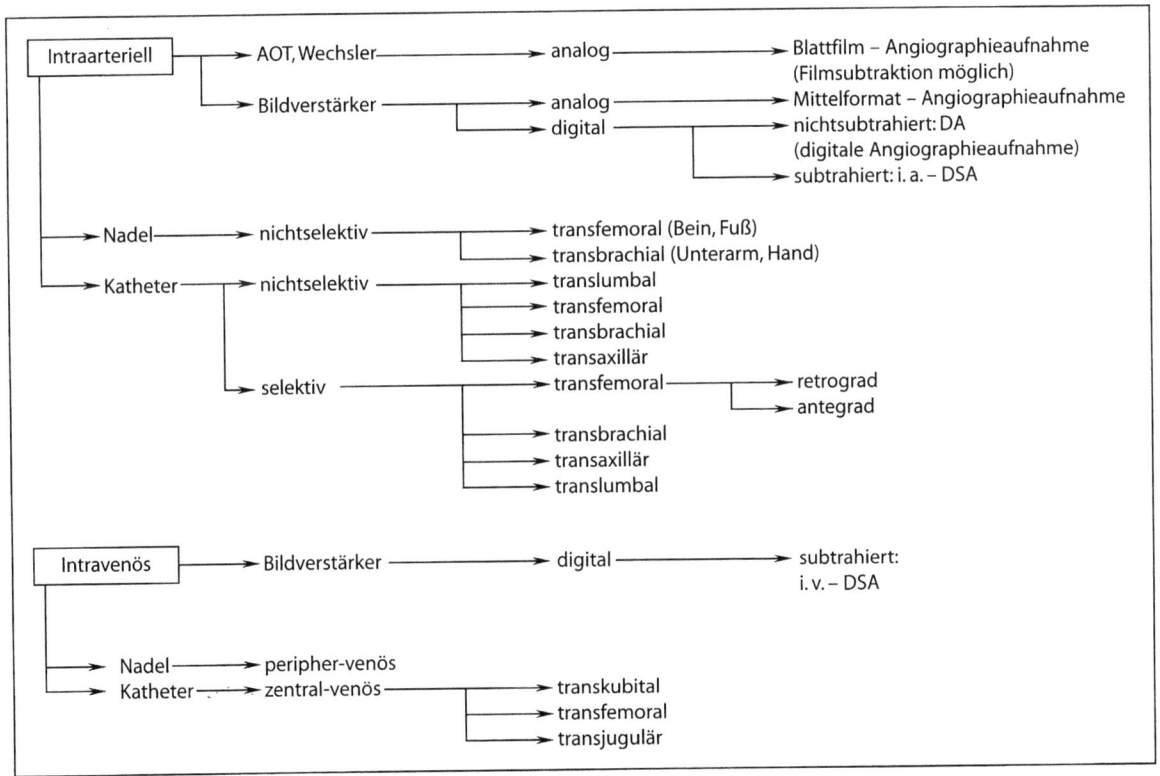

Abb. 5.4 Angiographische Verfahren und Techniken

5.3.2
Bildtechniken

Konventionelle Blattfilmtechnik

Die konventionelle Aufnahmetechnik verwendet programmierbare Blattfilmwechsler zur Serienangiographie. Hierzu werden Einzelfilme, früher auch Rollfilme, in rascher Folge aus einem Vorratsmagazin in die Aufnahmeposition transportiert, dort in Einzelschlußtechnik exponiert und in ein Auffangmagazin abgelegt (AOT-Technik, PUCK-Wechsler). Seltene-Erden-Folien ermöglichen kurze Aufnahmezeiten und eine Bildfolge von bis zu 3 Bildern pro Sekunde. Die lichtsicheren Magazine werden in der Dunkelkammer be- und entladen, die Filme in herkömmlichen automatischen Entwicklungsmaschinen verarbeitet und stehen einige Minuten nach der Aufnahme zur Auswertung an Schaukästen zur Verfügung (Abb. 5.5). Alternativ werden die Einzelaufnahmen mit einem Bildverstärker geeigneten Durchmessers aufgenommen und mit 100 mm-Einzelaufnahmen vom Bildverstärkerausgang abphotographiert: Mittelformattechnik. Diese Technik ist handlicher als die Blattfilmtechnik, die Aufnahmefrequenz ist höher, der Entladevorgang in der Dunkelkammer automatisierbar. Es resultieren eine bessere Handlichkeit des Systems, deutliche Reduktion der Filmkosten und Zeitersparnis. Mit zwei gleichartigen Aufnahmesystemen lassen beide Techniken einen simultanen Zweiebenenbetrieb zu.

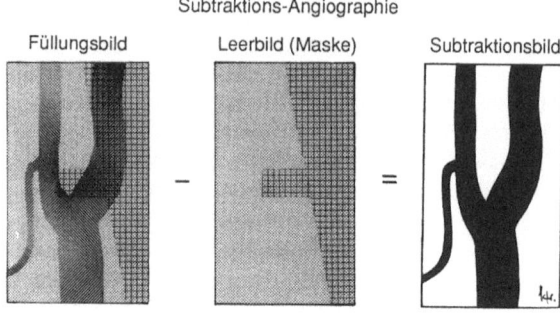

Abb. 5.6 Prinzip der Subtraktionsangiographie (Schema). Selektive Hervorhebung und Darstellung der kontrastierten Gefäßlumina durch gezielte Elimination (Subtraktion) des auf Leerbild und Füllungsbild identischen Bildhintergrunds

Digitale Subtraktionsangiographie

Die digitale Subtraktionsangiographie ist als eine Sonderform der digitalen Angiographie (DA) anzusehen. Sie ist das erste digitale projektionsradiographische Verfahren, das sich in den letzten 10 Jahren durchsetzen konnte und hat die konventionelle Technik bereits weitgehend verdrängt.

Das Prinzip der DSA besteht in einer möglichst vollständigen Elimination aller nicht durch das jodhaltige Röntgenkontrastmittel im Blutgefäß hervorgerufenen Bildsignale mit dem Ziel einer Hervorhebung und Verstärkung des Gefäßkontrastes. Diese wird erreicht durch Subtraktion von sog. Masken- und Füllungsbildern, die sich idealerweise nur in ihrer Information über den Jodgehalt unterscheiden (Abb. 5.6). Bei der DSA ist die Subtraktion vollständig in den Prozeß der Bilderzeugung integriert. Die elektronische Verarbeitung digitaler Bilddaten macht den Umweg über Filme und ein mehrfaches Umkopieren in zeitaufwendiger Dunkelkammerarbeit überflüssig; das Untersuchungsergebnis steht sofort, d.h. bereits während der Untersuchung auf dem Monitor im Untersuchungsraum zur Verfügung.

Bei der DA entfällt lediglich der Subtraktionsschritt, ein Maskenbild ist daher nicht erforderlich. Das Verfahren setzt aber eine der konventionellen Blattfilm- oder Mittelformattechnik vergleichbar hohe intravasale Kontrastmittelkonzentration

Abb. 5.5 Konventionelle Angiographieanlage (Blattfilmwechsler; Schema). Die gepulste Röntgenstrahlung durchdringt den Patienten und erzeugt eine dem Strahlenrelief entsprechende Schwärzung auf dem Röntgenfilm. Die Filme werden vom Blattfilmwechsler (AOT-Technik, PUCK-Wechsler) in rascher Folge von bis zu 3 Bildern pro Sekunde aus einem Vorratsmagazin in die Aufnahmeposition transportiert, dort unter Verwendung von Seltene-Erden-Folien exponiert und in einem Auffangmagazin abgelegt. Die Magazine werden in der Dunkelkammer be- und entladen, die Filme in automatischen Entwicklungsmaschinen verarbeitet und stehen als Angiogramm einige Minuten nach der Aufnahme zur Auswertung am Schaukasten zur Verfügung

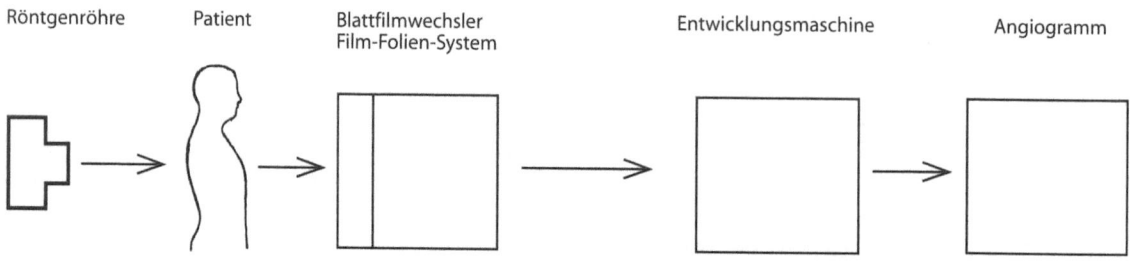

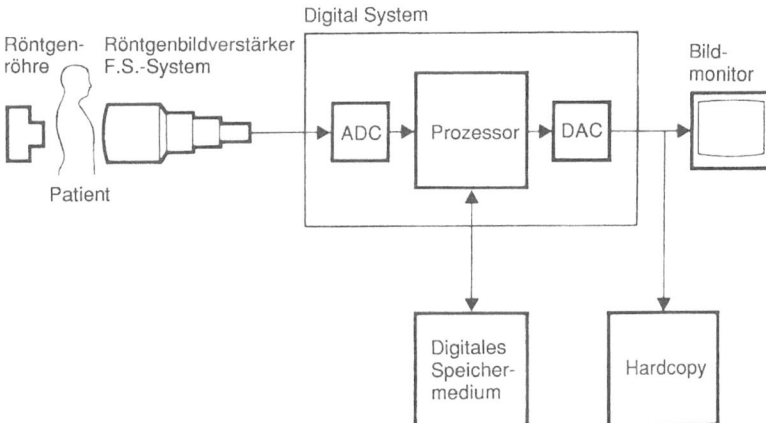

Abb. 5.7 Digitale Angiographieanlage (Schema). Die Digitale Angiographieanlage besteht aus der Röntgenanlage und dem Digitalsystem zur elektronischen Datenverarbeitung. Die gepulste Röntgenstrahlung durchdringt den Patienten und erzeugt ein dem Strahlenrelief entsprechendes Leuchtbild auf einem großen Röntgenbildverstärker, der als Bildempfänger den Röntgenfilm ersetzt. Das mit der Fernsehkamera (F.S.-System) ausgelesene analoge Videosignal wird im Digitalsystem harmonisiert und digitalisiert. Die digitalisierten Masken- und Füllungsbilder werden im Prozessor in Echtzeit subtrahiert, das fertige DSA-Bild wird aus seiner digitalen Form mit einem Analog-Digital-Wandler in ein analoges Bild übergeführt, auf einem Monitor dargestellt und photographisch oder mit einer Laserkamera dokumentiert. Bei der nichtsubtrahierten digitalen Angiographie (DA) entfällt lediglich der Subtraktionsschritt. Die digitalen Bilder können in digitalen Speichermedien (wiederbeschreibbare optische Platte) abgelegt werden oder in künftige Bildkommunikations-Systeme (z.B. PACS) exportiert werden

voraus und eignet sich daher nur zur transarteriellen Angiographie und Phlebographie, nicht aber zur transvenösen Arteriographie und nur eingeschränkt zur Kavographie.

Durch eine der individuellen Kontrastmittelpassage angepaßte, on-line-durchleuchtungsorientierte motorische Tischverschiebung ermöglicht die DA die lückenlose digitale Dokumentation des arteriellen Gefäßstatus vom Körperstamm bis zu den Füßen. Bei stillstehendem Tisch kann sich der C-Bogen mit Röntgenröhre und Bildverstärker während der Passage eines etwas verlängerten Kontrastmittelbolus, beispielsweise in Höhe der Becken- oder Kopfhalsgefäße, um den Patienten herum auf einem Kreissegment bewegen und es aus ständig wechselnden Winkeln und mit sich dadurch ständig ändernden Gefäßüberlagerungen den Gefäßbefund aufzeichnen („Rotationsangiographie"). Diese neueste technische Variation der DA kann mit und ohne Subtraktion durchgeführt werden und stellt besondere Anforderungen an die Konfiguration der Röntgenanlage und die Software.

Die Detailauflösung ist wegen der Bewegungsunschärfe etwas schlechter als bei unbewegtem C-Bogen.

Die digitale Angiographieanlage besteht aus der Röntgenanlage und dem elektronischen Datenverarbeitungssystem (Abb. 5.7). Bei neuroradiologischem Untersuchungsschwerpunkt oder einer ausreichend hohen Untersuchungsfrequenz, die derzeit bei etwa 5 Angiographien oder Gefäßinterventionen pro Tag liegt, ist der Betrieb einer speziellen Angiographieanlage, ggf. mit Zweiebenenbetrieb und automatischer Tischverschiebung und/oder Rotationsangiographie, ökonomisch sinnvoll. Bei niedrigeren Patientenzahlen kann ein fernbedienbares Durchleuchtungsgerät, das vorzugsweise über eine Übertischröhre verfügen sollte, mit einer Einrichtung zur digitalen Angiographie kombiniert werden und gewährleistet für die häufigeren Fragestellungen die gleiche Ergebnisqualität wie ein Spezialarbeitsplatz. Diese Lösung bietet sich v.a. für kleinere Krankenhäuser und Praxen an.

Als Bildempfänger dient in allen Fällen ein großer Röntgenbildverstärker (RBV) mit einem Durchmesser von 35 cm, besser von 40 cm. Das mit der Fernsehkamera vom RBV-Ausgang ausgelesene analoge Videosignal wird harmonisiert und digitalisiert, wobei heute zunehmend 1024x1024-Matrizen benutzt werden. Die digitalisierten Masken- und Füllungsbilder werden echtzeitlich subtrahiert, das fertig subtrahierte und nachverarbeitete DSA-Bild wird aus seiner digitalen Form mit einem Analog-Digital-Wandler wieder in ein analoges Bild übergeführt, auf einem Monitor dargestellt und photographisch dokumentiert. Das digitale Bild kann alternativ mit einer Laserkamera auf Infrarotfilm ausgedruckt werden. Alle mit DA oder DSA gewonnenen Aufnahmen können in digitalen Speichermedien (wiederbeschreibbare optische Platte) abgelegt oder künftig in Bildkommunikationssysteme (PACS) oder intelligente digitale Bildarchive exportiert werden.

■ **Intravenöse digitale Subtraktionsangiographie (i.v.-DSA).** Die i.v.-DSA führt mit einer standardisierten Untersuchungstechnik zu reproduzierbaren, guten Ergebnissen (s. Übersicht).

Technik der intravenösen digitalen Subtraktionsangiographie:

- gepulster Aufnahmebetrieb,
- Bilddosis 5–10 µGy/Bild,
- Bildfrequenz 1–2 Bilder/s (oder EKG-Triggerung),
- nichtionisches Kontrastmittel, 370 mg J/ml, vorgewärmt auf Körpertemperatur,
- Injektionsvolumen 35–40 ml/Serie,
- Injektionsrate 20 ml/s,
- Maximaldosis 300 ml (bei nierengesunden Erwachsenen),
- zentral-venöse Injektion (rechter Vorhof oder Hohlvene; in > 95 % Armvenenkatheter möglich; French 5 mit geradem Ende und multiplen Seitenlöchern).

Die EKG-Triggerung verbessert die Bildqualität, wenn herznahe, ektatische oder geschlängelte Gefäße vermehrte Pulsationen aufweisen. Die Qualität der i.v.-DSA hängt von zahlreichen physiologischen und technischen Gegebenheiten ab (Tabelle 5.2). Insbesondere setzt sie ein ausreichendes Herzzeitvolumen, respiratorische und renale Suffizienz und Kooperationsfähigkeit des Patienten voraus. Die starke Verdünnung des Röntgenkontrastmittels (KM) bei der Herz-Lungen-Passage und im Gefäßsystem erlaubt nur die Darstellung größerer Gefäße und gröberer Gefäßdetails. Arterien jenseits der Mitte von Unterarm und Unterschenkel oder zerebrale Gefäße sind nicht mehr zuverlässig zu beurteilen. Da nur Übersichtsangiogramme gewonnen werden können, sind wegen der vielfachen Gefäßüberlagerungen v.a. am Hals und im Abdomen regelmäßig und im Becken und am proximalen Oberschenkel in Abhängigkeit von den anatomischen Gegebenheiten mehrere unterschiedliche Projektionen und in der Regel wiederholte KM-Injektionen erforderlich.

Die Zahl der Aufnahmeserien und die damit verbundene KM-Belastung können mit beiden Bildtechniken verringert werden, wenn spezielle Vorrichtungen zur motorischen Tischverschiebung und/oder zur Rotationsangiographie vorhanden sind, und ein 40 cm großer RBV benutzt wird. Aus diesem Grund ist vor der Durchführung der unteren Aortoarteriographie beider Beine in digitaler oder in Mittelformattechnik stets abzuraten, wenn der Nenndurchmesser des RBV 35 cm unterschreitet. Wegen des höheren KM-Verbrauchs, höherer Strahlenexposition und stärkerem Röhrenverschleiß wäre dieses Vorgehen zudem als für den Patienten zusätzlich belastend und als unwirtschaftlich abzulehnen.

■ **Intraarterielle digitale Subtraktionsangiographie (i.a.-DSA).** Die im Vergleich zur konventionellen Filmangiographie um eine Größenordnung höhere Kontrastauflösung der DSA ermöglicht in Kombination mit der selektiven Kathetertechnik als i.a.-DSA je nach Fragestellung, Gefäßgebiet und Katheterlage, eine KM-Ersparnis von 50–80 %; zugleich bleibt der Vorteil der überlagerungsfreien, selektiven Angiographie erhalten. Bei gleicher KM-Konzentration wie bisher üblich wird die indirekte Venographie, v.a. die Portographie und Darstellung der Hirnsinus, deutlich verbessert. Die Darstellung sehr kleiner Gefäße und -details stößt wegen der limitierten Ortsauflösung – derzeit maximal 3 LP/mm, meist unter 2 LP/mm – auch bei Einsatz hoher KM-Konzentrationen auf Grenzen. Dies schränkt die diagnostische Aussage der i.a.-DSA aber nur ausnahmsweise (intrakranielle, kleine periphere und Tumorgefäße) ein. Die geringen KM-Mengen können über dünnere Katheter (z. B. French 4) injiziert werden, Katheterwechsel werden u.U. seltener erforderlich. Hierdurch und durch das Sofortbild auf dem Monitor im Untersuchungsraum verkürzt sich die Untersuchungszeit um bis zu 50 %. Insgesamt ist eine Abnahme von Begleiterscheinungen und Komplikationen zu erwarten.

Tabelle 5.2 Einflußgrößen des arteriellen Kontrastmittelbolus bei der intravenösen digitalen Subtraktionsangiographie

Physiologische Einflußgrößen	
Nicht beeinflußbar	– Lungengefäßbett
Wenig, evtl. längerfristig pharmakologisch beeinflußbar	– Zentrales Blutvolumen, Lungenwasser
Eventuell kurzfristig pharmakologisch beeinflußbar (Voraussetzung ist eine noch ausreichende kardiopulmonale Leistungsreserve des Patienten)	– Herzfrequenz, Herzzeitvolumen
Technische Einflußgrößen	
Gut steuerbar	– Injektionsort, KM-Art, KM-Konzentration, KM-Volumen, Injektionsgeschwindigkeit

5.3.3
Punktionstechniken

Nadelpunktionstechnik

Nach direkter Nadelpunktion der A. brachialis oder A. femoralis können im *Abstrom* die peripheren Gefäßabschnitte dargestellt werden. Bei atypischen Befunden muß an anatomische Varianten gedacht werden: so darf z.B. die fehlende Kontrastierung von Stromgebieten durch hohe Teilung der A. brachialis (13%) oder Abgangsvarianten der A. profunda femoris nicht als Gefäßverschluß fehlgedeutet werden. Nach Nadelpunktion der A. brachialis kann in *Gegenstrom*technik mit entsprechend hohem Injektionsdruck auf der linken Seite die ipsilaterale Vertebralisstrombahn, auf der rechten Seite zusätzlich die ipsilaterale Karotisstrombahn kontrastreich dargestellt werden.

Kathetertechnik

Die Punktion und Katheterisierung peripherer Arterien und Venen erfolgt üblicherweise in Lokalanästhesie und Seldinger-Technik (Abb. 5.8). Zur translumbalen Aortenpunktion wird der Amplatz-Katheter verwendet. Über Einzelheiten der technischen Vorgehensweise informieren spezielle radiologische Lehrbücher. Voraussetzung zum arteriellen Vorgehen ist eine ausreichende Blutgerinnung (Quick $\geq$ 50%, aPTT $\leq$ 2fache Norm, Thrombozyten $\geq$ 10^5/mm^3); eine manifeste Herzinsuffizienz und Blutdruckwerte von über 180/100 mm/Hg sind als Kontraindikationen anzusehen.

Nach der gewünschten Positionierung des venösen oder arteriellen Katheters und Lagekontrolle mit KM-Probeinjektion wird das auf Körpertemperatur vorgewärmte nichtionische KM meist mit maschineller Druckinjektion eingebracht; lediglich bei superselektiver Darstellung, bei der i.a.-DSA der hirnversorgenden, spinalen oder peripheren Extremitätengefäße und bei der digitalen Subtraktionsphlebographie (DSP) kann verdünntes KM manuell injiziert werden. Die Vor- und Nachteile der jeweiligen Techniken sind in Tabelle 5.3 gegenübergestellt.

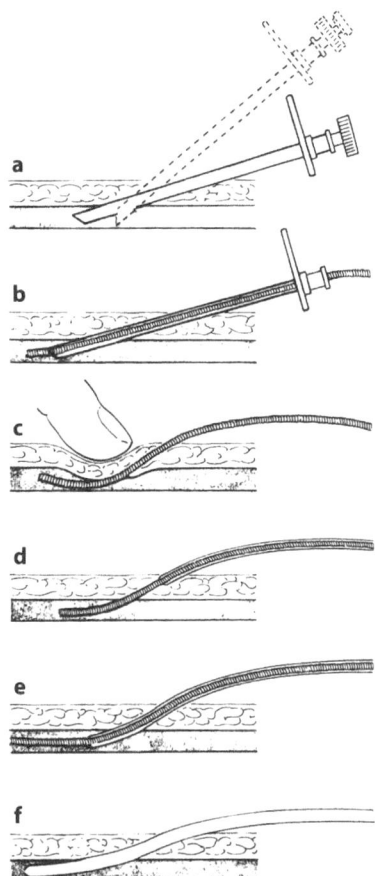

Abb. 5.8 Seldinger-Technik. Technisches Vorgehen:
a Nach Lokalanästhesie möglichst senkrechter Einstich ins Gefäßlumen, danach Absenken der Nadel in Richtung des Gefäßverlaufs
b Beim Entfernen des Mandrains tritt pulssynchron spritzend arterielles Blut aus. Unter Durchleuchtungskontrolle vorsichtiges Vorführen des Führungsdrahts über die Kanüle ausreichend weit ins Gefäßlumen, danach langsames Herausziehen der Kanüle über den liegenden Führungsdraht
c Dosierte digitale Kompression der Einstichstelle und Fixierung des Führungsdrahts
d Vorführen des Katheters über den gestrafft gehaltenen Führungsdraht, Durchtritt durch die Gefäßwand ggf. unter leichten Drehbewegungen
e Unter Durchleuchtungskontrolle weiteres Vorführen des Katheters über den Führungsdraht im Gefäß bis dicht vor das Drahtende und gemeinsames Vorführen von Draht und Katheter bis in die Zielregion
f Entfernen des Drahtes, Spülen des Katheters und Probeinjektion von Kontrastmittel zur Lagekontrolle

5.3.4
Zugangswege zur Angiographie

Alle arteriellen und venösen Gefäßpunktionen erfolgen in Lokalanästhesie; auch für den translumbalen Zugang ist heute keine Narkose mehr erforderlich. Die Punktionsstelle wird rasiert und nach ausgiebiger Desinfektion steril abgedeckt.

Transfemoraler arterieller Zugang

■ **Der transfemorale retrograde Zugang.** Der transfemorale *retrograde* Zugang ist technisch am einfachsten, komplikationsarm und läßt mit entsprechendem Kathetermaterial praktisch alle selektiven diagnostischen und therapeutischen Sondierungen zu (Abb. 5.9 a).

Die perkutane Punktion erfolgt 2 Querfinger distal des Leistenbands, die Nadel tritt wenig ober-

Tabelle 5.3 Differenzierter Einsatz der peripheren arteriellen Nadelpunktions- und der Kathetertechnik in der Arteriographie

	Nadeltechnik	Kathetertechnik
Vorteile	Geringer Aufwand Geringes lokales Gefäßtrauma Geringer KM-Verbrauch Hohe periphere KM-Konzentration Hohe periphere Detailauflösung	Jedes Gefäßgebiet erreichbar Überlagerungsfreie Darstellung Geringer KM-Verbrauch (nur bei selektiver i.a.-DSA) Verschiedene Gefäßgebiete in einer Sitzung darstellbar Umfassende Erhebung des Gefäßstatus möglich
Nachteile	Begrenzter Darstellungsbereich (Abstrom oder Gegenstrom) Keine selektive Angiographie möglich Gefäßüberlagerungen Setzt lokal begrenzte Fragestellung voraus	Höherer Aufwand Spezifische Komplikationen durch Katheter, Draht Höherer KM-Verbrauch bei nichtselektiver Angiographie Begrenzte Detailauflösung bei nichtselektiver Angiographie Größeres lokales Gefäßtrauma

halb der Femoralisgabel in die A. femoralis communis ein. Bei adipösen Patienten oder schlecht tastbaren Leistenpulsen empfiehlt es sich, den Gefäßverlauf vorher mit einer Doppler-Sonde zu orten und die Eintrittsstelle in die A. femoralis communis unter Durchleuchtung auf der Hand zu markieren. Der Einstich ins Gefäß sollte in Höhe des Übergangs vom oberen zum mittleren Drittel des Hüftkopfes erfolgen. Eine Punktion weiter kaudal in Höhe des Übergangs vom mittleren zum unteren Drittel des Hüftkopfes kann bei hohem Abgang der A. profunda femoris bereits problematisch werden. Bei zu hoher Punktion besteht die Gefahr des retroperitonealen und Bauchdeckenhämatoms; zu tiefe Punktion der A. profunda femoris oder A. superficialis femoris begünstigen v.a. bei größerlumigen Kathetern und Schleusensystemen traumatische Aneurysmata und arteriovenöse Fisteln.

Nach Vorschieben des Katheters über den Führungsdraht – Durchleuchtungskontrolle bei der Beckengefäßpassage obligat! – bis zum thorakoabdominalen Aortenübergang (ca. BWK 12) und KM-Injektion werden Bauch- und Beckengefäße einschließlich evtl. viszeraler oder parietaler Umgehungskreisläufe beurteilbar. Nach Rückzug des Katheters bis dicht vor die Aortenbifurkation können die Arterien beider Beine simultan zumindest bis in den Knöchelbereich dargestellt werden. Zur intraaortalen Druckinjektion müssen gerade oder gebogene (Pigtail-)Katheter mit mehreren Seitlöchern verwenden werden, um unbeabsichtige Fehlinjektionen in die Interkostal- und Lumbalarterien – Rückenmarkversorgung! – unbedingt zu vermeiden und eine gute Durchmischung des KM mit dem in der Aorta pulsatil fließenden Blut zu erreichen.

■ **Antegrader Zugang.** Beim *antegraden* Zugang sind Punktionsnadel und Katheter nach kaudal (fußwärts) gerichtet. Der Ort des Gefäßeintritts ist der gleiche wie beim retrograden Zugang. Die Punktion muß möglichst senkrecht erfolgen, um besonders beim adipösen Patienten die subkutane Wegstrecke kurz zu halten. Gegebenenfalls muß, u.a. bei Interventionen, zur Sicherung der subkutanen Katheterpassage mit Schleuse und Spezialdrähten („heavy duty") gearbeitet werden.

Nach Ziehen des Katheters wird die A. iliaca externa bzw. A. femoralis communis oberhalb der Punktionsstelle über 15 min manuell dosiert komprimiert. Die Kompression der kutanen Punktionsstelle selbst ist zu vermeiden; sie würde den Blutaustritt aus der Gefäßeinstichstelle und dadurch lokale und retroperitoneale Hämatome begünstigen, die zunächst leicht unbemerkt bleiben können.

Translumbaler aortaler Zugang

Der von Dos Santos zunächst als Nadeltechnik eingeführte translumbale Zugang – translumbale Direktpunktion der Bauchaorta – bietet sich bei ausgeprägteren atherosklerotischen Veränderungen der Bauchaorta und der Beckenetage an; als Folge der oft guten Qualität der i.v.-DSA wird die Indikation heute aber seltener gestellt. Gefäßchirurgen schätzen ihn unverändert, weil evtl. Rekonstruktionen an den Leisten- und Oberschenkelgefäßen

5.3 **Angiographie** 191

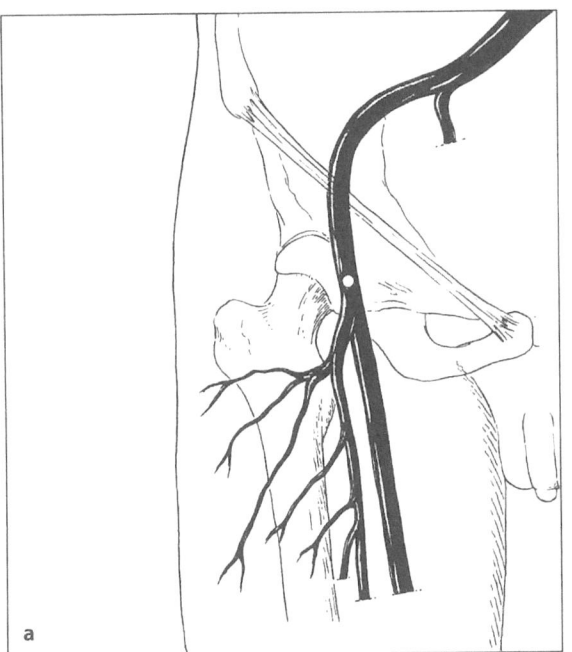

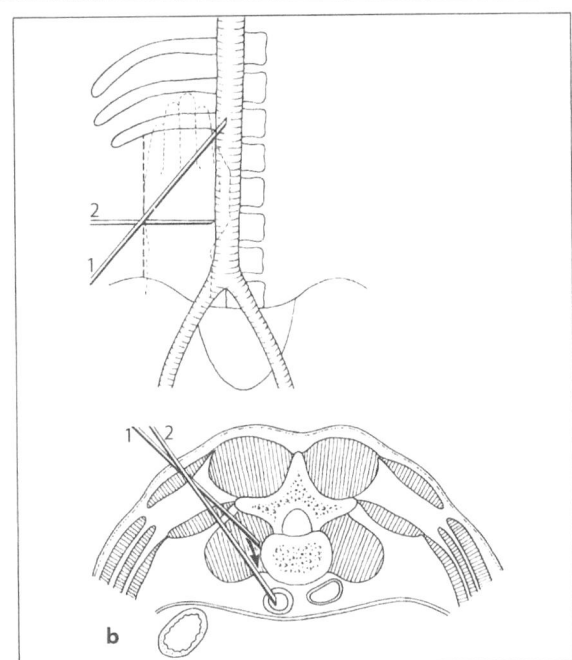

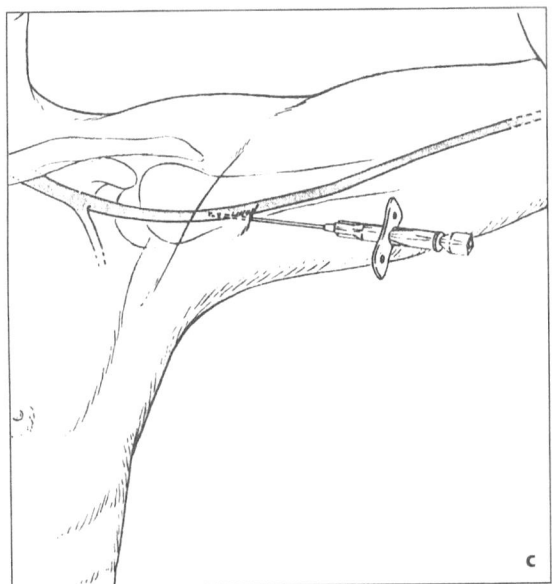

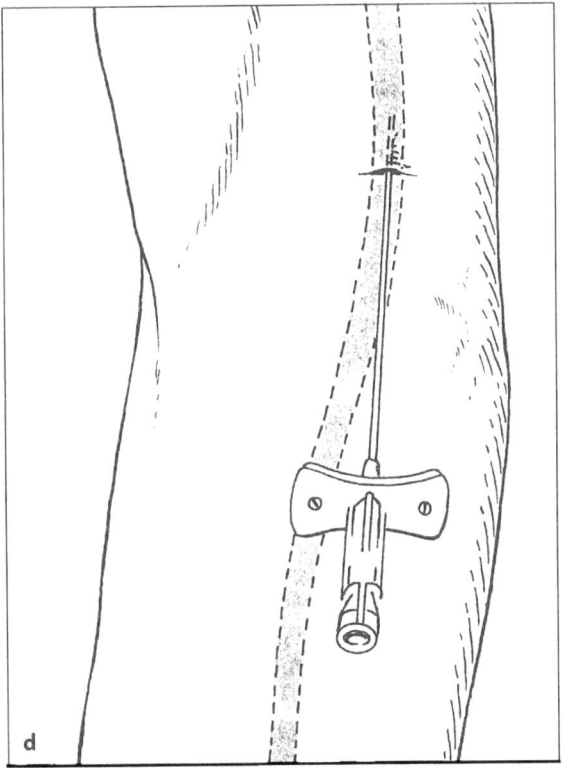

Abb. 5.9 a–d Zugangswege zur Angiographie:
a Transfemoral-arterieller Zugangsweg: Der Einstich ins Gefäß sollte etwa in Höhe des Übergangs vom oberen zum mittleren Drittel des Hüftkopfes, in äußersten Fall am Übergang vom mittleren zum unteren Drittel des Hüftkopfes erfolgen. Punktion in Seldinger-Technik
b Translumbal-aortaler Zugangsweg: Beim hohen translumbalen Zugang (1) Punktion in Bauchlage auf der Haut etwa eine Handbreit links neben der Wirbelsäule und eine Handbreit unter dem nach Durchleuchten auf der Haut markierten 12. BWK. Zunächst Lokalanästhesie des Stichkanals unter Durchleuchtung, wobei die Nadel schrittweise parallel zur linken 12. Rippe in Richtung auf die linke obere Kante des 1. LWK vorgeführt wird; hier ausgiebige Anästhesie. Danach Punktion in gleicher Weise mit dem zusammengesetzten Amplatz-Besteck bis die Wirbelsäule erreicht wird. Geringes Zurückziehen und etwas steileres Vorführen in Richtung auf den markierten 12. BWK, bis die Aortenpulsation tastbar wird. Vorführen des Bestecks ins Aortenlumen, Entfernen der Nadel: bei korrekter Lage entleert sich pulssynchron spontan arterielles Blut. Einführen des Führungsdrahts unter Durchleuchtung, Vorführen des Drahts und des Teflonmantels bis in die gewünschte Aortenposition, Entfernen des Führungsdrahtes, Spülen und Probeinjektion von Kontrastmittel zur Lagekontrolle. Der tiefe Zugang (2) ist heute verlassen
c Transaxillär-arterieller Zugangsweg: Der Einstich erfolgt bei rechtwinklig abduziertem Arm, Eintritt in die A. axillaris etwa in Höhe der vorderen Axillarfalte. Punktion in Seldinger-Technik
d Transbrachial-arterieller Zugangsweg: Der Einstich erfolgt an der ulnaren Stelle dicht proximal der Ellenbeuge bei überstrecktem Gelenk. Punktion in Seldinger-Technik

nicht durch postpunktionelle Hämatome und damit ein erhöhtes Infektionsrisiko kompliziert werden können.

Die Untersuchung erfolgt in Bauchlage und ausgiebiger Lokalanästhesie des gesamten Zugangswegs. Zuvor sind ein suprarenales Bauchaortenaneurysma oder eine vermehrte Schlängelung mit Rechtslage der oberen Bauchaorta sonographisch auszuschließen. Die Eintrittstelle in die Aorta liegt in Höhe der Unterkante des 12. BWK (Abb. 5.9 b), bei tieferer oder zu weit ventraler Punktion besteht die Möglichkeit der Fehlsondierung unpaarer Viszeralarterien oder der linken Nierenarterie. Liegt ein ausgeprägtes Lungenemphysem vor, so kann eine zu hohe Punktion einen Pneumothorax oder Hämatothorax hervorrufen. Bei Anwendung der Technik nach Amplatz können mit längeren Kathetern auch die supraaortalen Gefäße dargestellt, jedoch nur mit vorgeformten Kathetern selektiv sondiert werden. Hämatome treten begrenzt v.a. in der Erector-trunci-Muskulatur, aber nur in 1-2 % retroperitoneal auf und überschreiten nur ausnahmsweise 100 ml. Wegen der fehlenden Kompressionsmöglichkeit ist ein intaktes Gerinnungssystem besonders wichtig.

Transaxillärer arterieller Zugang

Die Punktion der A. axillaris erfolgt am abduzierten und elevierten Arm in Höhe der vorderen Axillarfalte (Abb. 5.9 c), da das Gefäß hier am besten tastbar und zugleich die Gefahr der Plexusschädigung am geringsten ist. Im Vergleich zum transfemoralen Zugang ist die Punktion wegen der meist guten Verschieblichkeit des Gefäßes, überlagerndem Fettgewerbe und schwächeren Pulsationen technisch oft schwieriger; die schlechtere Kompressionsmöglichkeit nach Entfernen des Katheters begünstigt Hämatome und Thrombosen. Stärkere atherosklerotische Veränderungen der Aortenbogengefäße erschweren die transaxilläre selektive Sondierung der hirnversorgenden und abdominellen Gefäße.

Transbrachialer arterieller Zugang

Der transbrachiale Zugang erfolgt an der ulnaren Seite dicht proximal der Ellenbeuge bei überstrecktem Gelenk (Abb. 5.9 d). Vor allem bei jüngeren Patienten sind wegen des geringen Kalibers und dem muskulären Wandaufbau

- ein Spasmus mit nachfolgender Thrombose,
- Dissektionen und
- traumatische, meist bandförmige Stenosen

die häufigsten lokalen Komplikationen. Die Häufigkeit lokaler Komplikationen nimmt bei Verwendung von French-4-Kathetern ab (Abschn. 5.3.15).

Die selektive Angiographie der supraaortalen Gefäße wird zwar durch neue Spezialkatheter (nach Tomac) erleichtert, ansonsten bestehen hier jedoch die gleichen Einschränkungen wie beim transaxillären Zugang.

Transvenöser Zugang

Bei der i.v.-DSA werden unter normalen Kreislaufverhältnissen KM-Konzentrationen im arteriellen Zielgebiet zwischen 7 und 17 mg J/ml erreicht, wobei in den herzfernen Gefäßen die KM-Konzentration meist unter 10 mg J/ml liegt. Verteilungsvolumen, injiziertes KM-Volumen und KM-Konzentration, aber auch patientenabhängige, physiologische und untersuchungstechnische Einflußgrößen, sind entscheidende Variablen des arteriellen KM-Bolus (Tabelle 5.2). Bei der Wahl des Injektionsorts sind der Aufwand, der Grad der Invasivität und das Risiko für den Patienten gegen den Zugewinn an Bildqualität und diagnostischer Aussage abzuwägen.

■ **Zentral-venöse Zugänge.** Die Überlegenheit der *zentral-venösen*, insbesondere der rechts-atrialen KM-Injektion, gründet auf dem kleineren Verdünnungsvolumen und den höheren Injektionsraten. Bei rechts-atrialer Injektion werden KM-Reste in der oberen Hohlvene oder ein jugulovenöser Reflux vermieden, die v.a. bei der i.v.-DSA der thorakalen Gefäße stören können. Bei zentraler KM-Injektion kann die KM-Menge im Vergleich zur peripheren Injektion um etwa ein Drittel reduziert werden. Kleinere und periphere Gefäße sind nach zentralvenöser KM-Injektion besser beurteilbar. Zudem kann bei höherer KM-Konzentration die Strahlenexposition bei gleicher Bildqualität verringert, bzw. bei gleicher Strahlenexposition die Bildqualität verbessert werden. Der Einfluß von Artefakten ist bei höheren KM-Konzentrationen geringer und leichter zu kompensieren. Zur zentral-venösen Injektion wird nach Punktion der V. cubitalis in Lokalanästhesie nach Seldinger ein French-5-Katheter mit geradem Ende oder Pigtail-Konfiguration und multiplen Seitlöchern über einen weichen, vorgebogenen Führungsdraht („J-guide") in die obere Hohlvene bzw. den rechten Vorhof vorgeführt; alternativ kann ausnahmsweise die V. femoralis oder die V. jugularis punktiert werden.

Beim Entfernen von Pigtail-Kathetern muß zur Vermeidung von Verletzungen der Venenklappen unbedingt ein Führungsdraht verwendet werden, der beim Herausziehen von geraden Kathetern entbehrlich ist. Nach Lagekontrolle wird das KM unter Inspiration bzw. in Inspirationslage maschinell injiziert.

■ **Peripher-venöse Injektion.** Zur peripher-venösen Injektion wird eine weitlumige Plastikkanüle eingelegt.

Die peripher-venöse KM-Injektion kann ausnahmsweise dann erwogen werden, wenn bei jüngeren, schlanken Patienten eine Nierenarterienstenose ausgeschlossen werden soll: bei dieser Patientengruppe ist im Alter zwischen 20 und 29 Jahren mit peripher-venöser Injektionstechnik eine ausreichende Darstellung der Nierenhauptarterien möglich. Bei der DSA abdomineller Gefäße empfiehlt sich die Hemmung der Darmperistaltik mit Butylscopolamin (Buscopan, ED: 20–40 mg i.v.) oder Glukagon (ED: 1 mg i.v.)

5.3.5
Adjuvante Techniken

Vergrößerungsangiographie
Eine Verbesserung der Detailerkennbarkeit kann durch direkte geometrische Vergrößerung erfolgen. Durch entsprechende Lagerung des Patienten oder Höhenverstellung des Tisches wird der Objekt-Film-Abstand vergrößert. Streustrahlenraster und hohe intravasale Kontrastmittelkonzentrationen (selektive oder superselektive Injektionen) sind Voraussetzungen, die Strahlendosis nimmt zu. Anwendungsgebiete sind v.a.

- die Hand-,
- Fuß- und
- Nierenangiographie.

Pharmakoangiographie
Zur besseren Darstellbarkeit und Kontrastierung peripherer Extremitäten- bzw. Digitalarterien werden bei Gefäßspasmen und v.a. Raynaud-Syndrom dilatierende Substanzen unmittelbar vor der Angiographieserie über den Katheter intraarteriell injiziert. Aufgrund seiner kurzen und überwiegend peripheren Wirkung ist der α-Blocker Tolazolin (z.B. Priscol®, ED: 25 mg i.a.) besonders geeignet. Ergänzend können direkt an den glatten Gefäßmuskelzellen angreifende Kalziumantagonisten vom Typ des Nifedipin (z.B. Adalat®, Ed: 20 mg per os) verabreicht werden.

Auch zur Prüfung, inwieweit eine Arterienstenose hämodynamisch relevant ist (z.B. bei noch bestehender Reststenose nach Ballondilatation), kann über den liegenden Katheter ein potenter Vasodilatator injiziert werden; üblicherweise wird PGE$_1$ (Prostavasin®, ED: 4 µg, „single shot") verabreicht. Bei noch wirksamer Stenose kommt es durch die erzwungene periphere Vasodilatation zu einem entsprechenden intravasalen Druckabfall.

Tumorgefäße in parenchymatösen Organen, v.a. der Niere und der Leber, aber auch von Weichteilsarkomen der Extremitäten, können durch die intraarterielle Injektion potenter Vasokonstriktoren wie Adrenalin (z.B. Suprarenin®, ED: 5–10 µg selektiv i.a.) besser sichtbar gemacht werden: durch Konstriktion der „gesunden" Organgefäße wird das Kontrastmittel in die nicht reagierenden Tumorgefäße „umgeleitet".

5.3.6
Röntgenkontrastmittel und Kontraindikationen zur Angiographie

Alle heute zur Angiographie verwendeten *Röntgenkontrastmittel* (KM) enthalten als Grundbaustein einen Benzolring mit 3 kovalent fest gebundenen Jodatomen (Positionen 2, 4 und 6), die aufgrund ihrer hohen Ordnungszahl für das Ausmaß der Strahlenabsorption und damit den Röntgenkontrast ausschlaggebend sind. Durch Addition unterschiedlicher Seitenketten an die Positionen 1, 3 und 5 lassen sich die physikochemischen und biologischen Eigenschaften des KM-Moleküls günstig beeinflussen; sie verstärken zudem die Jodbindung an den Benzolring. Deutlich weniger als 1% der applizierten Jodgesamtdosis wird im Organismus durch Dejodasen freigesetzt und liegt als Jodid vor, sehr geringe Jodidmengen sind als Verunreinigungen aus dem Produktionsprozeß im KM enthalten.

Die heute verwendeten KM unterscheiden sich u.a. in Molekülaufbau, elektrischer Ladung (ionisch, nichtionisch), Lipo- und Hydrophilie und damit Chemotoxizität, relativem Jodgehalt (mg J/ml), Viskosität, Osmolarität (mosmol/kg) bzw. Osmolalität (mosmol/l) und Verkaufspreis (Tabelle 5.4). Die Bedeutung der physikochemischen Eigenschaften der KM für die intravasale Anwendung ist in Tabelle 5.5 aufgezeigt.

Es müssen absolute und relative *Kontraindikationen* unterschieden werden (s. Übersicht); bei letzteren haben der klinisch betreuende Arzt und der Radiologe einen etwas größeren Ermessensspielraum, wobei der Patient aber besonders eingehend informiert werden muß (Abschn. 5.3.16).

Fehlendes Einverständnis des Patienten ist stets eine *absolute Kontraindikation* zur Angiographie; widrigenfalls wäre der Straftatbestand der Körperverletzung erfüllt. Eine – nicht immer unproblematische – Ausnahmesituation liegt vor, wenn in einem vital bedrohlichen Notfall das Einverständnis des Patienten nicht mehr eingeholt werden kann; falls auch keine Angehörigen befragt werden können, muß der mutmaßliche Wille des Erkrank-

Tabelle 5.4 Ausgewählte Eigenschaften nichtionischer und ionischer Kontrastmittel (KM)

	Ionisches KM	Nichtionisches KM
Osmotischer Druck	hyperosmolar	isoosmolar
Elektrische Ladung	vorhanden	fehlend
Konzentration	bis 320 mgJ/ml	bis 400 mgJ/ml möglich
Viskosität	konzentrationsabhängig, kann bei nichtionischen KM höher als bei ionischen KM sein	
Preis (BRD)		pro Dosis etwa 3mal teurer als ionisches KM

Kontraindikationen zur Angiographie

Absolut:
- fehlendes Einverständnis des Patienten (Ausnahmesituation: vital bedrohlicher Notfall),
- fehlende praktische Konsequenz der Untersuchung,
- unvorteilhaftes Ergebnis der individuellen Nutzen-Risiko-Abwägung, d.h. zu hohes allgemeines, kardiales, pulmonales etc. Risiko,
- nichtbehandelte schwere Blutgerinnungsstörung,
- nichtbehandelter schwerer Hypertonus,
- akuter fieberhafter Infekt.

Relativ:
- bekannte Kontrastmittelüberempfindlichkeit (aber: → Prämedikation, Untersuchung in Narkose möglich),
- Niereninsuffizienz (Plasmakreatinin > 2,0 mg/dl: → arterielles Vorgehen, i.a.-DSA, evtl. Dialyse),
- Herzinsuffizienz (→ arterielles Vorgehen, i.a.-DSA),
- Lungeninsuffizienz (→ arterielles Vorgehen, Filmtechnik),
- schwerer oder entgleister Diabetes mellitus (→ arterielles Vorgehen, i.a.-DSA, ausreichende Wässerung),
- Paraproteinämie, Plasmozytom (→ arterielles Vorgehen, i.a.-DSA, ausreichende Wässerung),
- lokale Infektion am Punktionsort (→ alternativer Punktionsort),
- Leistenhernie (→ alternativer Punktionsort),
- palpatorisch pulsloser Punktionsort (→ dopplersonographische Gefäßortung, alternativer Punktionsort),
- schonendere Untersuchungstechnik anderenorts verfügbar.

ten nach Hilfe und Heilung unterstellt und entsprechend gehandelt werden.

Ebenso stellt die fehlende Konsequenz einer Untersuchung eine absolute Kontraindikation dar. Sie ist immer dann gegeben, wenn das Ergebnis der Untersuchung keine Änderung der Therapie oder Prognose bewirkt oder bei bestätigter Diagnose keine Therapie mehr möglich ist. Dies betrifft v.a. auch terminale, inoperable bzw. nicht mehr radiologisch-interventionell oder differenziert medikamentös behandelbare Patienten. Falls die individuelle Nutzen-Risiko-Abwägung ein unvorteilhaftes Ergebnis ergibt, d.h. ein zu hohes allgemeines, kardiales, pulmonales oder anderes organisches Risiko für die Angiographie besteht, eine nichtbehandelte schwere Blutgerinnungsstörung, ein nichtbehandelter schwerer Hypertonus oder ein akuter fieberhafter Infekt, v.a. eine Pneumonie oder akute Pyelophritis vorliegen, so ist die Durchführung ebenfalls absolut kontraindiziert.

Das Risiko einer bekannten KM-Überempfindlichkeit, einer schweren Organfunktionsstörung, eines Diabetes mellitus oder einer Paraproteinämie können durch geeignete Vorbehandlung, Untersuchungstechnik und Nachsorge relativiert werden. Bei lokalen Problemen am Punktionsort kann auf alternative Zugänge ausgewichen werden. In kritischen Fällen muß der Patient verlegt oder verwiesen werden, wenn anderenorts schonendere oder risikoärmere Untersuchungstechniken zur Verfügung stehen. Grundsätzlich ist diejenige Untersuchungsstrategie zu wählen, die eine benötigte Information – mit einer der anstehenden Therapientscheidung angemessenen Genauigkeit und Sicherheit – bei geringster Belastung des Patienten und geringstem Untersuchungsrisiko erbringen kann.

5.3.7
Akuter Arterienverschluß

Ein akuter Arterienverschluß (s. Kap. 9) kann durch die Verschleppung von Thrombusmaterial (Embolie, korrekt: Thromboembolie) oder durch den akuten Verschluß auf dem Boden einer vorbestehenden Gefäßerkrankung (Thrombose) hervorgerufen sein. Die Unterscheidung beider Ursachen ist für Therapiewahl (systemische Thrombolyse, selektive arte-

Tabelle 5.5 Physikochemische Eigenschaften der Kontrastmittel und ihre Bedeutung bei der Anwendung

Physikochemische Eigenschaften	Bedeutung bei Anwendung
Löslichkeit	maximal mögliche Konzentration
Viskosität	Injektionsgeschwindigkeit Mikrozirkulationsstörung bei selektiver peripherer Angiographie
Osmolarität (osmotischer Druck)	Gewebsnekrose (Paravasat: ionische KM) Gewebsentzündung (Paravasat: ionische KM) Lungenödem (hohe Dosen) passive Diurese (hohe Dosen) Albuminurie (v.a. selektive Renovasographie) Endothelschädigung (v.a. ionische KM) → Thrombose, Phlebitis Blut-Hirn-Schrankenstörung (v.a. zerebrale Angiographie) → Anfälle, Krämpfe Schmerz (periphere und zerebrale Angiographie) Vasodilatation Bradykardie (Kardangiographie) Hypervolämie → Linksherzinsuffizienz
Chemotoxizität (Lipophilie, mangelnde Hydrophilie, elektrische Ladung)	Komplementaktivierung, Histaminfreisetzung, Gerinnungskaskade, Enzymhemmung, Proteinbindung, → anaphylaktoide Reaktionen, → Übelkeit, Erbrechen (v.a. bei hohen Dosen und/oder schneller Injektion) → Vasodilatation → Bronchospasmus Einfluß auf Blutzellen → erhöhte Thrombogenität (v.a. nichtionische KM) Behinderung der glomerulären Filtration, tubulären Sekretion und biliären Ausscheidung → Oligurie, Anurie (hohe Dosen) Permeation von Zellmembranen → enterale Resorption Vasospasmus (Handangiographie)

Tabelle 5.6 Radiomorphologische Kriterien zum Unterschied zwischen Embolie und ortständiger arterieller Thrombose

Merkmal	Akute Embolie	Akute Thrombose
Lokalisation	Gefäßverzweigung	Typische Atheroselokalisationen
Ausdehnung	Oft mehrere Gefäße durch Fragmentation verlegt	Isoliertes Gefäßsegment verlegt
Morphologie des KM-Abbruchs	Kuppelförmig und proximal konvex	Glatt, seltener auch kuppelförmig
Vorgeschaltetes Gefäßsegment	Unauffällig oder wenig verändert	Deutliche atherosklerotische Gefäßveränderungen,
Nachgeschaltete Strombahn	Nicht kontrastiert, schwache Füllung	Verzögerte Kontrastierung, gute Füllung
Kollateralgefäße	Keine oder schwach	Ausgeprägt

rielle Katheterlyse, PTA oder Operation) und Prognose bedeutsam und wird durch klinische und angiographische Befunde erleichtert (Tabelle 5.6).

Frischer thromboembolischer Verschluß

Das Angiogramm (Abb. 5.10) des frischen thrombotischen Verschlusses zeigt typischerweise die durch den Thrombus hervorgerufene intraluminale Kontrastaussparung mit abruptem, glatt und scharfrandig, herzwärts konvexbogig oder rundlich begrenztem Abbruch („Kuppelzeichen") der KM-Säule im Gefäß bei fehlendem Kollateralkreislauf. Mit zunehmender Apposition von thrombotischem Material kommt es zu einer unregelmäßigen proximalen Begrenzung des Verschlusses. Im späteren Verlauf wird durch die zunehmende Thrombusvergrößerung und Eröffnung von Kollateralen die bildmorphologische Abgrenzung zur sekundären Thrombose auf dem Boden einer atherosklerotischen Stenose schwieriger.

Abb. 5.10 a, b Akuter vs. chronischer Arterienverschluß (Schema).
a Akuter thromboembolischer Verschluß mit typischer intraluminaler Kontrastaussparung mit abruptem, glatt und scharfrandig, herzwärts konvexbogig oder rundlich begrenztem Abbruch („Kuppelzeichen") der Kontrastmittelsäule bei fehlendem Kollateralkreislauf und normalem übrigem Gefäßsystem.
b Chronischer Arterienverschluß mit generalisiert vorgeschädigtem Gefäßsystem, vor- und nachgeschalteten Wandveränderungen und Kollateralkreislauf (s. auch Abschn. 10.2.3)

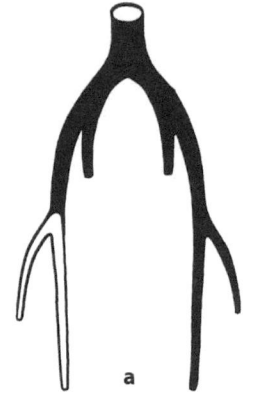
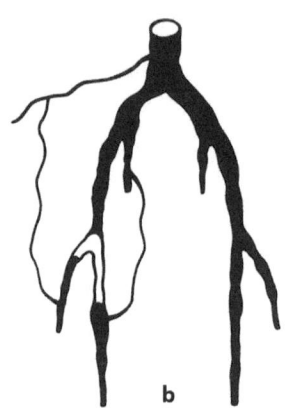

Arterielle Thrombose

Die arterielle Thrombose entsteht akut oder subakut als Komplikation eines primären Gefäßprozesses, wobei in über 90 % eine obliterierende Atherosklerose, seltener

- eine Arteriitis,
- ein Trauma,
- ein Aneurysma,
- eine Dissektion,
- ein Ergotismus oder
- eine Erfrierung zugrunde liegen,
- auch eine externe Kompression oder tumoröse Infiltration können Ursache sein.

Bei chronischen Gefäßprozessen hat sich durch die vorbestehende Obliteration meist bereits ein diagnostisch wegweisender Kollateralkreislauf entwickelt. Je akuter die Thrombose klinisch verläuft, desto weniger entwickelt bzw. weniger suffizient ist der Kollateralkreislauf, und desto schwieriger ist auch angiographisch die Abgrenzung zur akuten Thrombembolie.

5.3.8
Chronische Arterienverschlüsse der unteren Extremitäten

Aortoiliakale und femoropopliteale Strombahn

> Indikationen, Bildtechnik und Zugangsweg richten sich nach der diagnostischen Fragestellung, der mußmaßlichen therapeutischen Konsequenz sowie nach patientenspezifischen Gegebenheiten wie der renalen, kardialen und pulmonalen Funktion, der Kooperationsfähigkeit, dem Zustand des Punktionsorts u.a.m.

Im klinischen Alltag wird zur Darstellung der abdominalen Aorta und der Arterien von Becken, Oberschenkel und Knie am häufigsten die i.v.-DSA eingesetzt. Neben der geringeren Invasivität liegt ein Vorteil der i.v.-DSA insbesondere im Becken- und Aortenbereich darin, daß eine direkte Traumatisierung der Angioplastiebereiche durch Kathetermanöver im Rahmen der diagnostischen Angiographie ausscheidet und auch bei ausgeprägten Aorten- und Beckenarterienstenosen oder -verschlüssen oft eine erstaunlich gute Gefäßdarstellung bis zur Trifurkation gelingt. Diese Informationen reichen zumeist aus, um eine Angioplastie oder Desobliteration oder einen aortilikalen oder -femoralen Bypass zu planen, so daß die aufwendigere translumbale, transaxilläre oder transbrachiale diagnostische Arteriographie entbehrlich werden.

Die transfemorale Katheterangiographie in digitaler Subtraktionstechnik oder konventioneller Blattfilmtechnik findet v.a. dann Anwendung, wenn größere KM-Volumina vermieden werden sollen (Herz- oder Niereninsuffizienz), die spezielle Fragestellung eine besonders hohe Ortsauflösung erforderlich macht, und/oder die Unterschenkel-, Fuß- und Digitalarterien dargestellt werden sollen. Ist die periphere Gefäßsituation nur einer Gliedmaße gefragt, so kann auf die wenig belastende ispilaterale femorale Nadelpunktion (s. weiter unten) zurückgegriffen werden, solange der Leistenpuls tastbar ist. Selbst bei Stenosen im Iliakasegment kann mit neuen Führungsdrähten und kleineren Kathetern bei noch tastbaren Leistenpulsen auch die transfemorale Arteriographie zunehmend erfolgreich durchgeführt werden, die eine höhere Bildqualität und geringere Störanfälligkeit als die i.v.-DSA zuläßt und bei abnehmender lokaler Komplikationsrate zunehmend auch ambulant durchführbar wird. Bei gleichem KM-Verbrauch ergibt die i.a.-DSA durch zusätzlich mögliche Schrägserien, „Rotationsangiographie" oder automatische Tischverschiebung eine höhere Informationsausbeute.

■ **Hauptkriterien der Bildinterpretation.** Die Befundbeschreibung hat so subtil zu erfolgen, daß sich allein aus dem schriftlichen Befundbericht – auch ohne Vorlage der Angiogramme – eine zusammenhängende Vorstellung im Hinblick auf die therapeutischen Maßnahmen gewinnen läßt. Dieser Forderung wird am besten ein formal strukturierter Befundbericht gerecht. Bei der Auswertung des Angiogramms sind vordringlich zu berücksichtigen:

- Lokalisation und Länge des/der Strombahnhindernisses/e;
- Ausmaß der Behinderung (atherosklerotische Wandveränderungen, Stenose, Verschluß);
- Kollateralsystem und
- Gefäßerweiterungen (Aneurysma).

Die *Lokalisationsbeschreibung* differenziert:
- Isolierte Strombahnhindernisse: Aorta; A. iliaca communis, externa, interna; A. femoralis communis, profunda, superficialis im 1., 2. oder 3. Drittel; 1., 2. oder 3. Segment der A. poplitea (Abb. 5.11 a, b, e).
- Kombinierte Strombahnhindernisse, die segmentär unterschiedliche Etagen betreffen, aber nicht miteinander verbunden sind (diskontinuierliche Serien- oder Mehretagenverschlüsse): z. B. Iliakaverschluß plus Femoralis-superficialis-Verschluß.
- Segment-/(Etagen-)übergreifende Verschlüsse, die zusammenhängend größere Strombahnabschnitte betreffen, z. B. Verschluß der infrarenalen Bauchaorta plus Iliakaverschluß oder Verschluß der A. femoralis superficialis plus A. poplitea (Abb. 5.11 d).

Arterienstenosen müssen nach ihrem röntgenmorphologischen Erscheinungsbild klassifiziert werden. Es können

- symmetrische/asymmetrische,
- glatte/unregelmäßige,
- langstreckig tubulär-zylindrische,
- sanduhrförmige,
- ringförmige und
- Sonderformen unterschieden werden (Abb. 5.12).

Zur letzteren zählen Stenosen durch externe Kompression (Hämatom, Tumor: „encasement"), direkte Tumorinfiltration, Halsrippen, atypische Skalenusansätze, und kongenital atypisch verlaufende periphere Gefäße.

Während der angiographische Nachweis symmetrisch ausgebildeter Stenosen meist unproblematisch ist, können asymmetrische, exzentrische Stenosen gelegentlich schwierig zu erkennen sein, da in der jeweils gewählten angiographischen Projektion nur die Seitenwände des Gefäßes zur Darstellung kommen. Glatte, in der jeweiligen Projektion an der Vorder- oder Hinterwand gelegene exzentrische Stenosen können daher nicht immer erkannt und manchmal nur an Zonen minderer intravasaler Kontrastdichte vermutet werden. Daher sind Aufnahmen in mehreren Ebenen oder die Videodensitometrie im Rahmen der quantitativen DSA erforderlich. Sanduhrförmige Stenosen disponieren zum Verschluß, ringförmige Stenosen können degenerativ, traumatisch und angeboren sein. Angeborene Stenosen müssen besonders bei isolierten, glatten konturierten Stenosen junger Patienten bedacht werden.

Die hämodynamische Bewertung einer Stenose und die Bestimmung des klinisch relevanten Stenosegrads ist angiographisch schwierig. Technische Voraussetzung zur Beurteilung der Morphologie einer Stenose sind Aufnahmen in 2 möglichst orthogonalen Projektionsebenen. Aus anatomischen Gründen sind allerdings nicht in allen Gefäßregionen (z. B. Niere, Becken, Leiste) orthogonale Projektionen erhältlich. Weitere Einschränkungen ergeben sich auf Übersichtsangiographien (i.v.-DSA, nichtselektive i.a.-DSA), die wegen Gefäßüberlagerungen beispielsweise die an Hals und Kopf erforderlichen streng seitlichen Projektionen nicht zulassen. In diesen Fällen werden aushilfsweise ergänzende Serien in schrägen Projektionen durchgeführt, sofern nicht primär eine „Rotationsangiographie" der überlagerungsgefährdeten Regionen durchgeführt werden kann.

Der Nachweis einer Einengung von mehr als 50 % des gemessenen Gefäßdurchmessers in 2 Ebenen, Umgehungskreisläufe, eine poststenotische Dilatation und eine verzögerte KM-Durchströmung sind die radiologischen Kriterien einer hämodynamisch wirksamen Stenose.

Der *Kollateralkreislauf* entsteht durch den funktionellen Reiz der Obliterationen und überbrückt die stenosierten und verschlossenen Gefäßsegmente um die distal gelegenen Strombahnabschnitte zu perfundieren (s. Abschn. 10.2.3); er beweist die hämodynamische Wirksamkeit von Obliterationen. Direkte Kollateralen gehen unmittelbar proximal des obliterierten Gefäßsegments ab, indirekte Kollateralen entspringen aus anderen Gefäßen und laufen parallel zum geschädigten Gefäßabschnitt; sie sind in der Regel langstreckig, geschlängelt und bilden ein Netzwerk. Selten dienen die Vasa vasorum als In-situ-Kollateralwege. Am Abgang und Eintritt von Kollateralen können relative Einengungen auftreten, die nicht mit Steno-

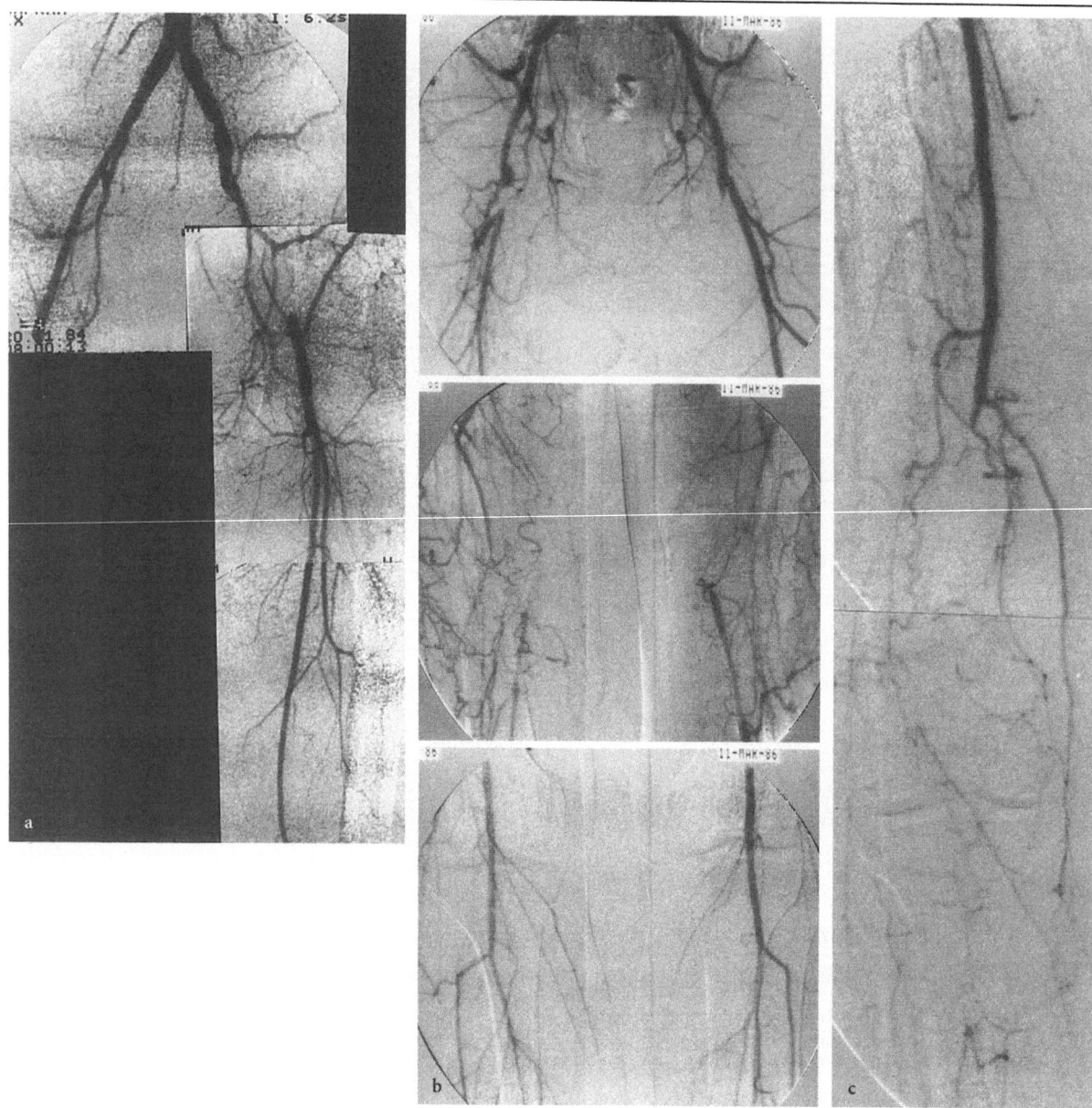

Abb. 5.11 a–e Arterienverschluß der unteren Körperhälfte
a Verschluß der linken A. iliaca externa. Kollateralisation über A. obturatoria und A. circumflexa ilium. Gute Auffüllung der Oberschenkelstrombahn. AVL Stadium IIb links, Verschlechterung seit etwa 2 Wochen. Die i.v.-DSA reicht zur Befunddokumentation und Therapieplanung aus
b Subakuter Verschluß der linken A. femoralis superficialis und chronischer Verschluß der rechten A. femoralis communis und superficialis. Gute Peripherie. Akute aufgetretene Beschwerden links etwa 1 Woche vor Aufnahme. Die i.v.-DSA reicht für Befunddokumentation und Therapieplanung aus
c Akuter Verschluß von A. poplitea und Unterschenkeltrifurkation, Beschwerden seit etwa 30 h. Sehr spärlicher Kollateralkreislauf. Die i.v.-DSA reicht zur Befunddokumentatation und Therapieplanung aus
d Akuter langstreckiger, zusammenhängender femoropoplitealer Arterienverschluß einschließlich der Trifurkation bei Ergotismus; i.a.-DSA
e Chronische Stenose der rechten A. iliaca communis mit Umgehungskreislauf. Darstellung mit i.a.-DSA im Rahmen einer PTA)

sen verwechselt werden dürfen. Bei Wiedereinmündung von Kollateralen ins Hauptgefäß können durch Wirbelbildung umschriebene aneurysmatische Gefäßaufweitungen resultieren: Sinusphänomen.

Beim chronischen Verschluß der infrarenalen Bauchaorta oder der A. iliaca communis, kommen als Kollateralgefäße v.a. das mesenteriale und das epigastrische System und die Obturatoriakollaterale in Frage. An der unteren Extremität übernimmt bei Obliterationen der A. femoralis superior die A. femoralis profunda als indirektes Kollateralgefäß die Unterschenkelversorgung (s. Abschn. 10.3). Da im sagittalen Strahlengang der Profundaabgang

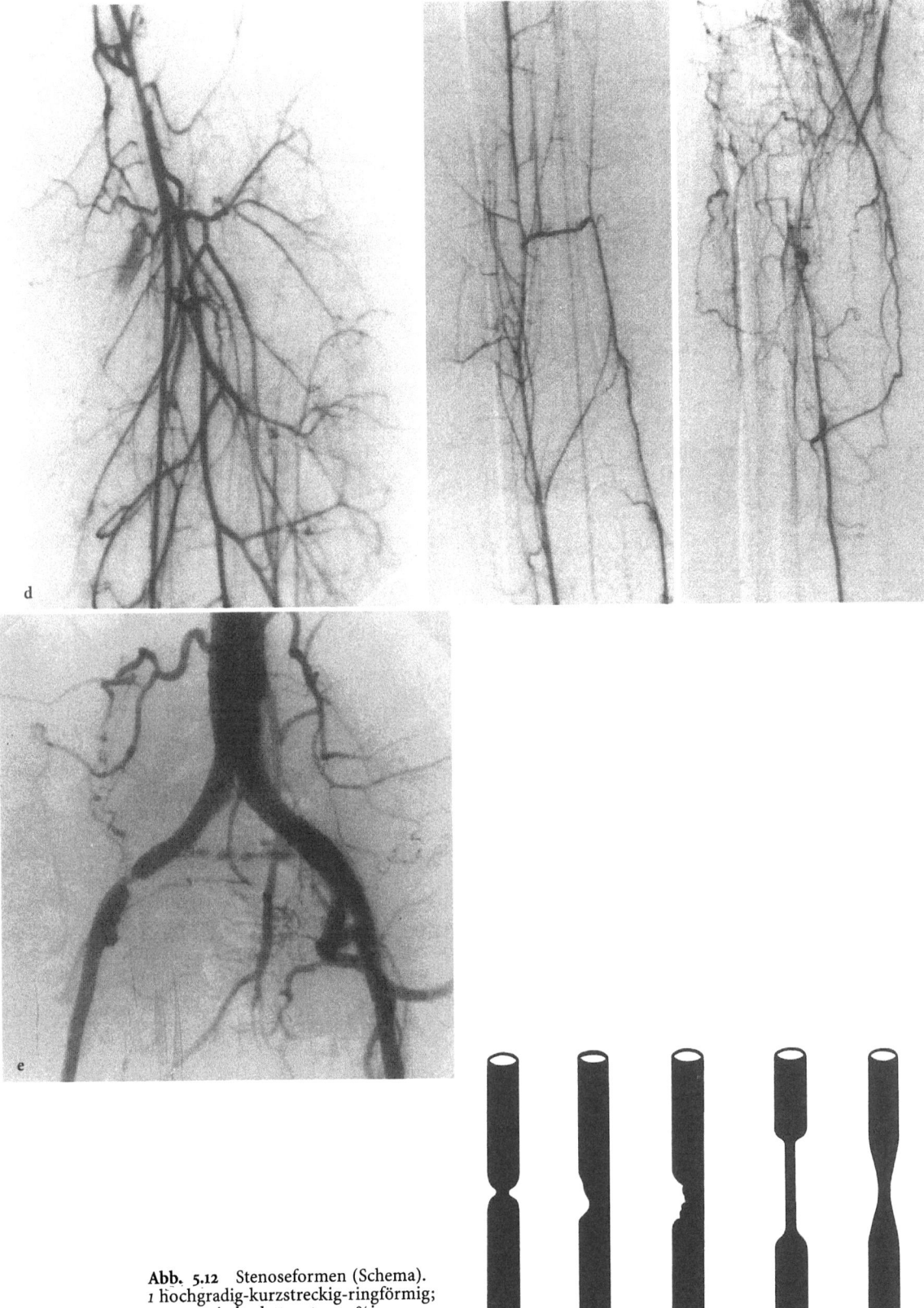

Abb. 5.12 Stenoseformen (Schema).
1 hochgradig-kurzstreckig-ringförmig;
2 exzentrisch-glatt-unter 50 %ig;
3 exzentrisch-zerklüftet;
4 langstreckig-tubulär-glatt-hochgradig;
5 sanduhrförmig-glatt

in nur etwa zwei Drittel der Fälle ausreichend zu übersehen ist, andererseits hier gehäuft Stenosen vorliegen, ist bei symptomatischen Patienten die angiographische Darstellung in ergänzenden Schrägprojektionen oder die primäre „Rotationsangiographie" großzügig zu indizieren.

Unterschenkel-, Fuß- und Digitalarterien
Zur Darstellung der distalen A. poplitea, der Unterschenkel- und weiter distal gelegener Arterien reicht die i.v.-DSA in der Regel nicht aus. Hier kommen die transfemorale antegrade Katheterangiographie oder – zur Darstellung nur einer Extremität – die femorale Nadelangiographie, in Blattfilmtechnik oder als i.a.-DSA in Betracht. Letztere eignet sich besonders zur Darstellung der Fuß- und Zehenarterien mit hoher Detailauflösung – evtl. in Vergrößerungstechnik – einer einzelnen Extremität, z. B. bei Verdacht auf isolierte Digitalarterienverschlüsse bei Endangiitis obliterans, Embolie, Thrombozytose u. a. m.

5.3.9
Chronische Arterienverschlüsse der oberen Extremitäten

Zur Darstellung der A. subclavia, A. brachialis, A. radialis und ulnaris, der Mittelhand- und Fingerarterien kommt die transfemorale Katheterangiographie mit Plazierung des Katheters in der proximalen A. subclavia oder A. brachialis – bevorzugt als i.a.-DSA, selten in Blattfilmtechnik – zur Anwendung (Abb. 5.13). Wenn nur die Unterarm-, Hand- oder Fingerarterien gefragt sind, kommt die direkte transbrachiale Nadelangiographie in Betracht, die als Pharmako- und Vergrößerungsangiographie mit großformatigen Blattfilmaufnahmen die höchste Detailauflösung ermöglicht. Die Auflösung der i.a.-DSA ist demgegenüber etwas geringer, reicht aber dennoch meist aus (Abb. 5.13). Beim Verdacht proximaler Arterienveränderungen hat die Untersuchung mit der Aortenbogendarstellung, ggf. in verschiedenen schrägen Projektionen zu beginnen, die KM-sparend am besten als i.a.-DSA ausgeführt wird.

Klinische Indikationen bestehen beispielsweise beim Verdacht auf

- Endangiitis obliterans,
- arterioarterielle Embolien,
- vasopastische Syndrome oder
- traumatische Digitalarterienverschlüsse,
- bei Kollagenosen,
- zum Nachweis arterieller Kompressionseffekte im Schultergürtel- oder Ellenbogenbereich und
- zur Kontrolle von Hämodialyseshunts.

5.3.10
Nierenarterien

Unter den internistischen Indikationen zur Nierengefäßdarstellung steht die Frage der

- renovaskulären Hypertonie mit und ohne Niereninsuffizienz

an erster Stelle. Weitere wichtige Indikationen zur Renovasographie sind

- renale und paranale Raumforderungen,
- eine geplante Organlebendspende und
- der Verdacht der Nierenvenenthrombose.

Im Fall einer ätiologisch ungeklärten oder jugendlichen Hypertonie sollte – v. a. bei unklarem Dopplersonographischen Ergebnis – die Renovasographie zum Ausschluß oder Nachweis einer Nierenarterienstenose (NAST) durchgeführt werden (Abb. 5.14 a).

Zugangsweg und Bildtechnik sind die i.v.-DSA, nur ausnahmsweise die direkte Aortographie und die transfemorale retrograde Aortographie in Kathetertechnik als i.a.-DSA, die ggf. durch selektive Angiogramme ergänzt werden muß. Die Blattfilmtechnik bietet gegenüber der i.a.-DSA keine Vorteile und hat den Nachteil der etwa 3mal höheren KM-Belastung. Im allgemeinen wird derzeit im Rahmen einer rationellen Stufendiagnostik als erstes die i.v.-DSA eingesetzt. Es ist jedoch zu erwarten, daß die Magnetresonanzangiographie (MRA) in Phasenkontrasttechnik als nichtinvasives, KM-freies Verfahren in Zukunft gleiche Resultate wie die i.v.-DSA liefern wird (s. Abschn. 4.8).

Sensitivität und Spezifität, v. a. aber der positive und negative Vorhersagewert der i.v.-DSA müssen kritisch beurteilt werden und hängen in hohem Maße von der Prävalenz der Nierenarterienstenose in einer definierten Untersuchungspopulation ab. Schon bei einer Prävalenz von nur 10 % liegt der positive Vorhersagewert der i.v.-DSA bei 55 %, d. h., daß eine mit der i.v.-DSA als hämodynamisch wirk-

Abb. 5.13 a–d Arterienverschlüsse der oberen Körperhälfte
a Akuter Subklaviaverschluß links (*s. Pfeil*) ohne Umgehungskreislauf, nach der Lokalisation am ehesten als Folge eines Skalenus-anterior-Syndroms; i.a.-DSA
b Chronischer Subklaviaverschluß links mit vertebrobasilärem Stealeffekt als Umgehungskreislauf.
c Akuter Brachialisverschluß links nach direktem Trauma. Proximal kugelige Aufweitung und glatter Abbruch des Lumens durch eingerollte Intima. Nicht vorgeschädigtes Gefäßsystem und fehlender Kollateralkreislauf; i.a.-DSA
d Chronischer Fingerarterienverschluß bei Raynaud-Symptomatik im Zeigefinger; i.a.-DSA nach Brachialisdirektpunktion

5.3 Angiographie

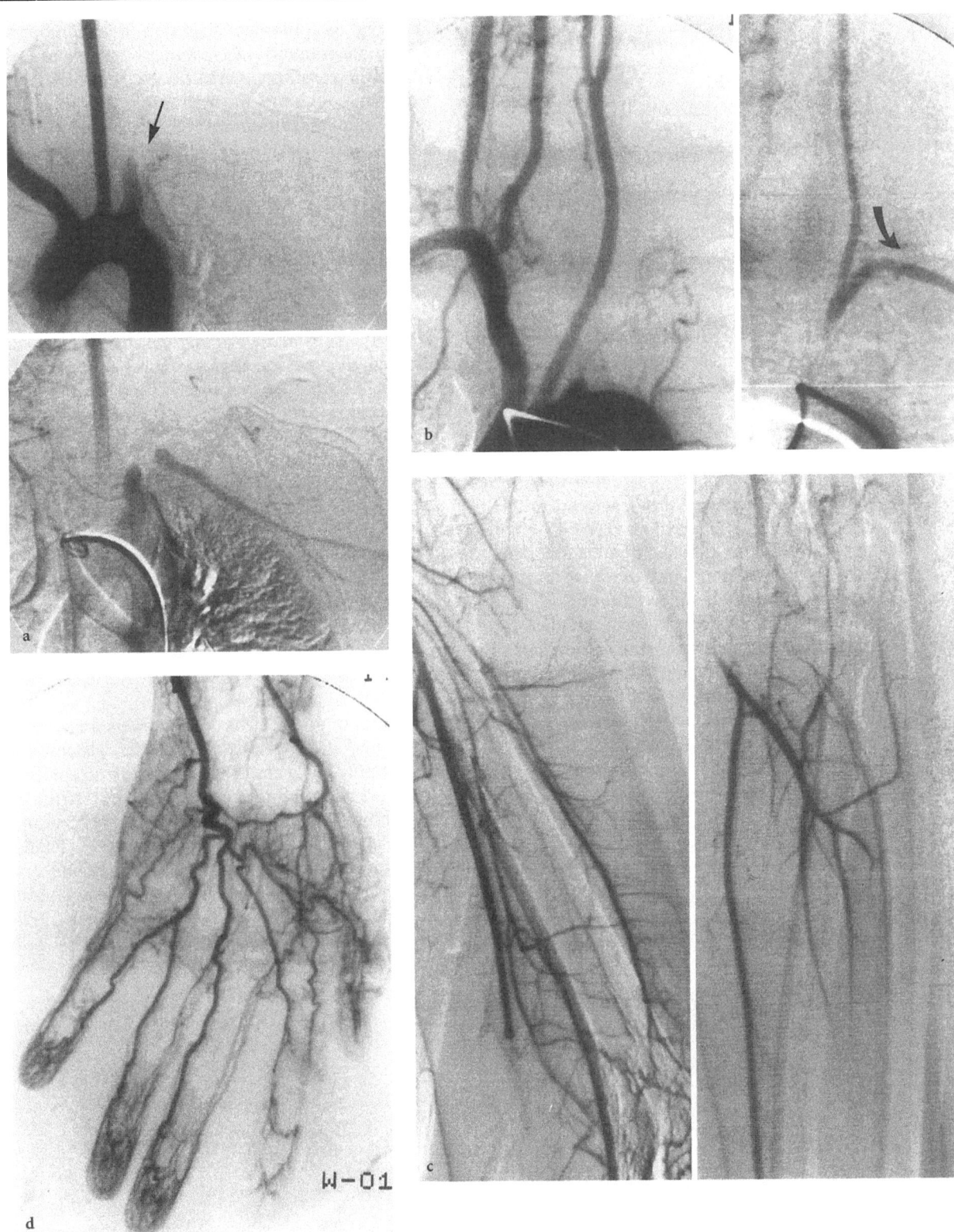

Abb. 5.13 a–d

Tabelle 5.7 Vorhersagewerte der intravenösen digitalen Subtraktionsangiographie der Nierenarterien. Berechnung der Vorhersagewerte für die i.v.-DSA nach Sammelstatistik. (Aus Neufang 1987)

Prävalenz [%]	positiver Vorhersagewert [%]	negativer Vorhersagewert [%]
50	91,9	86,7
20	73,8	96,3
10	55,5	98,3
5	37,2	99,2
1	10,3	99,8

sam bezeichnete NAST sich bei der arteriographischen Kontrolle in mehr als der Hälfte der Fälle als therapiebedürftig erweist. Mit zunehmender Prävalenz steigt der positive Vorhersagewert rasch an und erreicht bei einer Prävalenz der NAST von 20 % – d.h. ein Fünftel aller untersuchten Patienten haben eine NAST – mit 73,8 % einen hohen Wert, wobei auch der negative Vorhersagewert mit 96,3 % weiter hoch bleibt (Tabelle 5.7). Daher ist eine Prävalenz der NAST im untersuchten Patientengut von etwa 20 % anzustreben, um die Zahl der falschpositiven Befunde, die einer „unnötigen" Arteriographie zugeführt werden müssen, möglichst niedrig zu halten. Auch aus strahlenhygienischen Gründen ist eine kritische Vorauswahl insbesondere jüngerer Patienten wünschenswert und sind heute strahlungsfreie alternative Verfahren wie die MRA anzustreben.

Abb. 5.14 a, b Nierenarterienstenose
a Bilaterale ostiumnahe Nierenarterienstenosen, links exzentrisch hochgradig mit irregulärer Oberfläche, rechts mittelgradig tubulär mit glatter Oberfläche, beidseits poststenotische Dilatation. Die Beurteilung dieser Oberflächendetails ist nur mit i.a.-DSA möglich: hier im Rahmen der PTA.
b Doppelversorgung der linken Niere, abgangsnahes Aneurysma (>) der linken unteren Nierenarterie, keine Stenose. Die i.v.-DSA reicht zur Befunddokumentation aus

Die angiographischen Kriterien der hämodynamisch wirksamen NAST sind in nebenstehender Übersicht zusammengestellt, wobei nach Arlart u. Ingrisch jedoch nur Einengungen von Haupt-, Pol- oder Segmentarterien auf weniger als 1,5 mm und Umgehungskreisläufe als hinreichend sichere Zeichen angesehen werden können.

5.3.11
Entzündliche Gefäßkrankheiten

Einteilung und Klinik der entzündlichen Gefäßerkrankungen sind in Kap. 16 beschrieben, so daß hier lediglich auf die angiographischen Befunde bei der Arteriitis Takayasu und der Panarteriitis nodosa eingegangen wird.

Takayasu-Arteriitis
Bei der *Takayasu-Arteriitis* finden sich Riesenzellinfiltrate bevorzugt mittlerer und großer Arterien (s. Abschn. 16.6.1) In 80 bis über 95 % erkranken Frauen, besonders im 15.–30. Lebensjahr. Die Thoraxübersichtsaufnahme zeigt in bis zu 67 % hinweisende Veränderungen wie segmentale Aortenwandverkalkungen, unregelmäßige Konturen des Aortenschattens und bei chronischen Stenosen oder Verschlüssen der zwerchfellnahen Aortensegmente Usuren der kaudalen Rippen.

Angiographisch steht der Nachweis umschriebener, spindelförmiger, konzentrischer, glattrandiger Stenosen von 1–2 cm Länge an Aorta und aortennahen Arterienabschnitten, die zum kurzstreckigen Verschluß neigen, im Vordergrund (Abb. 16.10 in Kap. 16). Befallene und noch intakte Gefäßabschnitte kommen unmittelbar nebeneinander vor („skip lesions"). Charakteristisch ist die Ausbildung von ausgeprägten Kollateralwegen, die gelegentlich die Vasa vasorum einbeziehen und für die selbst

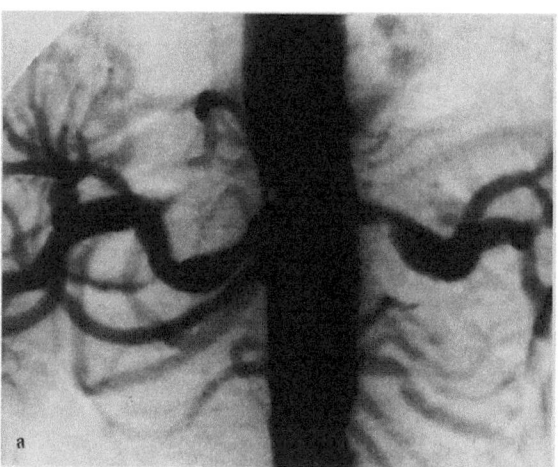
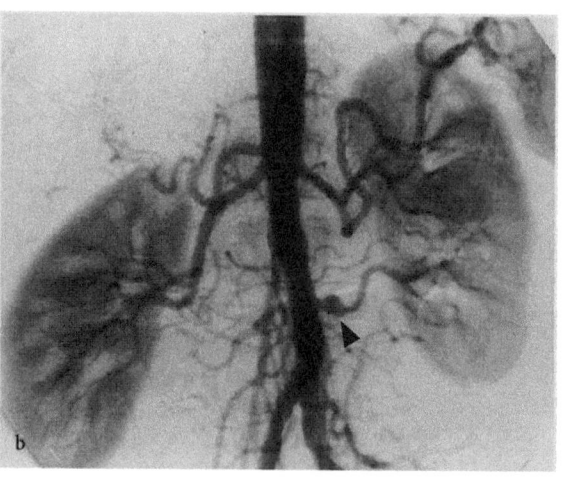

> **Angiographische Kriterien der hämodynamischen Wirksamkeit einer Nierenarterienstenose**
>
> - Stenosedurchmesser < 1,5 mm (Haupt-, Pol-, Segmentarterien);
> - Kaliberreduktion > 80 %;
> - Umgehungskreislauf (Nierenbeckengefäße, Nebennierenarterien, Kapselgefäße);
> - poststenotische Dilatation der Nierenarterien;
> - verzögerte Kontrastierung der Organarterien, verzögerte Parenchymanfärbung.
>
> Zeichen der irreversiblen Organgefäßschädigung:
>
> - Kalibersprung, Rarefizierung und vermehrte Schlängelung von Organarterien;
> - Verschmälerung des Parenchyms;
> - Verkleinerung der Niere;
> - verringerter urographischer Effekt.

beim kompletten Verschluß geringen klinischen Symptome verantwortlich sind. Bei Verschlüssen wird das „flammenförmige" Zulaufen des Gefäßes als charakteristisch angesehen, diffuse Gefäßerweiterungen und fusiforme Aneurysmen werden deutlich seltener beobachtet.

Nach dem Ausmaß des Befalls werden nach Nasu (1976) 4 Typen unterschieden:

- Typ 1: ausschließlicher Befall der Aortenbogenäste (10 %),
- Typ 2: Befall der thorakalen Aorta und ihrer Äste (18 %),
- Typ 3: isolierter Befall der Bauchaorta und ihrer Äste, v.a. der Nierenarterien (4 %) und
- Typ 4: Befall der thorakalen und abdominalen Aorta und ihrer Äste (68 %).

Somit sind die thorakale Aorta, die aus dem Aortenbogen abgehenden Arterien und die Arterien der oberen Extremitäten bevorzugt betroffen („pulseless disease" oder „Aortenbogensyndrom" junger Frauen!). Yamato et al. (1986) fanden bei 21 Patienten in 86 % einen Befall der Lungengefäße mit Verschlüssen und Perfusionsausfällen ohne erkennbare Bevorzugung einzelner Lungenabschnitte.

Die Veränderungen der Lungenstrombahn, der Aorta und ihrer großen Seitäste können oft schon mit der i.v.-DSA ausreichend beschrieben werden. Detailliertere Aussagen insbesondere die Beurteilung der Kollateralwege und die Unterscheidung zwischen hochgradiger Stenose oder Verschluß der A. subclavia, die für die Therapieentscheidung von Bedeutung sein kann (PTA oder Operation), sind jedoch nur mit selektiver Arteriographie zu erhalten, wobei die i.a.-DSA ausreicht.

Panarteriitis nodosa

Die Panarteriitis nodosa (Periaarteriitis nodosa, Polyarteriitis) befällt kleine und mittlere Arterien von Nieren (85 %) und Leber (30–70 %), seltener auch von Pankreas (20–50 %), Herz, Gehirn und Muskulatur (s. Abschn. 16.7.1).

Bei Befall der Leber und Nieren sind angiographisch in über 60 % 1–5 mm große sackförmige Mikroaneurysmen nachweisbar, außerdem in über 80 % arterielle Stenosen und Thrombosen. An der Niere werden regionale Perfusionsunterschiede, ein inhomogenes Nephrogramm und eine unscharfe Mark-Rinden-Grenze beobachtet. Alle Veränderungen, einschließlich der Mikroaneurysmen, können sich unter wirksamer immunsuppressiver Therapie wieder zurückbilden. Zum Nachweis ist die selektive Arteriographie der betroffenen Organe erforderlich; wegen des Befalls peripherer Gefäße und der oft sehr kleinen Gefäßläsionen ist die i.a.-DSA mit 1024x1024-Matrix, ersatzweise die Blattfilmtechnik, ggf. kombiniert mit der Vergrößerungstechnik und Pharmakoangiographie, einzusetzen. Die i.v.-DSA ist unzureichend. Die CT liefert als ergänzende Methode durch den Nachweis von bilateral multifokalen intrarenalen oder perirenalen Hämatomen, Nieren- und Leberinfarkten und intra- oder retroperitonealer Blutungen differentialdiagnostisch wichtige Zusatzinformationen.

5.3.12
Thorakale Aorta

Die wichtigsten Indikationen zur Angiographie der thorakalen Aorta bestehen

- bei akuten und chronischen degenerativen und entzündlichen Aortenerkrankungen (Aortendissektion, Aortenruptur, Aortenaneurysma, Takayasu-Aortitis),
- bei kongenitalen Anomalien (Aortenisthmusstenose, Arteria lusoria, pulmonale Sequestration),
- zur Klärung einer mediastinialen Raumforderung, die nach dem CT-Befund am ehesten durch Gefäße hervorgerufen ist, und
- in der präoperativen Diagnostik spinaler Angiome.

Wenn bei der akuten Aortendissektion v.a. bei bestehender Herz- oder Aortenklappeninsuffizienz, die Einbeziehung der supraaortalen Äste, die Ausdehnung der Dissektion und der Abgang der Viszeralarterien aus dem wahren oder falschen Lumen computer- oder magnetresonanztomographisch präoperativ nicht ausreichend zu klären ist, müssen diese Fragen angiographisch beantwortet werden. Akute Aortenrupturen und chronische falsche thorakale Aneurysmen treten nach Dezelerationstraumen bevorzugt am Übergang vom Aortenbogen zur deszendierenden Aorta auf und liegen häufig im Bereich der Insertion des Ligamentum Botalli.

Bei der Aortenisthmusstenose sind die exakte Lage und Morphologie der Stenose und die Größe der Umgehungskreisläufe darzustellen. Vor operativen Eingriffen ist eine exakte Klärung supraaortaler Gefäßvarianten erforderlich.

Die Takayasu-Arteriitis betrifft häufig nicht nur die supraaortalen Gefäßabgänge, sondern auch die gesamte thorakale Aorta (s. Abschn. 5.3.11). Pulmonale Sequestrationen können aus der thorakalen oder abdominalen Aorta versorgt werden.

5.3.13
Aneurysma und Dissektion

Einteilungskriterien, Ätiologie, Pathogenese und Klinik der Aneurysmen und der Dissektion sind in Kap. 18 behandelt.

Angiographisch lassen sich in einem größeren *Aneurysma* (Abb. 5.15) in der Ein- und Ausstromphase Wirbelbildungen durch kontrastfreies und kontrasthaltiges Blut beobachten. In den großen, langstreckigen Aneurysmen großer Gefäße, v.a. der Bauchaorta, kommt es nicht selten zu einer erheblichen Verlangsamung und Strömungsturbulenzen mit schubweisem, pulsatilem Fluß, die für die angiographische Darstellung nachgeschalteter Gefäßabschnitte (Becken, Bein) Probleme bereiten können (richtige Wahl der Zeitintervalle bei der Verschiebeangiographie!). Konstante, nicht selten asymmetrische Kontrastmittelaussparungen in Aneurysmata entsprechen einer muralen Thrombosierung. Dabei ist zu bedenken, daß die Angiographie ausschließlich das perfundierte Lumen darstellen kann; nur bei Wandverkalkungen kann die Thrombusbreite direkt bestimmt werden.

Bei ausgedehnten, thrombosierten atherosklerotischen Aneurysmen großer Arterien, v.a. der Bauchaorta, sind nicht selten die originären Seitenäste thrombosiert und angiographisch nicht mehr nachweisbar. An der Bauchaorta betrifft dies insbesondere die Lumbalarterien und die A. mesenterica inferior. Dieses Zeichen ist hilfreich zur Abgrenzung des Bauchaortenaneurysmas von der dilatativen Arteriosklerose, zu der fließende Übergänge bestehen.

Als beweisend für das Bauchaortenaneurysma werden ein exzentrischer Thrombosemantel oder ein Durchmesser der Aorta von suprarenal mehr mehr 3,5 cm und infrarenal mehr als 3,0 cm – oder mehr als 50 % des Durchmessers in Höhe der Nierenarterienabgänge – angesehen, der sonographisch, mit der CT oder der MRT bestimmt werden kann. Bei klinischen Zeichen der Perforation ist die Operationsindikation gegeben und eine Angiographie entbehrlich; ggf. ist beim Bauchaortenaneurysma alternativ zum transfemoralen Zugang ein transaxillärer oder transbrachialer Zugang zu wählen. Die Perforation oder Penetration werden im CT am retroperitonealen Blutaustritt bzw. der frischen geschichteten Einblutung in den Thrombus diagnostiziert.

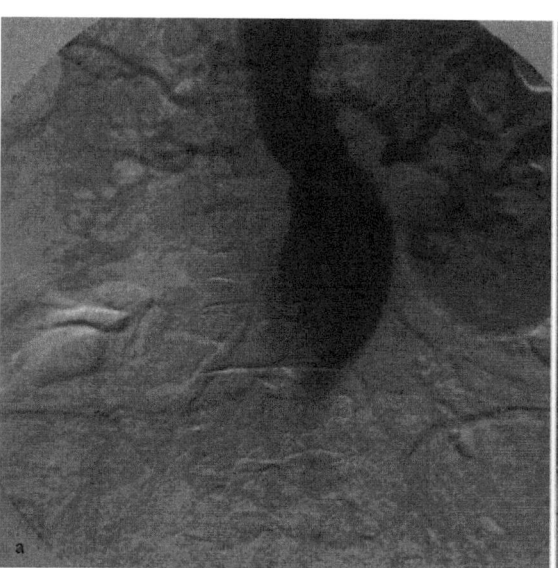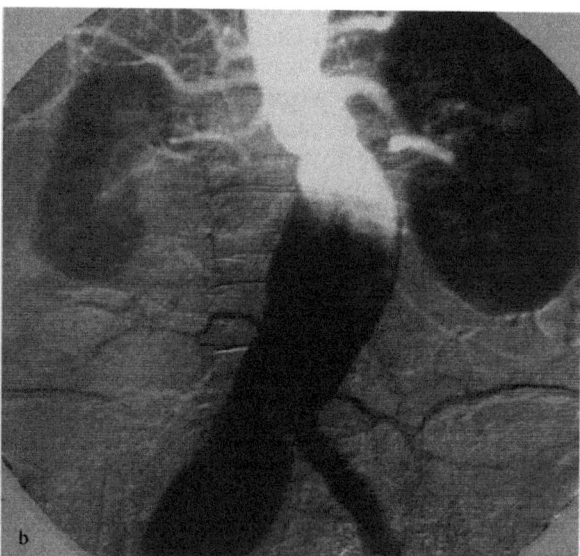

Abb. 5.15 a, b Bauchaortenaneurysma. Großes, nach links gerichtetes infrarenales Bauchaortenaneurysma mit Übergreifen auf die rechte A. iliaca communis. Die nichtstenosierten singulären Nierenarterien gehen oberhalb des Aneurysmahalses ab. Der turbulente, erheblich verlangsamte Blutfluß im Aneurysma erzwingt eine lange Aufnahmeserie. Wegen der Veratmungsartefakte ist bei der i.v.-DSA nur eine abschnittsweise Darstellung möglich. Verlust der A. mesenterica inferior und der segmentalen Lumbalarterien mit Ausnahme der beiden erweiterten L4-Arterien, die als Kollateralen dienen

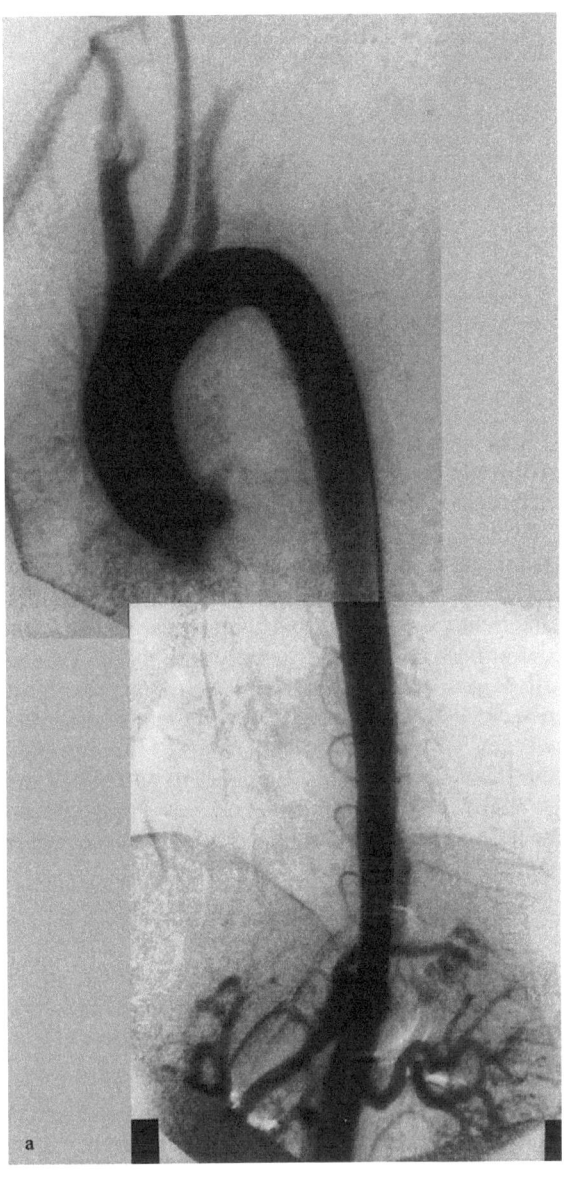
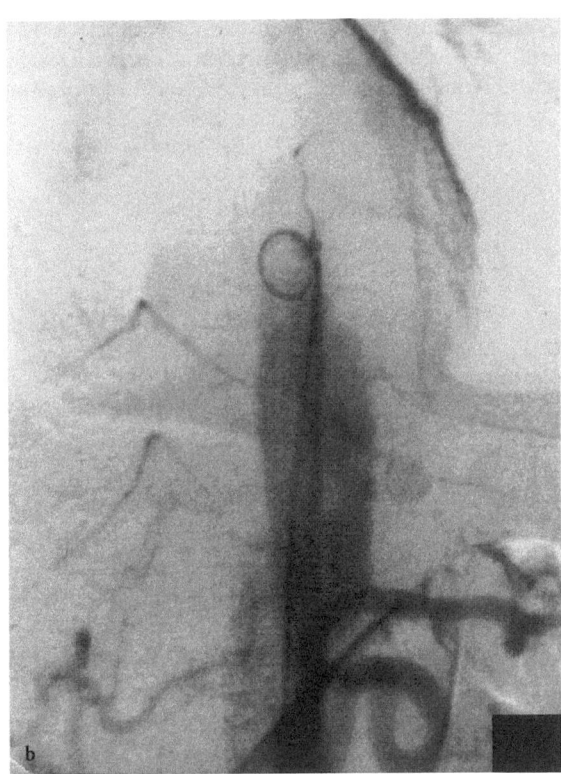

Abb. 5.16 a, b Thorakoabdominale Aortendissektion. Das Entry der thorakoabdominalen Aortendissektion liegt links subdiafragmal. Die Aortenbogengefäße und Koronarien gehen aus dem wahren Lumen ab; die linken Interkostalarterien entspringen überwiegend aus dem falschen, nichtkontrastierten Lumen. **a** Übersicht mit thorakaler Injektion. **b** Die Lokalisation der Entrystelle ist nur durch die gezielte KM-Injektion in die untere Thorakale Aorta und i.a.-DSA-Technik möglich. Punktion rechts femoral

Aneurysmen der oberen Extremitäten oder der A. poplitea werden, sofern sie nicht schon als Palpationsbefund auffallen, häufig erst durch sekundäre periphere embolische oder lokale thrombotische Gefäßverschlüsse symptomatisch, die v.a. mit der selektiven Arteriographie nachgewiesen werden können. Selten sind Aneurysmen der großen unpaaren Viszeralarterien und der Nierenhauptarterien (Abb. 5.14 b). Die typischen angiographischen Kriterien des Aneurysmas sind in folgender Übersicht zusammengefaßt.

Eine arterielle *Dissektion*, mißverständlich auch *Aneurysma dissecans* genannt (s. Abschn. 18.2), entwickelt sich in der Regel auf einer vorbestehenden Gefäßwandveränderung. Sie ist durch das Vorliegen eines wahren und falschen Gefäßlumens charakterisiert (Abb. 5.16). Spontane Dissektionen der Aorta und der großen Arterien erfolgen auf dem Boden

- einer Atherosklerose, bei
- einer arteriellen Hypertonie,
- zystischen Medianekrose oder
- Arteriitis. Patienten mit
- Marfan- und Ehlers-Danlos-Syndrom sind gehäuft betroffen.

Die Aortendissektionen beginnen überwiegend herznahe (Eintrittsstelle: Entry) und können peripher, oft erst infrarenal oder iliakal, eine Wiedereintrittsstelle (Reentry) besitzen, an der sich wahren und falsches Lumen wieder vereinen. Das falsche Lumen kann auch blind enden und thrombosieren.

Angiographische Kriterien des arteriellen Aneurysmas
- umschriebene Erweiterung des Gefäßlumens,
- Lumenschwankung und murale Thrombose mit Wandkonturveränderungen,
- Elongation des betroffenen Gefäßsegments,
- Abknicken der Gefäßlängsachse am Anfang oder Ende des Aneurysmasackes mit Knickstenose,
- Wandverkalkung,
- Verschluß von Seitenästen,
- Verlagerung benachbarter Strukturen und Gefäße,
- Flußverlangsamung, Flußverwirbelung mit Turbulenzen;

Komplikationen:
- Penetration mit unscharfen Konturen der Lumenränder (höchste Perforationsgefahr → CT, sofern Zeit),
- Perforation mit KM-Austritt ins Retroperitoneum, die freie Bauchhöhle oder ein Hohlorgan (→ CT, sofern Zeit),
- akute Ischämie durch thromboembolischen Verschluß peripherer Gefäße oder akute Thrombose des Aneurysma (z.B. Popliteaaneurysma).

Bei der thorakoabdominalen Aortendissektion (Abb. 5.16) sind für den angiographischen Nachweis der meist im Lumen pulssynchron frei flottierenden Dissektionsmembran eine Projektionsrichtung parallel zur Membran und kurze Belichtungszeiten wichtige Voraussetzungen. Zur Identifizierung von wahren und falschen Lumina und zur exakten Lokalisation der Eintritts- und Wiedereintrittsstelle ist beim kombinierten thorakoabdominalen Aneurysma eine umfangreiche arteriographische Diagnostik, oft mit Angiographieserien in mehreren Bildebenen erforderlich. Obwohl der transfemorale Zugang bei sorgfältigem Vorgehen nicht als kontraindiziert gilt, wird vielfach der transaxilläre oder transbrachiale Zugang als risikoärmer angesehen und bevorzugt. Die i.v.-DSA ist in den meisten Fällen nicht ausreichend. Die CT, zunehmend auch die MRT mit schneller Bildgebung und die transösophageale Sonographie, haben einen festen Stellenwert in der initialen Diagnostik und für postoperative Verlaufskontrollen erlangt. Das falsche Lumen neigt rasch zur Thrombosierung in sog. Totwasserzonen und bei fehlendem oder kleinem Reentry bzw. bei nur wenigen Gefäßabgängen mit nur geringem Durchfluß. Die angiographischen Zeichen der arteriellen Dissektion sind:

Angiographische Kriterien der arteriellen Dissektion
- (flottierende) Dissektionsmembran,
- 2 Lumina: wahres und falsches Lumen,
- unterschiedlich starke und/oder zeitungleiche Kontrastierung der beiden Lumen,
- Minderperfusion nachgeschalteter Gefäßterritorien und/oder abhängiger Organe → Ischämie, bei Gefäßverschluß: Infarkt,
- (Teil)thrombosierung des falschen Lumens,
- distale Reentry-Stelle,
- akut keine Umgehungskreisläufe,
- meist normale Gefäßweite,
- meist glatte oder wenig veränderte Gefäßkonturen.

5.3.14
Arterielle Strombahnhindernisse unklarer Ätiologie

Wenngleich die degenerative Arterienerkrankung mit 90 % bei weitem an erster Stelle in der Ätiologie arterieller Stenosen und Verschlüsse steht, und damit bei Patienten mittleren und höheren Lebensalters die atherosklerotische Genese in der ganz überwiegenden Mehrzahl der Patienten unterstellt werden kann, kommen dennoch im Einzelfall durchaus auch andere Ätiologien in Betracht, deren spezielle Untersuchungstechnik und angiographisches Bild in den zuständigen Kapiteln beschrieben werden:

- Fibromuskuläre Dysplasie (Abschn. 66.2.4),
- Zystische Adventitiadegeneration (Abschn. 66.2.3),
- Gefäßtumoren (Abschn. 64.1 und Kap. 65),
- Traumafolgen und Kompressionssyndrome (Kap. 19).

Die Befunde bei der Takayasu-Arteriitis und Arteriitis nodosa sind oben in Abschn. 5.3.11 beschrieben worden.

An die angiographische Diagnostik derartiger Läsionen werden spezielle Anforderungen gestellt, die häufig den Einsatz transarterieller, z.T. selektiver Kathetertechniken oder Funktionsaufnahmen erforderlich machen. Die korrekte Durchführung und Interpretation dieser Untersuchungen setzt große angiographische Erfahrung und entsprechende angiologische Kenntnisse voraus.

5.3.15
Risiken und Komplikationen der Angiographie

Die Risiken der Angiographie ergeben sich aus der Häufigkeit und der langfristigen Bedeutung von Komplikationen für den Patienten (s. auch Abschn.

19.4). Hierbei ist zu unterscheiden zwischen unerwünschten Auswirkungen

- des Kontrastmittels,
- der Gefäßpunktion,
- der Manipulationen mit Führungsdraht und Katheter und
- der Keiminokulation.

Kontrastmittel

Nach den Richtlinien der Arzeimittelkommission der Bundesärztekammer dürfen in der BRD intravasal lediglich nichtionische Kontrastmittel (KM) eingesetzt werden. An Nebenwirkungen kommen alle typischen anaphylaktoiden, toxischen und pharmakologischen KM-Wirkungen in Betracht. Die Häufigkeit anaphylaktoider Reaktionen ist aber bei intraarteriellen KM-Injektion geringer als bei intravenöser Verabreichung (s. Überblick).

Kontrastmittelkomplikatonen

Unverträglichkeitsreaktion:
- Pruritus, Quaddeln, Hautrötung;
- Nausea, Vomitus;
- Niesreiz, Husten;
- Bronchopasmus;
- Laryngospasmus;
- Quincke-Ödem;
- anaphylaktioder Schock;
- Hypotension → akuter Gefäßverschluß bei hochgradigen Stenosen: Ischämie, Organinfarkte.

Toxische Wirkung:
- akutes Nierenversagen,
- zerebraler Krampfanfall,
- Leberfunktionsstörung,
- Hautnekrose (hyperosmolare ionische KM).

Stoffwechselwirkung:
- Hyperthyreosis factitia.

Gefäßpunktion

Das lokale Risiko der Gefäßpunktion (Tabelle 5.8) ist am höchsten je größer der verwendete Katheter und je kleiner das punktierte Gefäß sind. International anerkannt sind die Komplikationsraten der Sammelstatisik von Hessel et al. (1981), die aus historischen Gründen aber überwiegend Untersuchungen mit Kathetern der Größe French 6 und mehr enthält. Die dort mitgeteilten Risikoziffern dürften bei Verwendung kleinerer Kathetergrößen daher heute eher etwas niedriger sein.

Das Risiko des lokalen Hämatoms ist bei der Punktion der A. femoralis am geringsten, bei Punktionen an der oberen Extremität hingegen am höchsten. Auch das Risiko eines punktionsbedingten Gefäßverschlusses, einer Amputation oder eines Pseudoaneurysmas ist an der oberen Extremität ebenfalls höher als an der A. femoralis. Noch höhere Komplikationsraten der Brachialisangiographie, gleichfalls mit French 4-Kathetern, teilen Lederer et al. (1989) bei 158 Patienten mit: Hämatome über 5 cm Durchmesser in 7,6 % Gefäßverschluß durch operationspflichtige Thrombose in 1,3 %, Abbruch der Angiographie in 1,9 %. Demgegenüber werden Verschlüsse des punktierten Gefäßes, Amputationen und a.v.-Fisteln bei der translumbalen Aortenpunktion in der Sammelstatistik von Hessel et al. (1981) nicht beobachtet. Hagen (1986) fand in weniger als 1 % bei computertomographischen Nachuntersuchungen translumbal angiographierter Patienten Hämatome von mehr als 100 ml; diese treten zudem bevorzugt im Zugangsweg in der Erektormuskulator und nicht retroperitoneal auf. Der translumbale Zugang ist auch bei Patienten jenseits des 70. Lebensjahres mit einem vertretbar niedrigen Risiko verbunden und sollte daher – v.a. in größeren angiologisch orientierten Kliniken – als risikoarme Alternative keineswegs in Vergessenheit geraten.

Tabelle 5.8 Komplikationen der Gefäßpunktion. / = keine Angaben. (Nach Hessel (1981), n = 91 796 Untersuchungen, Barnett (1989), n = 438 Untersuchungen, Tomac (1990), n = 1100 Untersuchungen)

[%]	Femoral (nach Hessel)	Axillär (nach Hessel)	Lumbal (nach Hessel)	Brachial (nach Barnett/	nach Tomac
Blutung	0,26	0,68	0,53	1,80	5,60
Permanenter Verschluß	0,14	0,76	0,00	0,20	0,18
Temporärer Verschluß	/	/	/	1,60	0,54
Stenose	/	/	/	0,20	/
Dissektion	/	/	/	0,20	/
Pseudoaneurysma	0,05	0,22	0,05	/	/
a.v.-Fistel	0,01	0,02	0,00	/	/
Amputation	0,01	0,02	0,00	/	/
Parästhesie (Hand)	/	/	/	0,50	0,36
Komplikationsrate	0,47	1,70	0,58	5,70	keine Angaben

Tabelle 5.9 Komplikationen durch Draht und Katheter. (Aus Hessel 1981)

[%]	Femoral	Axillär	Lumbal
Perforation, Extravasat	0,44	0,37	1,75
Embolie	0,10	0,07	0,00
Materialbruch	0,10	0,02	0,02

Führungsdraht und Katheter

Repräsentative statistische Angaben über Komplikationen durch Draht- und Katheter liegen nur aus der Sammelstatistik von Hessel et al. (1981) vor (Tabelle 5.9). Die Angaben über Komplikationen durch Materialermüdung dürften heute dank verbesserter Katheter und stabilerer Drähte eher abgenommen haben. Extravasate werden beim lumbalen Vorgehen mit Amplatz-Katheter ebenfalls eher seltener zu beobachten sein.

Neurologische Komplikationen

Bei selektiven Arteriographien der supraaortalen Arterien, aber auch bei der nichtselektiven KM-Injektion zur Aortenbogenangiographie erweitert sich das Spektrum der möglichen Nebenwirkungen um die bekannten neurologischen Komplikationen zerebraler Angiographien. Dies ist bei der Nutzen-Risiko-Bewertung der selektiven Katheterangiographie der supraaortalen Gefäßabgänge und der Arterien der oberen Extremitäten zu beachten und muß bei der Aufklärung des Patienten individuell berücksichtigt werden.

Bei 6,4% aller selektiven zerebralen Angiographien werden transitorisch-ischämische neurologische Symptome beobachtet; in nur 1,3% halten die Störungen über 24 h hinaus an. Die selektive Vertebralisangiographie ist mit der höchsten neurologischen Nebenwirkungsrate (10,2%) belastet, während bei der nichtselektiven Aortenbogeninjektion die Nebenwirkungsrate mit 3,6% am geringsten ist. Die Nebenwirkungsrate ist um so geringer, je kürzer die Katheterliegezeit und je kleiner der verwendete Katheterdurchmesser sind (ausführliche Literatur in: Gross-Fengels et al. 1987a).

Patienten mit generalisierter Atherosklerose und zerebrovaskulärer Insuffizienz haben gegenüber den sonst gefäßgesunden Patienten mit zerebralen Aneurysmen und Angiomen ein 3fach höheres Nebenwirkungsrisiko. Bei entzündlichen zerebralen Gefäßprozessen ist mit Störungen der Blut-Hirn-Schranke zu rechnen, wodurch sich die Gefahr direkter toxischer KM-Wirkungen erhöht.

Keiminokulation

Unter den potentiellen Keimquellen (s. Übersicht) spielen nur die Haut des Patienten und des Untersuchers und seines Assistenzpersonals eine nennenswerte Rolle. Entsprechend sind v.a. bei selektiven und zerebralen oder spinalen Angiographien und besonders bei radiologischen Interventionen hohe Anforderungen an die lokale Desinfektion und Sterilität des Arbeitens zu stellen. Katheter, Draht und Schleuse können nur bei wiederverwendetem Material eine Keimquelle darstellen. Hochosmolare KM bieten Keimen keinen Lebensraums. In niederosmolaren, nichtionischen KM-Lösungen können Keime jedoch eher wachsen; sie müssen daher sofort verbraucht werden: geöffnete KM-Behältnisse müssen verworfen werden und dürfen auch in wiederverschlossenem oder gekühlten Zustand nicht für weitere Untersuchungen aufbewahrt werden. Infusionslösungen, v.a. auch bei Verwendung im Rahmen der direkten blutigen Druckmessung, können ebenfalls potentielle Keimquellen darstellen.

> **Potentielle Quellen der Keiminokulation**
> - Hautoberfläche des Patienten,
> - Arzt- und Assistenzpersonal,
> - Infusionslösung, -besteck,
> - intravasale Blutdruckmessung,
> - Katheter,
> - Führungsdraht,
> - Schleuse,
> - Kontrastmittel.

5.3.16
Aufklärung, Vorbereitung und Nachsorge

Aufklärungsgespräch

Vor jeder Angiographie steht das ausführliche Aufklärungsgespräch, das – von Notfällen abgesehen – zumindest bei allen arteriellen Angiographien aus medikolegalen Erwägungen am Vortrag der Untersuchung und in angemessener Umgebung, ohne Zeitdruck und ungestört erfolgen sollte. Das Aufklärungsgespräch mit dem Patienten dient dazu, ihm/ihr die Risiko-Nutzen-Abwägung deutlich zu machen, so die begründete Zustimmung – oder auch Ablehnung – des informierten Patienten in den diagnostischen Eingriff zu ermöglichen, und dadurch auch die Kooperation während und nach der Untersuchung zu verbessern. Dazu müssen die allgemeinen und die individuellen Risiken und Komplikationen des diagnostischen Eingriffs einerseits und der Zugewinn an Information und zusätzlicher Sicherheit für die Therapieentscheidung und für die dadurch verbesserte Langzeitprognose des Patienten andererseits dargelegt und gegeneinander abgewogen werden (vgl. Abschn. 5.3.6). Das Aufklärungsgespräch muß die Möglichkeiten und Komplikationen alternativer diagnostischer Methoden aufzeigen, um dem Patienten eine abgewogene Entscheidung zu ermöglichen. Bei allen Ausführungen ist auf den Erfahrungs- und Verständnishorizont des Patienten angemessen einzugehen. Erforderlichenfalls ist ein Dolmetscher hinzuzuziehen. Bei Patienten unter 18 Jahren ist insbesondere bei nicht drängenden Untersuchungen das Einverständnis beider Sorgeberechtigten einzuholen. Das Aufklärungsgespräch sollte durch einen mit dem Eingriff methodisch und mit dem klinischen Problem zumindest theoretisch gut vertrauten Arzt erfolgen; es ist aus Sicht des Patienten wünschenswert und für die Mitarbeit des Patienten bei der Untersuchung hilfreich, wenn die Aufklärung durch denselben Arzt erfolgt, der auch die Angiographie durchführt.

Bei der i.v.-DSA mag wegen des geringeren Komplikationspotentials die Aufklärung wie bei anderen Röntgenuntersuchungen mit i.v.-KM-Gabe am Untersuchungstag selbst erfolgen; auch hier ist den Patienten ausreichende Bedenkzeit außerhalb des Röntgenraums einzuräumen.

Das Ergebnis des Aufklärungsgesprächs wird in allen Fällen in einem individuellen Protokoll schriftlich fixiert und vom Patienten, dem aufklärenden Arzt, ggf. den beiden Sorgeberechtigten und/oder dem Dolmetscher abgezeichnet. Dabei können handelsübliche Vordrucke verwendet werden, müssen aber handschriftlich und individuell ergänzt und erweitert werden, da sie sonst als „Formularaufklärung" einer juristischen Prüfung u.U. nicht standhalten.

Vorbereitung
Die Vorbereitung des Patienten besteht in der Regel in Nahrungskarenz seit dem Vorabend des Untersuchungstags, an dem auch schwer verdauliche und blähende Speisen gemieden werden sollten. Vor allen abdominellen Angiographien einschließlich der i.v.-DSA der Nierengefäße und der unteren Aortoarteriographie ist eine Vorbereitung mit Abführmitteln wie zur Dickdarmkontrastuntersuchung angeraten, um Bildartefakte bei der Subtraktion möglichst zu vermeiden. Die regelmäßig morgens einzunehmenden Medikamente müssen selbstverständlich auch am Untersuchungstag gegeben werden; gar nicht selten kommen Patienten am späten Vormittag mit exzessivem Bluthochdruck zur Angiographie, weil ihnen auf Station seit dem Vorabend die Medikamente nicht mehr gegeben wurden – dies mit der Begründung, der Patient müsse ja schließlich für die Angiographie unbedingt nüchtern bleiben!

Die Umgebung von Punktionsstellen in der Leiste und der Achselhöhle wird möglichst bereits auf der Station bzw. außerhalb des Untersuchungsraums rasiert. Bei allen arteriellen Untersuchungen wird zur Sicherheit ein venöser Zugang gelegt und mit physiologischer Kochsalzlösung als Infusion offengehalten.

Nach entsprechender Lagerung auf dem angiographischen Untersuchungstisch wird die Punktionsstelle großflächig und ausgiebig desinfiziert und der Patient für arterielle Angiographien steril abgedeckt; v.a. bei umfangreicheren Arteriographien mit zu erwartenden Katheterwechseln, dem Einsatz von Schleusen und bei axillärem oder antegradem femoralen Zugang wird die Punktionsstelle mit steriler Folie abgeklebt, so daß die Punktionsstelle während des ganzen Eingriffs steril gehalten werden kann. Bei der i.v.-DSA kann der materielle Aufwand deutlich geringer gehalten werden.

Nachsorge
Die Nachsorge der Patienten nach der Beendigung der Angiographie dient der Vermeidung bzw. rechtzeitigen Erkennung von untersuchungsbedingten Komplikationen. Hierzu sollten die Patienten nach Arteriographien grundsätzlich 24 h Bettruhe einhalten und am Folgetag gesehen und die Punktionsstelle begutachtet werden. Bei allen Arteriographien mit Kathetergrößen über French 5, mit mehrfachem Katheterwechsel, nach lumbalem oder axillären Zugang, nach zerebraler oder spinaler Angiographie, bei Verwendung von Gefäßschleusen, nach allen radiologischen Interventionen und bei Komplikationen wird die stationäre Aufnahme zur Beobachtung für 24 h angeraten. Gleiches gilt für Patienten mit schlecht einstellbarem, schwerem Hypertonus und kristenhaften Blutdruckspitzen und für Patienten mit ausgeprägter Adipositas. Patienten aus auswärtigen Krankenhäusern können bei unkompliziertem Verlauf in der Abteilung beobachtet und am Nachmittag des Untersuchungstags zurückverlegt werden.

Ambulante Arteriographien dürfen nur dann erfolgen, wenn vorab die häusliche Betreuung sichergestellt ist. Der Patient sollte vor seiner Entlassung möglichst lange, idealerweise 6 h lang in der radiologischen Abteilung oder Praxis überwacht, die Punktionsstelle und die zugehörige Extremität vor Entlassung vom Radiologen sorgfältig untersucht und der Patient nach Möglichkeit liegend nach Hause gebracht werden. Er darf auf keinen Fall selbst Auto fahren. Es empfiehlt sich, die Überwachung auf einem Formblatt zu dokumentieren und bei Entlassung des Patienten den weiter betreuenden Arzt bzw. Hausarzt zu informieren. Dem Patienten sollte ein Merkblatt über sein Verhalten zu Hause ausgehändigt werden, das auch die private Telefonnummer des Untersuchers enthält.

Nach einer komplikationslosen i.v.-DSA kann der Patient ambulant entlassen werden mit der Maßgabe, sich bei lokalen Komplikationen unverzüglich erneut vorzustellen.

5.4
Perkutane transluminale Angioskopie

A. BECK

Die Endoskopie normaler und kranker Gefäße wurde erstmals Mitte der 80er Jahre durch die Entwicklung eines angioskopischen Prototyps möglich (D'Amelio et al. 1985; Beck 1987). Technische Grundlage waren die Erfahrungen im Umgang mit konventionellen und modifizierten perkutanen transluminalen Angioplastietechniken, die Entwicklung optischer Fibertechniken und die Möglichkeit, die Außenmaße arterieller Gefäßkatheter auf 2 mm und weniger zu reduzieren. Die hieraus entwickelte Angioendoskopie ist auf dem Weg, über ihre wissenschaftliche Bedeutung hinaus eine Routinemethode im Bereich der angiologischen Diagnostik bzw. der interventionellen Angiologie und Radiologie zu werden. Die apparativen Voraussetzungen, Durchführung und die Indikationsstellung sollen im folgenden dargestellt werden. Eine zusammenfassende Übersicht ist bei Beck (1993) zu finden.

5.4.1
Prinzip der Methode

Durch perkutanes Einbringen eines Angioskops auf dem Weg üblicher arterieller Kathetertechniken und Schaffung einer intravasalen Blutleere des zu beurteilenden Arterienlumens können die intraluminalen und wandständigen Gefäßstrukturen optisch dargestellt werden.

5.4.2
Angioskopische Ausrüstung und praktische Durchführung

Es stehen mehrere Prototypen und Endoskopen mit einem Außendurchmesser von 0,7–2,4 mm und Arbeitskanälen von 0,2–0,33 mm zur Verfügung. Die Geräte haben eine Länge von 90–120 cm und besitzen einen üblichen Gerätekopf, wie er auch sonst in der Endoskopie verwendet wird.

Das Endoskop besteht überwiegend aus einem Polymerisat mit angeschweißter Optik an der Gerätespitze. Jedes Endoskop benötigt eine Kaltlichtquelle; ferner können verschiedene Dokumentationseinheiten angebracht werden, z.B. Singlekamera, Schnellschußkamera oder eine Videoeinheit. Die Endoskope werden vor jedem Eingriff bei einer Temperatur von maximal 53 °C gassterilisiert, wobei der Arbeitskanal luftgetrocknet und ein zweites Mal sterilisiert wird.

Der Zugang zur Gefäßendoskopie erfolgt ausschließlich transfemoral. In Lokalanästhesie wird eine 7-Charr-Schleuse in typischer Weise in das Gefäß eingebracht und nach Zurückziehen des Dilatators durch das Endoskop ersetzt. Dieses Vorgehen gilt nur für *periphere* Arterien, d.h. die distale A. femoralis superficialis, die A. poplitea und die Trifurkation. Die Darstellung *zentraler* Gefäße wie der Beckenstrombahn, der A. renalis und der Supraaortalgefäße gelingt folgendermaßen: Durch eine 9-Charr-Schleuse wird ein 8-Charr-Selektivkatheter unter Röntgenkontrolle zunächst in den zu untersuchenden Gefäßabschnitt vorgeführt. Über diesen Katheter ist es dann möglich, das Endoskop bis ins Zielgebiet vorzuschieben.

Das Hauptproblem der perkutanen transluminalen Gefäßendoskopie ist die notwendige kurzzeitige „Blutleere".

Es gilt folgende Möglichkeiten: Für die Angioskopie der distalen A. iliaca, der A. femoralis communis sowie der weiter distal liegenden Beinarterien unterhalb des Leistenbands ist die proximale Blockierung der ipsilateralen A. iliaca communis durch einen von kontralateral in Cross-over-Technik eingeführten Ballonkatheter möglich.

Interessieren nur die infrainguinalen Beinarterien (femoropopliteal), kommen 2 Möglichkeiten in Betracht

- *Proximale Ballonokklusion*: Diese Methode besteht darin, die A. femoralis oberhalb des Leistenband zu punktieren und einen Ballonkatheter in das Gefäß einzubringen. Eine weitere Punktion erfolgt dann etwa handbreit unterhalb des Leistenbands mit der typischen Einlage einer 8-Charr-Schleuse. Durch Entfaltung des proximalen Ballonkatheters kann der Blutstrom ipsilateral geblockt oder zumindest eheblich verlangsamt werden, so daß eine kurzzeitige angioskopische Sicht ermöglicht wird. Diese Möglichkeit wird jedoch wegen der orthograden Einbringung von 2 Kathetern nur in Ausnahmefällen durchgeführt.
- *Manuelle Kompression*: Eine weitere Möglichkeit der Blutflußverminderung im A-femoralis/poplitea-Bereich besteht nach üblicher Punktion der A. femoralis unterhalb des Leistenbands und Einlegen einer 9-Charr-Schleuse durch die manuelle Kompression unmittelbar oberhalb des

Leistenbands durch einen Assistenten. Diese Kompression wird erst unmittelbar vor Durchführung der Angioskopie eingesetzt, d.h. wenn die Endoskopiespitze bereits im interessierenden Gefäßabschnitt liegt und die Kochsalzspülung eingesetzt hat. Die Sicht wird mit dieser Methode nur für wenige Sekunden möglich. Für manche Fragestellung scheint diese Methode trotzdem ausreichend. Dieses Vorgehen belastet den Patienten wenig und ist risikoarm.

Bei den 2,0–2,4 mm dünnen Instrumenten ist eine Entfernung des Führungsdrahts nicht notwendig, da im Arbeitskanal genügend Raum für den Draht und den aufzubringenden Kochsalzstrom besteht.

Anders bei den Angioendoskopen unter 2,0 mm Durchmesser: Hier ist durch die engen Verhältnisse im Arbeitskanal das vorherige Entfernen des Führungsdrahts notwendig. Das hat zur Folge, daß ein Vorschieben des Endoskops nach distal nur noch unter Monitorkontrolle und unter Gabe von Kontrastmittel über den Arbeitskanal möglich ist, um nicht eine Dissektion des Gefäßen zu riskieren.

In der Regel sind Drücke von 250–300 mm Hg, die mit Hilfe einer Druckmanschette um die NaCl-Infusionsplastikflasche aufgebracht werden, für die Bilddokumentation erforderlich. Eine Rollenpumpe, über die die Kochsalzlösung ebenfalls eingebracht werden kann, benötigt einen Druck von 3 bar. Die Druckinfusion über die Druckmanschette wird der Rollenpumpe vorgezogen, da über die Rädelschraube an der Infusionszuleitung der Kochsalzstrom individuell dosiert werden kann. Es entsteht bei einer Gesamtmenge von 300 ml Kochsalzlösung eine mittlere Dokumentationszeit von 2–4 min, die sich als ausreichend erweist. In antegrader Punktionsrichtung ist die endoskopische Betrachtungszeit um etwa 30 % länger, da hier die Blutstillung der distalen Gefäßareale vollständiger gelingt.

- CO_2-Angioskopie. Seit einigen Jahren wird im peripheren arteriellen und venösen Gefäßbereich auch eine CO_2-Angioskopie durchgeführt. Wichtig hierfür ist neben den bereits beschriebenen Zugangswegen der Schleuse ein Arbeitskanal des Angioendoskops bzw. eine Insufflation von CO_2 über das Seitenstück der Schleuse.

Die CO_2-Angiographie und -Angioskopie wurde in den letzten Jahren vermehrt eingesetzt, da insbesondere bei Patienten mit terminaler Niereninsuffizienz oder einer Kontrastmittel-Unverträglichkeit auf eine konventionelle KM-Angiographie verzichtet werden mußte.

Wir beschränken uns bei unserer angioskopischen Darstellung auf eine manuelle Verabreichung von jeweils 50 ml CO_2 in das Gefäß bei gleichzeitiger angioskopischer Kontrolle. Die CO_2-Gabe von etwa 50 ml genügt für eine Darstellung von etwa 8–12 s und weist gegenüber der NaCl-Spülung eine deutlich bessere Abbildungsqualität auf, die insbesondere in einer Verbesserung der dreidimensionalen Gefäßdarstellung resultiert. Das CO_2 wird aus einer Druckflasche in einen sterilisierten Ballon abgefüllt und von dort über eine „Heidelberger Verlängerung" in die 50 ml-Spritze verbracht. Ausgiebige Tests haben ergeben, daß kein CO_2 bzw. kein N_3 auf diesem Weg in die Spritze gelangen kann, so daß eine derartige Applikation problemlos erscheint.

Komplikationen sind bei über 90 perkutanen transluminalen Angioskopien derzeit nicht eingetreten. Hauptsächlich wurden infrainguinale Gefäßregionen mit dieser Methode untersucht. Die Untersuchung gelang mittels CO_2 auch in drei Fällen der A. renalis-Stenose.

5.4.3
Normalbefund

Die gesunde menschliche Arterie ist röhrenförmig rund konfiguriert und zeigt eine glatte Oberfläche der Intima. Die Gefäßwand ist in allen Arealen blaßrosa gefärbt und läßt sich durch die zur Angioskopie erforderliche Kochsalzspülung rasch von Blutbestandteilen reinigen. Im Gegensatz dazu bleiben an arteriosklerotisch-thrombotischen Wandauflagerungen Blutbestandteile verlängert haften und lassen sich nur teilweise entfernen. Ein wesentliches Merkmal eines normalen Gefäßes ist auch dessen Elastizität, welche ein Vorschieben des Endoskops ohne Widerstand erlaubt. Auffällig ist ein rasch wieder einsetzender Blutstrom nach erfolgter Kochsalzperfusion, der bei arteriosklerotisch veränderten Gefäßabschnitten deutlich verzögert einsetzt. Injektionen der Gefäßwand durch kleinste Gefäße sind im Normalfall nicht vorhanden (Abb. 5.17).

5.4.4
Pathologische Befunde

Arteriosklerose
Die typischen angioskopischen Befunde bei Arteriosklerose sind in folgender Übersicht aufgeführt:

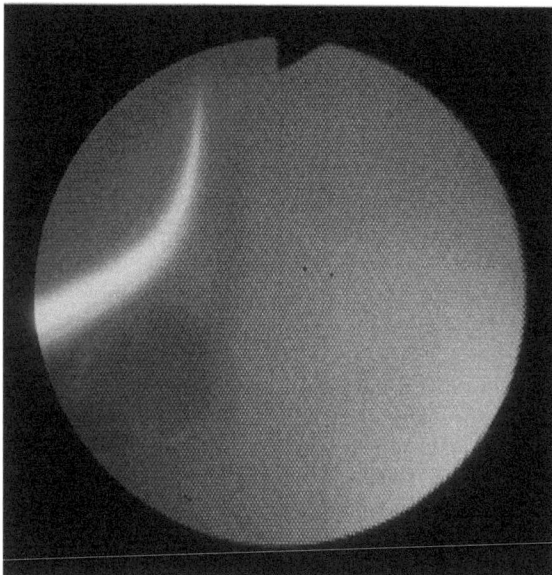 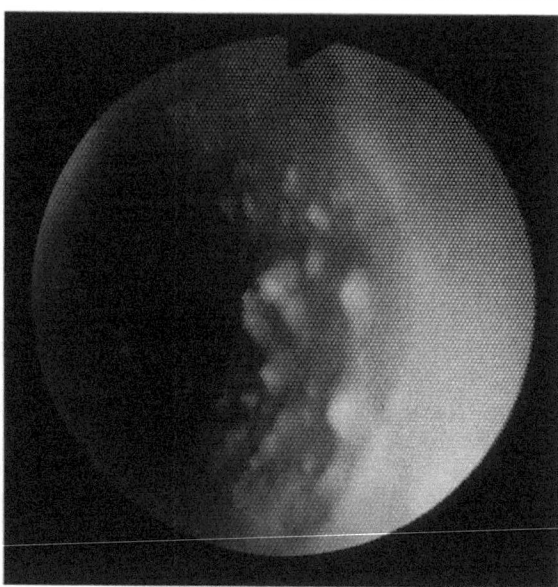

Abb. 5.17 Angioskopspitze im Bereich der A. femoralis superficialis. Durch den Arbeitskanal ist ein Golddraht vorgeführt. Bei 7' Nachweis eines flottierenden kleinen Thrombus bei ansonsten unauffälligen Wandverhältnissen

Abb. 5.18 Früharteriosklerose der A. poplitea mit kleinen exzentrischen Wandauflagerungen und nur geringer damit verbundener Stenosierung des Gefäßlumens. Im Angiogramm waren „Wandauflagerungen" erkennbar

Angioskopische Befunde bei der Arteriosklerose
Ausmaß des arteriosklerotischen Befalls:
- segmentär,
- generalisiert;

Verfärbung der Gefäßwand:
- flächig,
- streifenförmig-zirkulär,
- düsterrot, grau-weiß, weiß;

Plaquebildung
- exzentrisch,
- konzentrisch,
- flach,
- erhaben, spitzwinklig,
- erhaben, flächig-rundlich,
- disseminiert,
- kontaktvulnerabel,
- rigide;

Stenosierungsgrad;
Stenosenkonfiguration:
- exzentrisch,
- konzentrisch;

Entrundung des Gefäßquerschnitts.

Vor allem *Frühveränderungen* der Arteriosklerose lassen sich gut nachweisen (Abb. 5.18). Als wesentliches angioskopisches Kriterium pathologischer Veränderungen ist die Auflagerung von Plaques verschiedener Ausprägung und Form anzusehen.

Normalerweise ist die Gefäßwand in homogener Weise unterschiedslos blaßrosa darstellbar, während Farbunterschiede in der Regel Zeichen von pathologischen Veränderungen beispielsweise von beginnender Arteriosklerose, wandständigen Thrombosen, entzündlichen Veränderungen oder bestrahlten Gefäßen sind. Ins Gefäßlumen vorragende spitze Plaquebildungen sind angioskopisch gut erkennbar. In der Regel lassen sich neben der angiographisch sichtbaren Stenose angioskopisch im prä- und poststenostischen Bereich diffuse Gefäßveränderungen nachweisen, die dem Röntgenbild entgehen können.

Die Konsistenz der Plaques ist indessen, unabhängig vom Ausmaß der Arteriosklerose, völlig unterschiedlich: In Fällen einer flachen, wandständig solide erscheinenden Plaquebildung kann ein Führungsdraht bereits bei der Gefäßsondierung Spuren hinterlassen, während bei exzentrisch-spitzen, stalaktitenartigen Plaques eine ausgeprägte Festigkeit zu erkennen ist.

Hinsichtlich arteriosklerotischer *Spätveränderungen* können alle Formen arteriosklerotischer Stenosen dargestellt werden. Exzentrische Stenosen spielen dabei die größte Rolle. Die röntgenologisch-konzentrischen, oft nur auf ein Segment beschränkten Stenosierungen haben sich angioskopisch als wesentlich ausgedehntere, kompliziertere Läsionen herausgestellt (Abb. 5.19).

Lokale Gefäßthrombose

Die Gefäßthrombose läßt sich aus technischen Gründen angioskopisch nur schwierig darstellen. Bedingt durch die Stase oder den erheblichen verlangsamten Blutstrom gelingt die Kochsalzspülung nur mit Verzögerung, so daß eine Abbildung des

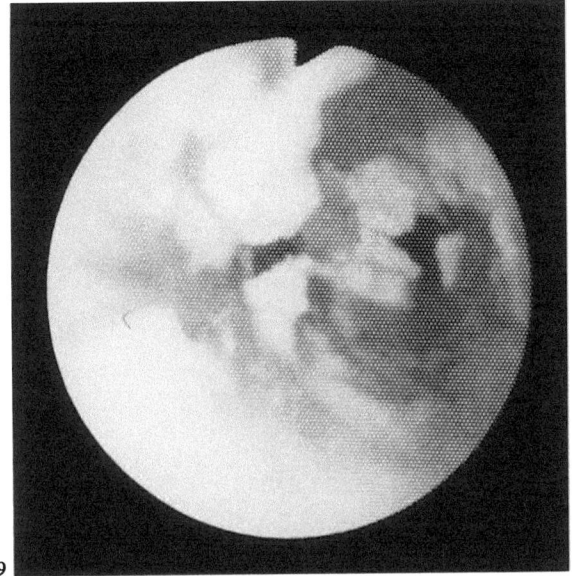

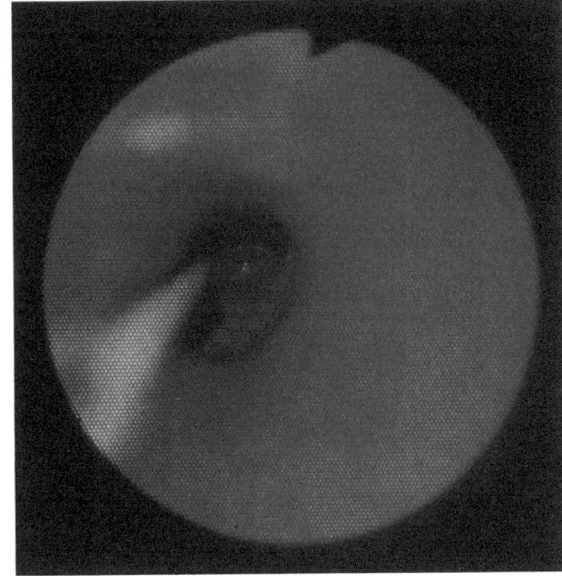

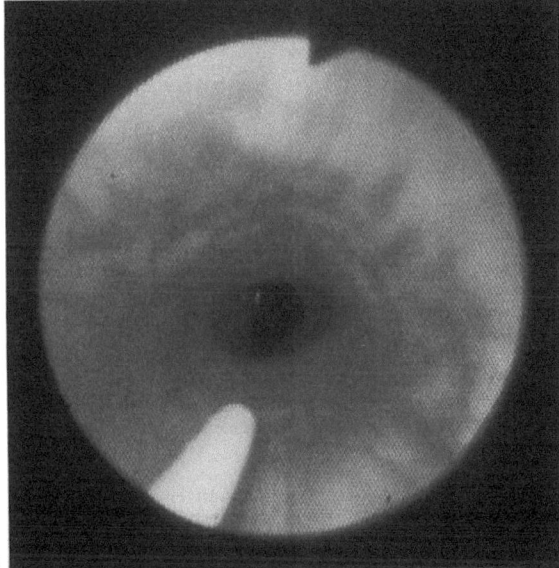

Abb. 5.19 Schwerste generalisierte Arteriosklerose mit multiplen konzentrischen und exzentrischen Stenosen der A. femoralis superficialis. Schlitzförmiges Lumen bei 3'. Angiographischer Nachweis einer langstreckigen filiformen Stenose

Abb. 5.20 50jähriger Patient mit plötzlich aufgetretener AVK. Angioskopisch Nachweis einer lokalen Thrombose der A. femoralis superficialis. Durch das Angioskop ist bereits ein Golddraht vorgeführt und perforiert den Thrombus. Entschluß zur lokalen Lyse. Wandstrukturen mit nur geringen arteriosklerotischen Veränderungen ohne wesentliche Stenose

Abb. 5.21 Zustand nach lokaler Lyse mit 800 000 E Urikonase. Durch das Angioskop ist ein 2-Charr-Lysekatheter mit Arbeitskanal vorgeschoben (7'). Nach erfolgter Lyse ist das zuvor (Abb. 5.20) verschlossene Gefäß wieder frei. Arteriosklerose der Wandstrukturen ist jetzt gut zu erkennen

eigentlichen Strombahnhindernisses nicht in allen Fällen möglich ist (Abb. 5.20). Angioskopisch ist die Unterscheidung zwischen einem frischen und älteren Thrombus häufig möglich. Kriterien einer frischen Thrombose sind: Farblich hellere Oberfläche, unebene, teils zerklüftete, teils wandständig ansteigende Oberflächenkonfiguration und fibrinöse Thrombusauflagerungen, die sich im Kochsalzstrom algenartig bewegen. Ältere Thromben dagegen zeigen eine dunklere, häufig ins Schwarze gehende und eine eher glatte und härtere Oberfläche.

Angioskopisch erkennbare Unterschiede ergeben sich auch zwischen lokalem Thrombus und einem Embolus. Bei der lokalen Thrombose bestehen eher eine verstärkte Wandständigkeit, langsame Auswaschbarkeit von Blutbestandteilen an der Gefäßwand bei Kochsalzspülung, hellrote Farbe (bei frischem Thrombus) und bei Kochsalzspülung nicht auflösbare Fibrinauflagerungen.

Falls die lokale Thrombose bereits organisiert ist, kann sie eindeutig lokalisiert und über den Arbeitskanal des Angioskops auch lysiert werden. Nach Positionierung der Angioskopspitze unmittelbar am Thrombus wird unter Sicht über den Arbeitskanal Urokinase oder Streptokinase intravasal injiziert. Die lokale Lyse kann somit unter direkter Sicht verfolgt und kontrolliert werden (Abb. 5.21).

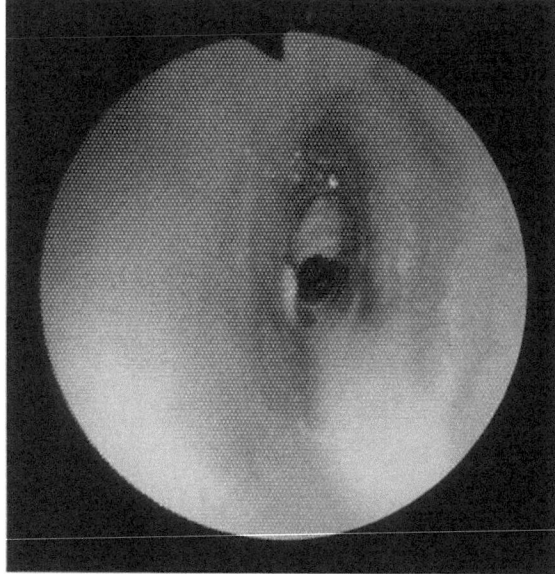

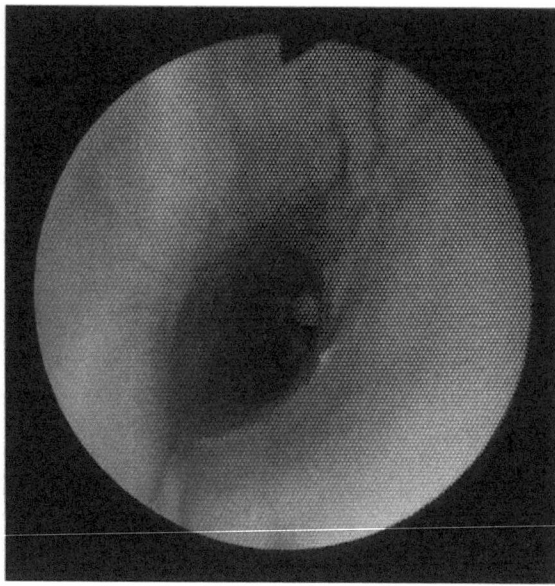

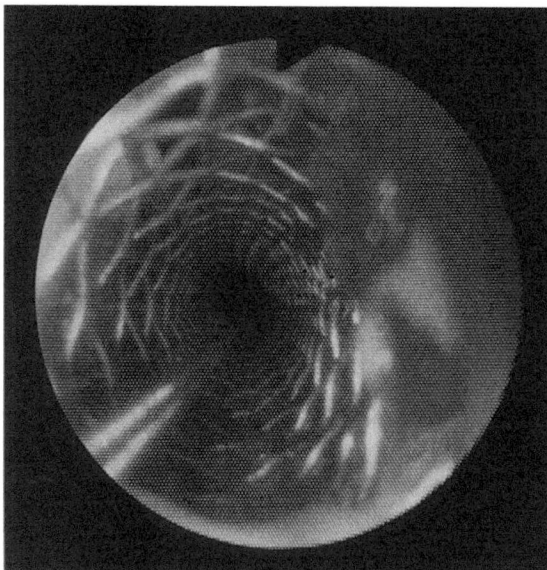

Abb. 5.22 Hochgradig filiforme Stenose mit arteriosklerotischen Plaques der A. femoralis superficialis im proximalen Drittel. Zustand vor PTA

Abb. 5.23 Zustand nach PTA mit einem Charr-5/6 mm/ 4 cm-Ballon-Katheter. Gut erkennbar sind bei 12' und 6' die longitudinalen rhagadenartigen Einrisse, die die perkutane transluminale Ballondilatation hervorrufen. Die Stenose ist beseitigt

Abb. 5.24 Zustand nach Implantation eines Stents. Bei 3' sind noch arteriosklerotische, komprimierte Gefäßanteile erkennbar. Das Lumen stellt sich für das Angioskop frei durchgängig dar. (Nach Benck u. Nanko)

Entzündliche und aktinische Gefäßveränderungen
Nach den bislang vorliegenden Befunden unterscheiden sich angioskopisch die arteriosklerotischen von entzündlichen und strahleninduzierten Veränderungen der Gefäßinnenwand.

Angioskopische Befunde bei entzündlichen Gefäßveränderungen (Endangiits obliterans):

- „polypoide" Auskleidung des Innenlumens,
- düsterrote Lumenverfärbung,
- strangartige, angioskopisch weißliche Narbenbildungen im gesamten Gefäßverlauf,
- konzentrische Stenosierung auf längere Distanzen,
- zusätzliche Arteriosklerosezeichen,
- thrombotische Wandauflagerungen,
- vermehrte Wandadhärenz von Blutbestandteilen bei der Kochsalzspülung.

Angioskopische Befunde bei aktinischer Gefäßschädigung:
- Narbenstadium wechselnder Ausprägung,
- narbenbedingte, langstreckige, konzentrische Stenosen,
- wandadhärente Thrombosen,
- Rigidität der Gefäßwand,
- Stenosierung der narbenbedingten Stenosen im Strahlenfeld,
- erhöhte Wandadhärenz von Blutbestandteilen bei der angioskopischen CaCl-Spülung.

5.4.5
Therapiekontrolle

Neben der diagnostischen Nutzung der Angioendoskopie und der Dokumentation krankhafter Gefäßwandbefunde wird diese auch zur Therapieführung und Therapiekontrolle im Rahmen der PTA, lokalen Lyse und Stentimplantation eingesetzt.

Perkutane transluminale Angioplastie
Angioskopisch fanden sich nach der Dilatation oder Rekanalisation von Gefäßstenosen und Verschlüssen mehrere Befunde, die angiographisch bisher nicht eindeutig diagnostiziert werden konnnten:

- Atherome sind bei der Ballondilatation insgesamt nur in geringem Maße komprimierbar.
- Bei der Dilatation von atheromatösen Plaques sind angioskopisch mehrere Formen von Einrissen zu erkennen, die verschiedene Schweregrade aufweisen können. Isolierte Längs- und Quereinrisse sind dabei genauso erkennbar wie zirkuläre langstreckige Einrisse.
- Langstreckige Einrisse in die atheromatösen Plaques zeigen nach der Dilatation eine insgesamt instabile Gefäßsituation. Wenn zusätzlich mehrere dilatierte Stenosen hintereinander liegen, fällt dieses Phänomen besonders stark auf, da dann der Teil des Gefäßlumens, an dem die atheromatöse „Aufsprengung" am deutlichsten zu sehen ist, besondere Instabilitätszeichen aufweist. Eine Überdehnung des Gefäßlumens über den angiographisch meßbaren Durchmesser verschlechtert die Gesamtsituation des Gefäßes deutlich. Trotz guter Ballonkatheterlage in der Stenose und erfolgreicher Dilatation könnte eine spontane Restenosierung durch diesen Mechanismus erklärbar sein.
- Häufig finden sich nach der Dilatation in den Atheromeinrissen wandständige kleine Thrombosen, die sich im Kochsalzstrom nur stark verzögert ablösen (Gefahr der Restenose oder eines Verschlusses).
- Thrombusanteile können durch die Ballondilatation abgelöst und in die Peripherie embolisiert werden. Angioskopisch zeigt sich dieses Phänomen als ein „Fehlen" von wandständigem Thrombosematerial bei der perkutanen transluminalen Angioplastie (PTA-)kontrolle.
- Die Dilatation von langstreckigen Gefäßstenosen zeigt zwar eine Erweiterung des Gesamtlumens, jedoch ist nach der PTA eine Aufrauhung des Innenlumens zu erkennen, das schon bei der PTA-Kontrolle eine vermehrte Wandadhärenz von Blutbestandteilen aufweist, was sich bei der erforderlichen Kochsalzspülung deutlich zeigt.

Lokale Lyse
Die lokale Lyse kann angioskopisch gesteuert werden. Vergleichende Kriterien und mögliche Vorteile sind in Tabelle 5.10 zusammengefaßt.

Kritisch muß angemerkt werden, daß gerade bei der lokal-regionalen Lyse im Fall einer für die Positionierung des Okklusionsballons (s. oben) notwendige zusätzliche Arterienpunktion ein erhöhtes Blutungsrisiko geschaffen wird.

Stentimplantation
Die Applikation von Stents (Abschn. 7.5) war bisher nur angiographisch unter Durchleuchtung möglich. Im Rahmen der Sofortkontrolle können die Stentpositonen, seine intravasale Befestigung und der Blutfluß überprüft werden (Abb. 5.24). Im Zuge späterer Verlaufskontrollen sind Aussagen über die Bildung der Neointima möglich. Die primär noch

Tabelle 5.10 Kriterien für die angioskopisch gesteuerte lokale Lyse im Vergleich mit der Angiographie. + sicherer Vorteil; (+) möglicher Vorteil; – kein Vorteil

Kriterien	Angioskopie	Angiographie
Dosierung von Lysematerial über den Arbeitskanallysekatheter	+	+
Perforation des Thrombus mittels eines Führungsdrahts über den Arbeitskanal	+	+
Steuerung der eigentlichen Lysetherapie	+	(+)
Therapieerfolg der lokalen Lyse sofort erkennbar	+	+
Restthrombose diagnostizierbar	+	(+)
kausaler Gefäßverschluß eruierbar: Arteriosklerose, Embolie, entzündliche Gefäßerkrankung, aktinischer Gefäßschaden	+	(+)
Beurteilung des Ausflußtraktes nach lokaler Lyse	–	+
Diagnostik der Embolisation nach peripher aufgrund der Lysetherapie	(+)	+
Kontrastmitteleinsparung	–	+
Strahlendosisersparnis	+	–
verminderte Schmerzhaftigkeit	(+)	–

sichtbaren metallischen Strukturen der Stentinnenfläche beginnen sich nach Beobachtungen von Beck (1993) nach 4 Monaten mit einer Neointima über dem Metalldrahtnetz zu überziehen. Die Metallstrukturen waren in etwa 70 % deutlich mit einer grauweißlichen Oberfläche ausgekleidet, an der sich teilweise kleine Thrombosen nachweisen ließen. Zeichen der arteriosklerotischen Veränderung innerhalb des Stents fanden sich ebenso wie wandständige Thrombosen in der teils noch metallisch erscheinenden, teils von einer grauweißen Schicht überzogenen Innenfläche des Stents selbst. Die Übergänge vom Stent zum originären Gefäß waren hingegen unauffällig und zeigten keine Hinweise auf eine Ulzeration der Gefäßwand. Die Stetkontrolle konnten in allen Fällen einen freien und schnellen Abstrom des zur Spülung verwendeten NaCl zeigen.

5.4.6
Komplikationen

Die Komplikationen entsprechen denen üblicher Kathetermanipulationen einschließlich der Arterienpunktion und Kontrastmittelapplikation. Die Spitze des Angioskops ist größer als die Katheterspitze, so daß beim Vorschieben besondere Obacht erforderlich ist. Zu erwähnen ist allerdings eine erhöhte Blutungs- und Komplikationsgefahr, wenn die zur Darstellung des Gefäßes notwendige passagere Blutleere durch Einbringen eines zweiten Katheters (Blockkatheter) herbeigeführt wird (s. oben).

5.4.7
Indikationen

Die derzeit für den Einzelfall zu empfehlenden Indikationen zur Angioskopie sind in Tabelle 5.11 aufgeführt.

5.5
Intravasale Ultraschalluntersuchung

G. BIAMINO und J. C. RAGG

Die transkutane Therapie von peripheren und koronaren Gefäßverschlußkrankheiten unterliegt in den letzten Jahren einer explosionsartigen, schwer zu übersehenden Dynamik. Konzeptionen und Grenzen in der interventionellen Kardioangiologie müssen daher entsprechend den technologischen Entwicklungen ständig neu überdacht und evaluiert werden, um je nach Art der Gefäßobstruktion die jeweils adäquate Technik optimal auswählen und anwenden zu können.

Somit erhebt sich zwangsläufig die Frage, ob der tägliche „Goldstandard" Angiographie, trotz der vollzogenen Verbesserungen in der Bildakquisition und Verarbeitung in seiner Aussagekraft bezüglich Identifikation, Lokalisation und Ausdehnung einer arteriellen Obstruktion ausreicht, um eine moderne, für den Patienten schonende und optimale interventionelle Kardioangiologie zu betreiben (Markus et al. 1988). In anderen Worten: Sind neue, zusätzlich bildgebende Verfahren in der Diagnostik periinterventionell und im Follow-up routinemäßig erforderlich? Die Antwort ist ein klares Ja.

Es darf in der Tat nicht außer acht gelassen werden, daß bei der angiographisch erfaßbaren, schattenförmigen longitudinalen Silhouette eines Gefäßabschnitts bereits die Bestimmung des Schweregrades einer „simplen" Stenose häufig nur eine Abschätzung bleibt, während die angiographischen Kontrastaussparungen uns hinsichtlich Zusammensetzung, exakter intraluminaler Lokalisation und nicht selten auch der Ausdehnung weitgehend im Stich lassen. Wenn diese Tatsachen bereits bei der Diagnostik zutreffen, so werden sie bei der Beurteilung des primären Interventionserfolgs entscheidend. Hier versagt in den meisten Fällen die Angiographie in der exakten Beurteilung der Konfigura-

Tabelle 5.11
Derzeitige Indikationen und diagnostische Aussagekraft für den Einsatz der perkutanen transluminalen Angioskopie gegenüber der Angiographie. ++ sichere Diagnosestellung möglich; + Diagnostestellung möglich; (+) eingeschränkte Diagnosemöglichkeit

Fragestellung	Indikation	
	Angioskopie	Angiographie
Bestimmung des Arteriosklerosegrads	++	++
Diagnostik bei unklarem Gefäßverschluß	++	+
Differentialdiagnose: lokale Thrombose, Thromboembolie	++	(+)
Entzündliche Gefäßveränderung	+	+
aktinische Gefäßschädigung	++	+
Kontrolle der PTA	++	+
lokale Lysekontrolle	++	++
Kontrolle von Stents	++	+
Kontrolle von Thrombusextraktion und Rotationsangioplastien	++	+
Kontrolle der Laserangioplastie	++	+

tion und Architektur der Gefäßwand am Ort der Rekanalisation. Es können kaum Aussagen über Integrität der intimalen Oberfläche einschließlich der Frage der Tiefe und Ausdehnung einer Dissektion oder von verbleibendem thrombotischen Material gemacht werden (Davidson et al. 1990; Gerber et al. 1992; Hausmann et al. 1994; van der Luyt et al. 1995). Schließlich sind „okulostenotische" Reflexe des Interventionisten oder seine „Spoof-factors" (Dietrich 1989) in der subjektiven Beurteilung des Interventionsergebnisses nicht von akademischer, sondern von erheblicher volkswirtschaftlicher Bedeutung. Fehleinschätzungen der Obstruktion in der diagnostischen Phase oder nach der Intervention sind determinierend für das Outcoming der Läsion und somit für die Beschwerdesymptomatik bzw. Lebensqualität des Patienten.

Kritisch muß man betonen, daß durch die hohe Häufigkeitsrate von Restenosen im kardiovaskulären Bereich (40 % und mehr) allein in Deutschland mindestens 100 Mio. DM pro Jahr im Zusammenhang mit Interventionen verpuffen, so daß jedes zusätzliche – auch teure – bildgebende Verfahren, das zur Verbesserung dieser Bilanz führen könnte, evaluiert werden sollte (Biamino et al. 1992).

Unter den neuen intravaskulären bildgebenden Verfahren hat die intravasale Ultraschalltechnik v.a. im Koronarbereich bisher die breiteste Anwendung erfahren (Gerber et al. 1992; Goar et al. 1991; Hausmann et al. 1994). Die Idee einer Integration von Ultraschalltransducern in Kathetern ist jedoch nicht neu. Bereits 1972 konnte Bom 32 Ultraschallelemente in einer Katheterspitze integrieren; dessen Außendurchmesser betrug allerdings 3,2 mm (Bom et al. 1972). Darüber hinaus erlaubte die damalige Elektronik nicht, eine Sendefrequenz von mehr als 5,6 MHz zu erreichen, so daß das Nahauflösungsvermögen dieses Systems für die intravaskuläre Detektierung von Obstruktionen zu gering war.

Erst Ende der 80iger Jahre konnten Ultraschalltransducer mit hoher Sendefrequenz um 20–30 MHz in entsprechend kleinen Katheterspitzen um 6 Charr eingebaut werden, so daß der Weg für eine breitere klinische Anwendung frei wurde (Meyer et al. 1988; Nithimura et al. 1990; Nissen et al. 1990; Yock et al. 1988).

5.5.1
Intravaskuläre Ultraschallsysteme

Zur Gewinnung von intravaskulären Ultraschallbildern stehen unterschiedliche mechanische sowie vollelektronische, sogenannte Phased-Array-Systeme, zur Verfügung (Abb. 5.25). Die mechanischen Systeme haben sich zunächst aufgrund der besseren Bildqualität durchgesetzt. Hierbei wird entweder ein singulärer Transducer über eine Welle in einem akustisch transparenten Dom an der Spitze des Katheters zum Rotieren gebracht, oder der Transducer wird an der Spitze des Katheters fixiert, während die zirkuläre Verteilung der Schallimpulse über einen rotierenden, um 45° gegenüber dem Transducer geneigten Spiegel erfolgt, der wiederum in einem ultraschalltransparenten, mit Kochsalzlösung gefüllten Dom lokalisiert ist. Letztgenannte Konstruktion liegt auch dem von uns verwendeten System (CVIS, Cardiovascular Imaging Systems, Sunnyvale, CA) zugrunde.

Zur Zeit stehen hierfür Ultraschallkatheter mit einem Durchmesser zwischen 2,9 und 8 Charr und einer Sendefrequenz zwischen 15 und 30 MHz zur Verfügung. Somit können größere Gefäße einschließlich der Aorta bis hin zu den Koronararterien relativ problemlos untersucht werden. Alle diese Katheter werden bis zum Ort der Läsion über Führungsdrähte (0,014" oder 0,018") geführt. Die

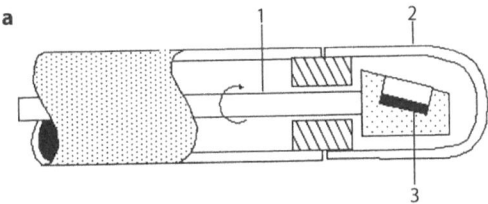

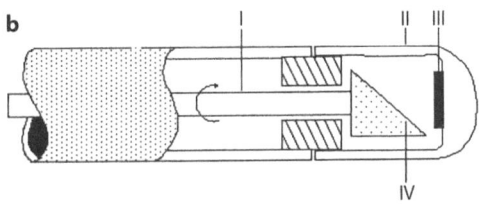

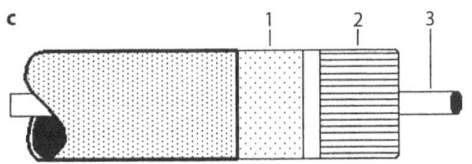

Abb. 5.25 a–c Unterschiedliche Systeme für die intravasale Sonographie.
a Der in einem schalltransparenten Kunststoffdom (2) lokalisierte Transducer (3) rotiert um eine motorgetriebene Achse (1).
b Bei diesem System ist der Transducer (III) im Katheterdom (II) fixiert. Das 360°-Bild entsteht durch die Rotation eines an der Achse (I) befestigten 45°-Spiegels (IV).
c Phased-array-System mit feststehenden Transducern (2), die über integrierte Schaltkreise (1) angesteuert werden

Länge des Katheterschafts variiert zwischen 65 und 135 cm. In jedem Katheter ist neben dem zentralen Kanal für den Führungsdraht, der Schallkopfverdrahtung und der Antriebswelle für das rotierende Spiegelsystem auch ein Spülkanal für die Entlüftung des Schalldoms untergebracht. Der Antriebsmotor für die Spiegel- bzw. Ultraschallrotation leistet eine Drehzahl zwischen 900 und 1800 UPM, so daß bis zu 30 vollständige Umdrehungen von 360° pro Sekunde erreicht werden können.

Ähnlich wie bei den übrigen Systemen beinhaltet die Zentraleinheit des CVIS-Geräts die Elektronik zur Steuerung, Datenverarbeitung und Bildgebung und wird über eine menügesteuerte Parameterwahl bedient. Leistung, Verstärkung, Kontrast, Signalfilterung, Bildtiefe, Zoom, Fokus und Tiefenausgleich sind vielstufig wählbar, eine fadenkreuzförmige Millimeterskala dient zur orientierenden Größenabschätzung von Strukturen. Meßprogramme zur Ermittlung von Durchmesser, Fläche und Stenosegrad sind integriert. Betonenswert und für die Interpretation der Bilder bedeutsam ist die Aufbearbeitung des Monitorbildes. Sie geschieht in wählbaren Relationen von 0–70 % Speicherbildanteil zu 30–100 % Neubildanteil. Für die Darstellung von peripheren Gefäßen wird beispielsweise ein Speicherbildanteil von 40 % und ein Neubildanteil von 60 % gewählt. Zur Bildgebung und Dokumentation dient ein Schwarzweißvideomonitor (Sony PVM-122CE) mit 64 Graustufen, ein Video-Graphik-Printer (Sony UP-850) sowie ein S-VHS-Videorekorder (Panasonic AG-7330-E).

5.5.2
Technisch-physikalische Aspekte der intravasalen Ultraschalltechnik (IVUS)

Wie so häufig bei der Einführung von neuen Technologien werden die Möglichkeiten und Grenzen häufig überschätzt bzw. mißinterpretiert. Um Enttäuschungen über scheinbare Limitierungen der Ultraschalltechnik auszuschließen, sollten folgende, kurz zusammengefaßte technisch-physikalische Aspekte berücksichtigt werden. Unabhängig vom Konstruktionsprinzip der Transducer haben diese die Aufgabe, bei entsprechender elektrischer Anregung Schallwellen mit einer bestimmten Frequenz zu senden. Die piezoelektrischen Kristalle dienen nicht nur als Sender, sondern auch als Empfänger und Umwandler der reflektieren Schallwellen, so daß zwischen Sendeintervallen und Empfangszeiten Echointerferenzen vermieden werden müssen. Zwischen jedem zu beschallenden Gegenstand und dem verwendeten Transducer gibt es in Abhängigkeit von der Sendefrequenz eine kritische axiale Auflösung und somit eine optimale Entfernung für die Abbildung von intraluminalen Strukturen. Je höherfrequenter ein Schallimpuls ist, desto geringer ist die Eindringtiefe ins Gewebe; andererseits ist die axiale Auflösung in den erreichten Arealen höher. Aus diesen Gründen müssen für die intravaskuläre Diagnostik Transducer mit Sendefrequenzen zwischen 20 und 30 MHz benutzt werden.

Entscheidend für die Interpretation der gewonnenen Bilder ist die Tatsache, daß Schallwellen, die das menschliche Gewebe durchdringen, nur an Grenzflächen von Gewebeschichten mit unterschiedlichem akustischem Widerstand reflektiert werden. Wenn gleiche oder sehr ähnliche akustische Leitfähigkeiten von unterschiedlich strukturiertem Gewebe vorliegen, so kann eine Differenzierung im Ultraschallbild nicht erwartet werden (Ouda et al. 1994; Weidinger et al. 1992). Weiterhin zu berücksichtigen ist, daß eine optimale Schallwellenreflexion nur dann erreicht werden kann, wenn die jeweilige Grenzfläche senkrecht von den ausgestrahlten Schallimpulsen getroffen wird, so daß eine Totalreflexion erzielt wird. Werden die Grenzflächen schräg angetroffen, so kommt es zur Streuung von Schallwellen und somit zur Entstehung von Artefakten. Wichtig für die Interpretation von intravaskulären Befunden ist schließlich die Tatsache, daß die Schallenergie prinzipiell mit zunehmender Entfernung vom Transducer abnimmt. Dies gilt insbesondere, wenn der Ultraschall auf stark reflektierende, echodichte Strukturen wie kalzifiziertes Gewebe trifft, hierbei können sog. „Schallschatten" entstehen.

Die Tatsache, daß das 360°-IVUS-Bild häufig in gesunden Gefäßen eine Dreischichtung aufweist (Abb. 5.26), hängt somit nur von der zufälligen anatomischen Tatsache ab, daß in der Arterienwand Strukturen bzw. Schichten mit unterschiedlichen akustischen Eigenschaften vorliegen. Da die histologische Dicke einer unveränderten Intima unter dem axialen Auflösungsvermögen von 200 µm der IVUS-Systeme liegt, entspricht der helle innere Kreis im 360°-Bild vorwiegend der Lamina elastica interna. Daher ist es nicht verwunderlich, daß bereits in In-vitro-Studien mit keinem IVUS-System die Dicke der normalen oder leicht arteriosklerotisch veränderten intimalen Schicht klar und sicher detektiert werden kann (Duda et al. 1994). Die Schicht der Lamina interna ist erst dann gut zu erkennen, wenn eine mäßige bis deutliche Verdickung vorliegt (Abb. 5.27). Der äußere helle echoreiche Kreis im IVUS-Bild wird durch die akustischen Eigenschaften der Adventitia und des periadventiellen Gewebes hervorgerufen, die sich deutlich von denen der Media unterscheiden. Infolgedessen wird eine Dreischichtung vorwiegend in den Arterien

5.5 Intravasale Ultraschalluntersuchung   219

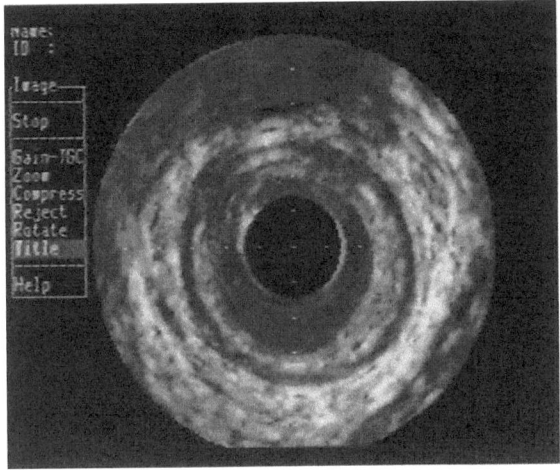

Abb. 5.26 Darstellung der Struktur einer A. poplitea bei einem Patienten mit einer diffusen sklerotischen Erkrankung. Man kann eine Dreischichtung andeutungsweise erkennen, allerdings ist es im Rahmen der Arteriosklerose zu einer erheblichen Verdickung der Intima bzw. Lamina interna gekommen. Verkalkungen liegen nicht vor. Zwischen 11 und 1 Uhr ist hinter der arteriellen Wandabgrenzung eine begleitende Vene zu erkennen

von muskulären Typ vorzufinden sein. Hierbei erscheint die Muskularis im IVUS-Bild als dunkle, echoarme mittlere Zone. Bei Arterien vom elastischen Typ ist eine Dreischichtung selten oder nicht zu erkennen. Sie ist ebenfalls aufgehoben, wenn starke fibrotische Veränderungen oder Verkalkungen der Gefäßwand vorliegen (Abb. 5.28; Gussenhoven et al. 1989; Mallary et al. 1990; Nishimura et al. 1990).

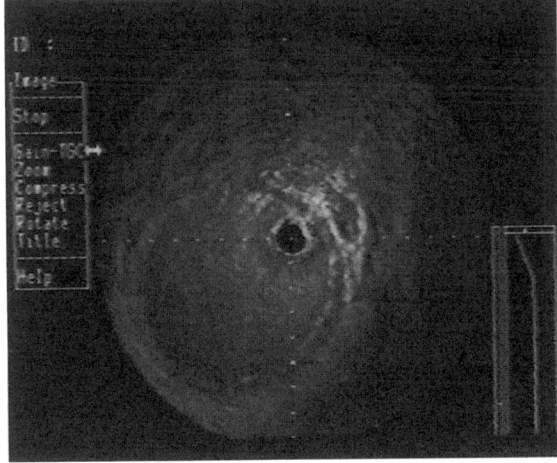

Abb. 5.27 Normalbefund der infrarenalen Aorta mit geringer Akzentuierung der Lamina interna. Keine Hinweise auf Verkalkungen. Durch die asymmetrische Position des Ultraschallkatheters kommt es zu einer scheinbar ellipsoidartigen Deformierung der Querschnittsfläche

5.5.3
Klinische Erfahrungen

Die Durchführung der IVUS-Untersuchung stellt in den allermeisten Fällen kein technisches Problem dar. Nach Plazierung des geeigneten Führungsdrahts wird der Ultraschallkatheter durch die Schleuse entweder über die gesamte Drahtlänge oder mit Monorailtechniken bis zur gewünschten Läsion vorgeführt. Wird der Cross-over-Weg über die aortale Bifurkation gewählt, so muß man den Ultraschallkatheter nahezu immer im Schutz eines Führungskatheters (7–8 Charr) einführen, damit die Drehfähigkeit der inneren antreibenden Welle erhalten bleibt.

Bei entsprechender Antikoagulierung (5000–10 000 IE Heparin i.a.) wurden von uns IVUS-bedingte Komplikationen nicht beobachtet. Will man nicht nur lokale Läsionen, sondern längere Gefäßabschnitte beurteilen, so müssen die technischen Voraussetzungen erfüllt sein, um eine simultane Videoregistrierung von IVUS und Angiographie zu ermöglichen. Nur auf diese Weise – z.B. mittels eines Screensplittings (Videomixer) – wird eine ausreichend exakte Korrelation zwischen dem angiographischen und dem IVUS-Befund möglich.

Trotzdem darf die Tatsache nicht überraschen, daß bei wiederholter Passage eines klar definierten Gefäßabschnitts die erhaltenen IVUS-Bilder stark differieren können. Dies mag an der unterschiedlichen Rückzuggeschwindigkeit und dem somit resultierenden unterschiedlichen Bildaufbau liegen, es kann zu Änderungen der Rotationsgeschwindigkeit in geschlängelten Gefäßen kommen, oder die axiale Position des Transducers ändert sich, so daß die reflektierten Strukturen nicht durch die gleiche Ultraschallintensität wiedergegeben werden. Daher halten wir auch den Versuch von 3D-Rekonstruktionen mit den gegenwärtigen Techniken für sehr problematisch.

In den letzten 5 Jahren konnten wir mit IVUS eine Fülle von zusätzlichen Informationen gewinnen, v.a. hinsichtlich angiographisch unterschätzter oder gar nicht erkannter Obstruktionen (Abb. 5.29). Eine Differenzierung zwischen älteren, thrombotischem und weichem, lipomatösem Plaquematerial ist jedoch häufig problematisch (Abb. 5.30). Eine Überschätzung der Größe von verkalkten Plaques kann durch Hyperreflexionen, die im IVUS-Bild als helle, signalreiche Konturen imponieren, zustande kommen. Überschreitet die Kalkdichte eine bestimmte Grenze, so kann die Schallenergie den Plaque nicht passieren und der entstehende Schallschatten verhindert eine Beurteilung der dahinterliegenden Strukturen (Abb. 5.31 und 5.32). Demzu-

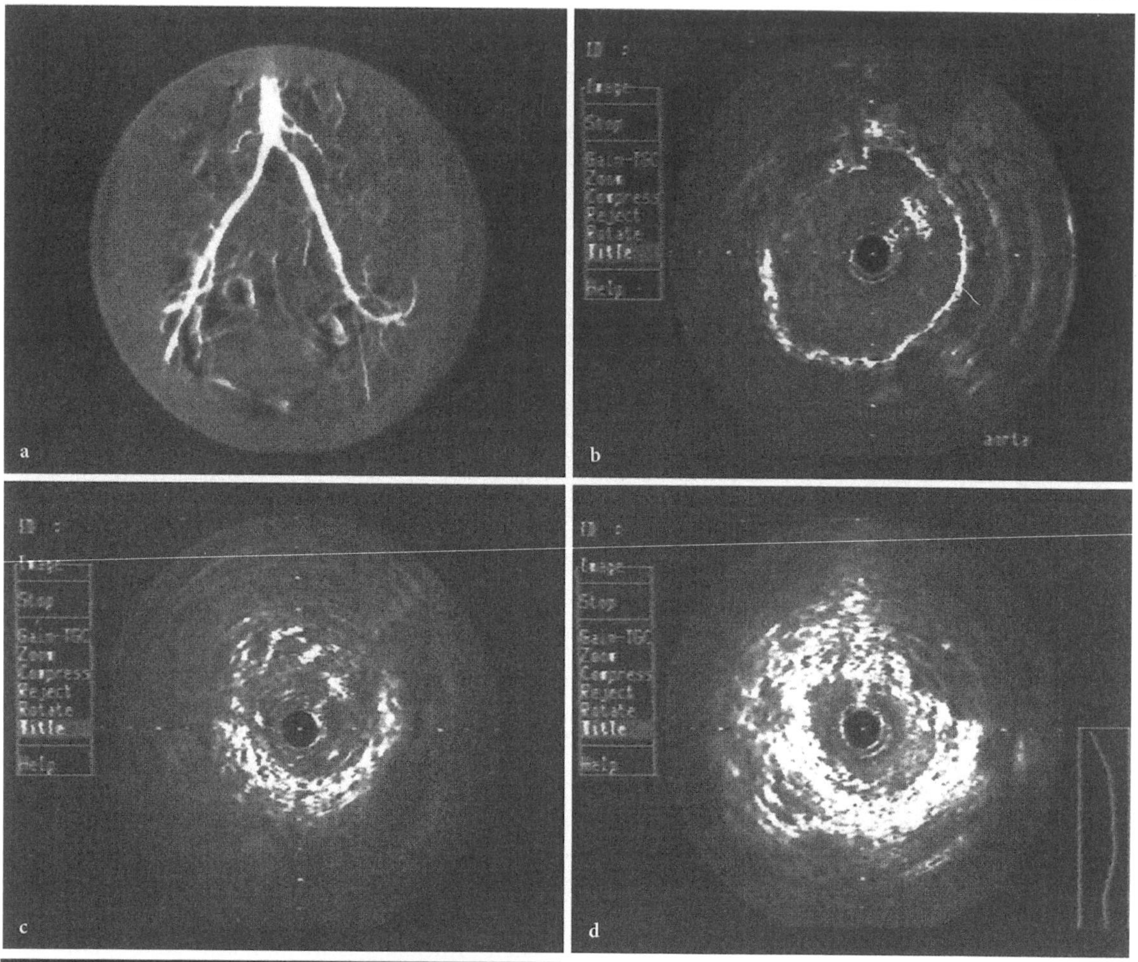

220 KAPITEL 5 **Invasive Diagnostik**

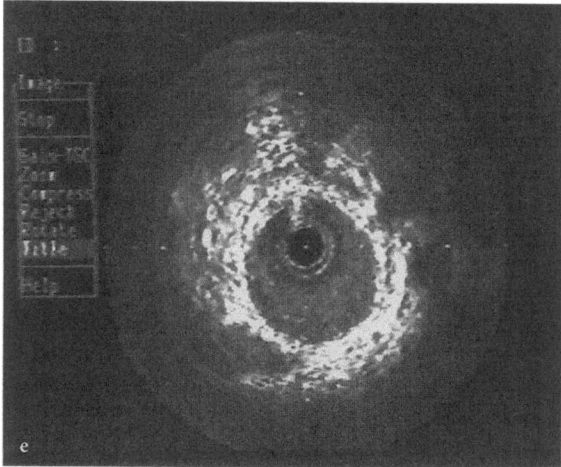

▲ **Abb. 5.28 a** Das angiographische Bild zeigt ein subtotale Stenose der linken A. iliaca communis.
b Das IVUS-Bild der infrarenalen Aorta unmittelbar vor der Bifurkation zeigt eine einseitige Hyperreflektion als Ausdruck der deutlichen Wandverkalkung. Gegen 2 Uhr erkennt man den Führungsdrahtartefakt. Eine Dreischichtung des Gefäßes ist nicht zu erkennen.
c Nach Ballondilatation (6 mm ⌀) ist es zu einer Zersplitterung der arteriellen Wand zwischen 12 und 3 Uhr gekommen.
d In 6- bis 7-Uhr-Position besteht eine Dissektion bis zum Beginn der A. iliaca externa. Weiter distal ist die A. iliaca externa intakt geblieben. Ein derartiger IVUS-Befund stellt unabhängig vom angiographischen Bild eine klare Indikation zur Stentimplantation dar.
e Gute Lumenweite nach Stentimplantation. Ein Dissekat ist nicht mehr erkennbar

Abb. 5.29 a, b
a Die proximale A. femoralis superficialis zeigt massive artherosklerotische Veränderungen mit starker Verkalkung der Wand.
b Die Ballondilatation (6/40 mm) führt zu einer Dissektion zwischen 3 und 4 Uhr und einer Überdehnung der Wand im Bereich zwischen 12 und 4 Uhr. Es handelt sich hierbei um ein typisches Post-PTA-Bild. Angiographisch war ein sehr guter Erfolg festzustellen

Abb. 5.30 a, b
a Zustand nach Laserkanalisation einer verschlossenen A. poplitea. Man erkennt zwar einen glatten Kanal, jedoch zwischen den Ultraschalltransducer und der vermeintlichen intimalen Schicht sind weiche Strukturen zu erkennen, die wahrscheinlich noch vorhandenem thrombotischem Material entsprechen. Eine Differenzierung zu fibrotischem bzw. lipomatösem Gewebe ist nicht möglich.
b Bei dem Rückzug des Katheters weiter proximal in die A. femoralis superficialis erkennt man weiterhin zwischen 7 und 11 Uhr weiche, undifferenzierbare Strukturen. In solchen Fällen ist eine postinterventionelle strikte Antikoagulation erforderlich

Abb. 5.31 a, b
a Hochgradige Stenose der A. iliaca communis links, hervorgerufen durch eine keilförmig in das Gefäßlumen hineinragende kalzifizierte Plaque. Die starke Kalzifizierung führt zur Bildung eines typischen Ultraschallschattens. Dilatationen von derartigen Stenosen führen in der Regel nicht zum gewünschten Ergebnis und sind in der Regel mit einer hohen Rezidivquote behaftet.
b Die Stentimplantation – der Stent ist in der Durchleuchtung wegen der Wandkalzifizierung kaum zu erkennen – führt in solchen Fällen meist zu einem guten, dauerhaften Ergebnis

5.5 Intravasale Ultraschalluntersuchung 221

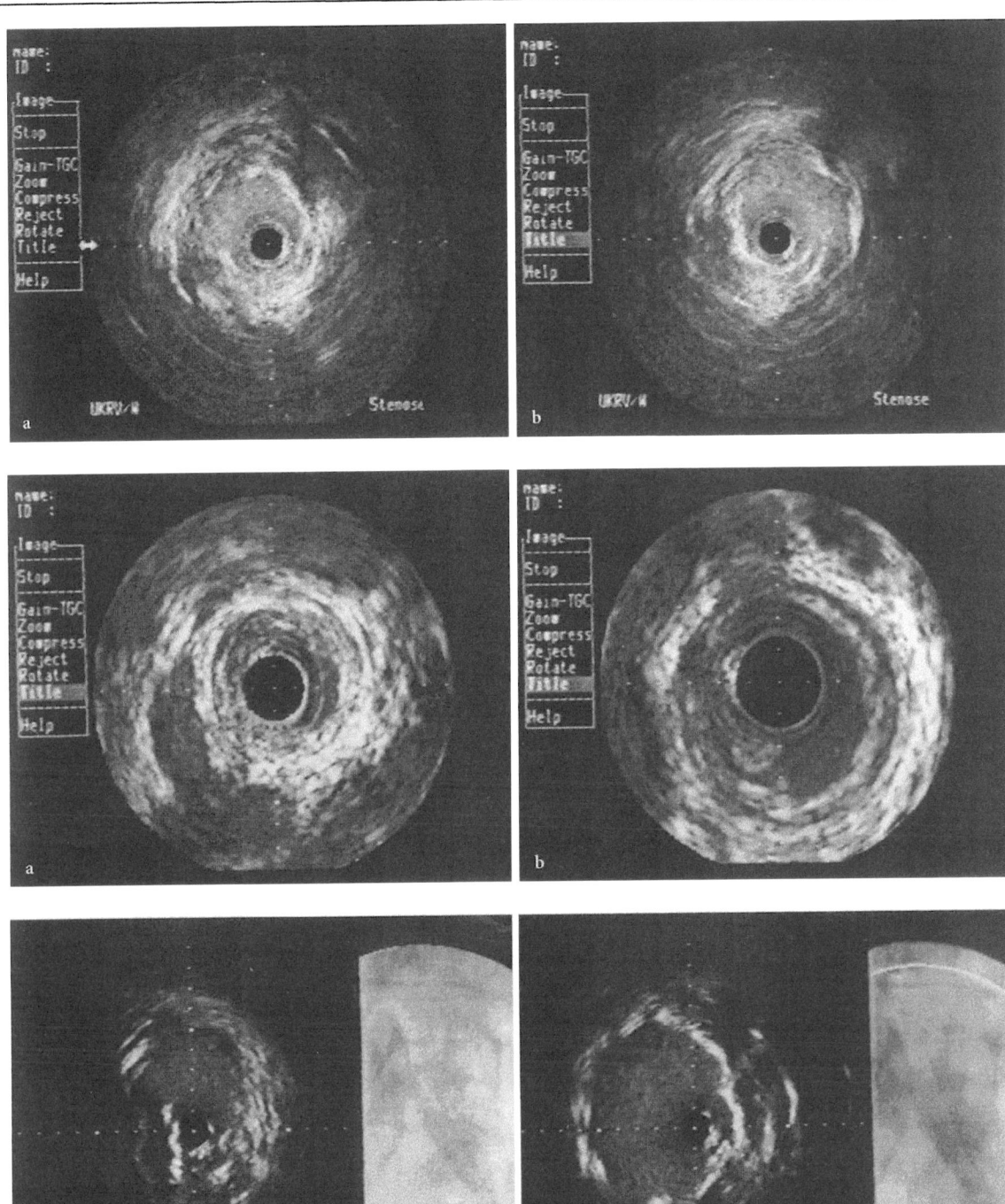

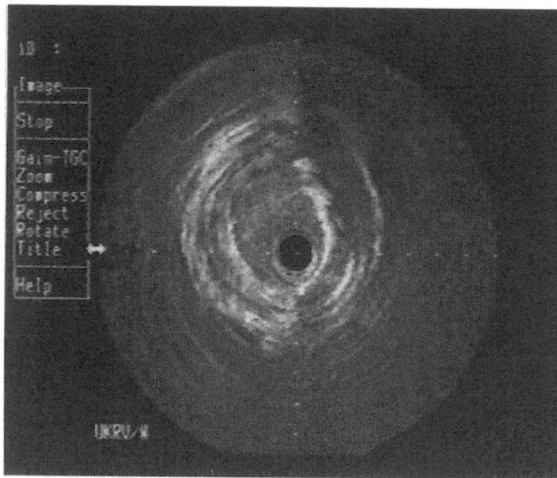
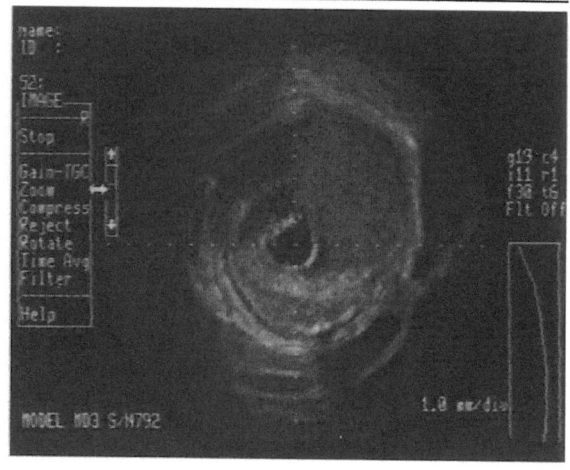

Abb. 5.32 Hochgradig artherosklerotisch veränderte A. femoralis superficialis. Der Durchmesser des Restlumens beträgt maximal 5 mm. Es besteht allerdings eine massive Verkalkung insbesondere zwischen 1 und 6 Uhr mit typischen Schallschatten. Eine Schichtung des Gefäßes ist nicht mehr zu erkennen

Abb. 5.34 Das IVUS-Bild der A. iliaca externa zeigt einen asymmetrischen Plaque zwischen 3 und 8 Uhr. Diese Plaque hatte ursprünglich zu einer hämodynamisch wirksamen Stenose geführt. Nach Dilatation der Stenose mit einem 8-mm-Ballon ist es offensichtlich zu einer Überdehnung der noch weitgehend gesunden Anteile des Gefäßes gekommen, während eine Kompression der Plaques nicht zu erkennen ist. Der angewandte Druck betrug 6 bar (= 600 000 Pa)

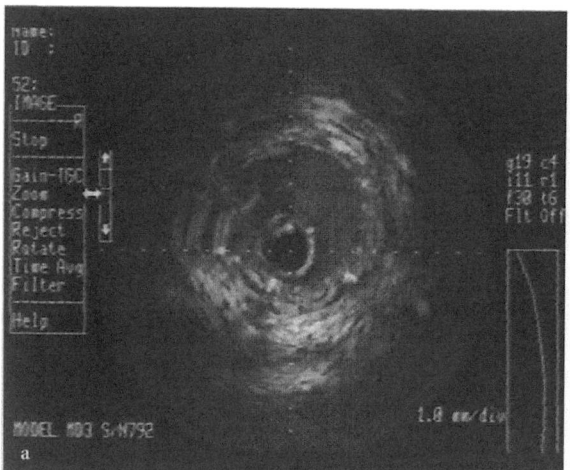
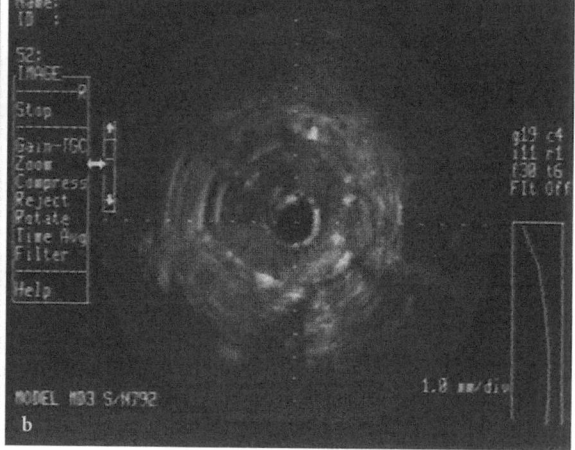

Abb. 5.33 a, b
a 3 Jahre nach der Implantation eines Strecker-Stents in der linken A. iliaca extrena am Übergang zur A. femoralis communis. Im kranialen Abschnitt beträgt der Durchmesser etwa 6 mm. Die Maschen des Stents sind offensichtlich von fibrotischem Material überzogen und nur schwer erkennbar.
b Weiter distal kommt es plötzlich zu einem Durchmessersprung mit deutlicher Reduzierung der Querschnittsfläche. Da eine intimale Hyperplasie nicht zu erkennen ist, muß man davon ausgehen, daß entweder der Stent bei der primären Implantation nicht maximal gedehnt worden ist oder daß es zu einem späteren Recoil des Stents gekommen ist. Die Effektivität dieser Stenose konnte anhand des intravaskulären Dopplers (Flow map) mit einer Beschleunigung auf 280 cm/s bestätigt werden

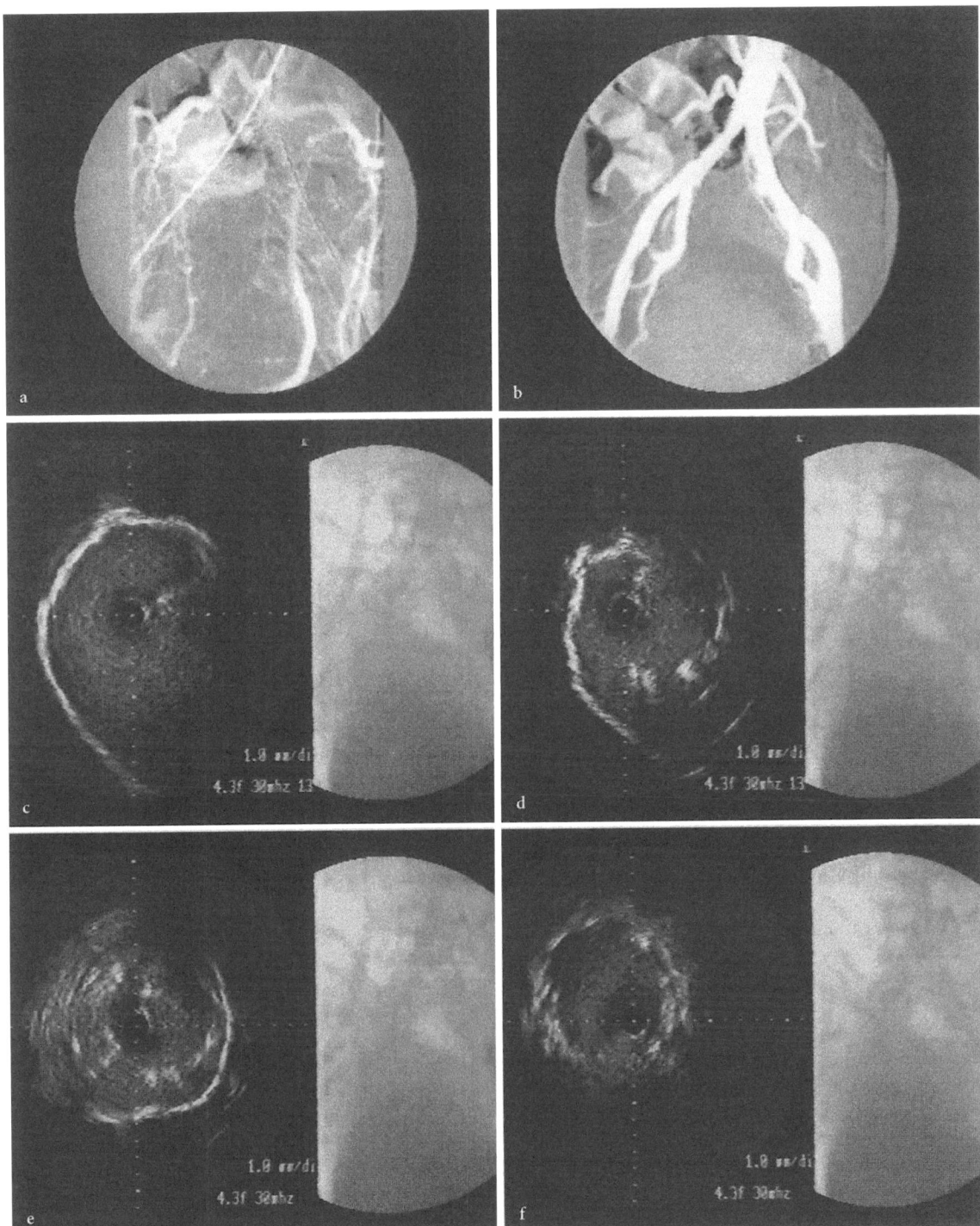

Abb. 5.35 **a, b** Zustand nach simultaner bilateraler Implantation von 2 Palmaz-Schatz-Stents in der A. iliaca communis (Durchmesser 8 mm, Länge 4 mm). **c** Das über die rechte A. iliaca communis gewonnene Bild der Bifurkation zeigt unauffällige Verhältnisse. **d** Beim Rückzug des Ultraschallkopfes um wenige mm erkennt man eindeutig die in das aortale Lumen hineinragende Kontur des implantierten und vollexpandierten Stents. **e** Beim weiteren Rückzug des Ultraschallkatheters erkennt man, insbesondere im unteren Abschnitt des Stents, daß die Stentmaschen in der Zone zwischen 3 und 9 Uhr nicht vollständig der Arterienwand anliegen. Demzufolge war der gewählte Durchmesser des Stents im Verhältnis zum Gefäßquerschnitt zu klein. Diese Tatsache könnte zur Bildung von Turbulenzen am Ausgang des Stents führen und auf langer Sicht die Ausbildung eines Aneurysmas fördern. Die Positionierung des Stents bis in die Aorta war dagegen aufgrund der anatomischen Lage der subtotalen Stenose gezielt angestrebt worden. **f** Die IVUS-Bilder des linksseitigen Stents zeigen eine optimale Anpassung des Stents an den Querschnitt der linken A. iliaca communis

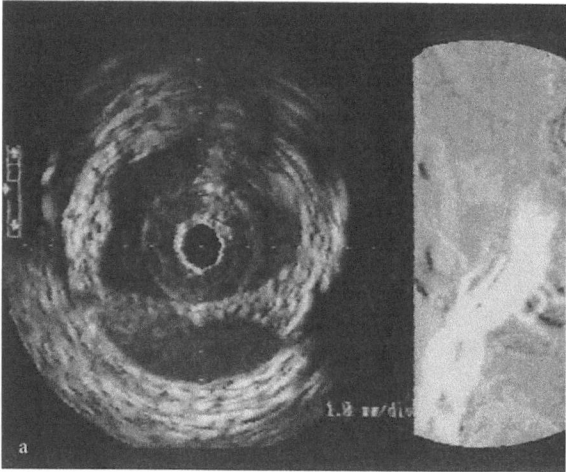 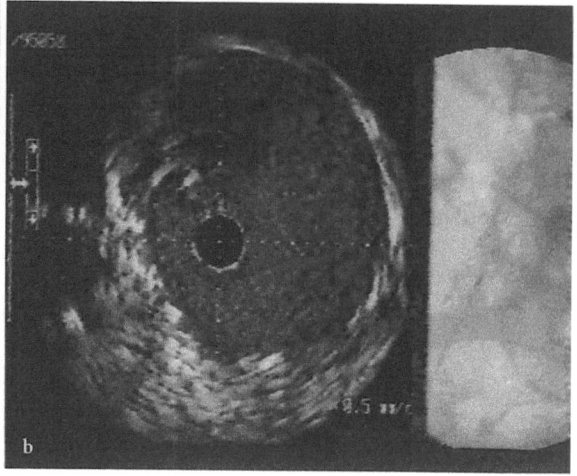

Abb. 5.36 a, b
a Bei diesem Patienten ist es nach mehrfacher Herzkatheteruntersuchung zu einer Dissektion der A. iliaca communis vor dem Abgang der A. iliaca interna gekommen. Das Reentry ist noch vor der Bifurkation lokalisiert. Im IVUS-Bild erkennt man eindeutig die Dissektionsmembran sowie das zwischen 4 und 7 Uhr lokalisierte falsche Lumen.
b Nach Stentimplantation ist eine Dissektionsmembran nicht mehr zu erkennen

folge sind differenzierte Aussagen über die Wandstruktur bei starker Kalzifizierung nicht möglich.

Sowohl die oben beschriebene primäre Variabilität des erzielbaren IVUS-Bildes, die Progression oder Regression der arteriosklerotischen Veränderungen sowie Gewebeumwandlung in den durch Interventionen verletzten Zonen erschweren die Bewertung eines potentiellen Vergleichsbildes bei Kontrolluntersuchungen.

Verläßt man die deskriptive Beurteilung der IVUS-Bilder und versucht, anhand einer Quantifizierung der Querschnittsfläche zuverlässige Aussagen zu erreichen, so stellt man fest, daß bei normalen Gefäßen eine hervorragende Korrelation der Flächenwerte zwischen IVUS und biplanarer Angiographie erreicht werden kann (Gaas et al. 1991; Nissen et al. 1990). Weist das Gefäß starke, langstreckige sklerotische Veränderungen auf, so können diese beiden Techniken kaum noch vergleichbare Daten liefern. In der Angiographie fehlt der Bezug zum wahren Gefäßdurchmesser. Die IVUS-Evaluierung wird um so problematischer, je enger eine Stenose wird. Es kommt schließlich zu einer direkten Beeinflussung des Blutflusses durch den IVUS-Katheter innerhalb der Obstruktion.

Trotz der angeführten Limitierungen der Methode liefert der IVUS eine wesentliche Entscheidungshilfe in der intra- und postinterventionellen Beurteilung von Läsionen v. a. im Bereich der Iliakalarterien (Abb. 5.28, 5.33, 5.34) (Gerbes et al. 1992; Isner et al. 1991). Diese Bewertung kann ausschlaggebend für die Entscheidung sein, ob eine Erweiterung der Intervention oder ergänzende medikamentöse Maßnahmen (z. B. Antikoagulation) erforderlich sind (Abb. 5.33).

Trotz der großen eigenen Erfahrung konnten klare prädiktive Kriterien weder für potentielle Frühverschlüsse noch für spätere Restenosen bzw. Reokklusionen ausgearbeitet werden. Trotzdem scheinen Läsionen mit wenig fibrotischem oder verkalktem Material, offensichtlich durch höhere Rückstellkräfte, im Vergleich zu mittelgradig verkalkten Gefäßen eher zu restenosieren. Andererseits zeigen stark sklerotische Gefäße eine geringere Zerreißfestigkeit. Ob eine präinterventionelle IVUS-Analyse eine Aussage über den Grad einer evtl. erforderlichen Überdehnung im Bereich der Läsion erlaubt, die einer späteren Restenose entgegenwirkt, muß abgewartet werden.

Eine wesentliche Rolle spielt die IVUS-Analyse im Zusammenhang mit der Entscheidung zur Implantation von Stents, dies trifft v. a. für die Iliakalarterien zu (Abb. 5.28, 5.31, 5.35).

Nach unserer Auffassung wird in der heutigen „stentomanen" Ära viel zu leichtfertig die Entscheidung für eine Stentimplantation getroffen. Nur im Falle einer relevanten Dissektion oder einer hochgradigen, nicht durch Ballondilatation behebbaren Reststenose ist die klare Indikation für eine irreversible Stentimplantation gegeben (Abb. 5.36). Die optimale Positionierung eines Stents kann wiederum anhand eines IVUS-Bildes sicher bestätigt werden (Abb. 5.35). Die Relevanz dieser Aussage gilt nicht nur für den Koronarbereich, sondern dürfte auch in peripheren Arterien determinierend sein.

Während für die Koronarien sichere Daten vorliegen, sind systematische primäre sowie Kontrolluntersuchungen in der Peripherie bisher nicht abgeschlossen worden. Die Durchführung solcher Studien wird auf erhebliche Probleme stoßen, da die Untersuchung zusätzliche Kosten verursacht, invasiv ist und daher einer besonderen Indikationsstellung bedarf.

5.5.4
Stellenwert der intravasalen Ultraschalluntersuchung

Die kritischen Ausführungen sollen den Wert der IVUS-Methode in keiner Weise schmälern. Es sollte nur von einem überschwenglichen Optimismus gewarnt werden, denn es fehlen eindeutige Daten, die eine klare Definition des Stellenwerts von IVUS im peripheren Bereich erlauben.

Daher sollten die Bemühungen, multizentrischen Studien zu planen und durchzuführen, uneingeschränkt unterstützt werden. Die Unterbewertung bzw. Vernachlässigung dieser Technik im Sonderentgeltwirrwarr der letzten Zeit wird sich sicher als zusätzliches Hindernis – sowohl für die notwendige technologische Weiterentwicklung als auch für die Anwendungsbereitschaft von IVUS – auswirken. Diese Tendenzen sind um so gravierender, wenn sog. „opinion leader" des Faches die Behauptung aufstellen, daß nach einer postinterventionellen angiographischen Beurteilung von einer zusätzlichen bildgebenden IVUS-Untersuchung keine verwertbare therapiebestimmende Information zu erwarten ist.

Es ist schon erstaunlich, festzustellen, wie die intravaskuläre Sonographie fester Bestand der Koronarforschung mit Bildung von gesonderten Arbeitsgruppen auf nationaler und internationaler Ebene geworden ist, während die IVUS-Untersuchung peripherer und supraaortaler Arterien noch als exotische Technik gilt.

Literatur

5.1
Hagmüller GW (1987) Intra- und postoperative Qualitätskontrolle. In: Heberer G, van Dongen RJAM (Hrsg.) Gefäßchirurgie. Springer, Berlin Heidelberg New York Tokyo, S. 129

Schabert A, Bauer RD (1982) Methoden zur Messung von Druck, Durchmesser und Strömung im Kreislauf. In: Busse R (Hrsg) Kreislaufphysiologie. Thieme, Stuttgart, S. 219–256

Terry HJ (1980) The electromagnetic flowmeter. In: Verstraete M (ed) Methods in Angiology. Matinus Nijhoff, Den Haag, pp 21–37

Wölfle KD, Bruijnen H, Loeprecht H, Kugelmann U, Kumpfmüller J (1992) Intraoperative Qualitätskontrolle nach Gefäßrekonstruktion. Chirurg 63:82–89

Wyatt DG (1977) Theory, design, and use of electromagnetic flowmeters. In: Hwang N, Normann NA (eds) Cardiovascular flow dynamics and measurements. University Park Press, Baltimore, pp 89–149

5.2
Baker AR, MacPherson DS, Evans DH, Bell PR (1987) Pressure studies in arterial surgery. Eur J Vasc Surg 1:273–283

Bollinger A, Barras JP, Mahler F (1976) Measurement of foot artery blood pressure by micromanometry in normal subjects and in patients with arterial occlusive disease. Circulation 53:506–512

Flanigan DP, Williams LR, Schwartz JA, Schuler JJ, Gray B (1983) Hemodynamic evaluation of the aortoiliac system based on pharmacologic vasodilatation. Surgery 93:709–714

Gould KL (1980) Intra-arterial pressure. In: Verstraete M (ed) Methods in Angiology. Matinus Nijhoff, Den Haag, pp 192–213

Hagmüller GW (1987) Intra- und postoperative Qualitätskontrolle. In: Heberer G, van Dongen RJAM (Hrsg) Gefäßchirurgie. Springer Berlin Heidelberg New York Tokyo, S 129

Janssen A, Scheffler A, Rieger H (1985) Charakterisierung der Blutdrucktransmissionseigenschaften eines peripheren Strombahnhindernisses – Das Verhalten des arteriellen Blutdrucks jenseits eines Arterienverschlusses bei kontinuierlicher Änderung des Systemdrucks. In: Häring R (Hrsg) Referate 5. Jahrestag. Angiol. Gesellsch. BRD Österreich Schweiz. Demeter, Gräfelfing, S 162–164

Schabert A, Bauer RD (1982) Methoden zur Messung von Druck, Durchmesser und Strömung im Kreislauf. In: Busse R (Hrsg) Kreislaufphysiologie. Thieme, Stuttgart, S. 219–256

Scheffler A, Mamadi N, Horeyseck G, Roth FJ (1993) Präangioplastischer Nachweis einer hämodynamisch wirksamen Beckenarterienstenose bei geplantem femoro-femoralem Bypass mittels intraarterieller Injektion von Prostaglandin E_1. Röntgenpraxis 46:13–14

Wölfle KD, Bruijnen H, Loeprecht H, Kugelmann U, Kumpfmüller J (1992) Intraoperative Qualitätskontrolle nach Gefäßrekonstruktion. Chirurg 63:82–89

5.3 Lehrbücher und Monographien
Anderson CM, Edelman RR, Turski PA (1993) Clinical magnetic resonance angiography. Raven, New York

Arlart IP, Ingrisch H (1984) Renovaskuläre Hypertonie – Radiologische Diagnostik und Therapie. Thieme, Stuttgart

Bach RH, Schieffer H (1990) Katheterdiagnostik via Arteria femoralis-Technik, Hindernisse, Komplikationen. Springer, Berlin Heidelberg New York Tokyo

Dawson P, Clauß W (1993) Kontrastmittel in der Praxis. Springer, Berlin Heidelberg New York Tokyo

Gross-Fengels W, Neufang KFR (1992) Degenerative Gefäßerkrankungen – Angiographische Diagnostik und radiologische Interventionen. Springer, Berlin Heidelberg New York Tokyo

Kadir S (1991) Diagnostische Angiographie. Thieme, Stuttgart New York

Lippert H, Pabst R (1985) Arterial variations in man – Classification and frequency. Bergmann, München
Neufang KFR, Beyer D (Hrsg) (1988) Digitale Subtraktionsangiographie in Klinik und Praxis. Springer, Berlin Heidelberg New York Tokyo
Peters PE, Zeitler E (Hrsg) (1991) Röntgenkontrastmittel. Springer, Berlin Heidelberg New York Tokyo
Schild H (Hrsg) (1994) Angiographie – angiographische Interventionen. Thieme, Stuttgart New York
Wagner HH, Alexander K (1993) Durchblutungsstörungen der Hände. Thieme, Stuttgart, New York
Wallner B (Hrsg) (1993) MR-Angiographie. Thieme, Stuttgart New York

Zeitschriften- und Buchartikel

Altin RS, Flicker S, Naidech HJ (1989) Pseudoaneurysma and arteriovenous fistula after femoral artery catheterization: association with low femoral punctures. Am J Roentgen. 152:629–631
Arlart IP (1984) Venöse digitale Subtraktionsangiographie der Nieren in der Hypertoniediagnostik. Fortschr Röntgenstr 140:10–15
Arlart IP (1989) Möglichkeiten und Grenzen der konventionellen Arteriographie und der DSA beim femoro-cruralen Gefäßschluß. Röntgenblätter 42:251–256
Arzneimittelkommission der Deutschen Ärzteschaft (1986) Zur Anwendung nicht-ionischer Röntgenkontrastmittel. Dtsch Ärztebl 83:2090
Bagg MNJ, Horwitz TA, L Bester (1986) Comparison of patient responses to high- and low-osmolarity contrast agents injected intravenously. Am J Roentgen 147:185–187
Barnett FJ, Lecky DM, Freiman DB, Montecalvo (RM) (1989) Cerebrovascular disease: outpatient evaluation with selective carotid DSA performed via a transbrachial approach. Radiology 170:535–539
Bauer T, Rauber K, Rau S (1990) Differentialdiagnostik akraler Durchblutungsstörungen mittels intraarterieller DSA der Hand. Fortschr Röntgenstr 152:271–276
Bettman MA (1990) Ionic versus nonionic contrast agents for intravenous use: are all the answers in? Radiology 175:616–618
Brismar J, Jacobsson BF, Jorulf H (1991) Muscellaneous adverse effects of low- versus high-osmolarity contrast media: a study revised. Radiology 179:19–23
Burbank FH (1983) Determinants of contrast enhancement for intravenous digital subtraction angiography. Invest Radiol 18:308–316
Caro JJ, Trindade E, McGregor M (1991) The risks of death and of severe nonfatal reactions with high- vs low-osmolarity contrast media: A meta-analysis. Am J Roentgen 156:825–832
Curry NS, Schnabel SI, Reiheld CT, Henry WD, Savoca WJ (1991) Fatal reactions to intravenous nonionic contrast material. Radiology 178:361–362
Darcy MD (1991) Lower-extremity arteriography: Current approach and techniques. Radiology 178:615–621
Dawson P, Hewitt P, Mackie IJ, Machin SJ, Amin S, Bradshaw A (1986) Contrast, coagulation, and fibrinolysis. Invest Radiol 21:248–252
Degenhardt S, Friedrich H, Wambach G, Fischer JH, Gross-Fengels W, Linden A, Neufang KFR, Hummerich W (1989) Der Stellenwert des Captopriltests in der Hypertoniediagnostik. Klin Wochenschr 67:1077–1084
Dunnick NR, Svetkey LP, Cohan RH, Newman GE, Braun SD, Himmelstein SI, Bollinger RR, McCann RL, Wilkinson GH, Klotman PE (1989) Intravenous digital subtraction renal angiography: use in screening for vascular hypertension. Radiology 171:219–223
Fareed J, Walenga JM, Saravia GE, Moncada RM (1990) Thrombogenic potential of nonionic contrast media? Radiology 174:321–325
Farres MT, Grabenwöger F, Karnel F (1990) Wert der intravenösen digitalen Subtraktionsangiographie bei Leriche-Syndrom. Fortschr Röntgenstr 153:540–542
Fink U, Heywang SH, Hilbertz I, Fischer K, Jenner E, Buchsteiner W (1991) Peripheral DSA with automated stepping. Eur J Radiol 13:50–54
Fink U, Heywang SH, Mayr B, Berger H (1989) Subtracted versus non-subtracted digital imaging in peripheral angiography. Eur J Radiol 9:236–240
Fischbach R, Gross-Fengels W, Schmidt R (1990) Der Ergotismus: Eine gelegentlich verkannte Ursache der akuten Extremitätenischämie. Röntgenblätter 43:213–219
Formanek G, Amplatz K (1981) Takayasu's arteriitis. In: Teplick JG, Haskin ME (Eds) Surgical radiology. Saunders, Philadelphia London Toronto, pp 1544–1553
Gerstman BB (1991) Epidemiologic critique of the report on adverse reactions to ionic and nonionic media by the Japanese Committee on the Safety of Contrast Media. Radiology 178:787–790
Gmelin E, Rinast E (1988) Translumbar catheter angiography with a needle-sheath system. Radiology 166:888–889
Gross-Fengels W, Mödder U, Beyer D, Neufang KFR, Godehardt E (1987a) Komplikationen brachiocephaler Katheterangiographien bei Verwendung eines nicht-ionischen Kontrastmittels. Radiologe 27:83–88
Gross-Fengels W, Neufang KFR, Beyer D, Steinbrich W (1987b) Komplikationen der IV DSA: Ergebnisse bei 500 Patienten. Röntgenblätter 40:281–285
Hagen B (1986) Gefäßveränderungen bei sporadischem Ergotismus – Epidemiologie, Pathogense, Klinik und Diagnostik unter besonderer Berücksichtigung der angiographischen Dokumentation. Radiologe 26:388–394
Hagen B, Vowinkel M (1980) Computertomographische Dokumentation retroperitonealer Hämatome nach translumbaler Aortographie. Fortschr Röntgenstr 133:496–501
Hall JR, Hacking PM, Layzell T (1985) Comparison of venous digital subtraction angiography and aortography in patients with peripheral vascular disease of the lower limbs. Clin Radiol 36:315–319
Harder T, Herter M, Köster O, Ludwig M, Klinkner J (1989) Digitale Subtraktionsangiographie der Hand. Fortschr Röntgenstr 151:82–88
Harder T, Lackner K, Herter M, Leipner N (1987) Digitale Subtraktionsangiographie (DSA) und Blattfilmangiographie der Becken- und Beinarterien. Fortschr Röntgenstr 146:438–446
Harrison EG, McCormack LJ (1971) Pathologic classification of renal arterial disease in renovascular hypertension. Mayo Clin Proc 46:161–167
Hermanutz KD, Wahlen A, Sobbe A (1975) Die klinische Bedeutung der Angiographie bei der Diagnostik der Panarteriitis nodosa. Röntgenblätter 28:339–348
Herter M, Harder T, Leipner N, Krahe T, Orellano L (1987) Comutertomographie und Angiographie bei der Aortendissektion. Fortschr Röntgenstr 147:124–131
Hessel SJ, Adams DF, Abrams HL (1981) Complications of angiography. Radiology 138:273–281
Hoffmeister HM, Fuhrer G, Platten HP, Heller W (1987) Komplementaktivierung nach intravaskulärer Kontrastmittelgabe: Vergleich zwischen ionischen und nicht-ionischen Röntgenkontrastmitteln. Fortschr Röntgenstr 147:673–657
Illescas FF, Baker ME, McCann R, Cohan RH, Silverman PM, Dunnick NR (1986) CT evaluation of retroperitoneal hemorrhage associated with femoral arteriography. Am J Roentgen 146:1289–1292
Insua JA, Young JR, Humphries AW (1970) Popliteal artery entrapment syndrome. Arch Surg 101:771–775
Katayama H, Yamaguchi K, Kozuka T, Takashima T, Seez P, Matsuura K (1990) Adverse reactions to ionic and nonionic contrast media. A report from the Japanese Committee on the Safety of Contrast Media. Radiology 175:621–628
Klooster NJJ, Kitslaar P, Janevski BK (1988) Popliteal entrapment syndrome. Fortschr Röntgenst 148:624–626
Kobinia GS, Olbert F, Russe OJ, Denck H (1980) Chronic vascular disease of the upper extremity: radiologic and clinical features. Cardiovasc. Intervent Radiol 3:25–41

Kristen R, Huber P, Gross-Fengels W, Erasmi H (1988) Das Popliteaaneurysma. Eine Differentialdiagnose der akuten Extremitätenischämie. Dtsch Med Wochenschr 11:2013-2016

Lacombe P, Frija G, Kieffer E, Dubourg O, Shouman E, Thomas D, Heran J, Bismuth V (1986) Intravenous digital subtraction angiography in Takayasu's disease. A report of 32 cases. Eur J Radiol 6:202-205

Lederer W, Dingler W-H, Gaa J, Brand H, Zöller W, Deininger HK (1989) Die Wertigkeit des transbrachialen Zugangsweges für die arterielle Gefäßdarstellung unter Verwendung von 4-F-Kathetern. Fortschr Röntgenstr 151:674-677

Luscher, TF, Lie JT, Stanson AW, Houser OW, Hollier LH, Shepos SG (1987) Arterial fibromuscular dysplasia. Mayo Clin Proc 62:931-952

Matsunaga N, Hayashi K, Aikawa H, Uetani M, Iwao M, Matsuoka Y, Hombo A, Fukushima T, Maeda H (1987) Digital subtraction angiography in Takayasu arteritis. Acta Radiol 28:247-252

McClennan BL (1987) Low-osmolality contrast media: premises and promises. Radiology 162:1-8

McCormack LJ, Poutasse EF, Meaney TF (1966) A pathologic-arteriographic correlation of renal arterial disease. Ann Heart J 72:188-198

Moll R, Habscheid W, Landwehr P (1991) Häufigkeit des Aneurysma spurium der Arteria femoralis nach Herzkatheteruntersuchung und PTA. Fortschr Röntgenstr 154:23-27

Nasu T (1976) Aortitis Syndrome: pathologic aspect, Gendai H, Jvyo G 8:1143-1150; zitiert nach Yamato M et al. (1986)

Neufang KFR (1986) Zur Geometrie exzentrischer Gefäßstenosen bei unterschiedlichen Projektionen - Bedeutung für die angiographische Beurteilung des Stenosegrades, insbesondere mit der Digitalen Subtraktionsangiographie. Digit Bilddiagn 6:187-191

Neufang KFR, Degenhardt S, Mödder U (1987) Diagnostik der renovaskulären Hypertonie mit venöser DSA: Bildqualität und Aussagekraft 1987 - Eine Standortbestimmung. Fortschr Röntgenstr 147:257-261

Neufang KFR, Ewen K (1986) Somatic and genetic radiation exposure of the patient in digital subtraction angiography. Eur J Radiol 6:222-225

Neufang KFR, Ewen K Geräte- und untersuchungstechnische Einflußgröße der Strahlenexposition bei der Digitalen Subtraktionsangiographie (DSA). Röntgenblätter 42:180-186

Neufang KFR, Girards Y, Gross-Fengels W (1991) Einfluß der Abbildungsgeometrie von Angiographieanlagen auf die Messung der Gefäßdurchmesser: Bedeutung für PTA und Stentimplantationen. Akt Radiol 1:232-238

Neufang KFR, Gross-Fengels W (1990) Vorgetäuschte Stenose der A. femoralis communis durch Palakos nach Hüftgelenksendoprothese - Eine mögliche Fehlerquelle bei der DSA-gestützten Stenosengradbestimmung. Röntgenblätter 43:329-331

Neufang KFR, Gross-Fengels W (1991) Ist die IV DSA zur Planung radiologischer Interventionen bei akuten und chronischen arteriellen Obstruktionen der Becken- und Beinstrombahn ausreichend? Akt Radiol 1:288-293

Neufang KFR, Mödder U, Lorenz R (1984) Röntgendiagnostik der Venen der oberen Körperhälfte mit digitaler Subtraktionstechnik - Digitale Subtraktionsphlebographie (DSP). Röntgenblätter 37:8-12

Neufang KFR, Peters PE, Kallenberg A (1982) Angiographie im hohen Lebensalter - Untersuchungstechnik und Ergebnisse. Röntgenblätter 35:1-8

Neufang KFR, Theissen P, Deider S, Sechtem U (1989) Thorakale Aortendissektion - Stellenwert von MRT und CT in der Verlaufskontrolle nach prothetischem Aortenersatz. Fortschr Röntgenstr 151:659-665

Novak D, Weber J (1976) Pharmakoangiographie mit Angiotensin. Fortschr Röntgenstr 124:301-309

Picus D, Totty WG (1984) Iatrogenic femoral arteriovenous fistulae: evaluation by digital vascular imaging. Am J Roentgen 142:567-570

Robertson HJF (1987) Blood clot formation in angiographic syringes containing nonionic contrast media. Radiology 163:621-622

Rubin DL, Burbank FH, Bradley BR (1983) An experimental evaluation of central vs. peripheral injection for intravenous digital subtraction angiography (IV DSA). Invest Radiol 19:30-35

Ruzicka F (1982) The history of intravenous arteriography. In: Mistretta CA, Crummy AB, Strother CM, Sackett JF (eds). Digital subtraction arteriography: an application of computerized fluoroscopy. Year Book Medical, Chicago London, pp 1-6

Saddekni S, Sos, TA, Srur M, Cohn DJ (1985) Contrast administration and techniques of digital subtraction angiography performance. Radiol Clin North Am 23:275-291

Schmiedel E (1987) Pharmakodynamik und Verträglichkeit von Röntgenkontrastmitteln. Röntgenblätter 40:1-8

Shetty PC, Krasicky GA, Sharma RP, Vemuri BR, Burke MM (1985) Mycotic aneurysms in intravenous drug abusers: the utility of intravenous digital subtraction angiography. Radiology 155:319-321

Smith DC, Mitchell DA, Peterson GW, Will AD, Mera SS, Smith LL (1989) Medial brachial fascial compartment syndrome: anatomic basis of neuopathy after transaxillary arteriography. Radiology 173:149-154

Spijkerboer AM, Scholten FG, Mali WPTM, Schaik JPJ van (1990) Antegrade puncture of the femoral artery: morphologic study. Radiology 176:57-60

Thelen M (1991) Ambulante arterielle Angiographie. Fortschr Röntgenstr 154:229-230

Tomac B, Hebrang A (1990) Selektive ambulante transbrachiale intraarterielle DSA der supraaortalen Arterien. Fortschr Röntgenstr 152:191-195

Trerotola SO, Kuhlman JE, Fishman EK (1990) Bleeding complications of femoral catheterization: CT evaluation. Radiology 174:37-40

Trerotola SO, Kuhlman JE, Fishman EK (1991) CT and anatomic study of postcatheterization hematomas. Radiographics 11:247-258

Vasquez JJ, San Martin P, Barbado FJ, Gil A, Guerra J, Arnalich F, Garcia Puig J, Sanchez Mejias F (1981) Angiographic findings in systemic necrotizing vasculitis. Angiology 32:773-779

Yamato M, Lecky JW, Hiramatsu K, Kohda E (1986) Takayasu arteriitis: radiographic and angiologic findings in 59 patients. Radiology 161:329-334

5.4

Beck A (1987) Percutane Angioskopie - erste Erfahrungsberichte der PTA und der lokalen Lyse unter angioskopischen Bedingungen. Radiologe 27:555-559

Beck A (1993) Percutaneous transluminal angioskopy. Springer, Berlin Heidelberg New York Tokyo

D'Amelio F, Delisis, Rega A (1985) Fiberoptic angioscapes. Opt Eng 24:672-675

5.5

Bom N, Lancee CT, Egmont FC von (1972) An ultrasonic intracardiac scanner. Ultrasonics 10:72-77

Biamino G, Skarabis P, Böttcher H et al. (1992) Excimer laser assisted angioplasty of peripheral vessels. In: Serruys JW et al (eds) Restenosis after intervention with new mechanical devices. Kluver, Dordrecht NL, pp 426-473

Davidson JC, Sheikh KH, Harrison JK et al (1990) Intravascular ultrasonography versus digital subtraction angiography: A human in vivo comparison of vessel size and morphology. J Am Coll Cardiol 16:633-636

Dietrich EB (1989) The spoof factor. JACC 14:1125

Duda SH, Wehrmann M, Erdtmann B et al. (1994) Intravascular Ultrasound: Value of electronic and mechanical devices for quantifying mild to moderate atherosclerosis. Angiology 45:597-603

Gerber T, Erbel R, Görge G et al. (1992) A classification of morphological effects of coronary balloon angioplasty assessed by vascular ultrasound. Am J Cardiol 70:1546–1554

Goar FGS, Pinto FJ, Aldermann El et al. (1991) Intravascular ultrasound imaging of angiographically normal coronary arteries: An in vivo comparison with quantitative angiography. J Am Coll Cardiol 18:952–958

Gussenhoven EJ, Essed CF, Lancee CT et al. (1989) Arterial wall characteristics determined by intravascular ultrasound imaging: an in vitro study. J Am Coll Cardiol 14:947–952

Hausmann D, Mügge A, Daniel WG (1994), Die Form atherosklerotischer Koronarplaques: Pathoanatomische Konzepte und neue Einblicke mittels intravaskulären Ultraschalls. Z Kardiol 83:717–726

Isner JM, Rosenfield K, Losordo DW et al. (1991) Combination balloon-ultrasound imaging catheter for percutaneous transluminal angioplasty. Validation of analysis of recoil, and identification of plaque fracture. Circulation 84/2:739–754

Lugt A van der, Gussenhoven EJ, Essen J van et al. (1995) Can intravascular ultrasound supplement angiographic diagnosis? Critical Ischemia 5:45–51

Mallery JA, Tobis JM, Griffith H et al. (1990) Assessment of normal and atherosclerotic arterial wall thickness with an intravascular ultrasound imaging catheter. Am Heart J 119:1392–1400

Marcus ML, Skorton DJ, Johnson MR et al. (1988) Visual estimates of percent diameter coronary stenosis: „A battered gold standard" J Am Coll Cardiol 11:882–885

Meyer CR, Chiang EH, Fechner KP et al. (1988) Feasibility of highresolution intravascular ultrasonic imaging catheters. Radiology 168:113–116

Nishimura RA, Edwards WD, Warnes CA et al. (1990) Intravascular ultrasound imaging: In vitro validation and pathologic correlation. J Am Coll Cardiol 16:445–454

Nissen SE, Grines CL, Gurley JC et al. (1990) Application of a new phased-array ultrasound imaging catheter in the assessment of vascular dimensions. Circulation 81:660–666

Rosenfield K, Losordo DW, Ramaswamy K et al. (1991) Three-dimensional reconstruction of human coronary and peripheral artries from images recorded during two-dimensional intravascular ultrasound examination. Circulation 84/5: 1938–1956

Weidinger F, Schwarzacher S, Bohm G et al. (1992) Direkte Diagnostik der atherosklerotischen Gefäßwand: Möglichkeiten und Grenzen des intravaskulären Ultraschalls. Zeitschrift für Kardiologie 81:1–8

Yock PG, Johnson EL, Linker DT (1988) Intravascular ultrasound: Development and clinical potential. Am J Cardiac Imaging 2:185–193

Nichtinvasive Therapie der peripheren arteriellen Verschlußkrankheit

M. Cachovan, V. Hossmann, H. Rieger
und I. Schmidtke

6.1 Physikalische Therapie 230
M. Cachovan
6.1.1 Aktive Bewegungstherapie 230
Kollateralkreislauf 230
Umverteilung des Blutflusses 231
Gehtechnik 232
Schmerztoleranz 232
Metabolische Anpassung 233
Weitere Wirkungsmechanismen 233
Indikationen und Kontraindikationen eines Gehtrainings 235
Durchführung des Gehtrainings 235
Langzeitergebnisse 237
6.1.2 Krankengymnastische Einzelbehandlung 237
6.1.3 Elektrotherapie 238
6.1.4 Thermo- und Hydrotherapie 238
6.1.5 Massage 238
6.2 Medikamentöse Durchblutungssteigerung bei chronischer peripherer arterieller Verschlußkrankheit 239
H. Rieger und V. Hossmann
6.2.1 Hämodynamik der peripheren Perfusionssteigerung bei peripherer arterieller Verschlußkrankheit 239
Steigerung des präokklusiven systemischen Blutdrucks (p_1) 240
Perfusionssteigerung durch Senkung des kollateralen Widerstands R_k 240
Reduktion des postkapillären Venendrucks p_3 241
Perfusionssteigerung durch Senkung des peripheren Organwiderstands? 241
Reduktion der Vollblutviskosität 243
6.2.2 In der Angiologie verwendete vasoaktive Substanzen und ihre Wirkungen 243
Begriffsdiskussion 243
Vasoaktive Substanzen mit vorwiegender Wirkung auf den peripheren Strömungswiderstand (Vasodilatanzien) 243
6.2.3 Klinische Wirksamkeit vasoaktiver Substanzen im klinischen Stadium II der peripheren arteriellen Verschlußkrankheit 245
Prostaglandin E_1 246
Andere vasoaktive Substanzen 246
Kritische Würdigung und Bewertung 247
6.2.4 Klinische Wirksamkeit vasoaktiver Substanzen in den klinischen Stadien III und IV bzw. bei kritischer Ischämie 247
6.2.5 Hämodilution 249
Hämodilutionsmechanismus 249
Hypervolämische Hämodilution 251
Normovolämische Hämodilution mit Aderlaß 251
Wirkungen und therapeutische Wirksamkeit der Hämodilution 251
Indikationen 251
6.2.6 Plasmaviskositätssenkung 251
6.2.7 Induzierte Blutdrucksteigerung 252
6.2.8 Fibrinolyse 252

6.3 Lokaltherapie ischämischer Läsionen 252
I. Schmidtke
6.3.1 Auslösende Ursachen 253
6.3.2 Häufigkeit 255
6.3.3 Befund bei ischämischen Läsionen 255
Inspektion 255
Inspektion der Umgebung 255
Palpation 255
Geruch 256
Allgemeinbefund 256
Zusatzuntersuchungen 256
6.3.4 Beurteilung ischämischer Läsionen 256
Prognose hinsichtlich der Heilungschance 256
Prognose hinsichtlich der Behandlungsdauer 257
6.3.5 Lokalbehandlung 257
Allgemeine Behandlungsmaßnahmen 257
Spezielle Behandlungsmaßnahmen 259
6.3.6 Lokaltherapeutika, Bäder und Verbände 262
6.3.7 Remobilisierung 264
6.3.8 Ambulante Weiterbehandlung 265
6.3.9 Vermeidbare Fehler 265
6.3.10 Prophylaxe 265

6.4 Schmerztherapie in der Angiologie 266
H. Rieger
6.4.1 Zur Pathogenese des Schmerzes 266
6.4.2 Zur Schmerzpathogenese bei Claudicatio intermittens vasculosa 268
Versorgungsstörung 268
Entsorgungsstörung 268
Muskelmechanische Schmerzgenese 269
Druckerhöhung in der Faszienloge 270
6.4.3 Zur Pathogenese des Schmerzes in den Stadien III und IV der peripheren arteriellen Verschlußkrankheit 270
6.4.4 Analgetika 271
Anwendung in der klinischen Angiologie 271
Transdermale Therapiesysteme (TTS) 273
Nebenwirkungen 273
Metabolismus 273
6.4.5 Periduralanästhesie und elektrostimulierende Schmerzbehandlung 273
Periduralanästhesie 274
Transkutane elektrische Nervenstimulation (TENS) 274
Spinale Rückenmarkstimulation (SCS, „spinale cord stimulation") 274

6.5 Antibiotikatherapie 275
H. Rieger
6.5.1 Keimbesiedlung 275
6.5.2 Erregerdiagnostik und Wahl des Antibiotikums 275
6.5.3 Applikationsform 277
Intravenöse versus intraarterielle Applikation 277
Retrograde intravenöse Applikation 277
6.5.4 Praktische Therapieentscheidungen 278
Intravenöse Therapie 278
Intraarterielle Therapie 278
Retrograd-intravenöse Therapie 278

Literatur 279

6.1
Physikalische Therapie

M. Cachovan

> Die Zielsetzung physiotherapeutischer Maßnahmen bei der peripheren arteriellen Verschlußkrankheit (pAVK) besteht in der Wiederherstellung der gestörten Funktion durch die Förderung oder Verbesserung der körpereigenen Kompensationsmechanismen des Arterienverschlußkranken, einer Verhinderung von Inaktivitätsschäden am Bewegungsapparat sowie einer allgemeinen Mobilisierung und Motivation des Patienten mit allen daraus resultierenden kardiopulmonalen, stoffwechselmäßigen und gerinnungsphysiologischen Folgen.

Physikalische Therapiemaßnahmen gehören zu der Basistherapie der pAVK. Die Anwendung konkreter Therapieformen hängt vom hämodynamischen Schweregrad der pAVK ab und muß immer auf den einzelnen Patienten unter Berücksichtigung aller klinischen Merkmale bezogen sein.

Aus methodischer Sicht kommen

- die aktive Bewegungstherapie,
- die krankengymnastische Einzelbehandlung,
- die Elektrotherapie,
- die Thermo- bzw. Hydrotherapie und
- die Massage am häufigsten zur Anwendung.

6.1.1
Aktive Bewegungstherapie

Die aktive Bewegungstherapie – arterielles Gefäßtraining, physikalisches Training, progressives Intervalltraining – ist die wichtigste Art der physikalischen Therapie der pAVK.

Diese Therapieform wurde bereits 1898 von Erb inauguriert, der seinen Patienten als Mittel gegen das intermittierende Hinken das forcierte Gehen empfahl. Nachdem die Methode in Vergessenheit geriet, wurde sie 1957 von Foley und unabhängig davon von Porje u. Lundberg neu entdeckt. In Deutschland hat sich Schoop um die Bewegungstherapie verdient gemacht und bereits 1964 die pathophysiologischen Grundlagen dieser Therapie bei der Behandlung von peripheren arteriellen Durchblutungsstörungen erarbeitet. Die erste kontrollierte Studie über die günstige Wirkung eines physikalischen Trainings bei Claudicatio intermittens wurde von Larsen u. Lassen 1955 veröffentlicht.

Es wurde erkannt, daß das Trainieren als biologischer Anpassungsprozeß prinzipiell den gleichen Gesetzmäßigkeiten unterliegt, unabhängig davon, ob es sich um eine normale oder durchblutungsgestörte Muskulatur handelt, daß aber die therapeutischen Ziele bei der pAVK quantitativ lediglich einer unteren Leistungsreserve zugeordnet werden können. Folglich wird die Trainingsbehandlung um so mehr Chancen auf Erfolg haben, je höher die Durchblutungsreserve (s. Abschn. 9.3 u. 10.2) des Arterienverschlußkranken ist, um motorische Beanspruchungsformen günstig anzupassen und die postokklusive Leistungsbreite so zu steigern, daß es zu einer klinisch relevanten Zunahme der Gehstrecke kommt (Andriessen et al. 1989).

Definitionsgemäß handelt es sich bei der Trainingsbehandlung um eine kontrollierte und dosierte Form gezielter körperlicher Übungen in der Art eines progressiven dynamischen (aeroben) Ausdauertrainings im Intervallstil (mehrmalige Belastungen und Erholungen in kurzen Abständen) oder in Dauerform. Die Bewegungstherapie wird vom Arzt verordnet und in der Regel vom Krankengymnast geleitet.

Für die Verbesserung der postokklusiven Leistungsbreite nach Bewegungstraining werden in der Literatur 5 Mechanismen diskutiert:

- Entwicklung eines effektiven Kollateralkreislaufs,
- Umverteilung des Blutflusses,
- verbesserte Gehtechnik,
- erhöhte Schmerztoleranz,
- metabolische Anpassung.

Kollateralkreislauf
Der älteste und wohl bekannteste Wirkungsmechanismus betrifft die Entwicklung eines effektiven Kollateralkreislaufs.

Aus der Pathophysiologie der arteriellen Kollateralgefäße ist bekannt, daß nicht der intravasale Druck, sondern die Strömungsgeschwindigkeit den adäquaten Reiz des Kollateralen- bzw. ganz allgemein des Arterienwachstums darstellt (näheres s. Abschn. 10.2.3). Die durch rhythmische Muskelkontraktion ausgelöste aktive Hyperämie geht mit einer Steigerung der Strömungsgeschwindigkeit einher, so daß die Muskelarbeit im Sinne des körperlichen Trainings als ein natürlicher und in vieler Hinsicht optimaler Reiz für das Kollateralwachstum angesehen werden kann.

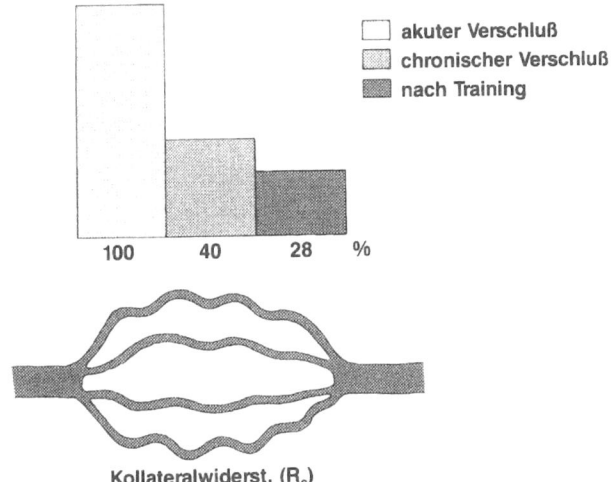

Abb. 6.1
Kollateralwiderstand bei akutem Verschluß, bei chronischem Verschluß und nach Training. (Nach Sanne u. Sivertsson 1968; mod. nach Thulesius 1973)

Das früher als Schutzreaktion der Gefäßwand zur Vermeidung schädigender Schubspannungen interpretierte Kollateralwachstum wird neuerdings in Zusammenhang mit der Freisetzung von Endothelium-derived-relaxing-Faktor (EDRF) gebracht (Editorial Lancet 1987, 1988). Eine trainingsinduzierte Abnahme des Kollateralwiderstands ist tierexperimentell belegbar (Abb. 6.1).

Die Entwicklung von Kollateralen hängt von der Schwere und der Gesamtzahl der hintereinander geschalteten Läsionen ab. In einigen Studien fand sich nach Training eine Reduzierung des systolischen Druckgradienten, was im Sinne einer verbesserten Kollateralisierung interpretiert wird (Skinner u. Strandness 1967; Janason u. Ringquist 1987). In anderen Untersuchungen ließ sich hingegen eine derartige Beeinflussung des Kollateralsystems nicht nachweisen (Buchwalsky et al. 1975). Die früher verbreitete Meinung hinsichtlich der Schlüsselposition der Kollateraldilatation bei Verbesserung der Gehleistung nach Trainingsbehandlung wurde durch quantitative Durchblutungsmessungen vor und nach Training widerlegt (Larsen u. Lassen 1955; Zetterquist 1970; Cachovan et al. 1976; Ekroth et al. 1978). Demnach spielen die Kollateralen für den Leistungszuwachs nach Training möglicherweise keine entscheidende Rolle (Dahllöf et al. 1983).

Umverteilung des Blutflusses

Die Umverteilung des verfügbaren Blutflusses hat zur Folge, daß nach Training eine Ökonomisierung des arteriellen Einstroms mit Verbesserung des Wirkungsgrads der Muskeldurchblutung und entsprechender Vergrößerung der Kontaktfläche zwischen den Kapillaren und den Muskelzellen in der perfusionslimitierten Gliedmaße zustande kommt.

Cachovan et al. (1976) zeigten, daß das Flächenintegral der Reaktivdurchblutung nach Training signifikant abnimmt, im Gegensatz zu der Gehleistung, die signifikant ansteigt. Da andererseits die Maximaldurchblutung des Musculus gastrocnemius während laufbandergometrischer Belastung nach Training noch signifikant zunimmt (Abb. 6.2), weisen diese Befunde darauf hin, daß es hier zu einer Redistribution des Bluteinstroms von den proximalen, normal perfundierten, zu Gunsten der distalen, minderperfundierten Muskeln kommen muß (Robin-Hood-Effekt) (Larsen 1973).

Die Untersuchungen von Zetterquist (1970) zeigen, daß der nach 4 Monaten Trainingsbehandlung erzielte Leistungszuwachs mit einer verbesserten peripheren O_2-Utilisation einhergeht, ohne daß die Regionaldurchblutung nach ischämischer Arbeit

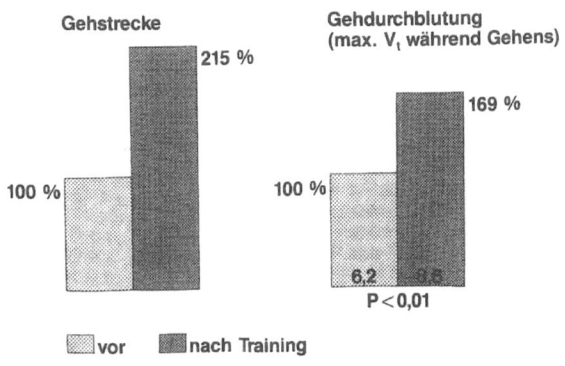

Abb. 6.2 Maximale Gehstrecke (Gehdauer in min) und Muskeldurchblutung ($_{133}$Xenon-Clearance in ml/100 g min) im M. gastrocnemius während laufbandergometrischer Belastung vor und nach Training. (Nach Larsen 1973)

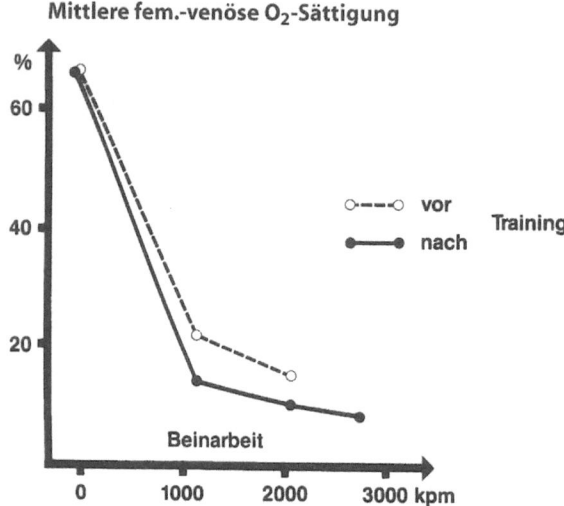

Abb. 6.3 Mittlere femoralvenöse O_2-Sättigung bei Patienten mit Claudicatio intermittens in Ruhe und während dosierter fahrradergometrischer Belastung des symptomatischen Beines. (Nach Zetterquist 1980)

sich signifikant ändert. Die bei vergleichbaren Belastungen ermittelte femoralvenöse O_2-Sättigung liegt nach Training noch tiefer, entsprechend der vergrößerten O_2-Extraktion in den arbeitenden Muskeln (Abb. 6.3). Dies ist auf eine verbesserte nutritive Perfusion und Kapillarisation im Muskel zurückzuführen.

Gehtechnik

Eine verbesserte Gehtechnik im Sinne einer effektiven koordinativen Muskelleistung spielt wahrscheinlich eine Rolle bei der Verlängerung der Claudicatiostrecke, v.a. bei älteren Patienten, und wird in Zusammenhang mit den Kurzzeittrainingseffekten diskutiert (Buchwalsky u. Blümchen 1980).

Durch Üben des entsprechenden Bewegungsablaufs kommt ein ökonomischer Einsatz agonistischer und antiagonistischer Muskelgruppen zum Tragen, wodurch eine Reduzierung des O_2-Bedarfs für eine gegebene Leistung erreicht werden kann (Abb. 6.4). Durch einen kürzeren und weniger intensiven Einsatz durchblutungsgestörter Muskeln kann der Klaudikant seinen Schmerz meiden und somit eine Steigerung der Gehstrecke erreichen (Schoop 1973). Andererseits zeigen die kontrollierten ganganalytischen Untersuchungen bei Claudicatio intermittens vor und nach Training (Dahllöf et al. 1975) keine Abweichung des Gehmusters gegenüber Kontrollen und keine Änderung nach Training, so daß die Bedeutung der Gehtechnik für den trainingsbedingten Zuwachs der Gehstrecke derzeit nur schwer abzuschätzen ist.

Schmerztoleranz

Eine Erhöhung der Schmerztoleranz als mögliche Ursache für den Trainingseffekt kann psychologisch durch Schmerzschwellenanhebung entstehen. Da während des Trainings sowohl die schmerzfreie als auch die maximale Gehstrecke proportional zunehmen, halten Dahllöf et al. (1983) einen derartigen Einfluß für ziemlich unwahrscheinlich.

Eine günstige Beeinflussung der weichteilrheumatologischen Komponente des Gehschmerzes bei Claudicatio intermittens (Bühring 1988) kann in diesem Zusammenhang ebenfalls diskutiert werden.

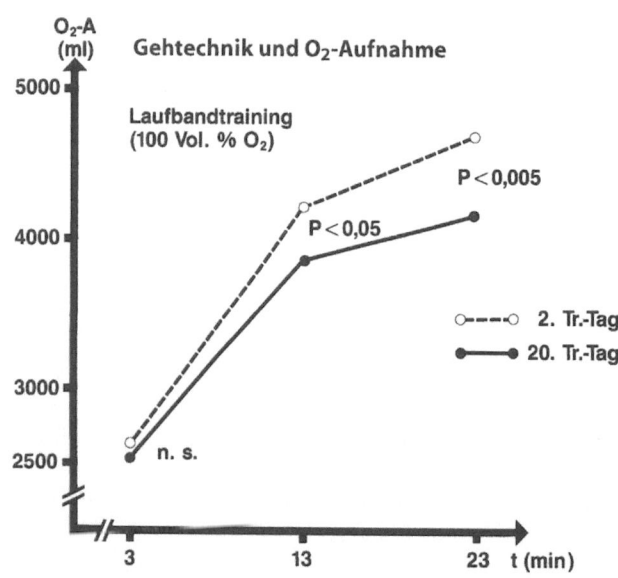

Abb. 6.4 Reduzierung der Sauerstoffaufnahme für eine gegebene Laufleistung durch Verbesserung der Koordination. Im Vergleich zu der Ausgangssituation (gestrichelte Linie) läßt sich durch Ökonomisierung der Bewegungsausführungen nach Training (durchgezogene Linie) eine signifikante Abnahme der O_2-Aufnahme für die gleiche Leistung ermitteln (Nach Hollmann 1973)

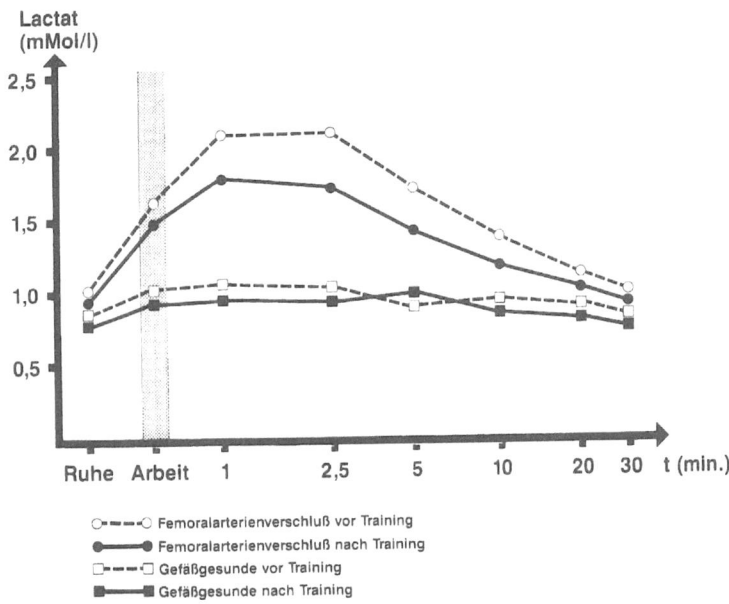

Abb. 6.5
Femoralvenöse Laktatkurve vor und nach Training bei Verschluß der A. femoralis und bei Gefäßgesunden. (Nach Köhler 1971)

Metabolische Anpassung

Die metabolische Anpassung der Beinmuskulatur ist der letzte und wichtigste Wirkungsmechanismus des Bewegungstrainings. Bereits 1970 haben Varnauskas et al. gezeigt, daß bei gesunden Probanden nach 6 Wochen Training die Hyperämie nach Belastung abnimmt, während die Aktivität der Sukzinyldehydrogenase und die maximale O_2-Aufnahme im Muskel signifikant ansteigt.

Untersuchungen über die metabolischen Effekte des physikalischen Trainings bei Claudicatio intermittens (Köhler 1971; Dahllöf et al. 1974) zeigen übereinstimmend, daß im trainierten Muskel eine erhöhte metabolische Aktivität mit Vermehrung der mitochondrialen Enzyme des oxidativen Stoffwechsels und Verbesserung der O_2-Utilisation auf zellulärer Ebene zu verzeichnen ist. Die Veränderungen des energetischen Stoffwechsels lassen sowohl auf eine verbesserte Energiebereitstellung als auch Energieausnutzung schließen. Nach erfolgreicher Gefäßrekonstruktion bilden sich die Stoffwechselveränderungen wieder vollständig zurück (Dahllöf et al. 1983).

Nach Training kommt es außerdem zu einer morphologischen Anpassung im Muskel mit Veränderungen der Mikrostruktur, Fasernumbau, vermehrter Kapillarisierung und Zunahme der Zahl und Dichte der Mitochondrien (Hammersten et al. 1980; Kano et al. 1997). Alle diese Änderungen resultieren schließlich in eine verbesserte O_2-Ausnutzung im ischämischen Muskel, damit eine höhere Leistung mit gleichem Blutangebot erzielt werden kann.

Die Verbesserung der Stoffwechselsituation nach Training anhand des Laktatverhaltens gibt Abb. 6.5 wieder. Abbildung 6.6 zeigt die Veränderungen des Muskelstoffwechsels bei Patienten mit Claudicatio intermittens in Beziehung zum Leistungszuwachs nach Training.

Weitere Wirkungsmechanismen

Über die beschriebenen 5 Mechanismen des Bewegungstrainings hinaus sind Änderungen hämorheologischer Parameter bekannt geworden, die von einigen Autoren ebenfalls mit dem klinischen Erfolg einer Trainingstherapie kausal in Verbindung gebracht werden (Ernst u. Matrai 1987). Die Untersuchungen von Diehm (1984) zeigen, daß bei Patienten mit AVK ein spezielles Ausdauertraining auch eine günstige Beeinflussung von Kohlenhydrat- und Fettstoffwechsel bewirkt.

Die aktive Bewegungstherapie hat einen hohen Stellenwert in der Behandlung der pAVK und zählt zu den wirksamsten konservativen Behandlungsmethoden, deren therapeutische Wirksamkeit als gesichert gilt. Sie ist verschlußgezielt durchführbar, exakt und individuell dosierbar, und schließlich besitzt sie auch eine psychologische Bedeutung, denn der Gefäßkranke hilft selbst aktiv mit, sein Leiden zu verbessern.

Die Verbesserung der Gehstrecke nach Training wird unterschiedlich angegeben und variiert zwischen 46–254 % (Tabelle 6.1). Diese Streuung ist teils methodisch bedingt (unterschiedlicher Wirkungsgrad des Trainings, verschiedene Testverfah-

Abb. 6.6
Korrelation zwischen Zuwachs der metabolischen Aktivität im M. gastrocnemius (Abszisse: Aufnahmegeschwindigkeit der C 14-markierten Glukose in Glykogen, CO_2 und Lipide bzw. Aktivität der Laktatdehydrogenase SOX) und dem Zuwachs der laufbandergometrisch ermittelten maximalen Gehstrecke (Ordinate) nach physikalischem Training bei Patienten mit Claudicatio intermittens. Schraffierte Zone = S_{yx}. (Nach Dahllöf 1974)

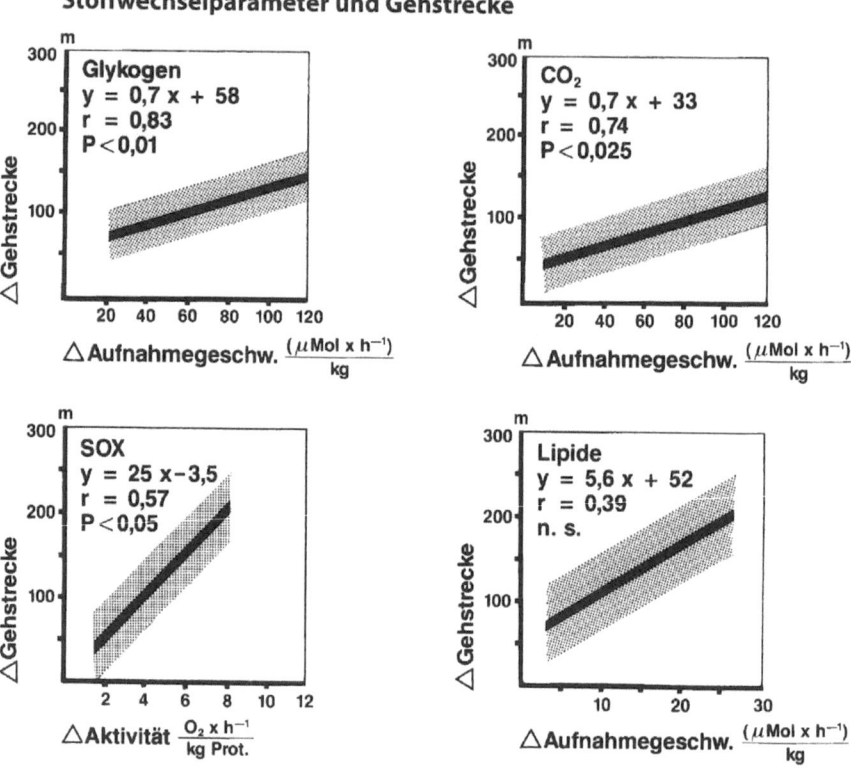

ren für die Beurteilung des therapeutischen Effekts) und teils durch biologische Einflüsse zu erklären (Zusammensetzung des Patientenguts, Einfluß des Körpergewichts).

Da es international keine verbindlichen Richtlinien zur Durchführung der Trainingsbehandlung gibt und eine Standardisierung der Untersuchungsmethoden bisher nicht existiert, sind die Ergebnisse von zahlreichen Trainingsstudien untereinander nicht vergleichbar und eine quantitative Aussage über die Wirksamkeit des Trainings nur bedingt möglich (Tabelle 6.2).

In einer nach den Prüfrichtlinien der Deutschen Gesellschaft für Angiologie (Heidrich et al. 1995) durchgeführten Untersuchung zur Wirksamkeit eines standardisierten Bewegungstrainings im Stadium II der pAVK war nach 4 Wochen die symptomfreie Gehstrecke signifikant im Mittel von 83 auf 134 m (61%), die maximale Gehstrecke von 127 auf 222 m (75%) gestiegen. Geht man von der Forderung einer mindestens 60%igen Leistungssteigerung als Kriterium für die Wirksamkeit aus, so konnten 48% aller Patienten als Responder definiert werden (Cachovan et al. 1994).

Tabelle 6.1 Ergebnisse einiger klinischer Studien zur Wirksamkeit des physikalischen Trainings bei Claudicatio intermittens. *T/P* Training vs. Placebo; Δ *Änderung* absolute und relative Differenz vor und nach Training; *p* statistische Signifikanz vor/ nach Training; *max.* maximale; *schmerzfr.* schmerzfreie

Autor	Studienart	Erfolgsparameter	Δ Änderung absolut	Δ Änderung relativ [%]	p
Larsen u. Lassen (1966)	T/P	max. Gehdauer	+ 5,2 min	+ 178	<0,025*
Dahllöf et al. (1974)	T/P	max. Gehstrecke	+ 350 m	+ 117	<0,001*
Grüntzig et al. (1975)	offen	max. Gehstrecke	+ 649 m	+ 254	<0,01
Cachovan et al. (1976)	offen	max. Gehstrecke	+ 77 m	+ 46	<0,01
Ekroth et al. (1978)	offen	max. Gehstrecke	+ 450 m	+ 160	<0,001
Maas et al. (1982)	offen	max. Gehstrecke	+ 192 m	+ 131	<0,005
Rosetzsky et al. (1985)	offen	schmerzfr. Gehstrecke	+ 268 m	+ 202	<0,01
Jonason u. Ringquist (1987)	offen	schmerzfr. Gehstrecke	+ 83 m	+ 73	<0,001
		max. Gehstrecke	+ 287 m	+ 67	<0,001
Mannarino et al. (1989)	T/P	schmerzfr. Gehdauer	+ 63 s	+ 87	<0,01*
		max. Gehdauer	+ 91 s	+ 67	<0,01*

* Bezogen auf die Trainingsgruppe in der Placebogruppe keine signifikante Änderung

Tabelle 6.2 Unterschiedliche Studienmuster der in Tabelle 6.1 zusammengefaßten Trainingsstudien im Hinblick auf die Zusammensetzung der Patientenkollektive, der Qualität und Quantität des Trainings und der angewandten Testmethode. *pAVK def.* Definition der zu behandelnden Patientengruppe (+ ja/– nein); *KG* Körpergewicht (? nicht angegeben, ↑ ↓ keine signifikante Änderung, ↓ signifikante Abnahme); *T* Training; *G* Gehtraining, *P* Trainingsprogramm, *H* Heimtraining, *A* ambulantes Training, *Ci* Claudicatio Schmerz; *max* maximal; *init* initial; *wö* wöchentlich; *indiv.* individuell

Autor	pAVK def.	KG	T-Art/-Form	T-Reiz	T-Häufigkeit	T-Dauer	Laufbandtest kmh/Steigung
Larsen u. Lassen (1966)	–	?	G/H	Ci max	60 min/t	6 Monate	4,6/indiv.
Dahllöf et al. (1974)	–	?	P/A	Ci > max	30 min/3mal wö	6 Monate	4,0/0 %
Grüntzig et al. (1975)	+	?	G/H	?	2–3 km/t	3 Jahre	3,2/12,5°
Cachovan et al. (1976)	+	↑↓	G/H	90 % Ci	3mal 20 min/t	10 Wochen	indiv./4°–8°
Ekroth et al. (1978)	+	?	P/A	Ci > max	30 min/3mal wö	4–6 Monate	4,0/0 %
Maass et al. (1982)	+	↓	G/H	90 % Ci	60 min/t	10 Wochen	5,0/6°
Rosetzsky et al. (1985)	–	?	P/A+H	?	45 min/3mal wö	3 Monate	–
Jonason u. Ringquist (1987)	+	?	P/A+H	?	45 min/2mal wö	3 Monate	3,6/indiv.
Mannarino et al. (1989)	+	?	G/A+H	Ci init	60 min/t	6 Monate	2,0/12°
Andriessen et al. (1989)	–	?	G/	Ci init	?/3mal t	?	3,6/6°

Tabelle 6.3 Gehtraining bei pAVK

Indikationen	Voraussetzungen	Kontraindikationen
Stadium II der pAVK	Allgemeine Belastbarkeit	Stadien III und IV der pAVK
Nach lumeneröffnenden Maßnahmen und operativen Eingriffen	Normale Herz- und Lungenfunktion	Kardiopulmonale Insuffizienz
	Normaler Bewegungsapparat	Instabile Angina pectoris
		Schwerwiegende Herzrhythmusstörungen
		Schwere Hypertonie

Indikationen und Kontraindikationen eines Gehtrainings

Die Erfolge der Ergotherapie hängen von einer präzisen Indikationsstellung und von den Voraussetzungen für einen Trainingseffekt ab (Tabelle 6.3).

Ein systematisches Gefäßtraining ist kontraindiziert im Stadium IV und etwas weniger streng gefaßt auch im Stadium III der pAVK. Als Ausnahme zählen Patienten, bei welchen die akrale Läsion nicht *durch*, sondern *bei* pAVK entstanden ist, z. B. durch Trauma, und bei denen der Kompensationsgrad der Arteriopathie an sich ausreichend ist (s. Kap. 8.2). Auf Ausschluß von allgemeinen Kontraindikationen muß peinlich geachtet werden (ggf. kardiopulmonale Limitierungen).

Obwohl die Trainingsbehandlung keine wesentliche Kreislaufbelastung darstellt und somit auch keine systematischen Trainingseffekte hervorruft, ist stets auf die Nebenwirkungen, v.a. bei älteren Patienten, zu achten (Tabelle 6.4).

Bei der Auswahl der Patienten für ein Training soll neben den entsprechenden angiologischen Kriterien auch die Beurteilung der allgemeinen Belastbarkeit mittels Ergometrie erfolgen. Therapiebedürftige Störungen müssen möglichst noch vor Training beseitigt werden.

Auf der anderen Seite sollte die kardiale Gefährdung bei Kranken mit einer KHK nicht grundsätzlich überbewertet werden, da bei individuell angepaßter Bewegungstherapie eher günstige Effekte als kardiale Komplikationen zu erwarten sind (Reinke et al. 1993).

Durchführung des Gehtrainings

Das therapeutische Leitprinzip der Trainingsbehandlung beruht auf einer dynamischen Muskelbeanspruchung im Intervallstil (abwechselnde Belastungs- und Erholungsphasen, Erholung mindestens so lange wie Belastung) mit dem Ziel, die lokale aerobe Ausdauer zu verbessern. Als Bela-

Tabelle 6.4 Gefahren bzw. Nebenwirkungen des Gehtrainings

Allgemein	Lokal
Belastungsdyspnoe	Schmerzen der Muskeln, Sehnen, Bänder, Knochen und Wirbelsäule
Angina pectoris	
Allgemeine Erschöpfung	Neigung zu Tendinosen, Periostosen und Myogelosen
Übertraining	
Manifestation von Herzinsuffizienz und Herzrhythmusstörungen	Verletzungsgefahr einschließlich Bagatelltraumen und thermische Schäden
Stoffwechselinteraktionen	

stungsform eignet sich am besten ein rasches Gehen sowie Muskelübungen in Form von Zehenständen und Kniebeugen. Als Trainingsreiz werden unterschiedliche Intensitäten des jeweiligen schmerzauslösenden Bewegungsablaufs gesetzt, von 66%, 75%, 90% bis hin zum Ischämieschmerz.

Das Trainieren soll möglichst regelmäßig, bis zu einer Stunde, z.B. über 3mal 20 min bzw. ein- bis 2mal 30 min täglich erfolgen. Der Trainingserfolg ist auf die Dauer von der Regelmäßigkeit der körperlichen Beanspruchung direkt abhängig, denn bereits nach einigen Wochen Ruhe geht der Trainingseffekt verloren. Ein konsequentes Einhalten des physikalischen Trainings ist und bleibt daher eine lebenslange Aufgabe für den Patienten. Ein körperliches Training garantiert keinen absoluten Schutz vor neuen oder zusätzlichen arteriellen Stenosen oder Verschlüssen. Vorhandene Stenosen oder Verschlüsse werden unter Training jedoch besser toleriert, sind mit weniger Komplikationen behaftet und prognostisch ingesamt günstiger, als bei Patienten ohne Training (Buchwalsky et al. 1975).

■ **Stationäre Trainingsbehandlung.** Die Ergotherapie kann stationär oder ambulant durchgeführt werden.

Das Training unter *stationären* Bedingungen ist zwar kostenaufwendiger als ambulantes Training, besitzt jedoch den Vorteil einer optimalen Patientenführung sowie einer hohen Belastungsintensität mit fortlaufender Kontrolle der erbrachten Leistung und Dosierungsanpassung.

Die stationäre Trainingsbehandlung bei pAVK soll den Patienten vorbehalten bleiben, bei denen die Chance auf Verbesserung der peripheren Leistungsbreite und der Lebensqualität ambulant wenig erfolgversprechend erscheint oder nicht möglich ist. Hierzu zählen:

- Patienten mit pAVK im Stadium einer fortgeschrittenen peripheren arteriellen Belastungsinsuffizienz bis hin zur Ruheischämie, wenn keine invasive Therapie möglich ist.
- Patienten nach lumeneröffnenden oder gefäßrekonstruktiven Maßnahmen, wenn Restsymptomatik bzw. Lokalbefund therapiebedürftig ist.
- Therapieversager nach ambulantem Training bzw. Patienten mit progressiver Leistungsverschlechterung.
- Polymorbide Patienten mit ausgeprägter Erkrankung der Gehfähigkeit durch pAVK.

Beispiel einer leistungsorientierten Bewegungstherapie bei pAVK in der Klinik gibt Tabelle 6.5 wieder.

■ **Ambulante Therapiebehandlung.** Die Vielzahl der pAVK-Patienten kann bewegungstherapeutisch *ambulant* behandelt werden, wie es die langjährigen Erfahrungen von Weidinger u. Bachl (1988) an über 1 000 Patienten eindrucksvoll demonstrierten. Die kontrollierte Trainingstherapie bei pAVK nach dem Konzept der 1987 gegründeten Deutschen Gesellschaft für Gefäßsport (GfG) stützt sich auf das Wiener Trainingsmodell, bestehend aus 3 Elementen:

Tabelle 6.5 Synopsis bewegungstherapeutischer Maßnahmen bei stationärer Behandlung der pAVK in Abhängigkeit vom funktionellen Zustand. Die Voraussetzung einer optimalen, auf den einzelnen Patienten abgestimmten Bewegungstherapie ist die Kapazitätsanalyse. Hierbei wird durch klinische Einschätzung und/oder Bestimmung der Belastbarkeit auf dem Fahrradergometer bzw. im kontrollierten Gehtest die Leistungsfähigkeit des Patienten definiert. Danach richtet sich die jeweilige Behandlungsmethode und -form mit der entsprechenden Zielsetzung. Das Leistungsniveau wird fortlaufend kontrolliert und patientengerecht angepaßt. *25 W, 50 W* physikalische Arbeitskapazität in Watt (Fahrradergometrie), *Takt 90, Takt 120* Belastbarkeit bei Tempo 90 bzw. 120 Schritte/min (kontrollierter Gehtest), *KGE* krankengymnastische Einzelbehandlung

Kapazitätsanalyse	Methode	Zielsetzung	Form
Bettlägerigkeit	KGE	allg. Mobilisation Prophylaxe von Immobilitätsschäden Erhalt der Bewegungsfunktion und der Restdurchblutung	AVK Stufe 1 (liegend(sitzend) AVK Stufe 2 (sitzend/stehend) AVK Stufe 3 (stehend/gehend)
deutlich eingeschränkte allgemeine und/oder periphere Leistungsbreite (einige Schritte)	Gruppe auf Stationsebene	Erhalt der verbleibenden Gehleistung und Mobilität	AVK Gruppe 4b Pedalergometer
Eingeschränkte allgemeine und/oder periphere Leistungsbreite (25 W, Takt 90)	Gruppe auf Stationsebene	Bewältigung von Alltagsaufgaben	AVK Gruppe 4a Pedalergometer
Eingeschränkte periphere Leistungsbreite (50 W, Takt 120)	Gruppen auf Klinikebene, im Gelände, Bewegungsbad evtl. individuell	Verbesserung der Gehfähigkeit und der allgemeinen Kondition	AVK Gruppe 3 (< 5 min/120) AVK Gruppe 2 (> 5 min/120) Laufband (1 Watt/kg KG)

- Belastungsorientiertes Zweidrittelintervallgehtraining.
- Metronomtakt gesteuertes Pedalergometertraining.
- Allgemein-gymnastisches Übungsprogramm zur Koordinationsverbesserung.

Das Übungsprogramm dauert jeweils 1–1½ h und wird 2mal pro Woche durchgeführt. Alle 4 Wochen erfolgt eine neue Leistungsbeurteilung und Austestung mit Festsetzung der neuen Trainingseinheiten (Gerlach 1987).

Das ambulante Training ist kostengünstig und bringt auch Medikamenteneinsparungen mit sich (Weidinger 1984). Der beste Wirkungsgrad eines ambulanten Trainings wurde nach 12 Wochen bei 3maliger wöchentlicher Behandlung bzw. nach 6 Wochen bei täglicher Behandlung beschrieben (Krause 1975).

Das Ziel, ein standardisiertes Trainingsprogramm für die Patienten mit pAVK flächendeckend in die Praxis einzuführen, verfolgt die GfG durch die Gründung von ambulanten pAVK-Trainingsgruppen (Gerlach 1988).

Das sog. *Heimtraining* (definiert als reine Therapieempfehlung ohne regelmäßige Kontrolle), scheint zwar weniger effektiv zu sein als Training unter Aufsicht, kann aber dennoch einen günstigen Einfluß auf den Spontanverlauf der Claudicatio intermittens nehmen (Cronenwett 1984).

Die einzelnen Gesichtspunkte der Trainingsgestaltung gibt Tabelle 6.6 wieder.

Vorbehaltlich der bereits erwähnten Bemerkungen hinsichtlich der Vergleichbarkeit von Studien zur Wirksamkeit des Trainings lassen sich die Langzeitergebnisse nach Trainingsbehandlung wie folgt zusammenfassen.

Tabelle 6.6 Gehtraining bei pAVK

Trainingsart	progressives dynamisches (aerobes) Ausdauertraining im Intervallstil oder in Dauerform
Trainingsdosierung	Trainingsintensität bezogen auf den ischämischen Schmerz (Reizintensität, Reizumfang, Pausendauer, Reizdauer)
	Trainingshäufigkeit individuell
	Trainingsdauer lebenslang
Trainingsaufbau	Adaptationsphase (Wochen) Aufbauphase (Monate) Stabilisationsphase (Jahre)
Organisationsformen	stationär, ambulant, Heimtraining

Langzeitergebnisse

Nach 4 bis 6 Monaten Training hatten 88 % der Patienten eine durchschnittliche Zunahme der maximalen Gehstrecke von 160 % zu verzeichnen. Die Drop-out-Rate betrug 12 % (Ekroth et al. 1978). Nach 3 Jahren Training, täglich 15 min, 5mal in der Woche, sind 70 % der Patienten beschwerdefrei (Buchwalsky u. Blümchen 1980). Nach 4 Jahren Intervalltraining 1 h täglich, 5mal in der Woche im Sommer und 2mal wöchentlich 1 h Gefäßgymnastik im Winter, konnte eine Steigerung der maximalen Gehstrecke um 470 % erzielt werden (Weidinger 1985). Eine alle 6 Monate durchgeführte Wiederholungsbehandlung über 6 Wochen (5mal wöchentlich 30 min) war nach 5 Jahren hingegen lediglich in der Lage, die eingangs ermittelte Gehstrecke zu halten, während sich die Gehstrecke ohne Training deutlich verschlechterte (Hartmann et al. 1982). Die Therapiekontrolle wird mittels Gehtest durchgeführt (s. Abschn. 4.1.3).

6.1.2
Krankengymnastische Einzelbehandlung

Die Krankengymnastische Einzelbehandlung (KGE) wird bei Patienten im Stadium III und IV mit dem Ziel angewandt, eine allgemeine Mobilisation und einen Erhalt der kardiopulmonalen Leistungsfähigkeit zu fördern sowie lokal die ischämische Muskelkontraktur, Muskelatrophie, Inaktivitätsosteoporose und Gelenkversteifung zu bekämpfen. Außerdem dient sie zur Thrombembolieprophylaxe (arteriell, venös) in Zusammenhang mit der durch die Ruhigstellung der Extremitäten hervorgerufene erhöhte Gerinnungsaktivität und verminderte Fibrinolyse.

Im Rahmen der KGE werden gewöhnlicherweise dynamische Muskelübungen für die obere Körperhälfte, ggf. für das nichtbetroffene Bein, Körperwahrnehmung, passive Muskel- und Gelenkdehnungen an den Extremitäten verordnet und unter der Leitung des Therapeuten durchgeführt.

In weniger kritischen Situationen können auch Ratschow-Rollübungen angewendet werden. Das therapeutische Ziel ist die Steigerung einer unzureichenden Ruhedurchblutung durch Auslösung einer reaktiven Hyperämie durch Lagewechsel, bei unterschwelliger Muskelbelastung. Dabei wird davon ausgegangen, daß stoßartige Durchblutungsspitzen einen Reiz für die Kollateralentwicklung setzen und, daß bei Lagewechsel ein umgekehrter Steal-Effekt zustande kommt (Lassen u. Westling 1969).

Die KGE als basistherapeutische Maßnahme wird je nach Bedarf mehrmals täglich angewandt und in den individuellen Therapieplan, gemeinsam mit den allgemeinen pflegerischen Maßnahmen

(z. B. Tieflagerung der Beine zur druckpassiven Eröffnung der kollabierten Gefäße bei aufgehobener Autoregulation; Wärmeschutz der Gliedmaßen in Watteverband zur Verhinderung einer weiteren Herabsetzung der bereits kritisch eingeschränkten Hautdurchblutung), nahtlos eingegliedert. Für den Therapieerfolg ist neben der somatischen Betreuung des Patienten auch eine psychologische Führung von entscheidender Bedeutung.

Im Vergleich zu dem großen Nutzen der aktiven Bewegungstherapie und der KGE kommt den anderen physiotherapeutischen Maßnahmen eine wesentlich geringere Bedeutung zu. Es handelt sich fast ausnahmslos um unterstützende Verfahren, die zwar von vielen Gefäßkranken subjektiv angenehm empfunden werden, insgesamt jedoch nur schwach wirksam sind, indem sie eine Zunahme der unzureichenden Hautdurchblutung im Fuß und Zehenbereich auslösen können, oder aber zur Bekämpfung der begleitenden motorischen und sympathischen Reflexdystrophie dienen (Bühring 1985).

6.1.3
Elektrotherapie

Die für periphere Durchblutungsstörungen effektivste Elektrotherapieform sind die diadynamischen Ströme nach Bernard. Diese Ströme sind eine Mischung von galvanischen und faradischen Stromformen, wobei sich besonders der Wechsel von langsamen (50 Hz) und schnelleren (100 Hz) Impulsen bewährt hat. In der langsamen Impulsphase kommt es zu einer leichten Muskelkontraktion, die in der schnellen Phase entspannt. Der gezielte Einsatz an der Muskulatur distal des bestehenden Gefäßverschlusses ermöglicht es, ein aktives Gefäßtraining zu simulieren. Neben der daraus resultierenden Hyperämie ist die analgetische Wirkung auf oft vorhandene Schmerzpunkte (Trigger-Points) sowie die muskeldetonisierende Wirkung bei Muskelverhärtungen (Myogelosen) hervorzuheben. Die Behandlung erfolgt mehrmals wöchentlich über jeweils 10–20 min. Neben Hyperämisierung und Schmerzlinderung kann auch eine Verbesserung der Claudicatiostrecke erreicht werden (Hupka et al. 1981).

Die transkutane elektrische Nervenstimulation (TENS) eignet sich zur Schmerzbekämpfung im Stadium III und IV der pAVK sowie zur Therapie der myalgischen Veränderungen der Wadenmuskulatur im Stadium II (s. Abschn. 6.4). Bühring et al. (1984) berichteten über eine 125 %ige Zunahme der schmerzfreien Gehstrecke im Stadium II nach 2 Behandlungen über 4 Wochen über je 20 min. Bei chronischen Schmerzen wird eine 2- bis 4malige Stimulation pro Tag über eine Zeit von 30–60 min empfohlen. Im Stadium III bzw. IV der pAVK wird in besonderen Fällen die elektrische Spinalstimulation (SCS) angewandt (Broseta et al. 1986).

6.1.4
Thermo- und Hydrotherapie

Als ergänzende Maßnahmen zur Therapie des Stadium II und des frühen Stadiums III werden Thermo- und Hydrotherapie häufig als sog. Fernteilbäder in Form ansteigender Sitz- und Armbäder (35°–40° und darüber) sowie Rumpflichtbäder (mittels Lichtkasten) verordnet. Das Prinzip dieser indirekten Erwärmung beruht auf der thermoregulatorisch abhängigen Tonusregulation der Widerstandsgefäße in der Haut. Vermehrte Wärmezufuhr durch Erwärmung bestimmter Körperstellen führt zu einer reflektorischen Vasodilatation auch in anderen Bezirken, ohne den Sauerstoffverbrauch zu erhöhen. Konsensuelle generalisierte Gefäßerweiterung führt auch im durchblutungsgestörten Gebiet zu einer Erwärmung

Wechselbäder und lokale Wärmeapplikation von außen dagegen sind kontraindiziert.

CO_2-induzierte Zunahme der akralen Durchblutung und des transkutanen Sauerstoffpartialdrucks nach CO_2-Wasserbad bei Patienten mit pAVK im Stadium II haben Hartmann et al. (1991) beobachtet.

6.1.5
Massage

Massage als passive Physiotherapiemethode dient zur Unterstützung und Ergänzung der aktiven Therapiemaßnahmen bei pAVK.

Als einfachste und zeitlich wenig belastende hyperämisierende Methode kann im Stadium II unter strikter Vermeidung von Hautverletzung die Bürstenmassage angewandt werden.

Die klassische Massage und die Unterwassermassage sind als durchblutungsfördernde Maßnahmen ungeeignet, sie haben ihre Indikation lediglich bei der Behandlung von begleitenden Myogelosen im Stadium II.

Die Bindegewebsmassage als eine Sonderform der Segmenttherapie soll eine direkte und reflektorische Beeinflussung des Sympathikus bewirken und dort sinnvoll eingesetzt werden, wo eine zusätzliche lokale Sympathikusreizung vorliegt. Neben einer Verbesserung der peripheren Durchblutung wird eine gleichzeitige Beseitigung der begleitenden kutan-viszeralen Irritation diskutiert.

Die Reflexzonenmassage als indirektes Verfahren kann in allen Stadien der pAVK angewendet werden, meist 3mal wöchentlich über 4 bis 6 Wochen durch gut geschulte Physiotherapeuten.

6.2
Medikamentöse Durchblutungssteigerung bei chronischer peripherer arterieller Verschlußkrankheit

H. RIEGER und V. HOSSMANN

Die in der klinischen Angiologie eingesetzten Medikamente haben insgesamt das Ziel, das stadientypische Krankheitsbild der chronischen peripheren arteriellen Verschlußkrankheit positiv zu beeinflussen. Dies ist grundsätzlich sowohl dadurch möglich, die Durchblutung der ischämischen Gewebebereiche zu verbessern als auch indirekt die Folgen einer chronischen Ischämie positiv zu beeinflussen. Zur direkten Perfusionsverbesserung werden die in diesem Abschnitt zu besprechenden vasoaktiven Substanzen, die Hämodilution, Mineralokortikoide und Fibrinolytika eingesetzt. Zur darüber hinausgehenden konservativen Therapie nehmen v.a. in fortgeschrittenen Stadien die Infekt- und Schmerzbekämpfung einen wichtigen Platz ein (Abschn. 6.3 und 6.4).

6.2.1
Hämodynamik der peripheren Perfusionssteigerung bei peripherer arterieller Verschlußkrankheit

Zum Verständnis dafür, auf welche Weise grundsätzlich eine Perfusionssteigerung einer durchblutungsgestörten Extremität herbeigeführt werden kann, sollen einige hämodynamische Überlegungen dienen. Diese Vorbemerkungen sollen auch dazu beitragen, die schon traditionell bestehende Unsicherheit hinsichtlich der Wirkung und klinischen Wirksamkeit der vasoaktiven Therapie der chronischen pAVK auf eine rationale Basis zu stellen. Es hat keinen Sinn, eine Medikamentengruppe pauschal abzulehnen. Besser ist es, sich zu fragen, über welche hämodynamische (oder andere) Mechanismen überhaupt eine Perfusionssteigerung zu erreichen wäre und dann zu prüfen, über welche der in Betracht kommenden Mechanismen die einzelnen Substanzen wirklich wirksam werden könnten.

Den Abbildungen 6.7 und 6.8 sind schematisch diejenigen Möglichkeiten zu entnehmen, die grund-

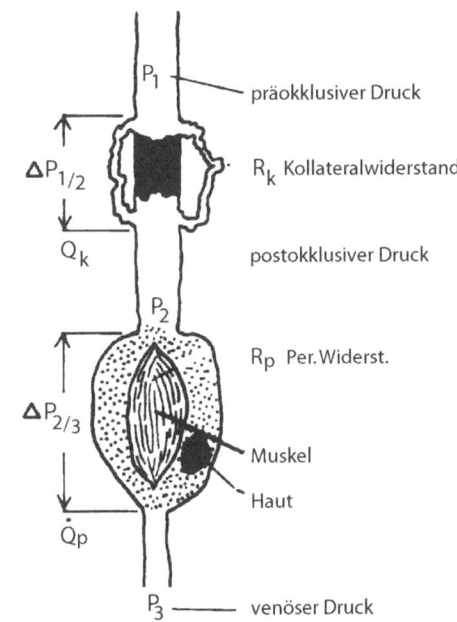

Abb. 6.7 Schematische Darstellung eines Arterienverschlusses mit nachfolgender Organstrombahn (Muskel/Haut)

sätzlich zur Perfusionssteigerung einer durchblutungsgestörten Extremität führen können. Danach sind die unmittelbaren Einflußgrößen der gestörten Extremitätenperfusion der jenseits eines Arterienverschlusses noch bestehende postokklusive Restdruck p_2 bzw. die Differenz zwischen p_2 und dem jenseits der Organstrombahn bestehenden Venendruck p_3, also die arteriovenöse Druckdifferenz $\Delta p_{2/3}$ einerseits und der periphere Organwiderstand R_p andererseits (dick ausgezogene Kästchen in Abb. 6.8).

Der arteriovenöse Perfusionsdruck ($\Delta p_{2/3}$), der postokklusiv noch verfügbar ist, hängt ab vom präokklusiven Systemdruck p_1, vom kollateralen Strömungswiderstand R_k und vom jenseits der Organstrombahn herrschenden venösen Druck p_3 (Abb. 6.7 und 6.8). Der kollaterale Widerstand R_k wiederum ist eine Funktion der Weite der Kollateralgefäße, der Gefäßlängen und der Gefäßtopographie sowie der Blutviskosität.

Der periphere Organwiderstand R_p hängt sowohl von der Weite der muskulären und kutanen Widerstandsgefäße als auch - ebenso wie R_k - von der Blutviskosität ab. Dies ist die Ausgangslage. Wenn medikamentös eine Perfusionssteigerung erreicht werden will, kann dies ausschließlich über die hier dargestellten hämodynamischen Mechanismen („hemodynamic pathways") ablaufen. Im folgenden sollen die medikamentösen Möglichkeiten der Per-

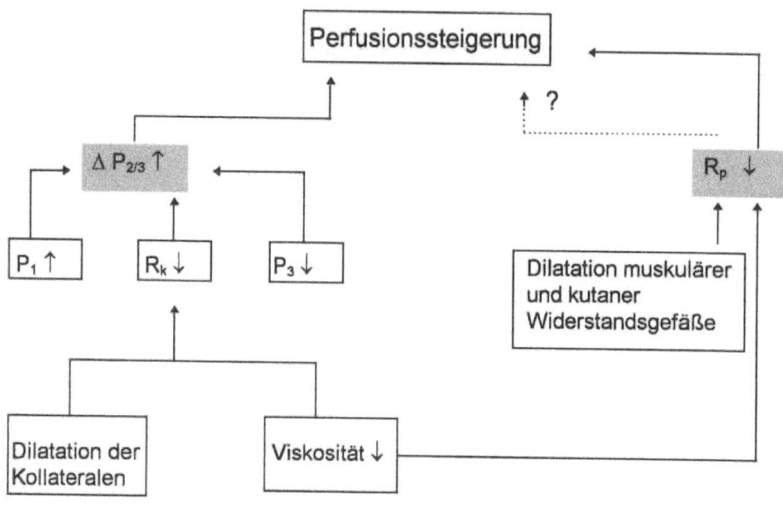

Abb. 6.8
Schematische Darstellung der hämodynamischen Möglichkeiten einer Perfusionssteigerung bei peripherem Arterienverschluß.
$\Delta p_{2/3}$ = Perfusionsdruck (über der jenseits eines Arterienverschlusses liegenden Muskulatur und Haut wirksame arteriovenöse Druckdifferenz),
p_1 präokklusiver Systemdruck,
R_k kollateraler Strömungswiderstand,
p_3 venöser Druck,
R_p peripherer Strömungswiderstand,
R_p peripherer Strömungswiderstand,
↑ Steigerung,
↓ Senkung
(Näheres s. Text)

fusionssteigerung anhand der oben genannten hämodynamischen Zusammenhänge besprochen werden.

Steigerung des präokklusiven systemischen Blutdrucks (p_1)

Der systemische Blutdruck kann prinzipiell durch Steigerung des Herzminutenvolumens (HMV) bei gegebenem peripheren Widerstand oder durch Steigerung des gesamten peripheren Widerstands bei gegebenem HMV angehoben werden.

Die Steigerung des gesamten peripheren Kreislaufwiderstands ist z. B. durch indirekte Sympathikomimetika (Freisetzung von Noradrenalin aus den postganglionären Nervenfasern bzw. Hemmung des Abbaus freigesetzten Noradrenalins) oder durch direkte Sympathikomimetika (α-Rezeptorstimulatoren) möglich. Bei pAVK mit gleichzeitig bestehender ausgesprochener (essentieller) Hypotonie kann dieser Weg versucht werden (z. B. Norfenefrin: Novadral®, Etilefrin: Effortil®). Daß hierdurch eine Steigerung auch des postokklusiven Drucks erreicht werden kann, konnte sowohl nichtinvasiv als auch invasiv gezeigt werden (Janssen et al. 1985; Matsubara et al. 1980).

Für das Herz ökonomischer ist allerdings die Steigerung des HMV via Zunahme des Plasma- bzw. Blutvolumens durch Steigerung des Gesamtkörpernatriums durch z. B. Mineralkortikoide. Zur oralen Anwendung geeignet ist 9-α-Fludrocortison (z. B. Astonin H®). Diese Indikation wird zwar seltener gestellt, da die Kombination einer pAVK mit essentieller Hypotonie nicht häufig ist. Im Einzelfall ist der klinische Erfolg jedoch gut. Es sei ergänzend erwähnt, daß die Steigerung des Natriumbestands durch Mineralkortikoide die Ansprechschwelle der Widerstandsgefäße auf Katecholamine erniedrigt und somit ein Doppeleffekt erzielt werden kann.

Ein weiterer Weg, das HMV zu steigern, gelingt mit hydrierten Mutterkornalkaloiden (Dihydroergotamin, z. B. Dihydergot®). Die tonisierende Wirkung auf die venösen Kapazitätsgefäße führt – zumindest kurzfristig – zu einer Steigerung des venösen Rückflusses und somit (Starling-Mechanismus) zu einer erhöhten diastolischen Füllung. Wegen der Gefahr arterieller Spasmen (Ergotismus, s. Abschn. 17.21) wird diese Substanzgruppe in der Angiologie allerdings gemieden.

Schließlich ist die HMV-Steigerung durch Hämodiluenzien bzw. Plasmaexpander herbeizuführen, wie sie im Rahmen der therapeutischen Hämodilution in der Tat ausgenutzt wird (s. Abschn. 6.2.5).

Perfusionssteigerung durch Senkung des kollateralen Widerstands R_k

Eine weitere Möglichkeit, p_2 bzw. $\Delta p_{2/3}$ zu erhöhen, ist die Senkung des kollateralen Widerstands R_k.

Die Senkung des kollateralen Widerstands ist aus Gründen der therapeutischen Logik von allen Möglichkeiten die sinnvollste. Man muß sich erinnern, daß die Entwicklung des kollateralen Widerstands Folge eines pathologischen Zustands, nämlich des zugrunde liegenden Arterienverschlusses ist. Die medikamentöse Senkung des kollateralen Widerstands wäre somit ein therapeutischer Versuch, sich wieder der funktionellen Normalität zu nähern. Medikamente, die *ausschließlich* oder zumindest überwiegend den kollateralen Widerstand durch selektive Dilatation vorwiegend der Kollateralgefäße senken, sind allerdings nicht bekannt. Im Gegenteil, alle als Vasodilatatoren bekannte Substanzen greifen vornehmlich an den peripheren

Widerstandsgefäßen an, senken somit den peripheren Organwiderstand R_p und nicht den Kollateralwiderstand R_k. Dieser Umstand der offenbar nicht realisierbaren Selektivität medikamentöser Kollateralgefäßerweiterungen erschwert den praktischen Umgang mit potenten Vasodilatatoren, wie später auseinandergelegt werden soll.

Reduktion des postkapillären Venendrucks p_3

Wie aus Abb. 6.8 schematisch erkennbar, kann rein hämodynamisch die über der Organstrombahn liegende arteriovenöse Druckdifferenz $\Delta\ p_2/p_3$ auch durch Senkung des Venendrucks p_3 erhöht werden. Es ist belegt, daß die Höhe des postkapillären venolären Drucks u.a. eine Funktion des arteriellen Einstroms ist (Kamps u. Rieger, 1991). Es kann umgekehrt angenommen werden, daß die Senkung des venolären Drucks zur kapillären Perfusionssteigerung bzw. zur Steigerung der postokklusiven Gewebeperfusion führt. Dies v.a. dann, wenn aufgrund z.B. einer chronischen venösen Insuffizienz der venoläre Druck pathologisch erhöht ist (s. Kap. 41). Ob tatsächlich durch eine Senkung des postkapillären Venendrucks, z.B. durch Aktivierung der Muskelpumpe, eine Verbesserung der arteriovenösen Gewebeperfusion zu erreichen ist, ist bislang allerdings nicht belegt worden.

Perfusionssteigerung durch Senkung des peripheren Organwiderstands?

Es wurde bereits oben darauf hingewiesen, daß vasodilatierende Substanzen vornehmlich die peripheren Widerstandsgefäße und nicht vorwiegend die Kollateralgefäße dilatieren. Dieser Umstand macht das Konzept „postokklusive Perfusionssteigerung durch Vasodilatation" problematisch, wie im folgenden klargemacht werden soll.

Unter normalen Umständen ist der systemische arterielle Blutdruck als „Betriebsdruck" im Sinne eines potentiellen Energiespeichers aufzufassen, der lediglich die Aufgabe hat, im Fall eines von der Peripherie angemeldeten Bedarfs (= Dilatation der Arteriolen) eine bedarfsdeckende Durchblutungssteigerung zu gewährleisten. Diese Verhältnisse sind z.B. vergleichbar mit einer hochgespannten Autobatterie, an die eine Anzahl zumeist parallel liegender Verbraucher angeschlossen ist. Unter Standardbedingungen (Tagfahrt ohne Niederschlag) sind die meisten Verbraucher (Licht, Scheibenwischer, Heckscheibenwischer, Heizung etc.) abgeschaltet. (Diese Situation entspricht geschlossenen Arteriolen bzw. der nicht- oder minderperfundierten Organe oder Organteile während körperlicher Ruhe.) Bei Nacht, Nebel und Regen müssen nahezu alle Verbraucher zugeschaltet werden (= Vasodilatation der Arteriolen zur Perfusionssteigerung der Muskelgefäße während körperlicher Arbeit). Ein nennenswerter Spannungsabfall der Batterie ist trotzdem nicht zu befürchten, da durch den laufenden Motor die Batterie aufgeladen bleibt (= Steigerung des HMV durch Inotropie und Steigerung der Herzfrequenz). Diese Verhältnisse sind ebenfalls vergleichbar mit einem Wasserversorgungssystem. Solange der Wasserturm als zentraler Volumen- und Druckspeicher eines zu versorgenden Bezirks gefüllt ist (entspricht hier dem Druck- und Volumenreservoir der Aorta und großen organspeisenden Arterien), kann das Zu- und Abschalten peripherer haushaltseigener Verbraucherhähne nicht zu einer wesentlichen zentralen Druckänderung führen. Selbst verbrauchsintensive Spitzenzeiten (entspricht hier der körperlichen Belastung mit Dilatation aller Muskelgefäße) haben keine wesentlichen mittleren Druckschwankungen zur Folge. Mit anderen Worten, beim Gefäßgesunden führt die Senkung des peripheren Widerstandes R_p der Beinstrombahn zu einer kräftigen Perfusionszunahme, da das Druckreservoir intakt ist. Liegt jedoch ein Arterienverschluß vor, ist zwischen dem Druckreservoir und dem zur Versorgung anstehenden Organgebiet ein Widerstand eingeschaltet (Reduzierventil). Der zur Verfügung stehende Betriebsdruck rekrutiert sich nicht mehr aus dem großen Druckreservoir der Aorta und ihrer großen Gefäße, sondern nur noch aus dem jenseits des Verschlusses noch verfügbaren Restdruck und ist somit reduziert. Ein z.B. bei körperlicher Belastung durch periphere Arteriolendilatation signalisierter Durchblutungsmehrbedarf kann nur insoweit gedeckt werden, als dies die Höhe des *postokklusiv verbliebenen Betriebsdrucks p_2* noch zuläßt! Ist dieser zu niedrig, kommt es nach Vasodilatation der im postokklusiven Bereich gelegenen Arteriolen zwar noch zu einer Durchblutungssteigerung in der Peripherie – über die Kollateralen besteht ja noch eine hydrodynamische Verbindung zum präokklusiven Druckreservoir der Aorta und großen Gefäßen. Die noch zu erzielende Durchblutungssteigerung ist jedoch inhomogen und führt zu Blutumverteilungsphänomenen. Die durch Vasodilatation geschaffene Vergrößerung der intravasalen Kapazität jenseits der Arterienverschlüsse und der Energieverlust durch die kollaterale Strömung können nämlich zu einer weiteren Abnahme des postokklusiven Restdrucks p_2 unter die kritische Grenze (40–50 mm Hg) führen, so daß eine weitere Durchblutungssteigerung nicht mehr erfolgen kann. Im Gegenteil, es kann zu therapeutisch unerwünschten Steal-Effekten kommen. Steal-Effekte sind grundsätzlich Folge induzierter regionaler Widerstandsänderungen in hintereinander und/oder parallel liegenden Strombereichen bei gleich-

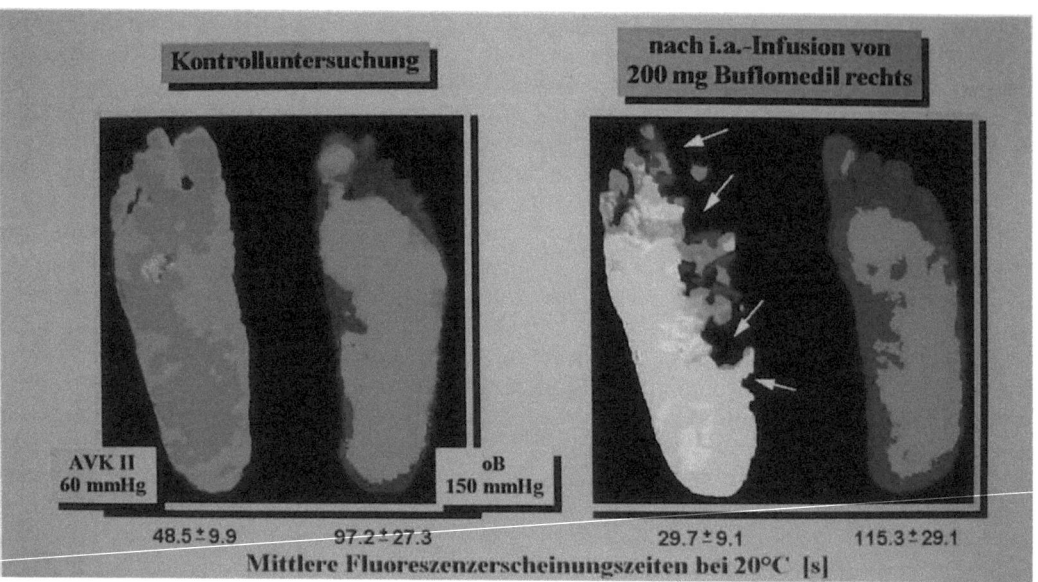

Abb. 6.9 Fluoreszenzangiographische Studie vor und nach intraarterieller Injektion eines Vasodilatators in die rechte A. fem. com. (Leistenarterie). Vor Injektion ist die rechte Fußsohle bei einem postokklusiven Druck von nur 60 mm Hg insgesamt sehr mäßig durchblutet (Farbmuster blau bis grün) bei einer mittleren Fluoreszeinerscheinungszeit von 48,5 s. Nach Injektion kommt es zu einer im Mittel erheblichen Verkürzung der Fluoreszeinerscheinungszeit auf 29,7 s, was durch die partielle Mehrdurchblutung der Fußsohle (gelbe Flächenbereiche) bedingt ist – aber unter Inkaufnahme einer drastischen Durchblutungsreduktion im medialen Fußsohlenbereich (Steal-Effekt, s. Pfeile)

zeitig proximal vorhandenen Strombahnhindernissen der zuführenden Transportarterien. Ein Steal-Effekt kann durch Widerstandsveränderungen hintereinandergeschalteter oder parallel liegender Strömungswiderstände auftreten. Zu einem Steal-Effekt im Rahmen *hintereinandergeschalteter* Organbereiche kann es z. B. dadurch kommen, daß im Zuge einer intraarteriellen Injektion (A. femoralis communis) bei gleichzeitigem Vorliegen femoropopliteraler Verschlüsse eine starke Vasodilatation im Versorgungsbereich der A. profunda femoris auftritt. Hierdurch kommt es zu einer Hyperperfusion des Oberschenkels auf Kosten der nachgeschalteten Strombahnbereiche mit klinisch sichtbarer Abblassung des Fußes. Ein Steal-Effekt im Rahmen *parallelgeschalteter* Strömungswiderstände könnte sich durch eine medikamentös induzierte Vasodilatation jenseites eines z. B. femoropopliteralen Verschlusses dadurch einstellen, daß parallel liegende akrale (Haut-)Gefäße dilatieren und den aus ischämischen Gründen hypoperfundierten Gewebebereichen Blut entziehen (Abb. 6.9).

Steal-Effekte treten um so eher auf, je niedriger der postokklusive Druck p_2 ist bzw. – um im obigen Bild zu bleiben – je niedriger die Batterie gespannt bzw. der Druck im Wasserturm ist. Oberhalb eines postokklusiven Drucks von ca. 90 mm Hg ist ein medikamentös induzierter und klinisch manifester Steal-Effekt unwahrscheinlich. Bei einem postokklusiven Druck von 60 mm Hg oder weniger (s. Abb. 6.9) ist dagegen mit einem solchen zu rechnen. Ein Steal-Effekt ist immer Folge einer lokalen bzw. regionalen Vasodilatation bzw. einer vasodilatierenden Substanz! Genau dies aber ist der konzeptionelle Nachteil des Einsatzes medikamentöser Vasodilatatoren bei pAVK. Da – wie bereits mehrfach bereits betont – keine selektive Dilatation der Kollateralgefäße zu erwarten bzw. bislang nachgewiesen worden ist, sondern vorwiegend die peripheren muskulären und kutanen Widerstandsgefäße der Haut dilatiert werden, ist das Behandlungsergebnis fraglich bzw. durch potentielle Steal-Effekte belastet.

Der Zusammenhang zwischen peripherem Organwiderstand R_p und dem postokklusiven noch vorhandenen Druck p_2 geht auch aus nachstehender Formel hervor, die in Anlehnung an Thulesius (1979) und anhand von Abb. 6.7 wie folgt zu entwickeln ist:

Aufgrund des für die Kreislaufphysiologie geltenden Kontinuitätssatzes (durch jeden kompletten Querschnitt beliebiger Kreislaufabschnitte fließen pro Zeiteinheit konstante Blutvolumina) muß das Stromzeitvolumen durch die Kollateralen $\dot{Q}_k$ gleich demjenigen durch die periphere Organstrombahn $\dot{Q}_p$ sein.

$$\dot{Q}_k = \dot{Q}_p \tag{1}$$

oder auf der Basis des Hagen-Poiseuille-Gesetzes

$$\dot{Q}k = \dot{Q}p = \frac{p_1 - p_2}{R_k} = \frac{p_2 - p_3}{R_p} \tag{2}$$

wenn p_3 vernachlässigt wird:

$$\frac{p_1 - p_2}{R_k} = \frac{p_2}{R_p} \tag{3}$$

Gemeinsamer Nenner und kürzen:

$$R_p (p_1 - p_2) = R_k \cdot p_2 \tag{4}$$
$$R_p \cdot p_1 - R_p \cdot p_2 = R_k \cdot p_2 \tag{5}$$

p_2-Glieder einseitig:

$$R_p \cdot p_1 = R_k \cdot p_2 + R_p \cdot p_s \tag{6}$$

p_2 ausklammern und nach p_s auflösen:

$$p_2 = p_1 \cdot \frac{R_p}{R_k + R_p} \tag{7}$$

Gleichung (7) veranschaulicht, daß – ein konstanter Systemdruck p_1 vorausgesetzt – bei sinkendem peripheren Organwiderstand R_p der postokklusive Druck p_2 ebenfalls sinkt, so daß spätestens bei $p_2 \leq$ 50 mmHg die oben genannten Steal-Effekte zu erwarten sind.

Reduktion der Vollblutviskosität
Wie weiter aus Abb. 6.8 hervorgeht, können sowohl der kollaterale als auch der periphere Widerstand durch Senkung der Vollblutviskosität reduziert und dadurch die Perfusion ohne Gefahr eines Steal-Effektes gesteigert werden.

Zur Beeinflussung der Vollblutviskosität ist es notwendig, die Zusammensetzung des Blutes selbst, also des Gefäßinhalts, zu ändern. In Abschn. 3.2.2, sind die Determinanten der Vollblutviskosität zusammengestellt.

In der praktischen Therapie werden kolloidale Substanzen und Therapieverfahren eingesetzt, welche im wesentlichen über folgende Mechanismen eine perfusionssteigernde Wirkung entfalten sollen:

- Senkung des Hämatokritwerts,
- Plasmaviskositätssenkung.

Der klinische Stellenwert der therapeutischen Hämodilution wird in Abschn. 6.2.4 diskutiert.

6.2.2
In der Angiologie verwendete vasoaktive Substanzen und ihre Wirkungen

Begriffsdiskussion
Die Unsicherheit über den exakten Wirkmechanismus der hier zu beleuchtenden Substanzen führt zu dem Begriff der vasoaktiven Substanz. Während frühere Vorstellungen über peripher perfusionssteigernde Mechanismen ausschließlich von einer Vasodilatation der peripheren Widerstandsgefäße ausgingen, wählte man für Substanzen, die nicht vordergründig oder nicht ausschließlich eine vasodilatierende Wirkung haben, sondern für die außerdem Wirkungen auf Blutzellen oder Plättchenfunktion geltend gemacht wurden (Plättchenfunktionshemmung, erythrozytäre Verformbarkeitssteigerung, Fibrinolysesteigerung u.a.m.) das unverbindliche Attribut „vasoaktiv". Die unterschiedlichen Wirkungen, die den vasoaktiven Substanzen zugeschrieben werden, sind in Tabelle 6.7 dargestellt. In diesem Abschnitt soll eine Zuordnung der in der klinischen Angiologie eingesetzten Substanzen zu den in Abschn. 6.2.1 aufgezeigten hämodynamischen Wirkmechanismen versucht werden. Dies ist allerdings insofern schwierig als für nahezu alle Substanzen übergreifende und multiple Wirkungen geltend gemacht werden, ohne daß immer klar wäre, welche der genannten Wirkwege für die klinische Wirksamkeit im Einzelfall verantwortlich sind (Tabelle 6.7).

Unter „*Substanzwirkung*" ist im folgenden die rein operationelle Beeinflussung hämodynamischer, hämorheologischer oder metabolischer Parameter gemeint, während die *klinische bzw. therapeutische Wirksamkeit* auf die therapiebedingte Änderung des klinischen Bilds, also der schmerzfreien Gehstrecke, des ischämischen Ruheschmerzes und des ischämischen Gewebedefekts abhebt. Der Nachweis der klinischen Wirksamkeit ist ausschließlich an die Durchführung klinisch kontrollierter Studien gebunden.

Vasoaktive Substanzen mit vorwiegender Wirkung auf den peripheren Strömungswiderstand (Vasodilatanzien)
■ **Prostanoide.** Der Begriff „Prostaglandin" wurde erstmals in den 30er Jahren durch den schwedischen Physiologen von Euler geprägt. Er beruht darauf, daß die Prostanoide zunächst im Sekret der Prostata gefunden wurden. Später stellte sich heraus, daß die Prostanoide in allen Organen vorkommen, kein einheitlicher Stoff sind und als Peroxidationsprodukt v.a. dreier mehrfach ungesättigter Fettsäuren anzusehen sind, nämlich Arachidon-

Tabelle 6.7 Wirkungen, zugelassene Indikationen und Präparate (beispielhaft) der in der Angiologie verwendeten vasoaktiven Arzneistoffe

Arzneistoff	Wirkungen	Zugelassene Indikation	Präparat (Beispiele)
PGI$_2$ (Analoga: Iloprost, Taprosten)	periphere Vasodilatation Hemmung der Plättchenfunktion Hemmung der PDGF-Freisetzung Hemmung der Leukozytenaktivierung	Buerger-Syndrom (Thrombangiitis obliterans)	Ilomedin®
PGE$_1$ (Alprostadil)	periphere Vasodilatation Hemmung der Plättchenfunktion Steigerung der endogenen fibrinolytischen Aktivität	chronische periphere arterielle Verschlußkrankheit der Stadien III und IV	Prostavasin®
Buflomedil	periphere Vasodilatation (α-Blocker?) Erythrozytenverformbarkeitssteigerung Plättchenfunktionshemmung	periphere arterielle Durchblutungsstörung im klinischen Stadium II	z. B. Bufedil®
Naftidrofuryl	Serotoninantagonist (5-HT$_2$-Rezeptor) Stimulation der Succinyldehydrogenase (→ Stimulation des Krebszyklus)	periphere arterielle Durchblutungsstörungen im klinischen Stadium II	z. B. Dusodril®
Pentoxifyllin	Verbesserung der Erythrozytenverformbarkeit („Erythrozytenkonzept"). Dieses Konzept ist fraglich geworden! synergitische Wirkung auf die endotheliale PGI$_2$-Freisetzung Hemmung der Plättchenaggregation Aktivierung des Fibrinolysesystems Hemmung der Leukozytenaktivierung	funktionelle und organische periphere arterielle Durchblutungsstörungen aller klinischen Stadien	z. B. Trental®

säure (20/4) Dihomo-γ-Linolsäure (20/3) und Eicosapentaen (20/5). Die Nomenklatur richtet sich nach der sterischen Anordnung der Ringstruktur (Prostalglandine A bis J) und der Anzahl der Doppelbindungen. Die für die Angiologie relevanten Prostanoide sind Prostazyklin (PG I$_2$) und Prostaglandin E$_1$ (PGE$_1$). Ihre chemischen Stammbäume sind in Abb. 6.10 dargestellt.

Prostaglandin I$_2$ (Prostazyklin). Prostazyklin wurde 1976 von der Arbeitsgruppe um Vane und Moncada entdeckt. Prostazyklin wird vorwiegend in den Endothelzellen der Arterien und Venen durch die aktivierte Prostazyklinsynthetase aus den instabilen Endoperoxiden PGG$_2$ und PGH$_2$ gebildet (Abb. 6.10).

Abgesehen von der im Vordergrund stehenden vasodilatierenden Wirkung des Prostazyklins werden folgende Wirkungen beschrieben (Schrör 1988):

- Hemmung der Thrombozytenfunktion (Thromboxansynthese, Serotoninfreisetzung, Freisetzung mitogener Faktoren);
- Hemmung der PDGF-Freisetzung aus Thrombozyten, glatten Muskelzellen und Endothelzellen;
- Hemmung der Cholesterinaufnahme in Endothelzellen, Senkung des Cholesterinspiegels in glatten Muskelzellen;
- Hemmung von Leukozytenfunktionen bzw. deren Aktivierung.

Prostaglandin E$_1$ (PGE$_1$). Der chemische Entstehungsweg des stabilen PGE$_1$ geht ebenfalls aus Abb. 6.10 hervor. Vorwiegender Syntheseort sind das Endothel, Gefäßmuskel- und andere Zellen. PGE$_1$ ist einer der stärksten endogenen Vasodilatatoren überhaupt. Der relaxierende Effekt kann v.a. bei bestehender Vorkontraktion der Gefäßmuskulatur beobachtet werden. Mechanistisch kommen PGE$_1$-sensitive Rezeptoren und die Induktion des „second messenger systems" in Betracht (Sinzinger et al. 1991). Daß es in klinisch applizierbaren Dosen zu einer peripheren Vasodilatation kommt (Rieger u. Scheffler, 1988), kann – ebenso wie nach Injektion des vasodilatierenden Bufedils (Abb. 6.9) – in der Provokation eines klassischen Steal-Phänomens erkannt werden. Weitere Wirkungen sind

- Hemmung der Plättchenfunktion:
  Die ADP- und kollageninduzierte Plättchenaggregation sowie die Freisetzungsreaktion und die TXA$_2$-Synthese werden dosisabhängig gehemmt. Ursache ist die ebenfalls dosisabhängige Steigerung der intrazellulären cAMP-Konzentration und die damit verbundene Unterbrechung des transzellulären Informationstransfers.
- Steigerung der endogenen fibrinolytischen Aktivität.

Abb. 6.10
Schematische und stark vereinfachte Darstellung der Biosynthese der Prostaglandine aus der Arachidonsäure und des Antagonismus zwischen PGI$_2$ der Endothelzelle einerseits und dem Thromboxan A$_2$ der Blutplättchen andererseits. *PA* Plättchenaggregation

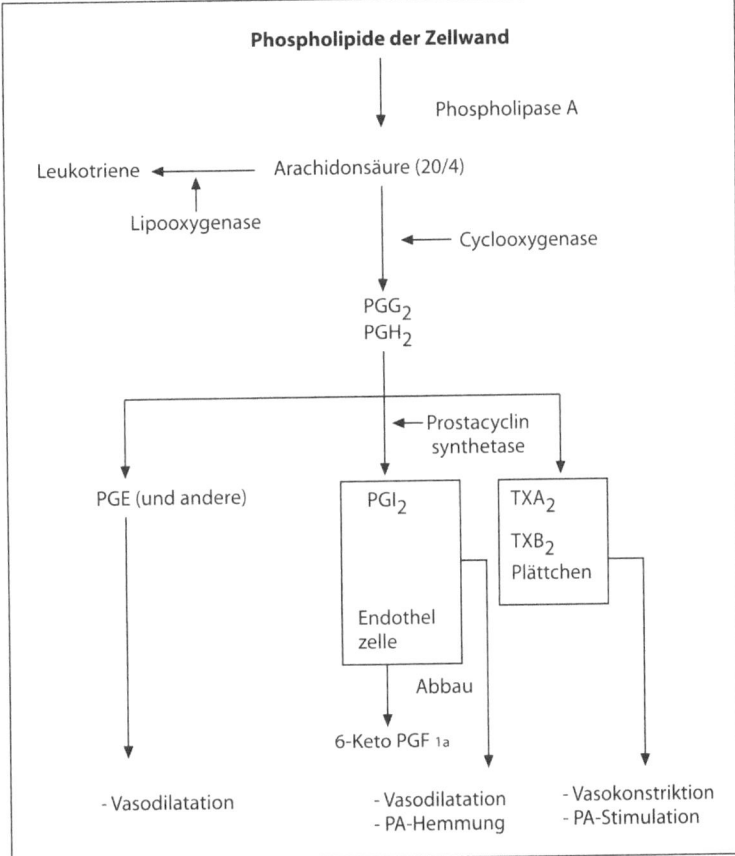

Buflomedil. Buflomedil (Bufedil®) wirkt ebenfalls vasodilatierend, wie u.a. aufgrund fluoreszenzangiographischer Untersuchungen – ebenso wie bei PGE$_1$ – demonstriert werden konnte (Scheffler u. Rieger 1990, Abb. 6.9). Aufgrund tierexperimenteller Befunde werden darüber hinaus eine bessere Erythrozytenverformbarkeit und eine Plättchenfunktionshemmung angenommen.

Naftidrofuryl. Für Naftidrofuryl werden außer einer vasodilatierenden Wirkung eine verbesserte Erythrozytenverformbarkeit, eine verminderte Erythrozytenaggregation, eine verbesserte Sauerstoff- und Glukoseaufnahme und -utilisation sowie eine Plättchenfunktionshemmung beschrieben. Die vasodilatierende und plättchenfunktionshemmende Wirkung sind möglicherweise Folge der serotoninantagonistischen Wirkung der Substanz.

Pentoxifyllin. Für das Methylxanthinderivat Pentoxifyllin werden weniger eine vasodilatierende Wirkung als vielmehr eine verbesserte Erythrozytenverformbarkeit, eine Hemmung der Erythrozyten- und Plättchenaggregation sowie der Leukozytenaktivierung angeführt.

6.2.3
Klinische Wirksamkeit vasoaktiver Substanzen im klinischen Stadium II der peripheren arteriellen Verschlußkrankheit

Aus klinischer Sicht besteht das Ziel der medikamentösen Therapie im Stadium II der pAVK darin, v.a. die schmerzfreie, aber auch die absolute Gehstrecke zu verlängern. Aus hämodynamischer Sicht bedeutet dies, daß unter Arbeits- (Geh)bedingungen die Perfusion der betroffenen Muskelgruppe gesteigert werden muß. Aus der großen Anzahl der als durchblutungsfördernd eingestuften Substanzen basiert der Einsatz einiger weniger auf:

- nachweisbare vasodilatierende bzw. hämodynamische Effekte,
- beschreibbare pharmakokinetische Daten einschließlich der notwendigen Kenntnisse über die Bioverfügbarkeit,
- eine Studienlage, die nicht ohne weiteres negiert werden kann.

Tabelle 6.8 Referenz- oder placebokontrollierte Studien mit PGE$_1$ bei pAVK II

Autor	Jahr	(n)	Referenz	Applikation	Dosierung	Signifikanz
Blume	1987	50	Placebo	i.a.	einmal 10–20 µg/Tag (3 Wochen)	p < 0,001
Rudofsky et al.	1987	50	Placebo	i.a.	einmal 20 µg/Tag (3 Wochen)	p < 0,01
Rudofsky	1988	50	Placebo	i.v.	einmal 60 µg (4 Wochen)	p < 0,01
Creutzig et al.	1988	40	ATP	i.a.	2mal 5 µg/Tag 10 ml Laevodosin	n.s. p < 0,001
Diehm et al.	1989	48	Naftidrofuryl 600 mg	i.v.	einmal 60 µg/Tag (3 Wochen)	nach 3 Monaten Follow up
Hepp et al.	1991	195	Gehtraining Pentoxifyllin	i.v.	2mal 40 µg/Tag/2 h 2mal 200 mg/Tag (4 Wochen)	p < 0,05 p < 0,01 p < 0,001
Scheffler et al.	1991	45	Gehtrainig Pentoxifyllin	i.v.	2mal 40 µg/dl 2mal 200 mg/Tag (4 Wochen)	p < 0,05
Diehm	1994	208	Placebo	i.v.	einmal 60 µg/Tag (3 Wochen) Intervalltherapie 2mal pro Woche einmal 60 µg/Tag (4 Wochen)	p < 0,01

Vor allem die neueren Studien sind hinsichtlich ihres Designs gemäß den Richtlinien der Deutschen Gesellschaft für Angiologie erstellt worden (Heidrich et al. 1995).

Prostaglandin E$_1$

In Tabelle 6.8 sind die zwischen 1987 und 1994 durchgeführten referenz- und placebokontrollierten doppelblinden Studien mit Prostaglandin E$_1$ aufgeführt. Einzelheiten mögen der zitierten Originalliteratur entnommen werden. Wie erkennbar, ist mehrheitlich eine signifikante Gehstreckenverlängerung – selbst gegenüber der Trainingstherapie (Hepp et al. 1991; Scheffler et al. 1991) – zu verzeichnen.

Andere vasoaktive Substanzen

In den Tabellen 6.9, 6.10 und 6.11 sind die derzeit verfügbaren *klinisch kontrollierten* Studien im Stadium II der pAVK mit den Substanzen Naftidrofuryl, Pentoxifyllin und Buflomedil zusammengefaßt. Auch für Gingko biloba wurden signifikante Gehstreckenzunahmen in kontrollierten Studien angegeben (Blume et al. 1996).

Tabelle 6.9 Placebokontrollierte Studien mit Naftidrofuryl bei pAVK II nach 1980 (Endpunkt: schmerzfreie Gehstrecke)

Autor	Jahr	(n)	Applikation	Dosierung	Signifikanz
Clyne et al.	1980	93	oral (6 Monate)	einmal 100 mg/Tag	n.s.
Maass et al.	1984	94	oral (3 Monate)	3mal 200 mg/Tag	p < 0,02
Adhoute et al.	1986	150	oral (3 Monate)	3mal 200 mg/Tag	
Kriessmann et al.	1988	136	oral (3 Monate)	2mal 300 mg/Tag	p < 0,05
Karnik	1988	40	oral (4 Monate)	2mal 400 mg/Tag	p < 0,05
Adhoute et al.	1990	183	oral	2mal 316,5 mg/Tag	p < 0,001
Moody et al.	1994	188	oral (6 Monate)	2mal 300 mg/Tag	p < 0,05

Tabelle 6.10 Placebokontrollierte Studien mit Pentoxifyllin bei pAVK II

Autor	Jahr	(n)	Referenz	Applikation	Dosierung	Endpunkt	Signifikanz
Porter et al.	1982	128	Placebo	oral	0,6–1,2 g/Tag	Gehstrecke	p < 0,05
Gillings et al.	1987	39	Placebo	oral	0,6–1,2 g/Tag	Gehstrecke	p < 0,05
Rudofsky et al.	1988	154	Placebo	i.v.	2 mal 300 mg	Gehstrecke	p < 0,0001
Lindgärde et al. (Scandinavian Study Group)	1989	150	Placebo	oral	3 mal 400 mg	Gehstrecke	p < 0,05

Tabelle 6.11 Placebokontrollierte Studien mit Buflomedil bei pAVK II (klinischer Endpunkt: schmerzfreie Gehstrecke)

Autor	Jahr	(n)	Applikation	Dosierung	Signifikanz
Bisler	1983	38	oral (3 Monate)	600 mg/Tag	$p < 0{,}05$
Diamantopoulos et al.	1989	40	oral (6 Monate)	600 mg/Tag	$p < 0{,}05$
Trübestein et al.	1982	113	oral (3 Monate)	600 mg/Tag	$p < 0{,}01$

Kritische Würdigung und Bewertung

Auf der einen Seite weisen die hier aufgeführten 4 Substanzen auf der Basis placebokontrollierter Studien eine signifikante Steigerung der schmerzfreien Gehstrecke aus. Auf der anderen Seite muß man sich fragen, auf welche Weise diese Effekte zustande kommen. In Abschnitt 6.2.1 (Abb. 6.7, 6.8) sind die hämodynamischen Möglichkeiten einer postokklusiven Perfusionssteigerung dargestellt worden. Keine der Substanzen erhöht den präokklusiven systemischen Druck p_1 – im Gegenteil: je stärker die vasodilatorische Wirkung, desto eher kann der systemische Blutdruck gesenkt werden. Ebensowenig kann von einer so erheblichen hämorheologischen Wirkung ausgegangen werden, daß die Gehstreckenzuwächse über diesen Mechanismus zu erklären wären. Bleiben nur noch die Senkung des kollateralen und/oder peripheren Organwiderstands R_k bzw. R_p. Man muß davon ausgehen, daß während des Gehens – zumal bei ischämischen pAVK-Patienten – die peripheren muskulären Widerstandsgefäße ohnehin dilatiert sind, und es ist schwer vorstellbar, daß medikamentös eine weitere Dilatation erreichbar ist. Was die Kollateralgefäße angeht, so muß auch für diese eine im Rahmen der Arbeitsbelastung einsetzende Dilatation angenommen werden. Diese ist wahrscheinlich Folge der während des Gehens bestehenden erhöhten Strömungsgeschwindigkeit und konsekutiven endothelialen Freisetzung von NO (EDRF, „endothelium derived relaxing factor"). Ob die kollaterale Dilatation allerdings *maximal* ist, sei dahingestellt, so daß zumindest die theoretische Möglichkeit einer zusätzlichen medikamentös induzierten Dilatation besteht. Insgesamt jedoch – und dies geht aus diesen Überlegungen hervor – ist die Erklärung der Studienergebnisse auf hämodynamischer Basis nicht unproblematisch. Möglicherweise sind andere Mechanismen im Spiel (metabolische Effekte, Hemmung der Plättchen- und Leukozytenaktivierung u.a.).

Was die klinische Bewertung der Studienergebnisse angeht, so muß diese patientenindividuell vorgenommen werden. Im Fall guter technischer Möglichkeiten, das Strombahnhindernis kathetertechnisch zu beseitigen (Stenosen oder kurze Verschlüsse, s. auch Kap. 8), wird man ohnehin diesen Weg gehen, da der klinische Nutzen wesentlich größer ist als er medikamentös erreichbar wäre. Kommen diese Möglichkeiten jedoch nicht in Betracht, ist in vielen Fällen der Versuch, die schmerzfreie Gehstrecke medikamentös um im Mittel 100–200 m zu steigern, gerechtfertigt; dies um so mehr als die in den Studien zumeist eingesetzten hohen Testgeschwindigkeiten (z.B. 120 Schritte/min) im täglichen Leben nicht vorkommen, so daß der reale Gehstreckengewinn im Einzelfall wesentlich größer ist! Entsprechend lauten die 1997 gegebenen Empfehlungen zur Therapie der chronischen peripheren arteriellen Verschlußkrankheit, die auch von der Arzneimittelkommission der Deutschen Ärzteschaft vertreten werden.

6.2.4
Klinische Wirksamkeit vasoaktiver Substanzen in den klinischen Stadien III und IV bzw. bei kritischer Ischämie

In den Tabellen 6.12–6.14 sind die heute bekannten klinisch kontrollierten Studien mit PGE_1 (z.B. Prostavasin®) PGI_2 und Analoga (z.B. Ilomedin®) und verschiedener nichtprostanoider Substanzen sowie ihre klinische Wirksamkeit bzgl. ischämischer Ruheschmerzen und/oder Heilungstendenz ischämischer Gewebeläsionen zusammengestellt. In einer Metaanalyse kommen Loosemore et al. (1994) zu dem Schluß, daß die z.Z. verfügbaren 7 randomisierten klinisch kontrollierten Studien mit PGI_2 bei kritischer Ischämie (Tabelle 6.13), trotz einiger studientechnischer Defizite, in ihrer Gesamtaussage stringent sind und darüber hinaus den Schluß einer signifikant geringeren Amputationsinzidenz gegenüber Placebo ($p < 0{,}001$) bis 6 Monate nach Therapiebeendigung zulassen. Gesondert zu betrachten ist die einzig bislang bekannte kontrollierte Studie mit PGI_2, die ausschließlich bei Patienten mit einem Buerger-Syndrom (s. Kap. 11) gegen Aspirin durchgeführt worden ist und Therapievorteile für Prostazyklin ausgewiesen hat (Fiessinger u. Schäfer 1990).

Hinsichtlich des PGE_1 scheinen kurze Therapieperioden wirkungslos (Rhodes 1983; Schuler 1984; Telles 1984), mehrwöchige Therapiephasen dagegen ebenfalls wirksam zu sein (Tabelle 6.12).

Tabelle 6.12 Referenz- oder placebokontrollierte Studien mit PGE$_1$ bei pAVK III/IV

Autor	Jahr	(n)	Referenz	Applikation	Dosierung	Signifikanz
Rhodes u. Heard	1983	8	Placebo	i.v. (3 Tage)	20 ng/kg · min	n.s.
Sakaguchi	1984	65	Placebo	i.a. (3–4 Wochen)	0,05 ng/kg · min	p < 0,05 Ulkusheilung
					0,15 ng/kg · min	p < 0,01 Schmerz
Schuler et al.	1984	123	Placebo	i.v. (3 Tage)	20 ng/kg · min	n.s.
Telles et al.	1984	30	Placebo	i.v. (3 Tage)	10 ng/kg · min	n.s.
Trübestein et al.	1987	57	ATP	i.a. (3 Wochen)	20 µg/1 h	p < 0,05 Schmerz Heilung
Diehm et al.	1988	46	Placebo	i.v. (3 Wochen)	60 µg/3 h	p < 0,05 Schmerz
Trübestein et al.	1989	70	Pentoxifyllin (300 mg)	i.v.	2mal 40 µg/2 h	p < 0,01 Ulkusheilung
Böhme et al.	1989	44	ATP	i.a. (3 Wochen)	10–20 µg/1 h 30 mg/1 h	n.s.
Stiegler et al.	1991	73 (Diabetiker)	Placebo	i.v. (3–4 Wochen)	2mal 40 µg/2 h	p < 0,05 Schmerz p < 0,05 Ulkusheilung

Tabelle 6.13 Klinisch-kontrollierte randomisierte Studien mit PGI$_2$ bei pAVK III/IV. (Literatur bei Loosemore et al. 1994)

Autor	Jahr	(n)	Referenz	Applikation	Dosierung	Signifikanz
Hossmann et al.	1981		Placebo	i.v.		p < 0,05
Dormandy (UK-Study-Group)	1991	151	Placebo	i.v. (28 Tage)	0,5–2,0 ng/kg/min	p < 0,05 Ulkusheilung Ruheschmerz
Norgren et al. (Scandinavian Study Group)	1990	103	Placebo	i.v. (14 Tage)	0,5–2,0 ng/kg/min	n.s.
Diehm et al. (German Study Group)	1989	101	Placebo	i.v. (28 Tage)	0,5–2,0 ng/kg/min	p < 0,05 Ulkusheilung
Guilmot u. Diot	1991	128	Placebo	i.v. (21 Tage)	0,05–2,0 ng/kg/min	p < 0,05 Ruheschmerz
Brock et al.	1990	109 (Diabetiker)	Placebo	i.v. (28 Tage)	0,5–2,0 ng/kg/min	p < 0,05 Ulkusheilung
Balzer et al.	1991	113 (102)	Placebo	i.v. (14 Tage)	0,5–2,0 ng/kg/min	p < 0,05 Ruheschmerz

Tabelle 6.14 Einsatz verschiedener nichtprostanoider vasoaktiver Arzneistoffe in den Stadien III/IV der pAVK (klinische Endpunkte: Reduktion ischämischer Ruheschmerzen, Steigerung der Heilungstendenz (bzw. Heilung) ischämischer Läsionen)

Autor	Jahr	(n)	Referenz	Arzneistoff	Applikation	Dosierung	Signifikanz
Raftery	1982	30	Placebo	Naftidrofuryl	i.v. (7 Tage)	2mal 200 mg	p < 0,05 (Ruheschmerz)
Mechan et al.	1982	40	Placebo	Naftidrofuryl	i.v. und oral (7 Tage)	3mal 200 mg	p < 0,05 (Ruheschmerz)
Heiss et al.	1985	40	Rheomakrodex und Placebo	Rheomakrodex und Naftidrofuryl	i.v. (3 Wochen)	800 mg	p < 0,05 (Ulkusheilung)
Rudofsky u. Schollmayer	1990	43	Placebo	Buflomedil	i.v. (4 Wochen)	200 mg/Tag	p < 0,05 (Ruheschmerz)
Ramani et al.	1993	40	Placebo	Pentoxifyllin	oral	3mal 400 mg	p < 0,05 diabetischer Fuß
Bergqvist et al. (European Study Group)	1995	314	Placebo	Pentoxifyllin	i.v.	2mal 600 mg	p < 0,001 (Ruheschmerz)

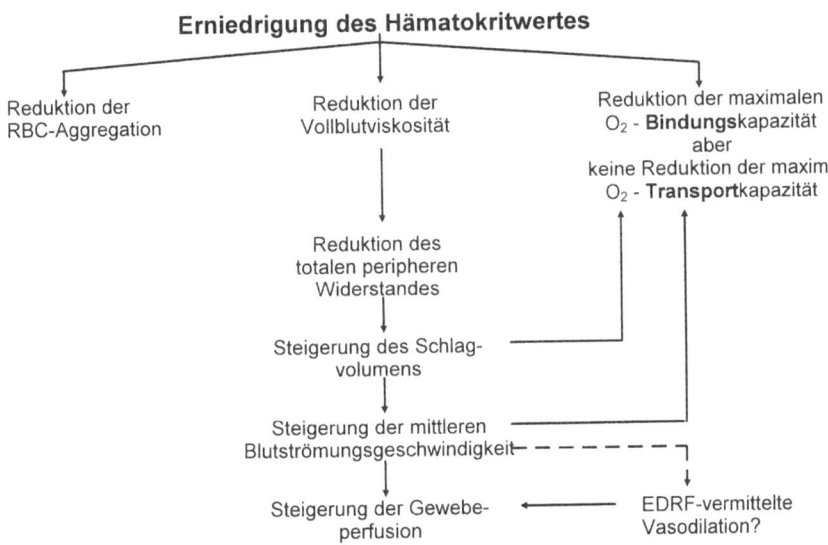

Abb. 6.11 Sequenz nachgewiesener hämodynamischer Effekte bei Hämodilution

Im Gegensatz zum Stadium II geht es bei fortgeschrittenen Stadien der pAVK zusätzlich um die Verbesserung der Ruhedurchblutung der akralen Gewebebereiche v.a. der Haut. Die komplexen Vorgänge der kritischen Ischämie betreffen Erythrozyten, Blutplättchen, Leukozyten, die Gefäßwand sowie plasmatische (Gerinnungs)faktoren. Vor allem die Aktivierung der Blutplättchen und Leukozyten sowie des Gerinnungssystems spielen bei dauerhafter (chronischer) Ischämie eine die Mikrozirkulation komplizierende Rolle (Lowe 1990). Es wird angenommen, daß die vasodilatierende Potenz, die Hemmung der Thrombozytenaktivierung sowie die Hemmung der Aktivierung neutrophiler Granulozyten und schließlich die Stimulation der endogenen Fibrinolyse (s. Tabelle 6.9) Grundlage der oben genannten klinischen Effekte sind. Eine selektive kausale Zuordnung ist jedoch derzeit nicht möglich.

6.2.5 Hämodilution

Unter Hämodilution verstehen wir ganz allgemein eine Verdünnung aller im Plasma vorhandenen zellulären und gelösten Bestandteile. Bei der aus therapeutischen Gründen induzierten Hämodilution wird diese – mit oder ohne Aderlaß – durch Infusion kollidaler Lösungen erreicht. Durch Kontrolle des Aderlaß- bzw. Infusionsvolumens kann der Hämatokritwert dosiert abgesenkt werden, ohne daß eine unter allen Umständen zu vermeidende Hypovolämie auftritt. Der angezielte Hämatokritbereich liegt um 0,38–0,40 l/l.

Hämodilutionsmechanismus

Die Vollblutviskosität ist im wesentlichen eine Funktion des Hämatokritwerts (s. Kap. 3.2), dessen kontrollierte Senkung zur Redution des viskösen Anteils sowohl des kollateralen als auch des peripheren Organwiderstands führt. Die Vorstellung über den Wirkmechanismus geht aus Abb. 6.11 hervor. Die dilutionsbedingte Senkung des totalen peripheren Widerstands (kardiale Nachlast) ist ein Schlüsseleffekt und die Ursache der von allen Autoren beobachteten Steigerung des Herzzeitvolumens, die – da ein Anstieg der Herzfrequenz übereinstimmend fehlt – nur durch die Steigerung des Schlagvolumens zustande kommen kann. Diese hierdurch bedingte Flußzunahme reicht aus, um die durch die Erythrozytenentnahme bedingte Reduktion der O_2-*Bindungs*kapazität nicht nur zu kompensieren, sondern, wie an der angestiegenen O_2-*Transportrate* erkennbar, eher noch zu steigern. Es ist somit unmittelbar verständlich, daß, wie im Rahmen z.B. auch der präoperativen HD gezeigt wurde, die Gewebeoxygenation in Ruhe nicht gefährdet ist. Eine wesentliche Voraussetzung hierfür ist das Fehlen einer myokardialen Insuffizienz oder einer koronaren Herzkrankheit, da ansonsten die notwendige kompensatorische Steigerung des Schlagvolumens nicht sicher erbracht werden kann (Neubauer et al. 1996).

■ **Hämodiluenzien.** Hämodiluenzien sind Plasmaexpander bzw. Plasmaersatzlösungen (kolloidale Substanzen), die über einen definierten Zeitraum infundiert werden und über eine Zunahme des Plasmavolumens den Hämatokritwert und damit die Vollblutviskosität vorübergehend senken. Die Wirkwege sind:

- Abnahme der Vollblutviskosität als visköse Komponente des gesamten peripheren Strömungswiderstands.
- Je nach Ausmaß der Hypervolämie nach Infusion kolloidaler Substanzen kommt es zur Steigerung des Herzminutenvolumens.
- Abnahme der Plättchen- und Erythrozytenaggregation durch sog. Coating, d.h. Umhüllung von Zellelementen mit Kolloidmolekülen. Auf diese Weise kommt es zur Reduktion plättchenaktivierender Mechanismen durch Kontaktfaktoren (Lutz 1986).

Die im Handel befindlichen Plasmaersatzlösungen weisen, bedingt durch die Herstellungsweise, eine mehr oder weniger ausgeprägte Variabilität des Molekulargewichts auf. Deshalb wird üblicherweise das mittlere Molekulargewicht angegeben. Als Plasmaersatzlösung kommen prinzipiell Dextran- und Hydroxyäthylstärke (HES), in geringerem Maße auch Gelatinelösungen, zum Einsatz. Mittleres Molekulargewicht, koloidosmotischer Druck, Wasserbindungskapazität und Plasmahalbwertzeit sind in Tabelle 6.15 angegeben. Die Wasserbindungskapazität zeigt an, wieviel ml freien Wassers pro Gramm kolloidaler Substanzen aus dem extra- in den intravasalen Raum verlagert werden. Eine Wasserbindungszahl von z.B. 20 bedeutet bei HES 10 %, daß nach Infusion von 500 ml 50 g Hydroxyäthylstärke 1000 ml Wasser in den Intravasalraum verlagern. Unter Berücksichtigung, daß 50 g HES bereits in 500 ml dieses Kolloids gelöst sind, bedeutet dies einen Nettowassereinstrom von 500 ml aus dem Extra- in den Intravasalraum. Entsprechend ihrer Kolloidkonzentration besitzen diese Lösungen iso- oder hyperonkotische Effekte, wobei i. allg. die niedermolekularen Substanzen in höherprozentigen Lösungen angeboten werden.

Dextrane werden heute wegen anaphylaktoider und möglicher nephrotoxischer Reaktionen v.a. bei Diabetikern zurückhaltend eingesetzt. Die Substitution des entnommenen Bluts durch 10 %ige *mittelmolekulare Hydroxyäthylstärke* 200/0,5 führt im Gegensatz zu Dextran zu einer wesentlichen Verbesserung der Sauerstoffversorgung der ischämischen Muskulatur, die - bei einer Halbwertzeit von 4-6 h (Förster u. Ferber 1987) - mehrere Stunden nach der Infusion anhält (Landgraf u. Ehrly 1987). Niedermolekulare Hydroxyäthylstärkelösung senkt zwar den Hämatokrit stärker, das Sauerstoffhistogramm der Skelettmuskulatur wird allerdings nicht verbessert (Landgraf u. Ehrly 1985).

Gelatinelösung hat praktisch keinen volumenexpandierenden Effekt und ist bei einer Plasmahalbwertzeit von nur 3-4 h für die Therapie chronischer peripherer Durchblutungsstörungen weniger geeignet.

Über Unverträglichkeitsreaktionen ist während Infusionen aller Lösungen kolloidaler Substanzen in etwa gleicher Häufigkeit berichtet worden. Selbst bei Infusion von Humanalbuminlösungen sind anaphylaktoide Reaktionen bekannt. Die dextraninduzierten Unverträglichkeitsreaktionen sind in ihrem Pathomechanismus als Aggregatanaphylaxie bzw. Immunkomplexanaphylaxie geklärt und durch prophylaktische Vorinjektionen mit Haptendextran in seiner Häufung und Schwere deutlich zu reduzieren (Tabelle 6.15).

Tabelle 6.15 Zusammenstellung einiger physikochemischer, pharmakokinetischer und klinischer Parameter gebräuchlicher Diluenzien

	Molekulargewicht (Ge. Mittelwert)	Wasserbindungskapazität [ml/g]	kolloidosmotischer Druck [mmH$_2$O]	Plasmahalbwertszeit [h]	Anaphylaktoide Reaktionen [%]
Dextrane:					nach Hapteninjektion
6 % Dextran 60	60 000	25,0	850	6-8	leicht: 0,063
10 % Dextran 40	40 000	29,0	2300	3-4	schwer: 0,008
Hydroxyäthylstärke:					
6 % HÄS 450	450 000	14,0	400	8-12	
6 % HÄS 200/0.5	200 000	14,0	400	4-6	leicht: 0,085
10 % HÄS 200/0.5	200 000	20,0	800	4-6	schwer: 0,006
6 % HÄS 40/0.5	40 000	10,0	260	2	
Gelatine:					
5,5 % Oxypolygelatine	30 000	14,0	-	3-4	leicht: 0,115
3,5 % harnstoffvernetzte Gelatine	35 000	15,0	350-390	5	schwer: 0,038

Hypervolämische Hämodilution

Die einfachste Form der Hämodilution ist die der alleinigen Infusion normo- oder hyperonkotischer kolloidaler Lösungen ohne begleitenden Aderlaß. Sie wird empfohlen, wenn ein relativ niedriger Ausgangshämatokrit (um 0,40 l/l) und, in Anbetracht der Hypervolämie, keine Zeichen einer Herzinsuffizienz vorliegen. Empfehlenswert ist die gleichmäßige Dauerinfusion von 1000 ml/24 h einer niedermolekularen kolloidalen Lösung.

Als Hämodiluenzien kommen v.a. nieder- und mittelmolekulare Hydroxyäthylstärke sowie Albumin 5% in Frage (z.B. Haes® 40 oder ®Haes 200, 6 oder 10%).

Normovolämische Hämodilution mit Aderlaß

Bei allen Patienten im Stadium IV, deren Hämatokritwert > 0,45 l/l ist, werden ein- bis zweimal pro Woche 250–300 ml Blut entnommen und anschließend (besser simultan) Hydroxyäthylstärke (Haes) 200 (6 oder 10%) infundiert. So können Hämatokritwerte etwa um 0,38–0,40 l/l gehalten werden.

Wirkungen und therapeutische Wirksamkeit der Hämodilution

In einer beträchtlichen Anzahl *tierexperimenteller Modelle* konnte zunächst der *hämodynamische* Nutzen der Hämodilution unter verschiedenen tierexperimentellen Bedingungen (artefizieller Schock, künstliche Strombahnhindernisse, künstliche Vasokonstriktion u.a. mehr) validiert werden (Tyml u. Budreau 1992; Forconi et al. 1993). Sowohl mit invasiven als auch nichtinvasiven Methoden (Venenverschlußplethysmographie, Xenon-clearance, Cinedensitometrie, tc PO_2-Messung) läßt sich auch beim *Patienten* eine dilutionsbedingte Durchblutungssteigerung distal eines arteriellen Strombahnhindernisses belegen (Übersicht bei Rieger 1982; Ehrly 1989; Höffkes et al. 1996).

Im Rahmen zahlreicher *offener Studien* wurden eine Verbesserung der Gehstrecke, eine Linderung ischämischer Ruheschmerzen und eine Heilungsinduktion ischämischer Gewebedefekte beschrieben (Brehme et al. 1995; Übersicht bei Ehrly 1989; Rieger et al. 1984 u. 1986).

Klinisch kontrollierte Studien im Stadium II liegen dagegen in geringerer Anzahl vor. Zwei ältere Studien belegen die hämodilutionsbedingte Zunahme der schmerzfreien Gehstrecke (Ernst et al. 1987; Kiesewetter et al. 1989). Tischler et al. (1995) fanden doppelblind und randomisiert einen signifikanten ergometrischen Leistungszuwachs nach HES in fallender Dosierung im Vergleich zu Buflomedil in NaCl und HES in konstant hoher Dosierung von 500 ml täglich über 10 Tage.

Weidinger (1995) verglich 5 Patientengruppen mit unterschiedlichen Hämodilutionsverfahren. In allen Gruppen wurde eine statistisch signifikante Steigerung der Leistungsparameter gemessen, so daß die vom Verfahren her am wenigsten aufwendige hypervolämische Hämodilution favorisiert wurde.

Für die Stadien III und IV liegt nur eine Studie mit signifikantem Ergebnis für den Endpunkt „Ruheschmerz" vor (Hossmann u. Auel 1983).

Indikationen

Obwohl die derzeitige klinische Studienlage nicht imstande ist, die Hämodilution als etabliertes Verfahren bei pAVK anzusehen, kann nach unserer Auffassung – zumindest selektiv – die Indikation zur Hämodilution unter folgenden Umständen gestellt werden:

- normaler und darüber hinausgehender Hämatokritwert, vor allem Polyglobulie,
- ischämische Läsionen der unteren Extremitäten bei vorwiegend distaler Verschlußlokalisation,
- ischämische Läsionen der Hände und Finger unabhängig von der Verschlußlokalisation.

■ **Kontraindikationen:**
- myokardiale Insuffizienz,
- koronare Herzkrankheit,
- vorbestehende Anämie,
- Niereninsuffizienz (Serumkreatinin > 2 mg/dl).

6.2.6
Plasmaviskositätssenkung

Das Konzept der Plasmaviskositätssenkung hebt vor allem auf die Perfusionsverbesserung der kutanen Mikrogefäße ab. Die theoretische Grundlage ist die, daß der relative Plasmaanteil in den Mikrogefäßen größer ist als der erythrozytäre Anteil (Plasmakrit > Hämatokrit). So sollte erwartet werden, daß durch Senkung der Plasmaviskosität die Mikrozirkulation verbessert wird.

Da Fibrinogen das plasmaviskositätsbestimmende Molekül ist, wurde in früheren Jahren die Defibrinogenisierung mit gereinigten Schlangengiftenzymen wie Arwin und Defibrase vorgenommen. Die Aufspaltung von Fibrinogen erfolgt im Gegensatz zu Thrombin nur in A-Fibrinomere, die nur längs-, aber nicht quervernetzen können, so daß eine Bildung von unlöslichen Gerinnseln im Blut nicht möglich ist. Die entstandenen Fibrinfragmente werden in kleinere Spaltprodukte aufgetrennt, die vom retikuloendothelialen Systen aus dem Kreislauf entfernt werden. Die Behandlung mit Schlangengiftenzymen, die in der Tat zu einer erheblichen Abnahme der Fibrinogenkonzentration und der Plasmaviskosität führt, hat allerdings klinisch insgesamt enttäuscht. Drei klinische Studien in den Stadien II, III und IV (Tønnessen et al. 1978) konnten einen klinischen Effekt trotz eindeutiger Reduktion der Plasmaviskosität nicht nachweisen. Im Gegenteil, gelegentlich entstanden während der Therapie lokale Nekrosen oder auch tiefe Beinvenenthrombosen, wobei allerdings über die Kausalität zur gleichzeitig stattgefundenen defibrinogenisierenden Therapie nur spekuliert werden kann.

6.2.7
Induzierte Blutdrucksteigerung

Die Steigerung der Druckreserve ist durch die Anhebung des systemischen Blutdrucks möglich (p_1 in Abb. 6.7). Bei kardial unauffälligen Patienten – geeignet sind vor allem jüngere Kranke mit einem Buerger-Syndrom – sollte die Methode häufiger angewendet werden! Eine moderate systolische Blutdrucksteigerung um ca. 20–30 mmHg mit Anstieg des poststenotischen Drucks um ca. 10–20 mmHg (p_2 in Abb. 6.7) kann mittel- bis längerfristig (Wochen bis Monate) mit Mineralokortikoiden erreicht werden.

Dosierung: Initial 2 bis 3mal 0,1 mg/Tag Fluorhydrokortison über mehrere Tage (z. B. Astonin®-H). Anschließend gegebenenfalls langsame Dosissteigerung bis eine postokklusive Drucksteigerung von 10–20 mmHg über der Knöchelarterie gemessen werden kann.

Cave: Therapiebedingte Ödembildung vor allem im ischämischen Bereich.

6.2.8
Fibrinolyse

Die Thrombolyse ist in der Hauptsache eine Domäne des akuten und subakuten Arterienverschlusses (s. Kap. 9). Aber auch bei chronischer pAVK, v.a. im Stadium der kritischen Ischämie, werden bestimmte Formen der systemischen Fibrinolyse angewendet. Die Hypothese ist die, daß in ischämischen Gewebebereichen Kapillar- und Kleinstgefäßthromben vermutet werden. Hinzu kommt die Möglichkeit auch perivaskulärer Fibrinmanschetten, die ein Diffusionshindernis darstellen. Unter der Zielvorstellung, sowohl die mikrovaskulären Thromben als auch perivaskuläre Fibrinmanschetten in ihrer Wirkung zu reduzieren, ist eine Anzahl offener Studien und Fallbeobachtungen veröffentlicht worden, im Rahmen derer mit einer chronischen (bis 4 Wochen) oder chronisch intermittierenden intravenösen oder intraarteriellen Urokinasetherapie bei Patienten im Stadium III/IV klinische Besserungen erzielt wurden, ohne daß angiographisch die Eröffnung größerer Arterien nachweisbar gewesen wäre (Tesi et al. 1985; Schenk et al. 1987; Böhme et al. 1992; Diehm u. Stammler 1996).

In letzter Zeit wurde aus Gründen einer erhöhten lokalen Konzentration das Lytikum retrograd über eine Fußrückenvene appliziert. Gleichzeitig wurden der arterielle Einstrom und der venöse Ausstrom durch einen suprasystolischen Stau am Oberschenkel blockiert, um eine möglichst lange Kontaktzeit zu erreichen.

Insgesamt ist die chronische niedrig dosierte bzw. intermittierend applizierte Urokinaselyse noch nicht im Rahmen kontrollierter Studien validert. In sehr schwierigen Fällen scheint ein Therapieversuch jedoch gerechtfertigt. Die Dosierung liegt bei 500 000 I.E. Urokinase pro Tag i.a. oder i.v. über 30 min für 2–3 Wochen.

6.3
Lokaltherapie ischämischer Läsionen

I. Schmidtke

Die konservative Therapie ischämischer Läsionen hat das Ziel, die bestmöglichen Bedingungen zu schaffen, um eine Abheilung zu erzielen oder eine große Amputation zu vermeiden. Entsprechende Maßnahmen sind nicht nur indiziert, wenn eine Lumeneröffnung nicht möglich oder zu riskant erscheint, oder wenn sie schon durchgeführt wurde. Bei vielen Patienten im Stadium IV bestehen auch ohne die (möglich erscheinende) Beseitigung bzw. Verkleinerung des arteriellen Strombahnhindernisses gute Voraussetzungen für eine Abheilung, sofern eine sachgerechte konservative Behandlung durchgeführt wird. In jeder Phase der Therapie sollte ein enger Kontakt mit dem angiologisch orientierten Chirurgen und dem interventionell tätigen Angiologen oder Radiologen bestehen, damit der Zeitpunkt für eine evtl. notwendige Intervention, Rekonstruktion oder (Teil-)amputation gemeinsam festgelegt werden kann.

Definition

Der Begriff ischämische Läsion bedeutet eine trophische Störung der Epidermis, Subkutis und tieferer Schichten infolge einer arteriellen Minderdurchblutung und umfaßt verschiedenartige Defekte wie:

- *Erosion:* oberflächlicher Hautdefekt, der das Korium nicht erreicht;
- *Ulkus:* tiefer gehender Hautdefekt bis zum Papillarkörper des Koriums;
- *Nekrose:* Gewebetod unbestimmter Flächen- und Tiefenausdehnung;
- *Gangrän:* entwickelt sich aus der Nekrose durch zersetzende Mikroorganismen. Sind Fäulnisbakterien im Spiel kommt es zur *feuchten* Gangrän. Andernfalls kommt es durch Wasserverdunstung und Trocknung zur Schrumpfung (*trockene* Gangrän) des nekrotischen Gewerbes mit Annahme einer lederartigen Konsistenz von schwarzer Farbe (Mumifikation).

Ischämische Läsionen sind häufig chronisch. Die Einteilung chronischer Wunden, die sich allerdings nicht auf die ischämische Genese beschränkt, ist in Tabelle 6.16 wiedergegeben.

Die Lokalisation betrifft in überwiegendem Maße die untere Extremität, besonders den Fuß; wesentlich seltener sind ischämische Läsionen an den Händen.

6.3.1
Auslösende Ursachen

Eine ischämische Läsion kann sich entweder spontan oder – in den meisten Fällen – exogen entwickeln.

Spontanentwicklung
Eine spontane Entstehung von ischämischen Läsionen ist v.a. bei erheblicher Minderdurchblutung aus dem Stadium III heraus (systolischer Knöcheldruck unter 50 mm Hg, tc PO_2 < 10 mm Hg) zu beobachten. Prädilektionsstellen sind die Akren und exponierte Stellen wie Fußrand, besonders Kleinzeh-, Großzehenballen, Ferse, Außen-, Innenknöchel und Fußrücken. Gelegentlich entwickeln sich Läsionen spontan auch durch Hautinfarkte z.B. bei Thrombozytose oder infolge von Mikro-/Cholesterinkristallembolien. Größere Embolien können zu einer Ischämie von mehreren Zehen oder gar des Vorfußes mit nachfolgender Nekrose führen (s. Abschn. 26.3).

Exogene Ursachen
Die meisten ischämischen Läsionen treten durch exogene Schädigung im Stadium II der arteriellen Verschlußkrankheit auf (kompliziertes Stadium II s. auch Abschn. 8.2.4). Es kann sich dabei um ein Bagatelltrauma oder eine von dem Patienten nicht bemerkte Verletzung handeln.

■ **Mechanische Ursachen.** Mechanische Verletzungen stehen bei den exogenen Ursachen im Vordergrund.

Diese können *akut* bei der Fußpflege oder anderen Verletzungen am Fuß (z.B. Quetschung), durch Blasenbildungen durch Schuhdruck (besonders bei Diabetes), durch Abreißen eines Pflasters etc. auftreten.

Häufiger sind die Läsionen durch *chronisch* mechanische Noxen wie Scheuerungen, Rhagaden bei trockener Haut, Rißbildungen, Druck durch einen eingewachsenen Zehennagel, Schuhdruck im Bereich von exponierten Stellen, z.B. Hammerzehen, an der Ferse, Fußaußenrand besonders am Groß-, Kleinzehenstrahl (Abb. 6.12a–f) sowie am Köpfchen des Metatarsale V, interdigital gelegentlich am Fußrist (feste Schuhschnürung, Verbände) entstanden. Besonders häufig sind Drucknekrosen an der Fußsohle (Mala perforantes) beim langjährigen Diabetiker mit neuropathischer Fußverformung (Abb 27.14 in Kap. 27.2). Bei bettlägrigen Kranken mit fortgeschrittener arterieller Verschlußkrankheit oder beim Diabetiker treten nicht selten Läsionen infolge des Auflagedrucks im Bereich
der Ferse, des Fußaußenrands und Außenknöchels auf. Der Auflagedruck im Fersenbereich beträgt > 200 mm Hg.

■ **Thermische Ursachen.** Als thermische Ursachen sind heiße Fußbäder, Wärmflaschen, Heizkissen oder auch eine starke Kälteeinwirkung zu nennen.

■ **Chemische Ursachen.** Gelegentlich beruhen die Läsionen auf chemischer Reizung, z.B. durch Anwendung von hautreizenden Salben oder scharfen Zusätzen bei Fußbädern.

■ **Entzündliche Ursachen.** Läsionen ausgehend von Entzündungen entstehen bei mangelnder Fußpflege, Interdigitalmazerationen, Mykosen, periungualen und subungualen Entzündungen oder aus infizierten Hyperkeratosen.

■ **Iatrogene Ursachen.** Zu den exogenen Läsionen sind auch iatrogen gesetzte Verletzungen beim Gefäßkranken zu rechnen, wie Operation eines Clavus, eines Hallux valgus, Injektionen am Fuß (z.B. Ozonbehandlung), abschnürende Verbände und andere.

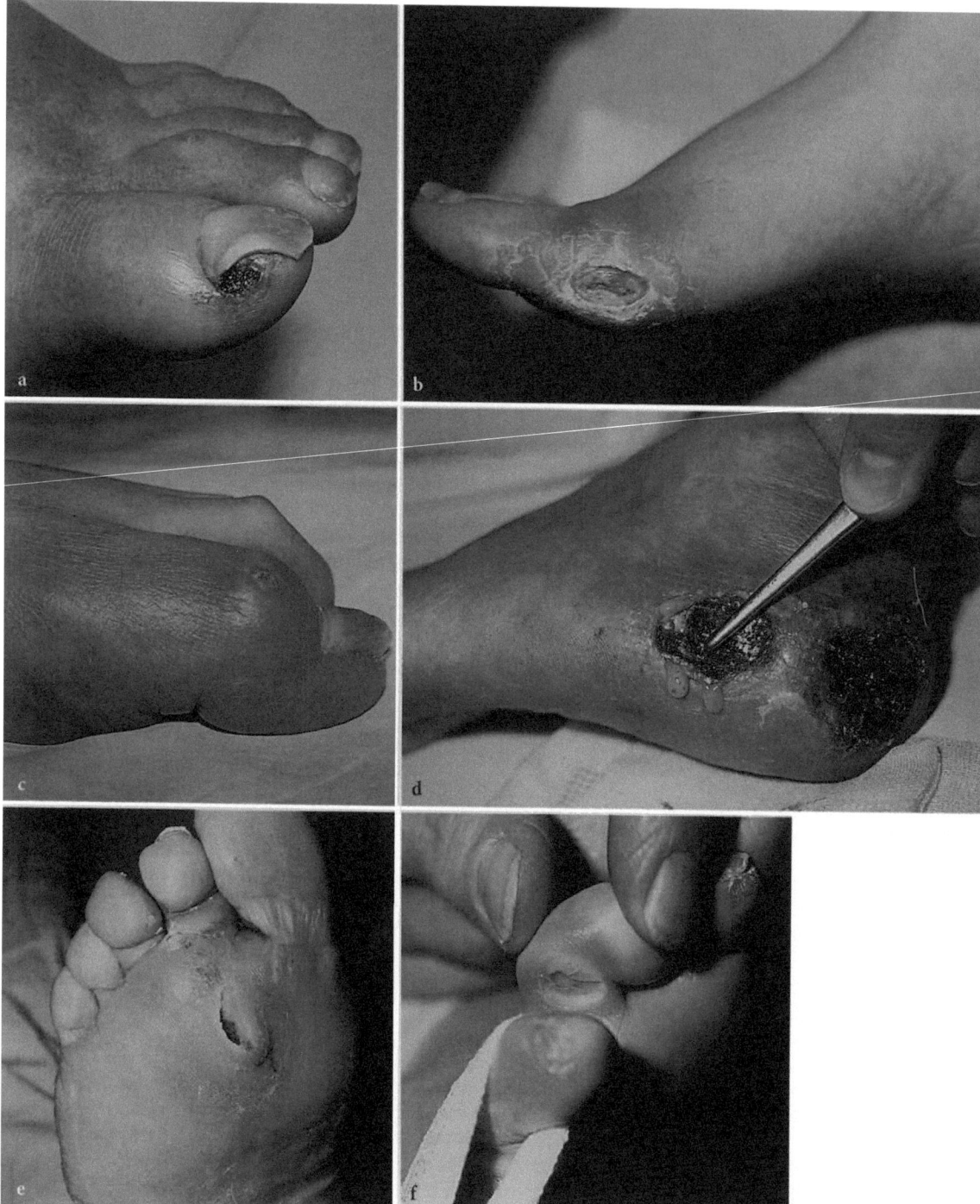

Abb. 6.12 a–f Typische Lokalisationen ischämischer bzw. druckbedingter Haut- und Gewebedefekte.
a Defekt durch eingewachsenen Großzehennagel, der hier zurückgeschnitten ist, wodurch eine Eiterretention eröffnet werden konnte.
b Typischer Defekt im Bereich des Großzehengrundgelenks.
c Typische (meist therapeutisch hartnäckige) Druckläsion im Bereich der Großzehenkuppe.
d Übliche Fersenulzera, hier mit krustig abgedeckten putriden Retentionen.
e Druckulkus im Großzehenballenbereich.
f Interdigital bzw. Ulkus im Bereich der Zeheninnenseite.

6.3.2
Häufigkeit

Der Prozentsatz der AVK-Kranken im Stadium IV schwankt je nach Krankenkollektiv. Levin u. O'Neal (1983) geben 7 %, Rieger et al. (1984) 10 % bei hospitalisierten Gefäßkranken an.

In zahlreichen Publikationen (Kozak et al. 1984; Levin u. O'Neal 1983; Partsch 1982; Reinhard 1983) ist belegt, daß beim Diabetiker durch die Kombination einer Mikro-, Makroangiopathie, Neuro- und Osteopathie (sog. diabetischer Fuß, Charcot-Fuß, Rockerbottomfoot, Wiegenkupfenfuß) und Minderung der Infektabwehr wesentlich häufiger Nekrosen/Ulzera auftreten als beim Stoffwechselgesunden. Kozak et al. (1984) geben ein Verhältnis von 17:1, Thiele u. Heidelmann (1975) 40–50:1, Mörl (1983) 50:1 an. Nach Kirsch et al. (1985) entwickeln sich bei 10 % der Langzeitdiabetiker Läsionen. Beim autoptischen Krankengut (Levin u. O'Neal 1983) wiesen 29 % der Diabetiker Zeichen von Gangrän, Nekrosen oder Zustand nach Amputation auf. Bei der stationären Aufnahme in einer intern angiologischen Abteilung einer Gefäßklinik (Rieger et al. 1984) fanden sich unter den AVK-Kranken im Stadium IV 35 %, bei einer Aufnahme in einer gefäßchirurgischen Abteilung (Denck et al. 1982) 51 % Diabetiker.

6.3.3
Befund bei ischämischen Läsionen

Inspektion
Sie umfaßt nicht nur die Läsionen mit Umgebung, sondern den gesamten Fuß und Unterschenkel.

■ **Lokalisation, Größe, Tiefe.** Die Inspektion der Läsion ist, abgesehen von einer fortgeschrittenen Gangrän bzw. einer Phlegmone, nicht selten erst nach vorsichtiger Säuberung von Krusten, Pudern, Salben etc. möglich. Außer der Lokalisation(en) (Suche nach versteckten Läsionen z.B. subungual, interdigital, unter Rißbildung oder Hornhaut) ist die Größe, Tiefe, die Oberflächenbedeckung (frische Granulationen, fibrinoide oder eitrige Beläge, Nekrosen) sowie die Abgrenzung zur Umgebung zu untersuchen.

■ **Stabile Läsion.** Ein fester Randwall, evtl. mit hyperthermer Zone (besonders beim Diabetiker) und abgrenzbarem granulierenden Wundgrund sind als Zeichen einer stabilen Läsion anzusehen.

■ **Instabile Läsion.** Das Fehlen eines Randwalls oder ein fließender Übergang der Läsion in eine zyanotisch gefärbte oder nässende aufmazerierte Randpartie oder gar eine Lymphangitis, eine beginnende oder fortgeschrittene Phlegmone oder ein hämoglobinarmer „matschiger" Wundgrund sind Kriterien einer instabilen Läsion.

Inspektion der Umgebung
■ **Hautfärbung.** Die Untersuchung der Haut sollte in Horizontal- und Vertikallage vorgenommen werden. Eine blasse oder zyanotische Färbung von Zehen, Vorfuß, gesamtem Fuß oder Fußrand in Horizontallage, eine düsterrote Färbung in senkrechter Position sowie netzartig erweiterte gefüllte, über das Hautniveau heraustretende Venenplexus weisen auf eine starke Minderdurchblutung hin.

■ **Trophik.** Eine deutliche Atrophie der Subkutis mit pergamentdünner Haut z.B. an den Zehenendgliedern (sog. Glatzenbildung), im Bereich der Ferse und über vorspringenden Stellen der Fußränder (Metatarsophalangealgelenke I und V, Os kuboides) sind Zeichen einer erheblichen chronischen Mangeldurchblutung. Bei der Inspektion an der Fußsohle ist auf Druckbelastungszeichen mit Hyperkeratosen zu achten.

■ **Entzündungszeichen.** Eine zyanotisch bis düsterrote Färbung der Umgebung, ein lymphangitischer Streifen vom Fußrücken zum Unterschenkel ziehend, eine manchmal fächerförmige Rötung unter der Fußsohle sowie ein stärkeres Ödem sind Ausdruck einer weiterschreitenden Entzündung und Nekrose.

■ **Ödem.** Ein Ödem findet sich entweder lokalisiert im Bereich der Läsion als Zeichen einer Entzündung oder ausgedehnt, evtl. auf Knöchel und Unterschenkel übergreifend. Ödeme können hypoxisch durch verstärkte Permeabilität, hydrostatisch durch längere Tieflagerung des Beins wegen ischämischer Schmerzen, lymphatisch durch länger bestehende Entzündungen evtl. auch neuropathisch bedingt sein. Manchmal weist eine leichte Faltenbildung der Haut auf ein bereits zurückgegangenes Ödem hin.

Palpation
■ **Manuell.** Die manuelle Palpation gilt der Temperatur des Fußes und Zehen (bei erheblicher Minderdurchblutung deutliches Temperaturgefälle von proximal nach distal), des Sympathikotonus (trocken besonders bei Diabetikern infolge Neuropathie, feucht besonders bei Endangiitikern), der Beurteilung der Berührungsschmerzhaftigkeit und eines lokalen Ödems.

■ **Instrumentell.** Die einfache Inspektion der Läsion reicht nur bei oberflächlichen granulierenden Wunden aus. Bei den meisten Läsionen mit fibrinoid-eitrigen oder nekrotischen Belägen sowie bei tieferreichenden großen Defekten ist eine instrumentelle Betastung mit einer Pinzette oder Sonde hinsichtlich einer evtl. Eiterretention (Fluktuation), Fistelung, Nischenbildung unabläßlich. Umschriebene Schmerzen bei Betastung, z.B. am Nekroserand, weisen auf Sekret/Eiterverhaltung hin. Die Sondierung zur Tiefe ergibt einen Anhalt für die Mitbeteiligung von Knochen, Gelenken und Sehnen. Die genaue Abgrenzung zu tiefen Gewebsschichten läßt sich bei der reinen Abtastung allerdings nur abschätzen.

Geruch

In manchen Fällen ist schon beim Betreten des Zimmers ein penetranter fötider Geruch wahrzunehmen, auch wenn der Fuß des Patienten noch umwickelt ist. Dieser Verwesungsgeruch weist auf eine fortgeschrittene nekrotisch bakterielle Zersetzung hin. Bei anderen Kranken ist der Geruch nicht so intensiv und wird erst nach Abnehmen des Verbandes oder Säuberung der Nekrose wahrnehmbar.

Allgemeinbefund

Bei der internistischen Untersuchung ist besonders auf den Allgemeinzustand des Kranken, Zeichen einer Intoxikation (Exsikkose, Tachykardie, Fieber) und einer kardialen Insuffizienz zu achten. Bei entzündlichen Läsionen am Fuß ist nach Lymphknotenschwellungen im Bereich der Leiste zu suchen.

Kranke, besonders Diabetiker, mit superinfizierten Nekrosen (feuchte Gangrän) sind sorgfältig zu beobachten. Aufsteigende, von der Gangrän ausgehende Infektionen (Lymphangitis), können nicht nur die Extremität, sondern auch das Leben des Patienten gefährden.

Zusatzuntersuchungen

■ **Antibiogramm.** Bei den meisten Nekrosen ist eine zusätzliche bakterielle Besiedlung unvermeidbar, wobei eine diabetische Stoffwechsellage das Bakterienwachstum im resistenzgeminderten Gewebe begünstigt (s. auch Abschn. 6.5). Es empfiehlt sich deshalb bei allen größeren Nekrosen/Ulzerationen mit Zeichen einer tieferreichenden Entzündung einen Wundabstrich für ein Antiobiogramm vor Gabe eines Antibiotikums anzufertigen. Bei den grampositiven Bakterien dominieren die Staphylokokken, bei den gramnegativen die Enterobakter wie Escherichia coli, Proteus und Pseudomonas aeruginosa (Harnoß et al. 1984; Stille 1986). Außer diesen aeroben Bakterien werden v.a. in der Tiefe Anaerobier wie Bakteroides fragilis nachgewiesen (Levin u. O'Neal 1983). In 40–80 % handelt es sich um eine bakterielle Mischinfektion. Eine mykotische Besiedlung wurde in ca. 10 % nachgewiesen (Harnoß et al. 1984).

Die am häufigsten anzutreffenden Keime in ischämischen superinfizierten Wunden gehen aus Abb. 6.18–6.20 in Abschn. 6.5 hervor (Firsching 1997).

6.3.4
Beurteilung ischämischer Läsionen

Prognose hinsichtlich der Heilungschance

■ **Lokalisation und Größe.** Im allgemeinen haben kleine umschriebene akrale Läsionen bei Zeichen einer guten Durchblutung des Fußes (Farbe, Temperatur) eine gute Abheilungschance. evtl. mit kleiner Teilamputation. Läsionen an ungünstiger Stelle wie interdigital, plantar, digital (Abb. 6.12), über Gelenken, bergen die Gefahr eines Einbruchs in die Tiefe, d.h. in Gelenk und Knochen in sich.

Trotz der Neigung zur weiterschreitenden Entzündung sind die Chancen beim Diabetiker ohne schwere Makroangiopathie oft nicht ungünstig, da i. allg. die Randperfusion relativ gut ist. Bei ausgedehnten tiefen Nekrosen mit Befall großer Gelenke, Sehnen etc. oder bei einer weit in den Fuß reichenden Phlegmone mit gangränöser Zersetzung der Muskulatur ist eine baldige Amputation nicht zu umgehen.

Nekrosen oder trophische Entzündungen an den Fingern lassen sich meist zur Abheilung bringen, sie rezidivieren aber leicht infolge Kälteeinwirkung oder durch Kompression bei stärkerer Handarbeit (Schoop 1988). Bei sehr ausgedehnten, d.h. kombinierten Unterarm- und Digitalarterienverschlüssen sind die Nekrosen manchmal ausgedehnt und betreffen End- und Mittelglieder der Finger, so daß hier eine größere Teilamputation nicht zu umgehen ist.

■ **Auslösende Ursache.** Bedeutsam für die Prognose ist, abgesehen vom Lokalbefund, die auslösende Ursache der Läsion. Akrale Bagatelltraumen bei AVK-Kranken im Stadium II sind günstiger anzusehen als diejenigen, die unbemerkt von diesen Patienten an exponierten Stellen des Fußes aufgetreten sind. Eine schlechte Prognose haben alle Läsionen, die sich aus dem Stadium III heraus entwickelt haben (Abschn. 8.2).

■ **Ausmaß der Durchblutungsstörung.** Aufgrund klinischer Erfahrungen (Rieger et al. 1984; Schoop 1988) besteht eine positive Korrelation zwischen der Prognose und dem systolischen Knöcheldruck. Bei

Werten über 70 mm Hg ist die Heilungschance relativ gut, bei Werten unter 40–50 mm Hg ist mit einer Abheilung gewöhnlich nicht mehr zu rechnen. Bei tastbarem Popliteapuls ist die Prognose meist günstig. Ausnahmen stellen die Fälle mit Verschlüssen aller 3 Unterschenkelarterien z. B. beim Endangiitiker, Diabetiker, embolischer Verlegung (besonders bei Aneurysmen) dar.

■ **Verlaufsbeobachtung und Progredienz.** In den meisten Fällen führt die Erstuntersuchung nur zu einer unsicheren Beurteilung der Prognose. Erst nach einer längeren Verlaufsbeobachtung und Ausschöpfung aller lumeneröffnenden Maßnahmen läßt sich die Chance für eine Abheilung mit evtl. Teilamputation des Fußes abschätzen. Eine Progredienz, d.h. eine Vergrößerung der Läsion oder Weiterschreiten der Entzündung, ist abhängig von dem Grad der Ischämie und der Virulenz der Erreger. Die Weiterentwicklung kann langsam schleichend, besonders bei starker Minderdurchblutung sein, oder sprunghaft auftreten. Eine plötzliche Verschlechterung der Durchblutung kann durch infektiös toxisch ausgelöste Verschlüsse von kleinsten Gefäßen im Bereich der benachbarten Zehe/Haut verursacht sein (z.B. α-Toxin der Staphylokokken, Levin u. O'Neal 1983). Eine rasch fortschreitende Entzündung entsteht durch Einbruch der Infektion in die Tiefe, meist entlang der Sehnen, wobei der Beginn dieses Prozesses von außen nicht immer sichtbar ist.

Prognose hinsichtlich der Behandlungsdauer

In allen Fällen mit stark verminderter Durchblutung sowie ausgedehnten Nekrosen/Läsionen ist bis zur völligen Abheilung oder einer Teilamputation von vornherein mit einer langen Behandlungszeit (1/2 bis 2 Jahre) zu rechnen. Bis zur Stabilisierung der Nekrose sollte der Patient nach Möglichkeit hospitalisiert bleiben. Die Situation ist mit dem Patienten und seinen Angehörigen eingehend zu besprechen, da die lange Therapiedauer für alle Beteiligten eine große Geduldsprobe darstellt.

In extremen Fällen, besonders dann, wenn bereits ein Bein amputiert ist, ist gelegentlich im Einvernehmen mit dem Kranken oder auf Wunsch des Kranken der Spontanverlauf abzuwarten. In diesen Fällen ist bei positiver Entwicklung mit einer „Heilungsdauer" von 1 bis zu 3 Jahren zu rechnen.

Wir halten einen derart langen Therapieverlauf besonders bei jüngeren Patienten im Einzelfall für gerechtfertigt, da ansonsten weitestgehende Rollstuhlgebundenheit zu erwarten ist.

6.3.5
Lokalbehandlung

Allgemeine Behandlungsmaßnahmen
Beim Heilungsprozeß einer Wunde und prinzipiell auch einer ischämischen Läsion sind 4 Phasen zu unterscheiden:

- Entzündungs- und Infektionsphase,
- Phase der Resorption und Phagozytose nekrotischer Gewebeelemente,
- Gewebeneubildung (Granulation),
- Narbenbildung (reparative oder fibroblastische Phase).

Das Ziel der Lokaltherapie ist die Beherrschung der bakteriellen Infekte, des Ödems, eine feuchte Nekrose in eine trockene zu überführen, eine frische granulierende Wunde zu erreichen und eine evtl. Demarkation soweit wie möglich peripher zu halten. Die wichtigsten Faktoren, die sich auf den Verlauf ungünstig auswirken und daher beseitigt oder verringert werden sollten sind:

- die lokale Minderdurchblutung,
- die bakterielle Infektion des Gewebes,
- das Ödem und der Schmerz.

Ausmaß und Bedeutung dieser Faktoren sind von Fall zu Fall sehr verschieden, weshalb eine differenzierte und individuelle Therapie erforderlich ist.

Als Grundvoraussetzung für eine erfolgreiche Lokalbehandlung muß eine Mindestdurchblutung etabliert werden.

■ **Verbesserung der Durchblutung.** Die Durchblutung ist im Stadium IV immer mehr oder weniger eingeschränkt. Für die Abheilung einer trophischen Läsion kommt es auf die Randbezirke an, von denen aus die Neubildung von Gewebe erfolgen soll.

Eine ausreichende Randzonenperfusion darf angenommen werden, wenn sich der Körper in Ruhe in einer positiven Wärmebilanz (Voraussetzung für einen niedrigen sympathischen Tonus der Hautgefäße) sowie annähernd in Horizontallage befindet. Falls keine erhebliche Entzündung vorliegt, empfiehlt sich eine Warmhaltung durch Wattepackung (Wattestiefel). Bei guter Kompensation (systolischer Knöchelarteriendruck über 60–70 mm Hg) wirkt sich eine vorsichtige Muskelarbeit durch die aktive Mehrdurchblutung eher günstig aus, d.h. falls die Läsion gut demarkiert und die Infektion beherrscht ist, kann der Patient kleine Gänge machen. Bei schlechter Kompensation (systolischer Knöchelarteriendruck < 60 mm Hg) fördert eine Lagerung der Läsion unterhalb Herzhöhe die Perfusion. Derartige Patienten sollten Belastungen vermeiden und höchstens einige Schritte gehen.

Eine zusätzliche Steigerung der Durchblutung kann medikamentös erreicht werden (s. Kap. 6.2).

■ **Bekämpfung der Infektion.** Eine Kontamination ischämischer Läsionen mit Mikroorganismen ist nahezu immer zu unterstellen und klinisch meist von untergeordneter oder fehlender Bedeutung. Der *klinisch manifesten* nekrotisierenden bakteriellen Superinfektion kommt allerdings eine herausragende Bedeutung zu. Durch die Minderdurchblutung sind die Abwehrmechanismen und der Abtransport von Entzündungsstoffen und anderen Toxinen erheblich vermindert, die Randzonen sind dadurch erheblich gefährdet, eine Granulationsbildung erschwert. Bei Diabetikern entwickeln sich häufig durch Toxine ausgelöste Thrombosen in den Kapillaren, Arteriolen und kleinen Fuß- und Zehenarterien, wodurch sich der nekrotische Bezirk manchmal schlagartig vergrößern kann.

Die wichtigste *Lokalmaßnahme der Entzündungsbekämpfung* besteht in der Eröffnung von Retentionen, die häufig schon äußerlich sichtbar, in anderen Fällen durch Prüfung von Fluktuation oder lokalen Schmerzangaben zu ermitteln sind. Die Eröffnung sollte vorsichtig, jedoch ausgiebig erfolgen (Stichinzision, Benutzung einer feinen Schere, vorsichtiges Débridement ohne Zerstörung der fibrösen Barrieren, Abhebung von Blasen, Fensterung von Nekrosen etc.). Gegebenenfalls kommt auch eine Teilabtragung von bereits nekrotischem Material in Frage, damit ein freier Sekret-/Eiterabfluß ermöglicht werden kann. *Lokalantibiotika*, die bis heute noch häufig angewandt werden, erfüllen nicht die Erwartung einer hohen Wirkstoffkonzentration. Sie wirken sich eher nachteilig durch unzureichende Penetration und Gefahr einer Resistenzentwicklung sowohl lokal als auch am Gesamtorganismus aus. Alternativ zur antibiotischen Lokaltherapie bieten sich Antiseptika insbesondere jodhaltige Salben/Lösungen wie Braunovidon®, Betaisodona® oder auch die altbewährten Lösungen wie Castellani, Dakin-Lösung, Kaliumpermanganat oder Pyoctanin an. Diese Substanzen wirken bakterizid, viruzid und fungizid. Farbtragende Lösungen wie Mercuchrom, Castellani rot und Pyoctanin sind bei noch nicht gut abgesetzten Läsionen nur mit Vorsicht anzuwenden, da die Beurteilung der Hautfärbung (Zyanose, Rötung) hinsichtlich einer Progredienz durch die aufgetragenen Farben verschleiert oder nicht mehr möglich ist.

Eine bewährte Alternative, lokal trotz arterieller Verschlüsse ausreichend hohe Antibiotikakonzentrationen zu erzielen, ist die retrograde intravenöse Applikation unter Tourniquet-Bedingungen (s. Tab. 6.22). Nach suprasystolischer arterieller Einflußsperre wird das Antibiotikum retrograd über eine Fußrückenvene appliziert. Aufgrund des reduzierten Verteilungsvolumens und der vorübergehenden bzw. ohnehin herabgesetzten Auswaschkinetik können im Vergleich zur oralen, intravenösen und intraarteriellen Applikation die höchsten Antibiotikaspiegel erreicht werden (Schoop et al. 1993).

Finden sich klinische Zeichen einer nicht mehr lokal begrenzten aszendierenden Infektion, so ist eine konsequente *systemisch-antibiotische Therapie* unter Berücksichtigung des Antibiogramms indiziert (s. Abschn. 6.5). Empfehlenswert nach Harnoss et al. (1984) sind Kombinationen von Clindamicin und Gentamicin oder Cefocxitin. Aufgrund jüngster Erfahrungen sollten gleichzeitig Antibiotika gegen Anaerobier z.B. Clont gegeben werden. Die systemische Antibiotikabehandlung erfolgt meistens durch i.v.-Gabe. Von einigen Autoren (Hugeneck u. Gottlob 1982; Stiller 1986) wird eine intraarterielle Injektion/Infusion empfohlen. Relativ neu ist die lokale i.v.-Anwendung unter übersystolischer Sperre der betroffenen Extremität (Acevedo 1986).

■ **Beseitigung eines Ödems.** Pralle Ödeme reduzieren die periphere Durchblutung erheblich, weshalb sich bei Tieflagerung ein Circulus vitiosus ergibt (Zunahme des Ödems – stärkere Durchblutungsminderung und Schmerzen – weitere Tieflagerung etc.). Es sollte deshalb das Bein nach Möglichkeit horizontal gelagert werden. Entzündliche Ödeme bilden sich nach Entzündungsbekämpfung meistens rascher zurück als hypoxisch bedingte Ödeme. Auf Diuretika sollte nach Möglichkeit verzichtet werden. Bei Hypalbuminämie kommt die Gabe von Humanalbumin in Frage. Einen günstigen Effekt sollen rutinhaltige Medikamente haben (Schoop 1988).

■ **Schmerzbekämpfung.** Besonders in der ersten Phase der Entzündungs- und Ödembekämpfung oder Stabilisierung einer Wunde sind die oft starken bis unerträglichen Schmerzen durch entsprechende Maßnahmen, z.B. Periduralanästhesie (Dauerkatheter), zentrale Dämpfung (Opioide, Opiate) weitgehend auszuschalten. Allgemeine Analgetika reichen meistens nicht aus. Eine lokale Anästhesie, z.B. im Bereich der Zehen, sollte wegen der Gefahr von neuen Läsionen vermieden werden.

Weitergehende Empfehlungen zur Schmerztherapie sind in Kap. 6.4 wiedergegeben.

■ **Lagerung.** Bei Patienten im Stadium IV mit grenzwertiger Durchblutung (systolischer Knöcheldruck unter 60 mm Hg), die über längere Zeit immobilisiert sind, sowie bei Diabetikern, ist bei der Lagerung auf eine gute Abpolsterung von exponierten Stellen zu achten. Besonders gefährdet sind die Ferse, der Fußaußenknöchel und Fußaußenrand. Es bieten sich hierzu verschiedene Möglichkeiten an wie Antidekubitusmatten, Fersenschoner, Wattepackungen etc. Wichtig darüber hinaus ist eine mehrfache Umlagerung tagsüber.

Spezielle Behandlungsmaßnahmen
Die speziellen lokalen Behandlungsmaßnahmen ischämischer Läsionen richten sich nach Art und Ort der ischämischen Läsionen. Je nach Zustand der Läsion und vordergründig gewünschtem Effekt kommen unterschiedliche Lokaltherapeutika in Betracht, die in Tabelle 6.16 zusammengefaßt sind.

■ **Behandlung in Abhängigkeit von der Art ischämischer Läsionen.** Bei einer *Nekrose* sind grundsätzlich 3 Zonen zu unterscheiden:

- das bereits abgestorbene Gewebe,
- die nekrobiotische Randzone, in der sich praktisch immer entzündlich-eitrige Prozesse abspielen und
- die noch lebende Umgebung.

Den nekrotischen Randzonen ist das Hauptaugenmerk zuzuwenden, da sich hier erfahrungsgemäß sehr rasch Retentionen entwickeln. Einen Hinweis darauf gibt die Fluktuation und ein umschriebener Druckschmerz. Die wiederholt notwenige Eröffnung bzw. Entfernung von Nekrosen, Krusten etc. sollte vorsichtig ohne Verletzung des noch lebenden Gewebes erfolgen. Falls dies nicht unschwer gelingt, kann eine Aufweichung der Nekrose durch ein lauwarmes Fußbad oder durch einen mehrstündigen Verband mit einer fettenden Salbe (evtl. feuchte Kammer) die instrumentelle Reinigung erleichtern. Je stabiler die überlebende Randzone erscheint, um so mehr darf man ihr zumuten, z.B. bei der Abtragung eines abgestorbenen Zehenteils.

Größere *Retentionen* sowie *Phlegmonen*, die sich besonders bei Diabetikern entwickeln, können nur mit Hilfe chirurgischer Methoden beherrscht werden. Wenn die Blutversorgung nicht zu stark eingeschränkt ist, schafft die breite chirurgische Eröffnung der infizierten Fußareale eine gute Voraussetzung für eine langsame Abheilung ohne Amputation.

Ulzerationen, die nach Entfernung nekrotischen Gewebes bestehen bleiben, benötigen oft Hilfe zur Abheilung. Dazu gehört die Beseitigung fibrinoider Beläge mit Hilfe von tryptischen Lösungen, Pudern, Salben, hyperosmolarer Lösung oder auch gelegentlicher vorsichtiger instrumenteller Abtragung. Granulationen sollte man nicht austrocknen lassen, sondern mit Gazen bzw. Gelen feucht halten.

Tabelle 6.16 Lokaltherapeutika bei ischämischen Läsionen

Therapieziel	Lokaltherapeutikum
Wundtrocknung	
- Wundrand	Gentianaviolett 2–5%
	Brillantgrün 2%
	Pyoktanin
	Mercurochrom
- nässende Umgebung (Ekzeme)	Cortisonschaum
	Cortisoncremes (Decoderm®, Delmeson®)
- Wundgrund	Puder (meist schmerzhaft) Dextranomer (Debrisorb®)
Feuchthaltewirkung	feuchte Ringer-Lösung Kompressen
	Gaze (z.B. Oleo-Tüll®, Sofra-Tüll®, Cutizerin®)
Wundreinigung	
- physikalisch	Bäder (Kamille, KMO₄, Borsäure)
- enzymatisch	Kombination Streptokinase/Streptodornase (z.B. Varidase®) Kombination Plasmin/Desoxyribonuklease (z.B. Fibrolan®), Trysin, Kollagenase
- osmotisch	hypertone Kochsalzkompressen (z.B. Mesalt®) Dextranomer (z.B. Debrisorb®), hydrokolloide Wundverbände (z.B. Comfeel®, Cutinova®, Biofilm®)
- antiseptisch	z.B. Oxoferin®, H₂O₂, Betaisodonna®
Wachstumsfaktoren (granulationsfördernd)	Plateled derived growth factor (PDGF), Endothelial growth factor (EGF), Fibroblast growth factor (bFGF)

Mazerationen, d.h. nässende Hautstellen entstehen oft interdigital als Folge einer zu starken Feuchtigkeit im Vorderfußbereich. Diese kann verursacht sein durch ein stärkeres hydrostatisches Ödem, zum anderen aber durch Tragen von zu engen Schuhen. Die wichtigste Maßnahme ist die „Trockenlegung" der lädierten Stellen, d.h. durch leichtes Spreizen der Interdigitalräume und Einlegen von absorbierenden Stoffen mit häufigem Wechseln. Ein Austrocknen mit Pudern ist kontraindiziert, ggf. können adstringierende Lösungen aufgetragen werden.

Bei *Blasenbildung* ohne Zeichen einer Nekrose, die häufig oberflächlich intradermal durch Druckschädigung z.B. an Zehen und Ferse entstanden sind, sollte man mit Hilfe einer Kanüle entleeren und aseptisch versorgen. Bei größeren blasigen Hautabhebungen, die besonders bei Diabetikern vorkommen, empfiehlt sich eine großflächige Abtragung. Meist entwickelt sich nach Blasenabhebung eine granulierende Ulzeration, die entsprechend (s. oben) versorgt werden muß. Bei tieferreichenden Blasen ist mit einer oberflächlichen trockenen Nekrose zu rechnen, die entsprechend unter sterilen Bedingungen zu behandeln ist. Blasenbildungen mit Zeichen einer Nekrose kommen dadurch zustande, daß bei ischämisch geschädigten kutanen Mikrogefäßen und zusätzlichen lokalen mechanischen Einflüssen eine Flüssigkeitsansammlung in der Epidermis und subepidermal (Korium) stattfindet. Die Blasen sind abzutragen, wonach sich meist eine trockene Gangrän (Mumifikation) ausbildet.

Rißbildungen (Fissuren) sind häufig bei Hyperkeratosen im Bereich der Ferse und des Fußaußenrands, besonders bei Diabetikern vorhanden. Um ein von hier ausgehendes Malum perforans zu vermeiden, empfiehlt sich eine vorsichtige Abtragung der Hornhaut. Interdigital gelegene Fissuren, die häufig im Zusammenhang mit der Mazeration entstehen, können der Beginn einer Ausbreitung der Läsion und Infektion in den Fuß darstellen. Die Therapie besteht in einer „Trockenlegung" bei leichter Spreizung des Interdigitalraums (s. unter Mazeration).

■ **Behandlung ischämischer Läsionen im Zehenbereich.** Im *Zehenbereich* lassen sich von der Lokalisation her folgende Unterscheidungen treffen:

- periunguale Entzündungen/Läsionen,
- Kuppen-, axiale Nekrose,
- Zehenrückenläsion,
- interdigitale Läsion,
- Läsionen in der Interdigitalfalte,
- plantare digitale Läsionen.

Um die *periunguale Läsion* freizulegen, ist ein vorsichtiges Rückschneiden des Nagels, eine Nagelextraktion nur dann angezeigt, wenn sich der Nagel im Nagelbett schon gelockert hat. Bei noch intaktem Nagelbett ist auf eine Nagelextraktion zu verzichten, da sonst neue Verletzungen/Läsionen gesetzt werden können.

Bei *axialer Zehennekrose* (arteriosklerotischer diabetischer Typ) ist eine Austrocknung der Nekrose mit leichtem Feuchthalten der nekrobiotischen Zone, nach Demarkation instrumentelle Abtragung in der nekrobiotischen Zone, dann Versuch einer Granulierung mit enzymatischen Pudern/Salben angezeigt. Bei relativ guter Durchblutung kann eine chirurgische Amputation der Zehe vorgenommen werden; bei Instabilität weiteres Abwarten, evtl. Nachamputation.

Bei ins Gelenk reichender *Läsion am Zehenrücken* läßt sich meist keine Spontanabheilung erzielen, d.h. es stellt sich die Indikation zu einer Zehenamputation. Bei Diabetikern ist gelegentlich eine Abheilung nach instrumenteller Fortnahme des Knochens möglich.

Die *interdigitale Läsion* entsteht manchmal durch Mazeration an 2 benachbarten Zehen („Kissing ulcers"). Es empfiehlt sich eine vorsichtige interdigitale Spreizung der Zehen durch Einlegen von Mullröllchen oder leicht mit Watte gefüllten Baumwollschlauchbinden (Stülpa), ohne daß dadurch die anderen Zehen gedrückt werden. Bei oberflächlicher Läsion, je nach Befund, trockene Gazen oder Salbenbehandlung. Bei Gelenkbeteiligung ist meist keine spontane Abheilung möglich, Ausnahmen sind Diabetiker, bei denen nach Knochenentfernung die Läsion abheilen kann.

Oberflächliche *Fissuren in der Interdigitalfalte* können durch Einlegen von absorbierenden Streifen und leichter Fettung meist zur Abheilung gebracht werden. Tiefere Nekrosen bedürfen fast immer einer chirurgischen Maßnahme, da die Gefahr der weiterschreitenden Entzündung in den Fuß und/oder die Entwicklung von entzündlichen Digitalarterienthrombosen der benachbarten Zehen mit anschließender Ischämie droht.

Plantare digitale Läsionen treten häufig am 5. Zehen auf und sind prognostisch ungünstig, da die Entzündung rasch den Kleinzehenstrahl befallen kann. Es empfiehlt sich eine leichte feuchte Behandlung mit Erreichen einer Granulation, bei Diabetikern ist auch eine rein trockene Behandlung möglich.

■ **Behandlung ischämischer Läsionen im Fußbereich.** Prädeliktionsstellen von *Läsionen im Fußbereich* sind

- der Fußaußenrand,
- der Fußrücken,
- die Fußsohle,
- die Ferse.

Die Lokalisation „*Fußaußenrand*" betrifft besonders die dem Schuhdruck ausgesetzten Stellen, d.h. am Klein- und Großzehenballen sowie am proximalen Metatarsale V. Da sich diese Läsionen meist direkt über dem Knorpel/Knochen ohne dickere Subkutis befinden, ist die Granulationsneigung sehr gering. Oberflächliche offene Läsionen sind mäßig feucht zu behandeln. Bei tiefer ins Gelenk reichenden Nekrosen/Ulzerationen ist eine spontane Abheilung nur selten zu erreichen. Bei Endangiitikern liegen manchmal keilförmige Läsionen am Kleinzehenballen vor, die nach feucht/trockener Behandlung gelegentlich nach vielen Monaten mit einer eingezogenen Narbe abheilen können. Bei Diabetikern beobachtet man gelegentlich eine Abheilung über einem Gelenk mit Gelenkversteifung, manchmal mit hyperkeratotischer Narbe. In den meisten anderen Fällen sind chirurgische Maßnahmen z.B. Teilamputation erforderlich,

Läsionen am *Fußrücken* entwickeln sich meistens fortschreitend von entzündlich-nekrotischen Zehen, Interdigitalräumen oder auch besonders bei schlechter Kompensation durch Scheuerung oder kleinste Druckschädigungen z.B. über erweiterten Venen.

Bei ausreichender Durchblutung ist eine Demarkation mit jeweils erforderlicher Säuberung der Grenzzone abzuwarten, um dann ggf. eine chirurgische Maßnahme im Sinne einer Teil- oder Vorfußamputation vornehmen zu lassen. Bei schlechter Durchblutung ist die Begrenzung der Läsion unscharf, netzförmig und meist progredient. Diese Lösionen sind konservativ nur in den seltensten Fällen zur Abheilung zu bringen.

Bei vorausgegangener Teilamputation treten beim Endangiitiker nicht selten kleine Läsionen am distalen Fußrücken auf, die meist fest ausgestanzt sind und nur eine geringe Granulationsneigung aufweisen. Trotzdem kann nach Austestung der verschiedenen Salben/Lösungen eine Abheilung im Lauf von Monaten erzielt werden.

Durch Läsionen im Bereich der *Fußsohle* (malum, perforans), verursacht durch exogene und endogene Druckschädigung, sind Diabetiker am meisten betroffen. Die Läsionen liegen an den meist belasteten, die Arthropathie begleitenden Stellen, wie im Bereich des Metatarsophalangealgelenks II, I und V und unter dem Großzehen. Röntgenologisch fehlt hier die fibrolipomatöse Schicht der Haut (Reinhardt 1983). Zunächst besteht eine Hyperkeratose, im weiteren Verlauf entwickelt sich eine gelbliche, später dunkle zentrale Färbung als Ausdruck einer Sekret-/Eiterverhaltung mit Einbruch in die Tiefe. Die Hornschicht ist – manchmal nach vorherigem Aufweichen – abzutragen. Die Weiterbehandlung erfolgt mit enzymatisch granulationsfördernden Salben, gelegentlich bei starker Sekretion auch mit Antibiotikapudern. Das Ziel der Therapie ist, eine Abheilung von der Tiefe heraus zu erreichen. Neu entstehende Hyperkeratosen müssen bei Bedarf zurückgeschnitten werden. Bei gehfähigen Patienten ist auf eine gute Druckentlastung im Pantoffel/Schuh zu achten. Haben die Läsionen bereits den Knochen und Sehnen erreicht, besteht meistens die Gefahr einer Fußsohlenphlegmone. In diesen Fällen ist eine rasche chirurgische Maßnahme erforderlich.

Läsionen im Bereich der *Ferse* sind häufig von Rißbildungen ausgegangen oder durch Druck, besonders bei Bettlägrigen, entstanden. Blasen und Randzonen müssen eröffnet werden, bei Fluktuation völliges Abheben oder zentrale Fensterung der Nekrose. Auf ein großes Ausschneiden (Débridement) bis zum Gesunden hin – von Chirurgen häufig abgewandt – ist zu verzichten, da dadurch das Ausmaß des Defekts vergrößert und die Abheilungschance verringert wird. Bei Rißbildungen sind die Hautränder, evtl. nach vorherigem Aufweichen, mit einer feinen Schere vorsichtig zurückzuschneiden. Oberflächliche Läsionen können trocken oder mit Gazen, tiefere Defekte leicht feucht, mit dem Ziel einer granulierenden Wunde, behandelt werden. Sehr wichtig ist die Druckentlastung der Ferse durch entsprechende Polsterung bei Bettlägrigen oder durch Ausschneiden der Fersenkappe und Vertiefung der Auftrittsfläche bei gehfähigen Patienten. Bei günstigem Verlauf resultiert nicht selten eine eingezogene Narbe mit Neigung zur Hyperkeratose. Da dadurch die erneute Gefahr einer Druckschädigung oder Rißbildung gegeben ist, empfiehlt sich ein gelegentlich vorsichtiges Abtragen der oberflächlichen Hornschichten nach Aufweichung.

Bei sehr tiefen, stark infizierten Defekten an der Ferse besteht die Gefahr der Fußphlegmone nach proximal und der Allgemeinintoxikation. Hier ist eine chirurgische Intervention, meist höhere Amputation erforderlich. Zunächst relativ kleine Fersennekrosen können trotz aller Hilfestellung manchmal nicht zur Demarkation gebracht werden, sie vergrößern sich ganz langsam. In diesen Fällen findet sich, besonders beim Diabetiker, im Angiogramm eine „tote Zone" d.h. es stellen sich weder die A. tibialis posterior noch Kollateralen dar. Die Prognose ist in diesen Fällen, falls keine Teilvaskularisierung, z.B. durch Angioplastie der A. fibularis möglich ist, infaust.

■ **Behandlung ischämischer Läsionen im Knöchelbereich.** In der Knöchelregion entstehen Läsionen am Außen- und Innenknöchel meist durch Reibung und Stoß, am Außenknöchel auch durch Druckschädigung bei der Lagerung im Bett. Die Behandlung erfolgt wie bei den Läsionen am Fußaußenrand.

Läsionen der *Achillessehne* sind meist durch Scheuerung, gelegentlich durch Druckschädigung bei falscher Lagerung entstanden. Bei schlechter Durchblutung ist häufig ein rasches Fortschreiten der Entzündung entlang der Sehne zu beobachten. Bei ausreichender Durchblutung kann durch Wundsäuberung, wiederholtes Ausschneiden der aufquellenden nekrotisierenden Sehne, Anwendung von granulierenden Salben/Gazen und ausreichende Druckentlastung eine frische Wunde und langsame Abheilung erzielt werden.

■ **Behandlung ischämischer Läsionen am Unterschenkel.** Läsionen am Unterschenkel wie das *Ulcus cruris* sind zu 15% arteriell-venös bedingt. Bei ausreichender Durchblutung (systolischer Knöcheldruck über 70 mm Hg) kann die Behandlung wie bei rein venösen Ulzera mit enzymatischer Säuberung des Ulkusgrunds, Reinigung des Ulkusrands/der Umgebung und mit vorsichtig dosierter Kompression vorgenommen werden. Die Abheilungschance ist bei Lokalisation im Bereich der malleolen Nische und an der medialen Vorderseite des

Unterschenkels wesentlich günstiger als bei Ulzerationen am Fußrist, der Schienbeinkante und an der Wade.

Nekrosen an der Wade sind relativ selten, meist durch Auflagedruck oder durch Verletzung, gelegentlich durch Mikro/Cholesterinkristallembolien entstanden. Wadennekrosen reichen nicht selten bis auf die Sehnen und Muskulatur und sind nur bei ausreichender Durchblutung zur Granulation und Abheilung zu bringen. Eine häufige instrumentelle Säuberung und Abtragung von nekrotischen Sehnen und Gewebe ist erforderlich. Bei guter Granulation kann evtl. eine plastische Deckung vorgenommen werden. Bei der Lagerung ist auf eine gute Polsterung proximal und distal der Läsion zur Druckentlastung der Läsion zu achten.

■ **Zustand nach chirurgischen Maßnahmen.** Eine Abheilung von Zehen- oder Vorfuß*amputationen* bei Durchblutungsgestörten ist meist nur per secundam zu erreichen. Die Wunde sollte offen gehalten, ein stärkeres Ödem vermieden werden. Bei starkem Nässen ist ein häufiger Verbandswechsel erforderlich. Lokal kommen enzymatisch granulationsfördernde Salben/Gazen sowie antiseptische Lösungen in Frage. Bei schlechten Durchblutungsverhältnissen und großflächigen Amputationswunden ist mit einer sehr langen Abheilungszeit zu rechnen. Nicht selten stellt sich wegen fehlender Granulation oder Demarkation der Amputationsstelle die Indikation für eine Nachamputation.

Drainagen und Fisteln sind möglichst offen zu halten, um eine Abheilung aus der Tiefe heraus zu erreichen. Als Lokaltherapeutika kommen Leukasekegel, antispetische Lösungen etc. in Frage. Je nach Sekretion ist der Verband mehrfach täglich zu wechseln.

■ **Behandlung ischämischer Läsionen im Handbereich.** Läsionen am Finger betreffen hauptsächlich Endangiitiker, wobei es sich überwiegend zunächst um feuchte, squamöse Ulzerationen an einem oder mehreren Fingern handelt. Insgesamt ist die Heilungstendenz bei Läsionen an den Händen günstiger als an den Füßen (s. Kap. 11). Eine vorzeitige Amputation sollte nach Möglichkeit vermieden werden, da sonst die Gefahr einer Instabilität und Vergrößerung des Defekts nach proximal zu erwarten ist. Die Amputation sollte nach Möglichkeit erst bei guter Demarkation erfolgen. Die Lokalbehandlung erfolgt wie an den Füßen zunächst in Form einer Säuberung, d.h. Abtragung von aufmazeriertem nekrotischem Material und ggf. vorsichtiges Rückschneiden des Nagels. Ja nach Schmerzangaben des Patienten sind die Läsionen mit Salben oder Gazen trocken zu behandeln. Im letzteren Fall empfiehlt sich alle 2 bis 3 Tage nach einem kurzen Handbad eine instrumentelle Überprüfung der nekrobiotischen Zone. Ferner ist die Hand gut vor Kälte zu isolieren, z.B. durch Wattepackung, Watte- oder Wollhandschuh. Umschriebene Fingerend-, paraunguale Nekrosen nach Embolie, bei Periarteriitis nodosa, Lupus erythematodes, Kollagenose, sind i. allg. rascher als bei Endangiitikern zur Heilung zu bringen, meist in Form einer eingezogenen kleinen rattenbißähnlichen Narbe.

6.3.6 Lokaltherapeutika, Bäder und Verbände

Lokaltherapeutika. Je nach lokalem Therapieziel stehen *Lokaltherapeutika* unterschiedlicher physikochemischer Wirkungsprinzipien zur Verfügung (Tabelle 6.16).

Die alte Faustregel „trockene Nekrosen trocken und feuchte Wunden feucht zu behandeln" gilt für die ischämische Läsion nur in beschränktem Maß. Bei rein trockener Behandlung, d.h. Anwendung von Pudern, ist die Gefahr einer Sekretverhaltung und Ausbreitung der Infektion in die Tiefe und nach proximal gegeben. Eine rein feuchte Therapie birgt die Gefahr einer Mazeration der Umgebung und damit Vergrößerung der Läsion in sich. Gut demarkierte trockene Nekrosen können überwiegend trocken behandelt werden, gut abgesetzte mit einem Randwall versehene Ulzerationen je nach Verträglichkeit und Sekretion mit Salben, Gazen, Pudern und osmotischen Filmen versorgt werden. Bei eitrig-fibrinoiden Belägen empfehlen sich tryptische Lösungen oder Salben. Schwieriger ist die Behandlung von unscharf abgesetzten Nekrosen und Ulzerationen. Hier muß die Lokalbehandlung bei ständiger Kontrolle ausgetestet werden, am günstigsten sind häufig die mit Salben beschichteten Gazen und Anwendung von adstringierenden Lösungen im Bereich der lokalen Umgebung.

Die in den letzten Jahren in den Handel gebrachten hygroskopisch wirkenden Filme (z.B. Varihesive, Biofilm, Cutinova) sollten nur bei guter Randperfusion, d.h. gutem Granulationswall angewandt werden, da sonst die Gefahr einer Irritation der umgebenden Haut mit Vergrößerung der Läsion gegeben ist (Bülau 1994).

Als antiseptische Salbe/Lösung wird heutzutage meist Betaisodona/Braunovidon angewandt (**Cave** bei Jodallergie, latente Hyperthyreose). Enzymatische Salben (z.B. Fibrolan®, Leukase®) haben neben einer reinigenden auch eine granulierende antibakterielle Wirkung und können bei guter Verträglichkeit von seiten der Läsion als auch des Patienten (achten auf Schmerzangaben) bis zur völligen Sanierung angewandt werden (Petrow 1996).

Antibakterielle Puder (z. B. Refobacin®, Nebacetin®, Robusanon®) kommen bei stark sezernierenden Läsionen in Frage.

Bei granulierenden Ulzera/Läsionen sind die mit Salbe beschichteten Gazen meist gut verträglich.

Da häufig Dermatophytien infolge der länger bestehenden Entzündung und Antibiotikaanwendung vorliegen, sind antimykotische Salben und Lösungen insbesondere im Bereich der Umgebung sinnvoll.

■ **Bäder.** Fußbäder zur Behandlung von infizierten Läsionen werden immer wieder empfohlen. Sie sollten jedoch nur bei umschriebenen Läsionen angewandt und vorbereitend für eine instrumentelle Säuberung dienen. Bei instabilen tiefreichenden Defekten ist durch das Baden die Gefahr einer Aufweichung der instabilen Gewebe mit Förderung der weiterschreitenden Entzündung gegeben.

Ein notwendiges Fußbad sollte etwa 3-4 min in lauwarmem Wasser erfolgen, evtl. unter Zusatz von Rivanol®, Betaisodona® etc. Danach ist der Fuß vorsichtig mit weichen Tüchern abzutrocknen (kein Trockenfönen).

Verbände. Ein Verband bei ischämischer Läsion bedeutet nicht eine feste Umwicklung, sondern sollte nur einen Schutz für die Läsion darstellen. Nach Auftragen der Lokaltherapeutika, ggf. auf Gazen oder Verbandmull aufgestrichen, sind Mullkompressen locker aufzulegen. Je nach Lokalisation empfiehlt sich dann eine Umhüllung mit einem ausgebreiteten großen Mullappen (Schleier). Anschließend sollte ein Schlauchverband, z. B. Stülpa Größe D/E, locker übergestreift werden. Bei Läsionen an der Ferse ist meist eine Fixierung mit einer Mullbinde nicht zu vermeiden, diese sollte jedoch nicht straff angezogen werden. Netzschläuche sind ungünstig, da sie wegen des elastischen Drucks, besonders bei Ödem zu neuen Durchschädigungen führen können.

Wachstumsfaktoren. Wachstumsfaktoren sind Proteine, die Wundheilungen nach Gewebeverletzungen und die Narbenbildung fördern. Es handelt sich hier um eine phylogenetisch sehr alte mesenchymale ubiquitäre Leistung. Auch die Genese z. B. der Arteriosklerose durchläuft Stadien, welche mit denen der Narbenbildung identisch sind, so daß Wachstumsfaktoren auch an der Entwicklung der Arteriosklerose beteiligt sind. V.a. die Wachstumsfaktoren der Thrombozyten (Blutplättchen) sind zur Beschleunigung der Heilungstendenz venöser und ischämischer Gewebedefekte eingesetzt worden. Die 8 bisher wichtigsten plättchengebundenen Wachstumsfaktoren sind in Tabelle 6.17 aufgeführt. Die Wirkvorstellung ist die, daß durch die Wachstumsfaktoren die Protein- und Kollagensynthese sowie die Zellproliferation und die Angiogenese stimuliert werden sollen. Letzteres geschieht durch den Eingriff der Wachstumsfaktoren in verschiedenen Phasen der Zellteilung. Im Experiment erwiesen sich v.a. PDGF und bFGF als am stärksten proliferationsstimulierend (Schlumberger et al. 1992).

Im übrigen muß man erkennen, daß die Wachstumsfaktoren nicht nur an der Wundheilung im Sinne physiologischer Reparationsvorgänge beteiligt sind, sondern gleichermaßen an der Entwicklung der Arteriosklerose (s. Abschn. 3.1). Wundheilung, Narbenbildung, Ausbesserung von Endotheldefekten als physiologische Vorgänge auf der einen Seite und Arteriosklerose, Tumorwachstum etc. als pathologische Vorgänge auf der anderen Seite bedienen sich eines ähnlichen Instrumentariums. Die Mechanismen der Steuerung sind unbekannt.

Seit einigen Jahren ist die gentechnologische Herstellung bestimmter Wachstumsfaktoren möglich. Bisher wurden klinische Studien mit der Frage der kutanen Wundheilung durch lokal applizierbare rekombinante Wachstumsfaktoren publiziert (Übersicht bei Coerper et al. 1997). Am besten scheinen chronische Wunden *venöser* Ätiologie therapiesensibel zu sein. Alle klinischen Untersuchun-

Tabelle 6.17 Zusammenstellung verschiedener plättcheneigener Wachstumsfaktoren und ihrer biologischen Effekte. (in Anlehnung an Knighton et al. 1990). Bei den hier aufgeführten Wachstumsfaktoren handelt es sich um „Familien", die jeweils weitere Faktoren („Familienmitglieder") umfassen (Übersicht bei Gallenkemper et al. 1995)

Wachstumsfaktoren	Biologische Effekte
Platelet derived growth factor (PDGF)	Stimulation der Zellproliferation Zellproliferation Mitoseförderung
Platelet derived endothelium growth factor (PDEGF)	Wundeinwanderung von Fibroblasten Endothelzellen (Angioneogenese), Myozyten
Platelet derived angiogenic factor (PDAF)	Angioneogenese
Acid/basic fibroblast growth factor (a/b FGF)	Mitosesteigerung der Fibroblasten und Endothelzellen
Transforming growth factor β (TGF β)	Chemotaktische Effekte auf Monozyten und Neutrophile, Matrixsynthese, mitogen
Epidermal growth factor (EGF)	Zellproliferation Angiogenese
Insulin like growth factor (ILGF)	
Platelet factor 4 (PF4)	Chemotaktisch

gen weisen zwar auf einen positiven Trend hin. Größere multizentrische Studien zur Sicherung der klinischen Wirksamkeit stehen jedoch noch aus. Eine ausführliche Beschreibung einzelner Wachstumsfaktoren findet sich z.B. bei Gallenkemper et al. (1995, 1996, 1997) und Isner et al. (1995).

6.3.7
Remobilisierung

Krankengymnastik

Von Beginn an sollte eine vorsichtige krankengymnastische Übung im Bett zum Erhalt der Bewegungsfunktion, Vermeidung von Muskelatrophie und Gelenkkontraktur vorgenommen werden (s. Abschn. 21.2.1). Voraussetzung für diese Therapie ist, daß der Krankengymnast die Läsion in Augenschein genommen hat und vom Arzt über das Ausmaß der zulässigen Übungen instruiert worden ist. Die befallenen Gliedmaßen sind passiv und unterstützt aktiv mit Einschaltung von Haltephasen für die Unter- und Oberschenkelmuskulatur zu bewegen (Ehrenberg u. Ungern-Sternberg 1987). Kurzdauernde (wenige Sekunden) kräftige Muskelbelastungen rufen eine kurzfristige, gewöhnlich unbedenkliche Ischämie hervor, die jedoch eine fortschreitende Muskelatrophie verhindern kann (Schoop 1988). Soweit möglich, ist auch ein kurzdauerndes Stehen vor dem Bett angezeigt, um die sekundäre Entwicklung einer Kochenatrophie etwas zu mindern. Das nicht betroffene Bein kann kräftiger belastet werden. Außerdem sind bei dem bettlägrigen Patienten allgemeine Herz-Kreislauf stützende Übungen und Atemübungen durchzuführen.

Sobald die Läsion demarkiert ist bzw. sich eine granulierende Wunde entwickelt hat, kann der Fuß vorsichtig aufbauend mit Gehübungen belastet werden. Kranke im Stadium II mit gut abgesetzten, in Heilung befindlichen Bagatellverletzungen (kompliziertes Stadium II) können relativ rasch wieder mit einem der Verschlußlokalisation angepaßten Bewegungstraining beginnen.

Verbandpantoffel

Da der Kranke mit einem Verband seinen üblichen Schuh/Pantoffel nur selten benutzen kann, bieten sich Übergangslösungen in Form eines Konfektionspantoffels in Übergröße, der im Handel befindliche Berkemann-Verbandpantoffel (Abb. 6.13) oder ein speziell angefertigter Verbandpantoffel (Abb. 6.14), an. Bei Läsionen an der Ferse, Fußrand oder -sohle ist auf eine Druckentlastung, z.B. durch Einlegen einer entsprechend ausgeschnittenen Schaumgummisohle, Ausschneiden am Pantoffel etc. zu achten.

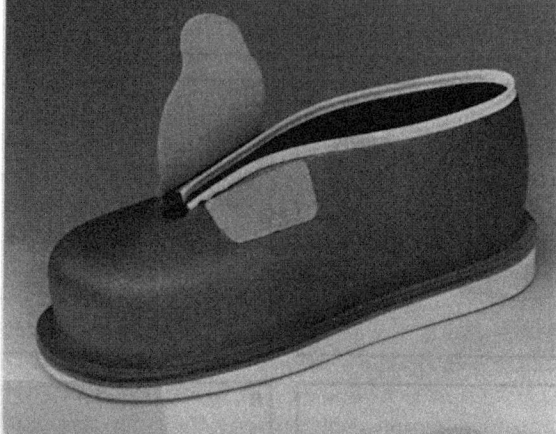

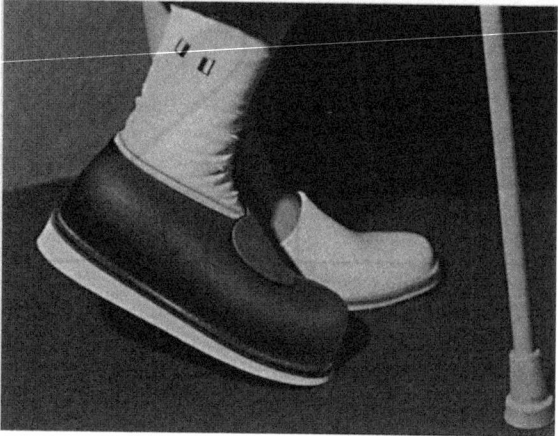

Abb. 6.13 Berkemann-Verbandpantoffel

Mit Gipsbettungen, die von manchen Autoren angewandt, von anderen abgelehnt werden, haben wir keine Erfahrung.

Rehabilitationsschuh

Bei chronischen Ulzerationen unter den Füßen, besonders beim Diabetiker ist in Holland und in

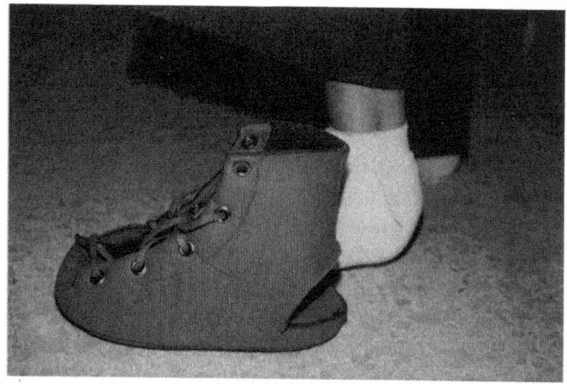

Abb. 6.14 Spezielle Anfertigung eines Verbandpantoffels

Schweden ein sog. Rehabilitationsschuh mit Abrollsohle, hohem Schaft und versteifter Lasche entwickelt worden.

Orthopädischer Maßschuh
Bei gut rehabilitierten Patienten kann auch schon vor der völligen Abheilung auf einen orthopädischen Maßschuh (hoher Schaft, Schnürung bis nach vorn) übergegangen werden.

Bei größeren Defektheilungen und nach Teilamputationen verändert sich der Fuß im Lauf des ersten Jahres durch die narbige Schrumpfung erheblich. Dadurch sind andere Partien des Fußes jetzt stärker exponiert und laufen Gefahr einer Druckschädigung, z.B. Hammerzehenstellung des zweiten Zehen nach Amputation des Großzehen. Auch in diesen Fällen sollten Maßschuhe rezeptiert werden, wobei diese nach Fertigstellung vom Arzt begutachtet und evtl. durch den orthopädischen Schuhmachermeister nachkorrigiert werden müssen.

6.3.8
Ambulante Weiterbehandlung

Die Entlassung in ambulante Behandlung sollte nach Möglichkeit nur dann erfolgen, wenn die Wunde stabil, der Fuß belastbar und die lokale Weiterbetreuung zu Hause (durch den Patienten, Angehörige, Gemeindeschwester, Hausarzt) sowie die ärztliche Kontrolle gewährleistet sind. Letztere sollte erfahrungsgemäß nach Möglichkeit in der gleichen Klinik oder bei einem auf diesem Gebiet erfahrenen niedergelassenen Arzt erfolgen. Die Kontrollen sind anfänglich in kürzeren Abständen, später ca. einmal monatlich, nach Abheilung mindestens einmal jährlich erforderlich. Nicht selten müssen Kranke mit erheblicher Minderdurchblutung schon kurz nach der Entlassung wieder stationär aufgenommen werden, da schon kleinste Überbelastungen die vorher stabil erscheinende Nekrose wieder in einen instabilen Zustand gebracht hat.

6.3.9
Vermeidbare Fehler

- Durch *ungünstige Lagerung* der betroffenen Extremitäten kann sich die Situation verschlechtern, besonders bei schlechter Kompensation. Ohne wiederholte Kontrolle kommt es leicht zu druckbedingten Gewebeschädigungen an aufliegenden Stellen oder auch zu schädlichen Ödembildungen.
- Das *Übersehen eitriger Retentionen* ist der wohl häufigste Fehler. Er erklärt sich daraus, daß oft keine „typischen" Symptome bestehen. Das gilt sowohl für Abszedierungen unter verdickten Zehennägeln als auch unter blande imponierenden Nekrosen. Die in derartigen Fällen oft durchgeführte „Trockenbehandlung" geht von falschen Voraussetzungen aus und unterläßt die erforderliche Eröffnung der Retention.
- Eine *Verletzung des lebenden Gewebes* am Rande einer Nekrose öffnet der Infektion neue Wege, wenn die Blutversorgung erheblich eingeschränkt ist. Instrumentelle Manipulationen am Nekroserand, die zu den wichtigsten Maßnahmen der konservativen Therapie ischämischer Läsionen gehören, sollten möglichst unter Vermeidung derartiger Verletzungen erfolgen. Die Extraktion noch festsitzender Zehennägel oder die Exzision von Nekrosen kann zu einer Ausbreitung der Infektion und zu neuem Gewebeuntergang führen.
- *Zu trocken* ist die Lokalbehandlung, wenn hierdurch die Granulationen leiden. Hierzu kann es z.B. bei der Anwendung von Pudern oder alkoholischen Lösungen kommen.
- *Zu feuchte lokale Maßnahmen* führen oft zu einer Mazeration bisher noch intakter Hautbezirke, die hierdurch anfällig für eine Infektion und schwere Schädigung werden.
- Durch eine *falsche (zu optimistische) Einschätzung der konservativen Möglichkeiten* können wichtige invasive Maßnahmen versäumt werden, besonders nach Auftreten neuer Arterienverschlüsse, bei schlechter Kompensation und bei ausgedehnten Läsionen und Infektionen. Dieser Fehler wird am sichersten durch eine enge Zusammenarbeit zwischen internistischem Angiologen, Gefäßchirurgen und interventionellem Radiologen vermieden.
- Eine zu frühe Entlassung in ambulante Behandlung bei noch instabiler Läsion oder erheblicher Minderdurchblutung führt nicht selten, am meisten hervorgerufen durch eine nicht adäquate Belastung des Beins, zu einer Vergrößerung der Läsion, stärkerer Entzündung und Entwicklung eines Ödems.

6.3.10
Prophylaxe

Zur Vermeidung weiterer Läsionen, insbesondere Druckschädigungen und Entzündungen, ist einerseits auf ein gut sitzendes Schuhwerk (evtl. orthopädischer Maßschuh), andererseits auf eine gute Fußhygiene zu achten. Dabei erstreckt sich die Prophylaxe nicht nur auf den behandelten Fuß. Sehr oft entwickeln sich Läsionen auch an der anderen Extremität, die aufgrund pedometrischer Untersuchung während der Schonung des kranken Fußes stärker belastet wird (Löchli et al. 1982; Kirsch et al. 1985). Bei 90 % der einseitig amputierten Diabetiker entwickelt sich innerhalb von 5 Jahren eine Gangrän am anderen Bein.

Bei der Fußpflege ist eine häufige Reinigung des Fußes, auch subungual und interdigital, und die Anwendung von unspezifischen fettenden Salben/Ölen bei trockener, rissiger Haut geboten. Bei der Pediküre ist jegliche Verletzung zu vermeiden. Schwierigkeiten bestehen besonders bei Diabetikern wegen des veränderten Nagelwachstums (bis über 180° Krümmung), wodurch bei dem Rückschneiden des Nagels sehr leicht eine akrale Hautläsion verursacht werden kann. In gut geführten Diabetikerambulanzen werden heute regelmäßig die Füße auf Rhagaden, Schrunden, eingewachsene Zehennägel, Druckstellen und Nekrosen/Entzündungen inspiziert.

Das Schuhwerk sollte bequem, nicht einengend sein, die Schnürung nach Möglichkeit nicht kreuzweise ausgeführt werden, damit eine lokale Druckschädigung der A. dorsalis pedis vermieden wird. Besser als Zweifachschnürungen sind zur Druckverteilung 5- bis 6fache Schnürungen. Patienten mit Zustand nach Teilamputation oder Defektheilung, z. B. Ferse/Fußaußenrand sollten sich nach Möglichkeit einmal vierteljährlich beim Arzt vorstellen, damit weitere Fußverformungen, neue Druckstellen rechtzeitig erkannt und Hyperkeratosen vorsichtig teilabgetragen werden können.

Zu vermeiden sind heiße Fußbäder oder Bäder mit scharfen Zusätzen, Anwendung von hautreizenden Salben sowie eine extreme Kälteexposition.

Bei allen Kranken mit abgeheilten Läsionen oder Teilamputationen sind außerdem regelmäßige eingehende angiologische Kontrolluntersuchungen zur weiteren Verlaufsberatung dringend angezeigt.

6.4
Schmerztherapie in der Angiologie

H. RIEGER

6.4.1
Zur Pathogenese des Schmerzes

Neben den spezifisch auf mechanische, thermische, chemische und Photoreize ansprechenden Rezeptoren des peripheren Nervensystems spielen ubiquitär vorhandene Nozizeptoren eine große Rolle. Es handelt sich insbesondere um Aδ-Fasern (Leitungsgeschwindigkeit 15 m/s) und C-Fasern (Leitungsgeschwindigkeit 1,0 m/s), um Fasern also, die in der Klassifikation von *Erlanger und Gasser* (Tabelle 6.18, aus Schmidt, 1987) die geringsten Leitungsgeschwindigkeiten aufweisen. Ein wesentliches funktionelles Kriterium der Nozizeptoren ist nämlich ihre hohe Reizschwelle, so daß sie nur durch schädigende oder potentiell schädigende Reize (Noxen) erregt werden! Nozizeptive Afferenzen erreichen die spinale Ebene über die Hinterwurzel. Dort werden über Zwischenneurone (polyneuronale Verschaltung) Verbindungen sowohl zu den sympathischen Kernen im Zwischenhorn als auch zu den motorischen im Vorderhorn hergestellt. Diese Verbindungen sind die Grundlage für die nozifensiven (abwehrenden) sympathischen bzw. motorischen Reflexbögen. Dermographismus, Schweißsekretion, motorische Fluchtbewegungen sowie reflektorische Muskelverspannungen als Antwort auf z. B. kutane oder skelettale Schmerzen finden hier ihre Grundlage.

Sowohl ipsilateral als auch kontralateral werden die Schmerzerregungen von der spinalen Ebene aus weiter zentripetal auf höhere Verschaltungsebenen hochgeleitet (Abb. 6.15). *Ipsilateral* erfolgt die nächste Umschaltung erst in der Medulla oblongata (Hinterstrang), um über weitere Neurone den Tha-

Tabelle 6.18 Funktionelle Klassifizierung der erregungsleitenden Nervenfasern. (Aus Erlanger u. Gasser in Schmidt, 1987)

Fasertyp	Funktion	Durchmesser [μm]	Leitgeschwindigkeit [m/s]
Aα	afferente und efferente motorische Impulse zur Skelettmuskulatur	15	100
Aβ	afferente Erregungsleitung der Haut für Berührung und Druck	8	50
Aγ	motorische Erregungsleitung zu den Muskelspindeln	5	20
Aδ	Afferenz für Hauttemperatur und Oberflächenschmerz	3	15
B	sympathische präganglionäre Fasern	3	7
C	Afferenzen für Oberflächenschmerz sympathische postganglionäre Efferenzen	0,5	1

lamus und die Großhirnrinde zu erreichen (Lagesinn, abgestufte Druck- und Berührungsempfindlichkeit, Vibrationsempfindlichkeit). Ebenfalls ipsilateral, aber spinal umgeschaltet, laufen der Tractus spinocerebellaris anterior und posterior, verantwortlich für die Tiefensensibilität. Die *kontralateralen* Bahnen leiten nach spinaler Umschaltung und Kreuzung in der vorderen Kommissur die Erregungen ebenfalls zentripetal (Vorderseitenstrangbahn), wobei ebenfalls über die Ebenen der Medulla oblongata und des Thalamus die Großhirnrinde erreicht wird. Diese Bahnen vermitteln große Berührungsreize, Tasteindrücke, Schmerz- und Temperaturempfindlichkeiten sowie Kitzeln und Jucken.

Die nozizeptive Schmerzregulationsleitung sowie die nozifensiven Reaktionsmuster, wie sie hier in extrem vereinfachter Weise skizziert worden sind, werden auf allen Ebenen (Spinalabene, Medulla oblongata, Thalamus, Kortex) qualitativ und quantitativ kontrolliert und modifiziert. Verantwortlich hierfür sind komplexe aufsteigende, absteigende und horizontale kollaterale Verschaltungen, die letztlich zu funktionell antagonistischen hierarchischen System führen und ihrerseits erst die Feinabstufung nervaler Leistungen garantieren können. Es handelt sich um einen Verbund endogener Schmerzkontrollsysteme. Zwei Modulationssysteme sollen besonders genannt werden. Zunächst die sog. *gate-control-Theorie*, die besagt, daß *absteigende* und wahrscheinlich schnell leitende Fasern auf jedem spinalen Segment, also am Eingang zum zentralen Nervensystem („gate"), die einlaufenden Afferenzen kontrollieren und hemmend modulieren (Abb. 6.15). Des weiteren ist das *Opiatrezeptorensystem* im nozifensiven System bekannt, das durch die ihm zugehörigen endogenen Liganden (Endorphine) nach Eintreffen einer afferenten Schmerzerregung besetzt wird und so den Schmerz moduliert oder auch auslöschen kann („OPR" in Abb. 6.15). Diesen Umstand macht sich die Schmerztherapie zunutze, in dem sie exogene Liganden – nämlich Opioide – einschleust und durch diese die Opiat- bzw. Opioidrezeptoren besetzen läßt (s. unten).

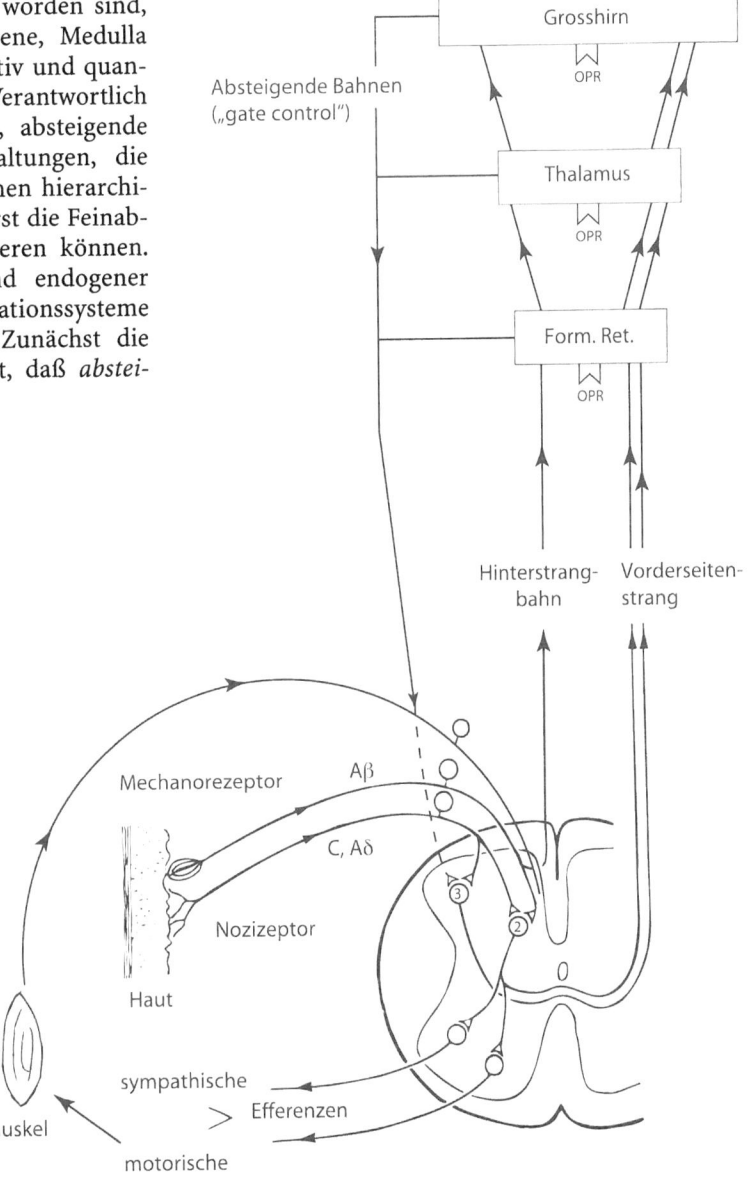

Abb. 6.15
Schematische und simplifizierte Darstellung der afferenten und efferenten Bahnen der Schmerzleitung auf spinaler Ebene und höher gelegenen Zentren.
Aβ Aβ-Fasern,
Aδ Aδ-Fasern,
C C-Fasern,
OPR Opioidrezeptoren,
Form. Ret. Formatio reticularis.
(Mod. nach Zimmermann 1984)

6.4.2
Zur Schmerzpathogenese bei Claudicatio intermittens vasculosa

Der Claudicatioschmerz ist ein sog. somatischer Tiefenschmerz. Der Tiefenschmerz ist eine bestimmte Form der Sinnesmodalität. Er wird in viszeralen (Eingeweide) und nichtviszeralen tiefergelegenen Geweben empfunden, wie Muskeln, Sehnen, Bändern, Gelenken, Knochen, Bindegewebe etc. Wie anfangs erwähnt, sind Nozizeptoren multimodal. Dies bedeutet, daß eine Vielzahl qualitativ unterschiedlicher Reize an der Entstehung des ischämischen Claudicatioschmerzes beteiligt sein kann. Es gibt keine Frage darüber, daß letztlich die Ischämie des arbeitenden Muskels die Ursache des Claudicatioschmerzes ist. Wie aber ist seine Pathogenese? Diese Frage ist bislang nicht eindeutig geklärt. Prinzipiell kommen – evtl. in Kombination – folgende Hypothesen in Betracht:

- Versorgungsstörung (Mangel an ausreichender Verfügbarkeit von Sauerstoff und Substrat),
- Entsorgungsstörung (Ausspüldefizit kumulierter algetischer Stoffwechselprodukte),
- muskelmechanische Schmerzgenese,
- Druckerhöhung in der Faszienloge.

Versorgungsstörung

Es ist eher unwahrscheinlich, daß Sauerstoffmangel *direkt* schmerzauslösend wirkt. Die Reiz/Erregungstransformation an den als Nozizeptoren geltenden Nervenendigungen (s. oben) ist selbst ein sauerstoffabhängiger Vorgang, der durch O_2-Mangel eher gehemmt würde.

Entsorgungsstörung

Als wesentlich wahrscheinlicher ist die *lokale Akkumulation schmerzauslösender* Substanzen anzusehen. Durch die Perfusionseinschränkung werden die unter Muskelarbeit anfallenden schmerzauslösenden Stoffwechselprodukte nicht ausreichend ausgespült. Zur Erklärung des Claudicatioschmerzes durch einen mangelhaften Wash-out-Effekt ist somit die Annahme einer durch Sauerstoffmangel induzierten *absoluten* Steigerung schmerzhafter Stoffwechselprodukte nicht unbedingt erforderlich. Vor Arbeitsbelastung (Laufband) finden Maas und Cachovan (1986) im popliteavenösen Blut einen pO_2-Ausgangswert sowohl in der erkrankten als auch gesunden Extremität von 27 mm Hg. Nach 6minütiger Arbeit fällt der pO_2 im gesunden Bein auf 15 mm Hg, also um 45 %, im okkludierten Bein auf 11 mm Hg., also um 59 %. Diese pO_2-Differenz zwischen gesundem und krankem Bein von 14 % ist zwar signifikant, aber gering. Der pH-Wert dagegen fällt von 7,36 vor Belastung auf 7,25 im gesunden und 7,18 in kranken Bein nach Belastung. Dies entspricht einer Zunahme der molaren Wasserstoffionenkonzentration von $4,4 \cdot 10^{-8}$ M/l vor Belastung auf $5,5 \cdot 10^{-8}$ M/l im gesunden und $6,6 \cdot 10^{-8}$ M/l im kranken Bein nach Belastung. Die molare Wasserstoffionenkonzentrationsdifferenz zwischen gesundem und krankem Bein beträgt hier 25 %. Mit anderen Worten: Die Zunahme der freien Wasserstoffionen steigt stärker als es dem Abfall des pO_2 nach Arbeitsbelastung entspricht. Dies weist darauf hin, daß die Akkumulation saurer Substanzen mehr durch die behinderte Spülung als durch ihre absolute ischämiebedingte Produktionszunahme zustande kommt.

In dieselbe Richtung weist auch das klinische Modell des Walking-throught-Phänomens (Abb. 6.16). Bei vergleichsweise gut kompensierten Beinarterienverschlüssen können auftretende Claudicatioschmerzen „überlaufen" werden, wobei letztere wieder verschwinden. Mit anderen Worten: Die initial schmerzschwellenüberschreitende Akkumulation metabolischer Schmerzmediatoren wird durch eine ein bis zwei Minuten nach Beginn der Muskelbelastung einsetzende verbesserte Gewebespülung soweit reduziert, daß die Schmerzschwelle wieder unterschritten wird. Wenn nicht eine zwischenzeitliche Schmerzschwellenerhöhung der Nozizeptoren angenommen werden will (hierfür gibt es keine Argumente), kann dieser Effekt nur durch eine unmittelbar nach Beginn der muskulären Gehbelastung einsetzende Steigerung der Gewebespülung (reaktive Dilatation der Muskelgefäße) erklärt werden. Entsprechend wurde jüngst berichtet, daß die popliteavenöse Laktatkonzentration und der Laktat-Pyruvat-Quotient bei Patienten mit einem Walking-through-Phänomen unter Belastung bis zur sechsten Minute ansteigen und anschließend unter weiterer Belastung hochsignifikant wieder abfallen (Maass et al. 1995). Im Gegensatz also zur limitierenden Claudicatio intermittens akkumulieren die genannten Endprodukte weitaus schwächer, was als Folge der ausreichenden Spülfunktion angesehen werden kann. Weitere Hinweise für die Bedeutung der Spülfunktion bei durchblutungsgestörten Extremitäten geben die Befunde der Hämodilutionstherapie. Sowohl im Rahmen offener als auch kontrollierter Studien wurde über eine Verbesserung der schmerzfreien Gehstrecke nach normovolämischer Hämodilution berichtet (s. Abschn. 6.2.5). Die Richtigkeit dieser Ergebnisse unterstellt, kann auch dieser Effekt nur durch eine Verbesserung der intramuskulären Gewebespülung erklärt werden. Die Hämodilution erhöht nämlich die Gewebeperfusion ohne den Sauerstofftransport signifikant zu steigern. Letzterer bleibt in etwa kon-

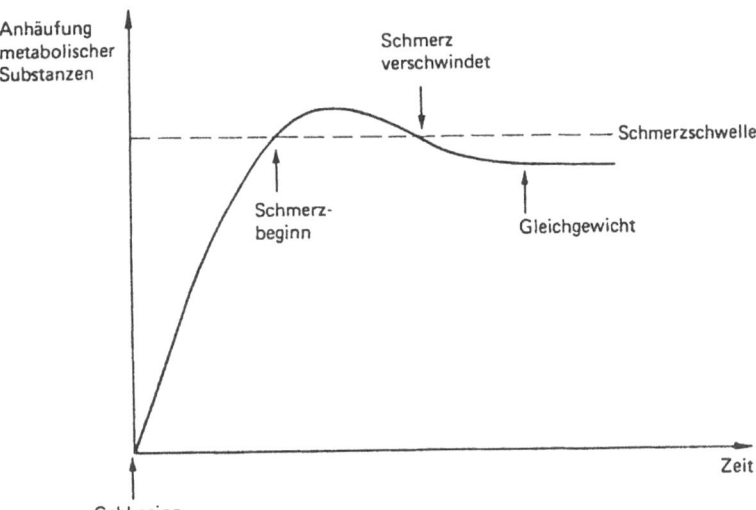

Abb. 6.16
Schematische Darstellung des ischämischen Schmerzverlaufs beim Walking-through-Phänomen. (Aus Bollinger 1979)

stant, da die Reduktion der Sauerstoffträger durch Erhöhung der dilutionsbedingten Blutumlaufgeschwindigkeit kompensiert wird.

Alle diese Hinweise sprechen dafür, daß der im Rahmen einer arteriellen Verschlußkrankheit bestehenden *Entsorgungsstörung* bei der Schmerzentstehung eine wesentliche Rolle zugestanden werden muß. Aus diesem Grund ist der Begriff „Ischämieschmerz" dem des „Hypoxieschmerzes" zu Recht vorzuziehen.

■ **Schmerzauslösende Substanzen.** Welche Substanzen kommen nun als schmerzauslösend in Betracht? In Frage kommen prinzipiell biogene Amine (Serotonin, Bradykinin, Histamin), Prostaglandine (Acethylcholin) und eine Erhöhung der extrazellulären Kaliumkonzentration. Letztere kann dadurch entstehen, daß im Zuge der lokalen Azidosepufferung H⁺-Ionen intrazellulär aufgenommen und im Austausch K⁺-Ionen zur Wahrung des elektrochemischen Gleichgewichts in den Extrazellulärraum austreten. Ab einer molaren Konzentration von 20 m Mol/l erregen sie Schmerzen. Zusätzlich werden sich Änderungen des physikochemischen Milieus, wie Osmolalität und pH-Wert möglicherweise durch Schmerzschwellensenkung schmerzbegünstigend auswirken können. Die molare Wasserstoffionenkonzentration z. B. wirkt ab 10^{-6} M (pH = 6) schmerzerregend; ein Wert, der systemisch auftretend mit dem Leben allerdings nicht vereinbar ist. Ob er lokal vorkommen kann, wissen wir nicht. Der popliteavenöse pH-Wert fällt während Muskelarbeit auf ca. 7,1 ab. Da aber in diesem Gefäßbereich bereits ein erheblicher Verdünnungseffekt aufgetreten ist, muß mit einem weit niedrigeren pH-Wert im Muskelgewebe selbst gerechnet werden. Darüber hinaus kann auch die Erregbarkeit der Rezeptoren durch eine pH-Wertsenkung erhöht werden (Senkung der Schmerzschwelle). Welche im einzelnen auch die schmerzauslösenden Substanzen sein mögen, Milchsäure, der Favorit früherer Jahre ist vermutlich nicht direkt an der Schmerzentstehung beteiligt: Patienten nämlich mit angeborenem Phosphorylasemangel, die somit keine Milchsäure produzieren können (McArdle-Krankheit), können trotzdem einen Claudicatioschmerz bekommen.

Muskelmechanische Schmerzgenese

Nun zum Verhalten der ischämischen (hypoperfundierten) Muskulatur und ihrer Mechanik selbst. Fest steht, daß in der betroffenen Muskelgruppe unter Arbeitsbedingungen eine erhöhte Konzentration metabolischer Produkte vorwiegend aus dem aeroben und anaeroben Stoffwechsel vorliegt. Die als krampfartig bezeichneten Claudicatioschmerzen sind *keine* Muskelkrämpfe im neurophysiologischen Sinn. Es besteht nämlich kein Tetanus auf der Basis einer hochfrequenten Reizfolge und kritischen Verminderung der Ca⁺⁺-Rückpumpzeit und dadurch bedingtem permanenten Verharren der Muskelfasern im Kontraktionszustand. Eher zu diskutieren wäre eine *Kontraktur*. Hier verharrt der Muskel zwar ebenfalls in Kontraktionsstellung, allerdings aufgrund einer Dauerdepolarisation, die vielleicht durch die extrazelluläre Kaliumakumulation bedingt sein könnte.

Aber auch rein mechanische Muskelschmerzen sind denkbar. Die Analyse des Achillessehnenreflexes lehrt, daß im Stadium des Claudicatioschmerzes oder kurz danach weniger die Kontraktionsphase als vielmehr die Erschlaffungsphase (Relaxation) des M. gastrocnemius verlängert ist. Auch für die Lösung der Aktin-Myosin-Bindungen ist nämlich ATP notwendig. Sinkt die ATP-Konzentration kritisch, erstarrt der Muskel (kein Krampf), weil die am Aktinfilament adhäsiven Brücken nicht mehr abgelöst werden können. Aktin- und Myosinfilamente sind nicht mehr gegeneinander verschieblich. Die Muskelstarre selbst – und damit kommen wir zum Schmerz zurück – kann schmerzhaft sein. Nicht über chemische Schmerzmediatoren, sondern rein mechanisch durch erhöhte Scherwirkung im Muskelgewebe selbst mit entsprechender Aktivierung von Mechanonozizeptoren.

Druckerhöhung in der Faszienloge
Als weitere Hypothese zur Schmerzentstehung bei Wadenclaudicatio kann die Steigerung des Drucks innerhalb der Faszienloge diskutiert werden. Während Muskelbelastung ist der transkapillare Filtrationsdruck der Muskelgefäße erhöht, so daß es zur Volumenfibration in den interstitiellen Raum (Faszienloge) kommt. Bis zu einem Filtrationsvolumen von 60–80 ml steigt der intrafasziale Druck kaum, und es bestehen keine Schmerzen. Ab 80 ml Filtrationsvolumen kommt es jedoch zu einer exponentiellen Druckerhöhung innerhalb der Faszienloge, so daß es auch beim Gesunden – z.B. bei Sportlern oder im Rahmen längerer Märsche – zu erheblichen Schmerzen bis hin zur Muskelgangrän kommen kann (funktionelles Kompartmentsyndrom). Es ist denkbar, daß bei pAVK-Patienten Kapillarschädigungen vorliegen und während des Gehens vermehrt transkapillar filtriert wird, wodurch es zur schmerzhaften intrafaszialen Druckerhöhung kommen könnte (s. auch Abschn. 19.2).

6.4.3
Zur Pathogenese des Schmerzes in den Stadien III und IV der peripheren arteriellen Verschlußkrankheit

Die Schmerzen in den fortgeschrittenen Stadien III und IV der chronischen pAVK sind somatische Oberflächenschmerzen. In peripheren Hautnerven befinden sich mehr als 50 % nozizeptive Nervenfasern, die *unspezifisch* reagieren, d.h., auf eine Vielzahl physikalischer und chemischer (algetischer) Noxen. Ischämische Ruheschmerzen und Schmerzen bei ischämischen Gewebedefekten sind vorwiegend nozizeptive Schmerzen. Die algetischen Substanzen, welche die nozizeptiven Fasern im Stadium III der pAVK reizen, sind nicht vollständig bekannt (s. oben). Aus Tierexperimenten wird geschlossen, daß ein schmerzauslösender Faktor (Substanz P) produziert wird, der transkapillär in das Interstitium diffundiert und dort die Nozizeptoren erreicht. Die Substanz P ist nicht einheitlich. Es handelt sich um ein Neuropeptid mit 11 Aminosäuren, welches im zentralen und peripheren Nervensystem gespeichert und – als Reizantwort – schmerzauslösend freigesetzt wird. Weitere Neuropeptide sind z.B. Neurokinin, Neuropeptid y, Neurotensin u.a.m. (Herz 1984). Hämodynamisch liegt in den Stadien III und IV eine Insuffizienz der akralen (kutanen) Mikrozirkulation vor, so daß die P-Substanzen – wie auch beim Claudicatiostadium – nicht „ausgewaschen" werden können und die nozizeptive Reizschwelle erreichen. Dieser gestörte Auswascheffekt ist dann zu erwarten, wenn die Hautdurchblutung bei Raumtemperatur 3,0–10 ml/min und 100 g Gewebe (bei kälteinduzierter Vasokonstriktion 1,0 ml/min und 100 g Gewebe) unterschreitet.

Auch das sympathische Nervensystem ist reflektorisch involviert. Das Reflexgeschehen wird durch nozizeptive Reizzustände aller Art gestartet und unterhalten. Durch die im Abschnitt 6.4.1 beschriebene Verschaltung zwischen ankommenden Schmerzafferenzen und sympathischen Efferenzen auf der selben spinalen Ebene (somatosympathischer Reflex) kommt es zu vegetativen Falschregulationen auf „Mikrogefäßebene" mit Permeabilitätsstörungen und allen hieraus resultierenden Folgen (Ödem, weitere Ischämie und weitere Schmerzen, metabolische Effekte etc.).

Im Stadium IV der pAVK kommen zu diesen schmerzgenetischen Effekten noch Wund- und Entzündungsschmerzen hinzu. Unter anderem zeigen die nozizeptiven Fasern *neurosekretorische* Funktion. Die C-Fasern sezernieren ein Neuropeptid, das stark vasodilatierend wirkt und zur Extravasation von Plasma und Blutzellen führt. Hinzu kommen weitere Neuropeptide (Calcitonin-gene-related-Peptide), NO, welche ebenfalls vasodilatieren. Die Folge ist die Stimulation von Mastzellen und anderer Zellen des unspezifischen Abwehrsystems, wodurch weitere biogene Amine freigesetzt werden.

Der Entzündungsschmerz ist somit z.T. Folge des physikalischen Schwellungsreizes, z.T. Folge der Herabsetzung der Schmerzschwelle z.B. durch freiwerdende Prostaglandine, und schließlich z.T. Folge der direkten Reizung nozizeptiver Rezeptoren durch die algetischen Substanzen selbst.

Tabelle 6.19 Aufstellung einiger (peripher angreifender) Nichtopiodanalgetika. *GIT* Gastrointestinaltrakt, *REN* renal, *HEP* hepatisch, *AL* allergisch

Arzneistoff	Präparat (Beispiele)	Dosierung p.o. [mg]	Wirkdauer [h]	Nebenwirkungen GIT	REN	HEP	AL
ASS	Colfarit®	500–1000	4–6	+++	+	++	++
Diclofenac	Voltaren®	50–100	4–8	++	++	+	++
Ibuprofen retardiert	Opturem®	800	12	++	+	+	+
Paracetamol	Paracetamol Selz® Octadon®	500–1000	4–6	0	++	+++	0
Metamizol	Novalgin®	500–1000	4–6	0	0	0	(+)
Indometacin	Indometacin-Heyl® Amuno®	25–75	6–8	++++	++	++	+
Naproxen	Napro-Dorsch® Proxen®	250–500	8–12	++++	+	+	+

6.4.4 Analgetika

Grundsätzlich werden vorwiegend peripher wirkende Analgetika von zentral wirkenden Opioiden unterschieden. Die wichtigsten peripher wirkenden Substanzen sind in Tabelle 6.19 zusammengefaßt.

Die Wirkmechanismen der vorwiegend *peripher* angreifenden Analgetika sind v.a. die Hemmung der Prostaglandinsynthese PGE_2 und anderer Entzündungsmediatoren (s. oben) via Hemmung der Zyklooxygenase (s. Abschn. 14.2.2). Im wesentlichen wirken die peripheren Analgetika somit über die Reduktion schmerzauslösender Bedingungen und weniger – wenn auch in gewissem Maße – über die Blockade der Reizentstehung, Erregungsleitung und Schmerzverarbeitung. In den letzten Jahren ergaben sich allerdings für einige der sog. peripheren Analgetika Hinweise darauf, daß auch eine zentrale Wirkung an Rückenmark und Großhirn ausgeübt wird, so daß diese Substanzgruppe besser als Nichtopioidanalgetika (NOA) bezeichnet wird (Blumberg u. Hoffmann 1992).

Die *zentral* wirkenden Analgetika sind die Opioide. Dies ist der heute gebräuchliche Dachbegriff für natürliche und synthetische Substanzen, die ihre schmerzlindernde Wirkung über Opioidrezeptoren ausüben (Scheler u. Verwiebe 1994). Die 3 funktionell bedeutsamen Opioidrezeptoren im Zentralnervensystem (μ, k, δ) vermitteln unterschiedliche Wirkeffekte (Brune 1994). Die Opioide werden danach eingeteilt, welche Rezeptoren sie komplett agonisieren, partiell agonisieren oder antagonisieren. Die in der Klinik gebräuchlichen agonisierenden und partiell agonisierenden Opioide finden sich in den Tabellen 6.20 und 6.21.

Anwendung in der klinischen Angiologie

Im Stadium II der pAVK bedarf es keiner analgetischen Therapie, da sich der Claudicatioschmerz durch die erzwungene Gehpause selbst limitiert. Die Schmerzintensität in den ischämischen Stadien

Tabelle 6.20 Zusammenstellung einiger schwacher Opioide einschließlich üblicher Dosierungsempfehlungen

Arzneistoff	Präparat (Beispiele)	Dosierung p.o. [mg]	Wirkdauer [h]	Einteilung
Dihydrocodein (retardiert)	DHC 60 Mundipharma	2- bis 2mal 60–120 (400)	8–12	partieller Agonist
Dextropropoxyphen (retardiert)	Develin ret.®	2- bis 3mal 150–300	8–12	partieller Agonist
Tramadol	Tramal®	2- bis 3mal 50–100	6–8	partieller Agonist
Pentazocin	Fortral®	2- bis 3mal 50 (300)	2–4	partieller Agonist (K-Rezeptor)
Tilidin + Naloxon	Valoron NR	2- bis 3mal 50 (400)	6–8	partieller Agonist
Pethidin	Dolantin®	2- bis 3mal 25–100 (500)	6–8	Agonist (μ-Rezeptor)

Tabelle 6.21 Zusammenstellung stark wirksamer Opioide

Arzneistoff	Präparat (Beispiele)	Dosierung p.o. [mg]	Wirkdauer [h]	Einteilung
Buprenorphin	Temgesic®	3- bis 4mal 0,2–1,2	6–8	partieller Agonist (μ-Rezeptoragonist)
Morphin (retardiert)	Morphin Merck®	2- bis 3mal 10–500	8–12	
	MSI Mundipharma®	2- bis 3mal 10–500	8–12	(μ-Rezeptoragonist)
	MST Mundipharma®	2- bis 3mal 10–500	8–12	

III und IV der pAVK sind naturgemäß unterschiedlich und reichen von lediglich bei längerer Beinhochlage auftretenden leichten Vorfuß- oder Fersenschmerzen bis hin zu Schmerzzuständen, die denen bei Karzinompatienten gleichen können. Für die Schmerztherapie peripherer ischämischer Patienten gilt – ebenso wie für Tumorpatienten – eine nach der Uhr orientierte Medikamentenapplikation, die sich möglichst genau nach der Wirkungsdauer des jeweiligen Medikaments zu richten hat (Donner u. Zenz 1994). Die Dosierung wird den inviduellen Bedürfnissen des Patienten angepaßt. Wie in der allgemeinen Schmerztherapie, so sollte auch bei angiologischen Patienten die orale Applikation bevorzugt werden, um eine gewisse Unabhängigkeit vom betreuenden Personal zu erwirken.

In leichteren Fällen des Stadiums III, die dadurch gekennzeichnet sind, daß tagsüber kein schmerzbedingter Leidensdruck besteht, nachts jedoch wegen der längeren Horizontallage des Beines ischämische Schmerzen auftreten, kommt zunächst ein abends einzunehmendes langwirkendes Nichtopioidanalgetikum in Betracht, z.B. Diclofenac oder Ibuprofen retardiert. Reicht dies nicht, sollte eine Kombination eines oralen peripheren mit einem schwachen zentralen Analgetikum versucht werden, z.B. ASS (500 mg) plus Tramadol (100 mg rektal) abends.

Bei schweren bis schwersten Dauerschmerzen müssen Art und Dosis der Analgetika entsprechend einem Stufenschema individuell angepaßt werden. Als Richtschnur kann die von der WHO gegebene Empfehlung hilfreich sein (Abb. 6.17)

Alternativ kann eine intravenöse 24-Stundendauerinfusion (Perfusor) folgender Zusammensetzung eingesetzt werden (Perfusionsrate: 2 ml/h):
- 15 ml Metamizol (z.B. Novalgin®),
- 200 mg Tramadol (z.B. Tramal®),
- 15 mg Haloperidol (3 Ampullen Holdol) zu 50 ml NaCl Perfusor: 2 ml/h.

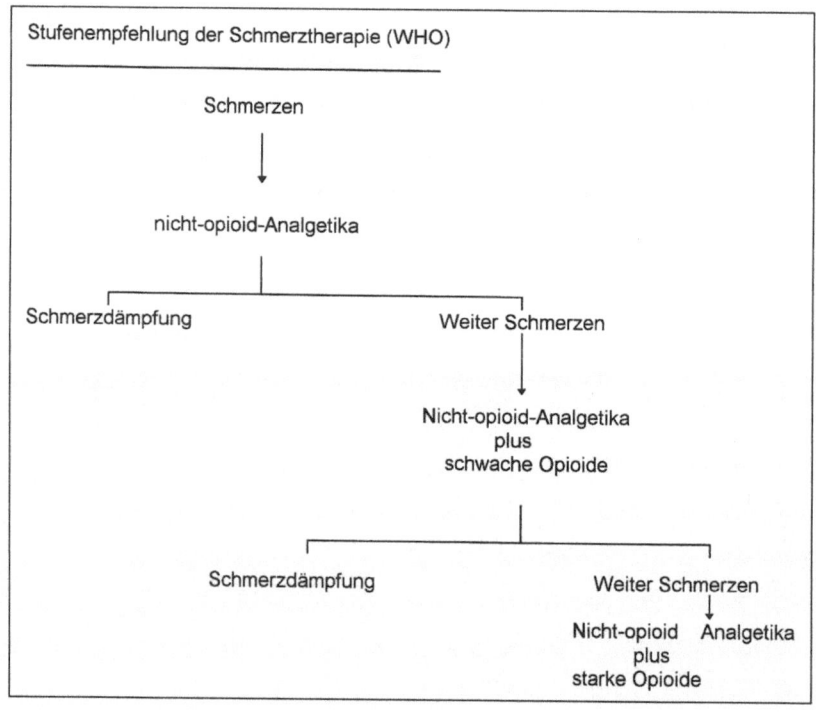

Abb. 6.17 Stufenschema der Schmerztherapie. (Nach Donner u. Zenz 1994)

Wenn alle Therapiemöglichkeiten ausgeschöpft worden sind, können orale Opioide sowohl zur Therapie chronischer *Nicht-Tumor*schmerzen, also auch „angiologischer" Schmerzen eingesetzt werden (Dertwinkel et al. 1996).

Im Gegensatz zum Karzinompatienten ist die analgetische Therapie in der Angiologie allerdings in der Regel keine chronische, sondern vorübergehend und gleicht hinsichtlich ihrer Durchführungsdauer eher der postoperativen oder einer ähnlichen Situation. Sowohl ischämische Ruhe- als auch Entzündungs- und Nekroseschmerzen der Stadien III und IV sind nämlich Folge einer *instabilen Situation*. Entweder gelingt es, die Perfusion insoweit zu bessern und/oder die Entzündung ischämischer Gewebedefekte insoweit einzudämmen, daß die Schmerzen verschwinden oder es kommt zu einer mehr oder weniger ausgedehnten Amputation. Der konservative Behandlungszeitraum allerdings, der bis zu dieser Entscheidugsmarke in Anspruch genommen werden muß, muß analgetisch überbrückt werden! Die Schmerztherapie *vor* einer geplanten Amputation zur Vermeidung späterer Phantomschmerzen wird in Abschn. 21.2.3 in Zusammenhang mit der Rehabilitation Beinamputierter erläutert.

Transdermale Therapiesysteme (TTS)
Transdermale Applikationsformen sind bereits für Scopolamin, Nitroglycerin, Clonidin, Östrogen und Nikotin verfügbar. Seit 1991/1992 ist in den USA bzw. Kanada TTS-Fentanyl auf dem Markt (Übersicht bei Zech et al. 1995). Fentanyl ist ein Opioid in Form eines χ-Rezeptoragonisten. Bei konventioneller systemischer Anwendung in üblichen Einzeldosen beträgt diese Wirkdauer nur 30–60 Minuten, so daß Fentanyl im Rahmen der oben genannten analgetischen Langzeittherpaie keine Verwendung findet. Bei *transdermaler* Applikation – ausgehend von einem Fentanylpflaster – kann allerdings eine gleichmäßige zeitdeckende Analgesie bei mittelstarken und starken Dauerschmerzzuständen erreicht werden. Nach Aufkleben des Systems dringt Fentanyl in die Haut ein und bildet in den oberen Hautschichten ein Depot. Nach passiver Diffusion gelangt der Wirkstoff in die systemische Zirkulation. Nach 8–16 h ist die volle klinische Wirkung vorhanden. Die Fentanylpflaster stehen in einer Größe von 10, 20, 30 und 40 cm² zur Verfügung. Entscheidend ist – wie bei der sonstigen Opioidtherapie auch – die induviduelle Titration der minimalen Wirkdosis. Hierzu kann das Pflaster auch kombiniert werden. Die initiale Dosisfindung ist kritisch. Entsprechende Anleitungen finden sich bei Zech et al. (1995). Nach Ermittlung der „Pflasterdosis" ist ein analgetisches Steady state von 3 Tagen zu erwarten.

Wird das Fentanylpflaster nach 3 Tagen gewechselt, sind größere Schwankungen der Opioidkonzentration im Blut nicht zu erwarten, da die Abklingzeit dynamisch der „Anschlagzeit" entspricht. Der Vorteil der Opioidapplikation über das TTS liegt auf der Hand: Vor allem dann, wenn Schwierigkeiten der oralen Medikation bestehen, ist TTS-Fentanyl eine weitestgehend schonende, die Mobilität des Patienten erhaltende und das Pflegepersonal nicht belastende Therapieform.

Nebenwirkungen
Die Nebenwirkungen der peripheren oder *nichtopioiden* Analgetika sind in Form ihrer relativen Häufigkeit bzw. Ausprägung in Tabelle 6.19 aufgeführt.

Die Nebenwirkungen der *opioiden* Analgetika sind

- Atemdepression: Die Opioide wirken deshalb atemdepressiv, weil die analgetische Wirkung und der atemdepressorische Effekt über dieselben Rezeptoren vermittelt werden. Ist wegen steigender Schmerzen eine Dosiserhaltung notwendig, ist eine Atemdepression wegen der Toleranzentwicklung sowohl gegenüber der analgetischen als auch der atemdepressiven Wirkung nicht zu erwarten.
- Übelkeit und Erbrechen: Schweregrad und Häufigkeit der Symptomatik sind individuell sehr unterschiedlich.
- Blasenstörungen und Obstipation;
- Blutdruckreduktion durch Senkung der Herzfrequenz und des peripheren Gesamtwiderstands;
- Juckreiz (histaminvermittelt);
- anaphylaktoide Reaktionen (selten);
- physische und psychische Abhängigkeit (s. Lehrbücher der Pharmakologie).

Metabolismus
Da die Opioide primär in der Leber metabolisiert und die Metabolite renal eliminiert werden, ist die Dosierung sowohl an die Leber- als auch Nierenfunktion auszurichten.

6.4.5
Periduralanästhesie und elektrostimulierende Schmerzbehandlung

Als Alternative zur herkömmlichen und medikamentösen Schmerztherapie können die Periduralanästhesie und elektrostimulierende Verfahren eingesetzt werden.

Periduralanästhesie

In entsprechender Höhe des Periduralraums wird ein Periduralkatheater plaziert und als „Dauerkatheter" über Tage bis wenige Wochen belassen. Nach Bedarf können analgetisch wirkende Substanzen injiziert und Schmerzfreiheit erzielt werden [z. B. Bupivacain (Carbostesin®)]. Die Wirkung des auf diese Weise in den Periduralraum installierten Lokalanästhetikums ist allerdings nicht auf die Reizleitung in sensiblen Fasern beschränkt, sondern betrifft auch das motorische System und Afferenzen/Efferenzen der vegetativen Regulation. Ein nur auf die schmerzleitenden Fasern (Nozizeption) begrenzt wirkendes Anästhetikum (Lokal*analgetikum*) gibt es nicht. Somit müssen in diesen Fällen eine motorische Schwäche und entsprechende Schweißsekretionsstörungen sowie Mißempfindungen unterschiedlicher Qualität in Kauf genommen werden. Ein weiterer Nachteil ist die Möglichkeit, daß das Anästhetikum im Duralraum diffundiert und weitere nervale Strukturen erreicht und so zu erheblichen unerwünschten Effekten führen kann, so daß eine sehr genaue Dosierung und klinische Überwachung notwendig sind. Hinzu kommt eine subtile aspetische Katheterpflege, um bei längerer Liegedauer des Katheters lokalen Infektionen vorzubeugen. Auch ist eine häufig gleichzeitig wünschenswerte bzw. notwendige Antikoagulation mit erhöhtem lokalen Blutungsrisiko verbunden. Der erhebliche Vorteil allerdings ist der, daß die systemischen Nebenwirkungen der Opioide (s. oben) fortfallen und eine selektive bzw. regionale Schmerzausschaltung (z. B. Bein) möglich ist.

Transkutane elektrische Nervenstimulation (TENS)

Durch Anlegen von Stromimpulsen auf die Haut werden die kutanen Nervenstrukturen gereizt und dadurch eine Schmerzreduktion erzielt (Übersicht bei Lage 1994). Die schmerzhemmenden Mechanismen basieren auf der spinalen Hemmung relativ schnell leitender A-Fasern (s. Tab. 6.18), so daß die Weiterleitung der nozizeptiven Impulse von der spinalen Ebene via aszendierender Bahnen bis zum Zentrum gehemmt werden. Insofern besteht große Ähnlichkeit zur Akupunktur und den zugrunde liegenden Mechanismen. Die erfolgreiche Anwendung der TENS ist bei folgenden Schmerzzuständen gesichert (Dertwinkel et al. 1994):

- Stumpf- und Phantomschmerzen,
- Lumboischialgie,
- Neurologie,
- HWS-Syndrom,
- Schmerz nach Nervenläsion.

Ob sich die TENS auch bei schmerzhafter chronischer Ischämie in den Stadien III und IV bewährt, müssen weitere Erfahrungen zeigen. Die Anwendung ist einfach: Über ein am Körper tragbares Impulsgerät werden der Haut über selbstklebende Elektroden monophasische Rechteckimpulse mit einer Impulsdauer von ca. 0,2 ms, einer Intensität von 60 mA und einer Frequenz von 10–100 Hz zugeführt.

Spinale Rückenmarkstimulation (SCS, „spinale cord stimulation")

Das Prinzip dieser invasiven über die Elektrostimulation des Rückenmarks vermittelten Schmerzbekämpfung ist komplexer. Ein Pulsgenerator wird paravertebral (L3, L2, L1) im lumbalen Gewebe implantiert. Vierpolige Elektroden werden nach Punktion des epiduralen Raums in Höhe Th 10, Th 11 plaziert. Die Impulsauslösung kann vom Patienten selbst mit Hilfe eines externen Programmierungsgeräts festgelegt werden. Wahlweise stehen eine ständige oder intermittierende Impulsgebung zur Verfügung. Als Richtgröße werden eine Pulsdauer von 0,2–0,4 ms, eine Pulsfrequenz von 80–120 Hz und eine Pulsstärke von 2–6 V genannt (Übersicht bei Horsch u. Claeys 1994).

In der Literatur werden folgende Indikationen genannt:

- Schmerzen aufgrund peripherer Nervenläsionen,
- chronische Schmerzen in Folge Rückenmarksläsionen,
- chronische Schmerzen bei pAVK.

Wieweit angiologische Schmerzsyndrome wirklich eine Indikation zur Implantation eines Stimulationssystems darstellen, ist aus Sicht des Autors noch strittig. Man muß berücksichtigen, daß angiologisch bedingte Schmerzzustände keine Dauerschmerzen, sondern Schmerzen vorübergehender Natur sind. Die Implantation eines permanenten Stimulators erscheint vor diesem Hintergrund nicht adäquat. Allerdings wird über die Schmerzlinderung hinaus eine extremitätenerhaltende Besserung der Mikrozirkulation geltend gemacht. Von einigen Autoren wurden entsprechende Reaktionen mikrozirkulatorischer Parameter wie tc PO_2, Laser-Doppler-Flux, kutane Photoplethysmographie und Clearancewerte beschrieben (Claeys et al. 1994; Jacobs 1994; Sciacca 1991). Darüber hinaus wurde in klinischen Beobachtungen und Studien über eine extremitätenerhaltende bzw. amputationsreduzierende Wirkung des SCS berichtet (Übersicht bei Horsch u. Claeys 1994; Kasprzak u. Raithel 1994). Die Ergebnisse einiger randomisiert angelegter klinischer Studien verschiedener europäischer Arbeitsgruppen stehen allerdings noch aus.

6.5
Antibiotikatherapie

H. Rieger

6.5.1
Keimbesiedlung

Die Antibiotikatherapie in der klinischen Angiologie spielt in fortgeschrittenen Stadien der pAVK mit akralem Gewebeuntergang – mit oder ohne Vorliegen eines Diabetes mellitus – eine wichtige Rolle. Die bakterielle Besiedlung akraler Gewebeläsionen ist ein häufiger Befund. Von 927 Wundabstrichen waren initial nur 151 (16 %) steril (Firsching 1997). Überraschenderweise bestand kein Unterschied zwischen den prozentualen Anteilen steriler Abstriche bei den 374 Nichtdiabetikern (15,2 %) und den 553 Diabetikern (16,5 %). Wenn somit ca. 84 % aller ischämischen Gewebedefekte bakteriell infiziert sind, heißt dies jedoch nicht, daß in jedem Fall eine antibiotische Behandlung eingeleitet werden müßte. Eine solche hängt vielmehr vom Ausmaß klinischer und laborchemischer sowie vorwiegend lokaler bzw. regionaler Entzündungszeichen ab. Im wesentlichen wird unter folgenden Umständen antibiotisch zu therapieren sein:

- tiefer gehende Defekte mit Freilegung mehr oder weniger großer Gelenkkapselanteile (z.B. im Bereich der Zehengrundgelenke) und/oder v.a.
- mit Anschluß an Sehnenscheiden, entzündliche Umgebungsreaktionen v.a. bei Zeichen einer zentripetal progredienten Lymphangitis,
- „jauchiger" Defektgrund mit Gewebeeinschmelzung,
- nach chirurgischen Kleinsteingriffen in Form regionaler Teilamputationen, v.a. dann, wenn auf einen primären Wundverschluß verzichtet wird, typische Gangrän oder lokale Phlegmone.
- Besonders dringlich – nicht selten vital notwendig – ist die Antibiotikagabe, wenn obige Kriterien bei Diabetikern zu finden sind,
- bei Beteiligung des Knochens (Osteomyelitis).

6.5.2
Erregerdiagnostik und Wahl des Antibiotikums

Grundsätzlich ist vor jeder Antibiotikagabe ein Antibiogramm mit Resistenzbestimmung durchzuführen. Wenn wegen Zeitdrucks bereits vor Keimaustestung therapiert werden soll, muß ein Antibiotikum gewählt werden, welches die erfahrungsgemäß am häufigsten vorkommenden Keime berücksichtigt. Bei 374 Abstrichen aus *nichtdiabetischen* ischämischen Läsionen fand Firsching (1997) während der Jahre 1983 und 1992 im Mittel 29,8 % Staphylococcus aureus, gefolgt von Pyoceaneus aeroginosa und Staphylococcus epidermidis mit jeweils 13,3 % sowie E. coli mit 3,9 %. Bei 553 Abstrichen bei *Diabetikern* lagen bei identischer Rangfolge sehr ähnliche prozentuale Keimprävalenzen vor. 30,7 % Staphylococcus aureus, 12 % Pyoceaneus aeroginosa, 4 % E. coli. Bei „blinder" Antibiotikatherapie bieten sich somit Antibiotikaklassen an, die zumindest diese 3 am häufigsten vorkommenden Keime treffen. In den Abb. 6.18, 6.19 und 6.20 sind die prozentualen Empfindlichkeiten der oben genannten Keime gegenüber einigen Antibiotika über die Jahre 1983 bis 1991 aufgetragen.

Für *Staphylococcus aureus* (Abb. 6.18) wäre das Antibiotikum der 1. Wahl Cefotaxim (-•- z.B. Cla-

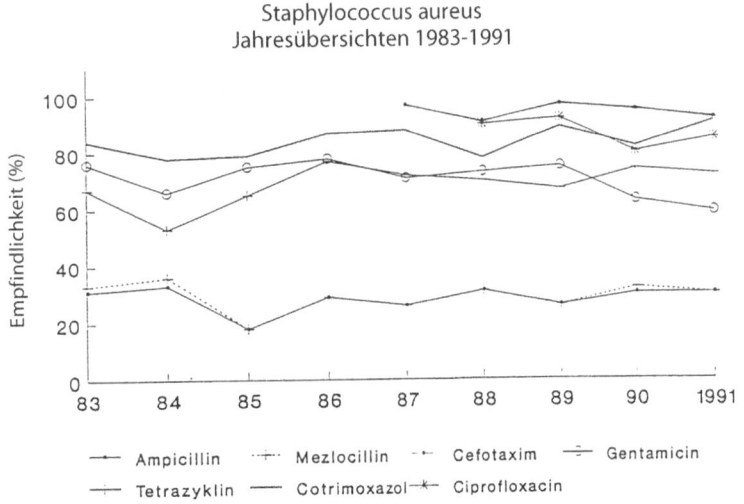

Abb. 6.18
Prozentuale Empfindlichkeit von Staphylococcus aureus aus ischämischen Gewebeläsionen gegenüber verschiedenen Antibiotika bei insgesamt 927 Wundabstrichen aus der Aggertalklinik von 1983 bis 1991

Abb. 6.19
Prozentuale Empfindlichkeit von Pseudomonas aeruginosa aus ischämischen Gewebeläsionen gegenüber verschiedenen Antibiotika bei insgesamt 927 Wundabstrichen aus der Aggertalklinik von 1983 bis 1991

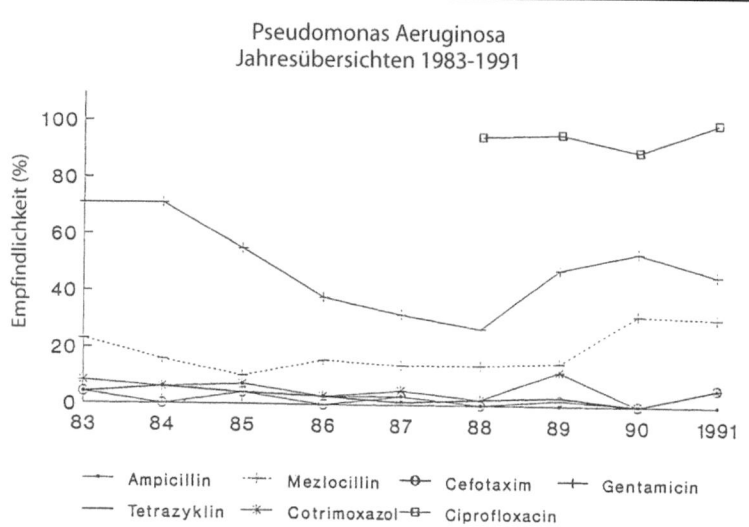

foran®). Cefotaxim ist das namengebende Mitglied der Cefotaximgruppe, einer der 7 Untergruppen der als Hauptgruppe anzusehenden Cefotaximgruppe (Ceftrixon, z.B. Rocephin®, Ceftizoxim, z.B. Ceftic®, Cefmenoxim, z.B. Tacef®, Ceftazidim, z.B. Fortum®). Als Antibiotika der weiteren Wahl kämen gemäß Abb. 6.18 Ciprofloxacin (✱) und Cotrimoxacol (—) in Betracht.

Für *Pseudomonaskeime* und *E. coli* zeigte sich Ciprofloxacin (□—□ in Abb. 6.19, 6.20) als am häufigsten wirksam (z.B. Ciprobay®). Ciprofloxacin ist Mitglied der Gruppe der neueren Gyrasehemmer. Alternativ können auch weitere Antibiotika dieser Gruppe eingesetzt werden (Oflaxacin, z.B. Tarivid®, Enoxacin, z.B. Gyramid).

Um im Fall einer *dringlichen blinden* Antibiotikatherapie nicht doppelseitig therapieren zu müssen, ist gegenwärtig Ciprofloxacin als Monosubstanz sinnvoll, da dieses Antibiotikum für Pseudomonas und E. coli ohnehin am treffsichersten ist (Abb. 6.20, 6.21) und für Staphylococcus aureus nicht viel weniger wirksam als Cefotaxim ist (✱ in Abb. 6.18). Hinzu kommt, daß Ciprofloxacin auch intraarteriell appliziert werren kann (s. unten).

Ein besonderes Problem stellen multiresistente Staphylococcus-aureus-Stämme dar (MRSA), die zunehmend besonders aus großflächigen und tiefen ischämischen Gewebedefekten v.a. bei Diabetikern gezüchtet werden. Abgesehen von umfangreichen Hygiene- und Isolierungsmaßnahmen – hier sind die Hygienekommissionen der Kliniken gefordert – gestaltet sich auch die antibiotische Therapie äußerst schwierig. In Extremfällen muß der Infektionsherd aus vitaler Indikation und zum Schutz des Klinikpersonals beseitigt werden (Amputation).

Abb. 6.20
Prozentuale Empfindlichkeit von E. coli aus ischämischen Gewebeläsionen gegenüber verschiedenen Antibiotika bei insgesamt 927 Wundabstrichen aus der Aggertalklinik von 1983 bis 1991

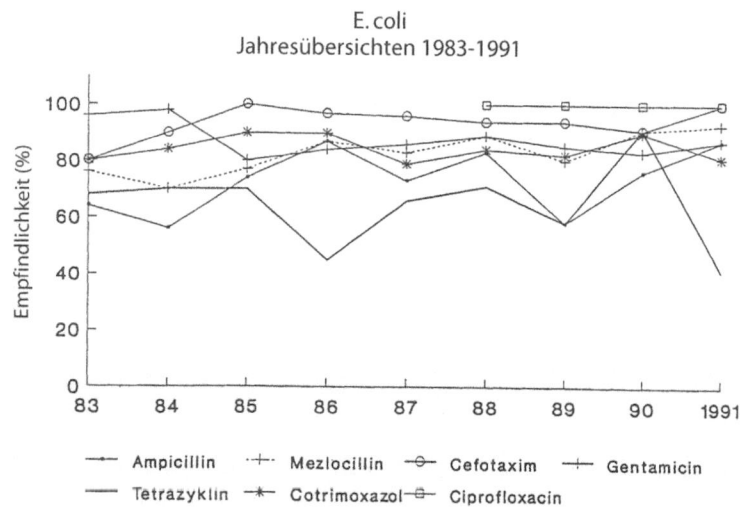

6.5.3
Applikationsform

Grundsätzlich stehen der orale, intravenöse, intraarterielle und der retrograd venöse Zugangsweg (z.B. von einer Fußrückenvene aus) zur Verfügung. Die zu wählende Applikationsform hängt vom Antibiotikum selbst (oral oder parenteral applizierbar, Resorptionskinetik etc.), dem Krankheitsbild, dem Ausmaß der Durchblutungsstörung, dem Zustand des Patienten und von äußeren bzw. praktischen Gegebenheiten ab. Eine orale Therapie wird im akuten Stadium einer superinfizierten ischämischen Läsion eher nicht in Betracht kommen.

Intravenöse versus intraarterielle Applikation

Über die Frage, ob die intravenöse oder intraarterielle Applikation bei Patienten mit pAVK-bedingten superinfizierten ischämischen Gewebedefekten die größeren lokalen Gewebespiegel aufbaut, gibt es nur wenige Informationen, die allerdings eindeutig auf höhere antibiotische Gewebespiegel nach intraarterieller Antibiotikaapplikation hinweisen.

Die ersten Untersuchungen hierzu wurden von Widmer u. Hürlimann (1966) durchgeführt. Sie fanden nach jeweils 15minütiger Infusion radiomarkierten Natriums [Na^{24}] in die A. femoralis communis Gesunder und Gefäßkranker eine im Mittel 2,9fach größere Fläche unter der Aktivitätszeitkurve bis 90 min nach Infusionsbeginn (75 min nach Infusionsende) im Vergleich zur i.v.-Infusion. Allerdings ist die Diffusibilität von [Na^{24}] aus dem intrakapillaren Raum in das Gewebe nicht mit der Gewebefähigkeit von großmolekularen Antibiotika zu vergleichen, so daß hier weiterer Klärungsbedarf bestand. Amendt u. Hild (1990) sowie Amendt et al. (1987) zeigten, daß die Gewebespiegel des Breitspektrumpenizillins Mezlocillin (z.B. Baypen®) nach einmaliger intraarterieller Applikation von 2 g sowohl im normal durchbluteten als auch im durchblutungsgestörten Bein 1–4 h nach Applikation höher als nach einmaliger i.v.-Gabe derselben Antibiotikummenge war. Während in allen zur Untersuchung gelangten Gewebebereichen (Haut, Subkutis, Fett, Muskel, Sehne, Aponeurose, Gelenkkapsel, Synovia, Knochen, Nekrose und Nekroserand) zumindest ein ganz eindeutiger Trend zugunsten der intraarteriell erreichten Gewebespiegel zu erkennen war, waren die Differenzen der Mezlocillinkonzentrationen in der Subkutis des Oberschenkels, im Fettgewebe des Oberschenkels, im Sehnengewebe des Oberschenkels und Gelenkkapselbereich signifikant. Am Nekroserand, dem strategisch wichtigsten Gewebebereich, betrug die mittlere Mezlocillinkonzentration nach i.a.-Applikation 13,53 µg/g gegenüber nur 3,18 µg/g nach i.v.-Applikation. Metz et al. (1987) fanden bei Diabetikern mit diabetischen Osteitiden nach intraarterieller Cefotaximapplikation Knochengewebespiegel bis 24 µg/g, nach i.v.-Gabe nur bis 6 µg/g Gewebe.

Retrograde intravenöse Applikation

Eine erst vor kürzerer Zeit beschriebene Möglichkeit, hohe lokale antibiotische Wirkkonzentrationen zu erreichen, ist die der retrograden intravenösen Applikation. Nach suprasystolischem Stau am Oberschenkel wird das Antibiotikum über eine Fußrückenvene sozusagen retrograd in den Unterschenkel injiziert. Durch das künstlich geschaffene begrenzte Verteilungsvolumen nur eines Beins können hohe Substanzkonzentrationen aufgebaut werden. Nach intravenöser und retrograder Applikation von 3mal 100 mg Netilmycin (z.B. Certomycin®) lagen die Konzentrationen in peripheren durch Saugwirkung paratibial künstlich erzeugten Hautblasen nach retrograder Applikation hochsignifikant ($p < 0,001$) höher als die im kubitalvenösen Blut (Seidel et al. 1995). Schoop u. Acevedo (1993) verglichen die Antibiotikakonzentration (Cefotaxim) im Wundsekret ischämischer Läsionen nach intravenöser, intraarterieller und retrograd venöser Applikation (Fußrücken) und fanden die eindeutig höchsten Konzentrationen nach retrograder Applikationstechnik (Tabelle 6.22). Entsprechende Ergebnisse wurden auch nach retrograder Applikation von Clindamycin und Gentamycin gefunden (Burgmann et al. 1996).

Acevedo verglich 2 Patientengruppen mit phlegmonösem diabetischen Fuß und gleichzeitig bestehender peripherer Durchblutungsstörung miteinander. Die eine Gruppe (n = 33) erhielt eine Antibiotikumkombination oral, i.v. oder i.m. (Penizillin, Cloxacillin, Genatmicin), die andere (n = 20) intravenös retrograd. Die Gruppen waren hinsichtlich wesentlicher Merkmale nicht voneinander verschieden. Größere Amputationen waren in der

Tabelle 6.22 Antibiotikumkonzentrationen in µg/mg (Cefotaxim) im Wundsekret ischämischer Gewebeläsionen nach intravenöser (*i.v.*) intraarterieller (*i.a.*) und retrograd intravenöser (*i.v. retr.*) Applikation. (Schoop u. Acevedo 1993)

Patient-Nr.	Applikationsformen		
	i.v.	i.a.	i.v. retr.
1	2,68	3,57	19,98
2	2,73	2,63	12,13
3	0,25	1,56	60,0
4	0,33	2,22	10,15
5	2,22	1,87	17,68
6	1,95	8,58	39,28
7	2,46	5,01	13,34

ersten Gruppe 14mal (42 %), in der zweiten nur einmal (5 %) notwendig (Schoop u. Acevedo 1993).

Zur praktischen Durchführung wird eine doppelkammerige Druckmanschette am distalen Oberschenkel angelegt. Nach Punktion einer geeigneten Fußrückenvene und „Ausstreichen" des Beins werden 200 ml NaCl mit Antibiotikumzusatz (z. B. 1 g Cefotaxim) innerhalb von 30 min retrograd intravenös infundiert. Zur Anästhesie (der längere suprasystolische Stau ist schmerzhaft) werden 50 ml Xylonest 0,75 % appliziert, so daß die Gesamtinfusionsmenge 250 ml beträgt. Die klinischen Erfahrungswerte zeigen, daß eine Antibiose dieser Art jeden zweiten Tag ausreichend ist. Pharmakokinetische Untersuchungen und Daten über den Zugnag der Plasma- und Gewebekonzentrationen bei pAVK-Patienten liegen jedoch nicht vor.

6.5.4
Praktische Therapieentscheidungen

Eine orale Therapie ist *initial* in der Regel nicht sinnvoll. Sekundär kann die parenterale Therapie – nach erfolgreicher parenteraler Anfangsantibiose und bei nicht zu ungünstigen peripheren Durchblutungsverhältnissen z. B. im Rahmen eines komplizierten Stadiums II (s. Abschn. 8.2) – oralisiert werden. Dies v.a. dann, wenn laut Antibiogramm Antibiotika mit ausgesprochen guter „Gewebegängigkeit" in Betracht kommen (Mueller-Buehl et al. 1991).

Intravenöse Therapie
Die Initialtherapie superinfizierter ischämischer Läsionen sollte *dann* intravenös erfolgen, wenn die hämodynamische Kompensation günstig ist (s. oben). Unter diesen Umständen ist davon auszugehen, daß die erreichten Antibiotikaspiegel im Serum ausreichen, um auch im Bereich des minderperfundierten ischämischen Gewebes mit kompromittierter Mikrozirkulation bakterizide Konzentrationen aufzubauen, die den in vitro bestimmten minimalen Hemmkonzentrationen bzw. bakteriziden Konzentrationen entsprechen. Die mit einigen Antibiotika nach i.v.-Applikation bei pAVK-Patienten erreichten Gewebespiegel lassen diesen Schluß zu (Amendt u. Hild 1990; Schoop u. Acevedo 1993). Was die Dosierung angeht, so müssen in der Regel die noch gerade zulässigen Höchstdosen gewählt werden, um jenseits der Arterienverschlüsse noch eine ausreichende Wirkung zu erzielen. Dies macht die Beachtung der Nebenwirkungen, der Leber- und Nierenfunktion sowie die möglichen Interaktionen mit anderen Medikamenten (z. B. orale Antikoagulanzien) besonders dringlich!

Intraarterielle Therapie
Die intraarterielle Antibiotikaapplikation kann erwogen werden, wenn Zweifel an einer ausreichend hohen lokalen Gewebekonzentration gehegt werden oder die i.v.-Therapie (s. oben) trotz richtiger Wahl des Antibiotikums und ausreichender Dosierung klinisch erfolglos ist. Die i.a.-Applikation erfolgt in die Leistenarterie (A. femoralis communis) in üblicher Punktionstechnik. Es muß allerdings darauf hingewiesen werden, daß zwar mehrere Antibiotika intraarteriell appliziert werden (Mörl et al. 1982), aber für diese Indikation nur wenige Antibiotika vom Bundesamt für Arzneimittel und Medizinprodukte offiziell zugelassen sind (Tabelle 6.23).

Retrograd-intravenöse Therapie
Kein Zweifel besteht darüber, daß auf diesem Applikationsweg die bei weitem höchsten Substanzkonzentrationen im Gewebe erzielt werden und mit *bakteriziden* Gewebespiegeln zu rechnen ist. Weitere Vorteile sind die, daß – im Gegensatz zur i.v.-Applikation – auf Höchstdosierungen verzichtet werden kann und alle diejenigen Antibiotika eingesetzt werden können, die auch zur i.v.-Anwendung zur Verfügung stehen. Die Prozedur ist allerdings aufwendiger und bei sehr schlechter hämodynamischer Kompensation im Einzelfall möglicherweise dadurch schädlich, daß nach Beendigung der Sperre aufgrund der schlechten Kompensation kaum noch eine reaktive Hyperämie einsetzen kann, welche die während der Sperreperiode akku-

Tabelle 6.23 In der Literatur als intraarteriell applizierbar angegebene Antibiotika (nach Müller-Bühl u. Diehm 1991)

Antibiotikum	Präparat (Beispiele)	Dosierung	BfArM
Rolitetracyclin	Reverin®	275 mg	Nicht zugelassen
Cefotaxim-Natrium	Claforan®	2mal 2 g in 50 ml NaCl (Perfusor; 1 ml/min)	zugelassen
Mezlocillin	Baypen®	3mal 5 g in 50 ml NaCl in 10 min	nicht zugelassen
Ceftriaxon	Rocephin®	2 g in 50 ml Aqua destillata für Injektion gelöst	nicht zugelassen

mulierten gewebeschädlichen Stoffwechselprodukte ausschwemmen könnte. Die Indikation zur retrograden Applikation besteht in allen Fällen einer einschmelzenden entsprechend superinfizierten Gangrän v.a. bei Diabetikern mit zusätzlicher Makroangiopathie – meist in Form diabetestypischer Unterschenkelarterien. Nicht selten sind aufgrund der Mischinfektion Kombinationen von 2 bis 3 Antibiotika indiziert, um eine aszendierende Infektion mit Sepsisgefahr zu bannen.

Literatur

Acevedo A (1986) Wundheilung und Wundheilungsprobleme. Phlebol Proktol 15: 59

Adhoute G, Bacourt F, Barral M (1986) Naftidrofryl in chronic arterial disease. Results of a six month controlled multicenter study using naftidrofuryl tablets 200 mg. Angiology 37: 160–167

Adhoute G, Andreassian B, Boccalon H, Cloarec M, Di Maria G, Lefebvre O, Mondine P, Plagnol P, Pointel P, Quancard X, Revelin P, Testard J, Thevenet A, Vasseur JJ (1990) Treatment of stage II chronic arterial disease of the lower limbs with the serotonergic antagonist naftidrofuryl: Results after 6 month of a controlled multicenter study. J Cardiovas Pharmacol 16 [Suppl 3]: 75–80

Amendt K, Hild R (1990) Pharmacokinetics of mezlocillin after intraarterial or intravenous injection in patients with peripheral arterial occlusive disease. VASA 19: 161–166

Amendt K, Rexroth W, Römmele U, Stein U, Wagner E, Hild R (1987) Intraarterielle Injektion von Mezlocillin bei arterieller Verschlußkrankheit im Stadium IV. VASA 16: 193

Andriessen MPHM, Barendsen GJ, Wouda AA, Pater L de (1989) Changes of walking distance in patients with intermittent claudication during six months intensive physical training. VASA 18: 63–68

Arzneimittelkommission der Deutschen Ärzteschaft (1997) Empfehlungen Therapie pAVK, Arzneiverordnung in der Praxis, Sonderheft 7

Bergquist D and the European Study Group (1995) Intravenous pentoxifylline for the treatment of chronic critical limb ischaemia. Eur J Vasc Endovasc Surg 9: 426–436 e

Bisler H (1983) Klinische Erfolge der Buflomediltherapie bei arterieller Verschlußkrankheit. Therapiewoche 33: 2204–2208

Blumberg H, Hoffmann U (1992) Der Ischämietest – ein neues Verfahren in der klinischen Diagnostik der sympathischen Reflexdystrophie. Schmerz 6: 196–198

Blume J (1987) Klinische Wirksamkeit der intraarteriellen Infusionstherapie mit Prostaglandin E$_1$ im Stadium II b der arteriellen Verschlußkrankheit. Therapiewoche 37: 4819–4823

Blume J, Kieser M, Hölscher U (1996) Placebokontrollierte Doppelblindstudie zur Wirksamkeit von Gingko biloba-Extrakt EGb 761 bei austrainierten Patienten mit Claudicatio intermittens. VASA 25: 265–274

Böhme H (1992) Die konservative Therapie der chronischen peripheren arteriellen Verschlußkrankheit. Chirurgische Gastroenterologie 8 [Suppl 1]: 76–80

Böhme H, Brülisauer M, Härtel U, Bollinger A (1988) Periphere arterielle Verschlußkrankheit im Stadium III und IV – Kontrollierte Zweizentren-Studie zur Wirksamkeit von intraarteriellen Prostaglandin E$_1$-Infusionen. In: Heidrich H, Böhme H, Rogatti W (Hrsg.) Prostaglandin E$_1$-Wirkungen mit therapeutischer Wirksamkeit, Springer Verlag, S. 118–123

Bollinger A (1979) Funktionelle Angiologie. Thieme, Stuttgart, S. 70

Brehme S, Keyßer G, Turowski A, Schmidt HH, Schulte KL (1995) Die kombinierte iso- und hypervolämische Hämodilution mit Gelatine und Dextran 40 bei Patienten mit pAVK der Stadien IIb–IV nach Fontaine. Herz/Kreisl 27: 355–361

Broseta J, Barberá J, de Vera JA, Barcia-Salorio JL, Garcia-March G, Gonzáles-Darder J, Rovaina F, Joanaes V (1986) Spinal cord stimulation in peripheral arterial disease. J Neurosurg 64: 71–80

Brune K (1994) Analgetika-Antiphlogistika-Antirheumatika. In: Estler C J (Hrsg.) Pharmakologie und Toxikologie, Schattauer, München, S. 238

Buchwalsky R, Blümchen G (1980) Kurz- und Langzeiteffekte körperlichen Trainings. In: Müller-Wiefel H, Barras JP, Ehringer H, Krüger M (Hrsg.) Mikrozirkulation und Blutrheologie – Therapie der peripheren arteriellen Verschlußkrankheit. Witzstock, Baden-Baden Köln New York, S. 150–154

Buchwalsky R, Hansen, W, Blümchen G, Battke K, Barmeyer J, Reindell H (1975) Ergebnisse eines dreijährigen, unterschiedlich intensiven, kontrollierten Trainings an ergometrischen, hämodynamischer und arteriographischer Parameter. In: Bollinger A, Grüntzig A (Hrsg.) Ergometrie und Ergotherapie bei arteriellen Durchblutungsstörungen. Huber, Bern Stuttgart Wien, S. 104–108

Burgmann H, Georgopoulos A, Graninger W, Koppensteiner R, Maca Th, Minar E, Schneider B, Stümpflen A, Ehringer H (1996) Tissue concentration of clindamycin and gentamicin near ischaemic ulcers with transvenous injection in Bier's arterial arrest. Lancet 348, 781–783

Bühring M (1985) Physikalische Therapie bei Patienten mit peripherer arterieller Verschlußkrankheit und Claudicatio intermittens. Therapiewoche 35: 3290–3300

Bühring M (1988) Physikalische Therapie bei Patienten mit Claudicatio intermittens. In: Diehm C, Gerlach HE (Hrsg.) Bewegungstherapie bei peripheren arteriellen Durchblutungsstörungen. Zuckschwerdt, München Bern Wien San Francisco, S. 54–75

Bülau B (1994): Hydrokolloide Wundverbände – ein modernes Konzept der Wundbehandlung. Vasomed 5: 1–7

Bühring M, Sayegh A, Blumenthal E, Klöckner M, Saller R (1984) Elektrotherapie bei Patienten mit Claudicatio intermittens. Z Phys Med Baln Med Klin 13: 8–9

Cachovan M, Marées H de, Kunitsch G (1976) Einfluß von Intervalltraining auf die Leistungsfähigkeit und periphere Durchblutung bei Patienten mit Claudicatio intermittens. Z Kardiol 65: 54–67

Cachovan M, Scheffler P, Gruß J, Diehm C, Rogatti W (1994) Wirksamkeit eines standardisierten Bewegungstrainings bei Claudicatio intermittens. Wien Klin Wochenschr 16: 517–520

Claeys L, Ktenidis K, Horsch S (1994) Transcutaneous oxygen tension in patients with critical limb ischemia treated by spinal cord stimulation. In: Horsch S, Claeys L (eds) Spinal cord stimulation, Steinkopff, Darmstadt, pp 145–152

Clyne CAC, Galland RB, Fox MJ, Gustave R, Jantet GH, Jamieson CW (1980) A controlled trial of naftidrofuryl in the treatment of intermittent claudication. Br J Surg 67: 347–348

Coerper C, Köreker G, Gottwald T, Becker HD (1997) Thrombozytäre Wachstumsfaktoren bei der lokalen Wundbehandlung – eine Übersicht. Vasomed 9: 143–147

Creutzig A, Caspary L, Radeke U, Specht S, Ranke C, Alexander K (1988) Prospektive randomisierte Doppelblindstudie zur Wirksamkeit von i.a. Prostaglandin E$_1$ bei der schweren Claudicatio intermittens. In: Heidrich H, Böhme H, Rogatti W (Hrsg.) Prostaglandin E$_1$ – Wirkungen und therapeutische Wirksamkeit, Springer, Berlin Heidelberg New York Tokyo, S. 95–102

Cronenwett JL, Warner KG, Zelenoch GB, Whitehouse WM, Graham LM, Lindenauer SM, Stanley JC (1984) Intermittant claudication. Current results of nonoperative management. Arch Sur 119: 430–436

Dahllöf AG, Björntorp P, Holm J, Scherstén T (1974) Metabolic activity of skeletal muscle in patients with peripheral arterial insufficiendy. Effect of physical training. Euro J Clin Invest 4: 9–15

Dahllöf AG, Holm J, Scherstén T, Sivertsson R, Carlsöö S (1975) Effect of controlled training with respect to walking tolerance, maximal calf muscle blood flow, gait technique and muscle metabolism in patients with peripheral arterial insufficiency. In: Bollinger A, Grüntzig A (Hrsg.) Ergometrie und Ergotherapie bei arteriellen Durchblutungsstörungen. Huber, Bern Stuttgart Wien, S. 114-120

Dahllöf AG, Holm J, Scherstén T (1983) Exercise training of patients with intermittent claudication. Scand J Rehabil Med 15 [Suppl 9]: 20-26

Denck H, Hagmüller GW, Brunner U (1982) Arterielle Durchblutungsstörungen der unteren Extremitäten. „Grenzzonen der Therapieentscheidung". TM, Bad Oeynhausen

Dertwinkel R, Wiebalck A, Zenz M, Strumpf M (1996) Orale Opioide zur Langzeittherapie chronischer Nicht-Tumorschmerzen. Anaesthesist 45: 495-505

Dertwinkel R, Tryba M, Zenz M (1994) Sympathische Reflexdystrophie, Stumpf- und Phantomschmerz. Dtsch Ärztebl 91: 1275-1281

Diamantopoulos EJ, Grammostianous CS, Stavreas NP, Raptis SA, Moulopoulos SD (1989) Buflomedil bei Diabetikern mit Claudcatio intermittens – eine plazebokontrollierte Studie. In: Messmer K (Hrsg.) Ischämische Gefäßerkrankung und Mikrozirkulation. Zuckschwerdt, München, S. 85

Diehm C (1984) Kohlenhydrat- und Fettstoffwechsel bei Normalpersonen und Patienten mit peripherer arterieller Verschlußkrankheit; Auswirkung eines Ausdauertrainings. VASA [Suppl 13]: 1-61

Diehm C (1994) Doppelblinde placebokontrollierte Studie zur ambulanten intravenösen PGE_1-Therapie im Stadium II b. VASA [Suppl 43]: 90

Diehm C, Hübsch-Müller C, Stammler F (1988) Intravenöse Prostaglandin E_1-Therapie bei Patienten mit peripherer arterieller Verschlußkrankheit (AVK) im Stadium III – eine doppelblinde, plazebokontrollierte Studie. In: Heidrich H – Böhme H, Rogatti W (Hrsg.) Prostaglandin E_1 – Wirkungen und therapeutsiche Wirksamkeit. Springer, Berlin Heidelberg New York Tokyo, S. 133-143

Diehm C, Kühn A, Strauss R, Hübsch-Müller C, Kübler W (1989) Effects of regular physical training in a supercised class and additional intravenous Prostaglandin E_1 and Naftidrofuryl infusion therapy in patients with intermittent claudication. VASA 28 [Suppl]: 26-30

Diehm C, Stammler F (1996) Chronisch intermittierende Gabe von low-dose-Urokinase als konservativer Therapieansatz bei chronischer arterieller Verschlußkrankheit im Stadium der kritischen Ischämie. Vasomed 8: 384-387

Donner B, Zenz M (1994) Medikamentöse Schmerztherapie. Dtsch Ärztebl 91: 1270-1275

Editorial (1987) EDRF. Lancet II: 137-138

Ehrenberg H, Ungern-Sternberg A von (1987) Krankengymnastik bei peripheren Gefäßerkrankungen. Pflaum, München

Ehrly AM (1989) Therapeutische Hämorrheologie. Springer, Berlin Heidelberg Ney York Tokyo

Ekroth R, Dahllöf AG, Gundevall B, Holm J, Scherstén T (1978) Physical training of patients with intermittent claudication: Indications, methods and results. Surgery 84: 640-643

Erb W (1898) Über das „intermittierende Hinken" und andere nervöse Störungen in Folge von Gefäßerkrankungen. Dtsch Z Nervenheilkd 13: 1-4

Ernst E, Matrai A (1987) Intermittent claudication, exercise, and blood rheology. Circulation 76: 1110-1114

Fiessinger JN, Schäfer M (1990) Trial of Iloprost Versus Aspirin Treatment for Critical Limb Ischemia of Thrombangiitis obliterans. Lancet 335: 555-557

Firsching M (1997) Erregerbesiedlung ischämischer Gewebeläsionen bei Patienten mit peripherer arterieller Verschlußkrankheit im klinischen Stadium IV. Dissertation, RWTH Aachen

Förster H, Ferber H (1987) Bedeutung von Molekulargewicht und Substitutionsgrad bei Hydroxyethylstärke für die klinische Anwendung. Anästhesist 36: 243

Foley WT (1957) Treatment of gangrene of the feet and legs bei walking. Circulation 15: 689-700

Forconi S, Guerrini M, Capelli R (1993) Effects of hemodilution on the reduction of the tissue perfusion inducted by vasoconstrictor stimulus in human being, Hemorheology 13: 310

Gallenkemper G, Kluess H, Rabe E, Kreysel HW (1995) Wachstumsfaktoren in der Wundheilung. Vasomed 7: 272-274

Gallenkemper G, Kluess H, Rabe E, Kreysel HW (1996) Wachstumsfaktoren in der Wundheilung – Teil III. Vasomed 8: 210-212

Gallenkemper G, Kluess H, Rabe E, Kreysel HW (1996) Wachstumsfaktoren in der Wundheilung – Teil IV. Vasomed 8: 351-353

Gallenkemper G, Kluess H, Rabe E, Kreysel HW (1997) Wachstumsfaktoren in der Wundheilung – Teil VI. Vasomed 9: 36-39

Gallenkemper G, Kluess H, Rabe E (1997) Wachstumsfaktoren in der Wundheilung. Teil VII. Vasomed 9: 78-83

Gerlach HE (1987) Kontrollierte Trainingstherapie bei PAVK – Ein Modell der Deutschen Gesellschaft für Gefäßsport (GfG). In: Kiesewetter H, Jung F (Hrsg.) Konservative Behandlung peripherer und zerebraler arterieller Durchblutungsstörungen. Ermer, Homburg-Saarpfalz, S. 13-15

Gerlach HE (1988) AVK-Trainingsgruppen – Indikation und Organisation. In: Diehm C, Gerlach HE (Hrsg.) Bewegungstherapie bei peripheren arteriellen Durchblutungsstörungen. Zuckschwerdt, München Bern Wien San Francisco, S. 37-45

Gillings D, Koch G, Reich T, Stager WJ (1987) Another look at the pentoxifylline efficacy data for intermittent claudication. J Clin Pharmacol 27: 601-609

Hammersten J, Bylund-Fellenius AC, Holm J, Scherstén T, Krotkiewski M (1980) Capillary supply and muscle fibre types in patients with intermittent claudication: Relationship between morphology and metabolism. Eur J Clin Invest 10: 301-305

Harnoss BM, Görth G, Lode H, Raetzel G (1984) Die ischämische Gangrän der unteren Extremität. Chir Prax 33: 269

Hartmann B, Winkler S, Krause B (1982) Verlauf der peripheren arteriellen Verschlußkrankheit unter der konsequenten aktiven physikalischen Therapie (Ergotherapie). Z Phys Med 11: 37-41

Hartmann B, Drews B, Bassenge E (1991) CO_2-induzierte Zunahme der akralen Durchblutung und des Sauerstoffpartialdruckes bei arterielle Verschlußkrankheit. Dtsch Med Wochenschr 116: 1617-1621

Heidrich H, Cachovan M, Creutzig A, Rieger H, Trampisch HJ (1995) Prüfrichtlinien für Therapiestudien im Fontaine-Stadium II-IV bei peripherer arterieller Verschlußkrankheit. VASA 24: 107-111

Heiss HW, Peitgen A, Hasenfuß G, Just H (1985) Behandlung der arteriellen Verschlußkrankheit im Stadium IV mit Naftidrofuryl. In: 5. Gemeinsame Jahrestagung der Angiologischen Gesellschaft der Bundesrepublik Deutschland, Österreich und der Schweiz. Häring R (Hrsg.) Demeter, Verlag, S. 335-340

Hepp W, Bary S von, Corovic D, Diehm C, Mühe E, Rudofsky G, Scheffler P, Trübestein G, Vogelpohl M (1991) Therapeutic efficacy of intravenous prostaglandin E_1 versus pentoxifylline in patients with intermittent claudication. In: Diehm C, Sinzinger H, Rogatti W (eds) Prostaglandin E_1 – New aspects on pharmacology, metabolism and clinical efficacy. Springer, Berlin Heidelberg New York Tokyo, pp. 101-108

Herz A (1984) Biochemie und Pharmakologie des Schmerzgeschehens. In: Zimmermann M, Handwerker HO (Hrsg) Schmerz. Springer Verlag, S. 61-86

Höffkes HG, Dehn R, Saiger-Lorenz K, Franke A, Landgraf H, Ehrly AM (1996) Effects of normovolemic and hypervolemic hematocrit variations on muscle tissue oxygen pressure in patients with chronic ischemia of the calf muscle. Clinical Hemorheology 16: 249-265

Hollmann W (1973) Grundsätzliche Trainingsmöglichkeiten des Skelettmuskels aus der Sicht der Bewegungstherapie bei peripheren arteriellen Durchblutungsstörungen. In: Köhler M, Schoop W (Hrsg.) Metabolische und hämodynamische Trainingseffekte bei normaler und gestörter Muskeldurchblutung. Huber, Bern Stuttgart Wien, S. 9-16

Horsch S, Claeys L (eds) (1994) Spinal cord stimulation. Springer, Berlin Heidelberg New York Tokyo, pp. 173-202

Hossmann V, Auel H (1983) Haemorheologische Therapie der arteriellen Verschlußkrankheit: Eine kontrollierte, prospektive Studie mit isovolämischer Hämodilution, Arwin und einer Kombination beider Methoden, pp. 325-331. In: Nobbe F, Rudofsky G (Hrsg.) Probleme der Vor- und Nachsorge und der Narkoseführung bei invasiver angiologischer Diagnostik und Therapie. Pflaum, München

Hossmann V, Heinen A, Auel H, Fitzgerald GA (1981) A randomized placebo controlled trial of prostacydin (PGI$_2$) in peripheral arterial disease. Thrombosis Res 22: 481-490

Hugeneck J, Gottlob R (1982) Die intraarterielle Infusion. II. Ihre Anwendung bei der Behandlung der septischen Gangrän, Wien, Med Wochenschr 132: 523-526

Hupka J, Gavornik P, Hupka S (1981) Behandlung ischämischer Krankheit der unteren Extremitäten mittels diadynamischer Ströme (in Slowakisch). Fysiat Vestn 59: 323-330

Isner JM, Walsh K, Symes J, Pieczek A, Takeshita S (1995) Arterial Gene Therapy for Therapeutic Angiogenesis in Patients with Peripheral Artery Disease. Circulation 91: 2687-2692

Jacobs M (1990) Foot salvage and improvement of microvascular blood flow as a result of epidural spinal cord stimulation. J Vasc Surg 12, 354-360

Janssen A, Scheffler A, Rieger H (1985) Charakterisierung der Blutdrucktransmissionseigenschaften eines peripheren Strombahnhindernisses. In: Häring H (Hrsg.) 5. Gemeinsame Jahrestagung der Angiologischen Gesellschaft der Bundesrepublik Deutschland, Österreich und der Schweiz. Demeter, 162-164

Janason T, Ringquist I (1987) Effect of training on the postexercise ankle blood pressure reaction in patients with intermittent claudication. Clin Physiol 7: 63-69

Kamps J, Rieger H (1991) Einfluß eines gesteigerten arteriellen Einstroms auf den Meßparameter venöse Wiederauffüllzeit in der phlebologischen Funktionsdiagnostik. VASA 32 [Suppl]: 425

Kano Y, Shimegi S, Masuda K, Sakato H, Ohmori H, Katsuta S (1997) Effects of different intensity endurance training on the capillary network in rat skeletal muscle. Int J Microcirc 17: 55-106

Karnik R (1988) Effects of Naftidrofuryl in patients with intermittent claudication. Angiology 39: 234-240

Kasprzak P, Raithel D (1994) Can spinal cord stimulation reduce the amputation rate in patients with critical limb ischemia? In: Horsch S, Claeys L (eds) Spinal cord stimulation. Springer, Berlin Heidelberg New York Tokyo, p 165

Kiesewetter H, Blume J, Jung F, Spitzer S, Bach R, Birk A, Schiefer H, Wenzel E (1989) Hämodilution bei multimorbiden Patienten mit peripherer arterieller Verschlußkrankheit. Schweiz Med Wochenschr 119: 1862

Kiesewetter H, Jung F, Birk A, Spitzer S (1994) Hypervolemic hemodilution with or without venesection in peripheral arterial occulusive disease stage II. Int Angiol 13: 1-4

Kirsch D, Erey S, Schuh D, Häring HU, Mehnert H (1985) Dynamische Druckverteilungsmessung unter dem Fuß an Patienten mit diabetischen Ulcera. Ergebnisse einer neuen Meßmethode, der Pedographie. Akt Endokrinol Stoffw 6: 133

Knighton DR, Ciresi K, Fiegel VD, Schmerth S, Butler E, Cerra F (1990) Stimulation of repair in chronic nonhealing cutaneous ulcers using platelet derived wound healing formula. Surg Gynecol Obstet 170: 56-60

Köhler M (1971) Lactat- und Pyruvatverhalten im femoralvenösen Blut vor und nach gezieltem Training bei Okklusion der Arteria femoralis. Klin Wochenschr 49: 1210-1218

Kozak GP, Hoar CS, Rowbotham JL, Wheelock FC, Gibbons GW, Campsbell D (1984) Management of diabetic foot problems. Saunders, Philadelphia London Toronto

Krause D (1975) Ergebnisse bei der physikalischen Therapie peripherer arterieller Durchblutungsstörungen (VI). Münch Med Wochenschr 117: 453-456

Kriessmann A, Neiss A (1988) Klinischer Wirksamkeitsnachweis von Naftidrofuryl bei Claudicatio intermittens. VASA, Suppl 24: 27-32

Laage D von der (1994) Nichtpharmakologische Verfahren in der Schmerztherapie. Internist 35: 20-25

Landgraf H, Ehrly AM (1985) Verhalten des Gewebesauerstoffdrucks bei peripherer arterieller Verschlußkrankheit nach hypervolämischer Hämodilution mit verschiedenen Plasmaersatzstoffen. In: Häring R (Hrsg.) Deutsche Gesellschaft für Angiologie, Referate. Demeter, Gräfelfing, pp. 304-314

Landgraf H, Ehrly AM (1987) Verhalten hämorrheologischer Parameter und des Gewebesauerstoffdrucks im Verlauf einer hypervolämischen Hämodilution bei Patienten mit arterieller Verschlußkrankheit. In: Heilmann L, Beez M (Hrsg.) Neuere klinische Aspekte zur Hämodilution. Schattauer, Stuttgart New York, S. 115-124

Larsen AO (1973) Effect of training on the circulation in ischemic muscle tissue. In: Köhler M, Schoop W (Hrsg.) Metabolische und hämodynamische Trainingseffekte bei normaler und gestörter Muskeldurchblutung. Huber, Bern Stuttgart Wien, S. 50-56

Larsen OA, Lassen NA (1955) Effect of daily muscular exercise in patients with intermittent claudication. Lancet II: 1093-1095

Lassen NA, Westling M (1969) Blood flow in the low-pressure vascular bed distal to an arterial occlusion. Scand J Clin Lab Invest 117: 1738-1758

Levin M, O'Neal LW (1983) The diabetic foot, 3rd edn. Mosby, St. Louis Toronto London

Lindgärde F, Jelnes R, Björkman H, Adielsson G, Kjellström Th, Palmquist J, Stavenow L (1989) Conservative drug treatment in patients with moderate severe chronic occlusive peripheral arterial disease. Circulation 80: 1549-1556

Löchli S, Kaspar L, Irsigler K (1982) Der diabetische Fuß – interdisziplinäre Betreuung; Auswertung nach 4 Jahren. In: Denck H, Hagmüller GW, Brunner U (Hrsg.) Arterielle Durchblutungsstörungen der unteren Extremitäten. „Grenzzonen der Therapieentscheidung". TM Bad Oeynhausen, S. 191-193

Loosemore TM, Chalmers TC, Dormandy JA (1994) A metaanalysis of randomized placebo control trials in fontaine stages III and IV peripheral occlusive disease. Angiol 13: 133-142

Lowe G (1990) Pathophysiology of critical leg ischaemia. In: Dormandy JA, Stock G (eds) Critical leg ischaemia, Springer, Berlin Heidelberg New York Tokyo

Lutz H (1986) Plasmaersatzmittel. Thieme, Stuttgart New York

Maass U, Amberger H-G, Böhme H, Diehm C, Dimroth H, Heidrich H, Heinrich F, Hirche H, Mörl H, Müller-Bühl U, Rudofsky G, Trübestein R, Trübestein G (1984) Naftidrofuryl bei arterieller Verschlußkrankheit. Kontrollierte multizentrische Doppelblindstufe mit oraler Applikation

Maas U, Cachovan M (1986) Einfluß eines Intervalltrainings auf Gehstrecke, kardiopulmonale Parameter und periphere Durchblutung bei Patienten mit Claudicatio intermittens. In: Trübestein G (Hrsg) Konservative Therapie arterieller Durchblutungsstörungen, Thieme Verlag, Stuttgart, S. 54-60

Maas U, Cachovan M, Alexander K (1982) Einfluß eines Intervalltrainings auf Gehstrecke, Hämodynamik und Ventilation bei Patienten mit Claudicatio intermittens. I. Änderung der Gehstrecke, VASA 11: 91-96

Maass U, Goller B, Grothe R, Schneider B (1995) Zum Phänomen des Walking through bei arterieller Verschlußkrankheit. VASA 24: 233-237

Mannarino E, Pasqualini L, Menna M, Marafoni G, Orlandi U (1989) Effects of physical training on peripheral vascular disease: A controlled study. Angiology 40: 5–10

Matsubura J, Neuerburg D, Schoop W: Über das Verhalten des poststenotischen systolischen Blutdrucks bei Änderungen des arteriellen Systemdrucks. In: Müller-Wiefel H, Barras J-P, Ehringer H, Krüger M (eds) Mikrozirkulation und Blutrheologie. Therapie der peripheren arteriellen Verschlußkrankheit. Witzstrock Verlag, Baden-Baden, S. 440–443

Mechan SE, Preese PE, Walter WF (1982) The usefulness of naftidrofuryl in severe peripheral ischaemia – a symptomatic assessment using linear analogue scales. Angiology 33: 625–634

Metz W, Ruf W, Maeder M, Sonntag HG (1987) Die intraarterielle Antibiotikatherapie mit Cefotaxim bei Osteitis. XVIII. Weltkongreß, Societé Internationale de Chirurgie Orthopédique et de Traumatologie, München.

Mörl H (1983) Gefäßkrankheiten in der Praxis. Edition medicin, Basel

Mörl H, Diehm C, Müller-Bühl U (1982) Intraarterielle Applikation von Rolitetracyclin bei der arteriellen Verschlußkrankheit. VASA 11: 51–52

Moody AP, Khaffaf HS, Lehert P, Harris PL, Charlesworth D (1994) An evaluation of patients with severe intermittent claudication and the effect of treatment with naftidrofuryl. J Cardiovasc Pharmacol 23 [Suppl 3]: 44–47

Mueller-Buehl U, Diehm C (1991) Angiologie, Kohlhammer Verlag, S. 161

Mueller-Buehl U, Diehm C, Gutzler F, Adam D (1991) Tissue concentrations of ofloxacin in necrotic foot lesions of diabetic and non-diabetic patients with peripheral arterial occlusive disease. VASA 20: 17–21

Neubaur TER, Peters A, Schöbel FC, Leschke M, Strauer BE (1996) Isovolämische Hämodilution bei koronarer Herzkrankheit – klinische und hämodynamische Auswirkungen. Z Kardiol 85: 1–5

Partsch H (1982) Ulceröse Neuropathien am Fuß. In: Brunner U (Hrsg.) Der Fuß. Aktuelle Probleme in der Angiologie: 42. Huber, Bern Stuttgart Wien, S. 84–92

Petrow W (1996) Enzymatisches Wunddebridement. Klinikarzt 25: 175–181

Porjé IG, Lundberg A (1957) Vorläufige Erfahrungen mit systemischem Muskeltraining bei Claudicatio intermittens (in Swedisch). Opusc Med 8: 211–214

Porter JM, Culer B, Lee B, Reich T, Reichle F, Scogin J, Standness DE (1982) Pentoxifylline efficacy in the treatment of intermittent claudication: Multicenter controlled double-blind trial with objective assessment of chronic occlusive arterial disease patients. Am Heart J 104: 66–72

Raftery AT (1982) A controlled trial of naftidrofuryl (Praxilene) in ischaemic rest pain. Br J Intrav Ther 7: 7–12

Ramani A, Kundaje G, Nsayak M (1993): Hemorheologic approach in the treatment of diabetic foot ulcers. Angiology 44: 623–626

Reinhardt K (1983) Der diabetische Fuß. Diabetische Arthropathien und Osteopathien, Bücherei des Orthopäden, B 34. Enke, Stuttgart

Reinke A, Gröber A, Maag K, Kendziora S, Hampel J, Hofman H, Mathes P (1993) Erhöhtes Risiko der Bewegungstherapie bei stummer Myokardischämie? Dtsch med Wschr 118: 696–700

Rhodes RS, Heard SE (1983) Detrimental effect of high-dose prostaglandin E$_1$ in the treatment of ischemic ulcers. Surgery 93: 839–842

Rieger H (1982) Induzierte Blutverdünnung (Hämodiluton) als neues Konzept in der Therapie peripherer Durchblutungsstörungen. Internist 23: 375–382

Rieger H, Reinecke B (1984) Ergebnisse spezieller Behandlungsmethoden bei ischämischen Gewebeläsionen Stadium IV der arteriellen Verschlußkrankheit. Internist 25: 434–438

Rieger H, Reinecke B (1986) Früh- und Spätergebnisse konservativer Therapie bei Patienten mit peripheren arteriellen Durchblutungsstörungen im klinischen Stadium IV. In: Trübestein G (Hrsg.) Konservative Therapie arterieller Durchblutungsstörungen. Thieme, Stuttgart New York, S. 161–169

Rieger H, Scheffler A (1988) Fluoreszenzangiographische Befunde nach intravenöser und intraarterieller Infusion von Prostaglandin E$_1$ bei Kranken mit arterieller Verschlußkrankheit im Stadium II. In: Heidrich H, Böhme H, Rogatti W (Hrsg.) Prostaglandin E$_1$ – Wirkungen und therapeutische Wirksamkeit, Springer, Berlin Heidelberg New York Tokyo, S. 68

Rieger H, Reinecke B, Levy H (1984) Früh- und Spätergebnisse konservativer Therapie bei Patienten mit peripheren arteriellen Durchblutungsstörungen im klinischen Stadium IV. Vasa [Suppl 12]: 124–132

Rosetzsky A, Struckmann J, Mathiesen FR (1985) Minimal walking distance following exercise treatment in patients with arterial occlusive disease. Ann Chir Gynaecol 74: 261–264

Rudofsky G (1988) Intravenöse PGE$_1$-Infusionsbehandlung bei Patienten mit arterieller Verschlußkrankheit im Stadium II b. In: Heidrich H, Böhme H, Rogatti W (Hrsg.). Prostaglandin E$_1$-Wirkungen und therapeutische Wirksamkeit. Springer, Berlin Heidelberg New York Tokyo, S. 103–111

Rudofsky G, Schollmayer E (1990) Intravenöse Behandlung von inoperablen, konservativ weitgehend austherapierten Patienten mit Buflomedil. Perfusion 3: 115–124

Rudofsky G, Altenhoff B, Meyer P, Lohmann A (1987) Intraarterial perfusion with prostaglandin E$_1$ in patients with intermittent claudication. VASA 17 [Suppl[: 47–51

Rudofsky G, Haussler F, Künkel HP, Schneider-May H, Spengel F, Symann O, Werner HJ (1988) Zur intravenösen Pentoxifyllin-Behandlung der chronischen peripheren arteriellen Verschlußkrankheit. Med Welt 39: 1136–1140

Sakaguchi S (1984) Prostaglandin E$_1$ intra-arterial therapy in patients with ischemic ulcer of the extremities. Int Angio 3 [Suppl]: 39–42

Sanne H, Sivertsson R (1968) The effect of exercise on the development of collateral circulation after experimental occlusion of the femoral artery in the cat. Acta Physiol Scand 73: 157–263

Scheffler A, Rieger H (1990) Akrale Hautdurchblutung nach intraarterieller Infusion gefäßerweiternder Substanzen bei Patienten mit Claudicatio intermittens. Med Klin 85: 1–5

Scheffler P, Hamette D, Müller H (1991) Gezieltes Gefäßtraining bei pAVK II b: Additiver Effekt von i.v. PGE$_1$ versus i.v. Pentoxifyllin während des Trainings. VASA [Suppl 33]: 350

Scheler F, Verwiebe R (1994) Klassfikation, Wirkungsweise und Nebenwirkungen von Analgetika. Internist 35: 8–19

Schenk JF, Ehrly AM, Saeger-Lorenz K (1987) Niedrig dosierte systemische Langzeittherapie mit Urokinase bei Patienten mit schwerster arterieller Verschlußkrankheit. In: Heilmann L, Ehrly AM (Hrsg.) Hämorheologie und operative Medizin, Münchner wissenschaftliche, München

Schlumberger W, Falken U, Thie M, Robenek H (1992) Die Rolle von Wachstumsfaktoren für die Regulation der Kollagensynthese und Kollagenaseaktivität kultivierter glatter Muskelzellen. In: Heinle H, Schulte H, Schaefer HEC (Hrsg.) Arteriosklerotische Gefäßerkrankungen. Vieweg (Edition Dino), Braunschweig Wiesbaden, S. 215

Schmidt RF (1987) Grundrisse der Neurophysiologie. Springer Verlag, S. 68

Schoop W (1964) Bewegungstherapie bei peripheren Durchblutungsstörungen. Med Welt 10: 502–506

Schoop W (1973) Mechanism of beneficial action of daily walking training of patients with intermittent claudication. Scand J clin Lab Invest [Suppl 128] 31: 197–199

Schoop W (1988) Praktische Angiologie. 4. Aufl. Thieme, Stuttgart

Schoop W, Acevedo A (1993) Antibiotikakonzentrationen nach intravenöser und nach retrograd intravenöser Injektion. Wien Med Wochenschr 143: 199–200

Schrör K (1988) Prostaglandine und Atherosklerose. In: Heidrich H, Böhme H, Rogatti W (Hrsg.) Prostaglandin E$_1$ –

Wirkungen und therapeutische Wirksamkeit. Springer, Berlin Heidelberg New York Tokyo, S. 3–13

Schuler JJ, Flanigan DP, Holcroft JW, Ursprung JJ, Mohrland JS, Pyke I (1984) Efficacy of prostaglandin E_1 in the treatment of lower extremity ischemic ulcers secondary to peripheral vascular occlusive disease. J Vasc Surg 1: 160–170

Sciacca V, Mingoli A, Maggiorl C (1991) Laser Doppler flowmetry and transcutaneous oxygen tension in patients with severe arterial insufficiency treated by epidural spinal cord electrical stimulation. Vasc Surg 25: 165–170

Seidel C, Bühler-Singer S, Tacke J, Hornstein OP (1995) Influx of antibiotics into diabetic legs with plantar ulcerations: Regional and systemic Netilmycin levels compared after retrograde-venous and systemic-venous application VASA 24: 19–22

Sinzinger H, Rogatti W (Hrsg.) (1991) Prostaglandin E_1 - New aspects on pharmacology, metabolism and clinical efficacy. Springer Verlag, Berlin 101–108

Skinner JS, Standness DE (1967) Exercise and intermittent claudication. II. Effect of physical training. Circulation 36: 23–29

Stiegler H, Rett K, Wicklmayr M, Mehnert H (1991) Metabolic effects of prostaglandin E_1 on human skeletal muscle with special regard to the amino acid metabolism. VASA 28 [Suppl]: 14–18

Stille W (1986) Intraarterielle und lokale Anwendung von Antibiotika am infizierten Fuß. Vortrag auf dem 13. Fortbildungskongreß für Angiologie „Der diabetische Fuß" Jan. 86 in Frankfurt

Telles GS, Campbell WB, Wood RFM, Collin J, Baird RN, Morris PJ (1984) Prostaglandin E_1 in severe lower limb ischaemia: a double-blind controlled trial. Br J Surg 71: 506–508

Tesi M, Bronchi GF, Carini A, Karavasili M (1985) Therapy of Atherosclerotic Arteriopathy of Lower Limbs Aspects and Results. Angiology, Oct 1985, 720–735

Thiele P, Heidelmann G (1975) Therapiefibel arterieller Durchblutungsstörungen. Theodor Steinkopff Verlag Dresden

Thulesius O (1973) Entwicklung der Kollateralzirkulation. In: Köhler M, Schoop W (Hrsg.) Metabolische und hämodynamische Trainingseffekte bei normaler und gestörter Muskeldurchblutung. Huber, Bern Stuttgart Wien, S. 57–65

Thulesius O (1979) Venenverschlußplethysmographie zur Kontrolle therapeutischer Effekte. In: Hild R und Spann W (Hrsg.): Therapiekontrolle in der Angiologie. Verlag G. Witzstrock, 23–26

Tischler R, Stark G, Doder A, Obernosterer A, Lafer M, Nimmrichter V, Pilger E (1995) Auswirkungen von buflomedil und Hydroxyäthylstärke auf den Energiestoffwechsel ischämischer Extremitäten. VASA [Suppl 45]: 34

Tønnesen KH, Sager Ph, Gormsen J (1978) Treatment of severe foot ischaemia by defibrination with ancrod: a randomized blind study. Scand J clin Lab Invest 38, 431–435

Trübestein G, Balzer K, Bisler H, Klüken N, Mayfoud Y, Müller-Wiefel H, Unkel H, Ziegler W (1982) Buflomedil bei arterieller Verschlußkrankheit. Ergebnisse einer kontrollierten Studie. Dtsch Med Wochenschr 107: 1957–1962

Trübestein G, Böhme H, Heidrich H (1984) Naftidrofuryl in chronic arterial disease. Results of a controlled multicenter study. Angiology 35, 701–708

Trübestein G, Ludwig M, Diehm C, Gruß JD, Horsch S (1987) Prostaglandin E_1 bei arterieller Verschlußkrankheit im Stadium III und IV – Ergebnisse einer multizentrischen Studie. DMW 112: 955–959

Trübestein G, Bary S von, Breddin K, Diehm C, Gruß JD, Heinrich H, Horsch S, Kriessmann A, Maass U, Martin M, Maurin N, Scheffler P (1989) Intravenous prostaglandin E_1 versus pentoxifylline therapy in chronic arterial occlusive disease – a controlled randomised multicenter study. VASA 28 [Suppl]: 44–49

Tyml K, Budreau CH (1992) Effect of isovolemic hemodilution on microvascular perfusion in rat skeletal muscle during a low flow state. Int J Microcirc Clin Exp 11: 133–142

Varnauskas E, Björntorp P, Fahlén M, Přerovský I, Stenberg J (1970) Effects of physical training on exercise blood flow and enzymatic activity in skeletal muscle. Cardiovasc Res 4: 418–422

Weidinger P (1984) Ergebnisse eines Langzeit-Gehtrainings bei Patienten mit obliterierender Arteriopathie. In: Piza F, Marosi L, Schütz RM (Hrsg.) Angiologie und Geriatrie. Robidruck, Wien, S. 287–291

Weidinger P (1985) Langzeitergebnisse eines arteriellen Gefäßtrainings bei obliterierender Arteriopathie. - 4 Jahresstudie. In: Häring H (Hrsg.) Berichtsband 5. Gemeinsame Jahrestagung der Angiologischen Gesellschaften der Bundesrepublik Deutschland, Österreichs und der Schweiz. Demeter, Gräfelfing, S. 343–345

Weidinger P (1995) Haemodilution bei pAVK II b - klinische und haemorheologische Ergebnisse. VASA 45 [Suppl]: 34

Weidinger P, Bachl N (1988) 5 Jahre Wiener Erfahrungen mit ambulanten Claudicatiogruppen. In: Diehm C, Gerlach HE (Hrsg.). Bewegungstherapie bei peripheren arteriellen Durchblutungsstörungen. Zuckschwerdt, München Bern Wien San Francisco, S. 16–27

Widmer IK, Hürlimann F (1966) Erhöht die intraarterielle Zufuhr eines Pharmakons dessen Konzentration in den Arterien? Z Kreislaufforsch 55: 410–414

Zech D, Grond St, Lehmann A (1995) Transfermales Fentanyl zur Behandlung von Tumorschmerzen. Dtsch Ärztebl 92: 1885–1891

Zetterquist S (1970) The effect of active training on the nutritive blood flow in exercising ischemic legs. Scand J Clin Lab Invest 25: 101–111

Zimmermann M (1984) Physiologie von Nozizeption und Schmerz. In: Zimmermann M, Handwerker HO (Hrsg.), Springer, Berlin Heidelberg New York Tokyo, S. 1–42

Invasive lumeneröffnende Therapie

W. Gross-Fengels, W. Krings, A. Leyhe,
K. F. R. Neufang, D. Raithel, H. Rieger,
F. J. Roth, B. Sommer und A. L. Strauss

7.1	Systemische Thrombolyse arterieller Strombahnhindernisse 286	7.3.7	Weitere Anwendungsbereiche der lokalen Fibrinolysetherapie 336
	A. Leyhe und H. Rieger	7.3.8	Lokale Thrombolyse in Kombination mit perkutaner Thrombenextraktion (Aspirationsembolektomie) und konventioneller PTA 338
7.1.1	Definition und historische Vorbemerkungen 286		
7.1.2	Lysemechanismen und Thrombolytika 286		
7.1.3	Pathomorphologische Voraussetzungen zur Fibrinolyse im arteriellen System 288	7.4	Andere lumeneröffnende Katheterverfahren 339
			A. L. Strauss
7.1.4	Lysetechniken und Dosierungsschemata 289	7.4.1	Rotationsfräskatheter 339
7.1.5	Behandlungsergebnisse 291	7.4.2	Rotacs-Katheter 340
7.1.6	Zusatzbehandlungen, Nachbehandlungen und Spätergebnisse 295	7.4.3	Simpson-Atherektomiekatheter 342
		7.4.4	Lasersysteme 343
7.1.7	Andere Lyseverfahren im peripheren arteriellen Gefäßsystem 296	7.4.5	Bewertung der alternativen lumeneröffnenden Therapien 344
7.1.8	Unerwünschte Wirkungen und Komplikationen der systemischen Thrombolyse 296	7.5	Perkutan implantierbare Gefäßstützen (Stents) und intravaskuläre Endoprothesen 345
7.1.9	Indikationen zur systemischen Thrombolyse 298		F. J. Roth, B. Sommer und W. Krings
7.1.10	Kontraindikationen 299	7.5.1	Einleitung und Definition 345
7.1.11	Begleitende Diagnostik bei thrombolytischer Therapie 301	7.5.2	Funktionsprinzip und Stentdesign 346
		7.5.3	Indikationen der Stentimplantation 347
7.2	Perkutane transluminale Angioplastie 302	7.5.4	Kontraindikationen der Stentimplantation 351
	W. Gross-Fengels und K. F. R. Neufang	7.5.5	Früh- und Spätergebnisse 352
7.2.1	Allgemeiner Teil 302	7.5.6	Komplikationen 353
7.2.2	Perkutane transluminale Angioplastie der Aorta abdominalis 305	7.5.7	Endovaskuläre Therapie des Aneurysmas 353
		7.5.8	Ausblick 355
7.2.3	Perkutane transluminale Angioplastie der Becken-Bein-Strombahn 307	7.6	Gefäßchirurgische Verfahren 356
			D. Raithel
7.2.4	Perkutane transluminale Angioplastie der Unterschenkelarterien 314	7.6.1	Gefäßrekonstruktionen unter Benutzung von Gefäßtransplantaten 357
7.2.5	Perkutane transluminale Angioplastie von Arterien der oberen Extremität 315	7.6.2	Desobliteration 360
		7.6.3	Rekonstruktionen im aortoiliakalen Bereich 361
7.2.6	Perkutane transluminale Angioplastie des Truncus brachiocephalicus 319	7.6.4	Rekonstruktion der A. renalis 363
		7.6.5	Rekonstruktion im femoro-poplitealen und kruralen Bereich 363
7.2.7	Perkutane transluminale Angioplastie der A. axillaris und brachialis 319		
7.2.8	Perkutane transluminale Angioplastie der Aa. mesentericae und des Truncus coeliacus 319	7.6.6	Konventionelle Rekonstruktion bei abdominellen Aortenaneurysmen 365
		7.6.7	Endovaskuläre Rekonstruktion bei abdominellen Aortenaneurysmen 367
7.2.9	Perkutane transluminale Angioplastie von Nierenarterien 321		
7.2.10	Weitere Anwendungsmöglichkeiten der perkutanen transluminalen Angioplastie 329	7.7	Periphere Durchblutungssteigerung durch selektive Inaktivierung des sympathischen Anteils des peripheren Nervensystems 368
			H. Rieger und W. Gross-Fengels
7.3	Kathetervermittelte lokale Fibrinolysetherapie 332	7.7.1	Pathophysiologische Vorbemerkungen 368
	W. Gross-Fengels	7.7.2	Hämodynamik nach Sympathikusinaktivierung 370
7.3.1	Technisches Vorgehen, spezielle Kathetersysteme 332		
7.3.2	Dosierungs- und Behandlungsschema 333	7.7.3	Verfahren zur selektiven Sympathikusausschaltung 370
7.3.3	Kontraindikationen der lokalen Fibrinolysetherapie 334	7.7.4	Indikationen zur peripheren Sympathikusinaktivierung 373
7.3.4	Lokale Fibrinolysetherapie im Bereich der unteren Extremität 334	7.7.5	Kontraindikationen zur peripheren Sympathikusinaktivierung 373
7.3.5	Komplikationen der lokalen Fibrinolysetherapie 335		
7.3.6	Lokale Fibrinolysetherapie im Bereich der oberen Extremität 336		Literatur 374

7.1
Systemische Thrombolyse arterieller Strombahnhindernisse

A. LEYHE und H. RIEGER

7.1.1
Definition und historische Vorbemerkungen

Unter Thrombolyse versteht man die Auflösung eines Thrombus durch Auflösung des zugrundeliegenden Fibringerüsts (Fibrinolyse). Eine Thrombolyse kann spontan ohne äußeres Zutun vonstatten gehen („Spontanlyse"). Von arterieller „systemischer Lyse" spricht man, wenn medikamentös, d. h. durch intravenöse Applikation eines Lytikums, ein arterieller Thrombus (oder auch Embolus) aufgelöst werden soll.

Schon zu Beginn des 19. Jahrhunderts erkannte man die Fähigkeit des Körpers, das in Blutgerinnseln enthaltene Fibrin aufzulösen und damit eine spontane Lyse in Gang zu setzen. Hierfür wurde der Begriff „Fibrinolyse" geprägt.

Tillet u. Garner entdeckten 1933, daß menschliche Fibringerinnsel durch Kulturfiltrate β-hämolysierender Streptokokken zur Auflösung gebracht werden konnten. Die Aktivierung der Fibrinolyse zeigte sich jedoch abhängig von der Anwesenheit einer Humanglobulinfraktion. Christensen u. McLeod (1945) inaugurierten die noch heute gültigen Bezeichnungen „Streptokinase" für das aktivierende Prinzip des Streptokokkenextrakts und „Plasminogen" für die inaktive Vorstufe des eigentlich gerinnselauflösenden Enzyms „Plasmin".

Astrup beschrieb (1952) den nahezu in allen Geweben vorhandenen „Gewebeaktivator", der Plasminogen zu Plasmin aktivieren kann.

Sobel prägte 1952 für den im Urin vorhandenen Plasminogenaktivator den Namen „Urokinase".

Nach Aufklärung der Aminosäuresequenz und Klonierung des menschlichen Gens für Gewebeaktivator können seit 1983 Gewebeaktivator und Urokinase gentechnologisch hergestellt werden.

Für den klinischen Einsatz war die Beobachtung entscheidend, daß nicht nur frische, sondern auch ältere Verschlüsse lysierbar sind (Schoop et al. 1968, Alexander et al. 1968, Hess 1967, Ehringer et al. 1970).

7.1.2
Lysemechanismen und Thrombolytika

Die Thrombo- bzw. Fibrinolyse kann vorwiegend durch Plasminogenaktivatoren erreicht werden (Streptokinase, Urokinase, Prourokinase, APSAC und rt-PA). Eine schematische Darstellung der Wirkschritte bei der Lyse und charakteristische Eigenschaften der derzeit verfügbaren Thrombolytika sind in Abb. 7.1 bzw. Tabelle 7.1 wiedergegeben. Von den genannten Thrombolytika sind Streptokinase, Urokinase und APSAC (azylierter Plasminogen-Streptokinase-Aktivator) nichtfibrinselektive Plasminogenaktivatoren, während rt-PA und Prourokinase in gewissem Maße fibrinselektiv wirken (Seifried 1994). Prourokinase ist derzeit für den klinischen Einsatz noch nicht zugelassen. Die Applikation von APSAC hat sich bislang nicht durchgesetzt. Unabhängig von der Wahl des Thrombolytikums unterscheidet man hinsichtlich des Lysemechanismus eine exogene und endogene Lyse (Martin und Fiebach 1994; s. Abb. 7.2). Eine eingehende und weiterführende Detaildarstellung der Lysemechanismen und der Thrombolytika findet sich in Abschn. 34.2.

Abb. 7.1 Fibrinolytische Therapie mit Plasminogenaktivatoren: Die therapeutische Thrombolyse imitiert und verstärkt die physiologische Fibrinolyse durch Zugabe von Plasminogenaktivatoren; je nach Herkunft bzw. Wirkungsweise werden physiologische (Urokinase, Prourokinase, rt-PA) und nichtphysiologische (Streptokinase, APSAC) bzw. fibrinselektive (rt-PA, Prourokinase) und nichtfibrinselektiv wirksame Thrombolytika unterschieden. (Aus Seifried 1994)

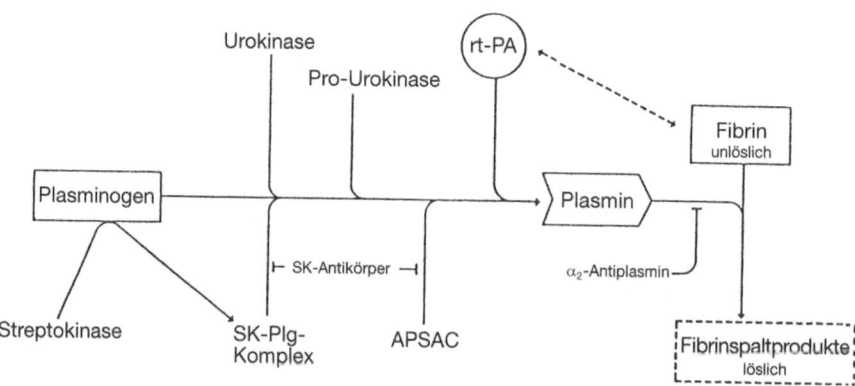

Tabelle 7.1 Eigenschaften der zur Zeit verfügbaren Thrombolytika. (Aus Seifried 1994)

	Streptokinase	APSAC	Urokinase	rt-PA	Prourokinase
Molekulargewicht	47 000	137 000	54 000	70 000	54 000
Aktivierungstyp	Indirekt	Direkt	Direkt	Direkt	Direkt?
Fibrinverstärkung	–	+	++	++++	++++?
Plasmahalbwertszeit [min]	Ca. 20	Ca. 90	10–15	4–6	Ca. 8
Lysegeschwindigkeit	++	+++	+	++++	+++
Systemischer Begleiteffekt	++++	++++	++	+	+++
i.v.-Heparinbegleittherapie erforderlich	Nein	Nein	Ja	Ja	Ja
Blutungsrisiken	Gering	Gering	Gering	Gering	Gering
Steuerbarkeit der Therapie	Gering	Sehr gering	Gut	Gut	Gut
Allergische Reaktionen	Ja	Ja	Nein	Nein	Nein
Blutdrucksenkung durch Therapie	Ja	Ja	Nein	Nein	Nein

- „Exogene" Lyse: Streptokinase verbindet sich mit Plasminogen zu Aktivator, dieser führt das restliche Plasminogen in Plasmin um. Durch Plasmin erfolgt eine „exogene" Lyse durch Andauung des Gerinnsels von außen. Bei der konventionellen Lyse, die weitgehend plasminfrei verläuft, dürfte dieser Mechanismus zu vernachlässigen sein.
- „Endogene" Lyse durch Aktivatordiffusion: Streptokinase verbindet sich mit Plasminogen zum Aktivator. Dieser diffundiert in den Thrombus, aktiviert das an Fibrin gebundene „Thrombusplasminogen" zu Plasmin und induziert damit eine Auflösung des Gerinnsels von innen. Dies dürfte den wichtigsten Mechanismus der Thrombusauflösung darstellen.
- „Endogene" Lyse durch Streptokinasediffusion: Streptokinase, bei allen Dosierungsformen im Serum als auch frei zirkulierend vorhanden, diffundiert in den Thrombus, bildet dort mit Plasminogen Aktivator und induziert über den oben dargestellten Mechanismus eine „endogene" Lyse.
- „Endogene" und „exogene" Lyse bei hoher Streptokinasedosierung: Bei hoher Streptokinasedosierung (1,5 Mio. E/h) diffundiert ein hoher Anteil des Fibrinolytikums in den Thrombus. Im zirkulierenden Blut sinkt dagegen der Streptokinasespiegel bei kurzer Halbwertszeit nach Beendigung der Infusion rasch ab. Das unter Infusion deutlich erniedrigte Plasminogen steigt nach Infusionsende wieder an und trifft an der Thrombusoberfläche auf die nach außen diffundierende Streptokinase. Dies führt an der Thrombusoberfläche zu einer intensiven Aktivatorbildung, die eine von außen nach innen gerichtete Lyseaktivität induziert, die zusätzlich noch von einer „endogenen" Lyse unterstützt wird.

In Abb. 7.2 sind die Charakteristika der exogenen und endogenen Lyse am Beispiel der Streptokinase synoptisch zusammengefaßt (nach Martin u. Fiebach 1994).

Urokinase, Prourokinase und Gewebeaktivator (rt-PA) wirken ohne Zwischenbildung eines Aktivators direkt auf Plasminogen, aber wohl auch im Sinne des exogenen und endogenen Lysemechanismus (s. Abb. 7.1).

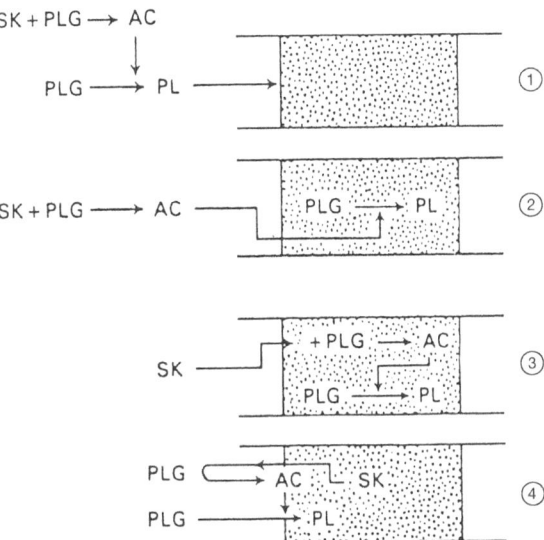

Abb. 7.2 Denkbare Mechanismen der Fibrino(thrombo)lyse am Beispiel der Streptokinase (Nach Martin u. Fiebach 1994)
Exogene Lyse: Streptokinase (*SK*) und Plasminogen (*PLG*) bilden den Aktivatorkomplex (*AC*), der aus PLG Plasmin (*PL*) bildet, das von außen in den Thrombus diffundiert.
Endogene Lyse: der im Plasma gebildete Aktivatorkomplex diffundiert in den Thrombus und überführt innerhalb des Thrombus PLG in Plasmin (*PL*), so daß das thrombuseigene Fibrin aufgelöst wird.
Endogene Lyse: Streptokinase diffundiert als solche (nativ) in den Thrombus und verbindet sich mit dem dort vorhandenen PLG zu AC mit folglicher Umwandlung von PLG zu PL.
Kombinierte endogene und exogene Lyse: Bei hoher SK-Anflutung (Ultrahohe Kurzlyse) diffundiert viel SK in den Thrombus. Im Thrombus kommt es gemäß Mechanismus 3 zur endogenen Lyse. Nach Beendigung der SK-Zufuhr diffundiert SK aus dem Thrombus hinaus und trifft auf plasmatisches PLG, was im Sinne des Mechanismus 1 eine exogene Lyse auslöst

Weitere Informationen über Lysemechanismus und lysierende Substanzen finden sich in den Abschnitten 34.2.2 und 34.2.3.

7.1.3
Pathomorphologische Voraussetzungen zur Fibrinolyse im arteriellen System

Grundlage der arteriellen Stenose/Obliteration stellt die arteriosklerotische Umwandlung der dem Gefäßlumen zugewandten Arterienwandschichten dar. Hier finden sich eine Vermehrung glatter Muskelzellen, lipidhaltige oder bindegewebige Intimapolster und ulzerative Wandaufbrüche. Die Pathomorphologie der Arteriosklerose und Thrombose ist in Abschn. 2.1.1 bzw. 2.2 dargestellt.

Bezüglich der Risikofaktoren und Ursachen dieser Wandveränderungen wird auf Abschn. 3.1–3.6 verwiesen.

Thrombozyten können im Rahmen der Abdichtung von Endothelläsionen durch die Freisetzung von „platelet derived growth factor" (PDGF) zur Proliferationsstimulation glatter Muskelzellen und Stenoseentwicklung Anlaß geben (s. auch Abschn. 3.1 und 6.3.6).

Auf allen vorgeschädigten Intimaabschnitten kommt es zu Fibrinablagerung und Thrombusbildung, die in Abhängigkeit von mechanischen und körpereigenen fibrinolytischen Vorgängen protrahiert, aber auch relativ rasch zur zunehmenden Lumenstenosierung bis zum Verschluß führen kann. Eine Progredienz des Stenosegrades ist zwar häufig, aber nicht gesetzmäßig, da auch spontane Verminderungen von Stenosegraden beobachtet wurden (Schoop u. Schmidtke 1973).

Die auf arteriosklerotischen Wandabschnitten abgelagerten Thromben unterliegen einer Organisation, die durch einwachsendes Bindegewebe charakterisiert ist. Während in Venen bei hoher Reaktivität der Venenwand eine solche Organisation innerhalb weniger Tage abläuft, erfolgt sie in arteriellen Gefäßen stark verlangsamt, v. a. bei arteriosklerotisch veränderter Gefäßwand (Mittelmeier 1959).

So können frischere, aber auch ältere Thromben bei fehlender Organisation noch nach Wochen bis Monaten einer fibrinolytischen Therapie zugänglich bleiben. Diese pathologisch-anatomischen Voraussetzungen stellen auch die Grundlage zur Therapieentscheidung dar.

Lysefähige und nichtlysefähige Stenosen
Frische thrombotische Auflagerungen auf arteriosklerotischen Veränderungen imponieren radiologisch als krümelig-verrukköse, oft nur unscharf und wolkig vom freien Lumen abgrenzbare Strukturen. Diese Arten von Stenosen sind einer Lysetherapie grundsätzlich zugängig (= L-Stenosen).

Nichtlysefähige Stenosen (NL-Stenosen) bestehen weniger aus Gerinnungs- oder Abscheidungsthromben, sondern repräsentieren entweder den arteriosklerotischen bindegewebigen und kalzifi-

Abb. 7.3 Lysierbarkeit einer L- und NL-Stenose. (Nach Martin u. Fiebach 1994).
Oben: Entwicklung (A–E) und vollständige Lysierbarkeit (a–d) einer lysierbaren Stenose (L-Stenose).
Unten: Entwicklung (A–E) und nur sehr begrenzte (oder keine) Lysierbarkeit einer NL-Stenose (a–c)

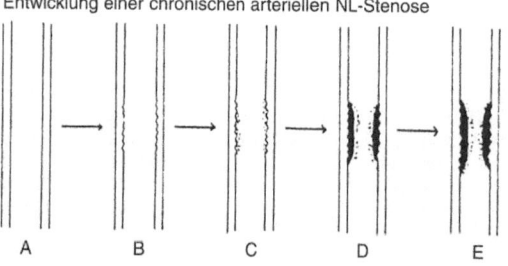

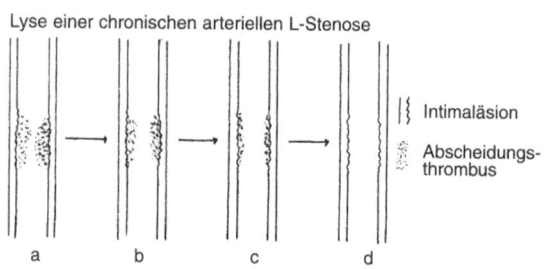

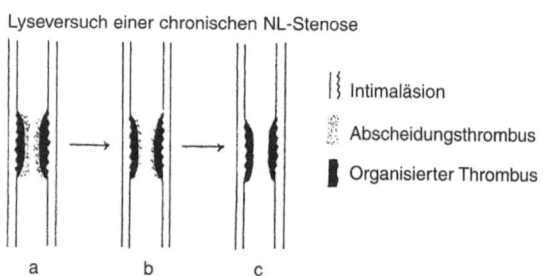

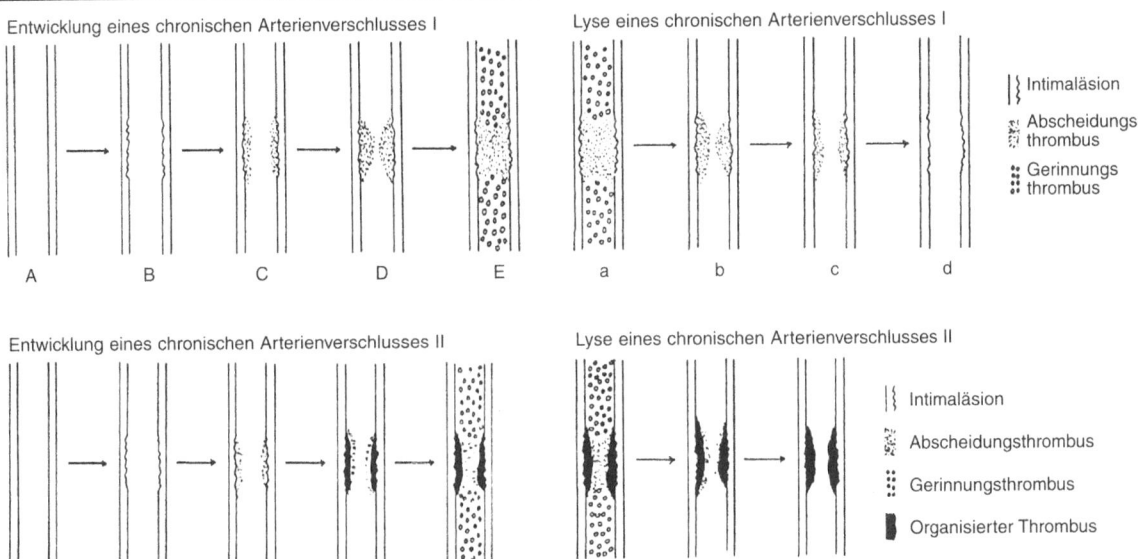

Abb. 7.4 *Oben links:* Entwicklung eines nicht akuten Arterienverschlusses auf der Basis eines wandständigen Abscheidungsthrombus, auf den sich ein okkludierender Gerinnungsthrombus aufsetzt (*A bis E*)
Oben rechts: Vollständige Fibrino(thrombo)lyse (*a bis d*)
Unten links: Entwicklung eines nichtakuten Arterienverschlusses auf der Basis eines wandständigen nicht okkludierenden organisierten Thrombus (*A bis E, schwarze Flächen*)
Unten rechts: Fibrino(thrombo)lyse des lysierbaren Gerinnungs- und Abscheidungsthrombus. Der organisierte Thrombusrest ist nicht lysabel und stellt als Ursache des lysierten Verschlusses gleichzeitig die Praedisposition zum Rezidivverschluß dar und sollte somit angioplastiert werden

zierenden Wandumbau ohne nennenswerte lysable Anteile oder es handelt sich um bereits bindegewebig organisiertes thrombotisches Material. Eine schematische Darstellung der Entwicklung einer L- und NL-Stenose ist in Abb. 7.3 gegeben.

Lysierbarkeit arterieller Verschlüsse
Bei zunehmender Entwicklung eines Abscheidungsthrombus kommt es zum Sistieren der Blutströmung und zum Gefäßverschluß. Die Länge des Verschlusses ist vor allem abhängig vom nächsten proximalen Kollateralgefäßabgang bzw. von der nächsten distalen Kollateralgefäßeinmündung.

In dieser Situation (frische – d.h. nicht organisierte obliterierende Abscheidungsthromben) kann eine fibrinolytische Therapie eine Auflösung der Thromben herbeiführen und eine freie Gefäßdurchgängigkeit wiederherstellen (Abb. 7.4 oben). Unbeeinflußt bleiben jedoch die arteriosklerotischen Wandveränderungen, die eine potentielle Ursache für erneute Thrombenbildung darstellen. Daher empfiehlt sich nach erfolgreicher Fibrinolyse eine gerinnungshemmende oder plättchenfunktionshemmende Behandlung zur Reduktion des Reokklusionsrisikos (s. Abschn. 14.3.6).

Eine andere Situation stellt sich dar, wenn sich zunächst eine ausgedehnte leistenförmige, bindegewebige Stenose mit Intimaverdickung entwickelt hat. Hier kann es bei hochgradiger Lumeneinengung ebenfalls zum akuten thrombotischen Verschluß kommen. Die fibrinolytische Therapie vermag hier zwar den Verschluß zu beseitigen, die ursächliche hochgradige Reststenose verbleibt jedoch unbeeinflußt (Abb. 7.4). Hier ist gegenüber einer Langzeitantikoagulation zunächst einer weiteren lumeneröffnenden Maßnahme der Vorzug zu geben, zumal der Patient die morphologische Verbesserung (Verschluß wurde zur hochgradigen Stenose) subjektiv meist nicht registriert und Claudicatio oder Ruheschmerz unverändert bestehenbleiben. Hier bietet sich – in Abhängigkeit von der Stenoselokalisation – die perkutane transluminale Angioplastie an (s. Abschn. 7.2). Eine schematische Darstellung der Entwicklung einer okkludierenden Arterienthrombose und deren Lysierbarkeit ist in Abb. 7.4 gegeben.

7.1.4
Lystetechniken und Dosierungsschemata

Breitere Erfahrungen zur systemischen Lyse arterieller Verschlüsse/Stenosen liegen nur mit *Streptokinase* (z.B. Streptase®, Kabikinase®) und *Urokinase* (z.B. Aktosolv®, Abbokinase®, Ukidan®) vor. Die systemische Lyse mit rt-PA tritt gegenüber der lokalen Lyse mit dieser Substanz weit in den Hintergrund (wir verweisen zur lokalen Lyse auf Abschn. 7.3), APSAC und Prourokinase finden als systemisch-fibrinolytische Substanzen bei pAKV z. Z. noch keine weiterreichende Anwendung.

Bei einer Vielzahl von Dosierungsschemata in der Literatur („intermittierende Lyse", „Aktivatortherapie", „Minilyse") haben sich im praktisch-klinischen Alltag letztlich 2 Dosierungsschemata etabliert.

- konventionelle Streptokinasebehandlung,
- hochdosierte Streptokinasekurzzeitlyse.

Konventionelle Streptokinasebehandlung („Schemalyse")

■ **Initialdosis (ID).** Die Applikation einer Initialdosis ist notwendig, um im Patientenserum möglicherweise vorhandene Antikörper gegen Streptokinase (SK) zu neutralisieren. Letztere können Folge früher abgelaufener Streptokokkeninfekte oder auch einer früheren SK-Therapie sein. SK-Antikörper bauen sich im Rahmen einer SK-Therapie erst im Laufe der ersten 5 Tage auf, so daß innerhalb dieser Zeit Therapiewiederholungen ohne Gefahr einer anaphylaktoiden Reaktion möglich sind. Nach dieser Zeit muß der CASK (Circulating Anti SK)-Titer bestimmt werden. Die Erfahrung lehrt, daß der Anti-SK-Titer im Durchschnitt 115 000 ± 135 000 E beträgt. Daher beträgt die Initialdosis üblicherweise 250 000 ESK. Sie wird in 40 ml 5%iger Glukose gelöst, über einen Perfusor mit einer Geschwindigkeit von 120 ml/h in 20 min infundiert. Hierbei wird der Patient hinsichtlich des Auftretens von Frühreaktionen (s. unten) beobachtet.

Sicherer ist es allerdings, den CASK-Titer im Einzelfall zu bestimmen, da aufgrund einer Analyse von Martin (1994) 17 % der Patientenseren einer CASK-Titer > 300 000 E (Maximum 10^6 E) aufwiesen. In diesen Fällen ist eine ID zu wählen, die ca. 20 % größer ist als der CASK-Titer.

Nach Gabe der Initialdosis wird eine Perfusorspritze mit 1,2 Mio. E SK in 36 ml 5%iger Glukose angeschlossen (Einlaufgeschwindigkeit 3 ml/h).

Nach 12 h erfolgt der Wechsel gegen eine neue Spritze mit gleichem SK-Gehalt. Somit werden dem Patienten pro Tag 2,4 Mio. E SK appliziert (1000 E/h).

Die SK-Schemalyse ist auf maximal 5 Tage limitiert (zunehmende Antikörperbildung). Ihre Dauer richtet sich nach dem klinisch und nichtinvasiv zu kontrollierenden Therapieerfolg (s. unten). Im allgemeinen kann bei arteriellen Verschlüssen/Stenosen nach 48–72 h mit einer erfolgreichen Lyse gerechnet werden (Martin et al. 1970). Längere Lysezeiten verbessern im Gegensatz zur Lyse bei Venenthrombosen das Ergebnis nicht.

Nach Abschluß der Streptokinasegabe wird die Heparinisierung (s. unten) fortgeführt und je nach Befund überlappend eine Dauerantikoagulation mit einem Cumarinderivat oder eine Aggregationshemmerbehandlung angeschlossen (s. auch Kap. 14).

■ **Begleitende Heparintherapie.** Durch die hochdosierte Initialbehandlung mit SK zur Neutralisierung der Antikörper und durch die hohe Erhaltungsdosis von 100 000 E/h kommt es innerhalb der ersten 12 h zu einer maximalen Plasminämie mit Fibrinogenabfall und Abfall des Plasminogenspiegels unter 5 % der Ausgangskonzentration. Von diesem Zeitpunkt an muß bei rascher Normalisierung der Gerinnungsparameter eine gleichzeitige Heparinisierung zur Vermeidung von Rethrombosen erfolgen. Der Sinn der zusätzlichen Antikoagulation mit Heparin liegt in folgendem: Die Fibrinolyse an sich ist keine Antikoagulation, da sie die Fibrinbildung (Gerinnung) nicht hemmt, sondern nur den Abbau des gebildeten Fibrins fördert, so daß die Gefahr einer Rethrombose trotz laufender Streptokinaseinfusion besteht. Zwar kann es während der ersten 24–48 h nach Lysetherapie vorübergehend zu einem antikoagulatorischen Effekt kommen, da initial Antihrombin VI anfällt und außerdem Streptokinase als proteolytisches Ferment auch einige Gerinnungsfaktoren hemmt; dies ist auch die Ursache der initialen Reduktion des Quick-Wertes. Nach dieser Phase aber sinkt die Bildungsrate antikoagulativer Spaltprodukte wieder ab, so daß „von außen" antikoaguliert werden muß. Heparin führt zu einer direkten und sofortigen Antikoagulation, die darauf beruht, daß gleichzeitig mehrere Stufen in der Gerinnungskaskade gehemmt werden. Die Wirkung des Heparins ist an die Anwesenheit des Antithrombins III als Kofaktor gebunden.

So werden ab der 12. (24.) Stunde dem Patienten in der gleichen Spritze oder über einen zweiten Perfusor 1200 E Heparin/h zugeführt. Durch die Kontrolle der PTT wird eine Einstellung auf ca. 60 s angestrebt. Wenn die partielle Thromboplastinzeit (PTT) unter 50 s abfällt, erfolgt eine Erhöhung der Heparindosis auf 1500 E/h, bei PTT-Werten über 60 s eine Reduktion auf 1000 E/h ggf. auch kurzzeitiges Aussetzen der Heparingabe.

Zur intravenösen Infusion sollte ein sicherer Zugang, der nicht zentralvenös sein muß, gewählt werden. Eine Punktion der V. jugularis interna/ V. subclavia sollte wegen der Blutungsrisiken unter Fibrinolyse nicht erfolgen. Um einen Zugang für die häufigen Venenblutentnahmen zur Verfügung zu haben, empfiehlt sich die Anlage einer durch Mandrin verschlossenen Braunüle am kontralateralen Arm. Blutentnahmen dürfen nicht aus dem zur Applikation vorgesehenen Venenkatheter erfolgen!

Hochdosierte Streptokinasekurzzeitlyse (UHSK)

Nach einer Initialdosis von 250 000 E SK (s. oben) wird eine Perfusorspritze mit 4,5 Mio. E in 36 ml mit 5%iger Glukose gelöster Streptokinase angeschlossen und mit einer Infusionsgeschwindigkeit von 12 ml/h infundiert. Einige Autoren verzichten im Falle der UHSK auf die initiale Applikation antikörperneutralisierender SK, da bei 1,5 Mio E/h in 20 min 500 000 E SK einlaufen. Nach 3 h werden erneut für weitere 3 h 4,5 Mio. E SK gegeben.

Der Patient erhält somit in 6 h 9 Mio. E SK. In der 5. Stunde erfolgt eine Blutabnahme zur aPTT-Bestimmung. Nach der 6. Stunde wird für die folgenden 18 h Heparin in Anpassung an den aPTT-Wert, der bei ca. 60 s eingestellt werden sollte, gegeben (800–1200 E/h). Wegen des meist hohen Fibrinspaltprodukttiters kann allerdings nach der ersten Serie auf die Heparingabe verzichtet werden.

Die zyklische und auf 6 h begrenzte hochdosierte Gabe von 9 Mio. E SK kann maximal 5mal appliziert werden, da anschließend mit der Bildung von Antikörpern zu rechnen ist. Wenn Lysefähigkeit gegeben ist, kann im arteriellen System in 40% der Fälle nach dem 1. Zyklus und in weiteren 40% nach dem 2. Zyklus mit einer erfolgreichen Gefäßeröffnung gerechnet werden. Nach dem 3. Zyklus fällt die Lyserate auf 20% ab (Martin u. Fiebach 1994).

Nach Abschluß der Streptokinasegabe erfolgt eine Heparinisierung. Der radiologische oder duplexsonographische Befund nach Lyse, der Erfolg etwaiger anschließender Revaskularisationsmaßnahmen (z.B. PTA) und der klinische Befund entscheiden über die Notwendigkeit einer überlappenden Cumarinbehandlung oder Aggregationshemmergabe (s. auch Kap. 14).

Systemische Urokinasebehandlung

Urokinase (UK) ist ein proteolytisches Enzym mit der Aminosäure Serin im aktiven Zentrum (Syn.: Serinprotease).

Das mittlere Molekulargewicht (MG) der hochmolekularen Form (HUK) beträgt etwa 54 000 Dalton, das der niedermolekularen Form (LUK) wird mit ca. 33 000 Dalton angegeben.

Die Aktivität wird in Internationalen Einheiten (I.E.) anhand von der WHO festgelegten Standardpräparaten bestimmt. Diese Einheiten beruhen auf der fibrinolytischen Aktivität von Urokinase.

Das Enzym wird v.a. in der Niere gebildet und in den Urin sezerniert. Urokinase kann aus menschlichem Urin oder aus den Überständen von Kulturen menschlicher Nierenzellen isoliert oder rekombinant hergestellt werden.

Prourokinase (SCUPA) ist das Zymogen von Urokinase. Sie wird durch Serinproteasen vom Trypsintyp, z.B. Plasmin oder Thrombin, in Urokinase umgewandelt.

Urokinase hat eine spezifische Affinität zum Plasminogenmolekül und wandelt Plasminogen direkt durch Hydrolyse der Arginin-Valin-Bindung in Plasmin um. Mit anderen Worten: Es wird nicht – so wie bei Streptokinase – ein Aktivatorkomplex gebildet, der seinerseits erst mit Plasminogen relativ unspezifisch reagiert, sondern es erfolgt eine direkte und spezifische Reaktion der Urokinase mit Plasminogen (Abb. 7.1).

Die durch Urokinase ausgelöste Plasminaktivität führt dosisabhängig zu einem Abfall des Plasminogen- und Fibrinogenspiegels sowie zu einem vermehrten Anfall von Fibrin- und Fibrinogenspaltprodukten (FSP), die sowohl direkt antikoagulatorisch wirken als auch die Heparinwirkung verstärken. Diese UK-Wirkungen bestehen 12–24 h nach Infusionsende fort.

Über weitere Eigenschaften der Urokinase orientiert Tabelle 7.1.

Als Intialdosis werden 250 000–600 000 E UK in 20 min appliziert, die Erhaltungsdosis beträgt 100 000 E/h. Nach Gabe der ID muß bereits Heparin in therapeutischer Dosis gegeben werden.

Nach Ansicht einiger Autoren (Konecny 1986) sollte die Erhaltungsdosis der Gefäßmorphologie angepaßt werden. Bei Verschlüssen wird daher eine höhere Erhaltungsdosis von 150 000 E/h empfohlen.

In Anlehnung an die ultrahochdosierte Streptokinasebehandlung wird auch über ein analoges Schema zur Verwendung von Urokinase berichtet (Martin u. Fiebach 1944). Die Zahlen sind noch zu gering, um den therapeutischen Wert dieses Dosierungsschemas letztlich beurteilen zu können.

Mit einer erfolgreichen Lyse kann bei Standarddosierung bei Verschlüssen nach durchschnittlich 5,3, bei Stenosen nach durchschnittlich 3,0 Tagen gerechnet werden.

Wegen der hohen Kosten sollte allerdings in jedem Fall eine alternative Therapie (falls Streptokinase nicht als Fibrinolytikum möglich ist) wie die PTA oder die lokale Lyse in Erwägung gezogen werden.

7.1.5 Behandlungsergebnisse

Die Ergebnisse der systemischen fibrinolytischen Therapie sind von folgenden Faktoren abhängig:

- Verschlußlokalisation,
- Verschlußalter,
- bei Stenosen Röntgenmorphologie,
- Reststenosen nach erfolgreicher Lyse,

- Zustand der peripheren Strombahn distal des Verschlusses/der Stenose („run off"),
- Nachbehandlung.

Je weitlumiger das Gefäß (d.h. je proximaler die Verschluß-/Stenoselokalisation), desto eher ist unter Berücksichtigung der oben angeführten morphologischen Voraussetzungen von einer Lysechance auszugehen.

A. carotis

Die Möglichkeit einer systemischen Fibrinolyse von intra- und extrazerebralen Gefäßverschlüssen wurde v. a. in den 50er und 60er Jahren intensiv diskutiert. Bei den damals gegebenen diagnostischen Möglichkeiten (keine Computertomographie!) konnten zwar ungünstige Effekte nicht beobachtet werden, eine Symptombesserung jedoch ebenfalls nicht. Die Risiken einer Hämorrhagie im Infarktbereich sind jedoch methodisch bislang inhärent, wenn auch in den bisherigen ca. 60 Mitteilungen keineswegs bewiesen (Literatur bei Hacke 1988).

Hinsichtlich *intrazerebraler* Gefäßverschlüsse bzw. des ischämischen Insultes liegen inzwischen neue Informationen vor: drei prospektive Studien zur systemischen Thrombolyse mit *Streptokinase* nach ischämischem Insult mußten wegen vermehrter zerebraler Blutungskomplikationen abgebrochen werden (Übersicht bei Diener und Hacke 1996). Dagegen konnten zwei große prospektive Studien zum Einsatz von *rt-PA* (ECASS [European Cooperative Acute Stroke Study], NINDS [The National Institute of Neurological Disorders and Stroke rt-Pa Stroke Study Group]) bei sorgfältiger und zeitgerechter Patientenauswahl (Einschlußintervall 3–6 h) einen besseren klinischen Verlauf gegenüber der Placebogruppe – allerdings bei ebenfalls erhöhter Blutungsinzidenz – feststellen (Hacke et al. 1995, rt-PA Stroke Study Group 1996).

A. subclavia und A. axillaris

In Einzelfällen kann bei relativ kurzzeitig (Wochen) bestehenden A.-subclavia-Stenosen und Verschlüssen eine Fibrinolyse indiziert sein. Da aber die klinische Symptomatik meist nicht zu einer revaskularisierenden Maßnahme zwingt, muß die Indikation besonders kritisch gestellt werden.

Digital- und Unterarmarterien

Eine gute Indikation zur systemischen fibrinolytischen Therapie stellen aktue und subakute (bis zu 2 Wochen alte) Verschlüsse in Digitalarterien und Unterarmarterien dar (s. Abschnitt 9.6.3). Das klinische Bild ist durch eine sekundäre Raynaud-Symptomatik oder auch durch Zeichen einer kritischen Ischämie gekennzeichnet. Ursächlich kommen arterielle Verschlußkrankheiten, Kollagenosen, periphere Embolien, entzündliche Gefäßerkrankungen, vaskuläre Traumen und Medikamenteneinwirkungen in Betracht.

Die systemische Fibrinolyse ermöglicht häufig eine rasche Wiedereröffnung der Strombahn, verbessert durch Fibrinogensenkung die Fließfähigkeit des Blutes und induziert eine 1–2 Tage anhaltende plasmininduzierte Hyperämie (Hess 1979).

Die Diagnose wird bei akutem/subakutem Auftreten v. a. klinisch gestellt. Um nicht den günstigen Zeitpunkt zur Fibrinolyse zu versäumen, kann bei eindeutiger Symptomatik auf eine angiographische Dokumentation vor Fibrinolyse verzichtet werden.

Aorta

Aorten*stenosen* können in bis zu 75 % der Fälle erfolgreich fibrinolytisch behandelt werden, v. a. dann, wenn die radiomorphologischen Kriterien günstig sind und – wie häufig – die Aortengabel, d.h. die proximalen Bereiche der Aa. iliacae mit einbezogen sind (s. Abb. 7.5). Ein Bauchaortenaneurysma muß vor der Lyse sonographisch ausgeschlossen werden (Kontraindikation).

Verschlüsse der Bauchaorta unter Einbezug der Beckenarterien können in ca. 30–40 % der Fälle fibrinolytisch eröffnet werden (Abb. 7.6). Die Lysierbarkeit ist für 2–3 Monate gegeben, da die narbige Organisation der in der Aorta und – mit Einschränkung – auch der in den Iliakalarterien gelegenen Thromben nur zögerlich stattfindet und diese längere Zeit durch Streptokinase angreifbar sind. So berichteten Schoop et al. bereits 1968 über 7 aortoiliakale Verschlüsse mit einem Thrombosealter zwischen 6 Monaten und 7 Jahren, von denen 4 vollständig eröffnet werden konnten (Schoop et al. 1968).

Zur prä- und posttherapeutischen Dokumentation erscheint wegen der proximalen Verschlußlokalisation eine intravenöse digitale Subtraktionsangiographie ausreichend.

A. iliaca

Stenosen der A. iliaca communis können zu 59 %, Stenosen der A. iliaca externa zu 53 % erfolgreich fibrinolytisch behandelt werden (Abb. 7.7). Die Erfolgsrate der Lyse ist besonders bei A.-iliaca-Stenosen stark von der Röntgenmorphologie abhängig. Besonders gute Erfolgschancen sind bei verukös-krümeliger Stenoseoberfläche gegeben. Sanduhrförmige und glattwandig leistenförmige Stenosen sind einer Fibrinolyse nur selten zugänglich.

Die Möglichkeiten der erfolgreichen Lyse eines *A.-iliaca-Verschlusses* sind stark abhängig vom Alter des Verschlusses. Bei einem (anamnestischen)

Abb. 7.5 a, b
Beispiel einer erfolgreichen systemischen Lyse einer hochgradigen Aorten(gabel)-stenose (Pat. H. Sch., 1993)

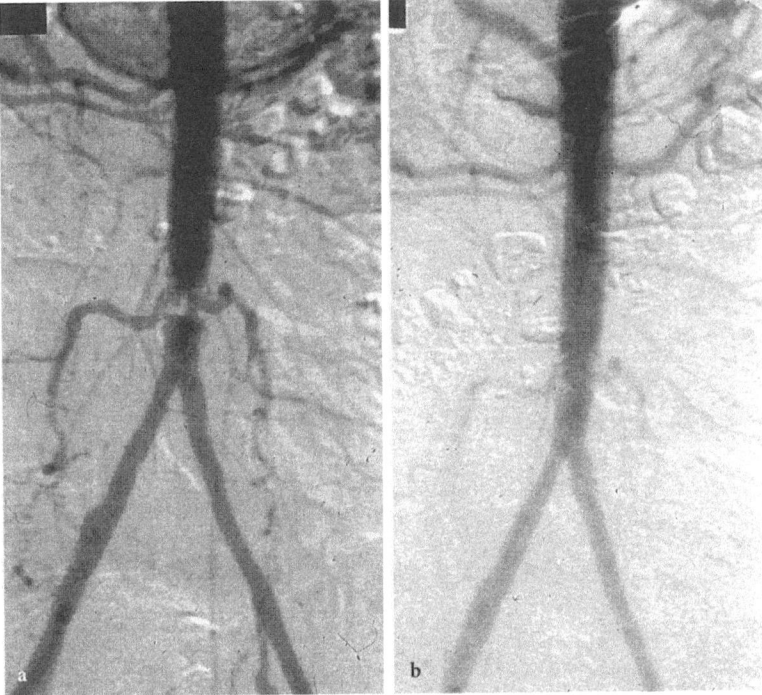

Verschlußalter unter 6 Wochen können noch 80 %, zwischen 6 und 12 Wochen 38 %, bei über 24 Wochen Verschlußalter nur noch 15 % erfolgreich lysiert werden (Abb. 7.8). Diese Ergebnisse beziehen sich auf die konventionelle SK-Lyse. Die Ergebnisse einer konventionellen UK-Behandlung sind vergleichbar.

Bei Anwendung der ultrahochdosierten Streptokinaselyse (UHSK) können 63 % der Iliakastenosen geweitet werden. A.-iliaca-Verschlüsse können in 59 % der Fälle erfolgreich eröffnet werden (Tabelle 7.2). Liegt das Verschlußalter unter 6 Wochen, kann sogar eine Eröffnungsrate von knapp 80 % erreicht werden (Martin u. Fiebach 1994).

Abb. 7.6
Aortobiiliakaler Verschluß vor (*links*) und nach (*rechts*) Thrombolyse (3 Serien UHSK à 9 Mio E, Beobachtung von Martin u. Fiebach)

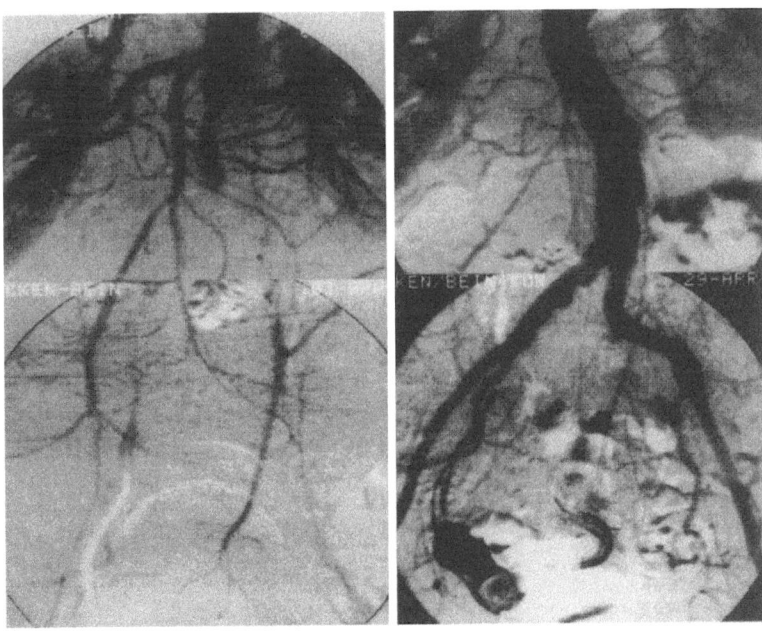

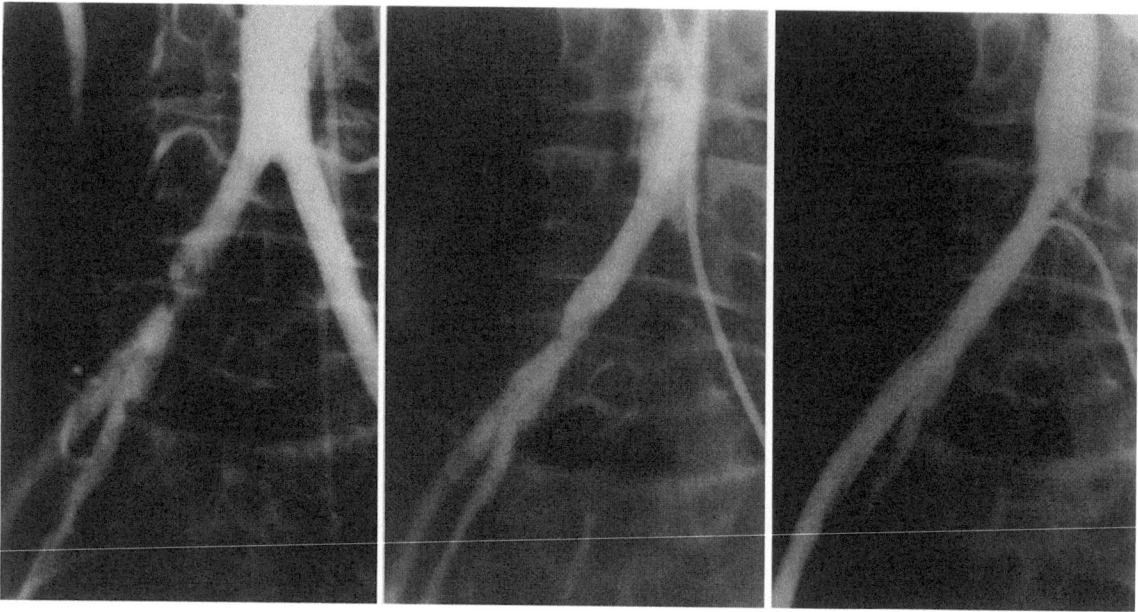

Abb. 7.7 Iliakastenose vor (links) und nach (Mitte) systemischer Lyse mit anschließender PTA (rechts) der nicht lysablen Reststenose (Martin u. Fiebach)

Tabelle 7.2 Thrombolyseraten iliakaler Verschlüsse mittels UHSK-Therapie in Abhängigkeit von der Verschlußdauer. (Nach Martin u. Fiebach 1994)

Patientenkollektiv		Eröffnung	Anteil [%]
Gesamtkollektiv	n = 73	n = 43	58,9
Verschlußdauer ≤ 13 Wochen	n = 49	n = 32	65,3
Verschlußdauer ≤ 6 Wochen	n = 34	n = 26	76,5

A. femoralis superficialis

Stenosen der A. femoralis können konventionell mit Streptokinase nur in 20 % der Fälle geweitet werden, unter UHSK-Regime ist mit einer Reduktion des Stenosegrades in 44 % der Fälle zu rechnen.

Abb. 7.8
Iliakaverschlüsse vor (*links*) und nach (*rechts*) systemischer Lyse nach 5 Mio E Streptokinase (Schoop 1974)

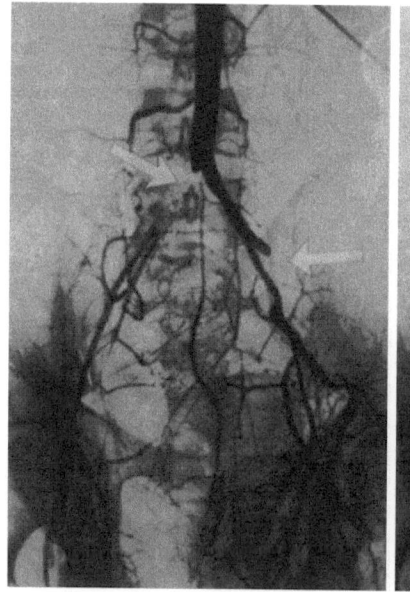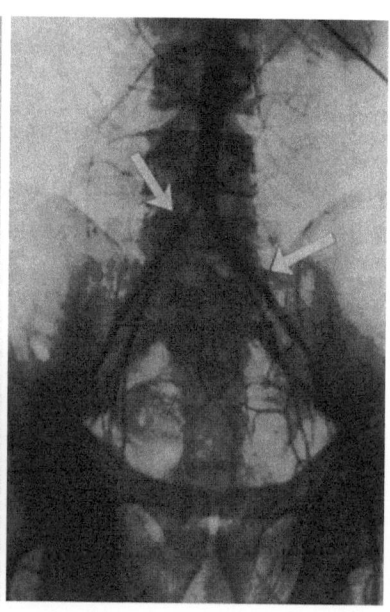

Die Eröffnungsrate femoraler *Verschlüsse* ist dagegen in besonderem Maße vom Verschlußalter, von der Verschlußlänge und Ausstrombahn abhängig. Die günstigsten Eröffnungsraten fanden sich bei Martin (1994), wenn die Anamnese kurz (6 Wochen und weniger), der Verschluß kurzstreckig (unter 15 cm) und sämtliche Unterschenkelgefäße offen waren (Abb. 7.9). Dann konnten diese Verschlüsse in knapp 70 % der Fälle eröffnet werden (Tabelle 7.3). Lagen diese Voraussetzungen nicht vor, war eine Lyse nur noch in 45–51 % der Fälle möglich. Sind alle Unterschenkelarterien verschlossen, ist nur in knapp 40 % der Femoralisverschlüsse mit einer primären Thrombolyse zu rechnen, wobei eine hohe Reverschlußrate von 28 % hinzukommt. Ist ein Verschluß älter als 24 Wochen, kann kein Erfolg mehr erzielt werden.

Die bei Verschlüssen der A. femoralis erzielten Ergebnisse sind zwischen den gewählten systemischen Lyseverfahren vergleichbar.

Tabelle 7.3 Thrombolyserate femoropoplitealer Verschlüsse mittels UHSK-Therapie in Abhängigkeit von Verschlußdauer, Verschlußlänge und Zustand der Unterschenkelarterien (USA)

Patientenkollektive		Eröffnung	Anteil [%]
Gesamtkollektiv	n = 268	n = 131	48,9
Verschlußdauer ≤ 13 Wochen	n = 228	n = 123	53,9
Verschlußdauer ≤ 6 Wochen	n = 167	n = 101	60,5
Verschlußdauer ≤ 6 Wochen plus 2 oder 3 USA offen	n = 101	n = 68	67,3
Verschlußdauer ≤ 6 Wochen plus 2 oder 3 USA offen plus Verschlußlänge ≤ 15 cm	n = 68	n = 47	69,7

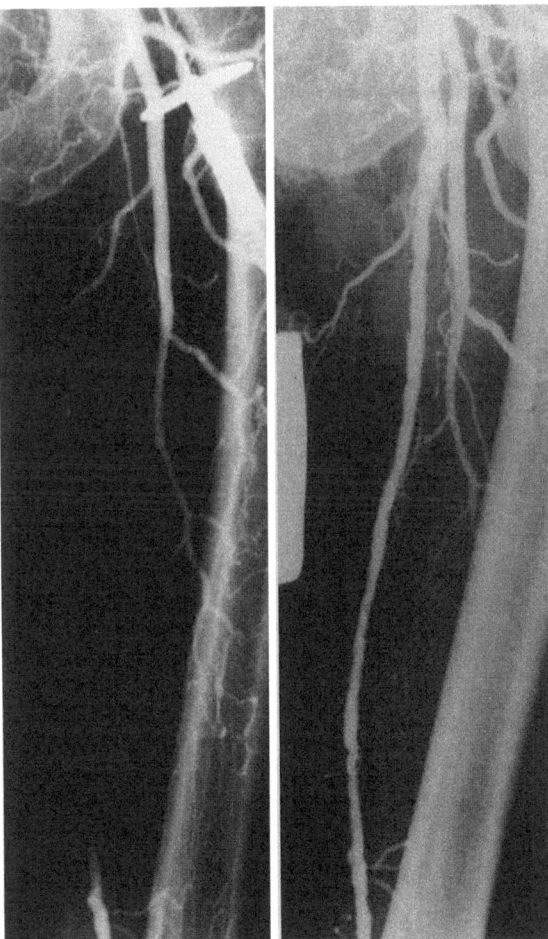

Abb. 7.9 Femoralisverschluß vor und nach systemischer Lyse

7.1.6
Zusatzbehandlungen, Nachbehandlungen und Spätergebnisse

Zusatz- und Nachbehandlung

Aus den oben beschriebenen anatomischen Gegebenheiten (s. 7.1.3) können Stenosen nicht immer vollständig und Verschlüsse oft nicht ohne Reststenosen beseitigt werden. Sind die nicht lysablen Reststenosen hämodynamisch wirksam, sollte ihre Beseitigung angestrebt werden. Hierzu bietet sich v. a. die perkutane transluminale Dilatation an (s. Abb. 7.7).

In etwa 2/3 der erfolgreich eröffneten Gefäße muß mit der Notwendigkeit einer nachfolgenden perkutanen transluminalen Angioplastie (PTA) gerechnet werden, um eine gänzlich freie Strombahn zu erzielen. Wegen dieser häufigen Notwendigkeit einer angioplastischen Nachbehandlung steht die Methode der systemischen Thrombolyse natürlich in Konkurrenz zu lokalen Lyseverfahren, die gleiche Effekte mit geringeren Lyserisiken erzielen können (s. Abschn. 7.3). Die Antikoagulation mit Cumarinderivaten wird zunehmend durch eine Aggregationshemmerbehandlung mit 100–300 mg Azetylsalizylsäure verdrängt. Bei Reststenosen, die nicht behoben werden können, oder bei schlechter Ausstrombahn mit niedrigen Flußgeschwindigkeiten im revaskularisierten Bereich verbessert jedoch eine effektive Antikoagulation die Langzeitergebnisse (Leyhe 1975). Auf weiteres bezüglich der Reverschlußprophylaxe wird in Kap. 14 eingegangen.

Spätergebnisse

Die frühe Reokklusionsrate liegt bei Verschlüssen/Stenosen der Aorta/Iliakalregion bei 5–7 %, bei Verschlüssen der A. femoralis mit 13–25 % deutlich höher.

Nach 1 Jahr sind ca. 95 % der erfolgreich eröffneten *Iliakalgefäße* noch frei durchgängig, nach 8 Jahren noch 81 %. Die Ergebnisse für die *Femoralisstrombahn* sind auch hier ungünstiger. Nach 1 Jahr sind noch 92 % der Gefäße durchgängig, nach 8 Jahren noch 76 % und nach 16 Jahren nur noch 45 % (Jung 1986).

In einer streng prospektiven Verlaufsbeobachtung ermittelten Martin und Fiebach (1994) bei 76 Patienten nach erfolgreicher Thrombolyse der A. iliaca eine Offenheit nach 1 Jahr von 92 % und nach 2 Jahren von 80 %. Die entsprechenden Zahlen für erfolgreich lysierte Femoralisverschlüsse waren 90 % bzw. 83 %.

In Anbetracht des progredienten Grundleidens zeigen diese Langzeitergebnisse jedoch, daß auch eine längerzeitige Gefäßrevaskularisation durch eine konventionell oder hochdosierte systemische Thrombolyse mit guten Erfolgsaussichten möglich ist.

7.1.7
Andere Lyseverfahren im peripheren arteriellen Gefäßsystem

Neben der klassischen systemischen SK- und UK-Therapie in konventioneller oder „ultrahoher" Dosierung sind weitere Lyseverfahren eingesetzt worden.

Ultrahohe Urokinasetherapie (UHUK)

Hier liegen nur wenige Untersuchungen vor. In einer Studie von Martin et al. (1989) wurden unter UHUK 3 von 8 verschlossenen Arterien geöffnet und 1 von 2 arteriellen Stenosen beseitigt. Insgesamt stellt die UHUK kein gängiges Therapieverfahren dar.

Aktivatorkomplex

Die Thrombolyse mit einem bereits „vorgefertigten" Komplex aus Streptokinase und Plasminogen (Streptokinase-Plasminogen-Aktivatorkomplex) ist ebenfalls möglich. Es wird über eine Eröffnungsrate im Femoralisbereich von im Mittel 44,4 % und im Iliakabereich von im Mittel 86,7 % (Martin 1982) berichtet. Die Durchführung der „Aktivatorlyse" entspricht der systemischen Streptokinaselyse. Nach einer austitrierten Initialdosierung schließt sich eine Erhaltungsdosis von 100 000 E Aktivator/h über 1–2 Tage an. Die Aktivatorlyse hat sich nicht durchgesetzt – möglicherweise aufgrund der relativ hohen Rate zerebraler Blutungen (2,08 %) vermutlich infolge der hohen Plasminämie.

Lyseblocktechnik

Dieses von Heimig u. Martin (1992) vorgeschlagene Verfahren ist streng lokal und könnte sich besonders für Patienten mit Kontraindikationen für eine systemische Thrombolyse (s. unten) eignen. Die streng lokale Technik mit einstündiger Einwirkungszeit unter den Bedingungen einer übersystolischen Sperre in retrograder Injektionstechnik über eine Fußrückenvene (s. Abschn. 6.22) ist ursprünglich auf die Thrombolyse *venöser* Thromben ausgerichtet worden. Die Erfahrung hat gelehrt, daß in ca. 30 % der Fälle auch eine vollständige Thrombolyse arterieller Verschlüsse auftrat. Weitere Erfahrungen bleiben abzuwarten.

7.1.8
Unerwünschte Wirkungen und Komplikationen der systemischen Thrombolyse

Streptokinaseabhängige Komplikationen

■ **Frühreaktionen.** Innerhalb der ersten 10 min der Gabe der Initialdosis kann es zu *Flush, Dyspnoe* und *Rückenschmerzen* kommen. Diese Frühreaktionen werden bei ca. 30–40 % der Patienten beobachtet. Sie sind zu vermeiden, wenn vor Gabe der Initialdosis (oder bei Auftreten der Symptome) 50 mg Prednison intravenös gegeben werden. Die Streptokinaseinfusion sollte in dieser Zeit unterbrochen sein. Der Patient ist bereits vor Beginn der SK-Gabe über das Auftreten dieser Reaktionen zu unterrichten, sie werden dann nicht als sonderlich beunruhigend empfunden. Nach Abklingen kann die Gabe der Initialdosis meist problemlos fortgeführt werden.

■ **Frühallergische Phänomene.** Flüchtige *Hautexantheme* können innerhalb der ersten 24 h auftreten. Die Therapie muß jedoch nicht unterbrochen werden.

■ **Spätallergische Phänomene.** Einen Tag bis zu einer Woche nach Beendigung der Streptokinasezufuhr werden gelegentlich spätallergische Reaktionen vom Schönlein-Henoch-Typ mit *Gelenkschwellungen* und *Unterschenkelpurpura* beobachtet.

■ **Temperaturerhöhung.** Sie können zu jedem Zeitpunkt der Lyse auftreten und sind symptomatisch durch Gabe von z. B. Paracetamol oder Metamizol (i. v. oder oral) gut beherrschbar.

■ **Reaktion blutchemischer Parameter.** Regelhaft werden, unabhängig vom Dosisschema, Transaminasenerhöhungen, Verminderung der Cholinesterase und gelegentlich eine leichte Hyperbilirubinämie beobachtet. Diese Veränderungen dürften auf eine Streptokinase- oder plasmininduzierte intrahepatische Cholestase zurückzuführen sein.

Nach initialem Abfall der BKS unter Lyse (durch Hypofibrinogenämie?) kommt es später durch immunologische Vorgänge zu meist deutlichem BKS-Anstieg. Die Gammaglobuline sind 3 Tage nach Streptokinasegabe erhöht und fallen nach ca. 4 Wochen wieder in den Normbereich ab. Eine initiale Leukozytose mit Plasmazellvermehrung wird beobachtet, zeigt aber eine rasche Normalisierungstendenz.

Substanzunabhängige Komplikationen

Unabhängig von der lytischen Substanz sind die periphere Embolie und die Blutung die potentiell schwerwiegendsten Komplikationen einer systemischen Thrombolyse.

■ **Periphere Embolien.** Unter der Lyse können grundsätzlich Makro- und Mikroembolien auftreten (s. Kap. 9 und Abschn. 26.3). Blutkoagelembolien aus den obliterierenden Thromben (≥ 200 μm) sind zwar häufig, verursachen aber nur selten klinisch relevante Durchblutungsstörungen. Ihre Häufigkeit wird mit 2,11 % (Tilsner 1975) und 2,06 % (Schmidtke u. Schoop 1983) angegeben. Über die topographische Verteilung peripherer Emoblien unterrichtet Tabelle 7.4.

Durch embolische Streuung von Cholesterinkristallen (< 200 μm) aus atheromatösen Plaques, die zuvor durch Fibrinauflagerungen abgedeckt waren, können multiple kleinere Arterien/Arteriolen in der Peripherie akut verlegt werden. Dies führt zur Ausbildung landkartenartiger Ischämiezonen an Ober- und Unterschenkel bis zu Nekrosen an sonst gut durchbluteten Hautarealen (z.B. Zehen, Vorfuß). Amputationen sind jedoch nur selten erforderlich (s. Abschn. 26.3).

Tabelle 7.4 Arterielle Embolie während/nach Streptokinasetherapie bei Patienten mit peripherer arterieller Verschlußkrankheit n = 870 (809 m., 61 w.; *m.* männlich, *w.* weiblich)

	n	[%]
A. iliaca	2 m.	0,23
A. femoralis	5 m.	0,57
A. poplitea/U'sch. Art.	10 m. 1 w.	1,26
Fuß/Digitalarterien	23 m.	2,64
Haut/Muskulatur	14 m.	1,61
Niere	3 m.	0,33
Hirn	1 m.	0,11
Darm (fraglich)	7 m.	0,80

■ **Blutung.** Die Blutung ist die potentiell schwerste und hinsichtlich des Therapiemechanismus die typische (methodenimmanente) Komplikation. Die Wahrscheinlichkeit einer Blutungskomplikation steigt:

- mit zunehmendem Alter des Patienten,
- mit der individuellen Häufigkeit mehr oder weniger prädisponierender Bedingungen (Anamnese!),
- mit abnehmender Erfahrung des Therapeuten und abnehmender Qualität der Überwachung,
- mit der Lysedauer im Fall der konventionellen Streptokinasetherapie bzw. der Anzahl der Lysezyklen im Falle der ultrahohen Dosierung.

So schwanken ohne weitere Differenzierung die Angaben über tödliche Blutungskomplikationen ganz erheblich zwischen 0,8 % (Martin 1994) und 35 % (Amery 1975).

■ **Zerebrale Blutungen.** Einige der größten monozentrischen Statistiken stammen von Martin (1988 und 1994). Bei 600 konventionellen Streptokinasebehandlungen kam es in 4 Fällen zu tödlichen intrazerebralen Blutungen (0,67 %). Nichtreversible zerebrale Defizite blieben in weiteren 8 Fällen (1,3 %). Die tödlichen zerebralen Blutungen bei über 65jährigen beliefen sich auf 2,6 %, die bei unter 65jährigen auf 0,5 %. Dauerhafte zerebrale Defizite blieben bei über 65jährigen in 2,6 % der Fälle, bei unter 65jährigen in 1,3 % der Fälle.

Bei 718 *UHSK*-Behandlungen (Arterien und Venen) kam es in 6 Fällen zu zerebralen Blutungen (0,84 %). Diejenigen Patienten mit nur maximal 2 Lysezyklen wiesen eine zerebrale Blutungsrate von 0,59 % auf. Der Altersgang zerebraler Blutungen war wie folgt (Martin et al. 1995):

16–35 Jahre: 0 %,
36–55 Jahre: 0,49 %,
56–75 Jahre: 0,77 %,
76–95 Jahre: 2,15 %.

Insgesamt kann man auf der Basis der von Martin aufgeführten Komplikationsraten hinsichtlich der zerebralen Blutungen im Durchschnitt folgendes zusammenfassen:

- Tödliche zerebrale Blutungen *und* dauerhafte neurologische Defizite betragen bei unter 65jährigen ca. 2,0 %.
- Tödliche zerebrale Blutungen *und* dauerhafte neurologische Defizite bei über 65jährigen betragen ca. 5,2 %.
- Die Komplikationsrate bei der ultrahochdosierten Streptokinasetherapie scheint geringer zu sein.

■ **Weitere Blutungskomplikationen.** Blutungen aus arteriellen Stichkanälen (z. B. nach vorausgegangener intraarterieller Angiographie) werden mit 0,5 %, nach intramuskulären Injektionen mit 2,7, eine Makrohämaturie mit 3,3, intraabdominelle Blutungen mit 0,7 und Magenblutungen in 0,6 % der Fälle angegeben.

Weitergehende Angaben über Lysekomplikationen finden sich in Abschn. 34.2.14.

7.1.9
Indikationen zur systemischen Thrombolyse

Grundsätzlich ist die Häufigkeit der systemischen intravenösen Thrombolyse durch die Etablierung der lokalen bzw. regionalen intraarteriellen Katheterlyse (s. Abschn. 7.3) zurückgegangen. Dies bedeutet jedoch nicht, daß es für die systemische Thrombolyse keine Indikationen mehr gäbe. Gefordert sind allerdings eine sehr stringente individuelle Risiko-Nutzen-Abwägung und die damit zusammenhängende ausgewogene Differentialindikation zwischen systemischer Thrombolyse auf der einen und der Katheterlyse bzw. operativen Verfahren auf der anderen Seite (s. auch Kap. 9).

Subakute Gefäßverschlüsse

Im Licht der „konkurrierenden" lokalen kathetervermittelten Lyse sollte die Indikation zur systemischen Thrombolyse nur in den Fällen gestellt werden, die statistisch eine Erfolgsquote von > 65 % erwarten lassen. Wie aus den Tabellen 7.2 und 7.3 hervorgeht, gehören hierzu v. a. Iliakaverschlüsse mit einem Verschlußalter < 6 Wochen und Femoralisverschlüsse < 6 Wochen plus 2–3 offenen Unterschenkelarterien – und dies bei Patienten, die jünger als 65 Jahre alt sind. Zwar scheinen auch unter diesen Auslesebedingungen die Ergebnisse der Katheterlyse immer noch besser zu sein (s. Kap. 7.3), aber die Komplikationen der Katheterlyse (vor allem die Embolie) sind möglicherweise höher als bei der systemischen Thrombolyse (Fischer 1993): Makroembolien 5–8 %, aszendierende Thrombose 3 %, zerebraler Insult 1 %, Letalität 1–3 %.

Chronische Arterienverschlüsse

Hier besteht für eine Systemlyse nur bei Verschlüssen im aortoiliakalen Übergang eine gewisse Lysechance, und dies auch nur bis zu sechs Monaten nach Auftreten des Verschlusses. Wenn katheterlytische und operative Verfahren bei gleichzeitig bestehender dringlicher klinischer Indikation nicht in Betracht kommen, kann im Einzelfall eine Systemlyse erwogen werden (Ehringer et al 1970).

Chronische Verschlüsse der A. femoralis und der weiter distal lokalisierten Arterien sind der systemischen Lyse nicht zugänglich.

Akute Arterienverschlüsse

■ **Akute Verschlüsse der großen Transportarterien mit bedrohlicher kritischer Ischämie.** Gefäßverschlüsse dieser Kategorie bedürfen einer schnellen Revaskularisation. Hier kommen ausschließlich chirurgische Verfahren (Embolektomie, Thrombektomie) in Betracht (s. Kap. 9).

■ **Akute arterielle Verschlüsse der großen Transportarterien ohne bedrohliche Ischämie.** In diesen Fällen kann eine systemische Thrombolyse sehr wohl erwogen werden. Dies allerdings nur dann, wenn klinisch abzuschätzen ist, daß der Zeitverlust, der mit einem eventuellen Mißerfolg der Lyse verbunden wäre, die Gesamtsituation nicht kritisch verschlechtert. Im Zweifelsfall ist auch hier die Katheterlyse oder ein operatives Vorgehen vorzuziehen (s. Kap. 9).

■ **Akute Verschlüsse peripherer oder kleinerer Arterien.** Bei akuten Verschlüssen der jenseits der Ellenbeuge oder jenseits des Kniegelenks gelegenen Arterien kommt vordergründig eine Thrombolyse in Betracht. Eine große Zahl offener und einige kleinere kontrollierte Studien sprechen allerdings dafür, daß die intraarterielle (lokale) Thrombolyse der systemischen Thrombolyse überlegen ist (Earnshaw et al. 1990; Earnshaw 1991). Ob in diesen Fällen Streptokinase, Urokinase oder rt-PA eingesetzt wird, ist eine Frage des Einzelfalls. Bei jüngeren und insgesamt gefäßgesunden Patienten (z. B. im Rahmen einer Embolie) kann Streptokinase aus Kostengründen vorgezogen werden. In den meisten Fällen wird es sich jedoch um ältere und multimorbide Patienten handeln, bei denen das zusätzliche Risiko einer anaphylaktoiden Reaktion nicht eingegangen werden will, so daß hier Urokinase oder rt-PA eingesetzt werden sollte.

Arterienstenosen

Gute Lysechancen bestehen bei (auch multiplen) Stenosen der A. iliaca/Aorta, wenn die röntgenmorphologischen Kriterien einer L-Stenose (s. oben) gegeben sind. Stenosen der A. femoralis sollten eher einer PTA zugeführt werden. Eine seltene Indikation stellen embolisierende Stenosen der Aorta/Iliaca, der A. femoralis und der A. subclavia (nach Ausschluß eines Aneurysmas) dar.

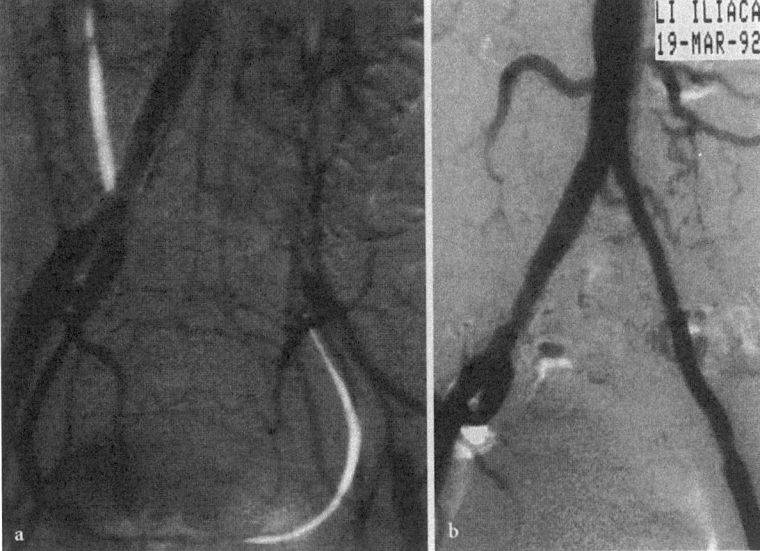

Abb. 7.10
Stentverschluß vor (a) und nach (b) systemischer Lyse (Pat. St. H. 1992, 2 Serien UHSK à 9 Mio E)

Spezielle Indikationen zur systemischen Thrombolyse

■ **Systemische Lyse von Stentverschlüssen.** Hier gilt prinzipiell Ähnliches wie im Zusammenhang mit den Bypassverschlüssen. Größere Erfahrungen liegen auf diesem Gebiet noch nicht vor. Abbildung 7.10 zeigt ein Beispiel für die erfolgreiche Lyse eines 7 Tage alten iliakalen Stentverschlusses.

■ **Bypass-Verschlüsse.** Der Versuch einer thrombolytischen Eröffnung von Bypass-Verschlüssen kann entweder intraarteriell oder systemisch intravenös erfolgen. Grundsätzlich ist die lokale Kathetertechnik wohl erfolgreicher (s. Abschn. 7.3). Ein systemischer Thrombolyseversuch ist allerdings bei frischen Verschlüssen (1–6 Tage) sinnvoll. Martin et al. (1970) berichten über eine vollständige Wiedereröffnung verschlossener femoropoplitealer Bypässe bei Bypassverschlüssen, die im Durchschnitt sogar 13 Tage alt waren. Im übrigen entscheiden über das einzusetzende Therapieverfahren die örtlichen Möglichkeiten und die therapeutische Erfahrung (Abb. 7.11).

■ **Systemische Thrombolyse bei Zentralarterienverschluß des Auges.** In einer Anzahl von Studien wird über Visusverbesserungen nach systemischer Thrombolyse eines thrombotischen Zentralarterienverschlusses berichtet, so daß im Einzelfall der Einsatz dieser Therapieform zu erwägen ist (Übersicht bei Wolf et al. 1995).

7.1.10
Kontraindikationen

Da grundsätzlich bei den systemischen Lyseverfahren, auch bei sog. fibrinselektiven, bei höheren Dosen mit Blutungskomplikationen gerechnet werden muß, sind in jedem Falle alle Kontraindikationen systematisch anhand eines Fragebogens zu überprüfen. Der Patient muß über die Therapierisiken voll aufgeklärt werden, sein Einverständnis nach mündlicher und schriftlicher Aufklärung muß dokumentiert sein. Die Fibrinolyse ist wegen der inhärenten Risiken trotz ihrer (operationellen) Nichtinvasivität aggressiv und wie ein operativer Eingriff zu betrachten; er bedarf der genauesten Abwägung von Therapiezielen und -notwendigkeiten.

Die Möglichkeiten alternativer Therapieformen sind zu berücksichtigen.

Die Kontraindikationen sind bei systemischer Fibrinolyse für alle Fibrinolytika identisch.

Absolute Kontraindikationen

Absolute Kontraindikationen sind solche, bei denen die Relation zwischen Nutzen und einzugehendem Risiko so schlecht ist, daß gegebenenfalls ein ischämisches Bein zur Vermeidung einer lebensgefährlichen Situation (z. B. zerebrale Blutung) zur Disposition gestellt werden muß.

Wegen Gefahr einer intrakraniellen Blutung:

- Ischämischer hämorrhagischer Insult innerhalb der letzen 6 Monate. Die Auffassungen darüber, bis zu welcher Zeit nach einem zerebralen Insult Lyseverbot besteht, gehen z. T. erheblich ausein-

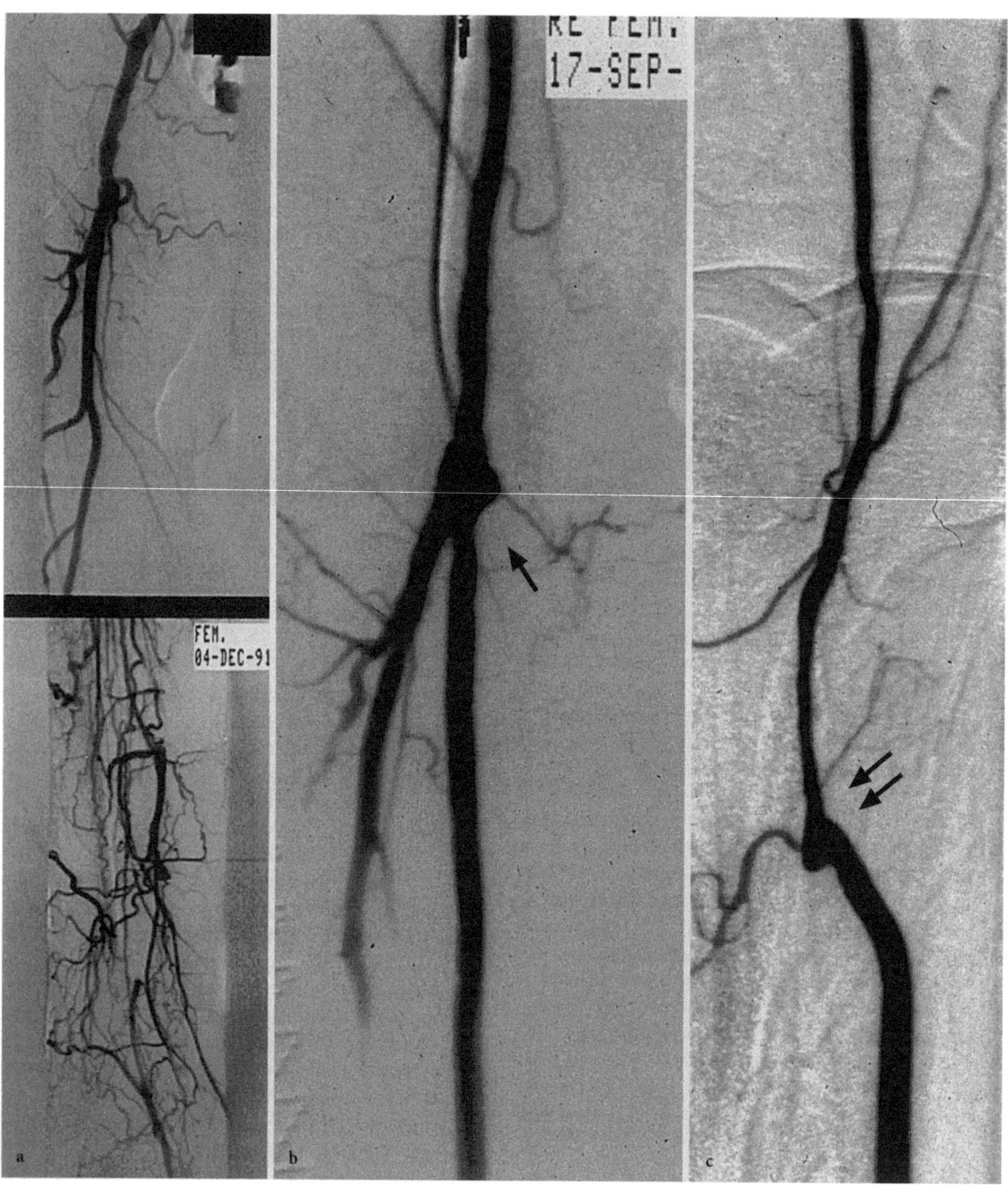

Abb. 7.11 a–c Systemische Lyse eines femoropoplitealen Bypassverschlusses (S.P. 1991). **a** Bypassverschluß → Verschlußbeginn im Bereich der proximalen Anastomose, ⇥ Verschlußende im Bereich der distalen Anastomose. **b** Systemische Lyse des proximalen Bypassanteils, → proximale Anastomose, **c** Systemische Lyse des distalen Bypassanteils, ⇥ distale Anastomose. (Mit freundl. Genehmigung Prof. F. J. Roth, Radiologische Abt., Aggertalklinik)

ander. Die Spanne reicht vom „frischen zerebralen Insult" (Ehringer et al. 1987) bis zu 1 Jahr (Martin u. Fiebach 1994). Zur Kategorisierung des frischen ischämischen Insultes als Kontraindikation gegenüber einer systemischen Thrombolyse paßt die Beobachtung, daß drei prospektive Studien wegen im Vergleich zu Placebo vermehrt aufgetretener intrakranieller Blutungen abgebrochen werden mußten (Übersicht bei Diener und Hacke 1996).

- Chronisch bestehender Hochdruck mit diastolischen Werten über 100 mmHg. Besteht ein Fundus hypertonicus III oder IV, ist in jedem Falle von einer Lyse abzusehen. Bei normalem Augenhintergrund kann nach medikamentöser Einstellung der Hyptertonie eine Lyse erwogen werden.
- Schädel-Hirn-Traumen innerhalb des letzten Jahres.

Wegen Gefahr schwerwiegender nicht zerebraler Blutungen:

- Hämorrhagische Diathesen.
- Floride Magen-Darm-Ulzera.
- Neoplasmen.
- Ausgedehntere Verletzungen innerhalb der letzten 1–2 Wochen (inklusive stumpfem Weichteiltrauma, Prellungen).
- Größere chirurgische Eingriffe innerhalb der letzten 4 Wochen.
- Arterielle Punktionen im Leistenbereich innerhalb der letzten 7 Tage.
- Arterielle Punktionen im Bereich von Aorta (translumbale Angiographie) und Karotiden innerhalb der letzten 14 Tage. Diese Punktionstechniken kommen kaum noch bzw. nicht mehr vor.

Wegen Gefahr embolischer Komplikationen:

Hinweise auf kardiale Thromben (z.B. Zustand nach kardialer peripherer Embolie, Vorhofflimmern bei Mitralvitium, Nachweis intrakavitärer Thromben).
Aneurysmen (insbesondere Bauchaortenaneurysma/Aneurysma der A. poplitea).

Relative Kontraindikationen

- Intramuskuläre Injektionen innerhalb der letzten 14 Tage: Nach i.m. Injektionen können sich auch nach längerer Zeit noch ausgedehnte Hämatome entwickeln, die Hb-wirksam sein können, sehr schmerzhaft sind und zum Abbruch der Therapie führen.
- Fortgeschrittene Lebererkrankung.
- Fortgeschrittene Nierenerkrankung: Streptokinase wird z.T. in der Leber metabolisiert und über die Niere ausgeschieden.
- Vorbehandlung mit Streptokinase: Nur innerhalb der ersten 5 Behandlungstage ist eine weitere Streptokinasebehandlungsserie möglich. Danach kommt es zu einem progressiven Anstieg des SK-Antikörper-Titers mit Maximum nach ca. 2,5–3 Wochen und Abfall nach 3 Monaten. Eine erneute Behandlung mit Streptokinase ist dann allerdings nur nach vorangehender Bestimmung des SK-Antikörper-Titers möglich und sollte nur bei Werten unter 250 000 E durchgeführt werden. Gegebenenfalls muß auf ein alternatives Fibrinolytikum (z.B. Urokinase) ausgewichen werden.
- Vorbehandlung mit Antikoagulanzien: Eine Heparintherapie vor Fibrinolyse kann problemlos toleriert werden, bei einer Vorbehandlung mit oralen Antikogulanzien sollte dagegen die Normalisierung des Quick-Wertes (INR) angestrebt werden.
- Vorbehandlung mit Plättchenfunktionshemmern: Plättchenfunktionshemmer beeinträchtigen die thrombozytären Mechanismen der Blutstillung. Bei gleichzeitig deutlich alterierter plasmatischer Gerinnung unter Fibrinolyse besteht dann ein erhöhtes Blutungsrisiko. Hier empfiehlt sich eine möglichst engmaschige Patientenüberwachung.
- Alter über 65 Jahre: Mit zunehmendem Alter steigt das Risiko intrazerebraler Blutungen. Die Indikation ist hier besonders streng zu stellen und sollte sich auf den Erhalt der Extremität (klinisches Stadium III und IV) beziehen. Die ultrahochdosierte SK-Kurzzeitlyse scheint für ältere Patienten ein geringeres Blutungsrisiko zu beinhalten.

7.1.11
Begleitende Diagnostik bei thrombolytischer Therapie

Vor Thrombolyse

Vor Beginn der Thrombolyse muß ein Ausgangsstatus erhoben werden, der neben den basisdiagnostischen Maßnahmen (Pulstastbefund, Auskultation, Oszillogramm und periphere Knöchelarteriendruckmessung) auch eine bildgebende Information beinhaltet: entweder die Duplexsonographie oder die Angiographie.

Von eminenter und entscheidender Wichtigkeit ist die Risikoabschätzung, die nur durch eine subtile Anamnese zur statistischen Minimierung potentieller Komplikationen erreichbar ist. Insbesondere müssen gegebenenfalls folgende Maßnahmen ergriffen werden:

- Ausschluß potentieller gastrointestinaler Blutungsrisiken gegebenenfalls durch Gastroduodenoskopie (ohne Biopsie), ersatzweise Magen-Duodenum-Röntgen.
- Unter forensischen Aspekten: Klinisch-neurologischer Status.
- Bei Hypertonie Spiegelung des Augenhintergrunds: Ausschluß eines Fundus hypertonicus, eines schweren diabetischen Fundus und von Retinaangiomen.

- Abdomensonographie: Ausschluß eines Bauchaortenaneurysmas, Ausschluß von Neoplasmen parenchymatöser Organe.
- Bei akuten Verschlüssen der A. poplitea: Ausschluß eines thrombosierten Aneurysmas der A. poplitea durch Sonographie.
- Thoraxröntgenaufnahme: Mitralkonfiguriertes Herz? Vorhofvergrößerung?
- Falls möglich, insbesondere bei Verdacht auf Klappenvitien und Verdacht auf intrakavitäre Thromben (z.B. Verdacht auf Herzwandaneurysma nach Myokardinfarkt), Echokardiographie.
- Labor: Blutbild, Gerinnungsstatus, Thrombozyten, Urinstatus und -sediment.

Während Fibrinolyse
- Tägliche Kontrollen des angiologischen Befundes (klinisch, Doppler, Oszillogramm, etc.).
- Labor: Kontrollen des Gerinnungsstatus in 12stündigen Abständen (Quick, PTT, Thrombinzeit, Fibrinogen).
- Täglich: Blutbild, Thrombozyten, Urinstatus und -sediment.
- Kontrolle der venösen Zugänge.

Nach Fibrinolyse
- Abschließender angiologischer Befund und apparative Diagnostik (s. oben).
- Falls erforderlich: Kontrollangiographie.
- Labor: Kontrolle einer ggf. erforderlichen Cumarintherapie.

7.2
Perkutane transluminale Angioplastie

W. Gross-Fengels und K. F. R. Neufang

7.2.1
Allgemeiner Teil

Historische Entwicklung
Das Verfahren der perkutanen transluminalen Angioplastie (PTA) von arteriosklerotischen Läsionen geht auf Charles Dotter und Mel Judkins zurück (1964). Diese perkutanen Behandlungen wurden zunächst nicht mit einem Ballonkatheter, sondern mit teleskopartigen, koaxialen Kathetersystemen durchgeführt. Nach Passage der Stenosen oder Verschlüsse mit einem Führungsdraht wurde das betroffene Segment zunächst durch einen 2,66 mm im Durchmesser betragenden, geraden Katheter (= 8 French = 8 Charr) gedehnt. Über diesen 8-Charr-Katheter wurde anschließend zur weiteren Dilatation ein 12-Charr-Katheter vorgeschoben. Durch dieses Verfahren war eine maximale Aufdehnung des Gefäßinnenlumens auf 4 mm möglich (Zeitler et al. 1971). Die perkutane Gefäßrekanalisation wurde in den USA zunächst mit Zurückhaltung aufgenommen. Van Andel und Zeitler verbesserten das ursprüngliche Verfahren durch die Entwicklung eines an der Spitze schmalen, nach proximal stufenlos breiter werdenden Katheters, wodurch ein weniger traumatisierendes Vorgehen ohne Katheterwechsel möglich wurde.

Der Wunsch, anstelle von tangentialen Scherkräften eine mehr radiär ausgerichtete Kraft im Stenosebereich zu applizieren und neben Femoralarterien auch die kaliberstärkeren Iliakalgefäße zu behandeln, führte 1973 zur Entwicklung eines Ballonkatheters durch Porstmann. Dieser Ballon, der an den Fogarty-Katheter erinnerte, wies im entfalteten Zustand eine nahezu kugelige Form auf. Da sich reine Latexballons als zu instabil erwiesen und die Tendenz hatten, dem Widerstand der Stenose auszuweichen, versah Porstmann seine Latexballons korsettartig mit 4 Teflonstreifen. Die ungünstige kugelige Ballonform und die ungleichmäßige Kraftverteilung standen jedoch einer erfolgreichen Anwendung dieses Kathetertyps entgegen.

Der entscheidende Durchbruch gelang 1974 dem in Dresden geborenen Andreas Grüntzig. Er entwickelte zusammen mit H. Hopff einen Doppellumen-Katheter, der aus einem Grundkatheter bestand, über den ein dünnwandiges Stück Plastikschlauch gezogen wurde. Als Material verwandte er ein festeres Polyvinylchlorid (PVC). Durch diesen form- und druckstabilen Ballontyp konnten stärkere radiäre Kräfte auf die Gefäßwand ausgeübt und effektivere Dilatationen durchgeführt werden. Weitere Meilensteine der PTA waren, nach erfolgreichen tierexperimentellen Erprobungen, die 1977 und 1978 durch Grüntzig durchgeführten koronaren und renalen Dilatationsbehandlungen.

Prinzip und Mechanismus der Ballonangioplastie
Dotter und Judkins gingen davon aus, daß eine zu erzielende Gefäßerweiterung auf einer Kompression der atherosklerotischen Plaques beruhe. Sie postulierten, daß diese in Media und Adventitia hineingepreßt würden, wobei die intakten äußeren Wandschichten als eine Art Widerlager dienen sollten. Ferner vermuteten sie, daß es durch die Kompression zu einer Volumenabnahme der Plaques mit Austritt von flüssigen Bestandteilen käme (Dotter u. Judkins 1964). Diese Plaquekompression und longitudinale Umverteilung wurde auch als „remolding" oder „cold-flow" bezeichnet.

Bis Anfang der 80er Jahre wurde dieses Konzept von den meisten Arbeitsgruppen akzeptiert (Grüntzig 1974, 1976). Klinische und pathomorphologische Erfahrungen sprechen aber dafür, daß atherosklerotische Plaques eine teilweise sehr harte Konsistenz aufweisen und nicht komprimierbar sind. Gegen das Konzept der Plaquekompression spricht ferner die Tatsache, daß die Ballonangioplastie auch bei nicht atherosklerotischen Läsionen, z.B. bei narbigen, postoperativen oder kongenitalen Stenosen, wirksam sein kann (Martin et al. 1980; Novelline 1980; Saddekni et al. 1980). Diese Widersprüche gaben Anlaß zu weiteren Untersuchungen.

Nach Castaneda-Zuniga (1980) kommt es bei der PTA zu einer Überdehnung der gesamten Gefäßwand. Bei fortschreitender Dilatation wird zunächst eine oberflächliche Rißbildung, später eine Fragmentation der atherosklerotischen Plaques erkennbar (Alfke et al. 1996). Lefzenartige Intima- bzw. Plaqueeinrisse bleiben bei mittelgradiger Dilatation umschrieben, reichen u. U. aber bereits aus, um zu einer Zunahme des Gefäßquerschnitts zu führen (Castaneda-Zuniga 1980; Leu 1982; Block 1984; Wolf 1984; Gardiner 1985; Leimgruber 1985). Mit größerem relativen Ballondurchmesser und steigendem Dilatationsdruck nehmen auch die morphologischen Veränderungen der Gefäßwand zu (Zollikofer 1985). Der Intimaeinriß reicht bis zur Tunica media, und es kommt zu einer meist semizirkulären Trennung der beiden Wandschichten. In stenosierten Gefäßen wirken nicht komprimierbare Plaques als eine Art Widerlager und verstärken den Druck auf die Gefäßwand bei der Angioplastie. Überschreitet der Ballondurchmesser bzw. -querschnitt den ursprünglichen Gefäßdurchmesser um mehr als 10%, ist an atherosklerotischen Gefäßen mit einer bleibenden Dilatation der Media und Adventitia zu rechnen.

Die für eine erfolgreiche PTA notwendige Überdehnung sämtlicher Wandschichten wurde anhand eines weiteren Versuchs verdeutlicht: Umgibt man eine atherosklerotisch stenosierte Arterie mit einem eng anliegenden Glaszylinder, der die Überdehnung des Gefäßes verhindert, ist eine Lumenerweiterung in der Regel nicht möglich (Castaneda-Zuniga 1980). Die bei der Dilatation des Ballons auftretenden Beschwerden sollen auf eine Adventitiaüberdehnung zurückgehen. Becker et al. (1989) wiesen darauf hin, daß bei ansprechbaren, kooperativen Patienten ein Fehlen dieses temporären Druck- bzw. Schmerzgefühls als sicheres Zeichen einer Unterdilatation gewertet werden kann. Bleiben diese Schmerzen dagegen in unverminderter Stärke nach Ballonentleerung bestehen, kann eine Adventitiaruptur vorliegen.

In nicht atherosklerotisch veränderten Gefäßen ist eine deutliche Überdehnung der Gefäßwand möglich, ohne daß daraus eine bleibende Erweiterung des Gefäßdurchmessers resultiert. Die Arbeitsgruppe um Amplatz führte Ballonangioplastien an gefäßgesunden Kaninchen durch. Erst bei mehr als 25–50%iger Überdehnung konnte eine bleibende Erweiterung angiographisch dokumentiert werden (Zollikofer 1987).

Bei erheblicher Gefäßtraumatisierung durch die PTA kann es zu einer Mediafibrose kommen. Die initiale Initimaproliferation verringert durch Bildung einer Neointima die Thrombogenität der Gefäßwand im Angioplastiebereich; eine überschießende Intimaproliferation kann jedoch im weiteren Verlauf Ursache einer Restenose sein. Im Tierversuch zeigten die Vasa vasorum nach Ballonangioplastie eine starke Regenerationsfähigkeit. Zollikofer (1989) erklärt damit, warum es auch bei stärkerer Überdehnung nicht zur Aneurysmabildung kommt. Aufgrund der oben beschriebenen Zusammenhänge kann die Ballonangioplastie als lokalisierte, kontrollierte Gefäßverletzung angesehen werden (Block 1984). Sanborn et al. (1983) sprachen von einer umschriebenen, therapeutischen Aneurysmabildung durch die PTA. Die pathologisch-morphologischen Aspekte der Angioplastie sind in Abschnitt 2.6.1 zusammengefaßt.

Das Prinzip der kontrollierten Gefäßverletzung ist auf der Basis der „Response-to-injury-Theorie" vermutlich prädisponierende Ausgangsbedingung für die Entwicklung einer Restenose. Letztere beinhaltet alle morphologischen und dynamischen Elemente und Phasen der Arterioskleroseentwicklung, so daß die Restenose nach PTA auch als „akzelerierte lokale Arteriosklerose" aufgefaßt werden kann (s. auch Abschn. 3.1). Die zur Restenose führenden Entwicklungsstadien sind anderenorts dargestellt (Alfke et al. 1996).

Material

■ **Selektivkatheter.** Zur Sondierung der jeweiligen Gefäßabschnitte stehen zahlreiche Typen von Selektivkathetern zur Verfügung. Für die A. subclavia wird vorzugsweise ein 6-Charr-Sidewinder- oder Headhunterkatheter verwandt. Für die Nierenarterien eignen sich besonders Cobra- oder Sidewinderkatheter. Diese erlauben auch eine Sondierung der kontralateralen Beckenstrombahn in der sog. Cross-over-Technik. Im Extremitätenbereich kommen in der Regel leicht vorgebogene 5-Charr-Multipurpose-Katheter zur Anwendung.

■ **Führungsdrähte.** Sie sind aus folgenden 3 Hauptkomponenten aufgebaut:

- Einem äußeren, gewickelten Spiraldraht aus qualitativ hochwertigem, rostfreiem Stahl (Spiraldraht, engl.: „spring-guide").

- Einem dünnen, sehr reißfesten Sicherheitsdraht, der innen im Spiraldraht verläuft und am proximalen und distalen Ende fixiert ist. Der Sicherheitsdraht (engl.: „safety wire") verhindert bei Bruch des Spiraldrahts eine Embolisation von Drahtfragmenten und steht einer unerwünschten Streckung der Spiralwindungen entgegen.
- Einem innenliegenden Kern oder Seele (engl.: „mandrel core"). Dieser Kern ist entweder mit den anderen Komponenten fest verbunden („fixed core") oder läßt sich koaxial im Inneren des Spiraldrahts vor und zurückführen („movable core").

Für die Ballonangioplastie haben 3 Spezialkonstruktionen besondere Bedeutung:

Bentson-Draht: Dieser Führungsdraht zeichnet sich durch eine 8–15 cm lange, sehr weiche Spitze („floppy tip") aus. Der Kern verjüngt sich nach distal. Durch diese konische Form des Kerndrahts wird die Steifigkeit der Spitze nach distal stufenlos verringert. Im Gegensatz zu anderen Führungsdrähten ist die Spitze deutlich weicher. Abrupte Änderungen der Steifigkeit, die eine Knickbildung begünstigen, treten nicht auf. Nach eigenen Erfahrungen ist dieser Draht wesentlich weniger traumatisierend als z. B. der Rosen- oder Newton-Draht. Bei vorsichtiger, durchleuchtungskontrollierter Manipulation ist mit dem Bentson-Draht eine Gefäßperforation praktisch ausgeschlossen. Die Passage von hochgradigen, exzentrischen Stenosen wird wesentlich erleichtert. Kunststoffummantelte Titankonstruktionen (Terumo), scheinen weitere Vorteile zu bieten.

Steuerbare Führungsdrähte: Sie weisen einen steiferen, torsionsstabilen Kerndraht auf, der mit einem vorgeformten, gebogenen Spiraldraht fest verbunden ist. Dadurch läßt sich eine Drehstabilität erzielen, d. h. Bewegungen des proximalen Drahtendes werden besser auf die distale Drahtspitze übertragen. Durch Anzahl und Lage der Befestigungspunkte von Kern und Spiraldraht läßt sich bei der Herstellung die Drehstabilität variieren. Besonders dünne, torsionsstabile Führungsdrähte besitzen Spitzen aus Gold-, Wolfram- oder Platindraht.

Austauschdrähte: Für den technischen Erfolg einer Ballonangioplastie ist die primäre, atraumatische, intravasale Passage der Obstruktion von entscheidender Bedeutung. Im weiteren Ablauf muß der Ballonkatheter nachgeführt und sicher in der Obstruktion plaziert werden. Dieser Vorgang wird durch einen sog. Austauschdraht („heavy-duty exchange wire", z. B. Amplatz-Draht) erleichtert, der über den bereits distal der Obstruktion liegenden Selektivkatheter eingewechselt wird. Die Spitzen dieser Drähte sind relativ weich und unterschiedlich lang. Der proximale Abschnitt des Drahtes ist durch einen rigiden, starken Kern versteift. Ballonkatheter können mit Hilfe dieser Drähte auch in stark gewundenen Gefäßabschnitten oder über eine steile Aortenbifurkation plaziert werden.

■ **Dilatationskatheter.** Die ersten Dilatationskatheter bestanden aus Latex, ließen sich nur bei sehr weichen Läsionen verwenden und neigten zur Ruptur, da sie sich in Richtung des geringsten Widerstandes ausdehnten und nicht formstabil waren. Polyvinylchloridballons waren form- und druckstabiler und ließen erstmals die Behandlung auch härterer, fibrotischer Läsionen zu. Allerdings neigten auch sie bei höheren Drücken zur Deformierung und Größenzunahme. Der Sicherheitsabstand zwischen nominellem Arbeits- und Berstungsdruck war relativ gering. Die Zunahme des Ballondurchmessers in Abhängigkeit vom Dilatationsdruck wird auch als „Compliance" bezeichnet. In der Folgezeit wurde der Versuch unternommen, die Ballons mit eingewebten Nylonfäden zu verstärken. Beim Zerreißen dieser integrierten Netze wurden, wenngleich erst bei hohen Drücken, umschriebene, traumatisierende Ballonierungen der Angioplastiekatheter gesehen (Zollikofer 1986 a, b). Verschiedene Hersteller bieten heute Dilatationskatheter mit unterschiedlichen Ballondimensionen an. Die Ballonlängen variieren von 1,7 bis 10 cm, die Durchmesser von 2 bis 20 mm. Ferner können Sonderanfertigungen geordert werden. Der Ballondurchmesser wird in der Regel so gewählt, daß er dem angiographisch bestimmten, regulären Durchmesser des betroffenen Gefäßes entspricht oder diesen um maximal 1 mm überschreitet. Inwieweit ein deutlich größerer Ballon gewählt werden sollte, ist Gegenstand kontroverser Diskussionen (Tegtmeyer 1986). Die maximale Druckbelastbarkeit der Ballons liegt meist zwischen 400 und 1800 kPa.

Technische Durchführung

Neben einer allgemeinen körperlichen Untersuchung setzt jede PTA eine umfassende, vorzugsweise schriftlich dokumentierte Aufklärung und Einwilligung des Patienten voraus. Über die medikamentöse Vor-, Zusatz- und Nachbehandlung wird in Kap. 14 berichtet. Bei der technischen Durchführung lassen sich folgende Vorgehensweisen unterscheiden:

- *Methode A:* Der obstruierte Gefäßbereich wird unter Zuhilfenahme eines geeigneten Selektivkatheters passiert. Nach erfolgreicher intraluminaler Passage wird ein gerader Ballonkatheter nachgeführt.

- *Methode B:* Mit einem entsprechend vorgeformten, relativ starren Führungskatheter wird der Gefäßbereich sondiert. Ein kleinerer, innen liegender Ballonkatheter wird koaxial durch den Außenkatheter vorgeschoben (auch Mutter-Tochter-System genannt).
- *Methode C:* Zur Sondierung von spitzwinklig abgehenden Gefäßen wird ein bereits vorgeformter (z.B. Sidewinder-Konfiguration) Ballonkatheter verwandt. Der sonst übliche Katheterwechsel entfällt.
- *Methode D:* Die primäre Passage und anschließende Dilatation erfolgt mit einem Führungsdraht, auf den außen ein Dilatationsballon montiert ist (Tegtmeyer 1988).

Eine qualitativ hochwertige prätherapeutische Arteriographie gestattet die exakte Vermessung und Markierung der Obstruktion. Eine (i.v.-DSA) als Voruntersuchung reicht zur definitiven Therapieentscheidung nicht aus. Zwar kann bereits in der ambulanten Phase ein Therapieplan aufgestellt werden, das Ergebnis der i.v. DSA muß jedoch obligat durch eine arterielle Darstellung prätherapeutisch überprüft werden. Bei angiographisch nicht eindeutigen Befunden kann insbesondere im Beckenbereich eine blutige transstenotische Druckmessung erfolgen. Ein Ruhegradient von ≥ 20 mmHg gilt als hämodynamisch relevant. Belastungsbedingungen lassen sich z.B. durch i.a. Gabe von Vasodilatanzien (z.B. 20 mg Tolazolin-Lsg; 20 ml Papaverin) imitieren. Ein Druckgradient von mindestens 18 % soll nach Peene et al. (1989) die Therapiebedürftigkeit anzeigen.

7.2.2
Perkutane transluminale Angioplastie der Aorta abdominalis

Art und Häufigkeit abdomineller Aortenobstruktionen, Indikationen und Kontraindikationen zur PTA der Aorta abdominalis

Isolierte arteriosklerotische Stenosen und Verschlüsse der infrarenalen Aorta (s. Abschn. 10.3.1) sind seltener als periphere Obstruktionen (DeBakey 1985). Fokale Einengungen der Aorta abdominalis ohne nachgeschaltete Veränderungen werden insbesondere bei menopausalen Patientinnen mit langjährigem Nikotinabusus und auffallend kleinkalibrigen Gefäßen beobachtet. DeLaurentis et al. (1978) führten 204 aortoiliakale Gefäßrekonstruktionen bei Patienten mit arteriosklerotischen Läsionen durch. 18 (8,8 %) wiesen eine auffällige Verschmälerung der Aorta abdominalis und/oder der Beckenstrombahn auf. 17 der 18 Patienten waren Frauen mit mehrjähriger Raucheranamnese. Cronenwett u. Carett (1983) führten angiographische Vermessungen an der Aorta abdominalis durch. Sie wiesen nach, daß bei Frauen mit relativ kleinem Aortendurchmesser häufiger und früher umschriebene Aortenstenosen auftreten als bei Patientinnen mit normal weiter Aorta abdominalis. Isolierte Stenosen der suprarenalen Aorta abdominalis sind eine Rarität und werden überwiegend bei Patienten mit kongenitalen Koarktationen beobachtet.

Besonderheiten bei der technischen Durchführung der abdominellen Aorten-PTA

Die ersten Dilatationen in diesem Gefäßabschnitt wurden mit singulären, konventionellen Ballonkathetern durchgeführt. Damit läßt sich eine partielle Gefäßerweiterung und Verbesserung der Hämodynamik erzielen. Eine vollständige Aufdehnung und Normalisierung der Druckverhältnisse ist jedoch mit einem 10-mm-Ballon, auch in Anbetracht des schmalen Aortenkalibers, nur selten möglich. Abhilfe können größer dimensionierte Dilatationskatheter schaffen, die jedoch weniger (La Place-Gesetz) druckbelastbar sind und die Punktionsstelle stärker traumatisieren.

Die Arbeitsgruppe um Amplatz (Velasquez 1980) publizierte 1980 erstmals die sog. Kissing-Balloon-Technik. Dabei werden über beidseitige femorale Zugänge 2 Ballonkatheter im stenosierten Aortensegment plaziert und simultan gedehnt (Abb. 7.12). Die Katheter liegen in der Regel auch im Ostium der Iliakalarterien, so daß hier eine iatrogene Verlegung durch atherosklerotisches Plaquematerial verhindert wird. Die individuelle Anpassung der Ballongrößen an die jeweiligen Gefäßverhältnisse ist leichter möglich, es können höhere Dilatationsdrücke aufgebaut werden. Ein gewisser Nachteil liegt in der sich ergebenden ovalären Konfiguration des Gesamtquerschnitts. Dies wird dem meist kreisförmigen Aortendurchmesser nicht vollständig gerecht. Theoretisch läßt sich ein runderer Ballonquerschnitt u.a. durch transaxilläre (-femorale) Plazierung eines dritten Katheters erzielen. Dieses Vorgehen hat sich allerdings nicht allgemein durchgesetzt.

Früh- und Spätergebnisse

Die publizierten technischen Erfolgsquoten liegen zwischen 83,3 und 100 % (s. Tabelle 7.5). Als schwierig kann sich die Passage von hochgradigen, exzentrischen Stenosen erweisen. Dies erfordert den Einsatz geeigneter Führungsdrähte und seitliche bzw. schräge Aufnahmeprojektionen. Die Druckbelastbarkeit und Formstabilität moderner Ballonkatheter ist so hoch, daß sich hieraus keine Limitierung mehr ergibt. Um exzentrische Restenosen nicht zu

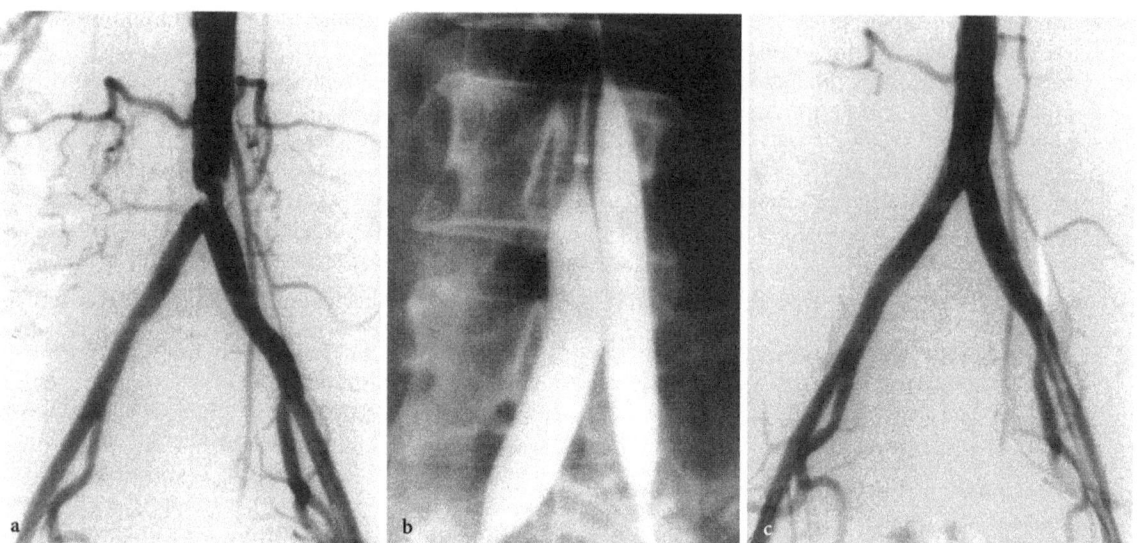

Abb. 7.12 a Vor Dilatation einer hochgradigen Aortengabelstenose, **b** während Dilatation in „Kissingballoon"-Technik, **c** nach Dilatation

Tabelle 7.5 Ergebnisse der PTA der Aorta abdominalis aus der Literatur

Autor	Jahr	PTA/ Patient	Alter	Geschlechts- verhältnis	Technischer Erfolg		Follow-up			Komplikationen
		n	(Mittel- wert)	(weiblich/ männlich)	+	−	(Monate)	n Patienten	n- RePTA/ n-Rez.	
Grollmann	1980	1	56	1/0	1	0	18	1	0	0
Velasquez	1980	1	55	1/0	1	0	108[a]	1	0	0
Kumpe	1981	3	50	3/0	3	0	–	–	–	0
Arbona	1983	3	53,3	2/1	3	0	14,7	3	0	0
Heeny	1983	6	57,3	6/0	5	1	4,5	4	0	0
Ingrisch	1983	12	51	5/7	12	0	11,4	12	1	Aortendissektion (n = 1) Embolie distal (n = 1) Hämatom (n = 1)
Olbert	1983	2	62,5	2/0	2	0	–	–	–	0
Renkin	1985	1	48	1/0	1	0	24	1	0	0
Tegtmeyer	1985	32[b]	55	10/22	30	2	14	28	3	Thrombose A. iliaca (n = 2) Embolie distal (n = 1)[c], Häm. (n = 1) Aneu. spurium (n = 1), Spasm. (n = 1)
Berger	1986	1	59	1/0	1	0	–	–	–	Aortenruptur
Charlebois	1986	14	50	13/1	14	0	16	14	1	Thrombose A. iliaca (n = 1)
Morag	1987	14	–	6/8	12	2	36	13	2	Embolie distal (n = 1) Thrombose A. iliaca (n = 1) Hämatom (n = 1)
Walstra	1987	1	29	1/0	1	0	30	1	0	0
Belli	1988	12	–	10/2	12	0	2–60	12	1	0
Gu	1988	9	27[d]	8/1	8	1	14,5	7	0	Aortendissektion (n = 1) Thrombose A. fem. (n = 1)
Odurny	1989	25	51	23/2	25	0	33	17	4	0
Yakes	1989	32	55	14/18	32	0	25	28	3	Myokardinfarkt (n = 1)
Gross-Fengels	1990	13	46	7/6 (6/1)[e]	13	0	8,4 Maximal 38	9	1	0
Gesamt		182		1,7/1	176	6 (3,3)	20,9	151	17 (11,3)	16 (8,8)[f]

[a]Siehe Tadavarthy 1989. [b]Überwiegend Stenosen im Bifurkationsbereich. [c]1 Doppelnennung. [d]Ausschließlich Pat. mit Takayasu-Arteriitis. [e]Bezogen auf Pat. mit isolierten Aortenstenosen. [f]OP-pflichtige Komplikationen (2,8 %); Mittelwerte gewichtet; Prozentangaben in Klammern. Rez. – Rezidiv.

übersehen, sollte unbedingt eine Kontrolle der arteriellen Druckgradienten erfolgen.

Bisher liegen nur einzelne Berichte über Langzeitverläufe nach aortaler PTA vor. Odurny et al. (1889) geben für ihre Patienten eine Fünfjahreserfolgsquote von 70 % an. Tegtmeyer et al. (1985) beobachteten nach durchschnittlich 14 Monaten bei 3 von 28 Patienten (10,7 %) ein Rezidiv. Aus der Literatur (s. Tabelle 7.5) berechnet sich 20,9 Monate nach aortaler PTA eine Rezidiv- bzw. Reinterventionsquote von 11,3 %. Die Arbeitsgruppe aus Minneapolis (Tadavarthy 1989) berichtete über einen 55jährigen Chirurgen, der auch 9 Jahre nach PTA einer bifurkationsnahen Aortenstenose keine Restenose aufwies und beschwerdefrei blieb. Störungen der Sexualfunktion durch Schädigung parasympathischer Ganglien konnten durch das radiologisch-interventionelle Vorgehen vermieden werden. Im eigenen Patientengut mußte eine Patientin 38 Monate nach PTA eines Aortenverschlusses erneut dilatiert werden. Inwieweit sich bei kurzstreckigen Aortenverschlüssen überhaupt eine Indikation zur PTA ergibt, ist noch unklar und müßte anhand weiterer Untersuchungen geklärt werden.

Komplikationen
Neben den üblichen Komplikationen, wie sie auch bei der PTA femoropoplitealer Obstruktionen auftreten können, sind bei der PTA infrarenaler Aortenstenosen schwerwiegende Gefahrenmomente zu beachten. Berger et al. (1986) beobachteten bei einer 59jährigen Diabetikerin 8 h nach technisch erfolgreicher Aorten-PTA eine progrediente abdominelle Schmerzsymptomatik mit hypovolämischem Schock. Die Ballongröße betrug 16 mm (2 × 8). Angaben zum maximalen Dilatationsdruck wurden nicht gemacht. Bei der sofortigen operativen Exploration fand sich eine ausgedehnte retroperitoneale Blutung. Die Aortenwand wies einen 3 cm langen Einriß auf. Die Autoren empfahlen bei der PTA von massiv verkalkten, exzentrischen Aortenstenosen ein äußerst umsichtiges Vorgehen.

Mäßige Schmerzen bei der Dilatation atherosklerotischer Läsionen gelten als Indikator einer ausreichenden Wandüberdehnung. Werden vom Patienten bei der Aorten-PTA Schmerzen angegeben, sollte der Dilatationsdruck nicht weiter erhöht werden (Heeny 1983). Eine prophylaktische Applikation von Analgetika und Hypnotika kann zu einer Maskierung dieser Beschwerden führen und ist nicht zu empfehlen.

Weitere Berichte über angioplastieinduzierte Aortenrupturen oder PTA-bedingte Todesfälle fanden sich in der Literatur nicht. Yakes et al. (1989) verloren 24 h nach aortaler PTA einen 76jährigen Patienten durch einen Myokardinfarkt. Obwohl von den Autoren kein direkter Zusammenhang mit der Angioplastie gesehen wurde, muß aufgrund der engen zeitlichen Beziehung dieses Ereignis als PTA-Komplikation geführt werden.

Auch eine Verlegung der Nierenarterien, der Spinalgefäße oder eine Okklusion der A. mesenterica inferior (AMI) könnte sich im Rahmen der Aorten-PTA ergeben. Über entsprechende Ereignisse wird jedoch in der Literatur nicht berichtet. Grollmann et al. (1980) beschrieben sogar die orthograde Perfusion einer vor Aorten-PTA nicht dargestellten AMI. Die Literaturübersicht (s. Tabelle 7.5) weist eine Komplikationsrate von 8,8 % aus, wobei in 2,8 % der Fälle operative Maßnahmen erforderlich wurden. Dies verdeutlicht, daß sich eine Aorten-PTA bei fehlender operativer Interventionsmöglichkeit verbietet und sie nur in enger Kooperation mit einer gefäßchirurgischen Institution durchgeführt werden sollte.

7.2.3
Perkutane transluminale Angioplastie der Becken-Bein-Strombahn

Obstruktionen in diesem Bereich der Becken-Bein-Strombahn sind in aller Regel atherosklerotisch bedingt. Ferner wurden erfolgreiche PTA von narbigen (postoperativen), entzündlichen, ergotamininduzierten und traumatischen Gefäßläsionen beschrieben (Mathias 1979; Berg et al. 1982; Wells 1986). Differentialdiagnostisch müssen nicht-arteriosklerotische Gefäßveränderungen wie fibromuskuläre Dysplasie, Ergotismus, Arteriiden (inklusive Endangiitis obliterans, Kollagenosen), zystische Adventitiadegenerationen und externe Gefäßkompressionen beachtet werden.

Technik der perkutanen transluminalen iliakalen und femoropoplitealen Ballonangioplastie
Unter sterilen Bedingungen wird nach Applikation von 10 ml eines Loaklanästhetikums in der Regel die A. femoralis communis punktiert. Die Entscheidung über ante- oder retrogrades Vorgehen sowie Anwendung der „Cross-over-Technik" richten sich nach Lokalisation und Ausmaß der Obstruktionen. Der transaxilläre Zugang wird aufgrund des höheren Risikos möglichst umgangen (Head 1972; Hessel 1981). Der Zugang über eine Punktion der A. poplitea hat sich bei den meisten europäischen Arbeitsgruppen nicht durchgesetzt. Die antegrade Punktion der A. femoralis communis wird zur Rekanalisation von vollständigen Verschlüssen der A. femoralis superficialis oder der A. poplitea erforderlich, da sich bei Anwendung der Cross-over-Technik (Bachmann et al. 1979) oder des transaxillären

Zugangs meist keine ausreichend starke Schubkraft auf die Katheterspitze übertragen läßt. Bei antegradem Vorgehen wird die A. femoralis communis so weit proximal wie möglich punktiert, wobei die Eintrittsstelle der Punktionsnadel in die A. femoralis communis eindeutig distal des Leistenbandes liegen muß. Wurde bereits eine prätherapeutische Angiographie angefertigt, kann der Arterienverlauf bzw. die Lage der Femoralisgabel anhand knöcherner Bezugspunkte bestimmt werden. In jedem Fall sollte die obere Femurkopfkontur als proximale Grenzlinie unter Durchleuchtungskontrolle auf der Haut markiert werden. Bei atypisch proximaler Lage der Femoralisgabel oder bei adipösen Patienten wird nahezu senkrecht punktiert, was jedoch das Einführen des Katheters erschwert. Die antegrade Punktion wird bei fettleibigen Patienten durch Unterpolstern des Gesäßes und Zurückziehen der erschlafften Bauchdecken erleichtert.

Gelingt die Punktion und ist ein deutlicher, pulsatiler Rückfluß zu beobachten, wird in der Regel ein 0,035" starker, gerader Newton-Draht eingeführt. Aus seiner Lage ist zumeist erkennbar, ob die medial verlaufende A. femoralis superficialis oder die A. profunda femoris sondiert wurde. Unter Umständen muß zur Sondierung des Superficialisabgangs ein leicht gebogener, 5-Charr starker Selektivkatheter (z.B. Multipurpose, Cordis) eingewechselt werden, der in die A. femoralis communis zurückgezogen und nach medial rotiert wird. Bei sehr ungünstigen Verhältnissen kann u.U. die direkte Punktion der A. femoralis superficialis notwendig werden.

In unübersichtlichen Situationen sind wiederholte Punktionen zu vermeiden und zunächst die Darstellung der Femoralisgabel von der Gegenseite, unter Einschluß von homolateral angehobenen Schrägserien vorzunehmen. Nach erfolgreicher Sondierung der A. femoralis superficialis verbleibt der 5-Charr-Diganostikkatheter zunächst im präokklusiven Abschnitt. Anhand der jetzt gewonnenen konventionellen Blattfilm- und/oder intraarteriellen DSA-Serien wird die Obstruktion exakt vermessen und markiert.

Daran schließt sich die kritischste Phase der Ballonangioplastie an: die primäre Passage der Obstruktion mit einem Führungsdraht. Dieses Manöver variiert in Abhängigkeit von der Morphologie der Obstruktion: bei konzentrischen Stenosen wird der 0,035" starke Bentson-Draht bevorzugt, der den Selektivkatheter um 10-15 cm überragen sollte. Bei exzentrischen Stenosen wird ein leicht gebogener Selektivkatheter eingeführt, der dem Führungsdraht (Bentson, Newton) die gewünschte Richtung gibt. Hierbei überragt der Führungsdraht den Katheter um 3-5 cm. Ferner können steuerbare Führungsdrähte eingesetzt werden. Erst nachdem der Führungsdraht die Stenose passiert hat, wird der Selektivkatheter nachgeführt.

Etwas abweichend gestaltet sich das Vorgehen bei vollständigen Verschlüssen. Zunächst wird ein weicher 5-Charr-Multipurpose-Katheter mit 20-45° gebogener Spitze unmittelbar vor der Okklusion plaziert und so rotiert, daß die Katheterspitze in Richtung auf das zu erwartende originäre Gefäßlumen zeigt und von etwaigen Kollateralgefäßen abgewandt ist. Zur Passage des Verschlusses überragt der gerade 0,035" starke Führungsdraht den Katheter um 1-3 cm. Wird ein J-förmig gebogener Draht mit kleinem Innenradius (z.B. 1,5 mm) verwandt, hat sich ein gemeinsames Vorführen von Draht und Katheter bewährt. Auf den primären Einsatz von steiferen 6-Charr- und 7-Charr-Kathetern wird aufgrund der höheren Perforationsgefahr möglichst verzichtet. Geeignete Ballondimensionen werden individuell aufgrund der exakten angiographischen Vermessung festgelegt (s. Tabelle 7.6). Nur so lassen sich Über- oder Unterdilatationen vermeiden.

Für die Beckenstrombahn unterscheidet sich das Vorgehen bei homolateraler Punktion insofern, als die prätherapeutische Angiographie erst nach Passage der Stenose erfolgt. Ferner wird, insbesondere bei angiographisch unklaren Befunden, der arte-

Tabelle 7.6 Ballondimensionen bei aortoiliakalen und femoropoplitealen PTA.

Gefäßgebiet	Ballondurchmesser Bereich [mm]	Mittelwert [mm]	Ballonlänge Bereich [cm]	Mittelwert [cm]
Aorta abdominalis[a]	18-22	20,5	3- 4	3,8
A. iliaca communis	8-12	9,1	2- 8	4,2
A. iliaca externa	7-10	8,6	2- 8	4,4
A. femoralis communis	7- 9	8,0	2- 4	3,8
A. femoralis superficialis	5-10	6,8	2-10	7,7
A. poplitea	4- 7	5,5	2-10	7,2

[a] Bei "Kissing-Balloon-Technik": Summe beider Ballonkatheter.

rielle Druckgradient über der Stenose bestimmt. Aortale bzw. aortoiliakale Stenosen können die Anwendung der sogenannten „Kissing-Balloon-Technik" erfordern (s. oben). Nach Abschluß der Angioplastie ist die angiographische Darstellung des Dilatationsbereichs und des distalen Abstromgebiets obligat. Bei Beckenstenosen kann im Rückzug die Bestimmung des arteriellen Restgradienten erfolgen.

Technische Ergebnisse der iliakalen und femoropoplitealen PTA

Es muß zwischen Stenosen und Verschlüssen des femoropoplitealen und iliakalen Stromgebiets unterschieden werden. Zur technischen Durchführbarkeit von Ballonangioplastien finden sich in der Literatur folgende Angaben (Barnes 1982; Gailer 1983; Schneider et al. 1983; Zeitler et al. 1983 a; van Andel 1985; Krepel 1985; Gardiner 1986; Roth et al. 1988):

- Stenosen der A. iliaca communis und externa 84–97 %
- Verschlüsse der A. iliaca communis und externa 40–70 %
- Stenosen der A. femoralis superficialis oder der A. poplitea 80–96 %
- Verschlüsse der A. femoralis superficialis oder A. poplitea ≤ 3 cm 89 %
  ≤ 10 cm 86 %
  ≥ 10 cm 26–50 %

Nur zum Teil wird jedoch von den Autoren zwischen technischer Durchführbarkeit der PTA und klinischem Frühergebnis unterschieden. In jüngeren Arbeiten liegt die klinische Versagerquote meist um 1–2 % über der technischen (Barnes 1982). Erschwert war die technische Durchführung insbesondere bei femoropoplitealen Verschlüssen über 8 cm Länge. Hier fiel die technische Erfolgsquote auf 60 % ab, wobei femoropopliteale Verschlüsse bis 2 cm ausnahmslos rekanalisiert werden konnten. Die technische Erfolgsquote von femoropoplitealen Stenosen betrug knapp 80 %, wobei Dilatationen von multiplen, hintereinander geschalteten, exzentrischen Stenosen häufiger mißlangen, d.h. kurzstreckige Verschlüsse der A. femoralis superficialis ließen sich häufiger rekanalisieren als multiple, hintereinander geschaltete Stenosen.

Abbildung 7.13 zeigt die relativen Häufigkeiten der technisch durchführbaren femoropoplitealen PTA in Abhängigkeit von der Verschlußlänge.

Klinische Ergebnisse

Von großer Bedeutung für die klinischen Nachuntersuchungen sind Dopplerindizes (s. Abschn. 4.3) und die ergometrisch bestimmte Gehstrecke (Kauf-

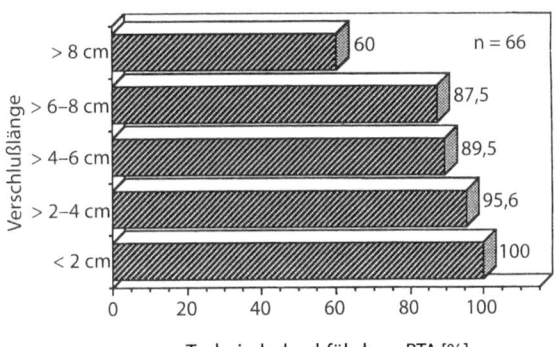

Abb. 7.13 Technische Durchführbarkeit in Abhängigkeit von der Länge femoropoplitealer Verschlüsse

mann 1982). Unmittelbar nach PTA kann der Doppler-Verschlußdruck durch homolateral angelegte Druckverbände oder Hämatome zu niedrig bestimmt werden. Auch die Gehstrecke kann 1–2 Tage nach PTA durch Schmerzen im Punktionsbereich noch eingeschränkt sein. Es finden sich die höchsten Dopplerindizes in der Regel 3 Monate nach PTA (Abb. 7.14). Ein protrahierter Anstieg in den ersten Monaten ist durch den einsetzenden Trainingseffekt erklärbar. Gallino et al. (1984) sahen ebenfalls nach iliakaler und femoropoplitealer PTA einen signifikanten Anstieg des Doppler-Verschlußdrucks, der größtenteils über 2 Jahre anhielt.

Über die Spätergebnisse der PTA von Becken-Bein-Arterien liegen in der Literatur unterschiedliche Angaben von (Martin 1981; Flanigan 1982). Zum Teil beziehen sich die Autoren lediglich auf die subjektiven Angaben der Patienten. Häufig wurden Rezidive nur anhand der Doppler-Verschlußdruckmessung, der Laufbandergometrie oder des Pulsstatus diagnostiziert (van Andel 1985; Krepel 1985). Nur in einzelnen Studien wurden routinemäßig an-

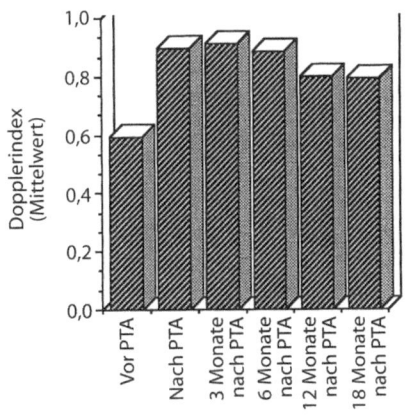

Abb. 7.14 Verlauf der Doppler-Indizes vor und nach PTA

giographische Spätkontrollen durchgeführt (Roth 1983; Schwarten 1984; Gross-Fengels 1989; Strauss et al. 1995). Die Langzeitergebnisse variieren in Abhängigkeit von Lokalisation und Ausmaß der Obstruktionen. Für iliakale Stenosen wurden z.B. von Schneider et al. (1983) folgende Durchgängigkeitsraten nach PTA genannt:

- 12 Monate nach PTA   89,4 %
- 24 Monate nach PTA   86,5 %
- mehr als 24 Monate nach PTA 84,6 %

Diese Werte wurden zum Teil in jüngeren Arbeiten noch übertroffen. So berichteten van Andel et al. (1985) über eine Durchgängigkeitsrate von 90 % 4 Jahre nach iliakaler PTA. Schwarten et al. (1984) konnten angiographisch 24 Monate nach iliakaler PTA eine Durchgängigkeitsrate von 89 % aufzeigen. Ein klinisches Beispiel zeigt Abb. 7.15 a und b. Für das femoropopliteale Stromgebiet sind die Literaturangaben ungünstiger: die Durchgängigkeitsraten liegen um ca. 10–15 % unter denen der Beckenstrombahn. Ein klinisches Beispiel ist in Abb. 7.16 a–c gegeben. Für die PTA femoropoplitealer Verschlüsse gab Rieger (1984) folgende Offenheitsraten an:

- 12 Monate nach PTA   72,7 %
- 24 Monate nach PTA   69,2 %
- 3 Jahre nach PTA   69,1 %

Eine Zusammenfassung der Offenheitsraten bis zu 5 Jahre nach PTA zeigen die Tabellen 7.7 und 7.8.

In der Untersuchung von Krepel et al. (1985) traten 66 % aller Restenosen oder Reverschlüsse innerhalb der ersten 12 Monate auf. Für das Langzeitergebnis werden folgende Punkte als prognostisch günstig angesehen: (Schmidtke 1978; Kadir 1983; Krings 1983; Probst 1983; Gallino 1984):

- fehlender bzw. geringer (< 15mmHg) arterieller Druckgradient nach PTA,
- angiographisch glatte Wandkonturen nach PTA,
- konzentrische Lage der Obstruktion,
- ausreichender peripherer Abstrom nach PTA,
- initial deutlicher Anstieg des Dopplerverschlußdrucks,
- Begrenzung der zu behandelnden maximalen Verschluß- bzw. Stenoselänge auf 3 cm,
- Verringerung von Risikofaktoren,
- intensives Gehtraining nach PTA.

Murray et al. (1987) beobachteten bei Patienten mit multiplen, über 7 cm langen femoropoplitealen Stenosen 6 Monate nach PTA eine hohe Okklusionsrate (76,9 %), die signifikant über der von Verschlüssen (14,1 %) lag. Auf die insgesamt deutlich schlechteren Behandlungsergebnisse der PTA bei Diabetikern haben mehrere Arbeitsgruppen hingewiesen (Mahler 1990). Die Langzeitergebnisse der „patency" bzw. „cure-rate" liegen bei Patienten mit Diabetes mellitus um bis zu 27 % unter denen der Vergleichsgruppe (Sammelstatistik in Mahler 1990).

In einer neueren prospektiven Analyse der Fünfjahresoffenheit nach PTA von 274 Beckenarterienstenosen und 508 Stenosen und Verschlüssen der femoropoplitealen Strombahn arbeiteten Strauss et al. (1995) folgende Hauptdeterminanten heraus: Die kumulative Offenheitsrate der Iliaka-PTA betrug nach 5 Jahren bei Nichtdiabetikern 53 % und bei Diabetikern 21 % (p < 0,05). Exraucher hatten nach 5 Jahren mit 72 % eine signifikant höhere Offenheitsrate als Weiterrauchende mit 36 %. Die entsprechenden Offenheitsraten nach PTA der femoropoplitealen Strombahn waren 21 % (Nichtdiabetiker) und 9 % (Diabetiker) bzw. 41 % (Exraucher) gegenüber 10 % (Raucher). Beim guten Run-off

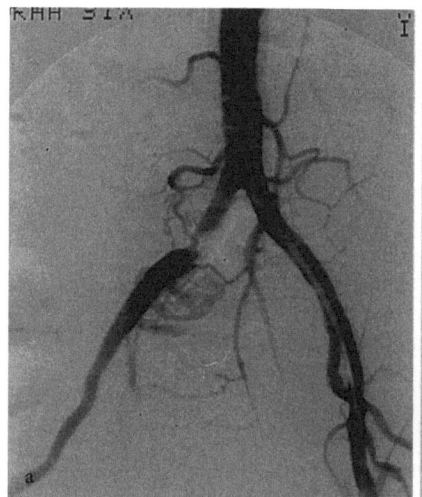
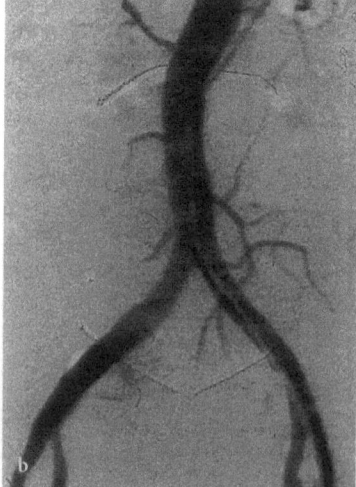

Abb. 7.15 a, b
Pat. Sch. P. 82 Jahre
a i.a.-DSA des Beckens. Umschriebene, hochgradige Stenose der rechten A. iliaca communis mit poststenotischer Dilatation
b i.a.-DSA nach PTA. Ballondurchmesser 10 mm. Glatte Wandkonturen ohne Reststenose. Die Kontrollangiographie (ohne Abbildung) 6 Monate nach PTA zeigte ein unverändertes Bild

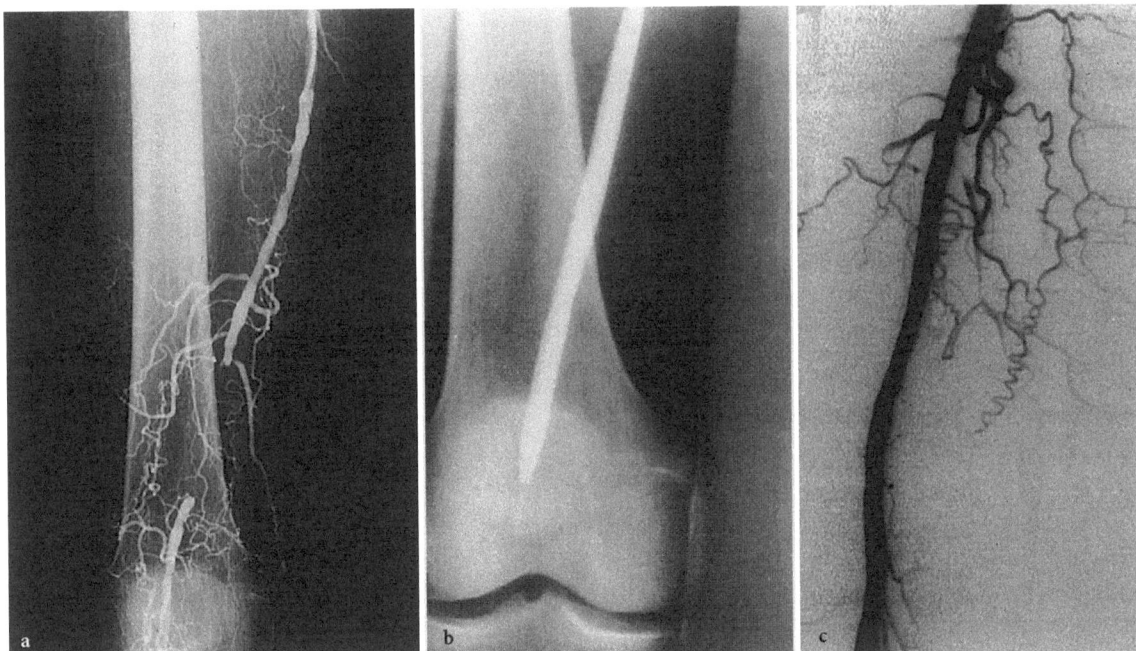

Abb. 7.16 a–c WB. 81 Jahre.
a 7 mm langer Verschluß im Übergangsbereich von der distalen A. femoralis superficialis zum I. Poplitea-Segment
b Lage des Dilatationsballons (8 cm lang, 6 cm Durchmesser)
c i.a.-DSA nach PTA: Vollständige Rekanalisation mit glatten Randkonturen

($\geq$ 2 offene Unterschenkelarterien) war die Offenheit mit 22 % signifikant besser (p < 0,05) als bei schlechter Ausstrombahn mit 0–1 offener Unterschenkelarterie (5 %).

Inwieweit sich das Langzeitergebnis nach PTA durch eine medikamentöse Zusatztherapie verbes-

Tabelle 7.7 Initialer Erfolg und primäre Offenheitsraten (in %) bis 5 Jahre nach PTA von Iliakastenosen (und -verschlüssen), ohne Berücksichtigung der Fontaine-Stadien

Autor	Jahr	n	Initialer Erfolg	Offenheitsraten 6 Monate	1 Jahr	2 Jahre	3 Jahre	4 Jahre	5 Jahre	L.T.
Motarjeme	1980	66			100	100	93			+
Zeitler	1980	272	90,8							Ø
Freiman	1981	120	90,8		86	83				+
Spence	1981	160			93,8	82,2	79,4			+
Barnes	1982	635[a]	92							Ø
Gallino	1982	50					87			+
Schneider	1982	200	93		89,8	86,5	85,2		84,6	+
Colapinto	1983	184			81,0	78,0	78,0			+
Kadir	1983	141	95,7		91,3		89			Ø
Katzen	1983	105			95,1	95,0	93,0			+
Krings	1983	659	86							
Mathias	1983	255					75,9		73,0	+
Olbert	1983			90,5	84,8	72,4	66,6			Ø
Zeitler	1983 a	195					72,0			+
Schwarten	1984	50				89				Ø
Andel	1985	194	96		97,8	94,5	93,5		90,3	+
Gardiner	1986	210	93							Ø
Minar	1986	62	88,7		92					Ø
Johnston et al. (Toronto-Studie)	1993	580			77	67	61	58	54	+
Wilson et al.	1989				78	74	67	62		+
Jorgensen et al.	1988			82	80	69	60			+
Strauss et al.	1995	274			79	67	58	55	49	+

[a] Sammelstatistik. *L.T.* Life-Table (prospektive Beobachtung).

Tabelle 7.8 Initialer Erfolg und Offenheitsraten (in %) bis 5 Jahre nach PTA von femoropoplitealen Verschlüssen (und Stenosen), ohne Trennung der Fontaine-Stadien, Verschlußlänge und Ausstromverhältnisse

Autor	Jahr	n	Initialer Erfolg	Offenheitsraten 6 Monate	1 Jahr	2 Jahre	3 Jahre	5 Jahre	L.T.
Grüntzig	1977	100					72,0		
Zeitler	1980	625	84,8						∅
Freiman	1981	88	93		75	67			∅
Martin	1981	46			68,2	68,2			
Spence	1981	122			79,6	74,9	69,6		+
Barnes	1982	1155[a]	87						
Gallino	1982	200			72,0	71,0	69,0		+
Schneider	1982	682			74,0	69,3	68,8	68,8	+
Colapinto	1983	108			60,0	58,8	58,8		+
Gailer	1983	2337[a]	87	84	79	74	67	64	∅
Zeitler	1983a	286					64,5		
Krepel	1985	164	84		80,9	77,2	70,4		+
Gardiner	1986	119	89,9						∅
Minor	1986	123	88,7		70				∅
Strauss	1995	508			68	51	42	27	+

[a] Sammelstatistik. *L.T.* Life-Table (prospektive Beobachtung).

sern läßt, ist noch nicht entschieden und derzeit Gegenstand weiterer Studien (s. auch Kap. 14). In der Regel wird eine Vor- und Nachbehandlung mit Thrombozytenaggregationshemmern empfohlen, eine Antikoagulation mit Kumarinderivaten kann bei stark reduziertem peripherem Abstrom erfolgen (Zeitler 1973, 1976; Hess 1982; Cunningham 1984; Katzen 1984; Brewer 1988).

Einer besonderen Erwähnung bedarf die PTA der A. profunda femoris. Diese Arterie ist die wichtigste Kollaterale im Falle femoro-poplitealer Verschlüsse (s. Abschn. 10.3.3). Entsprechend bedeutsam kann die Angioplastie hämodynamisch wirksamer Stenosen sein, die nicht selten eine kritische Ischämie abwenden kann (Übersicht bei Hoffmann et al. 1992).

Komplikationen der iliakalen und femoropoplitealen PTA

Im Rahmen einer PTA kann es zu systemischen und lokalen Komplikationen kommen (Tabelle 7.9). Ein Vergleich der Literaturangaben wird durch unterschiedliche Definitionen erheblich erschwert. Zum Teil werden nur operationspflichtige Komplikationen genannt und konservativ beherrschbare nicht aufgeführt.

Die Häufigkeitsangaben über *operationspflichtige Komplikationen* liegen in der Literatur zwischen 0,76 und 6,6% (Kadir 1983; Gardiner 1986; Roth 1988; Tegtmeyer 1985; Tabelle 7.10). Zumeist werden Werte von 2-3% genannt (Brunner 1975; van Andel 1985; Gallino 1984; Krepel 1985; Seyfert 1983; Zeitler 1982; Arfvidsson 1983). Lokale Komplikationen im Angioplastiebereich traten bei Gardiner et al. (1986) relativ häufiger bei peripheren Dilatationen auf. Die Beckenstrombahn war in 5%, die A. femoralis superficialis in 6% und die A. poplitea einschließlich distaler Äste in 19% betroffen. Die Arbeitsgruppe um Zeitler konnte für operationspflichtige Komplikationen darüber hinaus eine Stadienabhängigkeit aufzeigen. Iliakal kam es bei Patienten im Stadium II in 0,76% und im Stadium III und IV in 2,5% zu entsprechenden Vorkommnissen. Für Angioplastien im femoropoplitealen Abschnitt wurden in Abhängigkeit vom Stadium 2,1% und 3,3% angegeben (Seyferth 1983). Ferner scheint bei Patienten mit einer chronischen Steroidmedikation die Gefahr einer Gefäßruptur im Rahmen der PTA erhöht zu sein (Baxter 1972).

Tödliche Komplikationen nach PTA der Becken-Bein-Arterien sind mit 0,07-0,3% sehr selten (Roth 1986; Beck 1988). Zumeist gingen sie auf Myokardinfarkte oder Lungenembolien zurück. Darüber hinaus sind Patienten durch schwere retroperitoneale Blutungen oder zerebrale Insulte gefährdet (Seyferth 1983). Ein Vergleich der tödlichen Verläufe radiologischer Interventionen und chirurgischer Verfahren im aortoiliakalen und femoropoplitealen Abschnitt ist kaum möglich, da das Ausmaß der Obstruktionen zu unterschiedlich ist: die PTA beschränkt sich in der Regel auf umschriebene, segmentäre Läsionen, während Bypassverfahren bei langstreckigen, oft multiplen Verschlüssen zur Anwendung kommen. Hinzu kommt, daß die Stadienverteilung in beiden Gruppen zu inhomogen ist. Randomisierte Studien über beide Verfahren liegen nur vereinzelt vor. Die Letalität rekonstruktiver Eingriffe im iliakofemoralen Abschnitt wird von Vollmar (1982) mit 0,4-4%, von Raithel (in Seyferth 1983) mit 0,7-2,9% angegeben. Damit liegt für diese Gefäßregion die Letalität chirurgischer Revaskularisationen etwa um den Faktor 10 über

Tabelle 7.9 Art und Häufigkeit der Komplikationen bei PTA der Becken-Bein-Strombahn

Ort der Komplikation	Art der Komplikation
Lokale Komplikationen	
– An der Punktionsstelle (3,2–6%)	Hämatom (Leiste, Axilla)
	Bauchdeckenhämatom
	Skrotalhämatom
	AV-Fistel
	Aneurysma spurium (gelegentlich sek. infiziert)
	Dissektion
	Thrombose (arteriell und/oder venös)
	Infektion
– Im Angioplastibereich (1–8%)	Parietale Thrombose
	Intramurales Hämatom
	Mobilisation von atherosklerotischem Wandmaterial mit partieller Lumenverlegung
	Gefäßruptur, Blutung
	Spasmus
– Distal oder proximal vom Angioplastiebereich (2–5%)	Spasmus
	Thrombose
	Dissektion (subintimale oder extravasale Lage)
	Embolisation (Thromben, atherosklerotisches Wandmaterial, Katheterfragmente)
Systemische Komplikationen (unter 1%)	Angina-pectoris-Anfall, Myokardinfarkt
	Transitorische zerebrale Ischämie, Apoplex
	Lungenembolie
	Akutes Nierenversagen
	Schwere allergoide Kontrastmittelreaktion
	Sepsis
	Disseminierte intravaskuläre Koagulopathie (DIC)

dem der PTA. In weiteren Arbeiten wurde u.a. auf die geringere Invasivität, die Vermeidung einer Intubationsnarkose, den gefäßerhaltenden Charakter und die 3- bis 4fach niedrigeren Kosten der PTA hingewiesen (Kinnison 1985; Vitek 1986).

Vergleich PTA vs. operative Maßnahmen bei atherosklerotischen Obstruktionen der Becken-Bein-Strombahn

Retrospektive oder nichtrandomisierte Studien erlauben zur Frage der Effektivität und des Behandlungsrisikos jedoch eine bedingte Aussage. Die Amerikanische Gesellschaft für Gefäßchirurgie führte erstmals eine prospektive randomisierte Untersuchung durch (Wilson 1989). In diese Studie wurden 255 symptomatische Patienten aufgenommen, die sich primär sowohl für eine operative Therapie als auch für eine PTA eigneten. Der angiographisch dokumentierte Grad iliakofemoraler Stenosen betrug mehr als 80%, die maximale Verschlußlänge wurde mit 10 cm festgelegt. Der Doppler-Verschlußindex lag bei 0,90 oder weniger. Die Ergebnisse dieser Studie sind in Tabelle 7.11 zusammengefaßt.

Tabelle 7.10 Komplikationen der PTA im einzelnen – Literaturübersicht (Autoren in alphabetischer Reihenfolge)

Art	Andel 1985[a]	Barnes 1982[b]	Beck 1988	Freiman 1981	Gardiner 1986	Kadir 1983	Krepel 1985	Zeitler 1982
Hämatom (z.T. operationspflichtig)	1,0	2,0	0,6		4,0	7,1	2,3	2,6
Dissektion (Bypass erforderlich)				0,9				
Gefäßruptur			0,3	0,5	0,4			0,3
Thrombose, Embolie	1,5	4,0	0,7	3,0	4,2		4,7	3,0
Infektion, Sepsis			0,1	0,5				
Amputation			0,2					
Aneurysma spurium		0,5			0,3			0,7
Akutes Nierenversagen				1,5		0,9		
Operations-, intensivpflichtige Komplikationen	2,0	4,0	2,9		3,0	1,8	1,6	2,5
Letalität			0,07					0,1

[a] ausschließlich PTA der Beckenstrombahn.
[b] PTA A. renalis enthalten.

Tabelle 7.11
Vergleich der Ergebnisse zwischen gefäßchirurgischer Intervention und PTA. (Aus Wilson 1989)

	Interventionell therapiert n = 129	Chirurgisch therapiert n = 126
„Frühversager"	20/129	9/126
Komplikationen	17,1 %	13,5 %
– Blutung	12	
– Perforation	8	
– Embolie	2	
Mit dem Eingriff in Zusammenhang stehende Todesfälle	0/129	3/126
Doppler-Indizes		
– vorher	0,50	0,51
– Anstieg (Frühergebnis)	+ 0,28	+ 0,32
– Anstieg (nach 36 Mon.)	+ 0,30	+ 0,28
Klinischer Verlauf (nach 4,5 Jahren)		
– Patient amputiert	11	13
– Patient gestorben	22	28

Die Autoren kamen zu folgenden Schlußfolgerungen:

- Die PTA hat eine höhere technische Versagerquote.
- Bei Patienten, deren Gefäßläsionen sich sowohl für eine PTA als auch eine chirurgische Revaskularisation eignen, führen beide Behandlungsformen zu vergleichbaren hämodynamischen Ergebnissen.
- Die Zahl von Amputationen und Todesfällen ist nach 4,5 Jahren ebenfalls vergleichbar.
- Die klinische Verbesserung einer PTA hält ebensolange an wie das einer chirurgischen Revaskularisation.
- Nach technisch mißlungener PTA führt eine operative Korrektur zu einem zufriedenstellenden Ergebnis.

7.2.4
Perkutane transluminale Angioplastie der Unterschenkelarterien

Eine PTA der Unterschenkelarterien wird deutlich seltener durchgeführt als z. B. im iliakofemoralen Stromgebiet. In einer Multicenterstudie von Beck et al. (1988) entfielen 1,01 % der Eingriffe auf die kruralen Arterien. Zur Behandlung der Unterschenkelarterien kann bereits eine Bougierung mit einem 7-Charr-Katheter ausreichen (Roth 1988). Bewährt haben sich in jüngster Zeit 4,3-/5-Charr-Katheter mit niedrigem Ballonprofil sowie koronare Angioplastiematerialien (Schwarten 1988). Eine technische Verbesserung hat sich ferner durch sog. „balloons-on-the-wire" ergeben (Tegtmeyer 1988). Die klinische Praktikabilität dieses Systems muß jedoch nach einem größeren Patientengut geprüft werden. Nach Schwarten (1988) kann insbesondere bei infraglenoidalen PTA auf eine konsequente medikamentöse Zusatztherapie (Heparin i. a. Spasmolytika, ASS) nicht verzichtet werden (Tabelle 7.12).

Tabelle 7.12 Ergebnisse der PTA von Strombahnhindernissen im Unterschenkelarterienbereich

Autor	Jahr	PTA/Patient n	Technischer Erfolg [%]	Nachuntersuchungen Monate	% offen	Komplikationen n	[%]
Beck	1988	45	77,7	24–96	57,2	–[a]	
Brown	1988	12	75	1–22	54,5	3	25
Bruckenham et al.	1993	10	100	6	85		
Flueckiger et al.	1992	5	91	24	71		
Horvath et al.	1990	17	96	24	75		
Saab et al.	1992	9	100	24	77		
Schwarten	1988	98	95,9	24	86[b]	3	3
Wack et al.	1993	30	83	24	82		

[a] Nicht näher spezifiziert.
[b] 37 Patienten nachuntersucht.

Eine Indikation zur PTA der Unterschenkelarterien ergibt sich in der Regel nur im Stadium III oder IV (Übersicht bei Wack et al. 1994). Meist liegen Stenosen oder Verschlüsse an allen 3 Hauptästen vor. Gelingt die Rekanalisation eines Hauptastes, ist mit einer klinischen Besserung zu rechnen. Schwarten et al. (1988) konnten den mittleren Verschlußdruckindex von 0,27 (0,18–0,35) vor PTA auf 0,61 (0,18–0,87) nach PTA anheben. Die Extremität konnte bei 86 % der nachuntersuchten Patienten 2 Jahre oder länger erhalten werden. Aufgrund dieser günstigen Ergebnisse sahen die Autoren auch bei Patienten im Stadium II b u. U. eine Indikation zur kruralen PTA. Bei einem Großteil ihrer Patienten beobachteten sie nach erfolgreicher PTA eine Abheilung von ischämischen Ulzerationen. Ausgedehntere Amputationen wurden im weiteren Verlauf nur bei Patienten mit einem insulinpflichtigen Diabetes mellitus erforderlich.

7.2.5
Perkutane transluminale Angioplastie von Arterien der oberen Extremität

PTA der A. subclavia

■ **Art und Häufigkeit von Obstruktionen im Bereich der A. subclavia, Indikationen und Kontraindikationen zur PTA.**

Die Arterien des Aortenbogens sind seltener von *Verschlußprozessen* betroffen als die der Becken-Bein-Region. Janson et al. (1980) berichteten über extrakranielle arterielle Verschlußerkrankungen bei 176 Patienten mit klinisch manifestem Verschlußleiden der Becken-Bein-Arterien. Es fanden sich bei 63,6 % hämodynamisch relevante supraaortale Stenosen bzw. Verschlüsse. Vollmar (1982) beschrieb bei 74,5 % von 3788 Patienten mit zerebrovaskulärer Insuffizienz ein chirurgisch korrigierbares Strombahnhindernis. Davon war die Karotisbifurkation in 67,9 %, das Ostium der rechten und linken A. vertebralis in 22,4 bzw. 28,0 % der Fälle betroffen. Erst auf dem dritten Platz folgten Stenosen und Verschlüsse der linken und rechten A. subclavia mit 14,9 bzw. 9,2 %. Angiographisch war der Truncus brachiocephalicus in 4,8 % betroffen. Der folgenden Übersicht sind mögliche Ursachen von Stenosen und Verschlüssen der A. subclavia zu entnehmen, wobei die Arteriosklerose bei Patienten jenseits des 40. Lebensjahres mit Abstand die häufigste Ursache darstellt.

Im Bereich der supraaortalen Gefäße galt nach van Dongen (1981) die PTA bis vor wenigen Jahren, insbesondere aufgrund einer möglichen intrakraniellen Embolisation von aufgelagertem thrombotischen Material, losgelösten Plaquefragmenten oder Endothelpartikel als kontraindiziert. Verbesserte Angioplastiematerialien und zunehmende Erfahrungen der Untersucher mit der Methode im Bereich der unteren Extremitäten haben jedoch dazu geführt, daß supraaortale Anwendungsmöglichkeiten der PTA weiter geprüft wurden. Bachmann et al. (1980) in den USA und die Freiburger Gruppe um Mathias berichteten über erste positive Erfahrungen in der Behandlung von Stenosen im proximalen Subklaviaabschnitt (Mathias 1980). Darüber hinaus gaben erfolgreiche tierexperimentelle Untersuchungen (Mathias 1980, 1982) Anlaß zu weiteren klinischen Erprobungen (Basche 1983; Bean 1984; Motarjeme 1993).

Als *Indikationen* zur Subklavia-PTA gelten *Stenosen* folgender Genese:

- Arteriosklerose,
- fibromuskuläre Dysplasie,
- Takayasu-Arteriitis,
- radiogen.

Die klinische Indikation zur PTA von *Verschlüssen* oben genannter Genese wird kontrovers diskutiert. Ein Teil der Autoren lehnt eine PTA aufgrund der deutlich schlechteren Primärergebnisse und der höheren Gefährdung ab (Ringelstein 1986; Gross-Fengels 1989 a), während andere einen Behandlungsversuch in Anbetracht des noch höheren Risi-

---

Ätiologische Möglichkeiten von Subklaviastenosen und Verschlüssen (s. auch Abschn. 10.4)

Arteriosklerose,
fibromuskuläre Dysplasie (s. 66.2.4),
Takayasu-Arteriitis ⎫
Riesenzellarteriitis ⎭ (s. Kap. 16),
Endangiits obliterans (s. Kap. 11),
konnatale Gefäßanomalie (s. Kap. 66)
- Aplasie,
- Hypoplasie,
- Koarktation,
traumatische Gefäßveränderung (s. 19.3)
- Überdehnungsverletzung,
- intramurales Hämatom,
- Dissektion,
- parietale Thrombosierung,
- Spasmus,
Aortenbogenaneurysma
- Lues,
- Arteriosklerose,
- Aneurysma dissecans,
iatrogen (s. 19.4)
- Blalock-Taussig-Operation,
- Claget-Aorten-Isthmus-Operation,
- Gefäßligatur nach Verletzung,
- Strahlentherapie,
externe Gefäßkompression (s. 19.1)
- Halsrippe,
- Muskelhypertrophie,
- Tumor,
- Hämatom.

kos der operativen Revaskularisationen für berechtigt halten (Mathias 1987).

Als *Kontraindikationen* zur PTA der A. subclavia gelten:

- traumatische Gefäßveränderungen,
- Aortenbogenaneurysmen,
- Gefäßligatur nach Verletzung,
- externe Gefäßkompression.

In jüngster Zeit besteht die Möglichkeit der Stentimplantation, wodurch die interventionelle Therapierbarkeit von Subklaviaverschlüssen zugenommen hat (s. Abschn. 7.5).

■ **Technische Besonderheiten bei der PTA der A. subclavia.** Auf eine Applikation von Sedativa oder blutdruckwirksamen Pharmaka wird im Rahmen der Angioplastie verzichtet, um den neurologischen Zustand der Patienten nicht zu verschleiern und eine kontrastmittelinduzierte Mirkozirkulationsstörung nicht zu verstärken (Arlart 1988; Gross-Fengels 1987). Auf die exakte Anpassung von Gefäß- und Ballondurchmesser wird besonderer Wert gelegt. Ein Hereinragen des Dilatationsballons in den Aortenbogen läßt sich bei abgangsnahen Läsionen nicht immer vermeiden, während eine vorübergehende Okklusion des Vertebralisabganges in der Regel zu umgehen ist, ggf. aber in Kauf genommen wird. Bei abgangsnahen rechtsseitigen Subklaviastenosen erfolgt eine Begrenzung der jeweiligen Dilatationsdauer auf 20 s, um eine länger anhaltende Zirkulationsstörung im Truncus brachiocephalicus zu vermeiden. Eine sofortige und rasche Entleerung des Ballonkatheters wird sichergestellt.

Zur Subklavia-PTA wurde anfangs von einigen Untersuchern der transaxilläre Zugang favorisiert

Abb. 7.17 a-c A.C. 55 Jahre. **a** Stenose der A. subclavia links, **b** während Angioplastie, **c** nach PTA (antegrader Fluß in der li. A. vertebralis)

(Olbert 1983). Insbesondere bei rechtsseitigen Läsionen ergeben sich theoretische Vorteile, da der Katheterschaft nicht im Truncus brachiocephalicus liegen muß und so keine mechanische oder thrombembolische Strömungsbehinderung der A. carotis dextra resultiert. Bei transaxillärem Vorgehen kann jedoch die Punktion aufgrund der vorgeschalteten, proximalen Obstruktionen erschwert oder unmöglich sein. Subintimale Katheterlagen sind eher möglich und werden daher spät erkannt. Periphere Embolien wären aufgrund der Sondierungsrichtung und der lokalen Blutungsgefahr keiner lokalen Fibrinolysetherapie zugänglich. Durch eine kompressionsbedingte Erhöhung des peripheren Widerstands sollen bei axillärem Vorgehen darüber hinaus embolische ZNS-Komplikationen begünstigt werden (Becker 1989). Die Durchführung einer PTA von Subklaviastenosen über einen transaxillären Zugang muß daher auf außergewöhnliche Situationen beschränkt bleiben und in Kenntnis des deutlich erhöhten Risikos erfolgen. Der transaxilläre Zugang wird heute noch von einigen Autoren (Mathias 1987) zur Angioplastie von Subklaviaverschlüssen empfohlen, da sich zur Passage der Obstruktion eine stärkere Kraft auf die Katheterspitze übertragen läßt. Der transbrachiale Zugang über eine Arterieotomie der A. brachialis (Dorros 1984) hat sich bei europäischen Arbeitsgruppen nicht durchgesetzt.

■ **Früh- und Spätergebnisse.** Deutliche Unterschiede im technischen Primärerfolg bestehen zwischen vollständigen Verschlüssen und Stenosen der A. subclavia. Nach der Literaturübersicht waren Verschlüsse in nur 44,8 % rekanalisierbar. Die technische Erfolgsquote der PTA von Subclaviastenosen lag dagegen bei 95,2 %. Ein klinisches Beispiel gibt Abb. 7.17. Damit übersteigt die technische Erfolgsquote der Subclavia-PTA die der Becken-Bein-PTA (Tabelle 7.13).

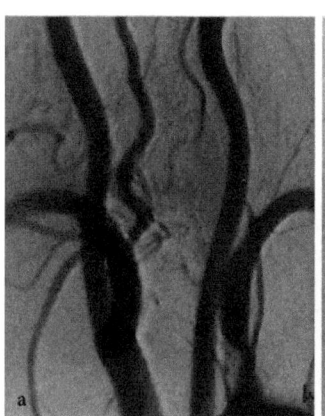
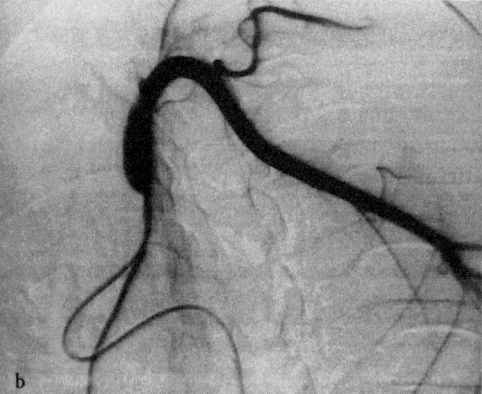
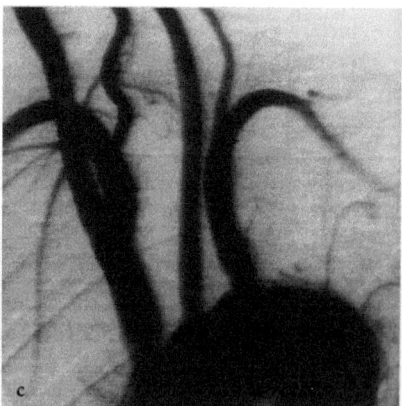

Tabelle 7.13 Technische Ergebnisse der Subklavia-PTA[a]

Autor	Jahr	Stenosen n_1	n_2	n_3	$[\%]_1$	Verschlüsse n_4	n_5	$[\%]_2$	Gesamt $[\%]_3$
Damuth	1983	9	9	9	100	0	0	–	100
Galichia	1983	6	6	6	100	0	0	–	100
Grote	1983	12	12	12	100	0	0	–	100
Zeitler	1984	17	15	13	87	2	0	–	76
Gordon	1985	8	8	5	63	0	0	–	63
Motarjeme	1985	21	16	16	100	5	0	0	76
Ringelstein	1986	30	26	25	96	4	1	25	87
Vitek	1986	13	13	13	100	0	0	–	100
Burke	1987	30	28	25	89	2	2	100	90
Kachel	1987	22	21	21	100	1	1	100	100
Mathias	1987	72	65	63	97	7	4	57	93
Wilms	1987	23	23	21	91	0	0	–	91
Arlart	1988	13	13	13	100	0	0	–	100
Düber	1989	23	17	16	94	6	5	83	91
Gross-Fengels	1989[a]	21	19	19	100	2	0	0	90
Gesamt		320	291	277	95,2	29	13	44,8	90,5

n_1 Anzahl Patienten/PTA.
n_2 Anzahl behandelter Stenosen.
n_3 Anzahl initial technisch erfolgreich behandelter Stenosen.
n_4 Anzahl behandelter Verschlüsse.
n_5 Anzahl initial technisch erfolgreich behandelter Verschlüsse.
$[\%]_1$ Initialer technischer Erfolg der behandelten Stenosen.
$[\%]_2$ Initialer technischer Erfolg der behandelten Verschlüsse.
$[\%]_3$ Initialer technischer Erfolg der behandelten Stenosen und Verschlüsse.
[a] Teilweise inklusive PTA von Stenosen des Truncus brachiocephalicus.

Die klinischen Ergebnisse müssen nach Beeinflussung der brachialen und vertebrobasilären Ischämiesymptomatik getrennt werden. eine Ischämiesymptomatik der oberen Extremität läßt sich, bei technisch erfolgreich durchgeführten perkutanen Angioplastien, in mehr als 90 % der Fälle vollständig aufheben oder zumindest deutlich bessern. Schwieriger ist offensichtlich die günstige Beeinflussung einer vertebrovasilären Insuffizienz, die in nur ca. 50 % gelingt. Brückmann et al. (1989) vermuten, daß hämodynamische Faktoren nur eine Ursache der vertebobasilären Insuffizienz repräsentieren und daß nicht darstellbare intrakranielle Gefäßveränderungen, neben der angiographisch erkennbaren Makroangiopathie, für die Manifestation der klinischen Symptome eine wichtige Rolle spielen.

In Tabelle 7.14 sind die angiologischen und angiographischen Spätergebnisse von 211 Patienten zusammengefaßt. Nach maximalen Beobachtungsintervallen von 18–60 Monaten wurden Restenosen, Reverschlüsse oder Reinterventionen bei 31 Patienten (14,7 %) beschrieben. Die Verschlechterungsrate liegt damit unter der von renalen oder femoro-

Tabelle 7.14 Klinische Spätergebnisse der Subklavia-PTA

Autor	Jahr	n	Maximale Nachuntersuchungen (Monate)	Reinterventionen Reverschlüsse/Restenosen
Galichia	1983	24	6	0
Zeitler	1984	52	17	2
Gordon	1985	36	5	1
Motarjeme	1985	60	16	0
Ringelstein	1986	18	24	5
Burke	1987	37	18[a]	3
Mathias	1987	45	61	7
Wilms	1987	60	21	3
Beck	1988	48	12	4
Düber	1989	77	21	4
Gross-Fengels	1989[a]	37	10	2
Gesamt		211		31 (14,7 %)

[a] Mittelwert.

poplitealen Interventionen. Beschwerdefrei oder gebessert waren bei den Nachuntersuchungen 70–75 % der Patienten (Ringelstein 1986; Mathias 1987). Rossi et al. (1988) verglichen retrospektiv bei insgesamt 29 Patienten mit Subklaviastenosen die Langzeitergebnisse der Subklavia-PTA und axilloaxillärer Umleitungen. Bis zum Ablauf von 3 Jahren waren die Ergebnisse in der PTA-Gruppe relativ besser, während sich nach 5 Jahren Vorteile in der chirurgisch versorgten Gruppe zeigten. Abbildung 7.17 zeigt eine erfolgreiche PTA einer Subklaviastenose.

■ **Komplikationen.** Die intrakranielle Embolisation parietaler Thromben oder atherosklerotischer Plaques könnte bei der supraaortalen PTA zu schweren, irreversiblen neurologischen Ausfällen führen. Zwei Umstände erklären, warum supraaortale Embolisationen bei perkutanen transluminalen Angioplastien von Subklaviastenosen offenbar keine nennenswerte Rolle spielen:

1. Mehr als 90 % der bisher behandelten Subklavialäsionen betrafen Stenosen und keine Gefäßverschlüsse. Die Gefahr distaler Embolisationen muß bei Verschlüssen als deutlich höher angesehen werden.
2. Bachmann et al. (1980) sahen angiographisch nach erfolgreicher PTA der A. subclavia, daß sich ein hirnwärts gerichteter Vertebralisfluß erst nach einer gewissen Verzögerung einstellt. Ringelstein u. Zeumer (1986) konnten anhand umfangreicher Doppler-sonographischer Untersuchungen zeigen, daß die Zeitspanne zwischen effektiver Wiedereröffnung des Subklaviasegments und Strömungsumkehr in der homolateralen A. vertebralis 25 s bis mehrere Minuten betragen kann. Dieser verzögerten Strömungsumkehr kommt eine wichtige Funktion bei der Vermeidung iatrogener Embolisationen in das homolaterale Vertebralisstromgebiet zu. Ferner kann zur Minderung eines intrakraniellen Embolierisikos ein armwärts gerichteter Fluß durch periphere, intraarterielle Applikation von Vasodilatanzien unmittelbar vor PTA verstärkt werden (Becker 1989).

Bei der Literaturzusammenstellung (s. Tabelle 7.15) von 320 Angioplastien der A. subclavia fanden sich keine Angaben über angioplastiebedingte Embolisationen hirnversorgender Gefäße. Lediglich Burke et al. (1987) berichteten über einen Patienten, bei dem es nach Abschluß der Angioplastie zur Embolisation in das Karotisstromgebiet mit irreversiblen neurologischen Ausfällen kam. Über Embolien der Digitalarterien wurde 3mal (0,4 %) berichtet. Kurzfristige neurologische Störungen (TIA) wurden 4mal als Komplikation einer Subklavia-PTA beschrieben.

Vitek untersuchte (1989), inwieweit Dilatationsmanöver in der A. subclavia in Höhe des Ostiums

Tabelle 7.15
Komplikationen der Subklavia-PTA (Häufigkeitsangaben in Klammern)

Autor	Jahr	n_1	n_2	Art der Komplikationen
Moore	1982	2	0	
Damuth	1983	9	0	
Galichia	1983	7	1	Hämatom (1)
Grote	1983	12	4	kurzzeitige TIA (2)
				Thrombose A. femoralis (1)
				Leistenhämatom
Olbert	1983	13	0	
Zeitler	1983	17	0	
Gordon	1985	8	0	
Motarjeme	1985	16	0	
Ringelstein[a]	1986	35	2	Digitale Embolie (1)
				Periphere Dissektion A. subclavia mit distaler Ischämie (1)
Burke	1987	30	2	Apoplex (1)
				Digitale Embolie (1)
Mathias	1987	72	1	TIA (1)
Wilms	1987	23	3	Verschluß A. axillaris (1)
				Digitale Embolie (1)
				Akute Schwindelattacke, "Synkope" (1)
Arlart	1988	13	0	
Rossi	1988	19	1	Verschluß der A. axillaris (1)
Düber	1889	23	1	Postpunktionelle Stenose der A. brachialis (1)
Gross-Fengels	1989	21	0	
Gesamt		320	15	(4,7 %)

n_1 Anzahl der Angioplastien.
n_2 Anzahl der Komplikationen.
[a] Inklusive 5 Re-PTA.

der A. vertebralis zur permanenten mechanischen Verlegung des Vertebralisabgangs führen. Bei 17 von 35 Subklavia-PTA mußte der Ballonkatheter auch entlang des Abgangs der Vertebralarterie plaziert werden. Eine untersuchungsbedingte Vertebralisokklusion beobachtete er bei keinem Patienten. Es erscheint somit sicher, den Ballonkatheter auch in Höhe des Abgangs der A. vertebralis zu entfalten. Äußerste Vorsicht ist jedoch bei rauhen, exzentrischen Stenosen angebracht, die sich auf das Ostium der Vertebralarterien fortsetzen.

Weitere, bedrohliche Komplikationsmöglichkeiten der Subklavia-PTA stellen Gefäßab- bzw. -einrisse dar. In der Literatur konnten keine Mitteilungen über ein derartiges Ereignis gefunden werden. Grote et al. (1983) führten bei ihren ersten 4 Patienten unmittelbar nach PTA eine Computertomographie durch. Hinweise für eine perivaskuläre Blutung fanden sie nicht.

Die Gefahr, daß der Führungsdraht bei älteren thrombotischen Verschlüssen nicht durch den Thrombus, sondern unkontrolliert intramural am Thrombus vorbeigleitet, muß bei Verschlüssen als hoch angesehen werden. Dies gilt insbesondere für Subklaviaverschlüsse, die bis an den Aortenbogen heranreichen und bei denen kein stummelförmiger Gefäßrest sondierbar ist. Es muß von einem deutlich erhöhten Gefährdungspotential bei der Behandlung derartiger Läsionen ausgegangen werden.

7.2.6
Perkutane transluminale Angioplastie des Truncus brachiocephalicus

Stenosen in diesem Gefäßgebiet lassen sich mit einer hohen technischen Erfolgsquote risikoarm behandeln. Zum Einsatz kommen in der Regel Dilatationsballons mit einem Durchmesser von 8–10 mm. Die jeweilige Dilatationsdauer ist auf 20 s zu begrenzen. Es empfiehlt sich eine 2- bis 3malige Wiederholung des Dilatationsmanövers. Wie bei der PTA der A. carotis ist die primäre atraumatische Passage der Stenose von entscheidender Bedeutung. Mathias et al. (1987) konnten 7 PTA-Versuche im Bereich des Truncus brachiocephalicus erfolgreich und komplikationslos abschließen. Entsprechende Mitteilungen machten u.a. Zeitler (1983) u. Vitek (1986). Die Angioplastie des Truncus brachiocephalicus betrifft eine vordere und hintere hirnzuführende Arterie. Daher sollte der Ballon nur kurzfristig gefüllt sein. Das endovaskuläre Verfahren weist (nach Kachel 1993) in 32 Fällen keine Komplikation und eine 100 %ige Rekanalisation auf. Ähnliches gilt für die Dilatation der proximalen A. carotis communis, in allen von 12 Fällen wurde ohne Komplikation ein normales Lumen erreicht (Mathias 1983).

7.2.7
Perkutane transluminale Angioplastie der A. axillaris und brachialis

Über die PTA von Läsionen der A. axillaris und/ oder der A. brachialis liegen nur einzelne Berichte vor (Novelline 1980; Beck 1988; Motarjeme 1993). Zum einen treten symptomatische atherosklerotische Gefäßveränderungen in diesem Bereich deutlich seltener als z. B. iliakofemorale auf. Ferner muß von einem höheren Behandlungsrisiko ausgegangen werden, da eine digitale Embolisation von atherosklerotischem Plaquematerial zu einer schwer behandelbaren, akuten Ischämie führen würde. Die Indikation zur PTA wird daher seltener gestellt.

7.2.8
Perkutane transluminale Angioplastie der Aa. mesentericae und des Truncus coeliacus

Chronische mesenteriale Durchblutungsstörungen manifestieren sich klinisch unter dem Bild der Angina abdominalis bzw. intestinalis. Die Patienten klagen über z. T. erhebliche postprandiale Schmerzen, die 15–30 min nach der Nahrungsaufnahme beginnen und mehrere Stunden anhalten können. Diese Beschwerden führen zum „Syndrom der kleinen Mahlzeiten" oder zur vorübergehenden Nahrungskarenz (Kappert 1987). Erhebliche Gewichtsverluste können die Folge sein. Neben Abmagerung treten Flatulenz, Koliken, Malabsorption und intestinale Mikroblutungen auf. In fortgeschrittenen Fällen neigt die ischämisch veränderte Mukosa zu Infektionen durch die Darmflora mit Ausbildung gangränöser Darmwandveränderungen (Glickmann 1980). Der Gefäßobstruktion liegt mehrheitlich eine generalisierte Arteriosklerose zugrunde. Seltener liegt die Ursache in einer fibromuskulären Dysplasie. Arteriitis (z. B. Polyarteriitis nodosa, Lupus erythematodes, Dermatomyositis, Purpura Schoenlein-Henoch) oder Koarktation (Glickmann 1980). Differentialdiagnostisch müssen ferner Aortendissektionen, Bauchaortenaneurysmen mit Verlegung der Viszeralarterien sowie tumoröse Gefäßeinengungen („Encasement"), z.B. beim Pankreaskarzinom, berücksichtigt werden. Weiter muß eine externe Gefäßkompression in Betracht gezogen werden. Hier ist das Syndrom des Ligamentum arcuatum zu nennen. Durch dieses Ligament des Diaphragmas kommt es zur Kompression des Truncus coeliacus von kranioventral (s. auch Abschn. 19.1.3). Neben einer chronischen Irritation des Plexus coeliacus bilden sich im weiteren Verlauf fibrotisch fixierte Gefäßstenosen aus (s. auch 19.1.3).

Aufgrund der multiplen Kollateralwege wird i. allg. gefordert, daß 2 Hauptgefäße Obstruktionen aufweisen müssen, bevor sich die klinische Symptomatik einer chronischen mesenterialen Ischämie ausbilden kann (Martin 1986). Die prätherapeutische Angiographie erfordert ein transarterielles Vorgehen. Neben sagittalen Projektionen kann auf seitliche u. U. schräge Einstellungen zur Darstellung von Abgangsstenosen nicht verzichtet werden.

Indikationen zur PTA

Eine Indikation zur PTA kann sich bei Patienten mit chronischer Angina abdominalis und arteriosklerotisch, fibromuskulär oder entzündlich bedingten Obstruktionen ergeben. Das Syndrom des Ligamentum arcuatum bietet sich für eine PTA weniger an (Martin 1986). Ein PTA-Versuch ist bei den zuerst genannten Veränderungen nach Prüfung der technischen Durchführbarkeit und unter Berücksichtigung der relativ hohen Operationsletalität in Abhängigkeit von der Schwere des Krankheitsbildes gerechtfertigt. Über die PTA im Stadium der akuten Darmischämie liegt nur eine kasuistische Mitteilung vor (Van Deinse 1986).

Technik der PTA

Eine Freiprojektion der Ostien muß u. U. auch durch Einsatz von Schrägeinstellungen gewährleistet sein. Besondere Aufmerksamkeit muß zusätzlich bestehenden distalen Obstruktionen geschenkt werden (Arteriosklerose, Arteriitis), durch die der Behandlungserfolg eingeschränkt werden kann. Hierfür und zur genaueren Beurteilung der Kollateralwege sind prätherapeutisch Selektivdarstellungen anzufertigen. Zur Besserung der Ischämiesymptomatik reicht in der Regel die erfolgreiche PTA eines obstruierten Hauptstamms aus. Hierbei wird die technisch einfacher zu behandelnde Läsion zuerst angegangen. Zur Sondierung eignen sich besonders 5- bzw. 6-Charr-Sidewinder- oder Cobrakatheter. Ein sehr steil nach kaudal gerichteter Gefäßabgang, z. B. der A. mesenterica superior, kann ein transaxilläres Vorgehen erzwingen. Die Sondierung der Obstruktion muß möglichst atraumatisch erfolgen. Die Ballongröße wird so gewählt, daß sie dem Durchmesser des zu sondierenden Gefäßes entspricht oder diesen um 1 mm übersteigt (Martin 1986). Neue 5-Charr-Dilatationskatheter scheinen auch bei der PTA von Mesenterialarterien durch ihr niedriges Profil Vorteile zu bieten. Die medikamentöse Zusatztherapie mit Heparin und Thrombozytenaggregationshemmern unterscheidet sich nicht von der sonst üblichen Pharmakotherapie.

Ergebnisse der PTA

Tabelle 7.16 faßt die Ergebnisse von 53 PTA bei Angina abdominalis zusammen. Nur wenige Autoren können über mehrere Interventionen berichten, überwiegend handelt es sich um kasuistische Mitteilungen. Mehr als 90% der behandelten Patienten wiesen unmittelbar nach PTA eine Besserung der klinischen Symptomatik, z. T. auch völlige Beschwerdefreiheit auf. Odurny et al. (1988) sahen

Tabelle 7.16 Kasuistische Berichte über die PTA der Aa. mesentericae und des Truncus coeliacus (*AMS* A. mesenteric superior, *TC* Truncus coeliacus)

Autor	Jahr	PTA/Patienten	Technisch erfolgreich	Komplikationen	PTA-Lokalisation
Furrer	1980	1	1	Axillarevision (1)	AMS
Uflacker	1980	1	1	0	AMS
Novelline	1980	1	1	0	AMS
Saddekni	1980	1	1	0	AMS
Birch	1982	2	2	0	AMS, TC
Castaneda-Zuniga	1982	2	1	AMS-Revision (1)	AMS
Goldon	1982	7	6	0	AMS
Roberts	1983	8	8	Axillarevision (1)	AMS [7] AMS + TC [1]
Lee	1984	1	1		AMS
Van Deinse	1986	1	1	Ischämie (1)	AMS
Wilms	1986				
Levy	1987	4	4		AMS
Lupatelli	1987	4	4	0	AMS [3] AMS + TC [1]
Freitag	1988	1	1	0	Tr. coeliacomesent.
Odurny	1988	19	17	Dissektion (1), asymptomatisch	AMS AMS + TC
Gesamt		53	49 (92,5%)	5 (9,4%)	

nach technisch erfolgreicher PTA bei 8 von 10 Patienten eine klinische Besserung, die auch 6–24 Monate anhielt. Levy et al. (1987) führten bei 2 von 4 Patienten Re-PTA durch. Die 4 Patienten ließen 8–24 Monate nach der letzten Intervention keine erneute Zeichen der mesenterialen Ischämie erkennen; chirurgische Maßnahmen wurden nicht erforderlich. Über ähnlich günstige Verläufe berichteten Goldon et al. (1982) sowie Roberts et al. (1983).

Komplikationen
Bisher wurde nur über 2 wesentliche Komplikationen im Bereich der Angioplastiestelle bzw. distal berichtet (Castaneda-Zuniga 1982; Van Deinse 1986). Das Risiko einer PTA der Mesenterialarterien darf nicht unterschätzt und muß im Vergleich zu einer chirurgischen Maßnahme gesehen werden. Bei Patienten mit einer bereits vorliegenden ischämisch und/oder entzündlich bedingten peritonealen Reizung erscheint die PTA nicht mehr angezeigt. In Anbetracht der meist generalisierten Gefäßveränderungen dieser Patienten sollte eine PTA der Mesenterialarterien nur in Absprache mit einer chirurgischen Institution erfolgen, um ggf. eine sofortige chirurgische Revision zu erlauben.

7.2.9
Perkutane transluminale Angioplastie von Nierenarterien

Arteriosklerose
Die Arteriosklerose ist die häufigste Ursache *von Nierenarterien* (NAST). Eine renale Arteriosklerose wird, wie atherosklerotische Veränderungen in anderen Organen auch, häufiger bei männlichen Patienten in einem Alter von mehr als 40 Jahren beobachtet. Diese Erkrankung wird u. a. durch einen Diabetes mellitus und eine vorbestehende arterielle Hypertonie begünstigt (Maxwell et al. 1972). Patienten mit atherosklerotisch bedingter NAST lassen bei der Übersichtsaortographie meist weitere atherosklerotische Läsionen an der Aorta abdominalis sowie der Beckenstrombahn erkennen. An der Niere sind die Veränderungen in der Regel im mittleren und proximalen Drittel des Hauptstamms sowie am Ostium erkennbar. Unterschiedlich ausgeprägte bilaterale Stenosen werden bei 30–50 % der Patienten beobachtet (Tegtmeyer et al. 1984, 1986). Eine Sonderform stellen NAST bei gleichzeitig vorliegendem Bauchaortenaneurysma dar (Torsello et al. 1986). Aortal gelegene Plaques oder parietale Thromben können hier in das Lumen der Nierenarterie hereinragen und das Ostium stenosieren oder verschließen. Besonders bei diesen kurzstreckigen, abgangsnahen Stenosen sind zur genaueren angiographischen Differenzierung Schrägserien von Vorteil, wobei zu berücksichtigen ist, daß die rechte Nierenarterie häufig nach ventral versetzt aus der Aorta abdominalis abgeht.

Fibromuskuläre Dysplasie
Etwa ein Viertel der NAST soll durch eine fibromuskuläre Dysplasie (FMD) bedingt sein. Diese Veränderung wird auch in anderen Gefäßgebieten beobachtet, tritt aber am häufigsten an den Nierenarterien auf (s. Abschn. 66.2.4). Frauen sind 4- bis 5mal öfter betroffen als Männer. Das Erkrankungsalter liegt meist zwischen dem 30. und 45. Lebensjahr. Bei Kindern mit arterieller Hypertonie werden NAST in 24 % beobachtet, die überwiegend auf eine FMD zurückgehen (Stanley u. Hieshima 1984). Bilaterale Stenosen wurden bei 30–40 % der Patienten beschrieben (Alart et al. 1979, 1982). Tritt die Erkrankung unilateral auf, ist die rechte Seite häufiger betroffen. Typischerweise liegt eine Beteiligung des mittleren und/oder distalen Drittels der Nierenarterie vor, wobei auch Segmentarterien einbezogen sein können.

Am häufigsten wird die Firboplasie der Media beobachtet. Diese Form läßt das typische perlschnurartige Bild mit kurzstreckiger Einengung und aneurysmatischer Aufweitung erkennen. Die fibromuskuläre Hyperplasie und Fibroplasie der Intima weisen dagegen angiographisch glatt konturierte, konzentrische Stenosen – u. U. verbunden mit poststenotischen Dilatationen – auf. Bei der FMD der Nierenarterien liegt nicht selten eine Ren mobilis, besonders auf der rechten Seite, vor.

Transplantatniere
Patienten mit Transplantatnieren weisen in bis zu 80 % eine arterielle Hypertonie auf, die u. a. auf Abstoßungsreaktionen, Kortisongaben oder Erkrankungen der verbliebenen Eigenniere zurückgeht. In ca. 5–10 % läßt sich bei transplantierten Patienten eine segmentale Einengung im Bereich der Transplantatarterien nachweisen. Pathogenetisch können eine Arteriosklerose, partielle Thrombosierungen, traumatische Gefäßschäden bei Ex- und Implantation, Reaktionen auf das Nahtmaterial, ungeeignete Nahttechniken, immunologische Faktoren, Arteriitiden, Intimahyperplasien, lokale Störungen der Hämodynamik, Knickbildungen, Gefäßtorsionen oder eine externe Kompression zugrunde liegen.

In der folgenden Übersicht sind sowohl renovaskuläre als auch renoparenchymatöse Ursachen der renalen Hypertonie die differentialdiagnostisch berücksichtigt werden müssen, zusammengefaßt:

- Arteriosklerose,
- fibromuskuläre Dysplasie,
- Postoperation (z. B. nach Nierentransplantation),
- Neurofibromatose,
- Arteriitis,
- Vaskulitis bei Drogensüchtigen,
- Takayasu-Syndrom,
- Panarteriitis nodosa,
- Morbus Winiwarter-Buerger,
- Wegner-Granulomatose,
- Sklerodermie,
- radiogen induzierte Gefäßveränderungen,
- Embolie oder Thrombose,
- Aneurysma,
- erworbene oder angeborene AV-Fisteln der Nieren,
- traumatische oder degenerative Dissektion,
- extra- oder intrarenale Raumforderung mit Kompression der Nierenarterien,
- Coarctatio aortae mit Einbeziehung der Nierenarterien,
- Trauma.

Technik der perkutanen transluminalen renalen Angioplastie (PTRA)

Seit Durchführung der ersten beschriebenen PTRA durch Andreas Grüntzig 1978 [noch vor Grüntzig wurde 1977 eine linksseitige Nierenarterienstenose von Roth erfolgreich dilatiert (pers. Mitteilung)], haben sich aufgrund verbesserter Materialien, der Einführung digitaler Angiographieanlagen und zunehmender Erfahrung wesentliche Modifikationen der Untersuchungstechnik ergeben, auf die später eingegangen wird. Im folgenden wird die derzeit angewandte Technik der PTRA beschrieben.

Spätestens am Vortag wird in der Regel mit einer Medikation von $\geq$ 660 mg Azetylsalizylsäure und ggf. $\geq$ 150 mg Dipyridamol begonnen. Auf diese Vorbehandlung wird nur bei Kontraindikation oder bekannter Unverträglichkeit verzichtet. Neben den üblichen Laborparametern wird eine Blutgruppenbestimmung und die Bereitstellung von 2 Erythrozytenkonzentraten veranlaßt. Die Möglichkeit einer kurzfristigen chirurgischen Intervention wird sichergestellt. Am Untersuchungstag sollte der systolische Blutdruck 200 mmHg nicht überschreiten. Vor Beginn der Intervention soll ein relativ großlumiger (Innendurchmesser $\geq$ 1,4 mm) Venenverweilkatheter plaziert werden. Es erfolgt die Punktion zumeist der ipsilateralen A. femoralis communis mit Plazierung eines Einführungsbestecks, das einen atraumatischen Katheterwechsel ermöglicht.

Die prätherapeutische Übersichtsaortographie wird in koventioneller Blattfilm- oder IA-DSA-Technik mit exakter Vermessung und Markierung der Stenose(n) durchgeführt. Vor Sondierung der Nierenarterien werden 500 IE Heparin i. a. appliziert. Das Ostium der Nierenarterie wird mit einem Cobra- oder Sidewinderkatheter (I; II) der Größen 5–6 Charr sondiert. Die Passage der Stenose erfolgt möglichst atraumatisch, zunächst mit einem weichen, geraden Führungsdraht (z. B. Bentson, Newton, Schneider Gold-Draht, 0,022–0,035", wobei über den nachgeführten Selektivkatheter die intravasale Lage mittels IA-DSA dokumentiert wird. Bestehen aufgrund des Angiographiebefunds Zweifel an der hämodynamischen Wirksamkeit der Stenose, werden intraarterielle Druckmessungen mit Bestimmung des Gradienten durchgeführt. Das Einwechseln des Ballonkatheters wird bei spitzwinklig abgehender Nierenarterie durch vorherige Plazierung eines steiferen, geraden Austauschdrahts erleichtert. Läßt sich der Ballonkatheter in dieser Technik nicht plazieren, kommen koaxiale Kathetersysteme mit vorgeformten Führungskathetern zur Anwendung. Bei Interventionen im distalen Drittel der Nierenarterien sowie im Bereich der Segment- und Polarterien werden prophylaktisch spasmolytisch wirksame Substanzen, zum Teil intraarteriell appliziert. Hierbei hat sich insbesondere die i. a. Gabe von 0,1–0,3 mg einer verdünnten *Glyceroltrinitratlösung* bewährt.

Der Durchmesser des Dilatationsballons wird so gewählt, daß er dem angiographisch bestimmten Gefäßdurchmesser exakt entspricht oder diesen um maximal 1 mm überschreitet. Die Ballonlänge beträgt in der Regel 20 mm. Der Dilatationsdruck liegt bei 600 (bis 100) kPa und wird anhand eines Manometers kontrolliert. Der stenosierte Bereich wird 3mal über jeweils 45 s dilatiert, wobei die Entfaltung des Ballons unter Durchleuchtung kontrolliert wird.

Indikationsstellung

Die Indikation zu einer PTRA kann aus folgenden Gründen gestellt werden:

- Beseitigung oder bessere medikamentöse Einstellbarkeit einer renovaskulären Hypertonie,
- Verbesserung der Nierenfunktion bzw. der glomerulären Filtrationsrate,
- Organerhaltung, vor allem bei Einzelniere.

Bei weitem am häufigsten ist die Indikation aus Gründen eines bestehenden arteriellen Hochdrucks. Die konzeptionelle Schwierigkeit ist jedoch die, vorher festzustellen, ob die Nierenarterienstenose denn auch die Ursache der Hypertonie ist, d. h. ob auch wirklich eine *renovaskuläre* Hypertonie vorliegt! Je präziser eine Aussage hierüber präinterventionell getroffen werden kann, desto sicherer kann ein positives PTRA-Ergebnis vorhergesagt werden.

Ein klinischer Mißerfolg, d. h. keine Beeinflussung der Hypertonie trotz technisch erreichter Dilatation der Nierenarterienstenose kann folgende *Ursachen* haben:

- Es besteht keine renovaskuläre Hypertonie, sondern eine z. B. essentielle Hypertonie mit sekundärer Nierenarterienstenose.
- Durch die Hypertonie ist die kontralaterale Niere im Sinne einer Arteriolosklerose verändert und somit in der Lage, einen reninabhängigen Hochdruck zu unterhalten.
- Es bestehen zusätzliche Parenchymschäden der behandelten Niere.

Um eine möglichst genaue Prädiktion über den Erfolg einer PTRA zu ermöglichen und auch, um eine Aussage über die hämodynamische Wirksamkeit einer Nierenarterienstenose zu treffen, sind verschiedene Untersuchungen vorgeschlagen worden:

- Bestimmung der Plasmarenin- oder der selektiven renal-venösen Reninkonzentration,
- Isotopennephrographie, mit und ohne ACE-Hemmer (Captopril-Test),
- angiographische Darstellung der Kollateralenausbildung und der Nierengröße im Vergleich,
- prä- und poststenotischer Druckgradient,
- (Farb-) Duplexsonographie.

Wenn auch die Frage der *hämodynamischen Wirksamkeit* einer Nierenarterienstenose vergleichsweise zuverlässig zu beantworten ist (z. B. Karasch et al. 1993), so ist das Problem, ob diese im Einzelfall tatsächlich *Ursache des Hochdrucks* ist, nach wie vor nicht mit wünschenswerter Sicherheit gelöst. Als einziger Test, der eine ausreichende Trennschärfe beansprucht, kann der Captopril-Test mit oder ohne Szintigraphie genannt werden (Pickering 1996). Aber auch diese Untersuchung hat ihre Fehlermöglichkeiten, so daß sich viele Therapeuten mittlerweile pragmatisch verhalten und geneigt sind, allein die *Koinzidenz* einer Nierenarterienstenose und einer arteriellen Hypertonie als Indikation zur PTRA anzusehen.

Ergebnisse

Nach Angaben verschiedener Autoren ist eine PTRA bei 75–94% (Mittelwert 86,5%) der Patienten technisch durchführbar. Klinische Beispiele sind in Abb. 7.18 und 7.19 gegeben. In eigenen Untersuchungen (Gross-Fengels et al. 1988; Gross-Fengels u. Neufang 1992), die allerdings keine Patienten mit Nierenarterienverschlüssen beinhalten, gelang bei mehr als 90% der Nierenarterienveränderungen eine Plazierung des Ballonkatheters und eine zumindest partielle Reduktion der Stenose. Den Berichten verschiedener Arbeitsgruppen (s. Tabelle 7.17) ist zu entnehmen, daß die technische Erfolgsquote für FMD-bedingte Verengungen mit durchschnittlich 91,8% relativ günstiger als für arteriosklerotische Läsionen (79,7%) ist. Die technische Erfolgsquote sinkt bei Verschlüssen oder beidseitigen AS-Stenosen deutlich ab. Aus der Übersichtstabelle (s. Tabelle 7.17) ist zu entnehmen, daß initial eine Besserung oder sogar Heilung der arteriellen Hypertonie bei durchschnittlich 82,3% der Patienten auftrat, wobei die Behandlungsergebnisse jedoch nicht einheitlich definiert und kontrolliert wurden. Patienten mit FMD-bedingten Nierenarterienveränderungen wiesen sowohl eine höhere technische Erfolgsquote als auch eine günstigere Beeinflussung der arteriellen Hypertonie in der Frühphase auf.

Die verwendeten Ballondurchmesser variieren zwischen 3 und 8 mm. Diese erheblichen Abweichungen sind aufgrund verschiedener Angioplastielokalisationen (Ostium, Segment-, Polarterien etc.) und anatomischer bzw. individueller Unterschiede erklärbar. Vor jeder PTRA muß daher der angestrebte Gefäßdurchmesser exakt angiographisch bestimmt werden. Dazu eignen sich konventionelle Blattfilmaufnahmen oder intraarterielle DSA-Serien unter Verwendung von Referenzstrecken bzw. Kalibrierungskathetern. Der aufnahmetech-

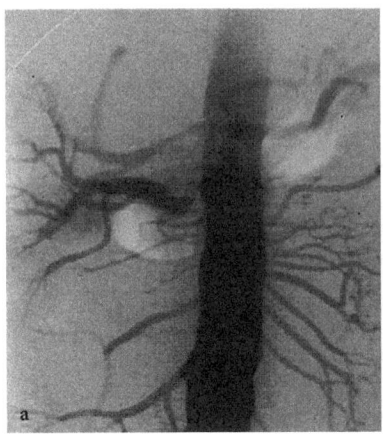
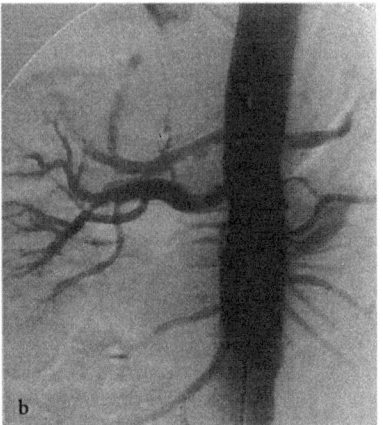

Abb. 7.18 a, b
JH. 60 Jahre. i. a.-DSA vor PTA (**a**) hochgradige rechtsseitige Nierenarterienstenose, Zustand nach spontanem Verschluß der linken Nierenarterie bei schwerer generalisierter Arteriensklerose. i. a.-DSA nach PTA (**b**) vollständige Aufdehnung der Stenose. Im weiteren Verlauf zeigt sich eine deutliche Funktionsverbesserung der rechten Niere und eine verbesserte Einstellbarkeit der arteriellen Hypertonie

Tabelle 7.17 Literaturangaben über technische Frühergebnisse und das Blutdruckverhalten nach PTRA

Autor	Jahr	Patient/PTA n	Technisch erfolgreich Ges. [%]	AS [%]	FMD [%]	Blutdruck Geheilt/Gebessert Ges. [%]	AS [%]	FMD [%]
Colapinto	1982	68	85			86	84	100
Zeitler	1983	70	88	87	94			
Löhr	1983	104	81			62		
Sos	1983	89	75	57	87	89	84	93
Ingrisch	1984	90	85			72	70	91
Tegtmeyer	1984	109	94			93	94	100
Kadir	1984	34	84			75		
Martin	1985	100	88			80	77	90
Miller	1985	63	87			96	94	100
Martin	1986	100	92					
Puyleart	1988	213	89	86,5	92,2	89,9	89,6	93,6
Gross-Fengels	1992	100	90	88,3	94,1	79,7	77,1	84,6
Janssen u. Roth	1995	323	85	85,0				
Gesamt		1463	86,5	80,8	91,8	82,3	83,7	94,0

(Zu Sos: doppelseitige NAST bei AS nicht berücksichtigt, Blutdruckverhalten auf Patienten nach technisch erfolgreicher PTRA bezogen)
AS Arteriosklerose.
FMD fibromuskuläre Dysplasie.
Ges. Gesamtgruppe inklusive NTP etc.

nisch bedingte Vergrößerungsfaktor von Blattfilmserien, der in Abhängigkeit von der Anlagekonfiguration erheblich variieren kann, muß dem Untersucher bekannt sein, um eine unverhältnismäßig starke Überdilatation und damit die Gefahr einer Nierenarterienruptur zu vermeiden.

Abb. 7.19 a Transbrachiale i.a.-DSA vor PTA: Infrarenaler Aortenverschluß. Hochgradige Stenose der linken A. renalis. Nach interdisziplinärem Konsil wurde entschieden, präoperativ die hochgradige Stenose der linken A. renalis zu dilatieren, u.a. um die OP-Zeit zu verkürzen. **b** Kontrollangiographie nach PTA: Weitgehende Aufdehnung der linksseitigen Stenose. Zweizeitig erfolgte anschließend die Implantation der Bifurkationsprothese

Eine geringe, kontrollierte Überdehnung der stenosierten Nierenarterien scheint somit Voraussetzung für ein günstiges angiographisches Ergebnis zu sein. Puylaert et al. (1988) führten ihre relativ hohe primäre klinische Erfolgsquote von 89,6 % ebenfalls auf die Tatsache zurück, daß sie bewußt die Nierenarterie um 1 mm überdilatierten. Tegtmeyer et al. (1984, 1986) empfahlen ebenfalls ein forcierteres Vorgehen, wobei sie in Abhängigkeit von Lokalisation, angiographischem Primärergebnis und Schmerzsymptomatik des Patienten Ballons einsetzten, die den angiographischen Durchmesser sogar um bis zu 2 mm überschritten.

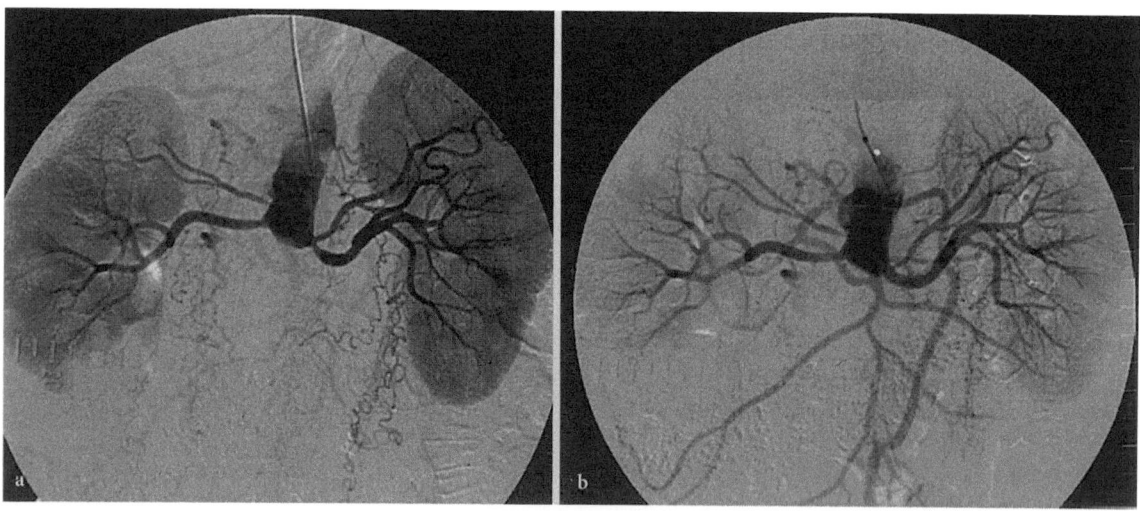

■ **Angiographische Frühergebnisse in Abhängigkeit von der Stenoselokalisation.** Angiographisch wurden in eigenen Studien (Gross-Fengels et al. 1988; Gross-Fengels u. Neufang 1992) bei Ostiumstenosen ungünstigere Behandlungsergebnisse erzielt. Dies steht im Einklang mit den Berichten von Cicuto et al. (1981). Sie konnten bei Ostiumstenosen durch aortale Plaque nur in 24 % im Vergleich zu 83 % der Hauptstammstenosen die Hypertonie verbessern oder heilen. Ihrer Meinung nach sollte aufgrund der geringeren Invasivität dennoch vor einer eventuellen operativen Revaskularisation ein PTA-Versuch auch bei Ostiumstenosen unternommen werden. Allgemein gilt zunehmend die Ostiumstenose als für eine PTRA ungeeignet.

■ **Klinische Frühergebnisse in Abhängigkeit von der seitengetrennten Reninbestimmung im Nierenvenenblut, dem Captopril-Test und der Jod-Hippuran-Clearance.** Über den Wert der selektiven Reninbestimmung zur Indikationsstellung operativer oder interventionaler Maßnahmen werden in der Literatur unterschiedliche Angaben gemacht (Bussmann et al. 1983). Arlart et al. (1979) sowie Arlart u. Bargon (1982) beobachteten pathologische Reninquotienten zwar häufiger bei erfolgreich operierten Patienten, jedoch auch erfolglos behandelte Patienten wiesen pathologische Werte auf. In einer Untersuchung von Martin et al. (1985, 1986) wiesen 78 % der Patienten mit pathologischen Reninquotienten und unilateralen arteriosklerotisch bedingten NAST eine zumindest teilweise Besserung der arteriellen Hypertonie nach PTRA auf. Dagegen wurde dies nur bei 43 % der Patienten mit unauffälligem Reninquotient beobachtet.

In eigenen Unteruchungen (Gross-Fengels et al. 1988; Gross-Fengels u. Neufang 1992) traten Heilungen nach PTRA bei Patienten mit pathologischen Reninquotienten signifikant häufiger auf. Einem pathologischen Reninquotienten kommt daher eine prognostische Bedeutung für die Beeinflussung der arteriellen Hypertonie nach PTRA zu. Da Heilungen jedoch auch bei fehlender Lateralisierung möglich sind, sollte ein normaler Reninquotient kein Ausschlußkriterium für eine PTRA sein.

Heilungen der arteriellen Hypertonie nach PTRA wurden häufiger bei Patienten mit normaler Jod-Hippuran-Gesamtclearance beobachtet. Anhand dieses Verfahrens können zwar keine sicheren Aussagen über die hämodynamische Wirksamkeit von Nierenarterienstenosen gemacht werden (Moser 1987), jedoch kann die nicht oder nur gering eingeschränkte Funktion als günstiges prognostisches Zeichen für den Verlauf der arteriellen Hypertonie nach PTRA gewertet werden (Ingrisch et al. 1984). Darüber hinaus lassen sich die funktionellen Auswirkungen eines komplikationsbedingten Verlusts der Niere abschätzen; damit ist auch das Risiko vor PTRA näher bestimmbar.

Der Captopriltest ist ein relativ leicht durchführbares Screeningverfahren zum Nachweis einer reninabhängigen Hypertonie. Degenhardt et al. (1989) bestimmten in einer prospektiven Untersuchung bei 86 Patienten mit arterieller Hypertonie die diagnostische Aussagefähigkeit des Captopriltestes. Folgende Parameter wurden bei allen Patienten verglichen: Blutdruck, basale und Captopril-stimulierte Plasma-Renin-Konzentration, IV-DSA der Nieren, seitengetrennte Jod-Hippuran-Clearance. Angiographisch nachgewiesene unilaterale NAST (n = 10) wurden in keinem Fall mit dem Captopriltest übersehen. Von 8 Patienten mit angiographisch gesicherten bilateralen NAST wiesen jedoch 4 (50 %) einen unauffälligen Captopriltest bei allerdings pathologischer Jod-Hippuran-Clearance auf. Falsch-negative Ergebnisse des Captopriltests sind somit insbesondere bei Patienten mit beidseitigen Nierenarterienstenosen zu erwarten. Bei Vorliegen eindeutiger klinischer Verdachtskriterien kann auch bei negativem Ausfall der sog. Screeninguntersuchungen auf eine intraarterielle Angiographie der Nieren in der Regel nicht verzichtet werden.

Einen pathologischen Captopriltest sahen wir relativ häufiger bei Patienten, die nach PTRA eine geheilte oder gebesserte arterielle Hypertonie aufwiesen (Gross-Fengels et al. 1988; Gross-Fengels u. Neufang 1992). Zusammenfassend kommt somit dem Captopriltest u. U. eine prognostische Bedeutung für den Blutdruckverlauf nach PTRA zu (s. oben). Neuere Hinweise zur Leistungsfähigkeit des Captopriltests finden sich bei Pickering (1996).

Komplikationen

Die PTRA ist technisch schwieriger durchführbar und mit schwerwiegenderen Komplikationsmöglichkeiten verbunden als z.B. eine perkutane Angioplastie im Beckenbereich. Patienten mit arteriosklerotischen NAST haben häufiger auch eine koronare und zerebrovaskuläre Beteiligung, wodurch sowohl die Risiken einer pt-RA als auch einer operativen Revaskularisation erhöht sind. Die Literaturangaben über schwere Komplikationen, operative Interventionen und letale Verläufe der PTRA sind aus Tabelle 7.18 zu entnehmen. Mit wesentlichen Komplikationen muß in nahezu 10 % der PTRA gerechnet werden. Operative Interventionen werden meist aufgrund von Nierenarterienrupturen, Verschlüssen oder Leistenaneurysmen erforderlich. Todesfälle wurden in 0–1,6 % beschrieben. Diese letalen Verläufe gehen überwiegend auf Myokardinfarkte, Apoplexie, Mesenterialarterienverschlüsse oder zu spät erkannte Gefäßrupturen zurück (Novick et al. 1981).

Tabelle 7.18 Komplikationen bei PTRA (Literaturübersicht)

Autor	Jahr	Patient/PTA n	Schwere Komplikationen mit OP-Folge				Letalität	
			n	[%]	n	[%]	n	[%]
Colapinto	1982	68	4	5,9	3	4,4	0	0
Greminger	1982	48	4	8,3	0	0,0	0	0
Mahler	1982	16	2	12,5	1	6,3	0	0
Löhr	1983	155	15	9,7	10	6,5	0	0
Sos	1983	89	13	14,6	8	9,0	0	0
Tegtmeyer	1984	109	12	11,0	4	3,7	1	0,9
Miller	1985	63	7	11,1	2	3,2	1	1,6
Martin	1985	100	11	11,0	6	6,0	0	0
Martin	1986	100	9	9,0	3	3,0	0	0
Puylaert	1988	213	15	7,0	11	5,2	2	0,9
Gross-Fengels	1992	100	7	7,0	3	3,0	0	0
Gesamt		1061	99	9,7	51	4,8	4	0,37

Die Komplikationshäufigkeit der PTA scheint mit zunehmender Erfahrung der Untersucher abzunehmen. Martin et al. (1986) konnten bei den zweiten 100 Patienten den Anteil von operationspflichtigen Komplikationen von 6 auf 3 % halbieren. Von besonderer Bedeutung ist die Mitteilung von Puylaert et al. (1988), die bei 2 Patienten mehrere Stunden nach PTRA, die technisch nur erschwert durchführbar waren, eine ausgedehnte retroperitoneale Blutung sahen. In beiden Fällen war es offensichtlich bereits beim Vorschieben des Führungsdrahts zu Perforationen der Nierenarterie gekommen, wobei bis zur vollständigen Ruptur noch mehrere Stunden vergingen. Ein Patient starb im hämorrhagischen Schock, die andere Patientin konnte nur durch eine notfallmäßige Nephrektomie gerettet werden.

Die Durchführung einer beidseitigen PTRA in einer Sitzung darf daher, auch unter Berücksichtigung eventueller thrombotischer Spätverschlüsse, nur in außergewöhnlichen Situationen unter Einhaltung strengster Sicherheitsvorkehrungen erfolgen. Die oben geschilderten Zusammenhänge verdeutlichen, daß sich eine PTRA bei fehlenden chirurgischen Interventionsmöglichkeiten verbietet. Insbesondere bei der PTA von anatomischen oder funktionellen Einzelnieren ist besondere Vorsicht geboten (Adam et al. 1983). Sowohl während als auch im Anschluß an die PTRA kann es zu erheblichen Blutdruckschwankungen kommen. Engmaschige Blutdruckkontrollen sind daher obligat.

Vergleiche der Komplikationsraten operativer und interventioneller Behandlungen sind u. a. aufgrund unterschiedlich zusammengesetzter Patientengruppen, verschiedener Anästhesieverfahren und Zusatzbehandlungen nur sehr bedingt möglich. Eine prospektive Untersuchung zu dieser Fragestellung liegt bisher nicht vor. Die operative bzw. perioperative Letalität liegt bei renalen Gefäßrekonstruktionen in einer Größenordnung von 2–10 %.

Angiographische Verlaufsbeobachtungen

51 von 84 Patienten wurden in der eigenen Studie (Gross-Fengels et al. 1988; Gross-Fengels u. Neufang 1992) durchschnittlich 17,2 Monate nach PTRA reangiographiert. Da überwiegend Patienten untersucht wurden, die eine verschlechterte Blutdruckeinstellung oder ein Wiederauftreten der arteriellen Hypertonie erkennen ließen, ergibt sich für die Gruppe der reangiographierten Patienten eine gewisse Negativauswahl. Ähnliches gilt jedoch auch für die Untersuchungen anderer Autoren. Aus Tabelle 7.19 sind die Ergebnisse angiographischer Kontrolluntersuchungen zu entnehmen.

Zusammenfassend läßt sich folgendes feststellen: 2- ca. 18 Monate nach PTRA ist bei reangiographierten Patienten in 14,3–44,4 % mit geringeren und/oder erheblichen Restenosen zu rechnen (Schwarten 1984). Bei den eigenen Patienten wurden geringe oder erhebliche Restenosen ca. 1,5 Jahre nach PTRA bei 43,1 % der Reangiographierten beobachtet. Dieser Wert entspricht nahezu den Angaben von Tegtmeyer et al. (1984, 1986), die bei 44,4 % der angiographisch nachuntersuchten Patienten Restenosen sahen. Von den reangiographierten Patienten ließ ca. 1/3 eine erneute Verschlechterung der arteriellen Hypertonie erkennen, ohne daß angiographisch Restenosen erkennbar wurden.

Berücksichtigt man die negativen Auswahlkriterien, die zur Reangiographie führten und bezieht man den Anteil der Restenosen auf die initial erfolgreich behandelten Patienten, so ergeben sich Restenoseraten von 15,5–29,3 %. Bei Patienten mit atherosklerotisch bedingten Nierenarterienstenosen, die 6,8–24 Monate nach PTRA reangiographiert werden, muß mit durchschnittlichen Reste-

Tabelle 7.19
Restenoserate nach renaler Angioplastie
(AS = Arteriosklerose,
FMD = Fibro muskuläre Dysplasie)

Autor	Jahr	Patient (n)	Intervall (Monate)	Ergebnisse	[%]
Ingrisch	1982	28	6	Geringe Restenose	17,8
				Erhebliche Restenose	17,8
Mahler	1982	13	2–9	Erhebliche Restenose	25,0
Gremingen	1982	24	6,8	Restenose bei AS	33,3
				Restenose bei FMD	22,2
Kuiper	1983	26	12 (AS) 15 (FMD)	Restenose bei AS	47,0
				Restenose bei FMD	14,3
Schwarten	1984	46	> 24	Restenose bei AS	22,5
				Restenose bei FMS	0,0
Tegtmeyer	1984	36	3–12, oder bei RR-Anstieg	Restenose bei reangiographischen Patienten	44,4
				Reststenose der initial erfolgreich dilatierten Patienten	15,5
Kuhlmann	1985	33	6,8	Verschluß (n = 2) Restenose (n = 9)	
				Restenose + Verschluß	33,3
				Restenose bei AS	35,0
				Restenose bei FMD	15,0
Gross-Fengels	1992	51	17,2	Geringe Restenose	19,6
				Deutliche Restenose	23,5
				Restenose bei AS	45,2
				Restenose bei FMD	40,0
				Restenose der initial erfolgreich dilatierten Patienten	29,3

noseraten von 36,6 % und bei Patienten mit FMD von 18,3 % gerechnet werden. Damit liegt die Restenoserate deutlich über den 10–15 %, von denen Ingrisch 1984 anhand der damals ausgewerteten Studien ausgehen konnte.

Klinischer Verlauf der arteriellen Hypertonie
Bei Patienten mit einer arteriellen Hypertonie soll die PTRA auch langfristig den Blutdruck günstig beeinflussen. In Tabelle 7.20 sind die Ergebnisse verschiedener Arbeitsgruppen aufgeführt. Auch diese Resultate sind aufgrund der oben bereits erwähnten Zusammenhänge nur bedingt vergleichbar. Darüber hinaus wurde ein Teil der Langzeitergebnisse nicht durch klinische Nachuntersuchung, sondern z. T. allein aufgrund telefonischer Rückfragen bei den Patienten gewonnen (Miller et al. 1985). Ferner fehlen z. T. Angaben über die Anzahl der im Nachuntersuchungsintervall durchgeführten Redilatationen, oder die Zahlen der Nachuntersuchungen wurden nur auf die Patienten bezogen, die initial eine Heilung oder Besserung der arteriellen Hypertonie zeigten. Berücksichtigt man lediglich Studien mit einem mittleren bzw. medianen Nachuntersuchungsintervall von mehr als 12 Monaten, so ergibt sich folgendes Bild:

- Durchschnittlich galten 82,8 % der Patienten (69,2–93 %) zum Zeitpunkt der Nachuntersuchungen als geheilt *oder* gebessert, wobei z. T. eine Re-PTRA in diesem Beobachtungszeitraum durchgeführt wurde.
- Länger anhaltende Heilungen der arteriellen Hypertonie, d.h. eine vollständige Normalisierung des Blutdrucks ohne Antihypertensiva wurden durchschnittlich bei 46,1 % der Patienten mit FMD- und bei 19,1 % der Patienten mit einer AS-bedingten NAST beschrieben.

Ein Vergleich der chirurgischen Langzeitergebnisse mit den Resultaten der PTRA zeigt folgendes Bild:

Günstige Langzeitergebnisse lassen sich bei ca. 66 % der mittels Bypass behandelten Patienten erzielen (Foster et al. 1975), so daß für den Zeitraum von 1–3 Jahren nach PTRA bzw. Operation etwa vergleichbare Behandlungsergebnisse erreichbar sind. Dafür sprechen auch die Ergebnisse der Züricher Arbeitsgruppe (Greminger et al. 1982). Sie beobachteten nach einem mittleren postoperativen Behandlungszeitraum von 2,6 Jahren eine Heilung oder Besserung bei 96 (FDM) bzw. 88 % (AS) der Patienten. In der Angioplastiegruppe betrugen nach 6 Monaten die entsprechenden Werte 92 bzw.

Tabelle 7.20 Langzeitblutdruckverhalten nach renaler Angioplastie

Autor	Jahr	Patienten (n)	Follow-up (Monate)	Geheilt [%]		Gebessert [%]		Geheilt + Gebessert [%]
Mahler	1982	16	21,8	AS FMD	12,5 83,3	AS FMD	62,5 –	75 83,3
Greminger	1982	36	6–36	AS FMD	29 50			
Martin	1985	97	16,0	AS FMD	15 25	AS FMD	50 60	65 85
Kuhlmann	1985	60	21,6	AS FMD Ges.	29 50 38	AS FMD Ges.	48 32 41	77 82 79
Tegtmeyer	1984	98	23,7	AS FMD Ges.	23 37 26	AS FMD Ges.	71 63 67	94 100 93
Miller	1985	47	> 6	AS FMD	14,7 84,6	AS FMD	44,1 15,4	58,8 100
Puylaert	1992	187	6	As FMD Ges.	11,3 38,3 18,2	AS FMD Ges.	78,3 55,3 71,7	89,6 93,5 89,9
Gross-Fengels	1992	61	15,1	AS FMD Ges. Ges.(B)	13,9 39,1 23,0	AS FMD Ges.	30,6 26,1 29,5 69,2	44,5 65,2 52,5
Janssen u. Roth	1995	323	52,8	AS	5,3	AS	42	47,3

Anmerkungen: Die Definitionen *geheilt* und *gebessert* wurden von den Arbeitsgruppen zum Teil unterschiedlich gewählt. AS = Arteriosklerose, FMD = Fibro muskuläre Dysplasie, Ges. Gesamtgruppe z. T. inklusive anderer Grunderkrankungen, Ges. (B) Gesamt inklusive Re-PTRA

75 %. Diese Befunde werden an 58 Patienten durch eine prospektive randomisierte Studie bestätigt (Weibull et al. 1993), wonach die PTA als Therapie der ersten Wahl bei arteriosklerotischen Nierenarterienstenosen zu empfehlen ist.

Denecke et al. (1986) berichteten über operierte Patienten der Kölner und Münchener Universitätskliniken. 5–10 Jahre nach der operativen Korrektur sahen sie bei 27 bzw. 56 % der Patienten mit AS- bzw. FMD-bedingten NAST eine Normalisierung des Blutdrucks. Über den Anteil der Patienten, die zusätzlich Antihypertensiva erhielten, wurden jedoch keine Angaben gemacht. Bisher liegt keine prospektive, randomisierte Vergleichsuntersuchung über die Ergebnisse der PTRA und chirurgischen Revaskularisation vor.

Langfristige Beeinflussung der Jod-Hippuran-Clearance nach PTRA

Als ein relativ grober Parameter der Nierenfunktion gilt das Serumkreatinin. Eine differenzierte und seitengetrennte Beurteilung ist mit der ^{123}J- oder ^{131}J-Hippuran-Clearance möglich. Jod-Hippuran wird von der Niere in ähnlicher Weise ausgeschieden wie die Para-Amino-Hippuran-Säure (PAH). Hierbei handelt es sich um eine stoffwechselinerte Substanz, die zu 20 % glomerulär filtriert und zu 80 % tubulär sezerniert wird. Das die Niere durchströmende Plasma wird zu 90 % in einem Durchgang von der Substanz befreit, so daß die PAH-Clearance dem renalen Plasmafluß entspricht.

Nach operativer Korrektur von NAST wurde ein durchschnittlicher Anstieg der Clearance um 19 % auf der betroffenen Seite beschrieben (Arlart et al. 1979; Arlart u. Bargon 1982). Es war daher naheliegend, diesen Parameter auch zur Verlaufsbeobachtung nach PTRA heranzuziehen. Ingrisch (1984) untersuchte 30 Patienten vor und bis zu 6 Monate nach PTRA. Angiographisch waren bei diesen Patienten Restenosen ausgeschlossen. Sowohl auf der behandelten als auch auf der Gegenseite beobachtete er bei diesen positiv ausgewählten Patienten einen Clearance-Anstieg, der besonders stark bei Patienten mit normalisiertem Blutdruck ausfiel.

Aus der Literatur sind bisher nur wenige Angaben über eine längerfristige Beeinflussung der Jod-Hippuran-Clearance nach PTRA zu entnehmen. Durchschnittlich 19,6 Monate nach PTRA war in eigenen Untersuchungen bei 24 Patienten ein mittlerer Anstieg der Jod-Hippuran-Clearance um 22,1 % erkennbar. Dies zeigt, daß auch langfristig durch die PTRA eine günstige Beeinflussung der Nierenfunktion möglich ist.

Wertung

Eine kausale Therapie der renovaskulären Hypertonie ist neben der chirurgischen Revaskularisation durch die PTRA möglich geworden. Nachdem anfangs diese Methode zur Behandlung der renovaskulären Hypertonie eher euphorisch aufgenommen wurde, ist heute unter Berücksichtigung der Langzeitergebnisse eine differenziertere Betrachtungsweise erforderlich.

Bei Nierenarterienstenosen kann inzwischen die initiale technische Erfolgsquote der PTRA mit 90 % angesetzt werden. Aus technischer Sicht sind für den Primärerfolg 2 Faktoren entscheidend: die atraumatische, sichere Passage der Stenose mit einem geeigneten Führungsdraht und die Wahl der geeigneten Ballongröße.

Von prognostischer Bedeutung für das Ergebnis der PTRA sind Art, Lokalisation und Ausdehnung der NAST, Reninquotient, Alter des Patienten, Hypertoniedauer, Nierenfunktion und u.U. der Captopriltest. Es konnte gezeigt werden, daß die Langzeitergebnisse mit dem initial erzielten angiographischen Resultat korrelieren. Dies unterstreicht die Notwendigkeit einer subtilen angiographischen Untersuchungs- und interventionellen Behandlungstechnik. Die technische Entwicklung der Materialien ist noch nicht abgeschlossen.

Bei ca. 4/5 der Patienten kann initial mit einer günstigen Beeinflussung der arteriellen Hypertonie gerechnet werden. Langfristig scheint dies jedoch auch unter Einbeziehung von Reinterventionen bei 65-75 % der Patienten möglich zu sein. Bei einem Teil der Patienten kommt es zu einer erneuten Verschlechterung der arteriellen Hypertonie, ohne daß angiographisch Restenosen erkennbar sind. Deutliche Restenosen sind 1,5 Jahre nach PTRA bei ca. 1/4 der Patienten erkennbar. Gegenüber chirurgischen Verfahren besitzt die PTRA aufgrund ihrer geringeren Invasivität entscheidende Vorteile. Letalität- und Nephrektomierate liegen etwa um einen Faktor von 8-10 niedriger. Wesentliche Komplikationsmöglichkeiten sind jedoch zu beachten, so daß im Notfall eine rasche chirurgische Intervention gewährleistet sein muß. Bei ostialen Stenosen sowie bei Rezidiven, die auf eine konventionelle PTA nicht ansprechen, ist eine Stent-Implantation zu erwägen (Neuerburg et al. 1996). Die chirurgische Korrektur bleibt in solchen Fällen indiziert, in denen die Dilatation nicht ausreichend sicher durchgeführt werden kann oder die morphologischen und klinischen Ergebnisse nach PTRA unbefriedigend sind.

7.2.10
Weitere Anwendungsmöglichkeiten der perkutanen transluminalen Angioplastie

Weitere Anwendungsmöglichkeiten der PTA im arteriellen Gefäßsystem sollen hier nur kurz genannt werden.

Anwendungsmöglichkeiten der PTA im Bereich von Gefäßprothesen und operativ angelegten Anastomosen

In der Literatur liegen zahlreiche Berichte über die Anwendungsmöglichkeiten der PTA nach vorangegangener Gefäßrekonstruktion, Shunt-Operation oder Transplantation vor (s. Tabelle 7.21). Strombahnhindernisse können vorzugsweise im proximalen oder distalen Anastomosenbereich sowie innerhalb von Fremdimplantaten oder autologen Venenbypasses entstehen. Dabei scheinen pathogenetisch folgende Faktoren eine Rolle zu spielen (Vollmar 1982; Alpert et al. 1979):

- Progression der Grunderkrankung,
- Intimahyperplasie („Pannusbildung"),
- periadventitielle Entzündungsreaktion,
- immunologische Vorgänge,
- intraoperative Traumatisierung (Gefäßklemme),
- abrupte Schwankungen der Compliance (Prothese vs. originäres Gefäß),
- externe Gefäßkompression,
- Knickbildung.

Operative Reinterventionen gelten als technisch schwierig und risikoreicher als Ersteingriffe (van Dongen u. Schwilden 1980). Insofern kommt einer nichtoperativen, risikoarmen Therapie dieser Stenosen besondere Bedeutung zu. Bei der PTA von Gefäßprothesen, Anastomosen oder bei transplantierten Patienten ist eine besonders enge Abstimmung mit einer gefäßchirurgischen Institution anzustreben.

■ **Ergebnisse.** Ruff et al. (1987) berichteten über 12 Patienten, die zur Minderung der portalen Hypertension diverse Shunts erhielten und bei denen im weiteren Verlauf ein PTA von Shuntstenosen erforderlich wurde. Eine Minderung der portalen Hypertension gelang bei allen Patienten, zu einer erneuten Blutung kam es nur einmal. Bei 2 Interventionen traten Komplikationen auf, die in einem Fall einen letalen Ausgang bedingten. Alpert et al. (1979) führten bei 10 hochgradig stenosierten Venenbypasses eine oder mehrere PTA durch. Der Eingriff verlief bei 9 von 10 Patienten technisch erfolgreich, so daß eine operative Korrektur ver-

Tabelle 7.21 PTA nach gefäßchirurgischen Maßnahmen (beispielhafte Literaturangaben)

Autor	Jahr	Art der vorangegangenen Operationen	Angioplastierter Gefäßabschnitt
Viszeral:			
Saddekni	1980	Nierentransplantation	A. renalis
Martin	1980	Nierentransplantation	A. renalis
Ingrisch	1980	Aortorenaler Venenbypass	Bypass
Rose	1988	Lebertransplantation	Kavale Anastomose
Abad	1989	Lebertransplantation	A. hepatica
Saddekni	1980	OP-Korrektur Lig. arcuatum	Truncus coeliacus
Novelline	1980	Splenorenaler Shunt	Anastomose
Ruff	1987	Shunt-OP V. cava inf. → V. mesenterica superior	Anastomose
Howd	1987	Veneninterponat A. mesenterica superior	Anastomose
Beers	1988	Splenorenaler Shunt	Anastomose
Zollikofer[a]	1989	PTFE + Venenbypass A. mesenterica superior	Anastomose
Martin	1980	Dacron-Prothese A. pulmonalis	Anastomose
Marx	1988	Blalock-Taussig-Shunt	Anastomose
Pelikan	1988	Aortopulmonaler Bypass	Anastomose
Worms	1989	Fallot-Korrektur	Anastomose
Supraaortal:			
Tievsky	1983	TEA A. carotis	Arteriotomie
Courtheaux	1987	TEA A. carotis	Arteriotomie
Dacie	1985	PTFE-Bypass A. carotis externa	Anastomose
Tisnado	1984	TEA A. subclavia	Arteriotomie
Numaguchi	1984	TEA A. carotis	Im Bereich der distalen, intraoperativ angelegten, vorübergehenden Gefäßabbindung
Gross-Fengels	1990b	A. carotis – A. subclavia-Bypass	A. subclavia Segment 1
Peripherie:			
Alpert	1979	Autologes Venentransplantat (femoropoplitealer-, femorotibialer-, axillofemoraler Bypass)	Anastomose und/oder Venenbypass
Martin	1980	V.-saphena-Bypass	Bypass
		PTFE-Prothese A. fem. com.	Anastomose
Tisnado	1984	TEA A. iliaca	Arteriotomie
Roth	1988	Profunda-Patch-Plastik	Anastomose
Gross-Fengels	1989a	Rohrprothese	Distale Anastomose
Snidermann	1989	V.-saphena-in-situ-Bypass	Distale Anastomose und Bypass-Stenose

[a] Inklusive Stent.
Zustand nach Dialyse-Shuntoperation

mieden werden konnte, Komplikationen traten nicht auf. Die Autoren sahen die PTA von Bypassstenosen als effektives und sinnvolles Alternativverfahren zur chirurgischen Revaskularisation an.

Perkuntane transluminale Angioplastie von Hämodialyseshunts

Die chronische Hämodialyse setzt einen beliebig oft wiederverwendbaren, ausreichend großen Gefäßzugang voraus, der einen extrakorporalen Blutfluß von mindestens 200 ml/min garantiert. AV-Fisteln zur Hämodialyse, z.B. Cimino-Shunts, lassen sich mit einen kleinen operativen Eingriff anlegen (Brescia et al. 1966). Bei vielen Patienten bleiben Shunts über Jahre funktionsfähig. Hingegen werden besonders bei Patienten mit Diabetes mellitus oder polyzystischer Nierendegeneration häufiger Shunt-Revisionen bzw. Neuanlagen erforderlich. Bei Shuntprothesen muß über die gesamte Nutzungsdauer mit 3,9 Revisionen gerechnet werden (Bell 1988). Angiographisch lassen sich bei funktionsgestörten Dialyseshunts in bis zu 40 % der Fälle Stenosen, in bis zu 9 % thrombotische Verschlüsse und bis zu 7 % Aneurysmen nachweisen (Mennes et al. 1978; Erasmi et al. 1985). Da die Anzahl der für eine Shuntanlage zur Verfügung stehenden Gefäße begrenzt ist, gewinnt die Anwendung gefäßerhaltender Maßnahmen bei Dialysepatienten besondere Bedeutung. Im Vergleich zur PTA von z. B. arteriosklerotischen Läsionen in anderen Gefäßgebieten ergeben sich aufgrund unterschiedlicher pathophysiologischer Bedingungen bei der Dilatation von Hämodialyseshunts auch Unterschiede in der Behandlungstechnik. Zum einen muß das Angioplastiemanöver im Rahmen einer Intervention bis zu 5mal wiederholt werden, zum anderen ist die jeweilige Dilatationsdauer von 3 min (bis 5 min) außerordentlich lang. Hunter et al. (1984) empfahlen auf der venösen Shuntseite eine deutliche Überdilatation mit Verwendung von Ballonkathetern, die den angiographisch bestimmten Gefäßdurchmesser um 3–7 mm übersteigen. Gmelin mußte bei entsprechendem Vorgehen (n = 31) eine Venenruptur beobachten (Gmelin 1987). Glanz wies darauf hin (Glanz 1984; Glanz et al. 1985, 1987), daß sich sowohl die initiale Erfolgsquote als auch die Zahl der nach 6 Monaten noch offenen Shunts durch die Anwendung stärker druckbelastbarer Katheter verbessern ließe.

Gewöhnlich muß die Dilatation einer Shuntstenose DSA-kontrolliert durchgeführt werden. Mittlerweile liegen Mitteilungen auch über die farbkodierte duplexsonographische Kontrollmöglichkeit vor (Wittenberg et al. 1996).

Inwieweit bei vollständig verschlossenen Dialyseshunts zusätzlich zur PTA oder als alleinige Therapiemaßnahme lokal Fibrinolytika appliziert werden sollten, wird in der Literatur kontrovers diskutiert (Klatte 1986; Graor 1984). Verschlüsse, die in den ersten 3 Wochen nach operativer Anlage entstehen, sollten nach Hunter nicht mit interventionellen Verfahren eröffnet werden (Hunter et al. 1984).

■ **Frühergebnisse.** Die Ergebnisse verschiedener Arbeitsgruppen sind aus Tabelle 7.22 zu entnehmen. Die durchschnittliche initiale Erfolgsquote beträgt 60,1%. Der hohe Anteil von Verschlüssen, bei denen primär der Versuch einer PTA unternommen wurde, wirkt sich bei den Untersuchungen von Hunter et al. (1984) und Gmelin et al. (1987) ungünstig auf das Gesamtergebnis aus. Glanz et al. (1987) wiesen darauf hin, daß es ihnen bei der PTA von Dialyseshunts nicht gelungen sei, Läsionen von mehr als 6 cm Länge erfolgreich zu behandeln. Die Frühergebnisse scheinen bei Patienten mit stenosierten Anastomosen (PTFE-Prothesen) nicht schlechter zu sein als bei Patienten mit autologen AV-Fisteln. Saeed et al. (1987) erzielten bei 18 von 22 Prothesendilatationen im Anastomosenbereich günstige Primärergebnisse. Die gleiche Arbeitsgruppe wies darauf hin, daß sich auch proximal gelegene, venöse Stenosen, z. B. im Bereich der V. subclavia, bei Shuntpatienten mit einer hohen Erfolgsquote (8 von 8) dilatieren lassen.

■ **Langzeitergebnisse.** Die Durchgängigkeitsraten bzw. Funktionsdauer nach Shunt-PTA sind aus Tabelle 7.22 zu entnehmen. Die 6-Monatsdurchgängigkeitsrate liegt zwischen 43 und 76 %. Verglichen mit den Langzeitergebnissen der PTA von iliakalen oder femoralen Stenosen, sind diese Werte niedrig, wenngleich in Einzelfällen nach Shunt-PTA eine Funktionsfähigkeit von Fisteln bzw. Prothesen über mehr als 24 Monate beobachtet wurde. Inwieweit sich die Langzeitergebnisse nach Shunt-PTA durch Applikation von Pharmaka günstig beeinflussen lassen, ist bisher nicht systematisch untersucht. In Anlehnung an die Untersuchung von Jarter et al. (1979), die prinzipiell zur Prävention einer Thrombose bzw. Rethrombose bei Patienten mit Hämodialyseshunts eine Behandlung mit Aggregationshemmern empfohlen, wird von einigen radiologischen Arbeitsgruppen nach Shunt-PTA eine Behandlung mit Acetylsalicylsäure in niedriger Dosierung durchgeführt (Gmelin 1987).

■ **Komplikationen.** Die Komplikationsrate der Shunt-PTA liegt in der Literatur zwischen 0 und 20 % (s. Tabelle 7.22). Neben Anastomosenverschluß und Thrombosierung des venösen Shunt-

Tabelle 7.22 PTA von Dialyseshunts, Früh- und Spätergebnisse, Komplikationen

Autor	Jahr	PTA n	Verschluß [%]	Prothese [%]	Erfolg [%]	Komplikationen [%]	Funktionsdauer/Durchgängigkeit
Martin	1980	3	0	0	100,0	0	Mittelwert 5 Monate
Lawrence	1981	6	0	0	50,0	0	Maximal 10 Monate
Probst	1982	5	0	0	80,0	20,0	Mittelwert 6,5 Monate
Gaux	1983	45	–	–	88,0	8,9	–
Spinowitz	1988	13	–	–	53,8	–	–
Glanz	1984	56	–	80,3	70,0	5,3	6 Monate 70 %
Hunter	1984	45	62,2	–	53,3	11,1	Mittelwert 9,3
Tortolani	1984	10	–	–	20,0	–	Maximal 3 Monate
Reichelt	1986	21	0	0	54,0	95,	6 Monate 43 %
Gmelin	1987	31	38,7	9,7	51,6	12,9	Maximal 14 Monate
Saeed	1987	30	0	90,0	80,0	6,7	6 Monate 76 %
Günther	1988	3	0	66,6	100,0	–	–
Gross-Fengels	1989 b	15	0	20,0	80,0	13,3	Mittelwert 4,5 Monate inklusive Re-PTA: 6 Monate 58 % maximal 17 Monate
Wittenberg	1996	39	–	–	97,4		
Gesamt		322			60,1		

schenkels ist mit Venenverletzungen zu rechnen. Darüber hinaus sind die häufig in dieser Patientengruppe vorliegenden kardiovaskulären Begleiterkrankungen zu beachten. Schwerwiegende Komplikationen sind jedoch bei der Shunt-PTA selten, so daß einige Untersucher die Behandlung ambulant durchführen. Da in der Regel im Anschluß an die Shunt-PTA eine Hämodialyse erfolgt, ist über Stunden eine weitere ärztliche Überwachung gewährleistet. Mit wesentlichen Blutungskomplikationen nach Shunt-PTA ist im Unterarmbereich bei ausreichender Kompression nicht zu rechnen. Tritt eine Shuntthrombose auf, sollte noch am gleichen Tag die Möglichkeit zur chirurgischen Revision bestehen. Auch die Gefahr einer akuten arteriellen Ischämie erfordert, insbesondere bei anastomosennahen Eingriffen, eine vorherige Abstimmung mit der Gefäßchirurgie. Patienten, die zur Shunt-PTA zugewiesen werden, haben sich in der Regel bereits mehreren Shuntoperationen unterziehen müssen, so daß die Möglichkeit eines gefäßerhaltenden Eingriffs auch in Anbetracht eventueller weiterer chirurgischer Maßnahmen von besonderem Interesse ist. In ausgesuchten Fällen kann risikoarm durch die PTA ohne höhergradige Belastung des Patienten eine sofortige Wiederherstellung der Shuntfunktion erreicht werden, die sich über Monate erhalten läßt. Schlägt die PTA fehl, ändert sich in der Regel das primär vorgesehene operative Vorgehen nicht. Wenngleich Restenosen wiederum mittels einer PTA behandelt werden können, sind die Langzeitergebnisse der Shunt-PTA im Vergleich zur operativen Shuntresivison schlechter. Bei langstreckigen Stenosen erscheint die PTA weniger sinnvoll (Hunter et al. 1983, 1984).

7.3
Kathetervermittelte lokale Fibrinolysetherapie

W. Gross-Fengels

Akute und subakute thrombembolische Verschlüsse der Extremitätenarterien lassen sich gefäßchirurgisch sowie mit lokaler oder systemischer Applikation von Fibrinolytika therapieren (Rush 1983; Thiele 1984; Dale 1984; Rieger 1984; Jelalian 1985; Krings 1985; Raithel 1985; Tesi 1985; Schoop 1986; Faris 1987; Seeger 1987. Die Grundlagen der systemischen Lyse sind in 34.2, die der gefäßchirurgischen Therapie in 7.6 dargestellt.

Sowohl Streptokinase als auch Urokinase sowie rtPA wurden erfolgreich zur lokalen Fibrinolysetherapie von peripheren arteriellen Verschlüssen eingesetzt (Rodriguez 1986; Tilsner 1986; Gross-Fengels 1988; Holden 1990). Die charakteristischen Eigenschaften der Thrombolytika werden in Abschn. 34.2 beschrieben.

7.3.1
Technisches Vorgehen, spezielle Kathetersysteme

Bei der lokalen kathetervermittelten Fibrinolysetherapie (LFT) wird das Fibrinolytikum über ein Kathetersystem direkt in das Verschlußmaterial herangebracht und in den Thrombus injiziert, so daß lokal eine hohe Dosierung bei niedriger Gesamtdosis erzielt wird (Dembski 1978; Hess 1980; Hallett 1983; Zeumer 1985; DelZoppo 1986). Sowohl im Gefäßlumen liegende Thromben als auch parietale thrombotische Abscheidungen können aufgelöst werden. Bei atherosklerotischen Thrombosen dagegen bleibt der auslösende pathologische Wandprozeß unbeeinflußt. Vor Beginn der lokalen Fibrinolysetherapie sollten Lokalisation, Ausdehnung, Alter und Art des Verschlusses möglichst genau bestimmt werden. Verschlüsse im femoropoplitealen Segment können zur Lysetherapie wahlweise über eine antegrade Punktion der homolateralen A. femoralis communis oder mit der sog. Cross-over-Technik angegangen werden (Gross-Fengels 1989). Bei Punktionen in Seldinger-Technik sollte eine Perforation der Arterienhinterwand vermieden werden! Die Plazierung der Katheter über eine antegrade Punktion kann bei hoher Lage der Femoralisgabel oder Adipositas erschwert sein. Nach erfolgreicher antegrader Punktion (z.B. Amplatz-, Jantsch-Nadel) ist jedoch die selektive Sondierung z.B. der Unterschenkeläste eher möglich. Der transaxilläre Zugang sollte zur LFT der unteren Extremität nicht mehr gewählt werden (Pernes 1986). Zum einen ist die axilläre Punktionsblutung schwer kontrollierbar und führt rasch zur Plexuskompression, zum anderen liegen Berichte über Embolisationen von Abstreifthromben in die A. vertebralis mit letalem Ausgang vor (Head 1972).

Zur Applikation des Fibrinolytikums stehen verschiedene Kathetersysteme zur Verfügung. Um das Trauma an der Punktionsstelle und die Behinderung des arteriellen Zustroms gering zu halten, darf der Katheter nicht zu großkalibrig sein, muß aber gleichzeitig gut steuerbar sein. Der Cramer-Lysekatheter (Fa. Cook) bietet viele Vorteile, ist jedoch relativ komplex in der Handhabung und fand bisher keine weite Verbreitung. Neben sog. „injectable-guides" (Führungsdrähte mit anspritzbarem Lumen) können koaxiale Systeme mit einem 5-Charr-Außen- und einem 3-Charr-Innenkatheter verwandt werden. Die Applikation des Fibrinolytikums über beide Katheter soll u.a. die Gefahr einer

Katheterthrombosierung mindern. McNamara (1985) empfahl bei langstreckigen Verschlüssen einen Katheter mit 8–10 Seitenlöchern, um so eine raschere und gleichmäßigere Infiltration des Verschlußmaterials zu erreichen. Die lokale Lysetherapie von intrakraniellen Verschlüssen erfordert obligat die Anwendung von Koaxialsystemen. Jüngst wurde über ein Kathetersystem berichtet, das am Ende über eine Länge von 10–20 cm bis zu 150 Längsschlitze aufweist (Roeren et al. 1996). Nach Verschluß der endständigen Öffnung kann das Fibrinolytikum in Form einer gepulsten Hochdruckinjektion in den Thrombus transportiert werden (gepulste Sprühlyse).

Das Vorführen des Katheters bzw. Führungsdrahts muß besonders bei Patienten mit atherosklerotischen Wandläsionen äußerst vorsichtig erfolgen. Hess et al. (1982, 1987) beschrieben bei 17 % der Patienten intramurale Katheterlagen, die zum Abbruch der Behandlung führten. Dabei betrug der Anteil thrombotischer, zum Teil mehr als 6 Monate alter Verschlüsse in ihrer Patientengruppe fast 80 %. Die Autoren empfahlen, den Katheter zunächst unmittelbar vor den Verschluß zu plazieren und erst nach Gabe von Fibrinolytika weiterzuführen.

McNamara et al. (1985) progagierten hingegen eine subtotale oder vollständige Passage des Verschlusses mit anschließender Urokinaseinfiltration. In der vorliegenden Untersuchung wurde der Katheter unter Zuhilfenahme eines weichen Führungsdrahts einige Zentimeter in das Verschlußmaterial eingeführt, ohne den Verschluß initial vollständig zu passieren. Bei harten Verschlüssen wurde ein forciertes Vorschieben des Katheters vor der Urokinaseapplikation unbedingt vermieden. McNamara et al. (1985) konnten alle Verschlüsse, die initial mit dem Führungsdraht zu passieren waren, erfolgreich therapieren. Eine erfolgreiche LFT gelang ihnen nur bei 10 % der Verschlüsse, die primär nicht sondiert werden konnten.

7.3.2
Dosierungs- und Behandlungsschemata

In der Literatur liegen über Menge und Dauer der lokalen Applikation von Fibrinolytika sehr unterschiedliche Angaben vor (s. Tabelle 7.23). Für Urokinase reichen die Dosisempfehlungen von 20 000–240 000 IE/h, bei einer Therapiedauer von 30 min bis maximal 4 Tage.

Die Notwendigkeit einer zusätzlichen Heparinisierung bei der LFT wird in der Literatur kontrovers diskutiert (Klatte 1986). Eigene Erfahrungen sprechen grundsätzlich für die zusätzliche Anwendung von Heparin, um u. a. bei niedrigerer Flußgeschwindigkeit und zusätzlicher Obstruktion durch den liegenden Katheter aufsteigende Thrombosierungen zu vermeiden. Graor et al. (1984) erhöhten bei deutlich vermindertem peripheren Abstrom die Infusionsgeschwindigkeit des Fibrinolytikums, wodurch über einen Reflux nach proximal Abscheidungsthromben vermieden werden konnten.

Auch bei niedrig dosierter, lokaler Applikation von Fibrinolytika muß mit Auswirkungen auf systemische Gerinnungsparameter gerechnet werden. Mori et al. (1983) führten 50 lokale Fibrinolysebehandlungen durch. Sie applizierten 3000–5000 IE Streptokinase/h, bei einer durchschnittlichen

Tabelle 7.23 Lokale Fibrinolysetherapie; Art des Fibrinolytikums, Therapiedauer und Dosierung

Autor	Jahr	Dosis/h (IE)	Art	Dauer[h]
Dotter	1974	2500–10 000	Streptokinase	71
Katzen	1981	5000	Streptokinase	7
Hess	1982a	1000–36 000	Streptokinase	1–5
Mori	1983	3000–5000	Streptokinase	38
Taylor	1984	5000–10 000	Streptokinase	48 (maximal 96)
Sörensen	1986	50 000	Streptokinase	2–4
Fiessinger	1981	37 500	Urokinase	96 (maximal)
Totty	1981	23 500	Urokinase	34–65
Becker	1983	20 000	Urokinase	2–90
Roth	1983b	60 000–120 000	Urokinase	4 (maximal)
McNamara	1985	60 000–240 000	Urokinase	18
Hess	1987	60 000	Urokinase	1,5
Gross-Fengels	1988	120 000 Phase I	Urokinase	2 (Mittelwert)
		100 000 Phase II	Urokinase	21 (Mittelwert)
Zeumer	1989	500 000	Urokinase	1
		250 000	Urokinase	1
Hess	1989	2,5–5 mg	rt-PA	2–4
Meyerovitsch	1990	10 mg Bolus, 5 mg/h	rt-PA	24 (maximal)
Mahler	1990	1 mg/cm Verschlußlänge	rt-PA	
		50 mg maximale Gesamtdosis		

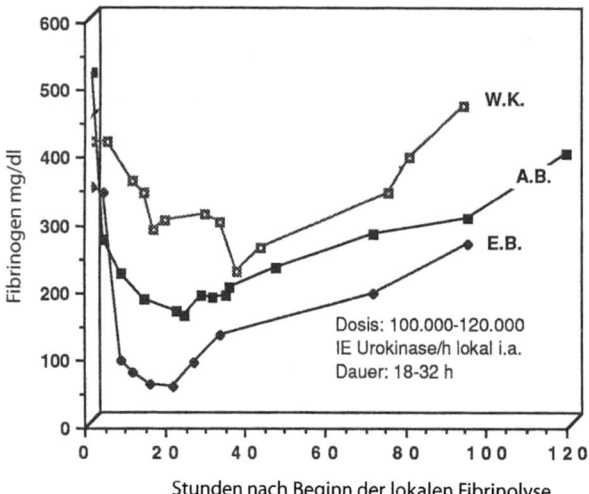

Abb. 7.20 Lokale Fibrinolysetherapie mit 100 000 bis 120 000 IE Urokinase/h. Änderungen des Fibrinogenspiegels, Methode nach Claus.

Behandlungsdauer von 38 h. Nach 4 h sanken die Fibrinogenspiegel auf durchschnittlich 92%, nach 24 h auf 57% des Ausgangswerts ab. Mit z. T. deutlichen Veränderungen des Fibrinogenspiegels muß auch bei „lokaler" Applikation von mehr als 500 000 IE Urokinase gerechnet werden (Abb. 7.20). Dies gilt auch bei der lokalen i. a.-Anwendung von rt-PA. Meyerovitz et al. (1990) beobachteten unter vergleichbarer Dosierung bei rt-PA im Vergleich zur Urokinase sogar einen relativ stärkeren Abfall des Fibrinogenspiegels. Analoge Beobachtungen wurden von Klein et al. (1992) hinsichtlich der Aktivitätsverläufe von Plasminogen, α2-Antiplasmin und der D-Dimere mitgeteilt.

Verschiedene Untersuchungen zeigten jedoch keine Korrelation zwischen dem Fibrinogenabfall und der Inzidenz von Blutungskomplikationen auf (Mori 1983; Graor 1984; Risius 1984; Gross-Fengels 1989). Auch anhand anderer Laborparatmeter ist es nicht möglich, die Wahrscheinlichkeit einer Blutungskomplikation bei der LFT exakt zu bestimmen.

7.3.3
Kontraindikationen der lokalen Fibrinolysetherapie

Über die Kontraindikationen der niedrig dosierten lokalen Fibrinolysetherapie (LFT; Streptokinase) liegt die Stellungnahme einer maßgeblichen amerikanischen Gesundheitsbehörde vor (National Institutes of Health, Consensus Development Conference 1980). Als absolute Kontraindikationen zur LFT wurden dort 2 Punkte genannt:

- akute gastrointestinale Blutungen,
- weniger als 2 Monate zurückliegende zerebrovaskuläre Ereignisse.

Von anderen Arbeitsgruppen werden für die lokale Fibrinolysetherapie von Verschlüssen im Bereich der Extremitätenarterien folgende Kontraindikationen aufgeführt:

Absolute Kontraindikationen:
- hämorrhagische Diathese,
- blutendes gastrointestinales Ulkus,
- unkontrollierbare arterielle Hypertonie,
- Polytrauma (weniger als 4 Wochen zurückliegend),
- Zustand nach intrakranieller Blutung,
- Zustand nach ischämischem Hirninsult (weniger als 4 Wochen zurückliegend).

Relative Kontraindikationen:
- Zustand nach abdominellen oder thorakalen Operationen (weniger als 14 Tage zurückliegend,
- Zustand nach arterieller translumbaler oder axillärer Punktion (weniger als 7 Tage zurückliegend),
- Zustand nach Lumbalpunktion (weniger als 7 Tage zurückliegend).

Bei Patienten mit thorakalen oder abdominellen Aortenaneurysmen und bei Patienten mit intrakavitären Thromben muß ebenfalls von einem erhöhten Behandlungsrisiko ausgegangen werden. Ein Aneurysma im Verschlußbereich, z. B. popliteal, gilt nicht mehr als absolute Kontraindikation zur LFT. So konnten z. B. Taylor et al. (1984) 3 Patienten mit thrombosierten Poplitea-Aneurysmen nach entsprechender lokaler Streptokinase-Vorbehandlung erfolgreich operieren. Aufgrund des zu erwartenden Reverschlusses darf nach erfolgreicher Wiederherstellung des peripheren Abstromes durch lokale Fibrinolysetherapie mit der definitiven chirurgischen Versorgung eines Poplitea-Aneurysmas nicht gezögert werden (Kristen 1988).

7.3.4
Lokale Fibrinolysetherapie im Bereich der unteren Extremität

Indikationen
- Frische (langstreckige) Verschlüsse älterer und alter Patienten mit schlechter allgemeiner und/oder lokaler Operabilität und Kontraindikationen gegenüber einer systemischen Lyse v. a. bei gleichzeitiger Gefährdung der Extremität.

Tabelle 7.24 Behandlungsergebnisse der lokalen Fibrinolysetherapie (überwiegend Verschlüsse im Bereich der unteren Extremität)

Autor	Jahr	n	Primär rekanalisiert [%]
Dotter	1974	17	59
Fiessinger	1981	69	35
Katzen	1981	12	92
Hess	1983	136	69
Mori	1983	50	80
Roth	1984	115	72
McNamara	1985	96	83
Fiessinger	1986	35	74
Hess	1987	564	68
Schild	1987	76	74
Gross-Fengels	1989	56	89
Do	1989	54	77[a]
		27	85[b]
Gesamt		1307	73,6

[a, b] Urokinase, rt-PA.

- Ältere Verschlüsse und bestimmte Verschlußmuster, die weder einer konventionellen PTA, noch einer Operation, noch einer systemischen Lyse gut zugänglich sind, z.B. Trifurkationsverschlüsse.
- Sofort- oder Frühverschluß (Reverschluß) nach zunächst erfolgreicher konventioneller PTA eines Arterienverschlusses.
- Komplikativer Arterienverschluß im Rahmen angiographischer oder angioplastischer Kathetermanöver.
- Als „lysierende Vorbehandlung" arterieller Stenosen, bevor diese einer Katheterdilatation zugeführt werden. Die Vorstellung geht dahin, zunächst den lysierbaren Anteil des Obdurates „abzuschmelzen" und im Anschluß daran die Restenose mechanisch zu dilatieren (s. auch Abschn. 7.1).
- Akute Ischämiesyndrome aufgrund distaler Embolien (distal Ellenbogengelenk- bzw. Kniegelenkebene).
- Frischer Verschluß einer endovaskulären Prothese (Stent) bei Kontraindikationen für eine systemische Lyse bzw. günstigen kathetertechnischen Bedingungen.

Behandlungsergebnisse der lokalen Fibrinolysetherapie

Mit der LFT lassen sich initial nach Angaben verschiedener Arbeitsgruppen 35–85 % der peripheren arteriellen Verschlüsse partiell oder vollständig rekanalisieren (s. Tabelle 7.24). Die Ergebnisse sind nur sehr bedingt vergleichbar, da z.T. wesentliche Unterschiede in folgenden Punkten bestehen:

- technische Durchführung,
- Verhältnis von thrombotischen, embolischen und postinterventionellen Verschlüssen,
- mittlere Anamnesedauer und maximales Verschlußalter,
- Verschlußlokalisation,
- Vollständigkeit der Angaben.

McNamara et al. (1985) konnten durch eine Erhöhung der Gesamturokinaseapplikation auf maximal 240 000 IE/h ihre Behandlungsergebnisse verbessern. Bei 2 Patienten, die zuvor lokal mit Streptokinase behandelt wurden, gelang ihnen eine rasche Rekanalisation. Einige Untersucher erzielten bei embolischen Verschlüssen vergleichsweise günstige Ergebnisse (Graor 1984; Hess 1987). Der Einfluß des Verschlußalters wird an den Ergebnissen von Hess et al. (1987) erkennbar. Bei mehr als 6 Monate alten, thrombotischen Verschlüssen fiel ihre Erfolgsquote auf 36,2 % ab. In 17 % aller Interventionen mußten sie aufgrund subintimaler Katheterlagen die Therapie abbrechen. In der eigenen Untersuchungsserie wurden nur Patienten mit einer weniger als 6wöchigen akuten bzw. subakuten Ischämiesymptomatik untersucht.

7.3.5
Komplikationen der lokalen Fibrinolysetherapie

Bei der LFT können Komplikationen u.a. vom arteriellen Punktionstrauma ausgehen. Bei diesen Komplikationen handelt es sich in der Regel um Hämatome, die bei retroperitonealer Ausbreitung spät erkannt werden und zu erheblichen Blutverlusten führen können. Therapiebedürftige Blutungskomplikationen im Rahmen der LFT wurden in bis zu 24 % der Behandlungen beschrieben. Schwerwiegender als lokale Blutungskomplikationen sind

Tabelle 7.25 Lokale Fibrinolysetherapie, Häufigkeit intrakranieller Blutungskomplikationen (überwiegend Verschlüsse im Bereich der unteren Extremität)

Autor	Jahr	n	Intrakranielle Blutungen [%]
Dotter	1974	17	0
Katzen	1981	12	0
Mori	1983	45	0
Enzenhofer	1984	38	1
Graor	1984	159	1
McNamara	1985	96	0
Hess	1987	637	2
Schild	1987	76	1
Gross-Fengels[a]	1989	53	0
Gesamt		1133	5 (0,44)

[a] 53 Behandlungen bei 50 Patienten (56 arterielle Verschlüsse).

Blutungen außerhalb des arteriellen Punktionsbereichs, z. B. im ZNS. Mit einer intrakraniellen Blutung im Rahmen der LFT muß nach der vorliegenden Literaturübersicht (s. Tabelle 7.25) in 0,44 % gerechnet werden.

Seltenere Komplikationen
Darüber hinaus beobachteten Hess et al. (1987) bei 0,3 % bzw. 0,5 % ihrer Patienten renale bzw. gastrointestinale Blutungen. Zerebrale Embolien sind bei der LFT ein sehr seltenes Ereignis. Die Häufigkeitsangaben für diese Komplikationen liegen in der Literaur bei 0-0,2 % (Graor 1984; Hess 1987). Offensichtlich ist das Risiko einer Fragmentation von intrakardialen Thromben bei der LFT relativ gering. Auch McNamara et al. (1985), die 22 wahrscheinlich embolische Verschlüsse behandelten, sahen unter einer relativ hohen lokalen Urokinaseapplikation (maximal 240 000 IE Urokinase/h) bei keinem Patienten zerebrale Embolien. Die Autoren machten ebenso wie Hess et al. (1987) keine Angaben über evtl. nachgewiesene kardiale Thromben. Bei einem Großteil der Patienten mit embolischen Extremitätenverschlüssen müssen diese jedoch unterstellt werden. Im Rahmen der LFT kann es dagegen, besonders bei der Behandlung von proximalen Verschlüssen z. B. der Beckenstrombahn, zu einer Fragmentation von thrombembolischem Verschlußmaterial mit Embolisation in kleine Unterschenkelarterien und vorübergehender Zunahme der Ischämiesymptomatik kommen. In der Regel bilden sich diese Verschlüsse unter Fortführung der LFT vollständig zurück. Bei der operativen oder radiologisch-interventionellen Revaskularisation einer durchblutungsgestörten Extremität kommt es bei ausreichend langer Dauer und schwerer Ausprägung der Ischämie zum sog. Tourniquet-Schock. Plötzliches Ausschwemmen toxischer Stoffwechselmetaboliten führt zu Laktatazidose. Hyperkaliämie, Nierenversagen, Herzinsuffizienz und zu akuter respiratorischer Insuffizienz. Die Indikation zur LFT sollte daher bei Patienten mit vollständig ausgeprägtem Ischämiesyndrom zurückhaltend erfolgen (McNamara 1985).

Neben den Komplikationen, die direkt mit der LFT in Zusammenhang stehen, muß in dieser Patientengruppe das erhöhte Risiko, insbesondere von koronaren Ereignissen, berücksichtigt werden. Kaelloreoe et al. (1984) beobachteten einen signifikanten Zusammenhang zwischen dem Ausmaß atherosklerotischer Veränderungen der A. poplitea und Trifurkation sowie der postoperativen Infarktrate. Enzenhöfer et al. (1984) berichteten über einen 2 h nach Beendigung der LFT aufgetretenen, tödlich verlaufenen Myokardinfarkt.

7.3.6
Lokale Fibrinolysetherapie im Bereich der oberen Extremität

Über die LFT arterieller Thromben oder Embolie im Bereich der oberen Extremitäten liegen naturgemäß weniger Erfahrungswerte vor, da die Inzidenz lysebedürftiger Arterienverschlüsse im Bereich der oberen Extremitäten ungleich geringer ist als im Bereich der Beine (s. auch Abschn. 10.4).

Folgende Situationen kommen in Betracht:

- Embolie in Unterarm-, Hand- und/oder Fingerarterien,
- subakute Verschlüsse der Unterarmarterien, z. B. im Rahmen eines Buerger-Syndroms,
- drohende Finger- oder Handgangrän nach versehentlicher intraarterieller Injektion ungeeigneter Substanzen.

Gewöhnlich wird der Lysekatheter transfemoral in die A. brachialis des betroffenen Armes positioniert und Urokinase oder rt-PA regional appliziert. Die mittlere Dosierung für Urokinase beträgt 100 000 IE/h, die Dosierung für rt-PA 5-6 mg/h bei einer maximalen Gesamtdosis von 50 mg. In der Literatur wurde über Therapieerfolge bei kritischer Ischämie bzw. drohendem Gewebeuntergang berichtet (Bounameaux et al. 1990). In kritischen oder gar verzweifelten Fällen sollte dieser Therapieweg unbedingt wahrgenommen werden.

7.3.7
Weitere Anwendungsbereiche der lokalen Fibrinolysetherapie

Vertebrobasiliäres Territorium
Neben der lokalen intrakoronaren Thrombolyse, die hier nicht weiter diskutiert werden soll, liegen Berichte über die Anwendung dieser Technik z. B. im vertebrobasilären Territorium vor (Del Zoppo 1986). Zeumer et al. (1985) behandelten u. a. Patienten mit doppelseitigen Verschlüssen der A. vertebralis sowie mit Basillarisembolien. Der hohe technische Aufwand wird durch die überaus ernste Prognose gerechtfertigt. Die akute neurologische Symptomatik sollte bei Therapiebeginn weniger als 6 h bestehen. Eine Behandlung von bereits tief komatösen oder tetraplegischen Patienten erscheint nicht sinnvoll. Die erfolgreiche Anwendung dieses Verfahrens setzt eine frühe klinische Diagnose und subtile neurologische Therapieüberwachung voraus und ist bisher auf wenige Zentren begrenzt.

Tabelle 7.26 Lokale Fibrinolysetherapie; Letalität

Autor	Jahr	n	Todesfälle [%]
Dotter	1974	17	1
Enzenhofer	1984	38	1
Graor	1984	159	1
Roth	1984	115	3
McNamara	1985	96	1
Fiessinger	1986	35	1
Hess	1987	554	9
Schild	1987	76	1
Gross-Fengels	1989	53	0
Gesamt		1143	18 (1,6)

Lungenembolie

Die Wirksamkeit von Streptokinase und Urokinase zur Behandlung von Lungenembolien (s. Kap. 40) kann als gesichert gelten (Tabelle 7.27). Das Ausmaß der Gefäßobstruktionen sollte nicht über 30 %, das Patientenalter nicht über 70 Jahre und die Anamnesedauer weniger als 5 Tage betragen (Erbel 1988). Es werden Dosierungen von 30 000 bis 50 000 IE Urokinase/h bzw. 2000 IE/kg/h empfohlen. Angiographisch ließ sich in mehr als 90 % der Fälle eine Besserung dokumentieren. Rauber et al. (1988) berichteten über 2 Patienten, die zunächst erfolglos systemisch therapiert wurden. Durch eine direkte Injektion des Thrombolytikums in das Verschlußmaterial konnte jedoch eine vollständige Rekanalisation erzielt werden. In der Regel läßt sich allerdings auch mit der technisch einfacheren systemischen Fibrinolysetherapie ein guter Behandlungserfolg erzielen (s. Kap. 40).

Nierenarterien

Die Indikation zur Durchführung einer lokalen Lysetherapie an den Nierenarterien ergibt sich bei embolischem Verschluß einer Einzelniere und fehlenden operativen Interventionsmöglichkeiten (Billmann 1985). Ferner sollte eine akute Thrombose, die als Komplikation im Rahmen einer renalen PTA auftritt, lokal lysiert werden. Bei einer plötzlichen, vollständigen Unterbrechung der arteriellen Versorgung sind irreversible Nierenschäden spätestens nach 0,5–3 h zu erwarten. Ein Therapieversuch kann jedoch bei vorbestehender Nierenarterienstenose und Kollateralkreislauf auch nach 14 Tagen noch erfolgreich sein und ist insbesondere bei Patienten mit funktioneller oder anatomischer Einzelniere gerechtfertigt, um den Patienten u. U. vor der Notwendigkeit einer chronischen Hämodialyse zu bewahren (Schunk 1990; Tabelle 7.28).

Mesenterialarterien

Problematisch ist die Anwendung der lokalen Lysetherapie im Bereich der Mesenterialarterien (Inoue 1985), da sich das genaue Verschlußalter nicht immer sicher bestimmen läßt und bereits Darmnekrosen vorliegen können. Die Verzögerung der chirurgischen Therapie kann zum letalen Verlauf führen. In diesem Gefäßgebiet kann somit die lokale Lysetherapie nur als Ultima ratio gelten. Yankes et al. (1988) berichteten über eine transhepatische Sondierung und lokale Thrombolyse der V. mesenterica superior (Tabelle 7.28).

Tabelle 7.27 Lokale Fibrinolysetherapie bei Lungenembolien (*SK* Streptokinase, *UK* Urokinase)

Autor	Jahr	n	Dosis	Medikament Dauer	Initialer Erfolg
Miller	1977	17	10 000/h	SK	94 %
Neuhaus	1980	1	290 000	SK 2 h	1/1
Graor	1984	10	5000/h	SK	9/10
Schwarz	1985	9	2000/kg/h	UK 5,8 Tage	100 % (mit partiellem Abfall des arteriellen Drucks) 55 % (ohne Restobstruktion)
Rauber	1988	2	Systemisch + lokal		2/2

Tabelle 7.28 Lokale Fibrinolysetherapie (Intestinal- und Nierenarterien; *SK* Streptokinase, *UK* Urokinase)

Autor	Jahr	Gebiet	Technik
Billmann	1985	Niere	5000–24 000 SK
Ingrisch	1988	Niere	30 000–100 000 SK/h
Schunk	1990	Niere	10 000–15 000 IE UK/h + systemische Heparinisierung
Inoue	1985	Darm	240 000 UK in 20-ml-Lösung 4mal im Abstand von 10 min Beginn: < 10 h nach Beschwerdebeginn Nicht bei proximalem Hauptstammverschluß

Venöse Thromben

Hollmann u. Günther (1987) wiesen auf die Anwendungsmöglichkeiten der lokalen, kathetervermittelten Fibrinolysetherapie bei venösen Thrombosen im Bereich der oberen Extremität hin. Sie konnten bei 6 von 9 Patienten eine vollständige oder partielle Rekanalisation erzielen, 2mal in Kombination mit einer Ballonangioplastie. Becker et al. (1985) konnten bei ihren 11 Patienten mit einem sog. „thoracic-inlet-syndrome" und thrombotischem Verschluß der V. subclavia und/oder V. axillaris durch die LFT partiell oder vollständig rekanalisieren. Die Autoren weisen auf die Notwendigkeit einer begleitenden systemischen Heparintherapie mit 1,5facher PTT-Verlängerung hin.

Dialysezugänge

Kontrovers werden die Möglichkeiten der LFT von verschlossenen Dialysezugängen diskutiert (Davis 1987; Young 1985; Zeit 1985). Die Ergebnisse scheinen bei Shunts wesentlich günstiger als bei AV-Fisteln zu sein (Becker 1983). Graor et al. (1984) konnten Shunts, die weniger als 4 Tage verschlossen waren, in 84 % rekanalisieren, während dies bei älteren Verschlüssen nur in 23 % der Fälle gelang. Davis et al. (1987) empfahlen ein aggressiveres Vorgehen mit lokaler Applikation von 240 000 IE Urokinase/h und begleitender Heparinisierung. Die Autoren konnten 90 % ihrer Behandlungen erfolgreich abschließen. Bei Dialysepatienten ist jedoch zu berücksichtigen, daß häufiger gastrointestinale Ulzera vorliegen und das Blutungsrisiko ferner durch kurz zuvor durchgeführte Gefäßpunktionen und Katheterisierungen erhöht sein kann (Klatte 1986). Daher sollte die Indikation zur lokalen Fibrinolysetherapie äußerst streng gestellt werden. Eine Übersicht über den initialen Lyseerfolg bringt Tabelle 7.29.

7.3.8
Lokale Thrombolyse in Kombination mit perkutaner Thrombenextraktion (Aspirationsembolektomie) und konventioneller perkutaner transluminaler Angioplastie

In der katheterinterventionellen Praxis hat sich v. a. bei akuten und subakuten Verschlüssen ein kombiniertes Vorgehen bewährt. In diesem Rahmen hat die lokale Lyse die Aufgabe, den lysierbaren Anteil eines Thrombus aufzulösen; die Aspirationsthrombektomie kann Thrombenteile zur Verringerung der lokalen Thrombenmasse entfernen; die konventionelle PTA kann schließlich den nichtlysierbaren Thrombusanteil bzw. die durch diesen gebildete übrigbleibende Arterienstenose dilatieren. Es versteht sich von selbst, daß es sich besonders bei weichem Thrombenmaterial empfiehlt, lysierte Thrombusanteile zu aspirieren und somit zu entfernen, um einer Embolisierung in die Peripherie vorzubeugen. Von erfahrenen Zentren werden primäre Wiedereröffnungsraten auf diesem Wege zwischen 50 und 81 % angegeben (Schneider 1991). Auch Aortobiiliakale Verschlüsse (Leriche-Syndrom) können im Zuge der Kombination von lokaler Lyse und anschließender PTA erfolgreich behandelt werden (Übersicht bei Katzenschlager et al. 1996).

Eine besondere Indikation zur kombinierten Kathetertherapie stellen embolische Arterienverschlüsse der Gliedmaßen dar. Schneider (1991) berichtet über eine Gruppe von 60 Patienten mit 66 embolischen Extremitätenarterienverschlüssen unterhalb des Leistenbandes. Die mittlere Urokinasedosis pro Patient lag bei 250 000 E (100 000 bis 600 000 E). Die primäre Wiedereröffnungsrate betrug 97 %. In 27 Fällen wurde ausschließlich kathetertechnisch thrombembolektomiert, in 33 Fällen zusätzlich lysiert, und nur in 18 Fällen wurden ausschließlich Ballonkatheter eingesetzt. Von 44 nachuntersuchten Patienten hatten 38 unter peroraler Antikoagulation keine Zeichen von Rezidiven nach mehr als einem Jahr.

Tabelle 7.29 Lokale Fibrinolysetherapie bei Dialyseshunts (*HEP* Heparin, *UK* Urokinase, *SK* Streptokinase)

Autor	Jahr	n	Dosis	Medikament	Initialer Erfolg
Becker	1983	12	5000/h	SK	50 %
Graor	1984	50	5000/h	SK	84 % ≤ 4 Tage (Verschluß- 23 % > 4 Tage alter)
Young	1985	7	5000–10 000/h	SK	28,5 %
Zeit	1986	79	100 000 (perkutan)	SK	68 %
Davis	1987	41	240 000/h (Gesamtdosis 389 000) + 10 000/h	UK HEP	90 %

Die Komplikationsrate der in dieser Weise kombiniert durchgeführten katheterinterventionellen Therapie werden mit 1–4% angegeben.

7.4
Andere lumeneröffnende Katheterverfahren

A. L. STRAUSS

Trotz unbestreitbarer Erfolge hat die konventionelle Ballon-PTA auch ihre Grenzen: Die eingeschränkten primären Rekanalisationsraten bei langstreckigen femoropoplitealen Verschlüssen von 50–60% (Zeitler 1985) und die kumulativen Offenheitsraten nach 3–5 Jahren von nur 20–40% (Johnston et al. 1987; Jeans et al. 1990) stellten die Grundlage für die Entwicklung neuer Techniken zur Wiederherstellung der verschlossenen oder stenosierten arteriellen Strombahn dar. Prinzipiell lassen sich diese neueren alternativen lumeneröffnenden Maßnahmen in Methoden einteilen, die auf rein mechanischer Grundlage die Strombahn wiederherstellen, und in solche, die durch Anwendung von Laserenergie das Plaque- bzw. Verschlußmaterial entfernen oder reduzieren. Hauptziele dieser neuen Behandlungstechniken waren die Verbesserung der Inital- und Langzeitergebnisse, die Ausweitung der Indikationen im Vergleich zur konventionellen PTA und die Reduzierung der Komplikationen. Im Laufe der letzten 8–10 Jahre wurden viele neue interventionelle Katheterverfahren technologisch entwickelt (Übersicht bei Castaneda-Zuniga u. Tadavarthy 1992). In diesem Beitrag wird nur auf die bekanntesten dieser alternativen Rekanalisationssysteme, mit denen schon Langzeitergebnisse existieren, eingegangen. Zu den mechanischen Behandlungsverfahren zählen die hochtourigen Rotationsfräskatheter, der langsame Rotationskatheter nach Kaltenbach-Vallbracht und der Simpson-Atherektomiekatheter. Zu den Laserverfahren zählen die verschiedenen thermischen und athermischen (Excimer-)Lasersysteme.

7.4.1
Rotationsfräskatheter

Der hochtourige Rotationsfräskatheter existiert in 2 unterschiedlichen Ausführungen:

- der von Kensey entwickelte TracWright-Katheter (ehemals Kensey-Katheter; Kensey et al. 1987),
- das von Hansen entwickelte Rotablatorsystem (Hansen et al. 1988).

■ **TracWright-Katheter.** Er besteht aus einem vorne geschlossenen, flexiblen Katheter, an dessen Spitze sich ein halbkugelförmiger Rotorkopf befindet (Abb. 7.21). Die Rotationsgeschwindigkeit des Kopfes beträgt 40 000–100 000 U/min und wird von einem externen regelbaren Elektromotor angetrieben. Der Mechanismus der Lumenwiedereröffnung beruht auf einer stumpfen Abrasio und einer Fragmentation des Verschlußmaterials, wobei das axiale und radiale Perforationsrisiko sehr klein gehalten werden (Steckmeier et al. 1989). Das System wird gleichzeitig mit einer Infusionslösung (Heparin, Urokinase, Kochsalzlösung) unter Druck gespült, um Gewebe und Kathetersystem zu kühlen und Partikel aufzulösen. Dieses Kathetersystem war primär zur Rekanalisation von Verschlüssen und zur Dilatation von mit Draht nicht passierbaren Stenosen konzipiert und wird als einziges alternatives Angioplastieinstrument ohne Führungsdraht benutzt. Dis bisher veröffentlichten klinischen Ergebnisse werden unterschiedlich bewertet. Obwohl die primären Erfolgsraten mit dem TracWright-System bei 70% liegen, sind die mittelfristigen Ergebnisse mit einer Offenheitsrate von ca. 50% nach 12 Monaten unter den primär erfolgreich dilatierten Patienten eher enttäuschend (Reid et al. 1992; Meloni et al. 1993). Längerfristigere Ergebnisse wurden nicht mitgeteilt. An Komplikationen sind Perforationen und Embolisationen zu erwähnen.

■ **Rotablatorsystem.** Der Rotablator (Hansen 1988) besteht aus einer flexiblen Welle, an deren Spitze

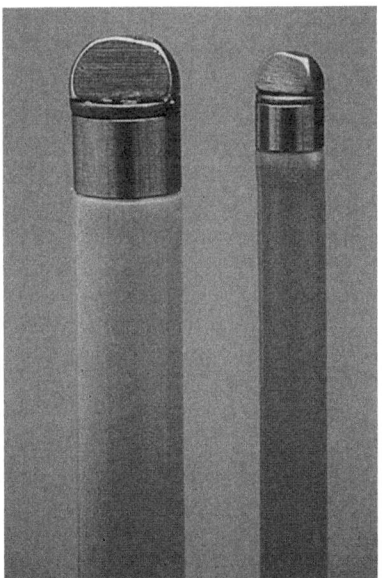

Abb. 7.21 TracWhright-(Kensey-)Katheterspitze in verschiedenen Größen: Rotorkopf, der in hohe Umdrehungen versetzt wird.

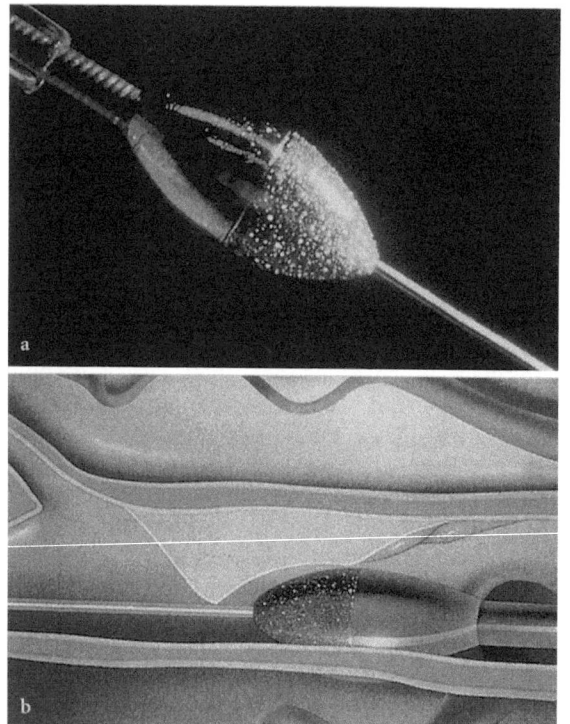

Abb. 7.22 a,b Rotablator: Eine mit Diamanten versehene Olive (**a**) wird mit einer Umdrehungszahl von 150 000–200 000/min über einen 0,009-Zoll-Führungsdraht durch die Stenose geführt (**b** Schematische Darstellung)

sich eine mit Diamanten besetzte Olive mit einer endständigen Öffnung für einen 0,009 Zoll-Führungsdraht befindet (Abb. 7.22). Über einen Preßluftantrieb wird die Welle zur Rotation mit Rotationsgeschwindigkeiten bis 150 000–200 000 U/min gebracht. Die Olive ist je nach Arteriendurchmesser in unterschiedlichen Größen von 1,25–4,5 mm Diameter erhältlich. Da jedoch die lokalen punktionsbedingten Komplikationen bei Schleusen über 9-Charr (3 mm) zunehmen, werden in der Regel keine Oliven über 3-mm-Diameter eingeführt. Dies impliziert, daß in den größeren Arterien (A. iliaca, A. femoralis) eine anschließende konventionelle Ballon-PTA notwendig bleibt. Beim langsamen Vorschieben des Systems soll arteriosklerotisches Material abgeschliffen werden, während gesundes Gewebe geschont wird (Thorpe 1992). Obwohl die Primärergebnisse (Erzielen einer < 20–25 % Reststenose) mit dem Rotablator bei 89–95 % lagen und daher eher ermutigend waren, werden die Langzeitergebnisse nach 1–2 Jahren mit nur 12–31 % der primär erfolgreich behandelten Patienten angegeben (Tabelle 7.30).

Die Indikationen für den Einsatz des Rotablators sind harte oder verkalkte Stenosen oder langstreckige Stenosen in stark gewundenen Arteriensegmenten. Im Gegensatz zu TracWright-(Kensey-)Kathetern, die primär zur Rekanalisation von Verschlüssen eingesetzt werden, kann der Rotablator nur zur Dilatation von Stenosen oder zur Dilatation des mit dem Führungsdraht (0,009") bereits passierten Verschlusses angewandt werden. Die am häufigsten mit dieser Methode aufgetretenen Komplikationen sind Arterienspasmen (16 %), transiente (< 48 h) Hämolysen mit Hämoglobinurie (16 %), akute Thrombosen (4 %) und Dissektionen (2 %) (Henry et al. 1993).

7.4.2
Rotacs-Katheter

Das Rotacs[1] („rotational transluminal angioplasty catheter system") nach Kaltenbach-Vallbracht besteht aus einem flexiblen 6,6-Charr-(2,2 mm Außendiameter) Rotationskatheter mit Teflonumhüllung und einem Innenlumen für einen 0,035"-Führungsdraht sowie einem stumpfen olivenförmi-

---

[1] Vertrieb: Dr. Oszypka GmbH Medizintechnik, D-79639 Grenzach-Wyhlen; Tel. 0 76 24-30 50.

Tabelle 7.30 Primär- und Langzeitergebnisse nach Anwendung der Trackwright-Katheter und des Rotablators. *n. a.* nicht angegeben; *CRAG* Collaborative Rotablator Atherectomy Group (eine an 3 Zentren durchgeführte Studie mit dem Rotablator)

Autor	Jahr	Patientenzahl	Zahl der Läsionen	Primärergebnis [%]	Offenheitsrate nach		
					6 Monaten [%]	1 Jahr [%]	2 Jahren [%]
Trackwright							
Reid et al.	1992	19	19	71	n. a.	56	–
Meloni et al.	1993	15	15	74	51	51	–
Rotablator							
Ahn et al.	1992	20	25	92	66	–	12
Henry et al.	1993	95	146	95	76	–	–
White et al.	1993	17	18	94	88	–	–
CRAG	1994	72	107	89	47	31	19

7.4 Andere lumeneröffnende Katheterverfahren

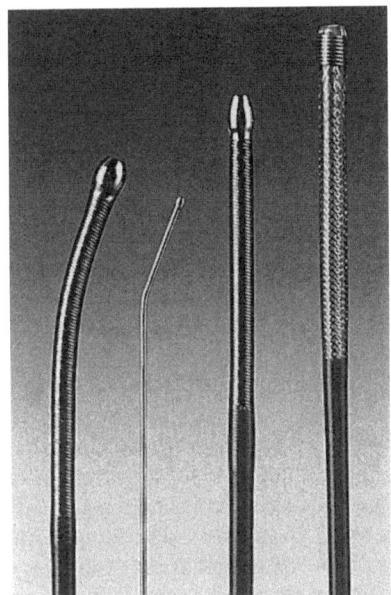
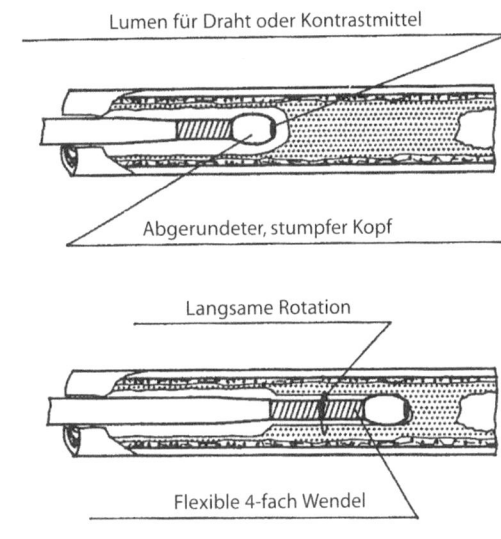

Abb. 7.23 a,b Rotacs-Katheter. **a** Katheterspitze mit dem stumpfen olivenförmigen Kopf ohne (*links*) und mit Führungsdraht (*rechts*). **b** Schematische Darstellung der Verschlußrekanalisation. Die Katheterspitze sucht sich den Weg des geringsten Widerstandes im Verschluß

gen Kopf (Abb. 7.23 a). Angetrieben von einem stufenlos regelbaren Elektromotor wird der Katheter langsam (0–500 U/min; häufigste Arbeitsfrequenz 50 U/min) rotiert, wobei er sich unter einem leichten manuellen Axialschub den Weg des geringsten Widerstands im Verschluß sucht (Abb. 7.23 b). Das Prinzip der Lumenöffnung beruht im Gegensatz zu Hochgeschwindigkeitsrotationstechniken nicht auf einem Bohrvorgang, sondern auf Volumenverkleinerung durch mechanische Flüssigkeitsabpressung

ohne Entfernung von Verschlußmaterial (Vallbracht et al. 1989). Nach Erreichen des offenen Arteriensegments jenseits des Verschlusses wird über dem im Rotacs-Lumen befindlichen Wechseldraht der Rotationskatheter zurückgezogen und gegen einen herkömmlichen Ballonkatheter ausgetauscht. Mit diesem wird dann eine konventionelle Ballon-PTA des rekanalisierten Lumens durchgeführt.

■ **Ergebnisse.** Die mit dieser Technik erzielten Primär- und Langzeitergebnisse sind gerade bei der Rekanalisation nichtkalzifizierter Verschlüsse im femoropoplitealen Bereich mindestens so gut wie die mit der konventionellen Ballonangioplastie (Tabelle 7.31). Es darf beim Vergleich mit anderen lumeneröffnenden Katheterverfahren nicht verges-

Tabelle 7.31 Primär- und Langzeitergebnisse nach Anwendung der Atherektomie und des Rotacs. *n.a.* nicht angegeben b. St. = bei Stenosen; b. v. = bei Verschluß

Autor	Jahr	Patienten-zahl	Zahl der Läsionen	Kombiniert mit Ballon-PTA Ja/Nein	Patienten-zahl	Primär-ergebnis [%]	Offenheitsrate nach			
							6 Monaten [%]	1 Jahr [%]	2 Jahren [%]	3 Jahren [%]
Atherektomie nach Simpson										
Küffer et al.	1990	43	48	Ja	43	98	74	–	–	–
Reid et al.	1992	19	n.a.	n.a.	–	71	–	63	–	–
Kim et al.	1992	77	85	Nein	60	92	n.a.	92	84	84
				Ja	17	92	n.a.	78	67	57
Gonschior et al.	1993	100	153	Nein	–	94 96 b. St 91 b. V	80	–	–	–
Vroegindeweij et al.	1995	38	38	Nein	–	87	n.a.	39 ± 8	34 ± 8	–
Rotacs										
Batt et al.	1993	85	85	Ja	85	73	n.a.	58	–	–
Vallbracht et al.	1993	350	350	Ja	350	80	48	–	–	–

sen werden, daß mit dem Rotacs fast ausschließlich langstreckige femoropopliteale Verschlüsse (> 5–10 cm) angegangen wurden (Batt et al. 1993; Vallbracht et al. 1993). Eine Multicenterstudie, die 1252 periphere Rotationsangioplastien erfaßt hat, zeigt, daß die Akuterfolgsquote beim Ersteingriff 80 % beträgt (Vallbracht et al. 1992; Vallbracht et al. 1993). Selbst nach Versagen der herkömmlichen Angioplastie können mit der Rotacs-Methode noch 60 % der femoropoplitealen Verschlüsse eröffnet werden, wenn ein Mindestzeitraum von 4 Wochen (am besten 8–12 Wochen) zwischen dem mißglückten konventionellen Ersteingriff und dem geplanten Rotacs-Eingriff eingehalten wird (Vallbracht et al. 1993; Roth et al. 1994). Die Langzeitergebnisse nach 1 Jahr liegen bei 50–60 % (Tabelle 7.31), wobei Restenosierungen erneut mit einer Ballon-PTA behandelt werden können.

■ **Komplikationen.** Die Komplikationen sind mit denen der konventionellen PTA vergleichbar: Dissektionen (8 %), Hämatome (4,8 %), periphere Embolisierung (0,8 %); 2 Rotacs-spezifische Komplikationen (1,5 %), die in der anfänglichen klinischen Erprobungsphase auftraten, wie das Ablösen der Olive beim noch nicht industriell hergestellten System in einem Fall und das Festsitzen des Katheters im verschlossenen Gefäßsegment in einem anderen Fall (Roth et al. 1994) dürften heute kaum vorkommen. Gefäßwandperforationen wurden mit Rotacs nicht beobachtet (Vallbracht et al. 1993).

7.4.3
Simpson-Atherektomiekatheter

Ein völlig anderes Prinzip wird mit dem Simpson-Katheter[1] verfolgt: Mit diesem System wird das Plaquematerial der Stenose oder des Verschlusses abgetragen und aus der Arterie entfernt. Der Katheter besitzt an seiner Spitze ein Metallgehäuse mit Fenster (Auffangkammer), in dem ein zylindrisches Messer rotiert. Das Messer wird von einem externen Elektromotor über eine Spindel mit ca. 2000 U/min angetrieben (Abb. 7.24 a). Gegenüber dem Fenster befindet sich ein aufblasbarer Niederdruckballon (202, 65 kPa), der zur Fixierung der Katheterspitze und zur besseren Plaqueaufnahme in die Auffangkammer dient. Die Einführung des Katheters erfolgt über ein Punktionsbesteck. Die Katheterspitze wird so plaziert, daß Plaqueanteile in die Öffnung des Metallgehäuses eindringen (Abb. 7.24 b). Nach Abtragung von Plaqueanteilen mit Hilfe des Rundmessers werden diese zunächst in der Auffangkammer deponiert. Anschließend kann der Ablationsvorgang wiederholt werden. Die Plaqueanteile werden durch Entfernung des Katheters aus der Arterie geborgen, und der Vorgang kann wiederholt werden. Hauptziel ist die Schaffung eines freien und glatten Gefäßlumens (Steckmeier et al. 1989). Eine Kombination mit der Ballon-PTA ist individuell möglich.

■ **Ergebnisse.** Die histologische Untersuchung der abgetragenen Gewebszylinder ergab in 95 % der Fälle Intimaanteile, in 35–55 % Mediaanteile und in 70 % der Fälle Thromben (Gonschior et al. 1993). Adventitiagewebe konnte bei iliakaler und femoropoplitealer Atherektomie nicht nachgewiesen werden. Der Primärerfolg betrug bei Verschlüssen 91 %, bei Stenosen 96 %. Der mittlere Stenosegrad konnte angiographisch durch die alleinige Atherek-

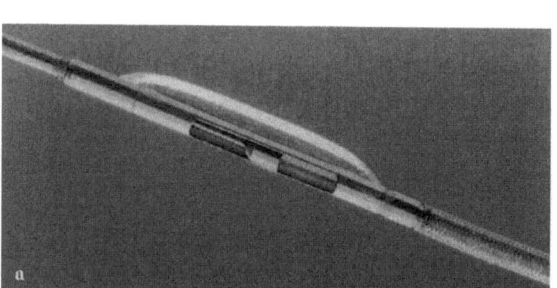

Abb. 7.24 a,b Spitze des Simpson-Atherektomiekatheters. **a** Katheterspitze mit Ballon, Auffangkammer und rotierendem Messer; **b** schematische Darstellung der Abtragung des Stenosenmaterials

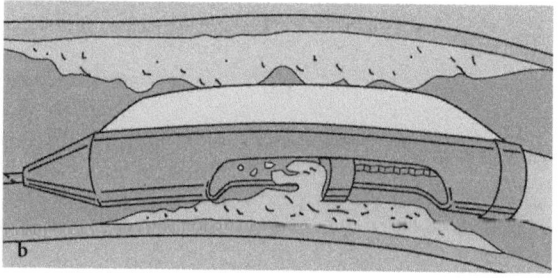

---

[1] Vertrieb: Mallinckrodt Medical GmbH, D-53761 Hennef/Sieg; Tel. 0 22 42-88 70.

tomiebehandlung (ohne Ballon-PTA) von 85 auf 12% reduziert werden (Gonschior et al. 1993). Bei der 6-Monatskontrolle lag die angiographische Restenoserate (Stenosen > 50%) im Mittel bei 20%, wobei eine deutliche Differenz in Abhängigkeit von der Primärläsion zu erkennen war: exzentrische Stenosen rezidivierten nur in 8%, konzentrische Stenosen in 26% und Verschlüsse in 32% der Fälle (Gonschior et al. 1993). Auch andere Arbeitsgruppen berichten über ähnlich gute Primärergebnisse bei Abtragung von hämodynamisch signifikanten Stenosen (Küffer et al. 1990; Tabelle 7.31). Gefäßwandperforationen sind nicht beobachtet worden. Dafür traten die bei der herkömmlichen PTA bekannten Komplikationen auf: Periphere Embolisierung (1–4%), kleine Dissektionen (0–4%), Leistenhämatome (2%) (Küffer et al. 1990; Gonschior et al. 1993).

7.4.4
Lasersysteme

Arteriosklerotische Veränderungen durch Verdampfung abzutragen, anstatt sie mechanisch zu fragmentieren und zu verdrängen, war das ursprünglich vielversprechende Konzept der Laserangioplastie im Gegensatz zur konventionellen PTA. Die Merkmale des Laserlichts bestehen in der Monochromatizität und Kohärenz, die eine hohe Konzentration des Lichts in einen parallelen Strahl und eine große Energiedichte zur Folge haben. Die Wechselwirkungen zwischen Laserlicht und biologischem Gewebe hängen im wesentlichen von der Wellenlänge des Laserlichts, von den Absorptionseigenschaften des Gewebes für verschiedene Wellenlängen, von der Leistung und Dauer der Anwendung und vom Gewebetyp (Blut, Kollagen, Fett, Melanin, Kalk) ab. Auf kardiovaskulärem Gebiet werden hauptsächlich Argon-, Neodyn-YAG-(Neodynium-Ionen im Yttrium-Aluminium-Garnet-Kristall), CO_2- und Excimerlaser angewandt. Bei den 3 Erstgenannten wird die Laserenergie in Wärme umgewandelt, in deren Folge es hauptsächlich zur thermischen Gewebsschädigung kommt (thermische Laserangioplastie): kraterähnliche Gewebedefekte mit Verkohlung der Oberfläche, Koagulation der darunterliegenden Schichten und Vaporisation flüssiger Wandbestandteile (Wollenek u. Laufer 1989). Im Gegensatz dazu führt der im UV-Bereich arbeitende Excimerlaser durch hohe Absorption an der Gewebeoberfläche zur photochemischen Ablation durch Ionisation und Dissoziation: Es sollen intramolekulare Verbindungen durch eindringende Photonen aufgebrochen werden (Mohr et al. 1989). Der Excimerlaser verursacht scharfe Schnittflächen bei nur geringfügiger oder fehlender thermischer Schädigung des umliegenden Gewebes (sog. „Kaltlaser" bzw. „kalte Ablation").

■ **Indikationen.** Aufgrund der unterschiedlichen Lasertypen bei unterschiedlichem Vorgehen und verschiedenen Indikationsstellungen (Stenosen, kurz- und langstreckige Verschlüsse, iliakale und femoropopliteale Strombahnhindernisse), aufgrund einer fehlenden Standardtechnik (Laser allein oder Laser mit anschließender Ballon-PTA) und aufgrund unterschiedlicher Beurteilungskriterien insbesondere der Langzeitoffenheitsrate (angiographisch oder klinisch) ist ein umfassender Vergleich der Kurz- und Langzeitergebnisse nicht unproblematisch. Bei der Anwendung der thermischen Laserangioplastie („continuous-wave-Argon-Laser") mit anschließender Ballon-PTA berichteten Cumberland et al. (1986) über eine primäre Rekanalisationsrate bei 56 femoropoplitealen Verschlüssen (mittlere Verschlußlänge 8 cm) von 89%. Sanborn fand später bei gleichem Vorgehen bei 119 Patienten mit 129 behandelten femoropoplitealen Verschlüssen und Stenosen eine primäre durchschnittliche Erfolgsrate von 82%, wobei langstreckige Verschlüsse (> 7 cm) mit 66% deutlich schlechter abschnitten als Stenosen mit 95% (Sanborn 1988). Dieselbe Arbeitsgruppe berichtete über eine kumulative Durchgängigkeitsrate nach 1 Jahr von 77%, wobei die Heilungsrate (Berücksichtigung der primär erfolglos therapierten Patienten) nach 1 Jahr bei nur 63% lag (Sanborn 1988; Übersicht bei White u. White 1989). Unter Anwendung des cwNd-YAG-Lasers mit anschließender Ballon-PTA beobachteten Lammer et al. (1991) bei einem größeren Kollektiv von 338 Patienten mit langstreckigen femoropoplitealen Verschlüssen eine primäre Erfolgsrate von 85% mit einer kumulativen Offenheitsrate von 57% nach 3 Jahren (Tabelle 7.32).

Nachdem die anfänglichen Schwierigkeiten mit der Übertragung der hohen Energieimpulse des Excimerlasers über flexible Fasern in das Gefäß gelöst werden konnten (Mohr et al. 1989), zeigen die ersten klinischen Erfahrungen mit dem Excimerlaser im Bereich der peripheren Arterien primäre Rekanalisationen zwischen 48 und 84% und Rezidivraten nach 9–12 Monaten von 22 bis 55% (Litvak et al. 1989; Huppert et al. 1992; Lammer et al. 1992; Tabelle 7.32). Der potentiell vorteilhafte, athermische Laser konnte aber bisher die in ihn gesetzten Erwartungen nicht erfüllen (McCarthy et al. 1991).

■ **Komplikationen.** Alle bekannten Komplikationen einer konventionellen Ballon-PTA können bei der Laserangioplastie ebenfalls auftreten: Perfora-

Tabelle 7.32 Primär- und Langzeitergebnisse mit verschiedenen Laserangioplastieverfahren bei femoropoplitealen Verschlüssen (*FP-V*) und Stenosen (*FP-St*). Die Zahlen hinter femoropoplitealen Verschlüssen geben die mittlere Verschlußlänge an. (*cw* „continuous wave"; *pw* „pulsed wave")

Autor	Jahr	Patienten-zahl	Lasersystem	Art der Läsion	Primär-ergebnis [%]	Offenheitsrate nach 6 Monaten [%]	1 Jahr [%]	2 Jahren [%]	3 Jahren [%]
Sanborn	1988	119	cw-Argon	FP-V+FP-St	82	n.a.	77	–	–
Litvak et al.	1989	22	pw-Excimer	FP-V: 11 cm	77	78	–	–	–
		9		FP-St	78	57	–	–	–
Lammer et al.	1991	338	cwNdYAG	FP-V: 8 cm	85	80	70	62	57
Odink et al.	1991	47	cwNdYAG	FP-V: 11 cm	68	–	–	–	–
Berengholtz-Zlochin et al.	1992	50	cwNdYAG	FP-V: 8 cm	80	n.a.	92	–	–
Huppert et al.	1992	32	pw-Excimer	FP-V: 6 cm	84	n.a.	69	–	–
Lammer et al.	1992	37	pw-Excimer	FP-V: 8 cm	49	n.a.	45	–	–

tionen, Dissektionen, arterielle Spasmen, periphere Embolien, arteriovenöse Fisteln, Aneurysmen und Thrombosierungen. Dies ist verständlich, wenn man bedenkt, daß bis auf wenige Ausnahmen durch die Lasertechnik – analog zum Führungsdraht – nur ein kleinlumiger Kanal geschaffen wird, der eine anschließende Ballon-PTA erfordert. Das Hauptproblem des Lasers liegt jedoch in der relativ hohen Perforationsrate.

7.4.5
Bewertung der alternativen lumeneröffnenden Therapien

Die gesicherten Ergebnisse der konventionellen Ballon-PTA müssen die Grundlage für die Bewertung und Beurteilung auch der neuen Kathetersysteme bilden. In Anbetracht einer primären Erfolgsrate der herkömmlichen Ballonangioplastie in der Behandlung femoropoplitealer Verschlüsse und Stenosen von 50–85 % können die bisher vorliegenden Ergebnisse mit den beiden Hochgeschwindigkeitsrotationskathetern, TracWright-Katheter und Rotablator kein bewährtes Anwendungsgebiet rechtfertigen. In Anbetracht der Tatsache, daß die mittelfristigen Offenheitsraten mit diesen beiden neuen mechanischen Systemen nicht besser sind als mit der herkömmlichen Angioplastie, wird der nicht geringe Preis dieser Systeme naturgemäß einsatzlimitierend sein. Eine kürzlich veröffentlichte Stellungnahme empfahl, den Track-Wright-(Kensey-)Katheter zumindest aus dem Behandlungsrepertoire der ersten Wahl zu verbannen (Sharma u. Arya 1993). Zu einer ähnlichen Bewertung kam eine größere Multizenterstudie über die Effizienz und Komplikationen der Rotablatortechnik: Die relativ hohen thrombembolischen Komplikationen und Reverschlußraten von 60 % nach 1 Jahr (Tabelle 7.30) sollen die Anwendung des Rotablators in der klinischen Routine bis zur Lösung dieser Probleme ausschließen (Collaborative Rotablator Atherectomy Group Crag 1994).

Rotacs-System nach Kaltenbach-Vallbracht
Das Rotacs nach Kaltenbach-Vallbracht verbessert den Primärerfolg der Angioplastie bei langstreckigen nichtverkalkten Verschlüssen der femoropoplitealen Strombahn insbesondere im proximalen Femoralisabschnitt. Gleichermaßen ist es eine Bereicherung der perkutanen Therapie im Zweiteingriff nach vorausgegangener, aber gescheiterter konventioneller Angioplastie, indem bei 60 % dieser Patienten eine Verschlußrekanalisation mit dem Rotacs doch gelingt (Vallbracht et al. 1993; Roth et al. 1994). Sein Einsatz bei Beckenarterienverschlüssen wird noch kontrovers diskutiert. Verkalkte Verschlüsse sind allerdings auch für das Rotacs kein Anwendungsgebiet, denn hierbei geschehen die meisten beobachteten Dissektionen und Mißerfolge mit diesem System.

Atherektomie nach Simpson
Die Atherektomie nach Simpson ist die Methode der Wahl bei der Behandlung von höhergradigen exzentrischen Stenosen im iliakalen und femoropoplitealen Segment, insbesondere der exzentrischen Stenosen mit höherem Verkalkungsgrad (Höfling et al. 1989). Ferner ist diese Methode bei der Abtragung von dissezierten Intimasegeln, die nach der Angioplastie zum Gefäßverschluß führen, hilfreich. Eine Bereicherung stellt die Atherektomie dar, indem sie das gewonnene Atherosklerosematerial der Primär- und Rezidivläsionen aus dem Gefäß extrahiert und so einer wissenschaftlichen Aufarbeitung zugänglich macht. Bei konzentrischen Stenosen und Verschlüssen bietet die Atherektomie bezüglich des Langzeitergebnisses keinen erkenn-

baren Vorteil gegenüber der konventionellen Ballon-PTA (Gonschior et al. 1993).

Laserangioplastie
Eine genaue Analyse des Wirkprinzips der thermischen Laserangioplastie zeigt, daß die Wiedereröffnung des verschlossenen Gefäßlumens durch das Zusammenwirken der mechanischen Dilatation mit der thermischen Vaporisation bewerkstelligt wird, d.h. daß das bessere Katheterprofil der Laserkatheter einen eigenen wichtigen Beitrag zur Rekanalisation leistet (White u. White 1989; Berengholtz-Zlochin et al. 1992). Ein Problem der Anwendung der thermischen Lasersysteme besteht in der schwer voraussagbaren Abtragungsfähigkeit völlig heterogener Materialien. So können fetthaltige, thrombotische und fibröse Strukturen je nach Laser mehr oder weniger gut abgetragen werden, nicht aber Kalkablagerungen: Der Schmelzpunkt der Kalziumhydroxidphosphate beträgt 1870 °C. In-vitro-Untersuchungen haben ferner darauf hingewiesen, daß Führungsdrähte nicht selten von harten fibrösen Verschlußmaterial in eine subintimale Ebene abgedrängt werden (Wexler 1989). Dieser subintimale Weg kann entweder kurz sein und nach wenigen Millimetern in das wahre Lumen zurückführen oder zwischen Intima und Media seinen Weg fortsetzen oder weiter nach außen abdriften und die Arterie perforieren. Einige Beobachtungen deuten darauf hin, daß die Laserlichtleiter aufgrund eingeschränkter Flexiblität und Hitzeentwicklung leichter die Media nach außen perforieren als flexible Führungsdrähte, sobald sie zwischen Intima und Media geraten und die Media hohen Temperaturen aussetzen (Tobis et al. 1989). Hierdurch könnten die höhere Perforierungsrate nach Laserangioplastie erklärt werden.

Organisatorische Nachteile der thermischen Laserangioplastie sollten nicht verschwiegen werden: Umfangreiche Sicherheitsvorkehrungen für Personal und Patienten wie Tragen von Schutzbrillen, abgeschlossene Türen während des Laserbetriebs und gewisse räumliche Immobilität. Ob unter diesen Gesichtspunkten die mit der Laserangioplastie verbundenen höheren Geräte-, Katheter- und Installationskosten (150 000–400 000 DM für das Lasergerät und 1000–2500 DM für jeden flexiblen Katheter) sich durchsetzen können, ist vor dem Hintergrund der gegenüber der herkömmlichen PTA bestenfalls gleichwertigen Effizienz der Laserangioplastie nicht wahrscheinlich.

7.5
Perkutan implantierbare Gefäßstützen (Stents) und intravaskuläre Endoprothesen

F. J. Roth, B. Sommer und W. Krings

7.5.1
Einleitung und Definition

Die Früh- und Langzeitergebnisse der Angioplastie aller Gefäßregionen, insbesondere der Becken- und Beinarterien, sind verbesserungsbedürftig. Der therapeutische Nutzen dieser Technik hängt vom Ausmaß der arteriosklerotischen Erkrankung und der Lokalisation sowie von der Ausdehnung des Strombahnhindernisses ab.

Die Primärergebnisse im iliakalen Segment schwanken zwischen 93 und 96%. Im femoropoplitealen Abschnitt liegen sie zwischen 53 und 88%, bei den Unterschenkelarterien beziffern sie sich auf 65–99%. Die 5-Jahresoffenheitsrate wird im Beckenabschnitt zwischen 54 und 84% im femoropoplitealen Bereich zwischen 31 und 58% angegeben (Roth et al. 1996).

Die perkutan applizierbare, endovasale Gefäßprothese – der Stent – erlaubt als Gefäßstütze die Primärergebnisse der Angioplastie und, was noch zu beweisen gilt, auch die Langzeitergebnisse zu verbessern. Der kurze Iliakaverschluß, der durch die konventionelle Angioplastie nicht eröffnet werden kann, wird nunmehr durch Stentimplantation der Katheterbehandlung zugeführt. Tritt während der Angioplastie eine erhebliche Wandverletzung oder gar eine Dissektion auf, lassen sich diese Komplikationen mit einem Stent korrigieren und somit die Primärerfolgsrate der Katheterbehandlung anheben. Dies bedeutet, daß durch diese medizintechnische Neuentwicklung die Erfolgschancen der Katheterbehandlung von Durchblutungsstörungen verbessert werden.

Ein weiterer wichtiger, noch nicht gesicherter Einsatz dieser Gefäßstütze, ist die Versorgung des thorakalen (Dake et al. 1994), des infrarenalen (Parodi et al. 1991; Roeren et al. 1994; Scott u. Chuter 1994; Schmiedt et al. 1995; Yusuf et al. 1994) und peripheren Aneurysmas (Vorwerk et al. 1994, 1995). Vom theoretischen Ansatz ist dies dem Tubing des infrarenalen Aortenaneurysmas vergleichbar.

Die Idee der endovasalen Prothese geht auf Charles Dotter (1969) zurück, der 5 Jahre nach seiner Erstbeschreibung der Angioplastie eine Spiralprothese bei perkutaner Applikation angibt. Der Operateur Maass (Maass et al. 1982) entwickelte 1979 eine expandierbare Doppelhelixspirale aus rostfreiem Spiralfederstahl. Der Autor beschäftigte sich auch mit endovaskulären Prothesen zur Sanierung von Aneurysmata und AV-Shunts. Seine Prothesen werden nicht mehr hergestellt.

1983 berichteten Dotter et al. sowie Cragg et al. unabhängig voneinander – über erfolgreiche experimentelle Untersuchungen von perkutan implantierbaren Drahtspiralen aus Nitinol. Nitinol ist eine Legierung aus Nickel und Titanium. Es besitzt temperaturabhängiges Formverhalten. Wird ein Nitinoldraht unter Temperaturerhöhung zu einer Spirale geformt, läßt er sich durch Abkühlung in seine ursprüngliche Form zurückführen. Nach Erwärmen nimmt er die vorgeformte Spiralform wieder an (wärmeabhängiger Memory-Effekt).

Der erste klinische Einsatz der Gefäßendoprothese erfolgte in den 80er Jahren (Zollikofer et al. 1995).

- Doppelhelix-Spirale: V. cava inferior und iliaca, Aortendissektion,
- Gianturco-Stent: V. cava superior und inferior,
- Wall-Stent: Koronararterien, periphere Arterien, Venen, Gefäßprothesen, Dialyse-Shunts,
- Palmaz-Stent: Beckenarterien,
- Strecker-Stent: Beckenarterien.

7.5.2
Funktionsprinzip und Stentdesign

Der Stent – bestehend aus Metall- oder Drahtzylinder – wird perkutan endoluminal appliziert. Durch ihn wird das Gefäßlumen von innen in seiner lichten Weite aufrecht erhalten.

Nach Implantation des Stents muß grundsätzlich wegen seiner Thrombogenität (Nöldge et al. 1990; Zollikofer et al. 1991) einem akuten thrombotischen Verschluß medikamentös entgegengewirkt werden. Diese Phase ist nach etwa 2 Wochen abgeschlossen. Anschließend kommt es zur Auskleidung des Stents mit einer sog. Neointima, d.h. es findet eine myointimale Proliferation statt. Dieser Vorgang ist nach etwa 3 Monaten vollständig abgeschlossen (Mathias 1996; Nöldge et al. 1990).

Derzeit stehen 2 unterschiedliche Stentdesigns zur Verfügung:

- der selbstexpandierbare und
- der ballonexpandierbare Stent.

Selbstexpandierbare Stents
Zu den selbstexpandierbaren Stents zählt der Gianturco-Stent. Er besteht aus einem zickzackkonfigurierten, rostfreien Stahldraht und wird meist in den großen Gefäßen – überwiegend in Venen – implantiert.

Der Wall-Stent ist ein tubulär gewobenes Drahtnetz, bestehend aus rostfreiem Stahl. Er ist sehr flexibel und läßt sich in den peripheren Arterien, den Koronararterien, selbstverständlich auch in Venen und Dialyseshunts implantieren.

Derzeit werden 2 über den sog. thermoabhängigen „Memory-Effekt" verfügende Nitinolstents – der Cragg- (Cragg et al. 1993) und der Memeotherm-Stent – in den peripheren Arterien eingesetzt.

Ballonexpandierbare Stents
Als ballonexpandierbare Prothesen steht der Strekker-Stent (Strecker et al. 1988), ein aus Tantal-Draht netzartig gewobener Zylinder, zur Verfügung. Der Strecker-Stent ist flexibel, er wird in sämtliche periphere Arterien und Venen implantiert.

Der Palmaz-Stent (Palmaz et al. 1990) ist ein dünnwandiges, ballonexpandierbares Rohr aus rostfreiem Stahl. Er ist weniger flexibel als der Strecker-Stent. Der Palmaz-Stent ist der ballonexpandierbare Stent, dessen Durchmesser nicht einen vom Hersteller vorgegebenen fixen Durchmesser besitzt, sondern variabel ist. Der einzelne Stent kann also auf unterschiedliche Durchmesser gedehnt werden. Dadurch ist dieser Stent besonders gut an die Gefäßwand anmodellierbar.

Entspricht der ermittelte Gefäßdurchmesser nicht den vom Hersteller standardisierten, vorgegebenen Stentgrößen, sondern liegt er zwischen 2 Größen (z.B. 5,5 mm), bietet sich der Palmaz-Stent an. Denn dieser Stent verfügt über einen variablen, um ca. 2–3 mm schwankenden Durchmesser. Er kann somit optimal dem Gefäßdurchmesser angepaßt und exakt anmodelliert werden. Zu beachten ist: Dieser Stent verkürzt sich mit zunehmendem Gefäßdurchmesser um ca. 10 % seiner Länge.

Unter den selbstexpandierbaren Stents erlaubt der Wall-Stent ebenfalls eine Lumenanpassung bei dann deutlich schwankender Stentlänge, die einer vom Hersteller mitgegebenen Tabelle zu entnehmen ist.

Die verschiedenen Stentdesigns unterscheiden sich nach Implantation weder in ihren Anfangs- noch in ihren Langzeitergebnissen. Dennoch darf eine unterschiedliche Indikation für die verschiedenen Stentdesigns angegeben werden. Immer dann, wenn eine Gefäßstenose oder ein -verschluß besonders hart ist und schwer aufdehnbar erscheint oder ein ausgeprägtes Recoiling besteht, bietet sich ein selbstexpandierbarer Stent an. Durch die Expansionskraft des Stents wird dem Recoiling entgegengewirkt. Bleibt nach Stent-Implantationen und Nachdehnen eines selbstexpandierbaren Stents eine Restenge zurück, ist im Verlauf das Verschwinden einer solchen Restenge durch die Expansionskraft des Stents zu beobachten.

7.5.3
Indikationen der Stentimplantation

Technisch lassen sich die Stents in jegliches Gefäß, die Koronararterien, die A. carotis (Mathias 1996), über die supraaortalen Äste (Becker et al. 1991; Mathias 1996), die A. renalis (Huppert et al. 1991); Joffre et al. 1992, Kuhn et al. 1991; Malms u. Kuhn 1995; Rousseau et al. 1995), die infrarenale Aorta (Beebe et al. 1991, 1995; Paroli et al. 1991; Richter et al. 1994; Scott u. Chuter 1994; Schmiedt et al. 1995), die Viszeralarterien (Liermann u. Strecker 1995), die Becken-Beinarterien sowie die Venen (Zollikofer et al. 1995) implantieren.

Bei der Behandlung der peripheren arteriellen Verschlußkrankheit (pAVK) wird der Stent am häufigsten im iliakalen Segment implantiert. In diesem Arterienabschnitt zeigen sich im Vergleich zum femoropoplitealen Segment besser Früh- und Langzeitergebnisse (Do-dai-Do et al. 1992; Gross-Fengels et al. 1991; Liermann et al. 1992; Long et al. 1991; Richter et al. 1992; Sapoval et al. 1992; Vorwerk et al. 1993, 1995; Zollikofer et al. 1991).

Bei der Stentimplantation ist eine primäre von einer sekundären Indikation zu unterscheiden.

Primäre Indikation
Bei der primären Stentimplantation wird der Stent *sofort* implantiert.

Die konventionelle Angioplastie des kurzen Iliakaverschlusses ist wegen der schlechten Früh- und Langzeitergebnisse kontraindiziert. Durch die primäre Implantation eines Stents ist der kurzstrek-

Abb. 7.25 a–c Aortographie: a, b Verschluß A. iliaca communis rechts, c freie Beckenstrombahn nach primärer Implantation eines Stents

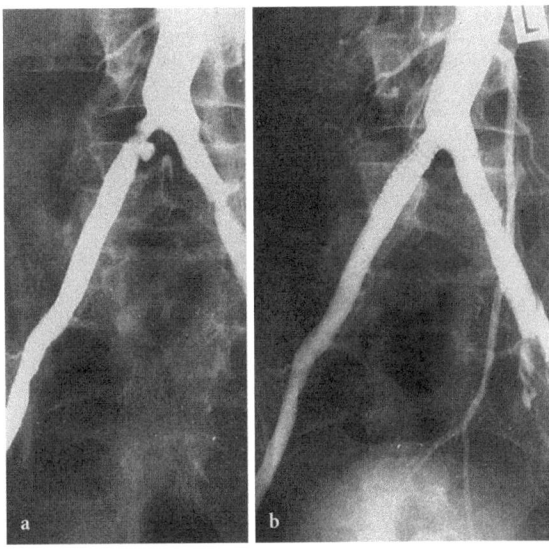

Abb. 7.26 a,b Aortographie: a ulzerierte Stenose mit erheblicher Wandaussackung am Abgang der rechten A. iliaca communis, Verschluß der A. iliaca interna; b freie Strombahn und Sanierung der Ulzeration durch primäre Stentimplantation

kige Verschluß der A. iliaca (Abb. 7.25) erfolgreich zu behandeln, und somit ist dieser Verschlußtyp zu einer Indikation der Katheterbehandlung geworden. Die exulzerierte, aneurysmatisch aufgeweitete Stenose ist eine weitere Indikation zur primären Stentimplantation (Abb. 7.26).

Eine weitere Indikation zur Stent-Implantation stellt die geplante Sanierung der Spätkomplikation der Angioplastie: Hierzu zählen das falsche Aneurysma (Abb. 7.27) und eine Stenose, die auf dem Boden einer Dissektion (Intima-Media-Läsion) bei vorangegangener Angioplastie entstanden ist (Abb. 7.28).

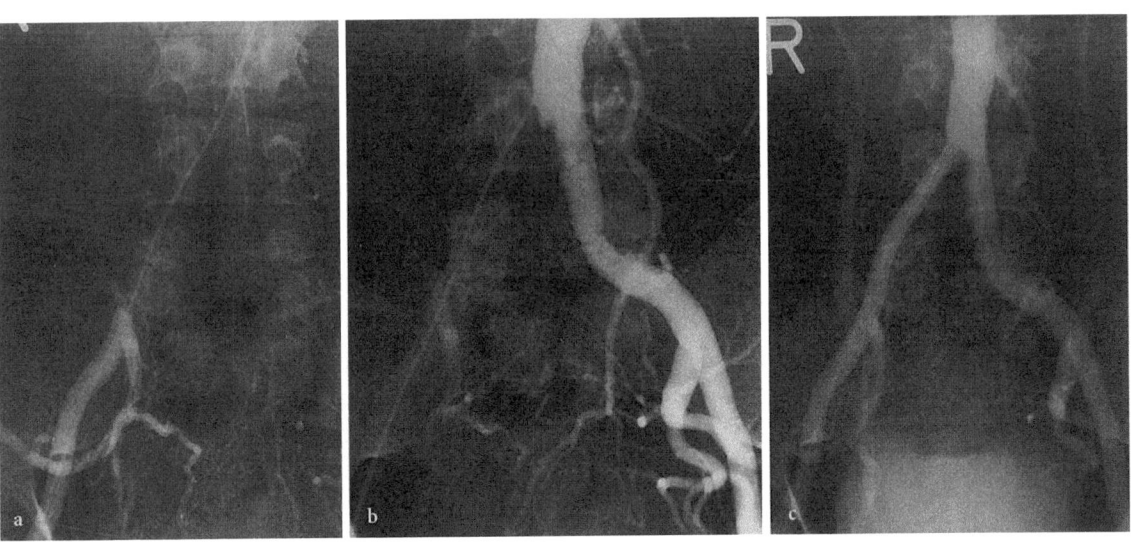

Abb. 7.27 a–c
Aortographie: Zustand nach Implantation eines aortoiliakalen Bypass vor 12 Jahren, zwischenzeitlich 2mal Angioplastie wegen Stenose der distalen Anastomose **a** jetzt Aneurysma der distalen Anastomose, **b** Implantation von zwei Stents im Aneurysmabereich, **c** Kontrolle nach 4 Wochen – Thrombosierung des falschen Aneurysmas nach Stentimplantation

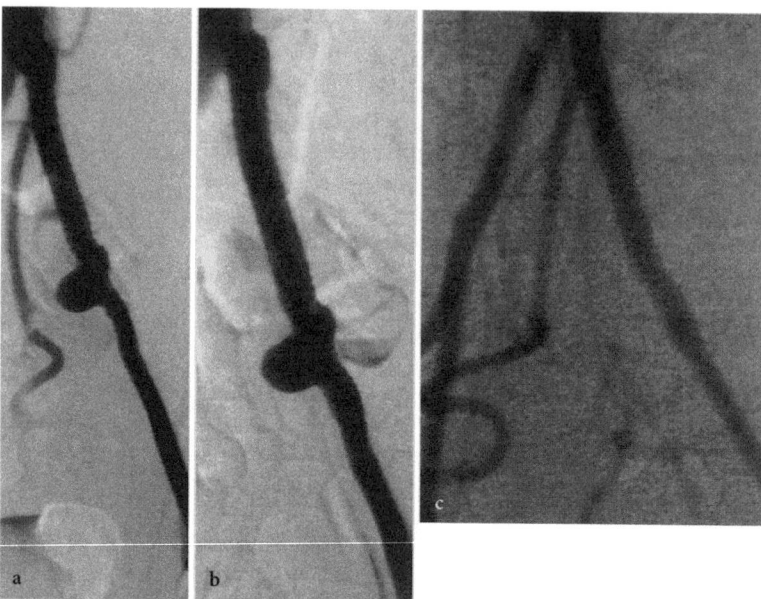

Auch postoperative Komplikationen (Abb. 7.27), z. B. kleine Nahtaneurysmata, lassen sich durch einen ummantelten Stent korrigieren.

Die primäre Implantation eines Stents beim Verschluß der supraaortalen Äste oder gar der A. carotis – hier als Covering Stent – ist in den Anfängen. 1996 teilte Mathias mit, daß bisher 53 Stenosen der A. carotis interna primär mit einem Wall-Stent versorgt wurden – es handelte sich ausschließlich um sog. „komplexe", d. h. ulzerierte und thrombotische Auflagerungen aufweisende Strombahnhindernisse.

Primäre Stentindikationen sind:

- Verschluß supraaortaler Äste,
- komplexe Karotisstenose (Work in Progress),
- Iliakaverschluß (Abb. 7.25),
- exulzerierte, teils aneurysmatisch ausgesackte Iliakastenose (Abb. 7.26),
- Aneurysma als Spätkomplikation nach Angioplastie oder Gefäßoperation (Abb. 7.27),
- infrarenales Aortenaneurysma,
- Venenstenose (Abb. 7.29).

Sekundäre Indikation

Die Indikation zur sekundären Stentimplantation (Günther et al. 1991) ist grundsätzlich dann gegeben, wenn die konventionelle Angioplastie angiomorphologisch und funktionell zu einem nicht zufriedenstellenden Behandlungsergebnis führt (Abb. 7.30).

Abb. 7.28 a,b
Aortographie: **a** Zustand nach Angioplastie der A. iliaca communis; Rezidivstenose bei noch nachweisbarer Intima-media-Läsion (Dissektion) im distalen Segment.
b Sanierung der Spätkomplikation durch Stent; freie Beckenstrombahn beidseits

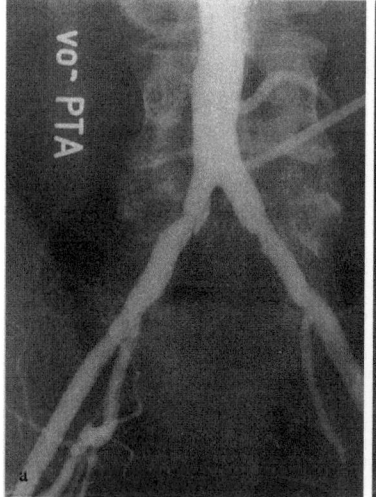
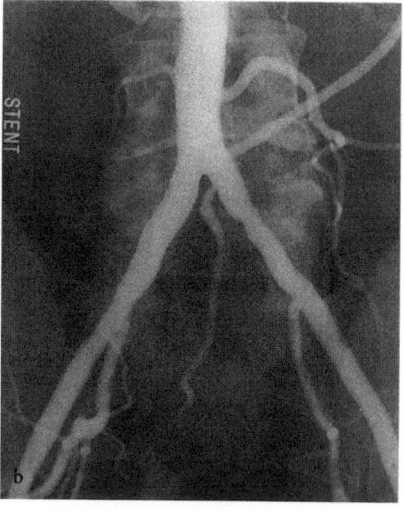

7.5 Perkutan implantierbare Gefäßstützen (Stents) und intravaskuläre Endoprothesen

Abb. 7.29 a,b
Phlebographie rechter Schulter mit Darstellung der V. cava superior wegen schlecht funktionierendem Dialyse-Shunt. **a** Stenose der V. subclavia **b** Beseitigung der Stenose durch selbstexpandierbaren Nitinol-Stent

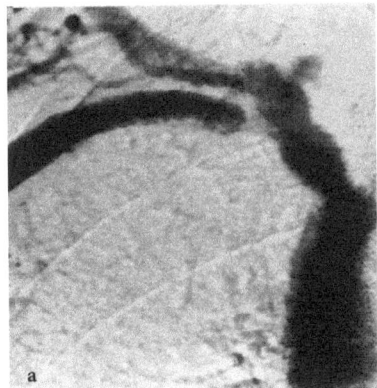 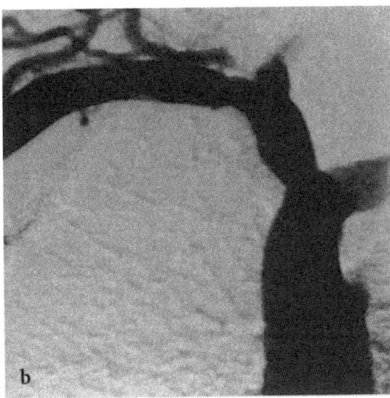

Abb. 7.30 a–c
Aortographie: **a** signifikante Stenose der A. iliaca communis kurz nach dem Abgang rechts, **b** freie Beckenstrombahn rechts, nach sekundärer Stentimplantation, **c** nach konventioneller Angioplastie Verschlechterung der Hämodynamik, Zunahme des Druckgradienten, nach Stentimplantation weitgehende Aufhebung des Druckgefälles

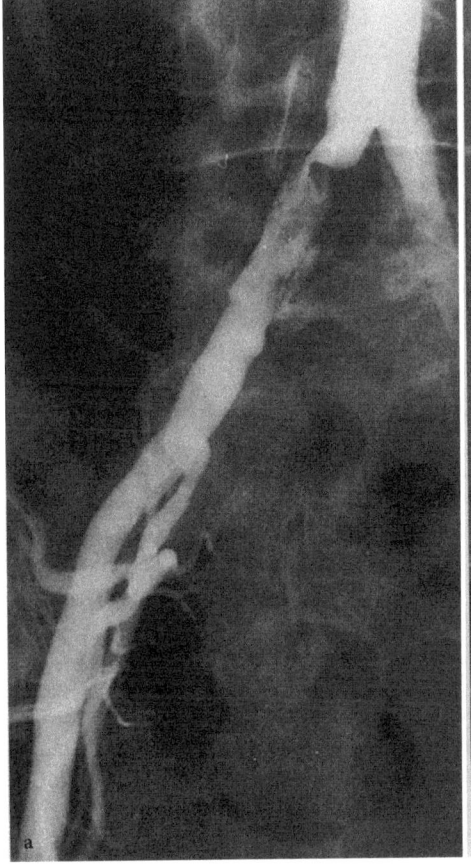 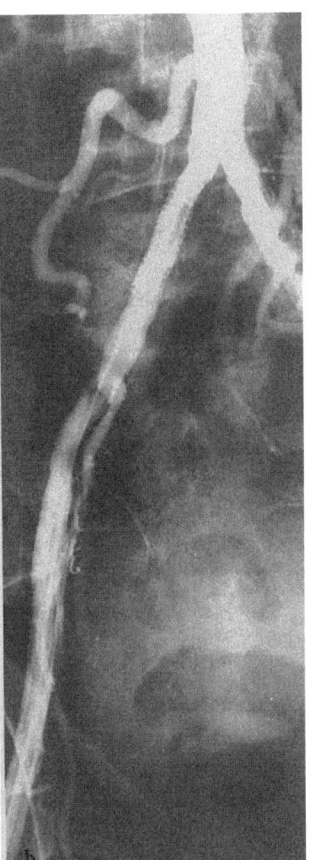

Femoralis communis vor PTA	Femoralis communis nach PTA	Femoralis communis nach Stent	Aorta
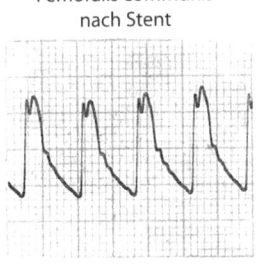		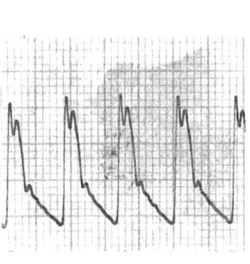	
129/72 mmHg	102/64 mmHg	140/65 mmHg	158/66 mmHg

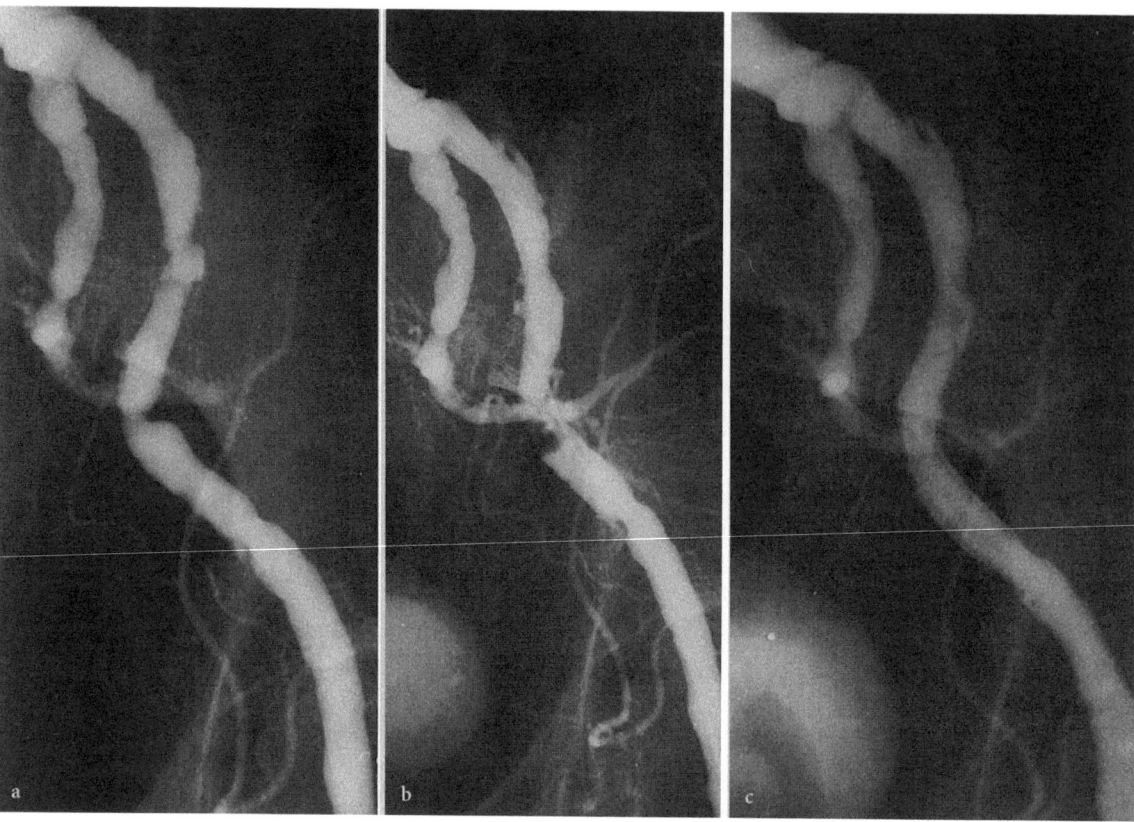

Abb. 7.31 a–c Beckenarteriographie: links **a** Zwei hintereinandergeschaltete Stenosen der A. iliaca externa, **b** nach Angioplastie funktionelle und morphologische Verschlechterung – verursacht durch Subintimalgleiten des Katheters (Dissektion) an der distalen Stenose, **c** Sanierung der Dissektion durch Stent mit Normalisierung der Hämodynamik der linken Beckenarterie

- supraaortale Äste,
- Arteria renalis,
- Aorta,
- Arteria iliaca,
- Arteria femoropoplitea, nur im Stadium der kritischen Ischämie, bei erschwerter Bypass-Chirurgie bzw. bestehender Kontraindikation.

Ursache für ein Scheitern der konventionellen Angioplastie ist eine erhebliche Intima- und Medialäsion (Abb. 7.31) oder Schaffung eines Neolumens (Dissektion) durch Subintimalgleiten des Katheters, so daß eine Dissektion mit akutem Gefäßverschluß resultiert. Wird im Postangioplastie-Angiogramm ein kleines Leck nachgewiesen, ist diese Komplikation mit einem „gecoverten" Stent am sichersten abzudichten.

Gelegentlich scheitert der Angioplastieerfolg an einem das Lumen verlegenden Intimasegel, das durch den Ballon induziert wurde. Dieses kann durch einen Stent an die Gefäßwand angelegt werden, so daß eine durchgängige, glattwandige, regelrecht weite Arterie resultiert.

Sekundäre Stentindikationen sind primär gescheiterte Angioplastie an sämtlichen Arteriensegmenten – hierzu zählen:

Nierenarterie

Die Stentimplantation in die A. renalis (s. dort) ist nur nach Scheitern einer konventionellen Angioplastie gerechtfertigt. Mit dem Stent gilt es, die akute Ischämie der Niere abzuwenden und dadurch das Organ zu erhalten, um anschließend nicht unter Notfallbedingungen die Nierenarterie operativ rekonstruieren zu können.

Die primäre Stentimplantation bei der Ostiumstenose der A. renalis wird kontrovers diskutiert. Definitionsgemäß führt eine am Abgang der Nierenarterie gelegene, arteriosklerotisch befallene Aortenwand, durch Übergreifen des Herdes auf die Nierenarterie, zur Ostiumstenose. Diese findet in der Aortographie ihr angiomorphologisches Korrelat in einer, am Abgang der Nierenarterie gelegenen, erheblichen Aortenwandläsion mit aus dieser Veränderung hervorgehender Nierenarterienstenose. Derzeit erlaubt das Angio-CT am besten, diese Veränderung darzustellen. Auf dem Hintergrund der nicht zufriedenstellenden Früh- und Langzeitergebnisse der konventionellen Angioplastie im Vergleich zur Gefäßchirurgie sollte die Ostiumstenose der A. renalis primär operativ versorgt werden. Auf der anderen Seite kann eine Stentimplantation dann durchgeführt werden, wenn der Operateur keine andere Behandlungsmöglichkeit sieht, um den Patienten vor der Dialyse zu bewahren.

Periphere Gefäße
Im iliakalen Segment erweitert die Stentimplantation die Behandlungsergebnisse der arteriellen Verschlußkrankheit erheblich. Im femoropoplitealen Abschnitt (Abb. 7.32) sollte die Stentimplantation dagegen besonders kritisch durchgeführt werden, da die Langzeitergebnisse (Do-dai-Do et al. 1992; Liermann et al. 1992; Sapoval et al. 1992) nicht zufriedenstellend sind. Die Stentimplantation im femoropoplitealen Segment ist nur im Stadium der kritischen Ischämie und erschwerter bzw. nicht möglicher Bypass-Chirurgie gerechtfertigt. Die Differentialtherapie beim verlegenden Intimasegel in diesem Segment ist die Atherektomie (s. dort). Sie ist die Therapie der ersten Wahl. Über die Stentversorgung des Unterschenkelarterienverschlusses liegen bisher keine ausreichenden Erfahrungen vor.

7.5.4
Kontraindikationen der Stentimplantation

Eine Stentimplantation in sämtlichen Arteriensegmenten ist dann nicht indiziert, wenn im klinischen

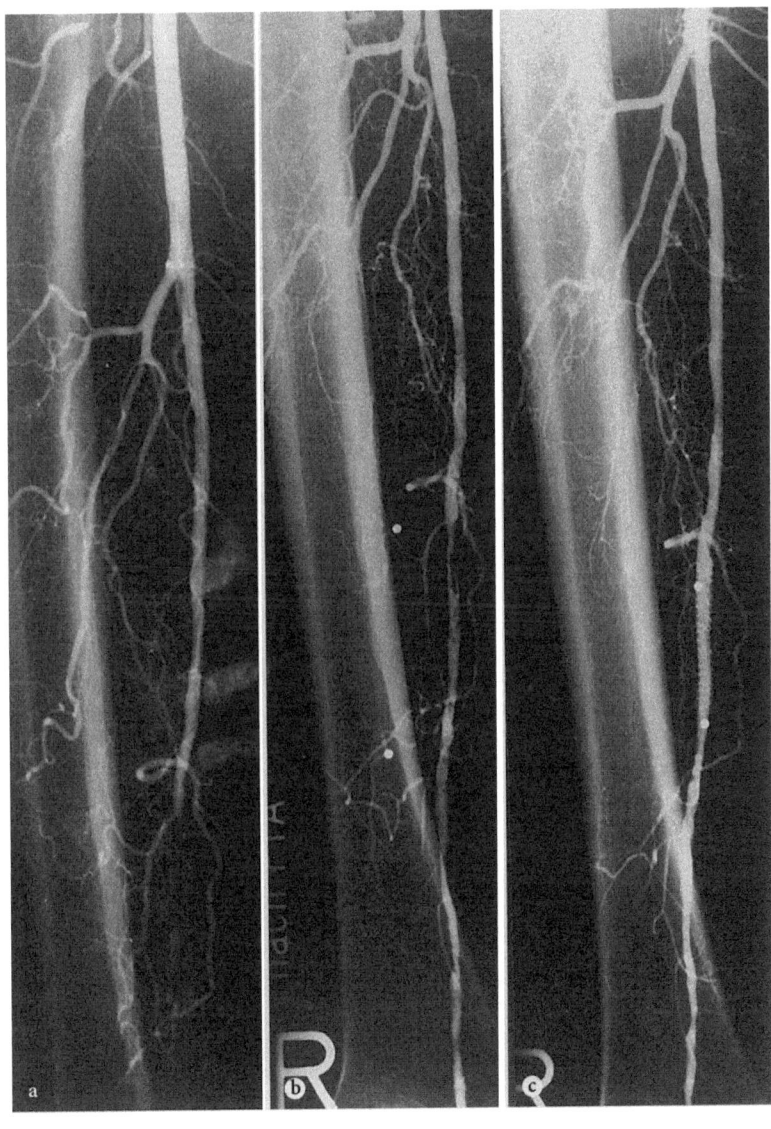

Abb. 7.32 a–c
Femoralarteriographie:
a Verschluß der distalen A. femoralis superficialis,
b Verschluß durch konventionelle Angioplastie nicht eröffnet, c nach Stentimplantation frei durchgängige Femoralarterie

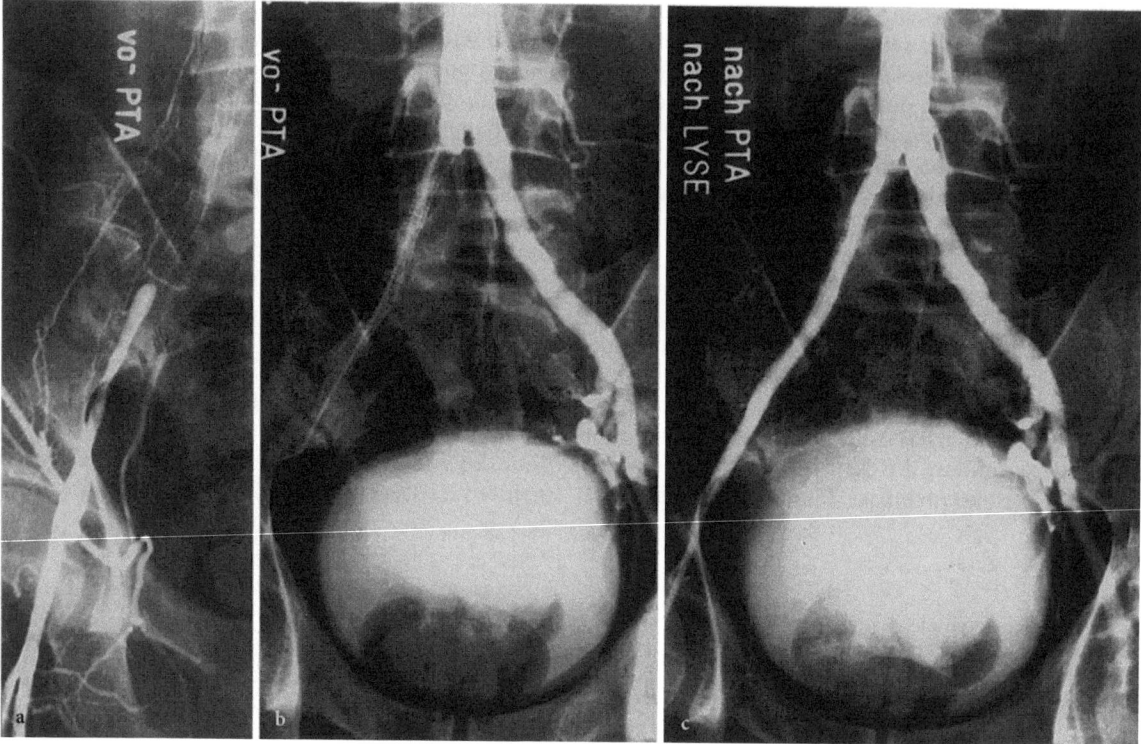

Abb. 7.33 a–c Arteriographie bei Zustand nach Implantation eines Stents der rechten A. iliaca communis **a,b** Stentverschluß A. iliaca communis, **c** Eröffnung des Stentverschlusses durch konventionelle Angioplastie und lokale Lyse

Rezidivfall nach Angioplastie eine erneute konventionelle Angioplastie ein morphologisch und konventionell ausreichendes Ergebnis erbringt. Denn der endgültige Beweis, daß die Langzeitergebnisse nach Stentimplantation denen der reinen Ballonangioplastie überlegen sind, steht noch aus.

Die Stentimplantation ist zudem kontraindiziert, wenn die zu erwartenden Langzeitergebnisse nicht zufriedenstellend sind. Dies gilt besonders für das femoropopliteale Segment (Do-dai-Do et al. 1992; Sapoval et al. 1992), bei dem die Langzeitergebnisse der Stentimplantation gleich oder schlechter als die der konventionellen Angioplastie sind.

7.5.5
Früh- und Spätergebnisse

Die Früh- und Spätergebnisse der Stentimplantation sind in den einzelnen Gefäßregionen unterschiedlich.

Der akute und subakute Stentverschluß läßt sich mit einer lokalen Lyse beheben. Der ältere Stentverschluß (Abb. 7.33) ist durch die Angioplastie, evtl. kombiniert mit einer lokalen Lyse, zu eröffnen.

Bei der Eröffnung des älteren Stentverschlusses kommt differentialtherapeutisch die Atherektomie, z.B. mit dem Simpson-Katheter, in Frage. Hierzu eignet sich das femoropopliteale Arteriensegment am besten.

Nierenarterien

Die Stentimplantation in die A. renalis mißlingt in 22–26 % (Huppert et al. 1991; Joffre et al. 1992; Kuhn et al. 1991). Rezidive treten nach 1–1½ Jahren in 17–22 % der Fälle auf. Nach 15 Monaten liegt die primäre Offenheitsrate bei 78, die sekundäre bei 92 % (Kuhn et al. 1992; Malms u. Kuhn 1995; Rousseau et al. 1995).

Bei einer mittleren Beobachtungszeit von 6,7–10,6 Monaten schwankend, liegen die Rezidivstenosen für den Wall-Stent bei 30 %, für den Strekker-Stent bei 18 %, für den Palmaz-Stent zwischen 26 und 38 % (Rousseau et al. 1995).

Die bisherige Erfahrung ist zu gering, um ein sicheres abschließendes Urteil über den Wert des Stents bei der Behandlung der renalen Arteriopathie abgeben zu können (s. dort).

Periphere Arterien

Im iliakalen und femoropoplitealen Segment ist die technische Erfolgsrate zwischen 93 und 100 % anzugeben.

Die verschiedenen Stentdesigns weisen keinen signifikanten Unterschied in der Offenheitsrate auf. Die in der Literatur mitgeteilten Langzeitergebnisse sind von den unterschiedlichen Gruppen an inhomogenen Patientenkollektiven ermittelt und daher nur bedingt vergleichbar.

Im iliakalen Segment schwanken die Offenheitsraten bei 6 Monaten zwischen 80 und 86 %, bei 16 bis 20 Monaten zwischen 80 und 98 % (Liermann et al. 1992; Long et al. 1991; Pernés et al. 1995; Rees et al. 1989).

Vorwerk et al. (1993) teilen eine primäre Offenheitsrate von 78 % und eine sekundäre Offenheitsrate von 90 % nach 4 Jahren mit.

Richter et al. (1992) haben die Langzeitergebnisse der Stentimplantation mit der konventionellen Angioplastie bei der Iliakastenose verglichen. Sie finden folgende 5-Jahresrezidivfreiheit: für den Stent 94,6 %, für die Angioplastie 69,7 %. Die 4-Jahresoffenheitsraten nach Behandlung von Stenosen liegen beim Palmaz-Stent mit 91,6 % am besten (Palmaz et al. 1990). Beim Strecker-Stent werden sie kumulativ mit 81,5 % angegeben. Für Stenosen sind sie mit 82,9 % besser als für Verschlüsse (76,3 %; Strecker et al. 1995). Für den Wall-Stent liegt die primäre Offenheitsrate bei 78 %, die sekundäre bei 90 %. Ein Unterschied zwischen Stenosen und Verschlüssen ist nicht zu eruieren (Vorwerk et al. 1995). Die für die einzelnen Stentdesigns unterschiedlichen Langzeitergebnisse sind nur als relativ zu betrachten. Die verschiedenen Arbeitsgruppen haben nicht vergleichbare, d. h. inhomogene Patientengruppen behandelt.

Im femoropoplitealen Segment schwankt die Offenheitsrate bei der Behandlung von inhomogenen Patientengruppen ebenfalls. Sie liegt nach 19 Monaten bei 70,9 % (Liermann et al. 1992), nach 20 Monaten bei 54,5 % (Zollikofer et al. 1992). Do-dai-Do et al. (1992) teilen eine primäre Offenheitsrate von 38 %, eine sekundäre Offenheitsrate von 69 % nach einem Jahr mit. Sie finden eine 1-Jahresoffenheitsrate für die konventionelle Angioplastie in einer homogenen Vergleichsgruppe von 65 %.

Sapoval et al. (1992) teilen eine 1-Jahresoffenheitsrate von 49 % und eine sekundäre Offenheitsrate für 1½ Jahre von 56 % mit.

Bei einer Fallzahl von 4 Patienten beträgt die 2-Jahresoffenheitsrate nach Stentimplantationen von Bypassanastomosen 75 % (Liermann 1995).

7.5.6
Komplikationen

Neben den bei der konventionellen Angioplastie geläufigen Komplikationen wie Blutungen, thrombotischer Verschluß, falsches und arteriovenöses Aneurysma an der Punktionsstelle (s. dort) treten stentbedingte Komplikationen auf.

Unter stentassoziierten Komplikationen werden jene zusammengefaßt, die ausschließlich durch die Stentimplantation verursacht werden. Die Literaturangaben schwanken zwischen 7,7 % und 35 % (Henry et al. 1994; Palmaz et al. 1990; Raillat et al. 1990). Eine zur sofortigen Operation bzw. Intervention zwingende Komplikation tritt im Mittel in 5,8 % der Fälle auf (Vorwerk et al. 1995). Akute thrombotische Verschlüsse werden bei 2–15 % beobachtet (Cikrit et al. 1991; Raillat et al. 1990; Rees et al. 1989). Periphere Embolien treten nach Behandlung des iliakalen Segments zwischen 4,8 und 16 % (Rees et al. 1989; Vorwerk et al. 1995) und im femoropoplitealen bis 15 % auf. Sie ereignen sich im iliakalen Segment ausschließlich bei der Eröffnung von Verschlüssen. Eine seltene Komplikation ist die Stentdislokation. Meist ist sie während des Eingriffs zu korrigieren (Liermann et al. 1992).

Selten wird über die Ruptur der A. iliaca während der Stentimplantation berichtet (Cikrit et al. 1991; Pernés et al. 1995). Die unterschiedlichen Stentdesigns lassen keine bevorzugte Häufung der Komplikationen für eine bestimmte Stentart erkennen. Sie treten unabhängig vom Stentdesign auf. Die Blutungsgefahr an der Punktionsstelle ist von der Größe des Einführungsbesteckes abhängig. Soll diese Komplikationsmöglichkeit gering gehalten werden, ist bei den verschiedenen Stentdesigns auf die Größe der Einführungsbestecke zu achten. Wird transbrachial ein Stent implantiert, kommt diese Tatsache besonders zum Tragen – denn die A. brachialis wird häufig durch einen 7-F-Katheter verschlossen. Es ist stets darauf zu achten, daß der Stent mit dem möglichst kleinsten Einführungsbesteck gewählt wird.

Allgemein gilt: Je länger die Zeitdauer des Eingriffs, um so häufiger kommt es zu einer Komplikation.

7.5.7
Endovaskuläre Therapie des Aneurysmas

Neben dem infrarenalen Aortenaneurysma bietet sich das Femoralis- oder Popliteaaneurysma zur Versorgung mit einem Stent an. Auch das kleine Anastomosenaneurysma und das falsche Aneurysma nach Angioplastie können mit einem Stent versorgt werden.

Infrarenales Aortenaneurysma

Das infrarenale Bauchaortenaneurysma wird bei etwa 10 % der über 65jährigen Patienten nachgewiesen. Es bedarf aufgrund der zu befürchtenden Komplikationen vorrangig einer operativen Behandlung. Die häufigste Komplikation ist die Ruptur mit einer Operationsletalität bis zu 50 % (Richter et al. 1994). Deshalb wäre die Stentimplantation bei Aortenruptur von großem Nutzen für den Patienten, da die endovaskuläre Aneurysmaausschaltung ein kleiner Eingriff ist und somit eine geringe Patientenbelastung bedeutet.

In der Literatur wurden hierüber bisher keine Mitteilungen gemacht. Elektiv wird grundsätzlich das infrarenale Aortenaneurysma ab einem Durchmesser von 5 cm oder aber bei einer Größenzunahme von mehr als 0,5 cm pro Jahr ausgeschaltet (Richter et al. 1994). Dies gilt für das zylindrische, nicht aber für das sackförmige Aneurysma. Letzteres neigt, im Vergleich zum zylindrischen, eher zur Ruptur.

Wird ein Aneurysma, unabhängig von seinem Durchmesser, durch periphere Embolien symptomatisch, ist ebenfalls die Indikation zur Ausschaltung gegeben (s. Abschn. 18.1.7). Die Ausschaltung des Aortenaneurysmas kann, je nach Ausdehnung bzw. bei Mitbefall der Beckenarterien, über Implantation einer Y-, oder aber Rohrprothese erfolgen (s. Abschn. 7.6.8).

Vom theoretischen Ansatz bietet es sich an, anstelle einer Rohr- oder Y-Prothese einen Stent zu implantieren. In der Literatur finden sich erste Erfahrungen mit diesem neuen Verfahren, das technisch und konzeptionell noch nicht ausgereift ist (s. Abschn. 7.6.8; Blum et al. 1996; Dake et al. 1994; Parodi et al. 1991; Richter et al. 1994, Scott u. Chuter 1994; Schmiedt et al. 1995; Yusuf et al. 1994).

Die Sanierung des infrarenalen Aortenaneurysmas mit einem Stent kann nur von dem in der Therapie dieses Krankheitsbildes erfahrenen Gefäßchirurgen, gemeinsam mit dem in den interventionellen Techniken versierten Radiologen, durchgeführt werden. Der relativ große Durchmesser der Aorta fordert ein kaliberstarkes 18-F-Einführungsbesteck. Deshalb muß zum Einführen des Stents an der A. femoralis communis eine Arteriotomie vorgenommen werden.

Ein wesentliches Problem bei der Stentausschaltung eines Aneurysmas ist die Leckage. Thrombosiert der durch den Stent ausgeschaltete Aneurysmaanteil nicht, bleibt die Rupturgefahr weiter bestehen. Der vollständig durch Thrombose bedingte Verschluß des ausgeschalteten Aneurysmaanteils ist manchmal erst nach Tagen abgeschlossen (Blum et al. 1996; Parodi et al. 1991; Roeren et al. 1994; Scott u. Chuter 1994; Schmiedt et al. 1995).

Ist die Beckenstrombahn mit in den aneurysmatischen Prozeß einbezogen, muß auch die Beckenstrombahn mit einem Stent versorgt werden. Hierzu stehen das Endo-Pro-System nach Cragg (Cragg et al. 1993) oder ein von Palmaz (Richter et al. 1994) entwickeltes System zur Verfügung. Bei letzterem wird ein Palmaz-Stent verwendet, an den ein spezielles, dehnbares Polytetrafluorethylen (PTFE)-Rohr angenäht ist, so daß ein geschlossenes Rohr entsteht. Das Endo-Pro-System nach Cragg besteht aus einem Nitinol-Stent, der in ein ultradünnes Polyestergewebe eingehüllt ist.

Beide Systeme erlauben sowohl die Implantation eines einfachen rohr-, als auch eines Y-förmigen Stents.

1994 teilen Richter et al. das infrarenale Aortenaneurysma in 6 Typen ein (Abb. 7.34):

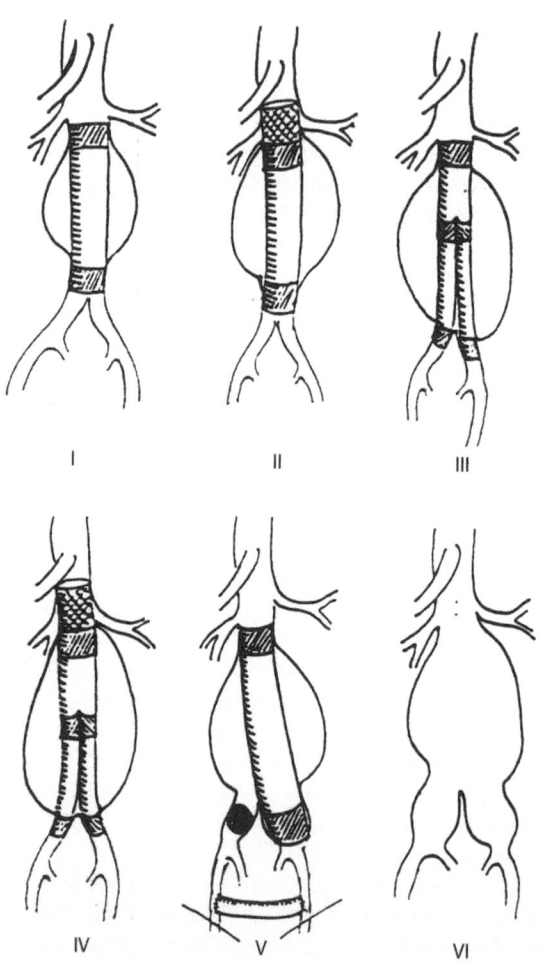

Abb. 7.34 Typeneinteilung des infrarenalen Aortenaneurysma aus Richter et al. (1994): Die transluminale Stentprothese beim Bauchaortenaneurysma

- Typ I ist ein ausschließlich intraaortales Aneurysma mit genügend Abstand zu den Nierenarterien und zur Bifurkation. Die Häufigkeit liegt bei 5–10 %.
- Typ II besitzt keinen ausreichend infrarenalen Hals – dies erfordert eine modifizierte Stentprothese mit Verankerung des Systems suprarenal. Er kommt unter 5 % vor.
- Typ III wird in ca. 20 % angetroffen. Er weist einen ausreichend infrarenalen Hals auf, jedoch sind die Beckenarterien in die aneurysmatische Aufweitung einbezogen, so daß eine biiliakale Stentprothesenimplantation notwendig ist.
- Typ IV, in 10 % der Fälle vorkommend; hier fehlt der infrarenale und der suprailiakale Hals.
- Typ V kommt in 15 % vor. Der infrarenale Hals ist ausreichend, jedoch ist eine Beckenarterie in den aneurysmatischen Prozeß einbezogen.
- Typ VI (ca. 40 %) entspricht einer aortoiliakalen Aneurysmabildung ohne infrarenalen Hals.

Typ I eignet sich zur Stentimplantation am besten. Bei Typ II wird sie schon problematischer und schwieriger, da die Stentverankerung über die Nierenarterienostien erfolgen muß. Die Typen III bis V erlauben grundsätzlich eine Stentsanierung. Diese ist aufwendig und erfordert bei den Typen III und IV die Implantation einer aortobiiliakalen Stentprothese. Bei letzterem wird die Beckenachse verschlossen, so daß dann zusätzlich das Anlegen eines Cross-over-Bypass notwendig wird. Typ VI (40 %) ist zur Stentsanierung ungeeignet.

Auch ein einseitiges Iliakaaneurysma bei Typ V kann mit dieser Technik behandelt werden – hierzu eignet sich z. B. die Stentor-Prothese.

Hieraus resultiert: Derzeit ist nur eine begrenzte Anzahl der Aortenaneurysmata für eine Stentimplantation geeignet. Weit über die Häfte bedürfen unverändert der operativen Sanierung (s. dort).

■ **Komplikationen.** Da bei der Stentimplantation eine Arteriotomie mit anschließender Gefäßnaht durchgeführt wird, besteht an der Punktionsstelle im Vergleich zur perkutanen Technik so gut wie keine Blutungsgefahr mit Entwicklung eines riesigen Hämatoms. In der Literatur wird über eine stentassoziierte Komplikation berichtet. Es treten postoperative Fieberzustände über 38° auf. Sie dauern meist 1–2 Tage, gelegentlich über 14 Tage. Bisher konnten keine Erreger in den Blutkulturen nachgewiesen werden. Ein Protheseninfekt war auch nicht zu eruieren. Es bestand eine Leukozytose und eine geringe bis signifikante Erhöhung des C-reaktiven Proteins (CRP). Der Mechanismus dieses sogenannten „Postimplantationssyndroms" ist noch nicht geklärt. Eine mögliche Erklärung wäre eine Reaktion des Organimus auf das Prothesenmaterial (Blum et al. 1996; Dake et al. 1994; Parodi et al. 1991; Roeren et al. 1994).

Iliakaaneurysma

In der Literaur werden nur wenige Fallberichte über die Sanierung des seltenen, isoliert auftretenden Iliakaaneurysmas mitgeteilt (Henry et al. 1994; Vorwerk et al. 1994, 1995).

Aneurysma im femoropoplitealen Segment

Über eine Ausschaltung des Femoralis- (Henry et al. 1994) oder Poplitea-Aneurysmas liegen in der Literatur nur Fallbeschreibungen vor. Auch hier ist das technische und konzeptionelle Vorgehen noch nicht ausgereift. Es bedarf der Verbesserung mit der Frage, ob der Stent überhaupt geeignet ist, das Aneurysma in dieser Lokalisation zu sanieren. Die schlechten Langzeitergebnisse der Stentimplantation im femoropoplitealen Segment sind nicht vielversprechend.

Grundsätzlich muß das Poplitea-Aneurysma wegen der drohenden Emboliegefahr in die Unterschenkelarterien saniert werden, da sonst der Verlust der Extremität drohen kann. Die Rupturgefahr spielt beim Poplitea-Aneurysma eine untergeordnete Rolle (s. dort).

Zusammenfassend gilt: Bislang ist die operative Ausschaltung des Popliteaaneurysmas am sichersten, sieht man von der Möglichkeit einer Antikoagulation ab, durch die sich die Emboliegefahr reduzieren läßt.

7.5.8
Ausblick

Zweifelsohne führte die Stentimplantation zu einer Verbesserung und Erweiterung der Katheterbehandlung der arteriellen Verschlußkrankheit. Angioplastieassoziierte Komplikationen wie z. B. die ausgedehnte Gefäßwandverletzung (Dissektion) können ohne operativen Eingriff beherrscht werden. Der kurze Verschluß der Beckenarterie kann mit dem Katheter bei gutem Primär- und Langzeitergebnis eröffnet werden (Liermann 1995).

Trotz allen Fortschritts sind Verbesserungen bei den derzeit verfügbaren metallischen Stents notwendig (Labinaz et al. 1995). Die beiden wichtigsten Probleme sind:

- die Thrombogenität des Stents, die eine aggressive Antikoagulation erforderlich macht, mit den hieraus resultierenden Blutungskomplikationen;
- die myointimale Proliferation, die zur Stentstenose oder zum Stentverschluß führt.

Der abrupt auftretende thrombotische Verschluß kann durch einen zu niedrigen Wirkspiegel des systemisch applizierten Antikoagulans bedingt sein. Durch die lokale Applikation im Stentbereich könnte die erforderliche Dosis in diesem Fall sogar ohne systemische Wirkung erreicht werden (Labinaz et al. 1995).

Die Interaktion des Stents mit der Gefäßwand – die Fremdkörper-Reaktion – führt zu einer myointimalen Proliferation, die so überschießend sein kann, daß Stenosen oder Verschlüsse des Stents entstehen. Eine Stenose kann durch zusätzliche lokale Thrombose zum abrupt auftretenden Verschluß führen.

Die („Beschichtung") des intravasalen Stents mit einem Antikoagulans, z. B. Heparin gestattet eine hohe Dosierung am Ort des Geschehens ohne wesentliche systemische Wirkung. Sie ist einer der möglichen Lösungsansätze. In Hundearterien sind keine histologischen Unterschiede zwischen Heparin-*beschichteten* und nicht *beschichteten* metallischen Stents festzustellen (Zidar et al. 1993).

In-vitro-Versuche (Zidar et al. 1992) zeigten darüber hinaus, daß Stents aus polymeren Kunststoffen geringer thrombogen sind als metallische. Die Plättchenadhäsion ist bei den Heparin-*beschichteten*, bioabsorbierbaren Stents im Vergleich zu metallischen und bioabbaubaren, ebenfalls beschichteten Stents, am geringsten.

Um die Nachteile der metallischen Stents zu überwinden, wurden biostabile, bioabbaubare und bioabsorbierbare Stents aus polymeren Kunststoffen entwickelt (Labinaz et al. 1995).

Die Abbaurate der bioabbaubaren polymeren Kunststoffstents schwankt je nach verwendetem Polymer von 100 zu 20 %. Die Zeitdauer liegt zwischen 60 und 1491 Tagen.

In der Femoralarterie des Hundes (Zidar et al. 1993) war der absorbierbare Stent in 18 Monaten resorbiert. Die Entwicklung der Neointima begann nach 2 Wochen (Labinaz et al. 1995) und war nach 12 Wochen weitgehend abgeschlossen.

Die derzeitigen Forschungsschwerpunkte zur Lösung der Nachteile des metallischen Stents (Reduktion der Thrombogenität und Minimierung der myointimalen Proliferation) liegen zum einen in der Beschichtung („Coatierung") des metallischen Stents mit die Thrombogenität hemmenden und die myointimale Proliferation minimierenden Substanzen. Zum anderen werden polymere Kunststoffstents entwickelt, die biostabil, bioabbaubar oder bioresorbierbar sind.

7.6
Gefäßchirurgische Verfahren

D. RAITHEL

Die rekonstruktive Gefäßchirurgie hat im Zuge der letzten 10–20 Jahre sowohl in technischer Hinsicht als auch bezüglich der Indikationsstellung einen erheblichen Wandel erfahren.

Der technische Fortschritt kann daran erkannt werden, daß noch vor weniger als 50 Jahren die Amputationen die häufigsten Eingriffe bei Gefäßkranken überhaupt waren; heute dagegen steht die Wiederherstellungschirurgie an erster Stelle. Mitentscheidend für diese Entwicklung sind Fortschritte auf den Gebieten der bildgebenden Diagnostik, Anästhesie, Asepsis und der Verfügbarkeit wesentlich verbesserter alloplastischer Materialien sowie die optimierten Methoden zur medikamentösen Reverschlußprophylaxe (s. Kap. 14).

Die Indikationsstellung hat insofern eine Änderung erfahren, als vorwiegend zur Erhaltung der Extremität rekonstruiert wird, d. h. im Stadium III und IV der pAVK. Hinzu kommt, daß die Gesamtkonzeption der Behandlung Gefäßkranker aufgrund der verbesserten konservativen, v. a. aber interventionellen Kathetermethoden integrativer geworden ist. Dies heißt, daß die vielfältigen konservativen interventionellen und gefäßchirurgischen Methoden im Vergleich zu früher sich mehr ergänzen als gegenseitig ausschließen.

Die heute im wesentlichen zur Anwendung kommenden gefäßchirurgischen Verfahren sind:

- Gefäßtransplantation
  Umgehungstransplantation (Bypassverfahren),
  Überbrückungstransplantation (Interpositionsverfahren),
- Desobliteration
  direkte Desobliteration,
  indirekte Desobliteration.

Mehrere Gesichtspunkte sind bei der Indikation zur operativen Therapie zu berücksichtigen:

- Mehretagenverschluß,
- singuläre oder multilokuläre Läsionen der Beckengefäßetage,
- Alter und Operationsrisiko,
- Stadium der AVK, d. h. dringliche oder elektive Rekonstruktion.

7.6.1
Gefäßrekonstruktionen unter Benutzung von Gefäßtransplantaten

Hier stehen die *Bypassmethode* (Umgehungstransplantation) und die *Überbrückungstransplantation* zur Verfügung.

Bypassmethodik

Unter einem Bypass versteht man die kollaterale Überbrückung eines Arterienverschlusses mit autologem, homologem, heterologem oder alloplastischem Gefäßmaterial (s. unten). Die Bypasschirurgie versucht das nachzuahmen, was der Organismus durch Entwicklung der natürlichen Kollatralen ohnehin bewerkstelligt, allerdings nicht immer in für die Bedürfnisse der Patienten ausreichender Weise. Die Bypasschirurgie kann nur dann erfolgreich sein, wenn Ein- und Ausstrom in den bzw. aus dem Bypass heraus ausreichend sind. Die Einstromverbesserung kann z. B. durch eine vorausge-

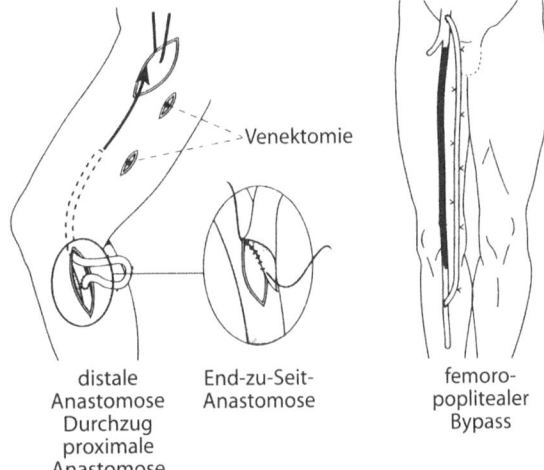

Abb. 7.36 Prinzip des femoropoplitealen Bypasses als wichtigstem Umgehungsverfahren in der rekonstruktiven Gefäßchirurgie der Beine. (Aus Lass u. Albers 1993)

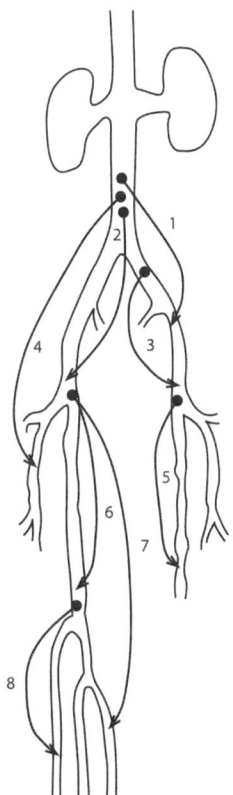

Abb. 7.35
Skizzierung der wichtigsten anatomischen Bypassführungen in der rekonstruktiven Gefäßchirurgie.
1 aorto-iliacal,
2 aorto-femoral,
3 ilio-femoral,
4 aorto-profundal,
5 femoro-popliteal (nicht kniegelenksüberschreitend),
6 femoro-popliteal (kniegelenksüberschreitend),
7 femoro-crural,
8 popliteo- (oder distal femoro-) crural

hende Katheterintervention einer proximalen (vorgeschalteten) Stenose erreicht werden (s. Abschn. 7.2). Eine Ausstromverbesserung ist nicht immer möglich, da Verschlüsse der dem arteriellen Empfängersegment nachgeschalteten Arterien nicht immer zu beseitigen sind (Beispiel: Anlage eines femoropoplitealen Bypass bei Verschluß aller Unterschenkelarterien). Die Anlage eines Bypass kann anatomisch oder extraanatomisch erfolgen. *Anatomische* Bypassführungen sind solche, die topographisch parallel der originären Arterie angelegt werden. Typische Beispiele sind (Abb. 7.35):

- Aortoiliakale Bypassführung (Anastomose zwischen der infrarenalen Aorta und der A. iliaca communis oder externa.
- Aortofemorale Bypassführung (Anastomosierung zwischen infrarenaler Aorta und A. femoralis communis).
- Ilio-femorale Bypassführung (Anastomose zwischen A. iliaca communis und a. femoralis communis).
- Femoropopliteale Bypassführung (Anastomose zwischen A. femoralis communis und A. poplitea, entweder oberhalb oder unterhalb des Kniegelenks).
- Femorokrurale Bypassführung (Anastomosierung zwischen der A. femoralis communis und einer der Unterschenkelarterien).
- Cruropedale Bypassführung (Anastomosierung zwischen einer Unterschenkelarterie und einem Gefäßsegment des Fußarteriensystems.

Der im Bereich der unteren Extremitäten am häufigsten angelegte Bypass ist der in femoropoplitealer Position (Abb. 7.36).

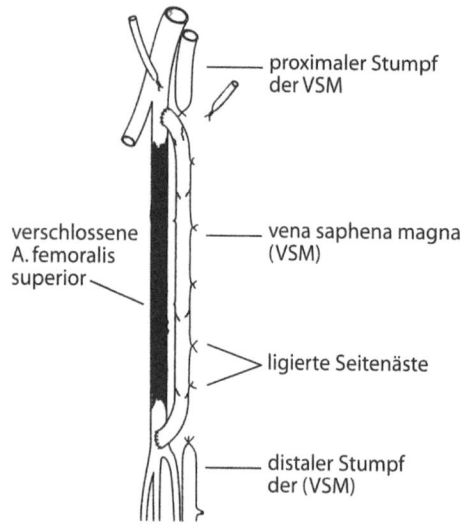

Abb. 7.37 Schematische Darstellung des In-situ-Bypass. (Nach Laas u. Albers 1993)

Eine spezielle Form des anatomischen Bypass ist der In-situ-Bypass. Hier wird die parallelliegende V. saphena magna proximal und distal aus ihrem Verbund abgetrennt und – nach Resektion der gegenläufigen Venenklappen und aller Seitenäste – proximal und distal mit dem präokklusiven (Spendersegment) bzw. postokklusiven (Empfängersegment) arteriensegmentanastomosiert (Abb. 7.37).

Der unbestreitbare Vorteil ist der, daß die V. saphena magna nicht in toto aus ihrem Gewebebett herausgelöst werden muß und daß die natürliche peripherwärts zunehmende Kaliberverjüngung in etwa derjenigen der Arterien entspricht. Nachteile sind aufwendige Klappenzerstörungen, Unterbindungen aller Seitenäste zur Vermeidung arteriovenöser Fisteln (s. Kap. 67) u. a. m. Die Indikationsstellung wird nicht einheitlich gesehen. Die Offenheitsraten sollen denen nach konventioneller Bypassanlage entsprechen (Gruss 1987; Enzler et al. 1991).

Extraanatomische Überbrückungen sind solche, die topographisch vom zu überbrückenden Arteriensegment räumlich entfernt transplantiert werden. In Frage kommen:

- Axillofemorale Bypassführungen (Anastomosierung zwischen der A. axilla und der A. femoralis communis einseitig oder beidseitig; Abb. 7.38).
- Femorofemorale Bypassführungen (Anastomosierung der A. femoralis communis der einen mit der A. fem. communis der anderen Seite; Abb. 7.39).
- Obturatorbypass (Anastomosenführung zwischen der A. iliaca communis via Obturatorbypass und der A. femoralis superficialis; Abb. 7.40).
Dieser Bypasss wird v. a. dann angelegt, wenn der Leistenbereich z. B. wegen einer Weichteilinfektion gemieden werden muß.
- Ascendobiiliakale Bypassführung (Anastomosierung der Aorta ascendens mit der A. iliaca communis einseitig oder beidseitig; Abb. 7.41).

Indikationen zur Anlage eines extraanatomischen Bypass können sein (Müller 1992):

- Zu großes Operationsrisiko bei konventioneller (anatomischer) Rekonstruktion ($\approx 78\%$);
- technische Gründe ($\approx 16\%$);
- Infektion im Gebiet konventioneller Operation ($\approx 3\%$);
- Karzinom (3 %).

Als Bypassmaterialien kommen heute v. a. autologe Arterien und Venen sowie alloplastisches Material (Kunststoff) in Betracht. Der früher gelegentlich verwendete homologe und heterologe Gefäßersatz (von Mensch zu Mensch bzw. von Tier zu Mensch) hat keine große Bedeutung mehr.

Das autologe Venentransplantat hat in der peripheren Gefäßchirurgie die größte Bedeutung. Die Vene der ersten Wahl ist die V. saphena magna, gelegentlich auch die V. basilica. Die Verwendung eines Arterientransplantats als Bypassmaterial ist zwar theoretisch ideal, scheitert aber daran, daß in der Praxis nur selten ein kaliberkompatibles autologes Arteriensegment verfügbar ist.

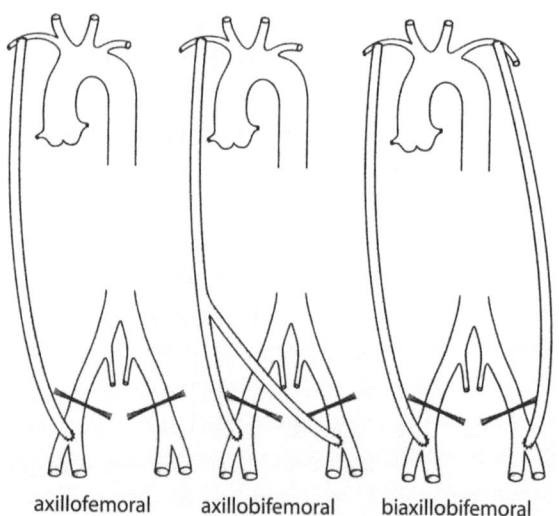

Abb. 7.38 Schematische Darstellung axillofemoraler Bypassführungen. (Aus Laas u. Albers 1993)

Abb. 7.39
Schematische Darstellung femorofemoraler Bypassführungen. (Aus Müller 1992)

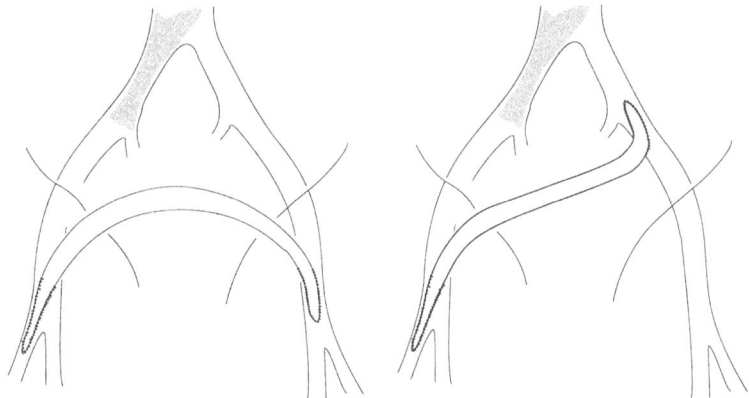

Der alloplastische Gefäßersatz ist ebenfalls fest etabliert, v. a. dann, wenn es um die Umgehung großkalibriger Arterien geht (Aorta, Beckenarterien). An Materialien haben sich aufgrund günstiger biologischer und praktischer Eigenschaften Teflon und Dacron durchgesetzt.

Überbrückungstransplantation
Bei einer gefäßrekonstruktiven Überbrückungstransplantation wird das verschlossene Arteriensegment reseziert und ein Interponat (autologe Vene oder alloplastische Rohrprothese) proximal und distal End zu End anastomosiert. Diese Methodik kommt allerdings seltener zur Anwendung (z. B. nach Aneurysmektomie und Interposition einer Rohrprothese, nach traumatischer Gefäßschädigung oder bei operativen Interventionen im Rahmen angeborener Gefäßfehler).

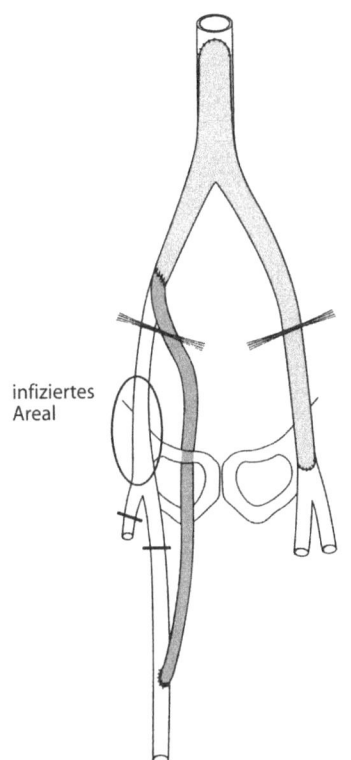

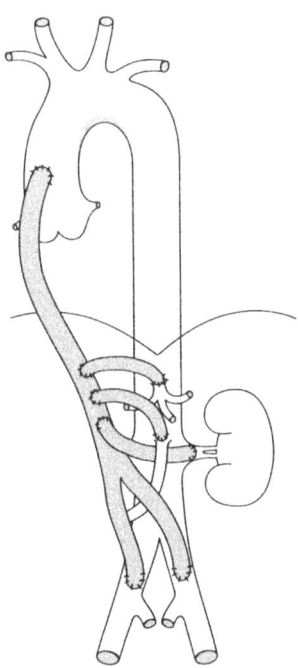

Abb. 7.40 Schematische Darstellung eines sog. Obturatorbypass. (Aus Laas u. Albers 1993)

Abb. 7.41 Schematische Darstellung eines aszendobiiliakalen Bypassführung. (Aus Laas u. Albers 1993)

7.6.2
Desobliteration

Desobliterative Eingriffe haben das Ziel, selektiv den Verschlußzylinder oder das stenosierende intraluminale Material zu entfernen. Dies gilt gleichermaßen für die Entfernung eines Embolus (Embolektomie), eines *akut* verschließenden Thrombus (Thrombektomie) im Rahmen eines akuten Ischämiesyndroms (s. Kap. 9) oder auch eines thrombotischen Verschlußzylinders im Rahmen einer *chronischen* pAVK (Thrombendarteriektomie).

Embolektomie

■ **Direkte Embolektomie.** Hierbei wird die Arterie am Ort des Embolus eröffnet und der Embolus digital exprimiert oder mit Hilfe einer Zange extrahiert. Voraussetzung ist, daß die Lokalisation des Embolus präoperativ zweifelsfrei markiert werden kann und sich zwischenzeitlich keine aszendierende oder deszendierende Appositionsthrombose entwickelt hat. Die Embolektomie wird vorwiegend im Falle reitender Embolie im Bereich der Femoralis-, Brachialis- oder Popliteagabel eingesetzt. Insgesamt aber liegen die obengenannten Bedingungen recht selten vor, so daß die praktische Bedeutung der direkten Embolektomie begrenzt ist.

■ **Indirekte Embolektomie.** Das Prinzip der indirekten oder Fremdembolektomie ist es, einen von der Lokalisation des Embolus entfernten transarteriellen Zugangsweg zu wählen, um von dort aus mittels eines Fogarty-Katheters den Embolus zu erreichen und zu entfernen. Die indirekte Embolektomie ist heute die Methode der ersten Wahl.

Thrombendarteriektomie (TEA)

Es handelt sich um eine Methode, bei der der Thrombuszylinder samt der intimalen Gefäßwandschicht ausgeschält wird (Ausschälplastik, intramurale Desobliteration). Die Ausschälebene liegt somit in der Media, die zirkulär freigelegt wird, und somit eine neue Gefäßinnenfläche darstellt (Abb. 7.42). Im Gegensatz zur geschlossenen TEA, im Rahmen derer von einer kleinen Gefäßinzision die Thrombendarteriektomie blind durchgeführt wird, wird heute bei weitem die offene TEA, im Rahmen derer eine über den gesamten Thrombus reichende Längsinzision des betroffenen Arteriensegmentes mit anschließender Exzision des Thrombus unter Sicht stattfindet, bevorzugt.

Aus technischer Sicht ist eine TEA nur dann empfehlenswert, wenn die Anastomosen(naht)verhältnisse ausreichend günstig sind. Diese Voraussetzung ist in vielen Fällen aufgrund diffuser erheblicher Arteriosklerose nicht gegeben, so daß die TEA wesentlich stringenter als vor Jahrzehnten indiziert erscheint. Allerdings sprechen sich in letzter Zeit einige Autoren für die häufigere Wiederaufnahme dieses Verfahrens aus. Abgesehen vom Einsatz dieser Technik bei Karotisstenosen kann die Indikation hinsichtlich der peripheren Strombahn dann gestellt werden, wenn es sich um kurze Segmentverschlüsse im Bereich der A. iliaca externa und v. a. der A. femoralis superficialis handelt. Kaliberschwächere Arterien kommen aus technischen Gründen nicht in Betracht. Eine weitere Indikation kann dann gesehen werden, wenn im Einzelfall abzusehen ist, daß die körpereigene (autologe) bypasstaugliche Vene in naher Zukunft zur Anlage eines aortokoronaren Bypass Verwendung finden soll.

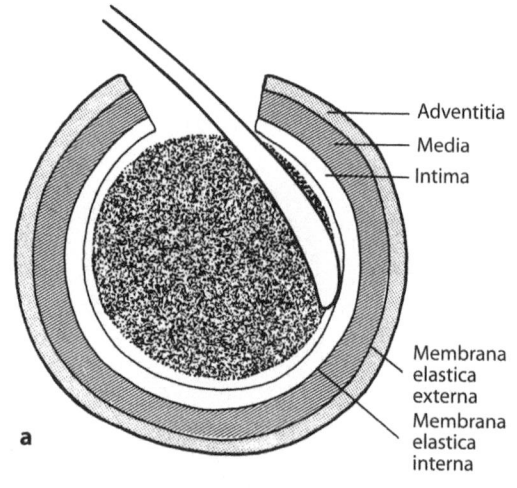

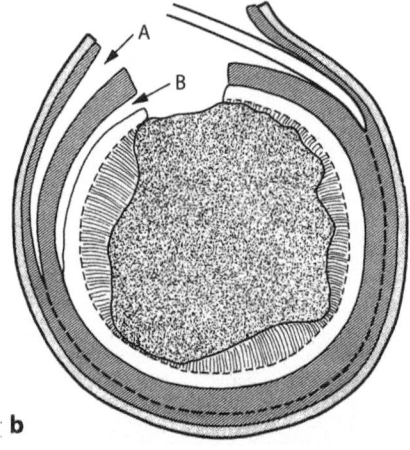

Abb. 7.42 a,b Prinzip der Thrombektomie (**a**) und Thrombenarteriektomie (**b**) *A* Ausschälebene in der Membrana elastica externa an der Grenze zur Adventitia. *B* Ausschälebene zwischen Membrana elastica interna und Media. (Aus Vollmar 1982)

7.6.3
Rekonstruktionen im aortoiliakalen Bereich

Die Wahl des therapeutischen Verfahrens ist abhängig von der Schwere und Lokalisation des Verschlusses im aortoiliakalen Segment und vom Operationsrisiko des Patienten (Raithel 1984).

Bei ausgedehnteren Obliterationen kommt eine direkte Gefäßrekonstruktion oder ein sog. Alternativverfahren in Betracht.

Direkte Rekonstruktion

Die Indikation zum operativen Vorgehen im Sinne einer direkten bzw. anatomischen Rekonstruktion (s. 7.6.1) der Beckengefäßetage ist beim alten Patienten nur dann gegeben, wenn es sich um ein Stadium III bis IV der AVK handelt, v.a. wenn die Extremität amputationsbedroht ist. Selbst ein limitierendes Stadium II b mit einer Gehstrecke von etwa 50–100 m sollte beim alten und beim Risikopatienten nicht korrigiert werden (Raithel 1990). Hier sollten zunächst alle konservativen Maßnahmen ausgeschöpft werden; des weiteren wird man beim Risikopatienten hier großzügiger sein mit der Indikation zur PTA (s. Abschn. 8.2).

Nach Abschätzung des kardiopulmonalen Risikos kann dann entschieden werden, ob die Beckenetage mittels direkter Rekonstruktion, d.h. aortobifemoral oder aortofemoral rekonstruiert wird, oder ob man beim Risikopatienten eine extraanatomische Umleitung einer direkten Korrektur vorzieht (s. 7.6.1).

Zur Abschätzung des Operationsrisikos stehen statistische Verfahren zur Verfügung, die sich auf eine Anzahl präoperativer Eckmorbiditäten- und Befunde stützen (Rieger 1988).

■ **OP-Technik (Bypassverfahren).** Unilaterale Verschlüsse werden in der Regel von einem retroperitonealen Zugang aus korrigiert, bilaterale Verschlüsse transperitoneal. Beim Risikopatienten kann aber auch die beidseitige Korrektur der Beckenetage retroperitoneal durchgeführt werden.

Die Autoren neigen dazu, nicht nur unilateral, sondern besser bilateral die Beckenetage zu rekonstruieren, da sie nach unilateraler Rekonstruktion in einem hohen Prozentsatz Verschlüsse auf der Gegenseite im Follow-up beobachtet haben. Wenn es der Allgemeinzustand des Patienten zuläßt, sollten daher nach Möglichkeit beide Beckenetagen mittels einer Kunststoffprothese (Y-Prothese) rekonstruiert werden (aortofemoraler Bifurkationsbypass).

Für die unilaterale Rekonstruktion verwenden wir heute vorzugsweise 8-mm-PTFE-Prothesen. Die Implantation erfolgt mit der proximalen Anastomose an der Aorta bzw. am Abgang der A. iliaca communis aus der Aorta. Der distale Anschluß erfolgt bei frei durchgängiger A. femoralis superficialis im Segment A. femoralis communis. Bei verschlossener A. femoralis superficialis muß die Profunda in die zentrale Rekonstruktion im Sinne einer Profundaplastik miteinbezogen werden.

Beim bilateralen Verschlußprozeß kommen vorzugsweise Dacron-Prothesen mit einer Größe von 16 × 9 bzw. 14 × 8 mm zum Einsatz. Diese Gabelprothese wird End zu End mit der infrarenalen Aorta anastomosiert. Die beiden Prothesenschenkel werden retroperitoneal durchgezogen und End zu Seit an der Iliaca externa oder Femoralisgabel gegenüber dem Abgang der A. profunda femoris anastomosiert (Abb. 7.35). Auch hier muß die zentrale Rekonstruktion bei signifikanter Profundaabgangsstenose und nachgeschaltetem Femoralisverschluß mit einer Profundaplastik kombiniert werden (Vollmar 1982). Damit kommt es zu einem verbesserten Einstrom in die A. profunda femoris und zu einer Zunahme des kollateralen Einstroms in die distale A. poplitea im Falle eines vorgeschalteten Femoralisverschlusses.

Obliterationen der renomesenterialen Gefäßetage werden in gleicher Sitzung durch transaortale Endarteriektomie bzw. Umgehung mittels Bypass korrigiert.

Bei der Y-Prothese hat sich die hohe terminoterminale Anastomose in infrarenaler Position bewährt. Sie hat mehrere Vorteile:

- Die Reverschlußrate ist geringer als bei der End-zu-Seit-Anastomose.
- Lokale Komplikationen, wie aortoduodenale Fisteln werden seltener beobachtet.

Indirekte (extraanatomische) Umleitungen (Alternativverfahren)

Alternativverfahren haben sich in der rekonstruktiven Gefäßchirurgie in den letzten Jahren zunehmend durchgesetzt und hier insbesondere die femorofemorale Umleitung zur Korrektur eines einseitigen Iliacaverschlusses (Abb. 7.39). Die Operation kann immer dann durchgeführt werden, wenn auf der Gegenseite ein guter Puls tastbar ist. Findet sich jedoch auf der Spenderseite eine signifikante vorgeschaltete Stenose, so kann diese prä- oder intraoperativ mittels PTA dilatiert werden. Somit kann heute die Indikation zur femorofemoralen Umleitung großzügiger gestellt werden. Die Autoren verwenden für die femorofemorale Umleitung entweder Dacron- oder PTFE-Prothesen mit einem Durchmesser von 8 mm. Die Prothese wird auf der Spenderseite möglichst hoch angeschlossen,

d. h. an der noch frei durchgängigen A. iliaca externa, suprapubisch subkutan zur Gegenseite geführt und am Empfängersegment am besten im Sinne einer Profundaplastik anastomosiert. Der Eingriff kann zwanglos in Regional- oder Lokalanästhesie (beim Risikopatienten) vorgenommen werden.

Die Indikation zur axillofemoralen bzw. axillobifemoralen Umleitung wurde früher sehr eng gestellt, da diese Transplantate mit einer erhöhten Reverschlußrate behaftet waren. Bei der Implantation von ringverstärkten PTFE-Prothesen konnten die Ergebnisse aber deutlich verbessert werden, so daß die Indikation zur axillofemoralen Umleitung jetzt vielleicht etwas weiter gestellt wird. Die Indikation zum axillofemoralen Bypass sollte jedoch äußerst zurückhaltend gestellt werden. Als Spenderarterie dient hierbei die A. axillaris. Die Prothese wird lateral an der Thorax- und Abdominalwand zur Femoralisgabel geführt und hier mit Verlängerung in die A. profunda femoris anastomosiert (Abb. 7.38).

Langzeitergebnisse und perioperative Letalität nach direkter und indirekter Rekonstruktion

Die Offenheitsrate nach Implantation einer Y-Prothese betrug im eigenen Krankengut nach 5 bzw. 10 Jahren 86 bzw. 81 %. Die kumulative Überlebensrate dieser Patienten betrug 76 % nach 5 Jahren und 57 % nach 10 Jahren.

Weitere Spätergebnisse nach aortobifemoraler Y-Gabelimplantation fanden sich bei Szilagyi et al. (1986), Barret (1985), Harris et al. (1985) und Cron et al. 1994 (s. Tabelle 7.33). Die Letalität nach Implantation einer Y-Prothese betrug im eigenen Krankengut 0,8 % (Raithel 1987). Durch eine optimale Einstromkorrektur im Profundaanschlußsegment kann vielen Patienten eine weitere periphere infrainguinale Rekonstruktion erspart werden.

Die aortofemorale Rekonstruktion hatte in unserem Krankengut eine Letalität von 1,6 % bei einer Durchgängigkeit von 73,4 % nach 5 Jahren und 69,8 % nach 10 Jahren (Raithel et al. 1987; Raithel 1990) und ist mit den Angaben in der Literatur gut vergleichbar (Sladen et al. 1986; Littooy et al. 1993; Wolf et al. 1993; Tabelle 7.33).

Die Thrombendarteriektomie als Desobliterationsmethode (s. Abschn. 7.6.2) kommt v. a. bei kurzstreckigen Iliaca-(externa-)Verschlüssen in Betracht, wobei im Einzelfall die Differentialindikation zur Stentimplantation gestellt werden kann (s. Abschn. 7.5). Die Langzeitoffenheit nach 5 Jahren ist mit > 90 % exzellent und aus heutiger Sicht der Stentmethode überlegen (Naylor et al. 1990; Widdershoven u. LeVeen 1989).

Die femorofemorale Umleitung als indirektes extraanatomisches Verfahren ist mit einer minimalen Letalität von unter 1 % belastet mit einer Durchgängigkeit von 92 % nach 1 Jahr und 87 % nach 6 Jahren (Raithel 1990; Schweiger et al. 1984; Schweiger u. Raithel 1984).

Des weiteren hat sich gezeigt, daß der femorofemorale Bypass sogar bessere Langzeitergebnisse aufweist als die direkte Korrektur der Beckengefäßetage (Schweiger u. Raithel 1984).

Schlechter schneidet der axillofemorale Bypass ab. Die Letalität beträgt bei diesem Eingriff zwar ebenfalls nur etwa 1,6 %, die Durchgängigkeitsraten sind aber längst nicht mit denen der femorofemoralen Umleitung vergleichbar. Nach 3 Jahren sind nur noch 68 % dieser Rekonstruktionen durchgängig (Taylor et al. 1991).

Tabelle 7.33 Ergebnisse der aortoiliakalen Operationen. Die primäre Offenheitsrate beinhaltet das Langzeitergebnis ohne den Erfolg eines etwaigen Zweiteingriffs. Alle aufgeführten Studien haben die kumulativen primären Offenheitsraten nach der Life-table-Methode errechnet. Die perioperative Letalität bzw. Morbidität umfaßt die perioperativen und die während der postoperativen 30 Tage aufgetretenen Komplikationen (n. a. nicht angegeben)

Autor/Jahr	Art der Operation	Patientenzahl	Perioperative Letalität [%]	Morbidität [%]	Primäre Offenheitsrate [%] nach 5 Jahren	nach 10 Jahren
Barret et al. 1985	Aortobifemoraler Bypass	180	2,2	n.a.	91	–
Harris et al. 1985	Aorto(bi)femoraler Bypass	200	n.a.	n.a.	91	–
Szilagyi et al. 1986	Aortobifemoraler Bypass	1647	2,5	17	77	76
Sladen et al. 1986	Aortofemoraler Bypass	100	n.a.	n.a.	84	78
Littooy et al. 1993	Aortofemoraler Bypass	224	4,9	n.a.	88	73
Wolf et al. 1993	Aortofemoraler Bypass	82	< 1,0	n.a.	77 (nach 4 Jahren)	–
Cron et al. 1994	Aortofemoraler Bypass	547	2,5	5,0	81	67
Widdershoven u. Le Veen 1989	Endartektomie	111	3,8	6,3	99	96,5 (nach 9 Jahren)
Naylor et al. 1990	Endarterektomie	57	0	16	92	68

7.6.4
Rekonstruktion der A. renalis

Zunehmend werden Patienten mit Nierenarterienstenosen beobachtet. Bei isolierten Nierenarterienstenosen werden diese zunächst dilatiert (s. 7.2.9). Falls eine Dilatation nicht gelingt oder vom Gefäßbefund her nicht primär indiziert ist, dann ist zur Erhaltung der Niere bzw. zur Drucksenkung eine Rekonstruktion der renalen Gefäßetage angezeigt.

Bei Kombinationsverschlüssen ist die Korrektur der Nierenarterienstenose zu empfehlen, wenn eine Rekonstruktion der Beckengefäßetage oder eine Aneurysmaresektion ansteht. Diese simultane Rekonstruktion der renalen Gefäßetage ist aus unserer Sicht aber nur gerechtfertigt, wenn erhöhte Retentionswerte auf eine Mangelperfusion der Nieren hinweisen, bzw. wenn es sich um Patienten handelt mit einer schlecht einstellbaren renovaskulären Hpyertonie (Dean u. Kimberly 1991). Bevorzugtes Rekonstruktionsprinzip ist die Korrektur der Nierengefäßetage mittels transaortaler Endarteriektomie der Nierenarterie (s. Aneurysma).

7.6.5
Rekonstruktion im femoropoplitealen und kruralen Bereich

Vor Korrektur der infrainguinalen Gefäßetage muß man sich darüber im klaren sein, daß nicht beachtete Stenosen der Beckenetage das periphere Operationsergebnis in Frage stellen bzw. zumindest negativ beeinflussen können. Somit hat die Rekonstruktion der Beckenetage Priorität vor der Korrektur der peripheren Gefäßetage (s. auch Abschn. 8.2 und 10.3). Nur bei einem ausreichenden „run-in" wird nach infrainguinaler Gefäßrekonstruktion mit einem guten Langzeitergebnis zu rechnen sein. Die Indikation zur präoperativen Dilatation der Beckenetage, auch bei noch akzeptablem Leistenpuls, sollte daher großzügig gestellt werden.

Die Indikation zur infrainguinalen Gefäßrekonstruktion wird heute fast ausschließlich im Stadium III bis IV der AVK, d.h. bei amputationsgefährdeter Extremität, gesehen. Nur in Ausnahmefällen ist auch im Stadium II b die Indikation zur peripheren Gefäßrekonstruktion zu sehen, wenn ein ausreichender „run-off" gewährleistet ist. Im Abstrombereich sollten daher für diese Fälle zumindest 2 offene Unterschenkelarterien dokumentiert sein (s. Abschn. 8.2).

Da es sich in der Regel um langstreckige Obliterationen der A. femoralis und A. poplitea handelt (kurzstreckige werden angioplastiert, s. Kap. 7.2), teilweise mit Einschluß der Unterschenkelgefäßetage, muß hier differenziert operativ bzw. interventionell vorgegangen werden.

A. profunda femoris

Wie schon mehrfach erwähnt (s. auch Abschn. 10.3.3), ist die A. profunda femoris im Falle eines femoropoplitealen Verschlusses das wichtigste und klinisch entscheidende Kollateralgefäß. Häufig ist bei freier Beckengefäßetage die A. profunda femoris am Abgang durch eine Plaque oder Stenose eingeengt. Entweder sollten diese Profundastenosen dilatiert werden, oder – wenn dies nicht möglich ist – mit einer Profundaplastik (Patcherweiterungsplastik) versorgt werden.

Manche Autoren gehen davon aus, daß bei jedem femoropoplitealem Verschluß die A. profunda femoris – auch wenn sie nicht ateriosklerotisch verändert sein sollte – hämodynamisch als Stenose zu bewerten ist (relative oder anatomische Stenose). Diese Auffassung wird mit der Überlegung begründet, daß der Gesamtquerschnitt der Schenkel einer jeden größeren Gefäßbifurkation größer ist, als es dem Stammgefäß, aus dem die Schenkel hervorgehen, entspricht. So gesehen würde die A. profunda femoris bei Abgangsverschluß der A. femoralis superficialis einen Kalibersprung und somit eine (anatomische) Stenose darstellen (Übersicht bei Schwilden u. van Dongen 1987). Manche Autoren empfehlen deshalb, den Profundaabgang sowie das proximale Profundastammsegment auch dann plastisch zu erweitern (Profundaplastik), wenn keine zusätzliche arteriosklerotische (organische) Stenose vorliegt. Andere Autoren widersprechen dieser Auffassung.

Femoropoplitealessegment

■ **Endarteriektomie.** Von der *Endarteriektomie* eines Femoralis- oder Popliteaverschlusses ist man heute weitgehend abgekommen. Er kann bei kurzen Segmentverschlüssen der A. femoralis superficialis im Einzelfall erwogen werden – v.a. wenn andere Techniken nicht in Betracht kommen (Willekens et al. 1992). Insgesamt dominiert aber die Korrektur dieser Verschlüsse durch die autologe V. saphena magna oder mittels alloplastischem Material (Dacron, PTFE).

■ **Autologer Venenbypass.** Voraussetzung für die Umgehung eines femoropoplitealen/kruralen Verschlußprozesses durch die körpereigene Vene ist eine funktionstüchtige V. saphena magna. Nach unseren Erfahrungen sollte die Saphena einen Mindestdurchmesser von 4 mm haben, da sich bei geringerem Durchmesser der Bypass in einem hohen Prozentsatz wieder verschließt.

■ **Alloplastisches Material.** An alloplastischem Material haben sich heute PTFE-Prothesen von 6 mm Durchmesser durchgesetzt, obwohl vereinzelt auch noch 8-mm-Dacron-Prothesen in femoropoplitealer Position implantiert werden. Des weiteren können biologische Materialien (Nabelschnurvenen; Collagenprothesen) implantiert werden. Diese Transplantate haben jedoch im Spätverlauf den Nachteil der Biodegeneration mit Ausbildung von Anastomosen- oder Bypassaneurysmen und konsekutivem Verschluß.

Da Kunststoffprothesen – wenn sie gelenküberbrückend implantiert werden – mit einer erhöhten Reverschlußrate behaftet sind, kommt die primäre Implantation von Kunststoffprothesen nur in Positionen oberhalb des Kniegelenks in Frage. Bei Rekonstruktionen auf das Popliteasegment III bzw. die Unterschenkelarterie sollte bei nicht verfügbarer V. saphena magna entweder eine ringverstärkte Prothese implantiert werden bzw. biologische Materialien, wie Umbilkalvene oder Collagenprothese. Des weiteren haben sich sog. kombinierte Transplantate (Composite-grafts) bewährt, wenn kniegelenküberschreitend rekonstruiert werden muß. Es wird hierfür für den zentralen Abschnitt bis zur Poplitea Segment I eine Kunststoffprothese eingesetzt, die End zu End mit einem Saphenasegment anastomosiert ist. Dieses Saphenasegment wird für die gelenküberbrückende Rekonstruktion verwendet.

Bei schlechter Ausflußsituation (z. B. partieller Verschluß des Arcus plantaris) wird vielfach die zusätzliche Anlage einer arteriovenösen Fistel in Höhe oder peripher der distalen Anastomose empfohlen.

Femorokrurales Segment

Langstreckige Rekonstruktionen von der Leiste bis in Knöchelhöhe oder auf die A. dorsalis pedis sind technisch möglich, jedoch limitiert durch unzureichendes autologes Transplantatmaterial. Vielfach ist in dieser vollen Länge die Saphena nicht verfügbar, so daß ringverstärkte PTFE-Prothese oder biologische Materialien zum Einsatz kommen muß. In einzelnen Fällen kann man jedoch auf diese krurale Rekonstruktion verzichten, wenn sich angiographisch bei einem Femoralisverschluß und Obliteration des popliteokruralen Segments ein *isoliertes Popliteasegment* zeigt. Diese isolierten Popliteasegmente drainieren über ihre Kollateralen sehr gut in die Unterschenkeletage und haben bezüglich der Öffnungsraten ein besseres Langzeitergebnis als die direkte Rekonstruktion auf den mittleren oder distalen Unterschenkel im Sinne einer kruralen Rekonstruktion. Bevorzugtes Material für diese Rekonstruktionen eines isolierten Popliteasegments ist eine 6-mm-PTFE -Prothese.

Offenheitsraten und Letalitäten femoropoplitealer und femorokruraler Rekonstruktionen

Die Ergebnisse der peripheren Gefäßrekonstruktionen sind abhängig

- vom Stadium der AVK,
- vom Abstrom in die Unterschenkeletage,
- vom verwendeten Transplantatmaterial und
- von der Erfahrung des Operateurs.

Von Risikofaktoren hat der Diabetes den größten Einfluß auf das Spätergebnis (Raithel et al. 1983). Aber auch andere Komorbiditäten, v. a. die KHK, haben einem logistischen Regressionsmodell zufolge, einen großen prädiktiven Einfluß (Rosén et al. 1996).

Die Letalität der infrainguinalen Rekonstruktion ist insgesamt sehr gering und liegt unter 1 %, insbesondere dann, wenn die Operation in Spinal- oder Periduralanästhesie vorgenommen wird.

■ **Autologer Venenbypass.** Der autologe V.-saphena-magna-Bypass hat gemäß einer Sammelstatistik von S. Mehta nach 3 Jahren eine Durchgängigkeit von 72 % und nach 5 Jahren von 65 % (Metha 1980). In unserem eigenen Krankengut fanden wir bei Rekonstruktionen mit autologer V. saphena magna oberhalb des Kniegelenks eine Durchgängigkeit von 66 % nach 3 Jahren und 50 % nach 5 Jahren. Ähnliche 5-Jahresoffenheiten sind in Tabelle 7.34 aufgeführt (Kent et al. 1988; Veith et al. 1986; Wooster et al. 1982, Brewster et al. 1981; Archie 1994).

■ **Kunststoffmaterial.** Bei Rekonstruktionen mit einer PTFE-Prothese betrug die Durchgängigkeit bei Rekonstruktionen oberhalb des Kniegelenks nach 3 Jahren 64 %, nach 5 Jahren 52 % und nach 10 Jahren 37 %. Die meisten in der Literatur angegebenen 5-Jahresoffenheiten (Tabelle 7.34) liegen vergleichbar zwischen 47 und 57 % (Patterson et al. 1990; Prendiville et al. 1990; Kent 1990; Veith et al. 1986). Unterhalb des Kniegelenks betrug die Durchgängigkeit nach 3 Jahren 40 %, nach 5 Jahren 32 % und nach 8 Jahren 27 % (Raithel 1991).

Wesentlich schlechtere Ergebnisse waren mit der PTFE-Prothese bei den rein kruralen Rekonstruktionen zu verzeichnen mit einer Durchgängigkeit von 37 % nach 3 Jahren und nur 28 % bzw. 12 % nach 5 Jahren (Veith et al. 1986).

Der Prothesen-Venen-Kombinationsbypass zeigte nach 3 Jahren noch eine Durchgängigkeit von 57 % und nach 5 Jahren von 53 % bei Rekonstruktionen auf das Popliteasegment III.

Tabelle 7.34 Ergebnisse der femoropoplitealen bzw. -kruralen Bypassoperationen. Die primäre Offenheitsrate beinhaltet nicht den Erfolg eines etwaigen Zweiteingriffs. Die kumulativen primären Offenheitsraten wurden nach der Life-table-Methode errechnet. Die perioperative Mortalität bzw. Morbidität umfaßt die während der postoperativen 30 Tage auftretenden Komplikationen (*n. a.* nicht angegeben; *PTFE* Polytetrafluoroethylen)

Autor/Jahr	Art der Operation	Bypassmaterial	Zahl der Bypässe	Perioperative Mortalität [%]	Perioperative Morbidität [%]	Primäre Offenheitsrate [%] nach 5 Jahren
Archie 1994	Supragenualer Bypass	Vene	157	3,0	n.a.	83
	Infragenualer Bypass	Vene	78	3,0	n.a.	80
Jarrett, Mahood 1994	Supragenualer Bypass	humane Nabelschnurvene	211	n.a.	n.a.	45
Donaldson et al. 1991	Supragenualer Bypass	in-situ Vene	440	2,0	n.a.	83
Patterson et al. 1990	Supragenualer Bypass	PTFE	138	3,0	5,0	54
Prendiville et al. 1990	Supragenualer Bypass	PTFE	114	n.a.	n.a.	57
Kent et al. 1988	Supragenualer Bypass	Vene	167	0,8	n.a.	78
	Supragenualer Bypass	PTFE	82	0,8	n.a.	52
Veith et al. 1986	Supragenualer Bypass	Vene				68 (4 Jahre)
	Supragenualer Bypass	PTFE				47 (4 Jahre)
	Femorokruraler Bypass	Vene				49 (4 Jahre)
	Femorokruraler Bypass	PTFE				12 (4 Jahre)
Wooster et al. 1982	Supragenualer Bypass	Vene	90	n.a.	n.a.	46 (4,5 Jahre)
	Supragenualer Bypass	PTFE	91	n.a.	n.a.	33 (4,5 Jahre)
Brewster et al. 1981	Supragenualer Bypass	Vene	347	n.a.	n.a.	73
	Supragenualer Bypass	Kunststoff	208	n.a.	n.a.	35

Einfluß des klinischen Stadiums und des „run-off". Eine Analyse unserer PTFE-Rekonstruktionen zeigte eine deutliche Abhängigkeit des Spätergebnisses vom *präoperativen Stadium* und vom *„run-off"* (Raithel 1991 a).

Bei Rekonstruktionen oberhalb des Kniegelenks bei Patienten mit Claudicatio intermittens (Stadium II) betrug die Durchgängigkeit noch 63%/53%/42% nach 5/8/10 Jahren. Bei Rekonstruktionen zur Erhaltung der Extremität betrug die Durchgängigkeit jedoch nur noch 49% nach 5 Jahren und 34% nach 8 Jahren (Raithel 1991 a).

In Abhängigkeit vom „run-off" betrug die Durchgängigkeit nach 5 bzw. 8 Jahren 59 bzw. 49% bei einem Abstrom über 2–3 offene Unterschenkelgefäße, jedoch nur 51 bzw. 48% bei einem „run-off" über nur 1 offenes Unterschenkelgefäß. Die Extremität konnte bei Rekonstruktionen mit PTFE oberhalb des Kniegelenks nach 5 Jahren noch in 82%, nach 8 Jahren in 78% und nach 10 Jahren in 74% erhalten werden.

In unserem Krankengut der Patienten, die mit einer PTFE-Prothese rekonstruiert wurden, zeigt sich ganz deutlich, daß die Amputationsrate abhängig war vom präoperativen Stadium und vom „run-off" in die Unterschenkeletage. Patienten, die wegen einer Claudicatio intermittens operiert wurden, hatten nach 5 Jahren eine Amputationsrate von 10%, bei Patienten die im Stadium IV operiert wurden, betrug die Amputationsrate jedoch nach 5 Jahren 31% (Raithel 1991 a).

Besonders gute Ergebnisse hatten wir mit der Rekonstruktion auf ein isoliertes Popliteasegment, wenn man die Ergebnisse mit denen der rein kruralen Rekonstruktion vergleicht: So fanden wir bei der kruralen Rekonstruktion eine primäre Verschlußrate von 16% im Gegensatz von nur 6% bei der Rekonstruktion eines isolierten Popliteasegments. Nach 5 Jahren waren noch 53% unserer Rekonstruktionen auf ein isoliertes Popliteasegment funktionstüchtig (Raithel 1991 b).

Biologische Materialien, wie die Umbilikalvene bzw. Collagenprothese sind limitiert im Spätverlauf durch ihre Neigung zu Aneurysmen mit konsekutivem thrombotischem Verschluß. In unserem eigenen Krankengut hatten wir jedoch gute Langzeitergebnisse mit der Umbilikalvene: Nach 6 Jahren waren noch 46,7% funktionstüchtig, bei den Collagenprothesen jedoch nur 42,4% nach 4 Jahren. Jarrett u. Mahood (1994) berichteten über sehr ähnliche Ergebnisse nach 5 Jahren (s. Tabelle 7.34).

7.6.6 Konventionelle Rekonstruktion bei abdominellen Aortenaneurysmen

Seit dem 2. Weltkrieg ist eine absolute Zunahme der Bauchaortenaneurysmen zu verzeichnen; etwa 2% der Bevölkerung entwickeln im Laufe ihres Lebens ein Aortenaneurysma (s. Kap. 18).

Eine konservative Behandlung des Aortenaneurysmas gibt es nicht, und im Spontanverlauf ist mit einer in Abhängigkeit von der Größe des Aneurysmas doch sehr unterschiedlichen Rupturhäufigkeit pro Jahr zu rechnen (Lynch et al. 1986). Daher sollte bis auf einige Ausnahmen jedem Patienten mit einem abdominellen Aortenaneurysma die elektive Operation empfohlen werden. Die Rupturgefahr eines Aortenaneurysmas ist abhängig von der Größe des Aneurysmas und beträgt etwa 5 % bei einem Durchmesser <5 cm. Aneurysmen mit einem Durchmesser >6 cm haben ein Rupturrisiko von etwa 16 % pro Jahr (Thompson et al. 1982). Bei einem Aneurysma mit einem Durchmesser >7 cm beträgt die Rupturgefahr 76 %.

Die Zahlen dokumentieren, daß das Risiko der Ruptur mit der Größe des Aneurysmas zunimmt und daß kleinere Aneurysmen mit einem Durchmesser von unter 4 cm seltener rupturieren. Wir selbst haben aber gesehen, daß auch bei kleineren Aneurysmen mit einer Ruptur zu rechnen ist und insbesondere, daß es zu einer peripheren Embolisation aus solchen Aneurysmata kommen kann. Damit besteht aus unserer Sicht auch die Indikation zur Aneurysmaresektion im Sinne einer Beseitigung der Emboliequelle.

Die Aneurysmachirurgie ist heute so standardisiert, daß auch älteren und Risikopatienten die Operation mit einem minimalen Risiko zuzumusten ist. Insbesondere das perioperative Monitoring, die intraoperative Autotransfusion mittels „cell saver" und die postoperative intensivmedizinische Überwachung haben zu einer drastischen, signifikanten Reduktion von Morbidität und Mortalität geführt.

Das *rupturierte* Aortenaneurysma stellt *in jedem Falle* eine Indikation zum operativen Vorgehen dar, da der Patient nur durch die Operation eine Chance hat, die Ruptur zu überleben.

Operationstechnik

Methode der Wahl ist heute die Resektion des aneurysmatischen Aortenabschnitts und Wiederherstellung der arteriellen Strombahn durch Implantation einer Gefäßprothese nach der sog. Inlay-Technik.

Im Gegensatz zu früher hat sich durchgesetzt, die Interposition einer geraden Kunststoffprothese in aorto-aortaler Position (sog. Tubing) (Abb. 7.43). Nur in seltenen Fällen, d.h. bei nachgeschalteten erheblichen Stenosen der Beckengefäßetage bzw. nachgeschalteten Aneurysmen, wird eine aortobiiliakale bzw. aortobifemorale Prothese implantiert. In unserem eigenen Krankengut beträgt die Frequenz der implantierten Rohrprothesen etwa knapp 80 %. Hierdurch konnten signifikant die perioperative Morbidität und Mortalität gesenkt werden.

Durch eine perioperative Dilatation von Beckenarterienstenosen kann in einem höheren Prozentsatz eine Rohrprothese implantiert werden. Somit wird das Risiko des Eingriffs minimiert, da Clampingzeit und Operationszeit durch das Tubing drastisch reduziert werden.

Nierenarterienstenosen werden – zur Erhaltung der Niere – in derselben Sitzung durch transaortale Endarteriektomie mitkorrigiert.

Isolierte thorakale Aneurysmen erfordern einen transthorakalen, thorakoabdominelle Aneurysmen einen thorakoabdominellen Zugang (s. Abschn. 18.1.6). Die Korrektur erfolgt durch Implantation einer Rohrprothese (Tubing). In diese Stammprothese werden dann die wesentlichen Interkostal- und Viszeralarterien reimplantiert.

Als prothetisches Material verwenden wir beschichtete Dacron-Prothesen mit einem Durchmesser von 26–30 mm an der thorakalen Aorta und Prothesen von 20–26 mm Durchmesser an der infra- bzw. supraaortalen Aorta.

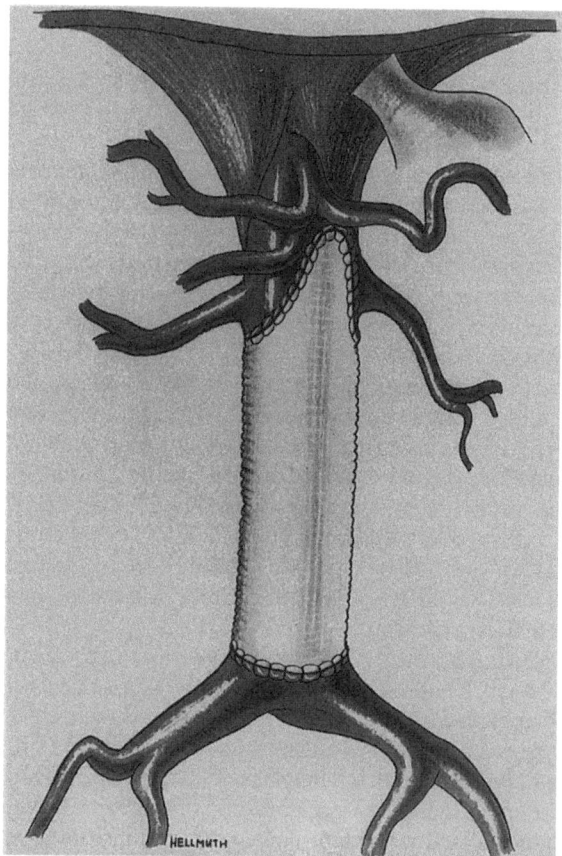

Abb. 7.43 Aortaaortale Prothese nach Resektion eines Aortenaneurysmas mit transaortaler Thrombendarteriektomie der A. renalis

Ergebnisse

Standardisierung des Operationsverfahrens, perioperatives Monitoring und intensivmedizinische Nachbetreuung haben in den letzten Jahren zu einer signifikanten Reduktion von Morbidität und Mortalität geführt. Die Letalität des elektiven Eingriffs beim infrarenalen Aortenaneurysma liegt heute insgesamt zwischen 2 und 4 %, bei Aneurysmen der suprarenalen Aorta bei 10–20 % (Vollmar 1982). Im Stadium der gedeckten oder freien Ruptur liegt die Sterblichkeit zwischen 34 und 75 %.

Wir hatten in unserem eigenen Krankengut von im Zeitraum zwischen 8/1984 und 12/1991 operierten infrarenalen Aortenaneurysmen eine Letalität von 1,8 % bei der elektiven Resektion und von 24 % bei der gedeckten Ruptur. Bei der freien Ruptur betrug die Letalität 55,5 %.

Analysiert man diese Sterblichkeitsziffern nach Altersgruppen und Indikation, so zeigt sich, daß in unserem Krankengut von den *elektiv* operierten über 75jährigen Patienten keiner starb (Raithel et al. 1987). Werden Patienten dieser Altersgruppe jedoch ohne Vorbereitung notfallmäßig operiert (symptomatische Aneurysmen), so erhöht sich die Letalität auf nahezu 43 %. Im Stadium der Ruptur (gedeckte oder freie Perforation) starben von den über 75jährigen 76,2 %. Diese Zahlen dokumentieren eindeutig, daß das Alter per se keine Kontraindikation zur elektiven Operation bedeutet. Kommen die Patienten jedoch im Stadium der Ruptur zur Operation oder handelt es sich um Patienten mit einem symptomatischen Aneurysma, die notfallmäßig operiert werden müssen, dann kommt es zu einem eklatanten Anstieg der perioperativen Morbidität und Mortalität.

Thorakale bzw. thorakoabdominelle Aneurysmen haben aufgrund der Ausdehnung des Prozesses naturgemäß eine höhere Letalität. Zunehmende operative Erfahrung spricht jedoch dafür, daß diese Aneurysmen auch beim älteren Patienten in Zukunft aggressiver angegangen werden sollten (Crawford et al. 1986; Tribble et al. 1987).

7.6.7 Endovaskuläre Rekonstruktion bei abdominellen Aortenaneurysmen

1991 berichtete Parodi aus Argentinien über 6 Fälle von Aortenaneurysmen, die endovaskulär mittels Stent-Graft behandelt wurden. Seitdem sind weltweit etwa 1000 solcher Implantationen durchgeführt worden.

Von der Leiste aus wird mit einem speziellen Applikationsinstrumentarium eine speziell konfektionierte Endoprothese in die Aorta vorgeschoben und dort plaziert (Abb. 7.44). Die Prothesen (Dacron oder PTFE) sind auf einem ballonexpandierbaren Stent aus Stahl oder Tantal oder einem selbstexpandierenden Stent aus Nitinol („Memoryfunktion") aufgebracht, die Prothesen werden unterhalb der renalen Gefäßetage plaziert und mit dem Bal-

Abb. 7.44 a–d Technik der Implantation einer endovaskulären geraden Aortenprothese

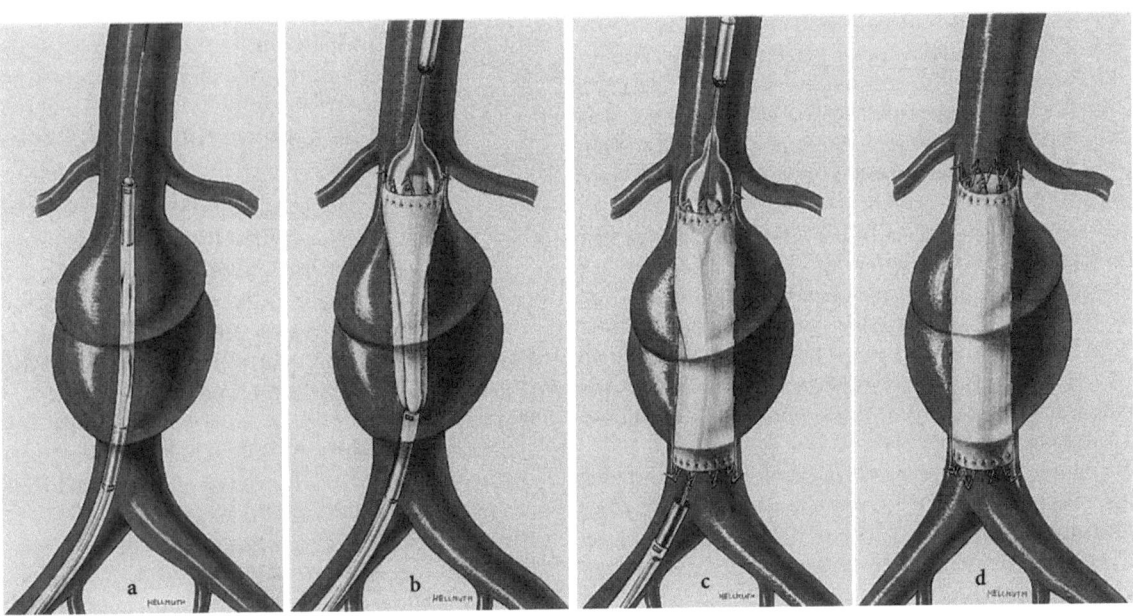

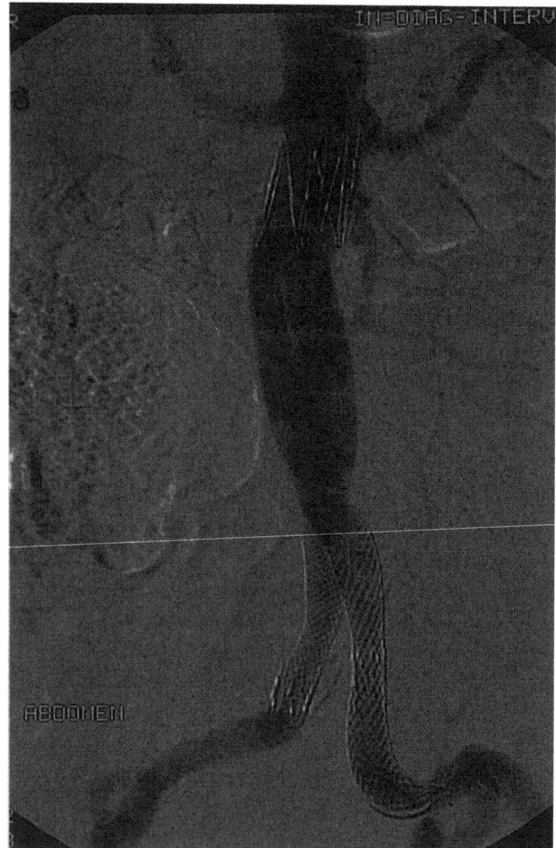

Abb. 7.45 Postoperative Kontrolle einer endovaskulär plazierten Bifurkationsprothese

lonkatheter angedockt. Bei der Y-Prothese muß von beiden Seiten aus vorgegangen werden und mit einem speziellen Instrumentarium werden dann die iliakalen Schenkel exakt plaziert (Abb. 7.45).

Voraussetzung für ein endovaskuläres Vorgehen ist ein exakt ausgemessenes CT und eine Angiographie mit einem Meßkatheter, um den proximalen Hals in seiner Länge und in seinem Durchmesser bestimmten zu können. Des weiteren muß die distale Fixationsebene für den Stent-Graft festgelegt werden, um zu entscheiden, ob eine Rohr- oder Bifurkationsprothese implantiert werden kann.

Der proximale Hals sollte 1,9–2 cm Länge haben, distal genügt nach unserer Erfahrung eine Manschette von etwa 1 cm. Reicht das Aneurysma in die iliakale Achse, so muß eine Bifurkationsprothese implantiert werden.

Da das Verfahren weltweit erst seit wenigen Jahren angewandt wird, liegen entsprechende Langzeitergebnisse noch nicht vor. Die Frühergebnisse sind jedoch exzellent und mit einer minimalen Komplikationsrate belastet.

Von den über 100 in unserem Hause so behandelten Aneurysmen starb ein Patient (erste Serie von 15 Patienten) an einer Iliakaruptur.

Sicherlich bedarf es hier noch entsprechender Langzeituntersuchungen.

7.7
Periphere Durchblutungssteigerung durch selektive Inaktivierung des sympathischen Anteils des peripheren Nervensystems

H. RIEGER und W. GROSS-FENGELS

7.7.1
Pathophysiologische Vorbemerkungen

Die Überlegung, sympathische Efferenzen passager oder definitiv zu blockieren, um Einfluß auf den Tonus und die Weite sympathisch innervierter Blutgefäße zu nehmen, ist alt. Alle Blutgefäße werden – mit wenigen Ausnahmen – vasokonstriktorisch innerviert, und zwar über efferente postganglionäre noradrenerge Neurone (Übersicht bei Jänig 1994; Abb. 7.46). Einige Blutgefäße werden zusätzlich über vasodilatierende cholinerge Neurone innerviert. Ob auch Muskel- und Hautgefäße des Menschen hierzu gehören und welche Transmitter verantwortlich sind, ist nach wie vor unklar. Widerstandsgefäße der Haut werden wahrscheinlich – zumindest zum Teil – zusätzlich über sympathische vasodilatierende Neurone innerviert. Der Transmitter in diesen Fällen ist ebenfalls unbekannt. Von prä- und postkapillären Haut- und subkutanen Gefäßen gehen nozizeptive Afferenzen aus (C-Fasern und A-δ-Fasern), nach deren Reizung eine präkapilläre Vasodilatation auftritt. Unabhängig von der nervalen Kaliberkontrolle muskulärer und kutaner kleiner Arterien und Arteriolen ist deren aktuelle innere Weite auch von einer Anzahl *lokaler* Faktoren abhängig:

- Intrinsische myogene Aktivität, die bei Dehnung der großen Muskelzellen (Innendrucksteigerung) vasokonstriktorisch und bei Abnahme des Innendrucks dilatatorisch reagiert (Grundlage der ubiquitär wirksamen Autoregulation).
- Metabolite, z. B. K^+, pH-Wert, Adenosin, pCO_2, Phosphatkonzentration, Osmolalität etc.
- Das Endothel selbst ist an der Einstellung der Gefäßweite über z. B. die schubspannungsvermittelte NO (EDRF)-Freisetzung beteiligt (ERDF = „endothelium derived relaxing factor").
- Im Mikromilieu der Blutgefäße freigesetzte Substanzen, v. a. biogene Amine (Serotonin, Histamin u. a.) oder Prostaglandine und Leukotriene.

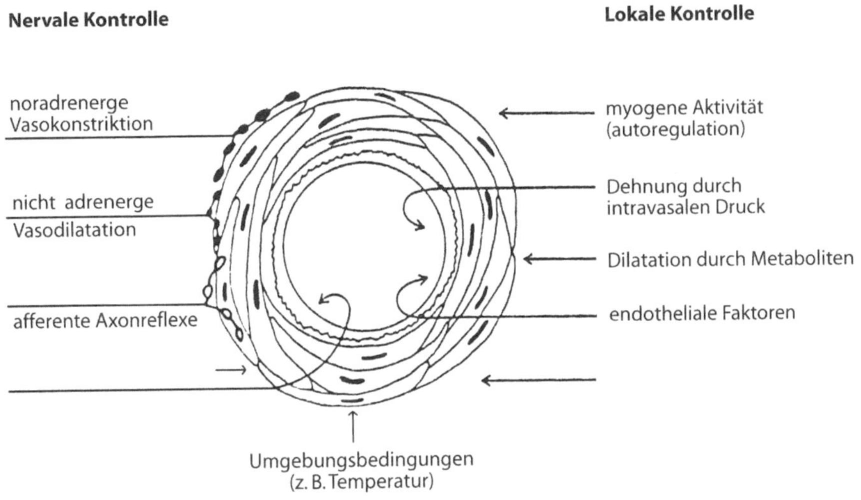

7.7 Periphere Durchblutungssteigerung durch selektive Inaktivierung des sympathischen Anteils

Nervale Kontrolle **Lokale Kontrolle**

noradrenerge Vasokonstriktion — myogene Aktivität (autoregulation)

nicht adrenerge Vasodilatation — Dehnung durch intravasalen Druck

— Dilatation durch Metaboliten

afferente Axonreflexe — endotheliale Faktoren

Umgebungsbedingungen (z. B. Temperatur)

Abb. 7.46 Nervale und lokale Vasomotionskontrolle der kleinen und kleinsten arteriellen Widerstandsgefäße. Die Hauptfunktion kommt nach wie vor der sympathischen noradrenergen Steuerung zu (●), so daß die Ausschaltung gerade dieser „Funktionsschiene" auch weiterhin Grundlage der operativen oder CT-gesteuerten Behandlungstechnik bleibt. Die übrigen nervalen und lokalen Steuerungsmechanismen gehen aus der Abbildung bzw. aus dem Text hervor. Sie spielen allerdings im Zusammenhang mit der Sympathektomie keine Rolle (nach Jänig 1994)

Die Mechanismen, über die sympathische postganglionäre noradrenerge Reize (s. oben) zur Vasokonstriktion bzw. (bei Reizreduktion) zur passiven Vasodilatation führen, werden nach wie vor uneinheitlich diskutiert. Im allgemeinen wird angenommen, daß Noradrenalin aus den axonalen vesikulären Endstrukturen freigesetzt und mit α-Adrenozeptoren der Gefäßmuskelzellen vasokonstriktorisch reagiert. Obwohl diese klassische Theorie in letzter Zeit in Frage gestellt worden ist (es werden

Abb. 7.47
Schematische Darstellung der sympathischen Gefäß- und Schweißdrüseninnervation (sudomotorische Innervation)
— präganglionäres sympathisches Neuron,
---- postganglionäres sympathisches Neuron (adrenerg zu den Arteriolen, cholinerg zu den Schweißdrüsen),
+++ Afferenzen

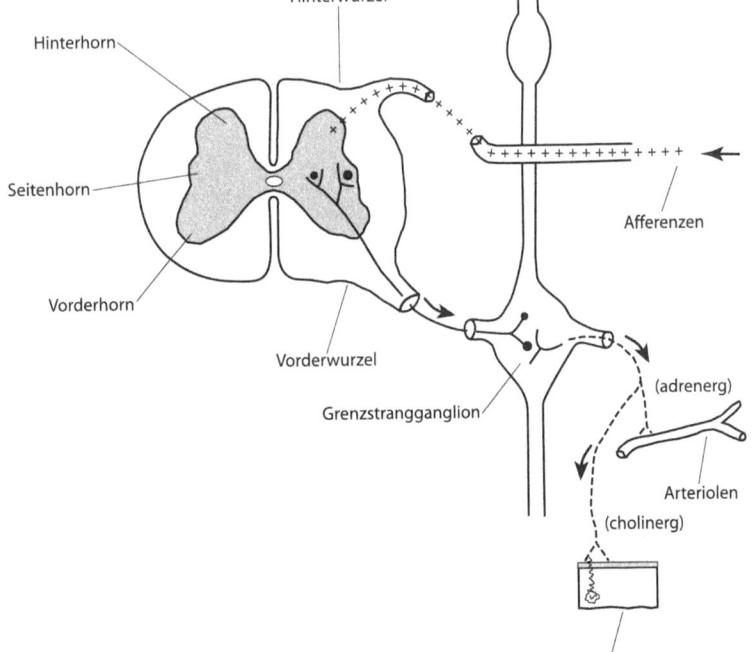

direkte morphologische Verbindungen zwischen Transmitter-enthaltenden Vesikel und muskulären Gefäßwandzellen beschrieben sowie Noradrenalin-unabhängige vasokonstriktorische Potentiale), gilt die empirisch anerkannte Beobachtung, daß durch Ausschaltung der postganglionären sympathischen Neurone bzw. durch Blockade der adrenergen Transmittersubstanz oder der korrespondierenden α-Rezeptoren die Muskel- und Hautperfusion erhöht werden kann.

Wie aus Abb. 7.47 hervorgeht, steuert der sympathische Anteil des vegetativen peripheren Nervensystems nicht nur die Weite der kleinen Arterien und Arteriolen, sondern auch die Schweißsekretion. Eine Erhöhung der sympathischen Aktivität führt daher sowohl zu einer peripheren Vasokonstriktion als auch zu einer vermehrten Schweißabsonderung und umgekehrt.

7.7.2
Hämodynamik nach Sympathikusinaktivierung

Die Überlegungen hinsichtlich der hämodynamischen Folgen einer auf welchem Wege auch immer herbeigeführten Sympathikusausschaltung sind denjenigen ähnlich, die im Zusammenhang mit der medikamentös induzierten peripheren Vasodilation angestellt worden sind (s. Abschn. 6.2). Bei durchgängigem Arteriensystem führt die Reduktion der sympathischen Aktivität zur erheblichen Mehrdurchblutung sowohl der abhängigen Muskulatur als auch der Haut. Man erinnere sich daran, daß beim Gesunden keine vorgeschalteten Verschlüsse oder Stenosen vorhanden sind, und die Dilatation der Widerstandsgefäße zu einer ungestörten Mehrdurchblutung führt. Bei vorgeschalteten arteriellen Strombahnhindernissen hängt die Mehrdurchblutung jedoch von der noch verfügbaren Druckdifferenz über der Organstrombahn $\Delta p_{2/3}$ (s. Abb. 6.7 in Abschn. 6.2) ab. Durch Ausschaltung des Sympathikus kommt es zwar auch zur Dilatation der Kollateralarterien. Die Dilatation der peripheren Widerstandsgefäße ist aber funktionell wirksamer, so daß der postokklusive Druck p_2 (s. Abb. 6.7 in Abschn. 6.2) sinkt. Ist der poststenotische Druck noch so groß, daß er auch nach sympathektomiebedingter peripherer Vasodilatation und der damit verbundenen Drucksenkung noch deutlich über dem venolären Druck (p_3 in Abb. 6.7 in Abschn. 6.2) liegt, kann definitiv eine Mehrperfusion erwartet werden. Sinkt der postokklusive Druck jedoch in die Nähe des venolären Drucks, verschlechtert sich die Durchblutungssituation (paradoxe Reaktion), da die für die Organdurchblutung notwendige Druckdifferenz $\Delta p_{2/3}$ zu klein wird oder ganz verschwindet.

Nach Ausschaltung des Sympathikus dilatieren die Hautgefäße weit mehr als die peripheren Muskelgefäße. Ursache sind die größere α-Rezeptorendichte und deren höhere Sensibilität gegenüber noradrenergen Reizen bzw. deren Unterdrückung. Von den 3 sympathisch innervierten Strukturen: Kollateralgefäße, periphere Muskelgefäße und periphere Hautgefäße, reagieren die Hautgefäße v. a. der Akren (Thermoregulation!) am empfindlichsten. Deshalb kommt die Ausschaltung sympathischer Efferenzen v. a. der akralen Hautperfusion bei gleichzeitiger Reduktion der Schweißsekretion zugute. Hieraus leiten sich im wesentlichen die heute noch vertretbaren Indikationen der temporären oder definitiven Sympathikusausschaltung ab (s. unten).

7.7.3
Verfahren zur selektiven Sympathikusausschaltung

Zur Ausschaltung oder Reduktion der peripheren symathischen Aktivität stehen folgende Verfahren zur Verfügung:

- klassische Sympathektomie,
- CT-gesteuerte transkutane Sympathikolyse,
- medikamentöse Sympathikusblockade.

Klassische Operative Sympathektomie

■ **Lumbale Sympathektomie (LSE).** Bei der LSE werden vorzugsweise die Ganglien L_2 und L_3 reseziert, wodurch eine sympathische Denervierung des Unterschenkels erreicht werden kann (Abb. 7.48).

Als Komplikationen der operativen Sympathektomie kommen in Betracht:

- Störungen der Sexualfunktion, v. a. bei beidseitiger LSE oder bei Mitnahme auch des 1. lumbalen Ganglions
  - Erektionsstörungen (seltener),
  - Ejakulationsstörung, v. a. retrograde Ejakulation (bis zu 2/3 der Fälle);
- Postsympathektomiesyndrom: Parästhesien (Brennen, tiefer Schmerz, Enge- und Druckgefühl) v. a. im Bereich des Oberschenkels, aber auch des gesamten Beines.
- Sekundäre Erythromelalgie des Fußes (s. auch Abschn. 26.5).

■ **Thorakale Sympathektomie.** Die thorakale Sympathektomie mit dem Ziel der sympathischen Denervierung des Armes beruht auf der Resektion des 2. und 3. thorakalen Ganglions und des Ganglion stellatum (Abb. 7.48). Klinisch resultieren ein

7.7 Periphere Durchblutungssteigerung durch selektive Inaktivierung des sympathischen Anteils

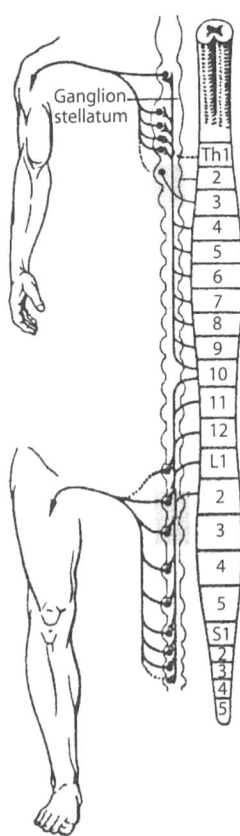

Abb. 7.48 Schematische Darstellung der sympathischen Versorgung der Extremitäten. *Schraffiert:* Ausdehnung der üblicherweise durchgeführten Sympathektomie. Gelegentlich muß die Sympathektomie für den Arm auf das Ganlion stellatum und für lumbal auf das L1-Segment ausgedehnt werden. (Nach Rau 1974)

trockener, warmer und geröteter Arm (besonders die Hände sind betroffen) und meist eine aufgehobene Schweißsekretion. Mögliche Komplikationen sind:

- postoperative Narbenbeschwerden (z. T. erheblich),
- Horner-Syndrom,
- sekundäre Erythromalgie.

CT-gesteuerte transkutane Sympathektolyse

■ **Lumbale Sympathikolyse.** Zur lumbalen Sympathikolyse werden nach computertomographischer Identifizierung der Schicht mit Hilfe der Bogenwurzel von L_3 Punktionswinkel und Punktionsweg bestimmt und nach Lokalanästhesie eine 0,7 mm starke in der Regel 15-cm-Chiba-Nadel in Position gebracht (Duda et al. 1994). Zur Kontrolle der Nadelposition werden zunächst 2–3 ml einer verdünnten Kontrastmittellösung und bei korrekter Position anschließend 15–30 ml einer neurolytischen Lösung injiziert (10 Teile absoluter Alkohol, 2 Teile Bupivacain 0,5 %, 2 Teile Lidocain-HCL 1,0 %, 1 Teil Kontrastmittel).

Von anderen Arbeitsgruppen werden Phenollösungen bevorzugt (Haynsworth u. Noe 1991). Die Ausbreitungsgrenzen der Blockadelösung werden computertomographisch kontrolliert (Abb. 7.49). Die Therapie wird vorzugsweise stationär durchgeführt. Andere Autoren berichten über gute Erfahrungen auch bei ambulanter Anwendung (Seibel et al. 1989).

Seibel et al. (1989) beschrieben bei 510 CT-gesteuerten lumbalen Sympathikolysen eine klinische Besserung der Symptomatik bei 82 %. Rosen et al. (1983) sahen nach Durchleuchtungs- oder CT-gesteuerter Neurolyse bei 14 von 37 Patienten (38 %) eine objektive klinische Verbesserung. Lantsberg et al. (1990) konnten bei 20 von 21 Patienten eine symptomatische Besserung erzielen, z. T. kombiniert mit einem Anstieg des transkutan gemessenen Sauerstoffdrucks tc PO_2. Weicht der Applikationsort des Neurolytikums um mehr als 3 mm vom Zielpunkt ab, ist mit einem klinischen Erfolg nicht mehr zu rechnen.

Die Komplikationsrate wird insgesamt mit 2 % angegeben. Im einzelnen handelt es sich um Urethernekrosen und nervale Schädigungen (z. B.

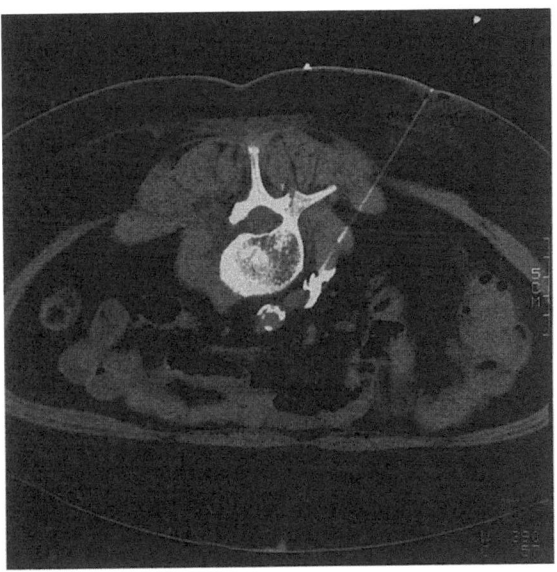

Abb. 7.49 Lumbale Sympathikolyse. Punktion des lumbalen Grenzstranges durch M. iliocostalis und M. psoas in Höhe von L3, Chiba-Nadel in Position, das mit KM untermischte Neurolytikum umspült den lumbalen Grenzstrang rechtsseitig (Patient in Bauchlage, externe Metallmarkierung paravertebral)

des N. femoralis). Letale Verläufe oder Erektionsstörungen wurden bislang nicht beschrieben.

■ **Thorakale Sympathikolyse.** Die CT-gesteuerte Sympathikusblockade im thorakalen Bereich kann ohne spezielle Vorbereitung auch bei ambulanten Patienten durchgeführt werden (Rosen u. Miller 1983; Lantsberg 1990).

Nach computertomographischer Identifikation der Schichthöhe bei Th3 werden Punktionstiefe und Punktionswinkel sowie der Abstand der Punktionsstelle von der zuvor extern auf den Patienten fixierten Markierung ermittelt. Mittels einer Chiba-Nadel wird nach Lokalanästhesie entlang des 3. BWK punktiert. Die Nadelspitze wird unter CT-Kontrolle unmittelbar ventral des Köpfchens der 3. Rippe unter Schonung des Pleuraraumes plaziert. Gegebenenfalls ist eine Abdrängung der Pleura mittels 10–30 ml einer physiologischen Kochsalzlösung erforderlich. Die korrekte Nadellage wird mittels einer Probeinjektion (0,5–1,0 ml einer verdünnten KM-Lösung) überprüft. Zur Neurolyse werden 2 ml einer 96 %igen Alkohollösung oder 5–15 ml einer Phenol-Glyzerin-Lösung langsam über 1–3 min injiziert. Den oben genannten Lösungen wird etwas Kontrastmittel beigefügt, um die kraniokaudale Ausdehnung des applizierten Neurolytikums zu dokumentieren. Üblicherweise kommt es zu einer Verteilung zwischen Th2 und Th3. Eine Röntgenaufnahme des Thorax 1–3 h nach dem Eingriff zeigt die Verteilung des Neurolytikums und kann Aufschluß über lokale Komplikationen wie Hämato- oder Pneumothorax geben. An Komplikationen der thorakalen Sympathikolyse wurden angegeben:

- homolaterales Horner-Syndrom,
- Hämato- oder Pneumothorax,
- Verletzung der supraaortalen bzw. axillaren Gefäße,
- sonstige unerwünschte Effekte (Disaesthesien im Bereich der Punktionsstelle, Interkostalneuralgie, orthostatische Dysregulation).

Medikamentöse Sympathikolyse
Mit Hilfe temporär wirkender sympatholytischer Substanzen, die nach suprasystolischer Sperre retrograd intravenös über eine Fußrückenvene des zu behandelnden Beines injiziert werden (s. Abschn. 6.5.3), kann eine temporäre regionale Dilatation vorwiegend der kutanen Widerstandsgefäße mit entsprechender kutaner Perfusionssteigerung erreicht werden (Heimig et al. 1986). Als Sympathikolytikum kommt z. B. Guanethidin (z. B. Ismelin®) in Frage. Guanethidin hemmt als adrenerger Neuronenblocker die Freisetzung von Noradrenalin aus adrenergen Nervenendigungen (Häusler 1994).

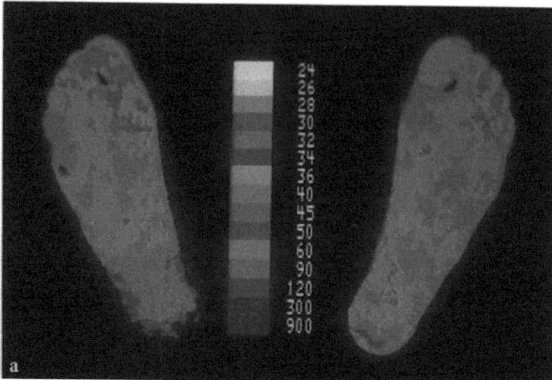

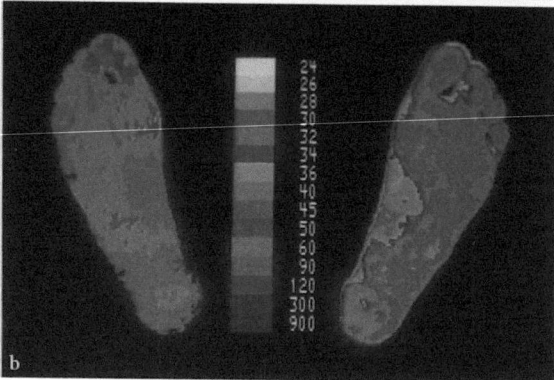

Abb. 7.50 **a** Homogene Fluoreszeinerscheinungszeiten um 90 s (s. Farbskala). **b** Effekt einer regionalen pharmakologischen Sympathikolyse des linken Beines nach Applikation von 10 mg Guanethidin (Ismelin) mittels retrograder Venenperfusion. Messungen bei 20 °C Raumtemperatur (klinische Angaben: H.S., 43 Jahre, männlich, Unterschenkelarterienverschlüsse beidseits mit hohem Sympathikotonus, Knöchelarteriendrücke rechts und links 150 mmHg bei Symstemdruck 160 mmHg)

Unter der Bedingung einer retrograden über eine Fußrückenvene vorgenommenen Injektion von 10 mg Guanethidin kann bei gleichzeitiger suprasystolischer Sperre am Oberschenkel (30 min) eine regionale Transmitterblockade (begrenztes Verteilungsvolumen) und eine stunden- bis tagelange kutane Perfusionssteigerung erreicht werden. Guanethidin ist über Pharma International (Ciba) erhältlich. Reserpin, eine früher zur medikamentösen Sympathikolyse benutzte Substanz, ist nicht mehr am Markt. Die erfolgreiche medikamentöse Sympathikolyse kann z. B. fluoreszensperfusographisch (s. auch Abschn. 25.6) nachgewiesen werden (Abb. 7.50).

7.7.4
Indikationen zur peripheren Sympathikusinaktivierung

Operative Sympathektomie sowie computergesteuerte Sympathikolyse
Die definitive operative Sympathektomie sowie die computergesteuerte Sympathikolyse können unter folgenden klinischen Bedingungen eingesetzt werden (Donderlinger u. Kurdziel 1987; Adler et al. 1990; Haynsworth u. Noe 1991; Lantsberg u. Goldman 1990; Redman et al. 1986; Rosen et al. 1983; Schild et al. 1984):

- Im Stadium III und IV a der pAVK zur kutanen Perfusionssteigerung v. a. bei klinisch vorbestehend hohem Sympathikustonus [permanente Kühle und feuchte (hyperhydrotische) Haut] und distaler Verschlußlokalisation. In Frage kommen besonders Patienten mit Unterschenkel- und/oder noch weiter distal gelegenen Mittelfuß- oder Digitalarterienverschlüssen (z.B. Buerger-Syndrom; s. Kap 11), bei denen aus technischen Gründen eine Rekonstruktion nicht möglich ist. Das Therapieziel ist entweder die Beseitigung ischämischer Ruheschmerzen im Stadium III oder die Induktion der Ulkusheilung im Stadium IV oder die Distalisierung einer unumgänglichen Amputation einschließlich der Verbesserung der Heilungschancen der Amputationswunde (Schütter et al. 1990).
- Raynaud-Phänomen, v.a. die idiopathische (primäre) Form, wenn bei großem Leidensdruck andere Therapiewege erfolglos geblieben sind (Donderlinger u. Kurdziel 1987). Andere Autoren warnen vor zu großen Erwartungen, insbesondere hinsichtlich des Langzeiteffekts (Lowell et al. 1993).
- In Verbindung mit zentralen Revaskularisationen, v.a. der A. profunda femoris zur Verbesserung des peripheren Abstroms (Koch et al. 1992).
- Bei klinisch und psychosozial relevanter Palmar- und/oder Plantarhyperhidrosis (Adler et al. 1990; Herbst et al. 1994).
- Reflexdystrophische Syndrome (Sudeck, Kausalgie; Adler et al. 1990; Cooke et al. 1994).

Temporäre medikamentöse Sympathikusblockade
Die temporäre medikamentöse Sympathikusblockade kann unter folgenden Umständen eingesetzt werden:

- Im Rahmen mehrfacher Blockaden zur überbrückenden Therapie bis zur Heilung einer ischämischen peripheren Läsion.
- Zur Vortestung im Vorfeld einer definitiven LSE oder TSE. Allerdings ist der Testwert begrenzt.
- Im Einzelfall zur Frage, inwieweit trotz vorausgegangener evtl. unvollständiger Sympathektomie oder trotz eines Diabetes mellitus noch eine Dilatationsreserve besteht.

7.7.5
Kontraindikationen zur peripheren Sympathikusinaktivierung

Als Kontraindikationen müssen angeführt werden:

- Bei isolierter LSE oder TSE muß peripher ein noch ausreichender Perfusionsdruck (p_2 in Abb. 6.7 Abschn. 6.2) meßbar sein ($\geq$ 50 mmHg), da durch die Sympathektomie eine zusätzliche Senkung des postokklusiven Drucks erfolgt (s. oben). Diese Situation ist häufig bei isolierten zentralen (aortoiliakalen) Verschlußprozessen oder bei Mehretagenverschlüssen gegeben. Zentrale Arterienverschlüsse oder periphere Knöchelarteriendrücke, die deutlich unter 50 mmHg liegen, sind daher eine Kontraindikation zur operativen oder CT-gesteuerten Sympathektomie (Sunder-Plassman 1987; Schütter et al. 1990). Im Einzelfall kann bereits präoperativ durch eine temporäre medikamentöse Sympathikolyse das Auftreten eines paradoxen Sympathikuseffekts provoziert und damit die Indikation zur definitiven Sympathikolyse verworfen werden.
- Diabetes mellitus, da hier meist eine autonome Polyneuropathie mit warmer Haut besteht. Im Zweifelsfall wird man ebenfalls durch eine probatorische temporäre Sympathikusblockade die Frage vortesten, inwieweit trotzdem eine noch rekrutierbare Gefäßdilatation nutzbar ist. Bei einem Temperaturanstieg z.B. von mehr als 3–4 °C oder einem Anstieg des tc PO_2 kann man von einer Sympathektomie Nutzen erwarten. Auch Altomare et al. (1993) weisen darauf hin, daß das Vorliegen eines Diabetes mellitus allein noch kein Grund ist, auf eine Sympathikolyse zu verzichten. Entscheidend sei das Ausmaß der bereits eingetretenen autonomen Polyneuropathie (Prüfung durch Acetylcholin Sweat-spot-Test).
- Sekundäres (vasopathologisches) Raynaud-Phänomen, v.a. Sklerodermie, da in diesen Fällen kein klinischer Nutzen zu erwarten ist (s. Abschn. 17.2.4).

Literatur

7.1

Alexander K, Buhl V, Holstein D, Poliwoda H, Wagner HH (1968) Fibrinolytische Therapie des chronischen Arterienverschlusses. Med Klin 51: 2067-2070

Amery A, Deloof W, Vermylen J, Verstraete M (1970) Outcome of recent thromboembolic occlusions of limb arteries treated with streptokinase. Br Med J 4: 639-644

Astrup P (1952) Fibrinolysis in the organism. Arch Biochem Biophys 40: 346-351

Christensen LR and CM McLeod (1945) A proteolytic enzyme of serum: characterization, activation, and reaction with inhibitors. J Gen Physiol 28: 559-583

Diener HC, Hacke W (1996) Thrombolyse beim Schlaganfall. Internist 37: 613-618

Earnshaw J, Cosgrove C, Wilkins DC, Bliss BP (1990) Acute limb ischaemia: the place of intravenous streptokinase. Br J Surg 77: 1136-1139

Earnshaw JJ (1991) Thrombolytic therapy in the management of acute limb ischaemia. Br J Surg 78: 261-269

Ehringer H, Fischer M, Lechner K, Mayrhofer E (1970) Thrombolytische Therapie nicht akuter arterieller Verschlüsse (Beziehung zwischen Erfolgsrate und Verschlußalter bzw. Lokalisation und erste Langzeitergebnisse). Dtsch Med Wochenschr 95: 610-615

Ehringer H, Minar E (1987) Die Therapie der akuten Becken-Bein-Venenthrombose. Internist 28: 317-335

Fischer M (1993) Lokale Katheterthrombolyse. Med Klin 88: 485-491

Hacke W, Kaste M, Fieschi C, Toni E, Lesaffre E, von Kummer R, Boysen G, Bluhmki E, Höxter G, Mahagne M, Hennerici M for the ECASS Study Group (1995) Intravenous thrombolysis with recombinant tissue plasminogen activator for acute hemispheric stroke. The European cooperative actue stroke study (ECASS) JAMA 274: 1017-1025

Hacke W (1988) Fibrinolytische Therapie bei ischämischen Hirninfarkten. In: Zimmermann R, Tillmanns H, Kübler W. Fibrinolytische Therapie: Schattauer, Stuttgart New York

Heimig T, Martin M (1992) Lyseblocktechnik - eine neue lokale Behandlungsform für Unterschenkelvenen- und arterienverschlüsse. VASA 21: 289-293

Hess H (1967) Thrombolytische Therapie. Symposion der deutschen Ges f Angiol, München 1966, Schattauer Stuttgart

Hess H (1979) Akute und subakute akrale Ischämiesyndrome. Münch Med Wochenschr 121: 517

Jung M, Wagner L, Minar E, Ahmadi R, Marosi L, Ehringer H (1986) Langzeitbeobachtungen (bis zu 16 Jahren) nach systemischer Lyse (SL) mit Streptokinase (SK) bei chronischer und subakuter peripherer arterieller Verschlußkrankheit. Klin Wochenschr 64 (Suppl): 236

Konecny U, Ehringer H, Minar E, Ahmadi R, Koppensteiner R (1987) Systemische Thrombolyse mit Urokinase bei peripherer arterieller Verschlußkrankheit. In: Ehringer H (Hrsg): Thrombolyse in der Inneren Medizin 1986. SMV-Verlag, Gräfelfing

Leyhe A (1975) Verlaufsbeobachtungen bei Kranken mit Iliacastenose Inauguraldissertation. Univ Köln

Martin M, Schoop W, Zeitler E (1970) Thrombolyse bei chronischer Arteriopathie. Huber, Bern

Martin M (1982) Streptokinase in chronic aterial disease. CRC, Boca-Raton, p 85

Martin M, Fiebach BJO (1994) Die Kurzzeitlyse mit ultrahoher Streptokinase-Dosierung zur Behandlung peripherer Arterien- und Venenverschlüsse. Hans Huber, Bern Stuttgart Toronto

Martin M, Riedel C, Bauer A (1989) Ultrahohe Kurzzeitlyse mit Urokinase. Erste Ergebnisse bei Arterien- und Venenverschlüssen. Med Welt 40: 1431

Martin M, Heimig Th, Henrich K (1995) Systemic fibrinolytic treatment of chronic arterial occlusion in the elderly. International Journal of Angiology 4: 182-187

Mittelmeier H (1959) Pathologische Anatomie der arteriellen Gefäßerkrankungen. In: Hess H (Hrsg): Die obliterierenden Gefäßerkrankungen. Urban und Schwarzenberg, München Berlin, S 1-144

The National Institute of Neurological Disorders and Stroke rt-PA Stroke Study Group (1996) Tissue plasminogen activator for acute ischemic stroke. N Engl J Med 333: 1-7

Schmidtke I, Schoop W (1983) Arterielle Embolien bei fibrinolytischer Therapie unter besonderer Berücksichtigung der Mikroembolien. In: Trübenstein G, Etzel F (Hrsg): Fibrinolytische Therapie. Schattauer, Stuttgart, S 101-107

Schoop W, Martin M, Zeitler E (1968) Beseitigung alter Arterienverschlüsse durch intravenöse Streptokinaseinfusion. Dtsch med Wochenschr 93: 2321-232

Schoop W, Schmidtke I (1973) Spontane Lumenerweiterungen von Arterienstenosen. Herz/Kreisl 5: 9-11

Seifried E (1994) Das Fibrinolysesystem und seine Aktivatoren. In: Hach-Wunderle V, Neuhaus KL (Hrsg): Thrombolyse und Antikoagulation in der Kardiologie. Springer-Verlag, Berlin Heidelberg New York Tokyo, S 3-22

Sobel CW, Mohler SR, Jones MW (1952) Krokinase. Am J Physiol 171: 768-772

Tilsner V (1975) Nebenwirkungen der Streptokinasetherapie bei chronischer arterieller Verschlußkrankheit. In: Ergebnisse einer multizentrischen Studie. Med Verlagsgesellschaft mbH, S 55-64

Tillet WS, Garner RL (1933) The fibrinolytic activity of hemolytic streptococci. J Exp Med 58: 485-502

Wolf S, Bertram B, Arend O, Reim M (1995) Fibrinolyse und antithrombotische Therapie bei Zentralarterienverschluß des Auges. In: Tilsner V u. Matthias FR (Hrsg): Gefäßsystem und Blutgerinnung. Editiones Roche, Basel/Grenzach-Wyhlen S 211-218

7.2

Abad J, Hidalgo EG, Cantarero J, Parga G, Fernandez R et al. (1989) Hepatic artery anastomotic stenosis after transplantation: treatment with percutaneous transluminal angioplasty. Radiology 171:661

Adam A, Winearls CG, Allison DJ (1983) Hypertension due to fibromuscular disease in a solitary kidney: treatment by percutaneous transluminal angioplasty. Br J Radiol 56:494-496

Alfke H, Böger RH, Bode-Böger SM (1996) Restenose nach perkutaner transluminaler Angioplastie: Ätiologie und Klinische Bedeutung. VASA 25:13-20

Ali MK, Ewer MS, Balakrishnan P et al. (1987) Balloon angioplasty for superior vena cava obstruktion. Ann Intern Med 197:867-857

Alpert J, Ring E, Berkowitz H, Freiman D (1979) Treatment of vein graft stenosis by balloon catheter dilation. JAMA 242 2769-2771

Andel van G, Erp van W, Krepel V, Breslau P (1985) Precutaneous transluminal dilatation of the iliac artery: long-term results. Radiology 156:321-323

Arbona G, Aman van M, Smead W (1983) Percutaneous transluminal angioplasty of the abdominal aortic bifurcation J South Med 76:22-26

Arfvidsson B, Davidsen J, Persson B, Spangen L (1983) Percutaneous transluminal angioplasty (PTA) for lower extremity arterial insufficiency. Acta Chir Scand 149:43-47

Arlart IP (1988) Ballonkatheterdilatation in der Behandlung des Subclavian-Steal-Syndroms. Fortschr Röntgenstr. 149:263-266

Arlart IP, Rosenthal J, Adam W, Bargon G, Franz H (1979) Predictive value of radionuclid methods in the diagnosis of unilateral renovascular hypertension. Cardiovasc Radiol 2:115-125

Arlart IP, Bargon G (1982) Pre-interventional prognostic value of renal endocrine, hemodynamic and arteriographic parameters in hypertensive patients with uni - and bilateral renal artery stenosis: a ten years' experience. Europ J Radiol 2:18-23

Bachmann DM, Casarella WJ, Sos TA (1979) Percutaneous iliofemoral angioplasty via the contralateral femoral artery. Radiology 130:617–621

Bachmann DM, Kim RM (1980) Transluminal dilatation for subclavian steal syndrome. Amer J Roentgenol 135:995–996

Basche S, Ritter H, Gaerisch F, Grossmann K et al. (1983) Die perkutane transluminale Angioplastik der A. subclavia. Zbl Chir 108:142–149

Barnes R (1982) Initial results after percutaneous transluminal angioplasty in femoral and iliac obstruction. VASA 11:301–304

Baxter JD, Lorsham PH (1972) Tissue effects of glucocorticoids. Am J Med 53:573–589

Bean WJ, Rodan BA, Franqui DA (1984) Subclavian steal: treatment with percutaneous transluminal angioplasty South. Med J 77:1044–1046

Beck A, Ostheim-Dzerowycz W, Grosser G, Heiss HW (1988) Klinische und angiographische Langzeitergebnisse der perkutanen transluminalen Angioplastie und der lokalen Katheterlysebehandlung der supraaortalen Becken- und Beinarterien. CorVas 2:77–86

Becker GJ, Holden RW, Mail JT, Olson EW, Castaneda-Zuniga WR (1985) Local thrombolytic therapy for „thoracic inlet syndrome". Sem Interv Radiol 2:349–353

Becker GJ, Katzen B, Dake M (1989) Noncoronary angioplasty. Radiology 170:921–940

Beers van B, Roche A, Cauquil P (1988) Transluminal angioplasty of a stenotic surgical splenorenal shunt. Acta Radiol 29: 329–329

Bell DD, Rosental JJ (1988) Arteriovenous graft life in chronic hemodialysis. Arch Srug 123:1169–1172

Belli A (1988) Aortic angioplasty. Brit J Hosp Med 40:382–384

Berg E van den, Walterbusch G, Gotzen L, Rumpf KD, Otten B, Fröhlich H (1982) Ergotismus – eine ernste Komplikation der medikamentösen Thrombembolieprophylaxe. Dtsch Med Wochenschr 107:716–718

Berger T, Sörensen R, Konrad J (1986) Aortic rupture: a complication of transluminal angioplasty. Amer J Roentgenol 146:373–374

Birch SJ, Colapinto RF (1982) Transluminal dilatation in the management of mesenteric angina: a report of two cases. J Can Assoc Radiol 33:46–47

Brückmann H, Ringelstein EB, Buchner H, Zeumer H (1986) Percutaneous transluminal angioplasty of the vertebral artery. A therapeutic alternative to operative reconstruction of proximal vertebral artery stenoses. J Neurol 233:336–339

Block P (1984) Mechanism of transluminal angioplasty. Am J Cardiol 53:69C–71C

Brescia MJ, Cimino JE, Appel K, Baruch J et al. (1966) Chronic hemodialysis using venipuncture and a surgically created arteriovenous fistula. New Engl Jour of Med 275:1089–1092

Brewer ML, Kinnison ML, Perler BA, White RI (1988) Blue toe syndrome: treatment with anticoagulants and delayed percutaneous transluminal angioplasty. Radiology 166:31–36

Brown KT, Schoenberg N, Moore E, Saddekni S (1988) Percutaneous transluminal angioplasty of infrapopliteal vessels: preliminary results and technical considerations. Radiology 169:75–78

Brunner U, Grüntzig A (1975) Das Dilatationsverfahren nach Dotter in gefäßchirurgischer Sicht. VASA 4:334–337

Burke D, Gordon R, Mishkin J, McLean G, Meranze S (1987) Percutaneous transluminal angioplasty of subclavian arteries. Radiology 164:699–704

Bussmann WD, Grützmacher P, Ruminsky R, Faßbinder W, Dowinksy S, Rummel D, Kaltenbach M, Schoeppe W (1983) Follow-up in patients undergoing percutaneous angioplasty for renal artery stenosis and aocclusion. In: Dotter C, Grüntzig A, Schoop W, Zeitler E: Percutaneous Transluminal Angioplasty. Springer, Berlin, S. 272–278

Castaneda-Zuniga W, Formanek A, Tudavarthy M, Vlodaver Z, Edwards J, Zollikofer C, Amplatz K (1980) The mechanism of balloon angioplasty. Radiology 135:565–571

Castaneda-Zuniga WR, Gomes A, Weenes C et al. (1982) Transluminal angioplasty in the management of mesenteric angina. Fortschr Röntgenstr 137:330–332

Charlebois N, Saint-Georges G, Hudon G (1986) Percutaneous transluminal angioplasty of the lower abdominal aorta. Amer J Roentgenol 146:369–371

Cicuto KP, McLean G, Oleaga J, Freiman D, Grossmann RA, Ring EJ (1981) Renal artery stenosis: anatomic classification for percutaneous transluminal angioplasty. Amer J Roentgenol 137:599–601

Colapinto RF, Stronell RD, Harries-Jones EP, Gildiner M, Hobbs BB, Farrow GA, Wilson DR, Morrow JD, Logan AG (1982) S. Birch Percutaneous transluminal dilatation of the renal artery: follow-up studies on renovscular hypertension. Amer J Roentgenol 139:727–732

Colapinto RF (1983) Long-term results of iliac and femoropopliteal angioplasty. In: Dotter C, Grüntzig A, Schoop W, Zeitler E (eds). Transluminal Angioplasty. Springer, Heidelberg

Courtheoux P, Theron J, Tournade A, Maiza D et al. (1987) Percutaneous endoluminal angioplasty of post endarterectomy carotid stenoses. Neuroradiolgy 29:186–189

Cunningham D, Kumar B, Siegel B, Gilula et al. (1984) Aspirin inhibition of platelet deposition at angioplasty sites: demonstration by platelet scintigraphy. Radiology 151:487–490

Dacie J, Lumley J (1985) Goretex graft-external carotid artery anastomotic stricture treated by percutaneous transluminal angioplasty. Cardiovasc Intervent Randiol 8:191–194

Damuth HD, Diamond AB, Rappoport AS, Renner JW (1983) Angioplasty of subclavian artery stenosis proximal to the vertebral origin. Amer JN Roentgenol 4:1239–1242

Degenhardt S, Friedrich H, Wambach G, Fischer JH, Gross-Fengels W, Linden A, Neufang KFR, Hummerich W (1989) Der Stellenwert des Captopriltests in der Hypertoniediagnostik. Klin Wochenschr 67:1077–1084

Deinse van WH, Zawacki JK, Phillips D (1986) Treatment of acute mesenteric ischemia by percutaneous transluminal angioplasty. Gastroenterolgy 91:475–478

De Laurentis DA, Friedmann P, Wolferth C, Wilson A, Naide D (1978) Atherosclerosis and the hypoplastic aorto-iliac system. Surgery 83:27–35

Denecke H, Becker M, Heberer G (1986) Indikation zur operativen Revaskularisation bei renovaskulärem Hochdruck. Angio 8:91–94

DeBakey M, Lawrie G, Glaeser D (1985) Patterns of atherosclerosis and their surgical sgnificance. Ann Surg 201:115–131

Dongen van R, Schwilden R (1980) Reinterventionen an den Visceral- und Nierenarterien. Chirurg 51:7–13

Dongen van R (1981) Perkutane transluminale Katheterbehandlung supraaortaler Arterienobstruktionen. Angio 2:111–112

Dotter CT, Judkins MP (1964) Transluminal treatment of arteriosclerotic abstruction: description of a new technique and a preliminary report of its application. Circulation 30:654–670

Düber C, Klose KJ, Kopp H, Schild H, Hake U (1989) Angioplastie der Arteria subclavia. Dtsch med Wochenschr 114:496–502

Erasmi H, Neufang KFR, Schmitz-Rixen Th, De Vleeschauwer Ph et al. (1985) Erfahrungen mit der digitalen Subtraktionsangiographie (DSA) bei Dialyse-Shunt-Komplikationen. VASA 14:144–148

Flanigan D, Schuler J, Spigos D, Lim L (1982) Anatomic and hemodynamic evaluation of percutaneous transluminal angioplasty. Surg Gynecol Obstet 154:181–185

Foster JH, Maxwell M, Franklin S, Bleifer K, Trippel O, Julian O, Decamp P, Varady P (1975) Renovascular occlusive disease: results of operative treatment. JAMA 231:1043–1048

Freiman DB, Spence R, Gatenby R, Gertner M et al. (1981) Transluminal angioplasty of the iliac and femoral arteries: follow-up results without anticoagulation. Radiology 141:347–350

Freitag G, Freitag J (1988) Perkutane transluminale Angioplastik bei Angina abdominalis – Stenose eines coliacomesenterialen Truncus. VASA 17:47–50

Furrer J, Grüntzig A, Kugelmeier J, Goebel N (1980) Treatment of abdominal angina with percutaneous dilatation of an arterial mesenteric superior stenosis. Cardiovasc Intervent Radiol 3:42–44

Gailer H, Grüntzig A, Zeitler E (1983) Late results after percutaneous transluminal angioplasty of iliac and fermoropopliteal obstructive lesions – a cooperative study. In: Dotter C, Grüntzig A, Schoop W, Zeitler E: Percutaneous Transluminal Angioplasty. Springer, Berlin, S. 215–218

Galichia JP, Bajaj AK, Vine DL, Roberts RW (1983) Subclavian artery stenosis treated by transluminal angioplasty: six cases. Cardiovasc Intervent Radiol 6:78–81

Gallino A, Mahler F, Probst P, Nachbur B (1982) Percutane transluminale Angioplastie der Arterien der unteren Extremität: Langzeitergebnisse. VASA 11:319

Gallino A, Mahler F, Probst P, Nachbur B (1984) Percutaneous transluminal angioplasty of the arteries of the lower limbs: a 5 year follow-up. Circulation 79:619–623

Gardiner GA, Meyerovitz M, Harrington D, Boxt L et a. (1985) Dissection complicating angioplasty. Amer J Roentgenol 145:627–631

Gardiner GA, Meyerovitz M, Stokes K, Harrington D, Bettmann M (1986) Complicantions of transluminal angioplasty. Radiology 159:201–208

Gaux JC, Bourquelot P, Raynaud A, Seurot M et al. (1983) Percutaneous transluminal angioplasty of stenotic lesions in dialysis vascular accesses. Eur J Radiol 3:189–193

Glanz S, Gordon D, Butt KMH, Hong J et al. (1984) Dialysis access fistulas: treatment of stenoses by transluminal angioplasty. Radiology 152:637–642

Glanz S, Gordon DH Khalid KM, Hong J et al. (1985) Stenotic lesions in dialysis-access fistulas: treatment by transluminal angioplasty using high-pressure balloons. Radiology 156:236

Glanz S, Gordon DH, Butt KM, Hong J et al. (1987) The role of percutaneous angioplasty in the management of chronic hemodialysis fistulas. Ann surg 206:777–781

Glanz S, Gordon DH, Lipkowitz G et al. (1988) Axillary and subclavian vein stenosis: percutaneous angioplasty. Radiology 168:371–373

Glickmann RM, Isselbacher K (1980) Diseases of the small intestine. In: Harrison TR (Ed). Principles of internal medicine, McGraw Hill, New York

Gmelin E (1987) Indikationen zur perkutanen transluminalen Angioplastie (PTA) bei Funktionsstörungen von Hämodialysefisteln. Dtsch med Wochenschr 112:13–16

Golden DA, Ring EJ, McLean GK, Freiman D (1982) Percutaneous transluminal angioplasty in the treatment of abdominal angina. Amer Journ Roentgenol 139:247–249

Gordon RL, Haskell L, Hirsch M, Shifrin E et al. (1985) Transluminal dilatation of the subclavian artery. Cardiovasc Intervent Rdiol 8:14–19

Greminger P, Kuhlmann U, Vetter W, Grüntzig A, Schneider E, Pouliadis G, Wehling M, Neyses L, Siegenthaler W (1982) Langzeitverläufe perkutaner transluminaler Dilatation von Nierenarterienstenosen. VASA 11:362–366

Graor RA, Risius B, Young JR, Geisinger MA, Zelch MG, Smith JAM, Ruschhaupt WF (1984) Low-dose streptokinase for selektive thrombolysis: systemic effects and complications. Radiology 152:35–39

Grollmann J, DelVicario M, Mittal A (1980) Percutaneous transluminal abdominal aortic angioplasty. Amer J Roentgenol 134:1053–1054

Gross-Fengels W, Degenhardt S, Steinbrich W (1988) Früh- und Spätergebnisse der perkutanen transluminalen Angioplastie von Nierenarterienstenosen. Radiologe 28:387–394

Gross-Fengels W, Mödder U, Beyer D, Neufang KFR, Godehard E (1987) Komplikationen brachiocephaler Katheterangiographien bei Verwendung eines nicht-ionischen Kontrastmittels. Radiologe 27:83–88

Gross-Fengels W (1989 a)Interventionelle Radiologie. Perkutane transluminale Angioplastie und lokale Fibrinolystherapie. Ein klinisch-radiologisches Konzept. Habilitationsschrift Universität zu Köln

Gross-Fengels W, Neufang KFR, Baldamus C, Schmitz-Rixen Th (1989 b) Shunt-PTA. In: Friedmann G, Steinbrich W, Gross-Fengels W, (Hrsg), Angioplastie, Embolisation, Punktion, Drainagen- Interventionelle Methoden der Radiologie. Schnetztor Konstanz

Gross-Fengels W, Steinbrich W, Pichlmaier H, Erasmi H (1990 a) Die Perkutane transluminale Angioplastie (PTA) der infrarenalen Aorta abdominalis. Radiologe 30:235–241

Gross-Fengels W, Neufang KFR (1992) Degenerative Gefäßerkrankungen. Springer, Berlin-Heidelberg

Grote R, Freyschmidt J, Walterbusch G (1983) Die perkutane transluminate Angioplastie (PTA) von proximalen Subclaviastenosen. Fortschr Röntgenstr 138:660–664

Grüntzig A, Hopff H (1974) Perkutane Rekanalisation chronischer arterieller Verschlüsse mit einem neuen Dilatationskatheter. Dtsch med Wochenschr 99:2502–2505

Grüntzig A (1976) Perkutane Dilatation von Coronarstenosen – Beschreibung eines neuen Kathetersystems. Klin Wochenschr 54:543–545

Grüntzig A, Myler RK, Hanna ES, Turina MI (1977) Transluminal angioplasty of coronary artery stenosis. Ciruculation 56:84

Grüntzig A, Kuhlmann U, Vetter W (1978) Treatment of renovascular hypertension with percutaneous transluminal dilatation of a renal-artery stenosis. Lancet 1:801–802

Gu Z, Lin G, Li M, Zhou J, Pan W (1988) Transluminal catheter angioplasty of abdominal aorta in takayasu's arteritis. Acta Radiol 29:509–513

Guenther RW, Hollmann JP (1988) Venöse Thrombolyse und Angioplastie. In: Guenther RW, Thelen M. Interventionelle Radiologie. Thieme, Stuttgart

Head R, Robboy S (1972) Embolic stroke from mural thrombi – a fatal complication of axillary artery catheterization. Radiology 102:307

Heeny D, Bookstein J, Daniels E, Warmath M, Horn J, Rowley W (1983) Transluminal angioplasty of the abdominal aorta. Radiology 148:81–83

Hess H, Mietaschk A (1982 b) Rezidivprophylaxe nach PTA: Antikkoagulantien oder Aggregationshemmer. VASA 4:344–346

Hessel JS, Adams DF, Abrams HL (1981) Complications of angiography. Radiology 138:273–281

Higashida RT, Hieshima G, Tsai F et al. (1987) Tranluminal angioplasty of the vertebral and basilar artery. Am J Neuroradiol 8:745–749

Hodgins GW, Dutton JW (1982) Subclavian and carotid angioplasties for Takayasu's arteritis. J Can Assoc Radiol 33:205–207

Hoffmann U, Schneider E, Bollinger A (1992) Percutaneous transluminal angioplasty of the deep femoral artery. VASA 21:69–75

Howd A, Loose H, Chamberlain J (1987) Transluminal angioplasty in the treatment of mesenteric vein graft stenosis. Cardiovasc Intervent Radiol 10:43–45

Hunter DW, So SKS, Castaneda-Zuniga WR, Coleman CE et al. (1983) Failing of thrombosed brescia-cimino arteriovenous dialysis fistulas Radiology 149:105–109

Hunter WD, Castaneda-Zuniga WR, Coleman CC, Young AT et al. (1984) Failing arteriovenous dialysis fistulas: evaluation and treatment. Radiology 152:631–635

Ingrisch H, Härlin M (1980) Perkutane transluminale Angioplastik einer Stenose in einem aortorenalen Veneninterpositionstransplantat. Fortschr Röntgenstr 133:493–495

Ingrisch H, Stiegler H, Rath M (1983) Nichtoperative Behandlung von infrarenalen Aortenstenosen durch Katheterdilatation. Röntgenpraxis 36:363–367

Ingrisch H (1984) Radiologische Therapie der Nierenarterienstenose durch perkutane transluminale Angioplastik. Fortschr Röntgenstr Ergänzungsband 121:72–94

Janson R, Neuhaus G, Thelen M (1980) Extrakranielle arterielle Verschlußerkrankung bei gefäßchirurgischen Patien-

ten mit peripheren Durchblutungsstörungen. Fortschr Röntgenstr 133:484
Janssen A, Roth FJ (1995) Blutdruckverhalten nach Angioplastie der arteriosklerotischen Nierenarterienstenose. In: Husfeldt KJ und Roth FJ (Hrsg): konkurrierende Verfahren in der Gefäßchirurgie. Steinkopff, S. 155-158
Jensen S, Voegeli D, Crummy A, Turnipseed W et al. (1985) Iliac artery rupture during transluminal angioplasty: treatment by embolization and surgical bypass. Amer J Roentgenol 145:381-382
Johnston KW (1993) Iliac Arteris: Reanalysis of Results of Balloon Angioplasty. Radiology 186:207-212
Jorgensen B, Henriksen LO, Karle A, Sager P, Holstein PE, Tonnesen KH (1988) Percutaneous transluminal angioplasty of iliac and femoral arteries in sever lower – limb ischaemia. Acta Chir Scand 154:647-652
Kachel R (1993) Perkutane transluminale Angioplastie der A. carotis. Wien Klin Wochenschr 105:187-193
Kadir S, White R, Kaufmann S, Barth K, Williams M, Burdick J, O'Mara C, Smith G, Stonesifer G, Ernst C, Minken S (1983) Long-term results of aortoiliac angioplasty. Surgery 94:10-14
Kadir S, Russel RP, Kaufmann S, Williams G, Burdrick J, White RI, Soya-Grimm K (1984) Renal artery angioplasty. Fortschr Röntgenstr 141:378-383
Kappert A (1987) Lehrbuch und Atlas der Angiologie. Huber, Bern
Karasch T, Strauss AL, Grün B, Worringer M, Neuerburg-Heusler D, Roth FJ, Rieger H (1993 b) Farbkodierte Duplexsonographie in der Diagnostik von Nierenarterienstenosen. Dtsch Med Wochenschr 118:1429-1436
Katzen BT (1983)Transluminal angioplasty in ischemic peripheral vascular disease. In: Castaneda-Zungia W (ed) Transluminal angioplasty. Thieme New-York
Katzen BT (1984) Percutaneous transluminal angioplasty for arterial disease of the lower extremities. Amer J Roentgenol 142:23-25
Kaufmann S, Barth K, Kadir S, Williams G et al. (1982) Hemodynamic measurements in the evaluation and follow-up of transluminal angioplasty of the iliac and femoral arteries. Radiology 142:329-336
Kinnison ML, White RI, Bowers W, Dunlap E (1985) Cost incentives for peripheral angioplasty. Amer Journ Roentgenol 145:1241-1244
Klatte, EC, Becker GJ, Holden RE, Yune HY (1986) Fibrinolytic Therapy. Radiology 159:619-624
Krepel V, Andel van G, Erp van W, Breslau P (1985) Percutaneous transluminal angioplasty of the femoropopliteal artery: initial and long-term rsults. Radiology 156:325-328
Krings W, Roth FJ, Rieger H (1983) Früh- und Spätergebnisse der perkutanen transluminalen Angioplastie von Beckenarterienstenosen. Med Welt 34:66-69
Kuhlmann U, Greminger P, Grüntzig A, Schneider E, Pouliadis G, Lüscher T, Steurer J, Siegenthaler W, Vetter W (1985) Long-Term Experience in percutaneous transluminal dilatation of renal artery stenosis. The American Journ Med 79:692-698
Kuiper KJ, deJong PE, deZeeuw D, Schuur K, van der Hem G (1983) Restenosis of the renal artery after percutaneous transluminal renal angioplasty: an inevitable outcome? Proc EDTA 20:538-543
Kumpe D (1981) Percutaneous dilatation of an abdominal aortic stenosis. Radiology 141:536-538
Lawrence PF, Miller FJ, Mineau DE (1981) Balloon catheter dilatation in patients with failing arteriovenous fistulas. Surgery 89:439-442
Lee J, Wattie J (1984) Balloon angioplasty of a mesenteric artery occlusion in a patient with angiodysplasia of the caecum. Australas Radiol 28:240-243
Leimgruber P, Roubin G, Anderson V, Bredlau C, Withworth H, Douglas J, King S, Grüntzig A (1985) Influence of intimal dissection on restenosis after successful coronary angioplasty. Circulation 72:530-535

Leu H (1982) Morphologie der Arterienwand nach perkutaner transluminaler Dilatation. VASA 11:265-269
Levy PJ, Haskell L, Gordon R (1987) Percutaneous transluminal angioplasty of splanchnic arteries: an alternative method to operative revascularisation in chronic visceral ischemia. Eur J Radiol 7 (1987) 239-242
Löhr E, Budach V, Birkner P, Hartjes H, Spira G, Weichert HChr (1983) PTA der Nierenarterien – ein therapeutisches Prinzip zur nichtoperativen Behandlung einer durch Nierenarterienstenose ausgelösten renovaskulären Hypertonie. Radiologe 23:215-218
Lupatelli L, Barzi F, Corneli P et al. (1987) Percutaneous transluminal angioplasty in angina abdominis. Radiol Med (Turin) 74:30-33
Mahler F, Probst P, Haertel M, Weidmann P, Kreta A (1982) Lasting improvement of renovascular hypertension by transluminal dilatation of atherosclerotic and nonatherosclerotic renal artery stenoses. Circulation 65:611-617
Mahler F (1990) Katheterinterventionen in der Angiologie. Thieme, Stuttgart
Martin EC, Daimond NG, Casarella WJ (1980) Percutaneous transluminal angioplasty in non-atherosclerotic disease. Radiology 135:27-33
Martin EC, Fankuchen E, Karlson K, Dolgin C, Collins R, Voorhess A, Casarella W (1981) Angioplasty for femoral artery occlusion: comparison with surgery. Amer J Roentgenol 137:915-919
Martin RC (1986) Percutaneous transluminal angioplasty of rarer categories of vascular disease. In: Jang GD (Ed). Angiopasty, McGraw-Hill, New York
Martin LG, Price R, Casarella W, Sones P, Wells J, Zellmer R, Chuang V, Silbiger M, Berkman W (1985) Percutaneous angioplasty in clinical management of renovascular hypertension: initial and long-term results. Radiology 155:629-633
Martin L, Casarella W, Alspaugh JP, Chuang V (1986) Renal artery angioplasty: increased technical success and decreased complications in the second 100 patients. Radiology 159:631-634
Marx GR, Allen HD, Ovitt TW, Hanson W (1988) Balloon dilatation angioplasty of Blalock-Taussig shunts. Am J Cardiol 62:824-827
Mathias KG, Nöldge G, Konrad-Graf S, Kiefer S (1979) Perkutane transluminale Katheterkanalisation eines posttraumatischen Popliteaverschlusses. Dtsch med Wochenschr 104:60-61
Mathias K, Staiger J, Thron A, Spillner G et al. (1980) Perkutane Katheterangioplastik der Arteria subclavia. Dtsch med Wochenschr 105:16-18
Mathias K, Heiss HW, Gospos C (1982) Subclavian-Steal-Syndrom – operieren oder dilatieren? Langenbecks Arch Chir 356:279-283
Mathias K (1984) Persönliche Mitteilungen 1983. In: Rieger H. Perkutane Katheterrekanalisation bei Verschlüssen und Stenosen der Becken-Beinschlagadern. Med Welt 35:959-63
Mathias K (1987) Katheterbehandlung der arteriellen Verschlußkrankheit supraaortaler Gefäße. Radiologe 27:547-554
Maxwell M, Bleifer KH, Franklin S, Varady P (1972) Cooperative study of renovascular hypertension. JAMA 220:1195-1204
Mennes PA, Gilula LA, Anderson ChB, Etheredge EE et al. (1978) Complications associated with arteriovenous fistulas in patients undergoing chronic hemodialysis. Arch Intern Med 138:1117-1121
Miller A, Ford K, Braun S, Newman G, Moore A, Malone R, Dunnick N (1985) Peructaneous transluminal angioplasty vs. surgery for renovascular hypertension. Amer J Roentgenol 144:447-450
Minar E, Ahmadi RA, Ehringer H, Marosi L et al. (1986) Percutaneous transluminal angioplasty (PTA) in peripheral arterial occlusive disease of the lower extremeties. Wien Klin Wochenschr 98:33-40

Morag B, Rubinstein Z, Kessler A, Schneidermann J, Levinkopf M, Bass A (1987) Percutaneous transluminal angioplasty of the distal abdominal aorta and its bifurcation. Cardiovasc Intervent Radiol 10:129-133

Moore TS, Russel WF, Parent AD, Parker JL et al. (1982) Percutaneous transluminal angioplasty in subclavian steal syndrome: recurrent stenosis and retreatment in two patients. Neurosurg 11:512-517

Moser E (1987) Nephrourologie. In: Büll U, Hör G: Klinische Nuklearmedizin. VCH, Weinheim

Motarjeme A, Keifer JW, Zuska J (1980) Percutaneous transluminal angioplasty of the iliac arteries: 66 experiences. Amer J Roentgenol 135:937

Motarjeme A, Keifer JW, Zuska AJ, Nabawi P (1985) Percutaneous transluminal angioplasty for treatment of subclavian steal. Radiology 155:611-612

Motarjeme A, Gordon GJ (1993) Percutaneous angioplasty of the brachiocephalic vessels: guidelines for therapy. Int Angiol 12: 260-269

Murray R, Hewes R, White R, Mitchell S, Auster M, Chang R, Kadir S, Kinnison ML, Kaufman S (1987) Long-segment femoropopliteal stenoses: is angioplasty a boon or a bust? Radiology 162:473-476

Neuerburg J, Ingrisch H, Günther RW (1996) Ballonangioplastie der Nierenarterie. In: Günther RW, Thelen M (Hrsg). Interventionelle Radiologie, Thieme, Stuttgart

Novelline RA (1980) Percutaneous transluminal angioplasty: newer applications. Amer J Roentgenol 135:983-988

Novick AC, Straffon R, Stewart B, Gifford R, Vidt D (1981) Diminished operative morbidity and mortality in renal revascularization. JAMA 246:749-753

Numaguchi Y, Puyau FA, Provenza L, Richardson DE (1984) Percutaneous transluminal angioplasty of the carotid artery to post surgical stenosis. Neuroradiology 26:527-530

Odurny A, Sniderman KW, Colapinto RF (1988) Intestinal angina: percutaneous transluminal angioplasty of the celiac and superior mesenteric arteries. Radiology 167:59-62

Odurny A, Colapinto R, Snidermann K, Johnston KW (1989) Percutaneous transluminal angioplasty of abdominal aortic stenosis. Cardiovasc Interv Radiol 12:1-6

Olbert F, Mendel H, Muzika N, Schlegl A (1983) Perkutane translumina Gefäßdilatation, Langzeitergebnisse und Erfahrungsbericht mit einem neuen Kathetersystem: transaxilläre Technik. Wiener kl Wochenschr 15:528-536

Peene PF, Wilms G, Nevelsteen A, Vermylen J, Baert A (1989) Intra-arterial injection of papaverine in the decision of balloon dilatation of the iliac arteries. Fortschr Röntgenstr 151:679-680

Pelikan P, French WJ, Ruiz C, Laks H, Criley JM (1988) Percutaneous double-balloon angioplasty of a modified fontan aortic homograft conduit. Cathet Cardiovasc Diagn 15:47-51

Pickering TG (1996) Peripheral and renal vein renin testing. In: Novick A, Scoble J, Hamilton G (eds): Renal Vascular Disease. WB Saunders, London, Philadelphia, Toronto, S. 188-193

Porstmann W (1973) Ein neuer Korsett-Ballon Katheter zur transluminalen Rekanalisation nach Dotter unter besonderer Berücksichtigung von Obliterationen an den Beckenarterien. Radiol Diagn (Berlin) 14:239

Probst P, Mahler F, Krneta A, Descoeudres C (1982) Percutaneous transluminal dilatation für restoration of angioaccess in chronic hemodialysis patients. Cardiovasc Intervent Radiol 5:257-259

Probst P, Cerny P, Owens A, Mahler F (1983) Patency after femoral angioplasty: correlation of angiographic appearance with clinical findings. Amer J Roentgenol 140:1227-1232

Puylaert C, Klinge J, Malp W, Geyskes G (1988) Results and complications of renal PTA. Ann Radio. 31:82-86

Reichelt HG (1986) Perkutane transluminal Angioplastie bei insuffizientem Brescia-Cimino-Shunt. Fortschr Röntgenstr 144:183-189

Renkin J, David P, Hudon G, Bourassa M (1985) L'angioplastie transluminale percutanée multifocale, coronaire et aortique. Arch Mal Coer 78:1575-1578

Rieger H (1984) Perkutane Katheterrekanalisation bei Verschlüssen und Stenosen der Becken-Beinschlagadern. Med Welt 35:539-63

Ring EJ, Freiman DB, McLean GK, Schwarz W (1982) Percutaneous recanalization of common iliac artery occlusions: an unacceptable complication rate? Amer J Roentgenol 139:587-589

Ringelstein EB, Zeumer H, Brückmann H, Stübben G et al. (1986) Atraumatische Diagnostik und semi-invasive Therapie des Subklaviaanzapfsyndroms mit Hilfe der perkutanen transluminalen Angioplastie (PTA). Ein zeitgemäßes Konzept. Fortschr Neurol Psychiat 54:216-231

Roberts L, Wertman DA, Mills S, Moore A, Heaston D (1983) Transluminal angioplasty of the superior mesenteric artery: an alternative to surgical revascularization. Amer J Roentgenol 141:1039-1042

Rose BS, Aman van ME, Simon D et al. (1988) Transluminal balloon angioplasty of infrahepatic caval anastomotic stenosis following liver transplantation: a case report. Cardiovasc Intervent Radiol 11:79-81

Rossi P, Sciacca V, Castrucci M, Mingoli A, di Marzo L, Pavone P, Cavallaro A (1988) Percutaneous transluminal angioplasty of subclavian artery. A comparative study with axillo-contralateral bypass. Ann Radiol 31:87-91

Roth FJ, Cappius G, Fingerhut E (1983) Radiological pattern at and after angioplasty. In: Dotter C, Grüntzig A, Schoop W, Zeitler E: Percutaneous Transluminal Angioplasty. Springer, Berlin, S. 73-83

Roth FJ, Berliner P, Kopper B, Grün B, Cappius G (1986) Katheterdilatation. Therapiewoche 36:1793-1806

Roth FJ, Heining Th, Berliner P, Grün B, Kopper B, Krings W (1988) Perkutane Rekanalisation peripherer Gefäße. PTA der Becken-Beingefäße. In: Günther, Thelen: Interventionelle Radiologie. Thieme, Stuttgart

Ruff RJ, Chuang VP, Alspaugh JP et al. (1987) Percutaneous vascular intervention after surgical shunting for portal hypertension. Radiology 164:469-474

Saddekni S, Sniderman KW, Hilton S, Sos TA (1980) Percutaneous transluminal angioplasty of nonatherosclerotic lesions. Amer J Roentgenol 135:975-982

Saeed M, Newman GE, McCann RL, Sussman K et al. (1987) Stenoses in dialysis fistulas: treatment with percutaneous angioplasty. Radiology 164:693-697

Sanborn T, Faxon D, Haudenschild Ch, Gottsman S et al. (1983) The mechanism of transluminal angioplasty: evidence for formation of aneurysms in experimental atherosclerosis. Circulation 68:1136-1140

Schmidtke I, Zeitler E, Schoop W (1978) Spätergebnisse (5-8 Jahre) der perkutanen Katheterbehandlung (Dotter-Technik) bei femoro-poplitealen Arterienverschlüssen im Stadium II. VASA 7:4-13

Schneider E, Grüntzig A, Bollinger A (1982) Spätergebnisse der PTA im unteren Extremitätenbereich. VASA 11:336

Schneider E, Grüntzig A, Bollinger A (1983) Percutaneous transluminal angioplasty: late results in leg arteries. In: Dotter C, Grüntzig A, Schoop W, Zeitler E: Percutaneous Transluminal Angioplasty. Springer, Berlin, S. 175-180

Schwarten DE (1984) Percutaneous transluminal angioplasty of the iliac arteries: intravenous digital subtraction angiography for follow-up. Radiology 150:363-367

Schwarten DE (1984) Percutaneous transluminal angioplasty of the renal arteries: intravenous digital subtraction angiography for follow-up. Radiology 150:369-373

Schwarten DE, Cutcliff W (1988) Arterial occlusive disease below the knee: treatment with percutaneous transluminal angioplasty performed with low-profile catheters and steerable guide wires. Radiology 169:71-47

Seyferth W, Ernsting M, Grosse-Vorholt R, Zeitler E (1983) Complications during and after percutaneous transluminal angioplasty. In: Dotter C, Grüntzig A, Schoop W, Zeitler E: Percutaneous transluminal angioplasty. Springer, Berlin

Snidermann KW, Kalman PG, Shewchun J, Goldberg REA (1989) Lower-extremity in situ saphenous vein grafts: angiographic interventions. Radiology 170:1023-1027

Sos T, Pickering T, Sniderman K, Saddekni S, Case D, Silane M, Vaughan E, Laragh J (1983) Percutaneous transluminal renal angioplasty in renovascular hypertension due to atheroma or fibromuscular dysplasia. N Engl J Med 309:274–279

Spence RK, Freiman DB, Gatenby R (1981) Arch Surg 116:1377

Stanley P, Hieshima G, Mehringer M (1984) Percutaneous transluminal angioplasty of the renal artery for pediatric renovascular hypertension. Radiology 153:101–104

Strauss AL, Roth FJ, Lutter EM, Dohmann-Scheurle C, Karasch Th, Rieger H (1995) Determinanten der Langzeitergebnisse der iliakalen und femoropoplitealen Ballon-Angioplastie. VASA Suppl 45, S. 59

Tadavarthy A, Sullivan W, Nicoloff D, Castaneda-Zuniga W, Hunter D, Amplatz K (1989) Aorta bangioplasty: 9-year follow-up. Radiology 170:1039–1041

Tegtmeyer CJ, Kellum C, Ayers C (1984) Percutaneous transluminal angioplasty of the renal artery – results and long-term follow-up. Radiology 153:77–84

Tegtmeyer C, Kellum C, Kron I, Mentzer R (1985) Percutaneous transluminal angioplasty in the region of the aortic bifurcation. Radiology 157:661–665

Tegtmeyer CJ, Sos T (1986) Techniques of renal angioplasty. Radiology 161:577–586

Tegtmeyer C (1988) Guide wire angioplasty balloon catheter: preliminary report. Radiology 169:253–254

Tievsky A, Druy EM, Mardiat J (1983) Transluminal angioplasty in postsurgical stenosis of the extracranial carotid artery. Am J Neuroradiol 4:800–802

Tisnado J, Vines F, Barnes RW et al. (1984) Percutaneous transluminal angioplasty following endarterectomie. Radiology 152:261–364

Torsello G, Sandmann W, Kniemeyer H (1986) Revaskularisation der Nierenarterien in der Chirurgie des Bauchaortenaneurysma. Angio 8:95–100

Tortolani EC, Tan AH, Butchart S (1984) Percutaneous transluminal angioplasty. An ineffective approach to the failing vascular access. Arch Surg 119:221–223

Uflacker R, Goldany MA, Constant S (1980) Resolution of mesenteric angina with percutaneous transluminal angioplasty of a superior mesenteric artery using a balloon catheter. Gastrointestinal Radiol 5:267–369

Velasquez G, Castaneda-Zuniga W, Formanek M, Zollikofer C, Barreto A, Nicoloff D, Amplatz K, Sullivan A (1980) Nonsurgical aortoplasty in Leriche syndrome. Radiology 134:359–360

Villarica J, Gross R (1986) Treatment of angioplasty-related iliac-artery rupture without bypass surgery (case report). Amer J Roentgenol 147:389–390

Vitek JJ, Keller FS, Duvall ER, Gupta KL et al. (1986) Brachiocephalic artery dilatation by percutaneous transluminal angioplasty. Radiology 158:779–785

Vitek JJ (1989) Subclavian artery angioplasty and the origin of the vertebral artery. Radiology 170:407–409

Vollmar J (1996) Rekonstruktive Chirurgie der Arterien. Thieme, Stuttgart

Wack C, Wölfle KD, Loeprecht H, Tietze W, Bohndorf K (1984) Perkutane Ballondilatation bei isolierten Läsionen der Unterschenkelarterien mit kritscher Beinischämie. VASA 23:30–34

Walstra BJ, Janevski BK (1987) Sequential PTA of abdominal aorta. Fortschr Röntgenstr 146:446–449

Weibull H, Bergquist D, Bergente SE, Jonsson K, Hulthén L, Manhem P (1993) Percutaneous transluminal renal angioplasty versus surgical reconstruction of atherosclerotic renal artery stenosis: A prospective randomized study. J Vasc Surg 18:841–852

Wells KE, Steed DL, Zajko AB, Webster MW (1986) Recognition and treatment of arterial insufficiency from Cafergot. J Vasc Surg 4:8–16

Wilms G, Baert AL (1986) Transluminal angioplasty of superior mesenteric artery and celiac trunk. Ann Radiol (Paris) 29:535–538

Wilms GE, Baert A, Deweale D, Vermylen J, Nevelsteen A, Suy R (1987) Percutaneous transluminal angioplasty of the subclavian artery: early and late results. Cardiovasc Intervent Radiol 10:123–128

Wilson SE, Wolf GL, Cross A (1989) Percutaneous transluminal angioplasty versus operation for peripheral arteriosclerosis. J Vasc Surg 9:1–9

Wittenberg G, Kellner M, Kenn W, Obert A, Schultz G, Trusen A, Tschammler A, Götz R, Hahn D (1996) Erste Erfahrungen mit der Dilatation von Dialyseshunts unter farbcodierter duplexsonographischen Kontrolle. Fortschr Röntgenstr 164.1:38–41

Wolf G, LeVeen R, Ring E (1984) Potential mechanisms of angioplasty. Cardiovasc Intervent Radiol 7:11–17

Worms AM, Marcon F, Pernot C (1989) Percutaneous transluminal angioplasty of stenosis of the pulmonary arteries after surgical repair of tetralogy of Fallot. Arch Mal Coer 82:701–706

Yakes W, Kumpe D, Brown S, Parker S et al. (1989) Percutaneous transluminal aortic angioplasty: techniques and results. Radiology 172:965–970

Zeitler E, Schoop W, Zahnow W (1971) The treatment of occlusive arterial disease by transluminal catheter angioplasty. Radiology 99:19–26

Zeitler E (1980) Percutaneous dilatation and recanalization of iliac and femoral arteries. Cardiovasc Intervent Radiol 3:207–212

Zeitler E, Ernsting M, Richter E, Seyferth (1982) Komplikationen nach PTA femoraler und iliakaler Obstruktionen. VASA 11:270–273

Zeitler E, Richter E, Roth F, Schoop W (1983 a) Results of percutaneous transluminal angioplasty. Radiology 146:57–60

Zeitler E, Berger G, Schmitt-Rüth R (1984) Perkutane transluminal Angioplastie der supraaortischen Arterien. In: Frommhold W, Gerhardt P: Degenerative arterielle Gefäßerkrankungen. Thieme, Stuttgart

Zeitler E, Krönert E, Lux E, Richter EI (1983) Dilatation von Nierenarterienstenosen (PTRD). Herz + Gefäße 3:772–783

Zeitler E (1986) Transluminal catheter dilatation. Inter Angio 5:137–150

Zollikofer C, Salomonowitz E, Brühlmann W (1985) Significance of balloon pressure recording during angioplasty. Fortschr Röntgenstr 142:527–530

Zollikofer C, Salomonowitz E, Brühlmann EF, Castaneda-Zuniga WR, Amplatz K (1986 a) Dehnungs-, Verformungs- und Berstungscharakteristika häufig verwendeter Ballondilatationskatheter (Teil 1). Fortschr Röntgenstr 144:40–46

Zollikofer C, Salomonowitz E, Brühlmann EF, Castaneda-Zuniga WR, Amplatz K (1986 b) Dehnungs-, Verformungs- und Berstungscharakteristika häufig verwendeter Ballondilatationskatheter (Teil 2). Fortschr Röntgenstr 144:189–195

Zollikofer C, Redha FH, Bruhlmann WF, Uhlschmid GK, Vlodaver Z, Castaneda-Zuniga WR, Amplatz K (1987) Acute and long-term effects of massive ballon dilatation on the aortic wall and vasa vasorum. Radiology 164:145–149

Zollikofer C (1989) PTA-Technik, Vorgehensweise, pathophysiologische Mechanismen. In: Friedmann G, Steinbrich W, Gross-Fengels W: Angioplastie, Embolisation, Punktion, Drainagen – Interventionelle Methoden der Radiologie. Schnetztor, Konstanz

7.3

Becker GJ, Rabe FE, Richmond BD, Holden RW (1983) Low-dose fibrinolytic therapy. Radiology 148:663–670

Becker GJ, Holden RW, Mail JT, Olson W, Castaneda-Zuniga WR (1985) Local thrombolytic therapy for „thoracic inlet syndrome". Sem Interv Radiol 2:349–353

Billmann R, Hörl WH, Hohnloser S (1985) Lokale Thrombolyse bei Nierenarterienembolie. Fortschr Röntgenstr 142:200–204

Bounameaux H, Schneider PA, Huber-Sauteur E, Jolliet P (1990) Severe ischemia of the hand following intra-arterial promazine infection: effects of vasodilation, anticoagulation, and local thrombolysis with tissue-type plasminogen-activator. VASA 19:68–71

Dale WA, Nashville T (1984) Differential management of acute peripheral arterial ischemia. J Vasc Surg 1:269–278

Davis G, Dowd C, Bookstein J, Maroney T et al. (1987) Thrombosed dialysis grafts. AJR 149:177–181

DelZoppo G, Zeumer H, Harker L (1986) Thrombolytic therapy in stroke: possibilities and hazards. Stroke 17:595–607
Do DD, Mahler F, Triller J (1989) Catheter trombolysis with streptokinase, urokinase and recombinant tissue plasminogen activator for peripheral arterial occlusion. In: Zeitler E, Seyferth W (eds): Pros and cons in PTA and auxillary methodes. Springer, Berlin 1989
Dotter CT, Rösch J, Seaman A (1974) Selective clot lysis with low-dose streptokinase. Radiology 111:31–37
Enzenhofer V, Karnik R, Slany J (1984) Lokale Thrombolyse und Angioplastie bei arteriellen Gefäßverschlüssen. Herz/Kreislauf 17–21
Erbel R, Meyer J (1988) Perkutane Rekanalisation der Pulmonalarterien. In: Günther R, Thelen M (Hrsg): Interventionelle Radiologie. Thieme, Stuttgart
Faris I (1987) Thrombolytic therapy. Aust NZ J Surg 57:2883–286
Fiessinger JN, Aiach M, Capron L, Devanlay M, Vayssairat M, Juillet Y (1981) Effect of local urokinase on arterial occlusion of lower limbs. Thrombos Haemostas. Stuttgart 45:230–232
Graor RA, Risius B, Young JR, Geisinger MA (1984) Low-dose streptokinase for selective thrombolysis effects and complications. Radiology 152:35–39
Gross-Fengels W, Neufang KFR, Lechler E, Schmitz-Rixen T (1988) Behandlung arterieller Verschlüsse der unteren Extremität mit lokaler 2-stufiger Urokinaseapplikation. Fortschr Röntgenstr 148:269–274
Gross-Fengels W (1989) Interventionelle Radiologie – Perkutane transluminale Angioplastie und lokale Fibrinolysetherapie. Ein klinisch-radiologisches Konzept. Habilitationsschrift der Universität zu Köln, 1989
Hallett JW, Yrizarry JM, Greenwood LH (1983) Regional low dose thrombolytic therapy for peripheral arterial occlusions. Surg Gynecol Obstet 156:148–154
Head R, Robboy S (1972) Embolic stroke from mural thrombi, a fatal complication of axillary artery catheterization. Radiology 102:307
Hess H, Ingrisch H, Mietaschk A, Rath H (1982) Local low-dose thrombolytic therapy of peripheral arterial occlusions. New Engl J Med 307:1627–1630
Hess H, Mietaschk A, Brückl R (1987) Peripheral arterial occlusions: a 6-year experience with local low-dose thrombolytic therapy. Radiology 163:753–758
Hess H (1989) Lokale Lyse bei peripheren arteriellen Verschlüssen. Herz 14:12–21
Holden RW (1990) Plasminogen Activators: Pharmacology and Therapy. Radiology 174:993–1001
Hollmann JP, Günther RW (1987) Direkte venöse Thrombolye und venöse Angioplastie im Bereich der oberen Extremität. Fortschr Röntgenstr 146:259–262
Ingrisch H (1988) Perkutane Rekanalisation der Nierenarterie. In: Günther R, Thelen M (Hrsg): Interventionelle Radiologie, Thieme, Stuttgart
Inoue Y, Schichijo Y, Ibukuro K (1985) Indikation der intraarteriellen Infusion der Urokinase in der Behandlung der aktuen Darmischämie bei Patienten mit Herzerkrankungen. Fortschr Röntgenstr 143:660–664
Jelalian C, Mehrhof A, Cohen IK, Richardson J et al. (1985) Streptokinase in the treatment of acute arterial occlusion of the hand. J Hand Surg 10:534–538
Kaelleroe KS, Bergquist D, Cederholm C, Jonsson K, Olsson PO, Takolander R (1984) Arteriosclerosis in popliteal artery trifurcation as a predictor for myocardial infarction after arterial reconstructive operation. Surg Gynecol Obstet 159:133–138
Katzen BT, Breda v A (1981) Low dose streptokinase in the treatment of arterial occlusions. AJR 136 (1981) 1171–1178
Katzenschlager R, Ahmadi A, Koppensteiner R, Minar E, Stümpflen A, Ehringer H (1996) Leriche-Syndrom: Behandlung mit lokaler Lyse und anschließender perkutaner transluminaler Angioplasie. VASA-25: 180–183
Klatte EC, Becker GJ, Holden RE, Yune HY (1986) Fibrinolytic therapy. Radiology 159:619–624
Klein P, Roth FJ, Rieger H, Popov-Cenic S (1992) Änderungen systemischer Fibrinolyse- und Gerinnungsparameter während der lokalen Lyse mit Tissue Plasminogen Activator (rth-PA) VASA 21: 249
Krings W, Roth FJ, Cappius G, Schmidt I (1985) Catheter-lysis: indications and primary results. Int Angiol 4:117–123
Kristen R, Huber P, Gross-Fengels W, Ersami H (1988) Das Poplitea-Aneurysma. Dtsch Med Wochenschr 113:2013–2016
Mahler F (1990) Katheterintervention in der Angiologie. Thieme, Stuttgart
McNamara T, Fischer J (1985) Thrombolysis of peripheral arterial and graft occlusions: improved results using high-dose urokinase. AJR 144:769–775
Meyerovitz MF, Goldahber S, Reagan K et al. (1990) Recombinant tissue-type plasminogen activator versus urokinase in peripheral arterial and graft occlusions: A randomized trial. Radiology 175:75–78
Miller G, Hall R, Paneth M (1977) Pulmonary embolectomy, heparin and streptokinase: their place in the treatment of acute massive pulmonary embolism. Amer Heart J 93:568–574
Mori KW, Bookstein JJ, Heeny DJ, Bardin JA et al. (1983) Selective streptokinase infusion: clinical and laboratory correlates. Radiology 148:677–682
Neuhaus KL, Wurm K, Köstering H, Tebbe U, Nebel H, Kreuzer H (1980) Lokale Streptokinasebehandlung bei akuter Lungenembolie mit Schock. Dtsch Med Wochenschr 105:1392–1395
NIH sonsensus development conference (1980) Thrombolytic therapy in thrombosis. Ann Intern Med 93:141–144
Pernes JM, Vitoux JF, Brenoit P, Raynaud A et al. (1986) Acute peripheral arterial graft occlusion: treatment with selective thrombolysis. Radiology 158:481–485
Raithel D (1985) Akute Gefäßverschlüsse. Wann Lyse – wann Operation? Der Kassenarzt 49:36–41
Rauber K, Franke C (1988) Thrombusfragmentation und lokale Lyse zur Behandlung ausgeprägter Lungenembolien. Zbl Rad 136:645–646
Rieger H, Reinecke B (1984) Ergebnisse spezieller Behandlungsmethoden bei ischaemischen Gewebeläsionen. Stadium IV der arteriellen Verschlußkrankheit. Internist 25:434–438
Risius B, Telch MG, Graor RA, Geisinger MA et al. (1984) Catheter-directed low-dose streptokinase infusion: a preliminary experience. Radiology 150:349–355
Rodriguez RL, Short DH, Puyau FA, Kerstein MD (1986) Selective management of arterial occlusion with low-dose streptokinase. Amer J Surg 151:434–346
Roeren Th, Lachenicht B, Düx M, Hoffmann V, Richter G, Kaufmann G (1996) Therapeutische Effizienz der gepulsten Sprühlyse bei peripheren arteriellen Verschlüssen. Fortschr Röntgenstr 164.6: 489–495
Roth FJ, Cappius G, Schmidtke I, Salam SA (1983) Frühergebnisse nach Katheterlyse. In: Trübestein G, Etzel F (Hrsg) Fibrinolytische Therapie. Schattauer, Stuttgart, S 111–117
Roth FJ, Krings W, Cappius G, Schmidtke I, Köhler M (1984) Die lokale, niedrig dosierte fibrinolytische Therapie: Indikationen, Technik und Resultate. VASA Suppl 12:52–58
Rush, DS, Gewertz BL, Lu CT, Leely SM, Ball DG, Measley M, Zarins CK (1983) Selektive infusion of streptokinase for arterial thrombosis. Surgery 93:828–833
Saldinger E, Bookstein J (1985) Mechanism of fibrinolysis: native and exogenous systems. Semin Interv Radiol 2:321–330
Schild H, Schuster C, Grönniger J, Schmied W et al. (1987) Lokale Fibrinolysetherapie von Gefäßverschlüssen im Bekken-Bein-Bereich und der oberen Extremität. Fortschr Röntgenstr 146:57–62
Schneider E (1991) Lokale Thrombolyse, perkutane Thrombenextraktion kombiniert mit perkutaner transluminaler Angioplastie bei akuten und subakuten Verschlüssen der Extremitätenarterien. In: Maurer PC, Dörrler J, Sommoggy S (Hrsg) Gefäßchirurgie im Fortschritt. Thieme, Stuttgart, S 200–207

Schoop W (1986) Stellenwert der modernen Thrombolysetherapie bei peripheren akuten und chronischen arteriellen Verschlüssen. Hämostaseologie 6:157-162

Schunk KH, Schild H, Wandel E, Schinzel H, Weingärtner K (1990) Die lokale Fibrinolyse bei Nierenarterienverschlüssen. Fortschr Röntgenstr 152:147-150

Schwarz F, Zimmermann R, Stehr H, Harenberg J et al. (1984) Lokale Thrombolyse mit Urokinase bei akuter massiver Lungenembolie. Dtsch Med Wochenschr 109:55-58

Seeger JM, Flynn TC, Quintessenza JA (1987) Intra-arterial streptokinase in the treatment of acute arterial thrombosis. Surg Gynecol Obstet 164:303-307

Sörensen K, Hegedüs V (1986) Selective streptokinase in fibrinolysis in femoro-iliac arterial abstruction. Acta Radiol Diagn 27:279-283

Tylor LM, Porter JM, Baur GM, Hallin RW et al. (1984) Intraarterial streptokinase infusion for acute popliteal and tibial artery occlusion. Amer J Surg 147:583-588

Tesi M, Bronchi GF, Carini A, Karavassili (1985) Therapy of artherosclerotic arteriopathy of lower limbs. Aspects and results. Angiology 36:720-735

Thiele Ch, Mitaschk A (1984) Stromgebieten. Münch Med Wochenschr 126:7-12

Tilsner V (1986) Kritische Standortbestimmung der Therapie der peripheren arteriellen Verschlußkrankheit. Therapiewoche 36:1811-1819

Totty WG, Gilula LA, McClennan BL, Ahmed P et al. (1982) Low-dose intravascular fibrinolytic therapy. Radiology 143:59-69

Yankes JR, Uglietta JP, Grant J, Braun SD (1988) Percutaneous transhepatic recanalization and thrombolysis of the superior mesenteric vein. Amer J Roentgenol 151:289-290

Young AT, Hunter DW, Castaneda-Zuniga WR, SKS et al. (1985) Thrombosed synthetic hemodialysis fistulas: failure of fibrinolytic therapy. Radiology 154:639-642

Zeit RM (1986) Arterial and venous embolization: declotting of dialysis shunts by direct injection of streptokinase. Radiology 159:639-641

Zeumer H (1985) Lokale intraarterielle Fibrinolysetherapie bei Verschlüssen der hirnversorgenden Arterien. Funkt Biol Med 90:90-94

7.4

Ahn SS, Eton D, Yeatman LR, Deutsch LS, Moore WS (1992) Intraoperative peripheral rotary atherectomy: early and late clinical results. Ann Vasc Surg 6:272-280

Batt M, Coulbois PM, Reix T, Marcade JP, Giraud C, Castellani L, Faquael JL, Cardon JM (1993) Recanalization of occluded superficial femoral arteries using the rotational transluminal angioplasty catheter system (ROTACS). Cardiovasc Surg 1:441-546

Berengoltz-Zlochin S, Westerhof PW, Mali WPTM et al. (1992) Nd:YAG-Laser-assisted angioplasty in femoropopliteal artery occlusions: hot versus cold recanalization with transparent cotact probe. Radiology 182:409-414

Castaneda-Zuniga WR, Tadavarthy SM (1992) Interventional Radiology. Vol 1. Williams & Wilkins, Baltimore, p 461-552, 635-660

CRAG: Collaborative Rotablator Atherectomy Group (1994) Peripheral atherectomy with rotablator: a multicenter report. J Vasc Surg 19:509-515

Cumberland DC, Sanborn TA, Taylor DI, Moore DJ, Welsh CL, Greenfield AJ, Guben JK, Tyan TJ (1986) Percutaneous laser thermal angioplasty: Initial clinical results with a laser probe in total peripheral artery occlusions. Lancet I:1457-1459

Gonschior P, Höfling B, Mack B, Simpson L et al. (1993) Results of directional peripheral atherectomy with reference to histology, histochemistry and ultrastructure. Angiology 44:454-463

Hansen DD, Auth DC, Hall M, Richie JL (1988) Rotational endarterectomy in normal canine coronary arteries: Preliminary report. J Am Coll Cardiol 11:1073-1077

Henry M, Amor M, Ethevenot G, Henry I (1993) Percutaneous peripheral rotational ablation using the rotablator: immediate and mid term result. Int Angiol 12:231-244

Höfling B, Pölnitz VA, Backa D, Meißner R, Arnim T von, Jauch G, Remberger K (1989) Angiographische und funktionelle Ergebnisse sowie histologische Befunde nach perkutaner Atherektomie bei Patienten mit arterieller Verschlußkrankheit. Z Kardiol 78:561-566

Huppert PE, Duda SH, Helber U et al. (1992) Comparison of pulsed laser-assisted angioplasty and balloon angioplasty in femoropopliteal artery occlusions. Radiology 184:363-367

Jeans WD, Armstrong S, Cole SE et al. (1990) Fate of patients undergoing transluminal angioplasty for lower-limb ischemia. Radiology 177:559-564

Johnston KW, Rae M, Hogg-Johnston SA, Colapinto RF et al. (1987) Fife-year results of a prospective study of percutaneous transluminal angioplasty. Ann Surg 206:403-412

Kensey KR, Nash IE, Abrahams CA, Zarins CK (1987) Recanalisation of obstructed arteries with a flexible rotating tip catheter. Radiology 165:387-389

Kim D, Gianturco LE, Porter DH et al. (1992) Peripheral directional atherectomy: 4-year experience. Radiology 183:773-778

Küffer G, Spengel FA, Hansen R et al. (1990) Simpson-Atherektomie peripherer Arterien. Frühergebnisse und Nachkontrollen. Fortschr Röntgenstr 153:61-67

Lammer J, Pilger E, Karnel F et al. (1991) Laser angioplasty: Results of a prospective, multicenter study at 3-year follow-up. Radiology 178:335-337

Lammer J, Pilger E, Decrinis M et al. (1992) Pulsed-excimer laser versus cw NdYAG laser versus conventional angioplasty of peripheral arterial occlusions: prospective controlled randomised trial. Lancet 340:1183-1188

Litvak F, Grundfest WS, Adler L (1989) Percutaneous Excimer-Laser and excimer-laser-assisted angioplasty of the lower extremities: Results of initial clinical trial. Radiology 172:331-335

McCarthy WJ, Vogelzwang RL, Nemcek AA jr, Josef A, Pearce WH, Flinn WR, Yao JS (1991) Excimer laser-assisted femoral angioplasty: Early result. J Vasc Surg 13:607-614

Meloni T, Carbonatto P, Mistretta L et al. (1993) Ricanalizzazione arteriosa con catetere di Kensey. Risultati preliminari. Radiol Med Torino 86:509-512

Mohr FW, Grundfest WS, Litvak F, Glick D, Papaioannou T, Forrester JS (1989) Excimer laser angioplasty. In: Ginsburg R, White JC (eds) Primer on laser angioplasty. Futura Mount Kisco/NY, pp 181-211

Odink HF, Valois HC de, Eikelboom BC (1991) Femoropopliteal arterial occlusions: Laser-assisted versus conventional PTA. Radiology 181:61-66

Reid JD, Hsiang YN, Doyle DL, Sladen JG, Fry PD, Machan LS, Chipperfield P, Marsh JI, Harrison PB (1992) Atherectomy; Errarly use of three different methods. Can J Surg 35:242-245

Roth FJ, Sommer B, Grün B, Roth SP (1994) Die Angioplastie beim Verschluß der A. femoralis superficialis und der A. poplitea. Chir Gastroenterol 10 [Suppl 1]:14-22

Sanborn TA (1988) Experimental and clinical angioplasty with a laser probe fiberoptic catheter system. Thorac vascardio Surg 36:133-136

Sharma, S Arya S (1993) The Kensey Catheter. Acta Radiol 34:636-637

Steckmeier B, Baumgart R, Küffer G (1989) L. Schweiberer: Erfahrungen mit der Rotationsatherotomie und Atherektomie. Herz 14:43-51

Thorpe PE (1992) Auth rotational atherectomy. In: Castaneda-Zuniga WR, Tadavarthy SM (eds) Interventional radiology. Vol 1 Williams & Wilkins, Baltimoe, pp 504-518

Tobis J, Smolin M, Mallery J, Macleay L, Johnston WD, Connolly JE, Lewis G, Zuch B, Henry W, Berns M (1989) Laser-assisted thermal angioplasty in human peripheral artery occlusions: Mechanism of recanalization. J Am Coll Cardiol 13:1547-1554

Vallbracht C, Liermann D, Prignitz I, Beinborn W, Roth FJ, Kollath J, Landgraf H, Kaltenbach M (1989) Low-speed rotational angioplasty in chronic peripheral artery occlusions: experience in 83 patients. Radiology 172:327–330

Vallbracht C, Kämpf AH, Lierman D, Beinborn W, Roth FJ, Follath J (1992) Low-speed rotational angioplasty in chronic peripheral occlusions. Experience in 1252 patients (abstract). Radiology 185 (P) [Suppl]:229 (No. 743)

Vallbracht C, Liermann D, Landgraf H, Kollath J, Roth FJ, Breddin H, Hartmann A, Schoop W, Kaltenbach M (1993) Recanalization of chronic arterial occlusions: low-speed rotational angioplasty. 5 years experience in peripheral and coronary vessels. Eur J Med 2:232–238

Vroegindeweij D, Tielbeek AV, Buth J et al. (1995) Directional atherectomy versus balloon angioplasty in segmental femoropopliteal artery disease. Two-year follow-up with color-flow duplex scanning. J Vasc Surg 21:255–269

Wexler L (1989) Percutaneous transluminal angioplasty of peripheral vascular occlusions: A clinical perspective. J Am Coll Cardiol 13:1555–1557

White RA, White GH (1989) Laser thermal probe recanalization of occluded arteries. J Vasc Surg 9:594–604

White CJ, Ramee SR, Escobar A et al. (1993) High-speed rotational ablation (Rotablator) for unfavorable lesions in peripheral arteries. Cathet Cardiovasc Diagn 30:115–119

Wollenek G, Laufer G (1989) Laser angioplasty in the treatment of peripheral vascular disease. Herz 14:29–38

Zeitler E (1985) Die perkutane transluminale Rekanalisation chronischer Stenosen und Verschlüsse peripherer Arterien. Wien Med Wochenschr 135:384–392

7.5

Becker GJ, Benenati JF, Zemel G et al. (1991) Percutaneous placement of a balloon-expandable intraluminal graft for life threatening subclavian arterial hemorrhage. J Vasc Interv Radiol 2:225–229

Beebe HG, Jackson T, Pigett JP (1995) Aortic aneurysma morphology for planning endovascular aortic grafts: limitations of conventional imaging methods. J Endovasc Surg 2:139–148

Blum U, Langer M, Spillner G, Mialhe C, Beyersdorf F, Buitrago-Tellez C, Voshage G, Düber C, Schlosser V, Cragg AH (1996) Transfemoral placement of endovascular self-expanding stent-grafts for abdominal aortic aneurysms – preliminary technical and clinical results. Radiology 198:25–32

Cikrit DF, Becker GJ, Dalsing MC, Ehrmann KO, Lalka SG, Sawchuk AP (1991) Early Experience with the Palmaz Expandable Intraluminal Stent in Iliac Artery Stenosis. Annals of Vascular Surgery 5:150–155

Cragg AH, Dake MD (1993) Percutaneous femoropopliteal graft placement. Radiology 187:643–648

Cragg AH, Lund G, Rysavy J et al. (1983) Nonsurgical placement of arterial endoprostheses: a new technique using nitinol wire. Radiology 147:261–263

Cragg AH, De Jong SC, Barnhart WH, Landas SK, Smith TP (1993) Nitinol intravascular stent: results of preclinical evaluation. Radiology 189:775–778

Dake M, Miller C, Semba CP, Mitchell S, Walker P, Liddell R (1994) Transluminal placement of endovascular stent-grafts for the treatment of descending throacic aortic aneurysms. N Engl J Med 331:1729–1734

Do-dai-Do, Triller J, Walpoth BH, Stirnemann P, Mahler F (1992) A comparison study of self-expandable stents vs balloon angioplasty alone in femoropopliteal artery occlusions. Cardiovasc Intervent Radiol 15:306–312

Dotter CT (1969) Transluminally-placed coilspring endoarterial tube grafts; long-term patency in canine popliteal artery. Invest Radiol 4:329–332

Dotter CT, Buschmann RW, McKinney MK et al. (1983) Transluminal expandable nitinol coil grafting: preliminary report. Radiology 147:259–260

Gross-Fengels W, Friedmann G, Palmaz JC (1991) Ballonexpandierbare Stents bei arteriellen Veränderungen der Beckenstrombahn. Fortschr Röntgenstr 155, 4:349–356

Günther RW, Vorwerk D, Antonucci F, Beyssen B, Essinger A, Gaux JC, Joffre F, Raynaud A, Rosseau H, Zollikofer CL (1991) Iliac Stenosis or Obstruction After Unsuccessful Balloon Angioplasty: Treatment with a Self-Expandable Stent. AJR 156:389–393

Henry M, Amor M, Ethevenot G, Herny I, Abdelwahab W, Leborgne E, Allauoi M (1994) Initial Experience with the Cragg Endopro System 1 for Intraluminal. Treatment of Peripheral Vascular Disease. J Endovasc Surg 1:31–43

Huppert PE, Duda SH, Michel J (1991) Implantation einer ballonexpandierbaren Gefäßprothese bei Nierenarterienstenose. Fortschr Röntgenstr 154:117–119

Joffre F, Rousseau H, Chemali R, Meites G (1992) Long-term results with renal artery stenting. In: Kollath J, Liermann D (eds) Stents II. Schnetztor GmbH, Konstanz, p 194

Kuhn FP, Kutkuhn B, Torsello G, Mödder U (1991) Renal artery stenosis: preliminary result of treatment with the Strecker stent. Radiology 180:367–372

Kuhn FP, Malms J, Kutkuhn B, Fürst G, Torsello G, Mödder U (1992) Renale Stent-Implantation. Aktuelle Indikationen, Zweijahresergebnisse, Möglichkeiten der perkutanen Stentbergung. Fortschr Röntgenstr 157, 1:65–71

Labinaz M, Phillips R, Stack RS, Zidar JP, Brott B (1995) The Future of Cardiologic Stents. In: Liermann D (ed) Stents – State of the Art and Future Developments. Polyscience Publications, Inc Morin Heights, Canada

Liermann D, Strecker EP, Peters J (1992) The Strecker stent: indications and results in iliac and femoropopliteal arteries. Cardiovasc Intervent Radiol 15:298–305

Liermann D (1995) Stents – State of the Art and Future Developments. Polyscience Publications, Inc.

Liermann D, Zegelman M, Kollath J, Satter P (1992) Möglichkeiten zur Bergung fehlplazierter oder verschlossener metallischer Endoprothesen. In: Kollath J, Liermann D (Hrsg) Stents II. Schnetztor GmbH, Konstanz, S 139

Liermann D, Strecker EP (1995) Tantalum Stents in the Treatment of Stenotic and Occlusive Diseases of Abdominal Vessels. In: Liermann D (eds) Stents – State of the Art and Future Developments. Polyscience Publications, Inc, p 127

Long AL, Page PE, Raynaud AC, Beyssen BM, Fiessinger JN, Ducimetiére P, Relland JY, Gaux JC (1991) Percutaneous Iliac Artery Stent: Angiographic Long-term Follow Up. Radiology 180:771–778

Maass D, Kropf L, Egloff D et al. (1982) Transluminal implantation of intravascular „double helix" spiral prostheses: technical and biological considerations. ESAO Proc 9:252–256

Malms J, Kuhn FP (1995) Five Years' Experience with Strecker Stent Implantation in Renal Arteries: An Epicritical Summary. In: Liermann D (eds) Stents – State of the Art and Future Developments. Polyscience Publications, Inc, p 115

Mathias K (1996) Perkutane Rekanalisation der supraaortalen und zerebralen Arterien. In: Günther RW, Thelen M (Hrsg) Interventionelle Radiologie. Thieme, Stuttgart New York

Nöldge G, Richter GM, Siegerstetter V, Garcia O, Palmaz JC (1990) Tierexperimentelle Untersuchungen über den Einfluß der Flußrestriktion auf die Thrombogenität des Palmaz-Stentes mittels ^{111}Indium-markierter Thrombozyten. Fortschr Röntgenstr 152, 3:264–270

Palmaz JC, Garcia OJ, Schatz RA, Rees CR, Roeren T, Richter GM, Nöldge GN, Gardiner GA, Becker GJ, Walker C, Stagg J, Katzen BT, Dake MD, Paolini RM, McLean GK, Lammer J, Schwarten DE, Tio FO, Root HD, Rogers W (1990) Placement of Balloon-expandable Intraluminal Stents in Iliac Arteries: First 171 Procedures. Radiology 174:969–975

Parodi JC, Palmaz JC, Barone HD (1991) Transfemoral intraluminal graft implantation for abdominal aortic aneurysms. Ann Vasc Surg 5:491–499

Pernés JM, Auguste MA, Hovasse D, Gignier P, Lasry B, Lasry JL (1995) Long iliac stenosis: initial clinical experience with the Cragg endoluminal graft. Radiology 196:67–71

Raillat C, Rousseau H, Joffre F, Roux D (1990) Treatment of Iliac Artery Stenoses with the Wallstent Endoprosthesis. AJR 154:613–616

Rees CR, Palmaz JC, Garcia O, Roeren R, Richter GM, Gardiner G, Schwarten D, Schatz RA, Root HD, Rogers W (1989) Angioplasty and Stenting of Completely Occluded Iliac Arteries 172:953–959

Richter GM, Palmaz JC, Allenberg JR, Kauffmann GW (1994) Die transluminale Stent-Prothese beim Bauchaortenaneurysma. Radiologe 34:511–518

Richter GM, Roeren T, Nöldge G, Landwehr P, Allenberg JR, Kauffmann GW, Palmaz JC (1992) Erste Langzeitergebnisse der randomisierten 5-Jahres-Studie: Iliacale Stentimplantation versus. VASA 35:192–193

Roeren T, Post K, Richter GM, Brado M, Dahlke M, Kauffmann GW (1994) Stentangioplastie der infrarenalen Aorta und der Aortenbifurkation. 34:504–510

Roth FJ, Scheffler A, Krings W, Grün B, Barthen I (1996) Ballonangioplastie peripherer Gefäße. In: Günther RW, Thelen M (Hrsg) Interventionelle Radiologie. Thieme, Stuttgart New York, S 81

Rousseau HP, Hennequin LM, Joffre FG (1995) Clinical Results and Long-Term Patency of Renal Artery Stenting with the Wallstent Endoprosthesis: In: Liermann D (eds) Stents – State of the Art and Future Developments. Polyscience Publications, Inc, p 106

Sapoval MR, Long AL, Raynaud AC, Beyssen BM, Fiessinger JN, Gaux J (1992) Femoropopliteal Stent Placement: Long-term Results. Radiology 184:833–839

Scott RAP, Chuter TAM (1994) Clinical endovascular placement of bifurcated graft in abdominal aortic aneurysms without laparatomy. Lancet 343:413

Schmiedt W, Düber C, Neufang A, Eberle B, Pitton M, Thelen M, Oelert H (1995) Endovaskuläre Therapie des Bauchaortenaneurysmas – erste Ergebnisse mit der Implantation transluminaler Stent-Prothesen. Z Herz Thorax Gefäßchir 9:218–224

Strecker EP, Pomaniuk P, Schneider B, Westphal M, Zeitler E, Wolf HRD, Freudenberg L (1988) Perkutan implantierbare, durch Ballon aufdehnbare Gefäßprothese: Erste klinische Ergebnisse. DMW 113:538–576

Strecker EP, Hagen B, Liermann D, Boos I (1995) Long-Term Results Following Treatment of Iliac Artery Stenoses and Occlusions with Flexible Tantalum Stents. In: Liermann D (eds) Stents – State of the Art and Future Developments. Polyscience Publications, Inc, p 23

Vorwerk D, Günther RW (1992) Selbstexpandierbare Endoprothesen (Wallstents) als Ergänzung zur Ballondilatation arterieller Läsionen. In: Kollath J, Liermann D (Hrsg) Stents II. Schnetztor GmbH, Konstanz, S 39

Vorwerk D, Günther RW, Keulers P, Wendt G (1993) Stents in Beckenarterien, Indikationen und Ergebnisse. Radiologia diagnostica 34/5:304–318

Vorwerk D, Günther RW, Schürmann K, Wendt G, Peters I (1995) Primary Stent Placement for Chronic Iliac Artery Occlusions: Follow-up Results in 103 Patients. Radiology 194:745–749

Vorwerk D, Günther RW, Schwarzendrube J (1995) Fallbericht: Verschluß eines großen Aneurysmas der A. iliaca communis mit einem beschichteten Metallstent. RöFö 3:78–80

Vorwerk D, Günther RW, Wendt G, Schürmann K (1994) Ulcerated plaques and focal aneurysms of iliac arteries: treatment with noncovered, self-expanding stents. AJR 162:1421–1424

Yusuf SW, Baker DM, Chuter TAM, Whitaker SC, Wenham PW, Hopkinson BR (1994) Transfemoral endoluminal repair of abdominal aortic aneurysm with bifurcated graft. Lancet 344:650–651

Zidar JP, Virmari R, Culp SC et al. (1993) Quantitative histopathologic analysis of the vascular response to heparin coating of the Cordis stent. J Am Coll Cardiol 21:336A

Zidar JP, Gammon, RS, Chapman CD et al. (1993) Short and long-term vascular tissue response in the Duke bioabsorbable stents. J Am Coll Cardiol 21:493A

Zidar JP, Mohammad SF, Culp SC et al. (1992) In vitro thrombogenicity analysis of a new bioabsorbable balloon-expandable, endovascular stent. J Am Coll Cardiol 21:483A

Zollikofer CL, Antonucci F, Stuckmann G (1990) Die Entwicklung endovaskulärer Stents. In: Kollath J, Liermann D (Hrsg) Stents – ein aktueller Überblick. Schnetztor-Verlag, Konstanz

Zollikofer CL, Antonucci F, Pfyffer M, Redha F, Salmonowitz E, Stuckmann G, Largiadèr I, Marty A (1991) Arterial Stents Placement with Use of the Wallstent: Midterm Results of Clinical Experience. Radiology 179:449–456

Zollikofer CL, Antonucci F, Stuckmann G, Mattias P (1995) The Use of Stents in Venous Vessels. In: Liermann D (eds) Stents – State of the Art and Future Developments. Polyscience Publications, Inc, p 73

7.6

Archie JP jr (1994) Femoropopliteal bypass with either adequate ipsilateral reversed saphenous vein or obligatory polytetrafluoroethylene. Ann Vasc Surg (8:475–484

Barett A, Pradere B, Costecalde M et al. (1985) Reflexions à propos de 180 pontage aortobifémoraux pour artérite chronique oblitérante. J Mal Vasc 10:141–146

Brewster DC, LaSalle AJ, Darling RC (1981) Comparison of above-knee and below-knee anastomosis in femoropopliteal bypass grafts. Arch Surg Chicago 116:1013–1018

Crawford ES, Crawford JL, Safi HJ et al. (1986) Thoracoabdominal aortic aneurysms: Preoperative and intraoperative factors determining immediate and long-therm results of operations in 605 patients. J Vasc Surg 3:389

Cron JP, Cron C, Blanchard D et al. (1994) Long term of patients receiving an aorto-bi-femoral prosthesis for atherosclerotic occlusive disease of the aortic bifurcation. Int Angiol 13, 300–307

Dean RH, Kimberley JH (1991) Prophylactic Renal Revascularization: Has It a Role? In: Veith FJ (ed) Current Critical Problems in Vascular Surgery, vol 3. Quality Medical Publishing, St. Louis

Donaldson MC, Mannick JA, Whittemore AD (1991) Femoraldistal bypass with in situ greater saphenous vein: Long-Term results using the mills valvulotome. Ann Surg 213:457–465

Enzler MA, Sege D, Nagel W, Clerici T (1991) Mittelfristige Resultate unserer ersten 53 „in situ"-Bypasse. VASA 20:132–135

Gruss J (1987) Der In-situ Bypass. In: Heberer G, Dongen RJAM van (Hrsg) Gefäßchirurgie, Springer, Berlin Heidelberg New York, 431–444

Harris PL, Cave-Bigley DJ, McSweeney L (1985) Aortofemoral bypass and the role of concomitant femorodistal reconstruction. Br J Surg 72:317–320

Jarret F, Mahood BA (1994) Long-term results of femoropopliteal bypass with stabilized human umbilical vein. Am J Surg 168:111–114

Kent KC, Donaldson MC, Attinger CE et al. (1988) Femoropopliteal reconstruction for claudication. The risk of life and limb. Arch Surg 123:1196–1198

Laas J, Albes J (1993) Rekonstruktive Chirurgie. In: Alexander K (Hrsg) Gefäßkrankheiten. Urban & Schwarzenberg, München S 414–428

Littooy FN, Steffan G, Steinam S, Saletta C, Greisler HP (1993) An 11-year experience with aortofemoral bypass grafting. Cardiovasc Surg 1:232–8

Lynch K, Kohler T, Johansen K (1986) Nonresective therapy for aortic aneurysm: Results of a survey. J Vas Surg 4, 469

Mehta S (1980) A statistical summary of the results of femoropopliteal bypass surgery. Gore, Newark 1

Müller G (1992) Extraanatomische Revaskularisation der unteren Extremität. Indikation – Technik – Ergebnisse. In: Schütz RM, Bruch HP (Hrsg) Der ausoperierte Gefäßpatient. Media-Design Lübeck, S 30–37

Naylor AR, Ah-see AK, Engeset J (1990) Aortoiliac endarterectomy: An 11-year overview. Br J Surg 77:190–193

Patterson RB, Fowl RJ, Kempczinski RF et al. (1990) Preferential use of PTFE of above-knee femoropopliteal bypass grafts. Ann Vasc Surg 4:338–343
Prendiville EJ, Yeager A, O'Donnell et al. (1990) Long-term results with the above-knee popliteal expanded PTFE-graft. J Vas Surg 11:517–524
Raithel D (1987) Operative Therapie bei Beckenarterienverschlüssen In: Trübestein G (Hrsg) Therapie der arteriellen Verschlußkrankheit. Zuckschwerdt, München Bern Wien San Francisco
Raithel D, Franke F, Gall FP (1983) Spezielle Probleme der Revaskularisation bei Diabetikern im Bereich des Unterschenkels. Therapiewoche 33:2269
Raithel D (1984) Die Belastbarkeit des Patienten in der Gefäßchirurgie. Langenbecks Arch Chir 364:177
Raithel D, Noppeney T, Kasprzak P (1987) Das abdominelle Aortenaneurysma im hohen Lebensalter - Operation, Therapie der Wahl? Med Welt 38:931
Raithel D (1990) Gefäßchirurgie im Alter. In: Handbuch der Gerontologie, Band 4/1. Gustav Fischer, Stuttgart, New York, S 344 ff.
Raithel D (1991a) Role of PTFE Grafts in Infrainguinal Arterial Reconstructions: A 10-Year Experience. In: Veith FJ: Current Critical Problems In Vascular Surgery, vol. 3. Quality Medical Publishing, St. Louis, p 66
Raithel D (1991) Femoro-crurale Arterienverschlüsse. In: Hepp W, Palenker J (Hrsg) Femoro-krurale Arterienverschlüsse. Steinkopff, Darmstadt
Rieger H (1988) Analyse und Bewertung allgemeiner Risikofaktoren in der Chirurgie: Gefäßerkrankungen. In: Haring R (Hrsg) Risiko in der Chirurgie. De Gruyter, S 75–83
Rosén L, Flørenes T, Kroese A (1996) Do routinely registered preoperative data provide prognostic information on the short-term outcome of distal bypass surgery? VASA 25:114–120
Schweiger H, Raithel D, Franke F (1984) Die quere femoro-femorale Umleitung beim unilateralen Beckenarterienverschluß. In: Angio 6:55
Schweiger H, Raithel D (1984) Der femoro-femorale Bypass beim einseitigen Beckenarterienverschluß: Alternative oder Verfahren der Wahl? VASA 13:147–152
Schwilden ED, Dongen RJAM van (1987) Eingriffe an der Arteria profunda femoris. In: Heberer G, Dongen RJAM van (Hrsg) Gefäßchirurgie. Springer, Berlin Heidelberg New York, S 457–474
Sladen JG, Gilmour JL, Wong RW (1986) Cumulative patency and actual palliation in patients with claudication after aortofemoral bypass. Prospective long-term follow-up of 100 patients. Am J Surg 152:190–195
Szilagyi DE, Elliott JP Jr, Smith RF et al. (1986) A thirty year survey of the reconstructive surgical treatment of aortoiliac occlusive disease. J Vasc Surg 3:421–435
Taylor LM, Hamre D, Moneta GL (1991) Axillobifemoral Bypass. In: Veith FJ: Current Critical Problems in Vascular Surgery, Volume 3 Quality Medical Publishing, Inc, St. Louis
Thompson JE, Garrett WV, Patman RD et al. (1982) Elective Surgery for Abdominal Aortic Aneurysm. In: Bergan JJ, Yao JS: Aneurysms. Diagnosis and Treatment. Grune & Stratton, New York London Paris, p 287
Tribble CG, Christie AM, Kron IL (1987) Repair of thoracic aortic aneurysms in the elderly: Are shunts necessary? J Vasc Surg 6:553–560
Veith FJ, Gupta SK, Ascer E et al. (1986) Six-year prospective multicenter randomized comparison of autologous saphenous vein and expanded PTFE grafts in infrainguinal arterial reconstructions. J Vasc Surg 3:104–114
Vollmar J (1982) Rekonstruktive Chirurgie der Arterien. Thieme, Stuttgart New York
Wolf GL, Wilson SE, Cross AP et al. (1993) Surgery or Balloon abgioplasty for peripheral Vascular Disease: A randomized clinical trial. JVIR 4:639–648
Wooster DL, Provan JL, Sojka SG, Madras PN (1982) Femoropopliteal bypass: Saphenous vein and expanded polytetrafluoroethylen grafts. Can J Surg 25:666–669
Widdershoven RMH, LeVeen HH (1989) Closed endarterectomy. Preferred operation for aortoiliac occlusive disease. Arch Surg 124:986–990
Willekens FG, Wever J, Balm R (1992) Endarterectomie revisited. VASA 21: 268–272

7.7

Adler OB, Engel A, Rosenberger A, Dondelinger R (1990a) CT-gesteuerte chemische perkutane thorakale Sympathektomie bei palmarer Hyperhidrose. RöFö 153:400–403
Alder OB, Engel A, Rosenberger A, Dondelinger R (1990b) Palmar hyperhidrosis CT guided chemical percutaneous thoracic sympathectomy. Fortschr Röntgenstr 153:400–403
Altomare DF, Rizzo S, Fullone M et al. (1993) Are diabetic patients with ischaemic limb suitable for lumbar sympathectomy? Int Angiol 12 (suppl 1):73
Cooke ED, Harris J, Fleming CE et al. (1994) Correlation of pain with temperature and blood flow changes in the lower limb following chemical lumbar sympathectomy in reflex sympathetic dystrophy. Int Angiol 14:226–228
Dondelinger RF, Kurdziel JC (1987) Percutaneous phenol block of the upper thoracic sympathetic chain with computed tomography guidance. A new technique. Acta Radiol 28:511–511
Duda SH, Huppert PE, Heinzelmann B et al. (1994) CT-gestützte percutane lumbale Sympathicolyse bei peripherer arterieller Verschlußkrankheit. Fortschr Röntgenstr 160:132–136
Haynsworth RF jr, Noe CE (1991) Percutaneous lumbar sympathectomy: a comparison of radiofrequency denervation versus phenol neurolysis. Anesthesiology 74:459–463
Häusler G (1994) Pharmaka mit Wirkung auf das vegetative Nervensystem. In: Estler CJ (Hrsg) Pharmakologie und Toxikologie. Schattauer-Verlag, S 37–100
Heimig T, Scheffler A, Rieger H, Schoop W (1986) Effects of Surgical and Regional Drug-Induced Sympathectomy (SE) on Skin Perfusion in Peripheral Vascular Disease (PVD). In: Maurer PC, Becker HM, Heidrich H et al. (eds) What is New in Angiology? Zuckschwerdt, München, pp 146–147
Herbst F, Plas EG, Fugger R, Fritsch A (1994) Endoscopic thoracic sympathectomy for primary hyperhidrosis of the upper limbs A. critical analysis and long-term results of 480 operation. An Surg 220:86–90
Jänig W (1994) Spinal cord stimulation in patients: Basic anatomical and neurophysiological mechanisms. In: Horsch S, Claeys L (Hrsg) Spinal Cord Stimulation. Steinkopff, Darmstadt, pp 37–58
Koch C, Ernst M, Harnoß BM, Häring R (1992) Lumbale Sympathektomie nur noch in Verbindung mit einer Profundarevaskularisation? Herz + Gefäße 12:390–394
Lantsberg L, Goldman M (1990) Lower limb sympathectomy assessed by laser Doppler blood flow and transcutaneous oxygen measurements. J Med Eng Technol 14:182–183
Lowell RC, Gloviczki P, Cherry KJ et al. (1993) Cervicothoracic sympathectomy for Raynaud's syndrome. Int Angiol 12:168–172
Rau G (1974) Sympathektomie. In: Heberer G, Rau G, Schoop W (Hrsg) Angiologie, Thieme, Stuttgart, S 336–344
Redman DR, Robinson PN, Al-Kutoubi MA (1986) Computerised tomography guided lumbar sympathectomy. Anaesthesia 41:39–41
Rosen RJ, Miller DL, Imparato AM, Riles TS (1983) Percutaneous phenol sympathectomy in advanced vascular disease. Am J Roentgenol 141:597–600
Schild H, Gronniger J, Gunther R et al. (1984) CT-gesteuerte Sympathektomie. Fortschr Röntgenstr 141:504–508
Schütter F, Sandmann W, Ashrafnia S (1990) Therapieergebnisse nach lumbaler Sympathektomie. VASA 19:40–46
Seibel RMM, Carstensen G, Balzer K et al. (1989) CT-gesteuerte lumbale Sympathicusausschaltung bei der Behandlung der peripheren arteriellen Verschlußkrankheit. In: Grönemeyer DHW, Seibel RMM (Hrsg) Interventionelle Computertomographie. Ueberreuter, Wien, S 112–118
Sunder-Plassman L (1987) Sympathektomie: In. Heberer G, Dongen RJAM van (Hrsg) Kirschnersche allgemeine und spezielle Operationslehre-Gefäßchirurgie. Springer, Berlin Heidelberg New York

Allgemeine Diagnose- und Therapiestrategien

H. Rieger

8.1 Stufendiagnostik 385
8.1.1 Stufendiagnostik in der niedergelassenen
 nichtangiologisch ausgerichteten Praxis 385
8.1.2 Stufendiagnostik des Angiologen 386
 Basisdiagnostik 386
 Weitergehende Diagnostik 389

8.2 Stufentherapie 390
8.2.1 Stadium I 390
 Aufklärung und Kontrolle der Risikofaktoren 390
 Medikamentöse Hilfen 390
 Generelle Gefäßuntersuchung 390
 Invasive Intervention 390
8.2.2 Stadium II 391
 Therapeutisches Vorgehen bei Beschwerdetoleranz 391
 Therapeutisches Vorgehen bei Beschwerdeintoleranz 391
8.2.3 Stadium III 393
8.2.4 Stadium IV 393
 Literatur 394

8.1
Stufendiagnostik

Die große Anzahl der in den Kapiteln 4 bis 7 dargestellten Untersuchungsmethoden ist von Vorteil und Nachteil zugleich. Der Vorteil liegt darin, zur Bearbeitung bestimmter Fragestellungen, die mittels des diagnostischen „Routinerüstzeugs" nicht angehbar sind, Spezialmethoden in Anspruch nehmen zu können. Der Nachteil ist der, daß die Vielzahl der Methoden erfahrungsgemäß kostensteigernd parallel eingesetzt wird, ohne daß hinsichtlich des mutmaßlichen Informationsgewinns immer eine Notwendigkeit besteht. Im folgenden soll der Einsatz der diagnostischen Methoden geordnet und den in der Klinik am häufigsten auftretenden Fragestellungen angepaßt werden. Daß subjektive Auffassung und Ermessensspielräume nicht auszuschließen sind, ist natürlich und tut der Leitfunktion stufendiagnostischer Empfehlungen keinen Abbruch. Ohne das Verständnis zu stören, werden bereits an dieser Stelle Verfahren eingearbeitet, die erst in späteren Kapiteln behandelt werden. Die Stufendiagnostik wird aus Sicht verschiedener Versorgungsstrukturen bzw. Leistungserbringern (niedergelassene allgemeinmedizinisch bzw. internistische Praxis, niedergelassene angiologische Praxis, angiologische klinische Abteilung etc.) dargestellt.

8.1.1
Stufendiagnostik in der niedergelassenen nichtangiologisch ausgerichteten Praxis

Vor allem zwei Patiententypen sind zu unterscheiden: der angiologisch bislang unauffällige Patient, der seinen Arzt wegen pAVK (peripherer-arterieller-Verschlußkrankheit)-unabhängiger Beschwerden aufsucht, und derjenige Patient, der wegen Extremitätenbeschwerden mit der Frage arterieller Durchblutungsstörungen den Arztkontakt sucht. Im Sinne der Prävention wurde 1993 im Rahmen des Kongresses „Zukunftsaufgaben Gesundheitsvorsorge", der vom Bundesgesundheitsministerium ausgerichtet wurde, vorgeschlagen, den „Check-up" (Gesundheitsuntersuchung nach § 25 SGB V) im Hinblick auf periphere Arterienkrankheiten in Form der peripheren Arteriendruckmessung zu erweitern (Bundesgesundheitsministerium 1993). Dies bedeutet, daß auch diejenigen Patienten, die nicht aus angiologischer Ursache ihren Arzt aufsuchen, aber anamnestisch bzw. prognostisch Risikoträger sind zumindest im Rahmen eines Minimalprogramms angiologisch untersucht werden (Abb. 8.1). Folgende Patienten kommen in Betracht:

- Alter > 45 Jahre,
- Träger mindestens eines vaskulären Risikofaktors (v.a. Rauchen oder Diabetes),
- bekannte koronare Herzkrankheit.

Bei diesem Patientengut würde es sich somit aus angiolgischer Sicht um eine im Sinne des § 25 SGB V reine Vorsorgeuntersuchung mit Screeningcharakter handeln. Wird hierbei ein pathologischer Untersuchungsbefund erhoben, sollte beratend ein angiologisch tätiger Kollege hinzugezogen werden.

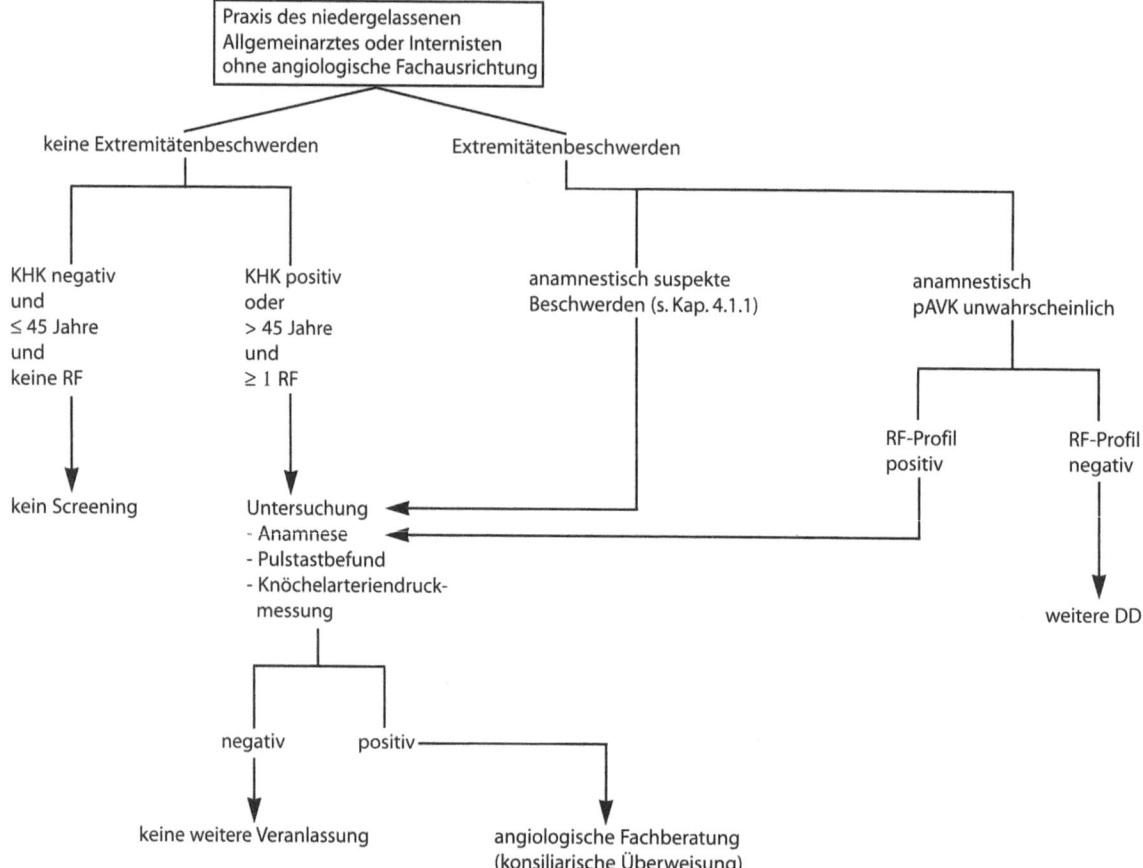

Abb. 8.1 Diagnostischer Entscheidungsbaum in der niedergelassenen Praxis. *KHK* koronare Herzkrankheit, *RF* Risikofaktor, *pAVK* periphere arterielle Verschlußkrankheit, *DD* Differentialdiagnose

Bei Patienten allerdings, die mit unklaren Extremitätenbeschwerden, die durchaus einer pAVK entsprechen könnten, vorstellig werden, kann gelegentlich bereits alleine durch die Anamnese eine pAVK ausgeschlossen werden (z. B. Oberschenkelbeschwerden nur im Ruhezustand bei unauffälligem Pulstastbefund). Eine weitergehende angiologische Untersuchung wäre, stringent gesehen, in einem solchen Fall unnötig. Wenn allerdings ein positives Risikoprofil vorliegt, ist eine Screeninguntersuchung angezeigt (Abb. 8.1).

8.1.2
Stufendiagnostik des Angiologen

Im Fall eines Primärbesuchs bei noch fehlender Erstdiagnostik kann auch in der angiologischen Praxis oder angiologischen klinischen Abteilung zunächst verfahren werden, wie in Abb. 8.1 dargestellt. In der Regel aber werden Detailinformationen zur Diagnosevervollständigung gefordert, die – unter Berücksichtigung auch der Krankheitsprognose – der Therapieplanung als Grundlage dienen. Die hier darzustellende Stufendiagnostik kann in eine „Basis"- und eine „weiterführende Diagnostik" unterteilt werden.

Basisdiagnostik
Die angiologische Basisdiagnostik umfaßt

- die *körperliche Untersuchung* (Anamnese, Pulstastbefund, Auskultation) und
- den Einsatz
  - der *Knöchelarteriendruckmessung* sowie
  - *der mechanischen Ruhe- und Belastungsoszillographie* (Scheffler u. Kleuren 1994).

Diese in der Basisdiagnostik zusammengefaßten Untersuchungsmethoden sind in Abb. 8.2 stufenförmig einschließlich jeweiliger Interpretationshilfen dargestellt. Sie decken sich in ihren Schwachstellen gegenseitig ab, bilden also ein sich selbst kontrollierendes nichtinvasives klinisches Diagnosesystem mit großer diagnostischer Sensitivität und Spezifität. Im folgenden sollen anhand von Abb. 8.2 die einzelnen Stufen besprochen werden.

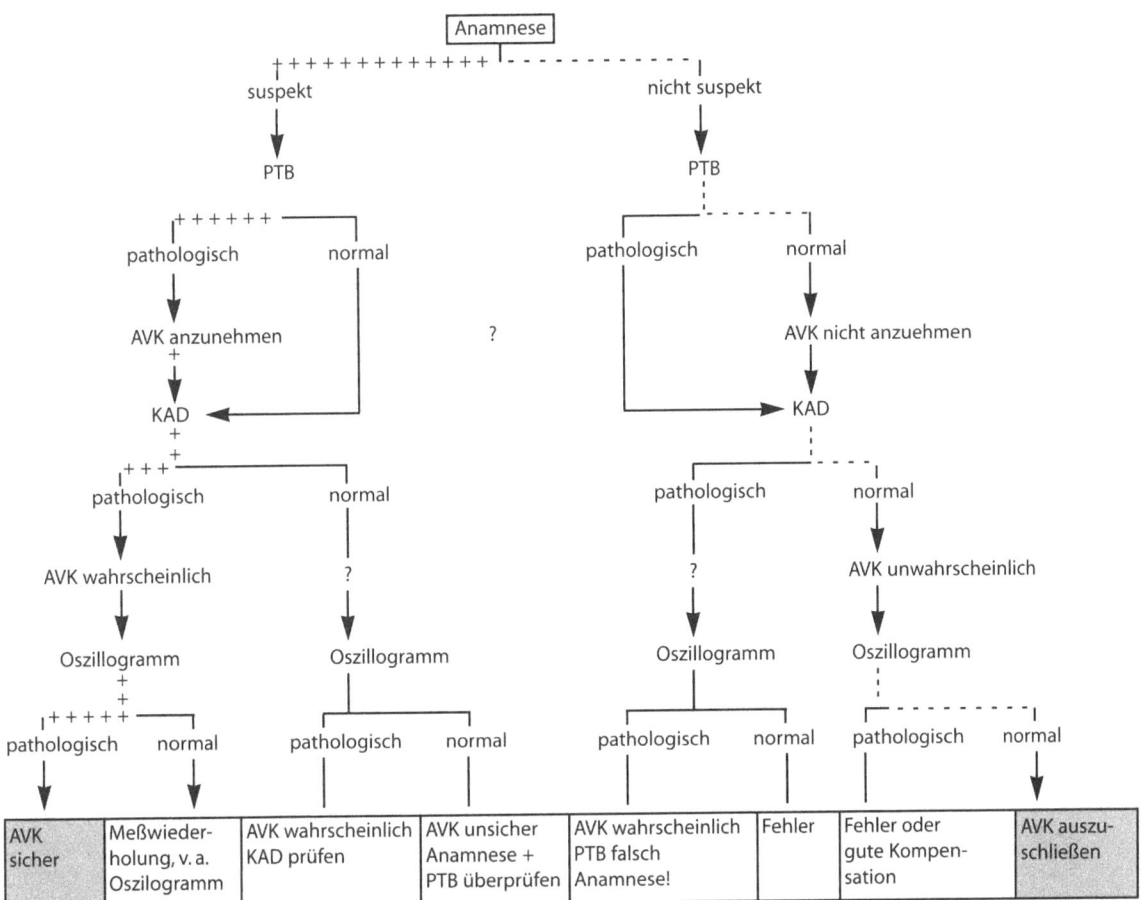

Abb. 8.2. Diagnostischer Entscheidungsbaum für Fachangiologen. *PTB* Pulstastbefund, *AVK* arterielle Verschlußkrankheit, *KAD* Knöchelarteriendruck

Die mechanische Oszillographie ist eine alte Methode, die nicht mehr ubiquitär eingesetzt wird. Aufgrund ihrer umfassenden diagnostischen Information soll sie dennoch im Zuge des diagnostischen Stufenprogramms berücksichtigt werden (s. 4.2.2).

■ **Der Stufenweg zum sicher pathologischen Befund: durch „+" markierte Linie in Abb. 8.2.** Bei suspekter Anamnese (s. 4.1.1) stellt sich die Aufgabe der *Diagnosesicherung*. Ein fehlender oder deutlich abgeschwächter Arterienpuls stützt den anamnestischen Verdacht auf das Vorliegen einer pAVK erheblich. Allerdings ist die Erhebung des Pulstastbefunds in Abhängigkeit von den Untersuchungsbedingungen und der Erfahrung des Untersuchers nicht selten fehlerhaft (s. 4.1.2). Ein nicht oder schwach getasteter Puls besagt nämlich nicht immer, daß ein solcher auch objektiv nicht tastbar ist. Aus diesem Grund sollte zusätzlich der periphere Knöchelarteriendruck gemessen werden (s. 4.3). Ist dieser ebenfalls pathologisch, kann mit großer Wahrscheinlichkeit bereits auf dieser Stufe eine pAVK angenommen werden. Um falsch-hohe Knöchelarteriendrücke z. B. bei Mediasklerose etc. letztlich noch auszuschließen (s. Abschn. 4.3.1), ist die abschließende Durchführung eines Ruhe- und Belastungsoszillogramms aus unserer Sicht anzuschließen – auch um weitere Informationen hinsichtlich der Verschlußlokalisation und hämodynamischen Kompensation zu erhalten. Ist auch dieses pathologisch, kann eine pAVK mit Sicherheit angenommen werden (s. mit „+" markierte Linie in Abb. 8.2).

■ **Der Stufenweg zum sicher negativen Befund.** Analog der mit „+" markierten Leitlinie in Abb. 8.2 markiert die mit „–" markierte Leitlinie in derselben Abbildung den sicheren Ausschluß einer pAVK. Wenn die Anamnese unverdächtig ist und die weiteren basisdiagnostischen Befunde normal sind, ist mit einer an Sicherheit grenzenden Wahrscheinlichkeit eine pAVK auszuschließen.

■ **Widersprüchliche Befunde innerhalb der Basisdiagnostik.** Sinn der in die hier dargestellte Basisdiagnostik eingebundenen Untersuchungsgänge ist es, Schwächen der beteiligten nichtinvasiven Einzelmethoden zu kompensieren und als Ergebnis eine klinisch gut begründbare angiologische Diagnose mit vertretbarem Aufwand zu stellen. Daß das Prinzip des ergänzenden Einsatzes und der kontrollierenden Absicherung Sinn macht, beweisen immer wieder auftretende Unklarheiten oder gar widersprüchliche Ergebnisse der Einzelmethoden, die dann zu einer klärenden Interpretation der erhobenen Befunde oder auch zum Einsatz weiterführender bildgebender Verfahren führen. Im folgenden sollen Interpretationshilfen für den Fall gegeben werden, daß der obige Untersuchungsgang zu keinem klaren Ergebnis führt, und sich die Untersuchungsmethoden eventuell widersprechen.

Suspekte Anamnese (linker Teil der Abb. 8.2)
- *Dissens zwischen Anamnese und Pulstastbefund*:
Ist bei suspekter Anamnese der Pulstastbefund normal oder ungeklärt, muß dies noch kein zwingender diagnostischer Widerspruch sein, sondern könnte durch eine gute hämodynamische Kompensation bzw. durch mangelhafte Pulstasterfahrung erklärt werden. Die Messung des Knöchelarteriendrucks (KAD) bringt meist Klärung.
- *Dissens zwischen Anamnese und Pulstastbefunds einerseits und Knöchelarteriendruckmessung andererseits*:
Besteht bei verdächtiger Anamnese und pathologischem Pulstastbefund ein wider Erwarten normaler Knöchelarteriendruck (Abb. 8.2), muß an das Vorliegen einer Mediasklerose und damit an eine fehlende Verwertbarkeit des Meßergebnisses gedacht werden. Ist das anzuschließende Ruhe- und v.a. Belastungsoszillogramm pathologisch, muß trotz unverdächtiger (wahrscheinlich falsch-hoher) Knöchelarteriendrücke eine pAVK angenommen werden. Die Knöchelarteriendruckmessung muß somit überprüft werden.
- *Dissens zwischen Anamnese, Pulstastbefund und Knöchelarteriendruckmessung einerseits und Oszillographie andererseits*:
Sind Anamnese, Pulstastbefund und Knöchelarteriendruck pathologisch, das Oszillogramm aber normal, müssen die Messungen überprüft werden. Meist liegt eine fehlerhafte Durchführung des Oszillogramms vor.

Nicht suspekte Anamnese (rechter Teil der Abb. 8.2)
- *Unstimmigkeit zwischen Anamnese und Pulstastbefund*:
Ist bei unauffälliger und für eine pAVK nicht suspekter Anamnese der Pulstastbefund pathologisch, kann es sich entweder um ein sehr gut kompensiertes Strombahnhindernis handeln, oder – häufiger – um Schwierigkeiten, einen normalen Puls zu tasten
- *Unstimmigkeit zwischen den Ebenen der Anamnese und des Pulstastbefunds einerseits und der Knöchelarteriendruckmessung andererseits*:
Besteht bei unverdächtiger Anamnese und unverdächtigem Pulstastbefund ein pathologischer Knöchelarteriendruck in Ruhe oder nach Belastung, so handelt es sich meist um ein sehr gut kompensiertes Strombahnhindernis, das erst nach Belastung in Form einer Reduktion des Knöchelarteriendrucks erkennbar wird. Ein Oszillogramm ist anzuschließen.
- *Unstimmigkeit zwischen den Ebenen der Anamnese, des Pulstastbefunds und der Knöchelarteriendruckmessung einerseits und der Oszillographie andererseits*:
Liegt umgekehrt bei unverdächtiger Anamnese, unverdächtigem Pulstastbefund und normalem Knöchelarteriendruck in Ruhe ein pathologisches Oszillogramm (v.a. nach Belastung) vor, so handelt es sich entweder um ein fehlerhaftes Oszillogramm oder eine so gute hämodynamische Kompensation eines definitiv bestehenden Strombahnhindernisses, daß sich dieses erst im Belastungsoszillogramm zu erkennen gibt.

■ **Informationsgehalt der Basisdiagnostik.** Nach Durchführung der wie in Abb. 8.2 dargestellten Basisdiagnostik (Anamnese, Pulstastbefund, Knöchelarteriendruckmessung und Oszillographie) können folgende Aussagen gemacht werden:
- pAVK; ja oder nein,
- Höhenlokalisation,
- Verschluß oder Stenose (→ Auskultation),
- hämodynamische Kompensation,
- mutmaßliche Prognose.

■ **Geltungsbereich der Basisdiagnostik.** Die Basisdiagnostik bezieht sich im Bereich der Beine auf die Erkennung arterieller Strombahnhindernisse in Aorta, Becken-, Bein- und Unterschenkelarterien. Nach eigenen noch nicht veröffentlichten Untersuchungen (Karasch et al. 1998) wurde für die Basisdiagnostik (Anamnese plus Pulstastbefund plus Knöchelarteriendruck plus Oszillogramm) eine Sensitivität von 96,5%, eine Spezifität von 100%, ein positiver prädiktiver Wert von 100% und ein negativer prädiktiver Wert von 93,1% gefunden.

Isolierte *distale* Unterschenkelarterienverschlüsse oder gar akral gelegene arterielle Verschlüsse (Mittelfuß- und Digitalarterien) können *nicht* erkannt werden! Hinweise auf dort lokalisierte Strombahnhindernisse sind z.B. (Vor)fußclaudicatio, evtl. akrale Ruheschmerzen, Zehenzyanose u.a.m.). Eine solche Situation kann beispielsweise beim Buerger-Syndrom auftreten (Kap. 11). Folgende Anschlußuntersuchungen kommen in diesen Fällen in Frage:

- digitale Zehendruckmessung (Abschn. 4.3),
- elektronische Zehenoszillographie (Abschn. 4.2.2),
- Angiographie (Abschn. 5.3).

In der Praxis läßt sich die Frage z.B. isolierter Mittelfuß- und Zehenarterienverschlüsse nicht immer verläßlich mit der digitalen Zehendruckmessung oder der elektronischen Zehenoszillographie, also nicht invasiv, erkennen. Meist ist schließlich doch eine klärende Angiographie (antegrade Punktion in Fußvergrößerungstechnik) notwendig. Entsprechendes gilt auch für die Armstrombahn.

Weitergehende Diagnostik

Ausgehend von der erfolgten Basisdiagnostik orientieren sich die Indikationen zur weiteren Diagnostik am klinischen Befund und an der weiteren Fragestellung (Abb. 8.3). Ist das Ergebnis der Basisdiagnostik *negativ*, muß differentialdiagnostisch weiter gefahndet werden. Im Fall allerdings eines Gutachtenauftrags muß im Einzelfall entschieden werden, ob zur zweifelsfreien Dokumentation z.B. nicht vorhandener Strombahnhindernisse ein bildgebendes Verfahren (Duplex bzw. Angiographie) notwendig ist. Besteht basisdiagnostisch *Unsicherheit*, sollte die Diagnose bildgebend geklärt bzw. gesichert werden, auch dann, wenn keine direkten therapeutischen Konsequenzen ableitbar sind. Ein isolierter chronischer Verschluß einer Unterschenkelarterie z.B. ist zwar klinisch bedeutungslos, ist aber Ausdruck einer bestehenden meist arteriosklerotisch bedingten pAVK, die *prognostisch* ins Gewicht fällt und als Diagnose formuliert werden muß! Ergibt die Basisdiagnostik einen *positiven* Befund, sollte zunächst zwischen Patienten unterschieden werden, die sich bislang noch keiner invasiven Intervention (PTA oder Operation) unterzogen haben und solchen, die sich im Zustand nach gefäßchirurgischer Rekonstruktion bzw. in der postoperativen Phase befinden (Abb. 8.3).

Die bislang nicht interventionell behandelten Patienten („nichtpostoperativ" in Abb. 8.3) müssen weiter hinsichtlich ihres klinischen Stadiums unterschieden werden: Claudicatiostadium oder Stadium

Abb. 8.3. Entscheidungsstufen zur weiterführenden Diagnostik. *DD* Differentialdiagnostik, *CT* Computertomographie, *FA* Fluoreszenzangiographie

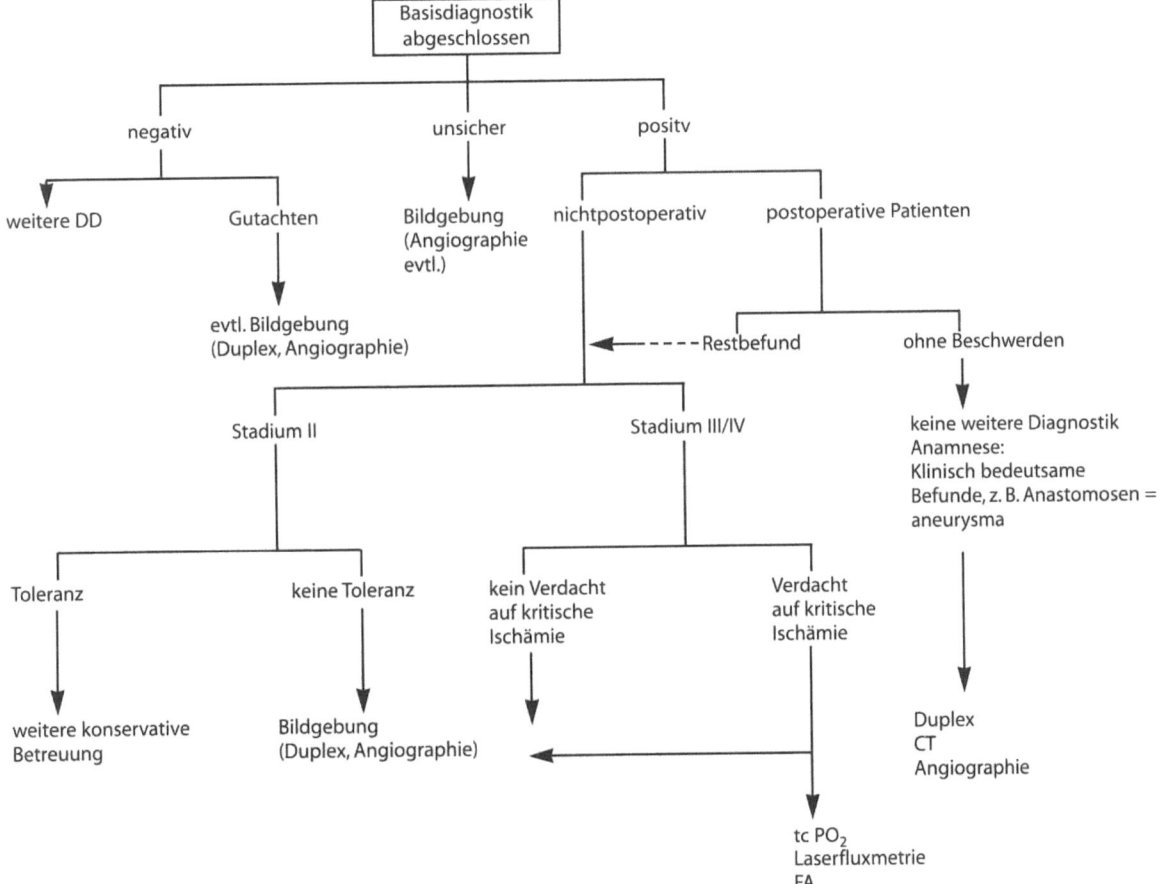

III/IV. Im Fall eines Stadiums II wird das weitere diagnostische Vorgehen davon abhängig gemacht, inwieweit die Patienten ihre Beschwerden beruflich/privat tolerieren (s. Abschn. 8.2, Abb. 8.4). Gegebenenfalls kann wegen fehlender therapeutischer Konsequenzen auf eine weitergehende Diagnostik verzichtet werden. Werden die Beschwerden nicht toleriert, ist zur Therapieplanung der Einsatz bildgebender Methoden (Duplex/Angiographie) notwendig. Gleiches gilt für das Stadium III/IV. Wenn allerdings der Verdacht auf eine kritische Ischämie besteht, müssen zur weiteren Differenzierung und Therapieentscheidung zusätzlich mikrozirkulatorische Methoden eingesetzt werden (s. Kap. 25), z.B. die transkutane Sauerstoffdruckmessung, die Laser-Doppler-Flux-(LDF)-Messung oder die Fluoreszenzangiographie.

Handelt es sich dagegen bei Patienten bei Zustand nach operativer Rekonstruktion oder in der postoperativen Phase („postoperative Patienten" in Abb. 8.3), sind im Fall einer funktionellen restitutio ad integrum keine weiteren diagnostischen Maßnahmen notwendig. Ausnahmen können klinisch bedeutsame Befunde sein, die z.B. auf Anastomosenaneurysmata hindeuten etc. und weiterführende Maßnahmen notwendig machen (Duplex, CT, Angiographie). Bestehen jedoch trotz erfolgter Operation noch einschlägige Beschwerden, so entspricht das weitere diagnostische Procedere dem oben Geschilderten (s. unterbrochener Pfeil in Abb. 8.3).

8.2
Stufentherapie

Die Therapiestrategie einer chronischen pAVK beinhaltet naturgemäß erhebliche Ermessensspielräume. Die zunehmende Kenntnis jedoch der Spontanverläufe der verschiedenen Stadien der pAVK sowie der Krankheitsverläufe post interventionem erlauben mehr und mehr die Abschätzung des Nutzen-Risiko- bzw. Nutzen-Aufwand-Verhältnisses und damit eine treffendere Indikationsstellung. Vor diesem Hintergrund kann ein roter Faden therapeutischer Stufen aufgezeigt werden, der naturgemäß nicht frei von Subjektivität und demgemäß individuell modifizierbar ist.

8.2.1
Stadium I

Gewöhnlich wird im Stadium I der pAVK auf eine spezielle angiologische Behandlung verzichtet, da weder eine objektive Gefährdung der Extremität noch Beschwerden vorliegen.

Aufklärung und Kontrolle der Risikofaktoren

Zur Therapie der atherogenen Grunderkrankungen bzw. Reduktion der vaskulären Risikofaktoren sollte man dem Patienten den Zusammenhang zwischen Risikofaktor und Gefäßwandschaden mit einfachen Worten vor Augen führen. Dies gilt insbesondere für das Rauchen. Rauchen ist gerade für die Extremitätenarterien ein Risikofaktor erster Ordnung und nicht durch medikamentöse Einstellhilfen, wie sie beim Diabetes, bei der Hypertonie oder auch bei einer Hyperlipoproteinämie zur Verfügung stehen, therapierbar. Nur eine genügend intensive Patientenmotivierung kann hier etwas bewegen; dies ist z.B. beim Buerger-Syndrom für die Prognose entscheidend. Ratschläge, auf Zigarren oder Pfeife umzusteigen, sind falsch, da ehemalige Zigarettenraucher allzuleicht der gewohnten Inhalation verfallen, wodurch das Risiko eher steigt als fällt. Auf leichtere Zigaretten ausweichen zu können, ist ebenfalls ein Trugschluß: Untersuchungen haben gezeigt, daß die Inhalationstiefe bzw. -frequenz unbewußt so eingestellt wird, daß etwa diejenige Nikotinanflutung erreicht wird, an die der Patient bisher gewöhnt war. Die beste Chance, dem Rauchen zu entkommen, ist die vollständige und abrupte Entsagung, unabhängig davon, welcher Raucherkategorie der Raucher angehört (Genuß, Erholung: 25 %, Gewohnheit, Beruhigung: 45 %; psychische und/oder physische Abhängigkeit: ca. 30 %). Die Bedingungen der patienteneigenen Lebensumstände und des unmittelbaren psychosozialen Umfelds sind hierbei entscheidend. Praktische Hilfen bei der Raucherentwöhnung sind in einem Handbuch zusammengefaßt worden (Jork et al, 1992).

Medikamentöse Hilfen

Eine Art medikamentöser Hilfe verspricht man sich vom Gebrauch verschiedener Nikotinkaugummis (z.B. Nikorette) oder Nikotinpflaster (z.B. Nikoderm). Das Prinzip ist, durch eine niedrig dosierte transdermale Nikotinaufnahme das suchtähnliche Verlangen nach einer Zigarette zu hemmen. In ca. 20–30 % sind Nikotinkarenzen bis zu einem Jahr nach bisheriger Erfahrung erzielt worden (Rieger 1992). Handelt es sich speziell um Stenosen im femoropoplitealen Bereich, können Plättchenfunktionshemmer vom Aspirintyp die Progredienz hemmen (Schoop 1984).

Generelle Gefäßuntersuchung

Aufgrund der bekannt hohen Koprävalenz arteriosklerotischer Lumeneinengungen auch anderer vitaler Gefäßprovinzen sollten im Rahmen eines vaskulären Check-up auch die extrakraniellen hirnversorgenden und die koronaren Arterien untersucht werden. Patienten mit einer pAVK weisen in >70% eine koronare Herzkrankheit und in 15–75% Strombahnhindernisse im Bereich der Carotiden auf (Hertzer et al. 1984 u. 1987, Gröchenig et al. 1990, Alexandrova et al. 1996).

Invasive Intervention
Unter bestimmten Umständen kann auch im asymptomatischen Stadium eine invasive Therapie (Kathetertechnik) erwogen werden:

- wenn die vaskulären Risikofaktoren kontrolliert sind und ein hocherfahrener Kathetertechniker verfügbar ist. Dies gilt v.a. dann, wenn ipsilateral z.B. ein symtomatischer Femoralisverschuß erfolgreich beseitigt werden konnte, auf der kontralateralen Seite aber eine asymptomatische Stenose besteht. Da diese bei bereits kontralateral bestehendem Verschluß (auch wenn erfolgreich therapiert) erfahrungsgemäß eine hohe Verschlußtendenz zeigt, kann eine (prophylaktische) PTA diskutiert werden. Man geht davon aus, daß durch die PTA der Stenose eine längere Offenheit erreicht werden kann als es dem Spontanverlauf der Stenose entspricht.
- Als Serviceleistung, z.B. Bypassansatz oder Anastomosenstenosen zum Funktionserhalt des Bypass.

8.2.2
Stadium II

Im Stadium II der arteriellen Verschlußkrankheit besteht definitionsgemäß keine Gefährdung der Extremitäten. Dieser Sachverhalt ist dem Patienten wegen häufig bestehender Ängste und Ratschläge, sich einer „dringend notwendigen" Operation unterziehen zu müssen, klarzumachen. Im Patientengespräch ist zu ermitteln, inwieweit – unabhängig von der absoluten Gehleistung – die Claudicatiobeschwerden individuell eine berufliche und/oder private Behinderung bedeuten, d.h., die Lebensqualität entsprechend reduziert ist. Die Erfassung der Lebensqualität ist ein immer größeres Anliegen der klinischen Medizin und auch für Gefäßkranke zunehmend möglich (Bullinger et al. 1994; Heidrich et al. 1994).

Therapeutisches Vorgehen bei Beschwerdetoleranz
Im wesentlichen entspricht das therapeutische Prozedere bei Beschwerdetoleranz demjenigen im Stadium I, zumindest wenn es sich um gut kompensierte bzw. tolerierte Arterien*verschlüsse* handelt. Bei isolierten und hochgradigen Stenosen kann man eine PTA unter der Vorstellung erwägen, daß der postinterventionelle Verlauf günstiger als der Spontanverlauf ist. Dies trifft v.a. bei Nichtdiabetikern und dann zu, wenn die übrigen vaskulären Risikofaktoren bei guter Patientenkooperation kontrolliert sind.

Eine andere Ausnahmeindikation zur Intervention kann trotz eines tolerierten Stadiums II dann gestellt werden, wenn beispielsweise nach erfolgreicher Beseitigung eines symptomatischen und nicht tolerierten Verschlusses der ipsilateralen A. femoralis superficialis eine bereits vorher bestandene, aber bislang symptomlose Stenose der Gegenseite symptomatisch geworden ist. Stenosen dieser Art, d.h., bei gleichzeitigem Verschluß der kontralateralen Arterie, haben eine große Tendenz zur Progredienz, so daß man erwägen kann, die Stenose mit Hilfe der Kathetertechnik zu beseitigen.

Therapeutisches Vorgehen bei Beschwerdeintoleranz
Wird der Patient durch die begrenzte Gehstrecke im Stadium II beruflich behindert oder wird die Lebensqualität im privaten Bereich zu stark reduziert, stehen grundsätzlich folgende therapeutische Möglichkeiten zur Verfügung:

- programmierte und verschlußlokalisationsbezogene Trainingstherapie;
- medikamentöse Therapie (vasoaktive Substanzen);
- strombahnwiderherstellende Verfahren: perkutane transluminale Angioplastie (PTA), Thrombolyse, Operation.

Die Differentialindikation dieser Therapieverfahren richtet sich vorwiegend nach der individuellen Konstellation der arteriellen Stenosen und Verschlüsse bzw. dem arteriellen Verschlußmuster (s. Abb. 8.4). Klinisch kann man orientierend 3 Gruppen gefäßkranker Patienten unterscheiden:

■ **Gruppe 1: Patienten mit isolierten Arterienstenosen im Becken und/oder Oberschenkelbereich oder isolierten kurzen Segmentverschlüssen der A. femoralis superficialis oder A. poplitea.** In diesen Fällen ist die PTA die Methode der 1. Wahl, v.a. bei isolierten Stenosen. Ist die PTA erfolglos, so kann im Fall einer Iliakastenose ein Stent implantiert werden (Abschn. 7.5). In Femoralis- und Popliteaposition hat der Stent eine schlechte Prognose, so daß bei PTA-refraktären Stenosen dieser Lokalisation zunächst ein Trainingsprogramm absolviert werden sollte (s. Abschn. 6.1). Handelt es sich um einen kurzen Segmentverschluß der A. femoralis superficialis oder A. poplitea, ist ebenfalls die PTA wegen der bei technischem Erfolg zu erwartenden raschen

KAPITEL 8 Allgemeine Diagnose- und Therapiestrategien

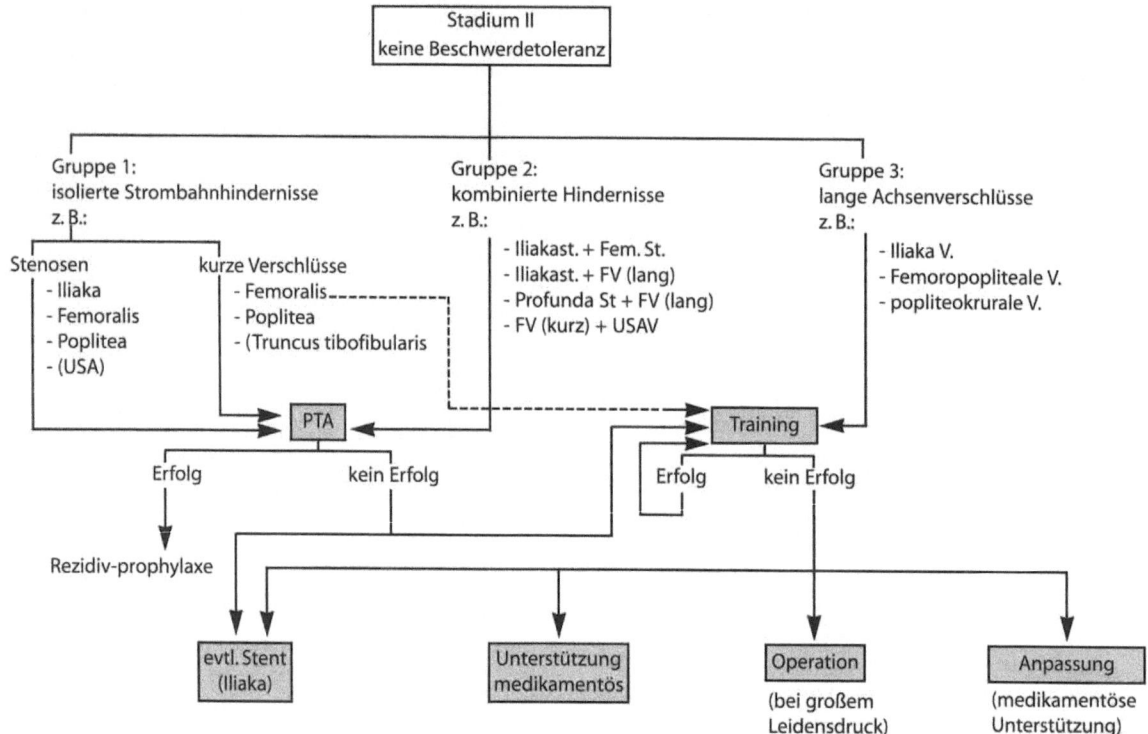

Abb. 8.4. Therapiestrategien im Stadium II der pAVK. *Iliakast.* Iliakastenose, *Fem. St.* Femoralisstenose, *FV* Femoralisverschluß, *USA* Unterschenkelarterie, *USAV* Unterschenkelarterienverschluß, *Iliakav.* Iliakaverschluß, *V.* Verschlüsse, *PTA* perkutane transluminale Angioplastie

Beschwerdefreiheit einzusetzen. Allerdings ist bei kurzen und isolierten Verschlüssen auch das Training erfolgreich (gestrichelte Linie in Abb. 8.4).

Die hier dargestellte Praxis, Patienten dieser Kategorie nicht mehr grundsätzlich primär einer Trainingstherapie, sondern der PTA zuzuführen, stützt sich v.a. auf die im Erfolgsfall schlagartig bestehende Beschwerdefreiheit. In erfahrener Hand – dies allerdings ist die wesentliche Voraussetzung – ist das Risiko gering und die primäre Erfolgsrate groß (~90%). Die Trainingstherapie dagegen kann im besten Fall zwar eine erhebliche Besserung der schmerzfreien Gehstrecke, aber keine Beschwerdefreiheit herbeiführen.

Ist die PTA erfolgreich, ist das Therapieziel erreicht. Es erfolgt eine Rezidivprophylaxe (s. Abschn. 14.3.4). Schlägt die PTA fehl, kann im Fall einer Iliakastenose die Stentimplantation diskutiert werden. Stentimplantationen in Femoralis- oder Popliteabereich haben sich bislang nicht bewährt. Geht auch dies nicht, sollte eine dauerhafte Trainingstherapie zum Einsatz kommen. Vor allem bei kurzen femoralen Segmentverschlüssen sind große Gehstreckenzuwächse zu erwarten. Sind das Ausmaß der Gehstreckenverbesserung individuell nicht ausreichend und der Leidensdruck groß, können – auch im Stadium II der pAVK – operative Maßnahmen diskutiert werden. Gelegentlich gelingt es allerdings, den Arbeitsplatz des Patienten innerbetrieblich so umzustellen, daß die Gehfähigkeit und Mobilität des Patienten wieder ausreichen.

■ **Gruppe 2: Patienten mit kombinierten Strombahnhindernissen, die segmentförmig mehrere Etagen betreffen.** Es handelt sich typischerweise um proximale Stenosen, denen ein Arterienverschluß nachgeschaltet ist (z.B. Iliakastenose und nachgeschalteter Femoralisverschluß). In diesen Fällen genügt es häufig, die proximale Stenose durch eine PTA oder Thrombolyse zu beseitigen. Mit anschließendem Training werden die Perfusionsbedingungen soweit verbessert, daß meist ein erheblicher therapeutischer Gewinn erzielt wird, ohne daß es notwendig gewesen wäre, den Fanoralisverschluß interventionell oder operativ zu beseitigen.

■ **Gruppe 3: Patienten mit Achsen- und Serienverschlüssen (z.B. femoropopliteale oder popliteokrurale oder andere langachsige Kombinationsverschlüsse.** Verschlußmuster dieser Art sind in der Regel einer PTA nicht zugänglich. Hier kämen gegebenenfalls operative Verfahren in Betracht. Ehe diese aber im Stadium II eingesetzt werden, empfiehlt sich ein stringentes Trainingsprogramm, z. B. im Rahmen einer AVK-Gruppe, einschließlich eines Behandlungsversuchs mit vasoaktiven Substanzen (Abb. 8.4).

Im Fall der den peripheren Verschlüssen vorgeschalteten Iliakaverschlüssen kann allerdings die Frage der Rekanalisation des Iliakasegments mittels endovasaler Prothesen diskutiert werden (Abschn. 7.5).

Ist die Trainingstherapie zumindest insoweit erfolgreich als berufliche und/oder private Behinderungen wieder toleriert werden können, müssen – abgesehen von weiterem Training – keine weitergehenden Maßnahmen eingesetzt werden. Bei fehlendem Erfolg kann – wiederum beschränkt auf das Iliakasegement – die Implantation eines Stents diskutiert werden. Bei großem Leidensdruck ist auch im Stadium II eine gefäßchirurgische Intervention gerechtfertigt. Geht auch dies nicht, muß geprüft werden, inwieweit die berufliche Tätigkeit des Patienten an die dauerhaft reduzierte Gehstrecke anzupassen ist (innerbetriebliche Arbeitsplatzumstellung etc.).

8.2.3
Stadium III

Im genuinen Stadium III der pAVK, also im Stadium der absolut unzureichenden Ruheperfusion, die zur Akkumulation schmerzauslösender Substanzen führt, ist naturgemäß die Therapiebedürftigkeit groß (s. auch Kap. 15). Grundsätzlich stehen lumeneröffnende Verfahren an erster Stelle. Auf der anderen Seite liegen im Stadium III der p AVK noch keine ischämischen Defekte vor, so daß bevorzugt zunächst nur die technisch gut durchführbaren Interventionen die Methode der 1. Wahl sein sollten (Abb. 8.5). Therapieverfahren mit eher ungünstiger technischer Prognose wie z. B. femorokrurale Bypasses auf ein letztes distal noch stehendes Unterschenkelarteriensegment bei proximalen Unterschenkelarterienverschlüssen oder gar kruropedale Bypasses sollten zunächst zugunsten eines konservativen Therapieversuchs zurückgestellt werden (s. Kap. 6). Letzterer hat gute Chancen, v. a., wenn es gelingt, die Auswaschrate aus dem ischämischen Gewebe durch Perfusionsverbesserung zu steigern (Abschn. 6.2.1).

8.2.4
Stadium IV

Das Stadium IV muß differenziert betrachtet werden (Abb. 8.6): Die herkömmliche Klassifikation nach Fontaine faßt das Stadium IV folgerichtig als pathogenetische „Weiterentwicklung" des Stadiums III und somit als das klinisch am meisten fortgeschrittene Stadium arterieller Durchblutungsstörungen mit mehr oder weniger vitaler Gefährdung der betroffenen Extremität auf. Insoweit liegt Eindeutigkeit vor. Demgegenüber gibt es Krankheitsbilder, die klinisch zwar wie ein Stadium IV aussehen, aber im definierten Sinne keine sind. Es sind dies Patienten, die bislang im chronischen Stadium II waren, sich aber durch Bagatelltraumen zusätzlich eine Gewebeläsion zugezogen haben (z. B. nach operativer Nagelentfernung, Stoßverletzung, chronischer Drucktraumatisierung etc.). Bei diesen Patienten ist der Gewebedefekt nicht primär durch eine bestehende hämodynamische nicht mehr kompensierte arterielle Durchblutungsstörung entstanden; es handelt sich vielmehr um Patienten mit einem bis dahin quo ad extremitatem unkritischen Stadium II, auf das sich ein komplizierender Verletzungsdefekt aufgepfropft hat. Dieser Sachverhalt wird mit dem Begriff „kompliziertes Stadium II" belegt (Bollinger 1979). Es versteht sich von selbst, daß eine solche Art Gewebeläsion (Gewebedefekt *bei* AVK) eine wesentlich günstigere Prognose hat als eine im Fontaine-Stadium IV (Gewebeläsien *durch* AVK). Auf dieser Basis versteht sich die stufenförmige Therapieentscheidung (Abb. 8.6). Bei unkritischem Stadium IV (Knöchelarteriendruck in der Regel > 50 mmHg, tc PO$_2$ > 15 mmHg im Liegen und > 40 mmHg im Sitzen), d. h. beim komplizierten Stadium II sollten invasive Interventionen nur dann eingesetzt werden, wenn sie sich technisch anbieten. Vor allem die PTA kommt hier in Betracht, aber auch gefäßchirurgische Interventionen. Ist die Intervention frustran, lohnt sich immer eine konservative Therapie. Wie oben bereits gesagt, ist die Prognose des komplizierten Stadiums II prinzipiell nicht schlecht, so daß konservativ – wenn auch mit größerem Zeitaufwand – erfolgreich

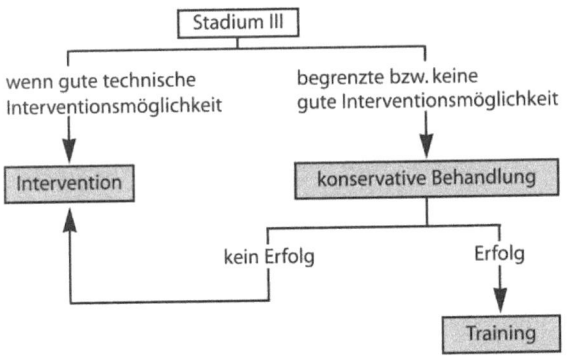

Abb. 8.5. Therapiestrategie im Stadium III der pAVK. (Näheres s. Text)

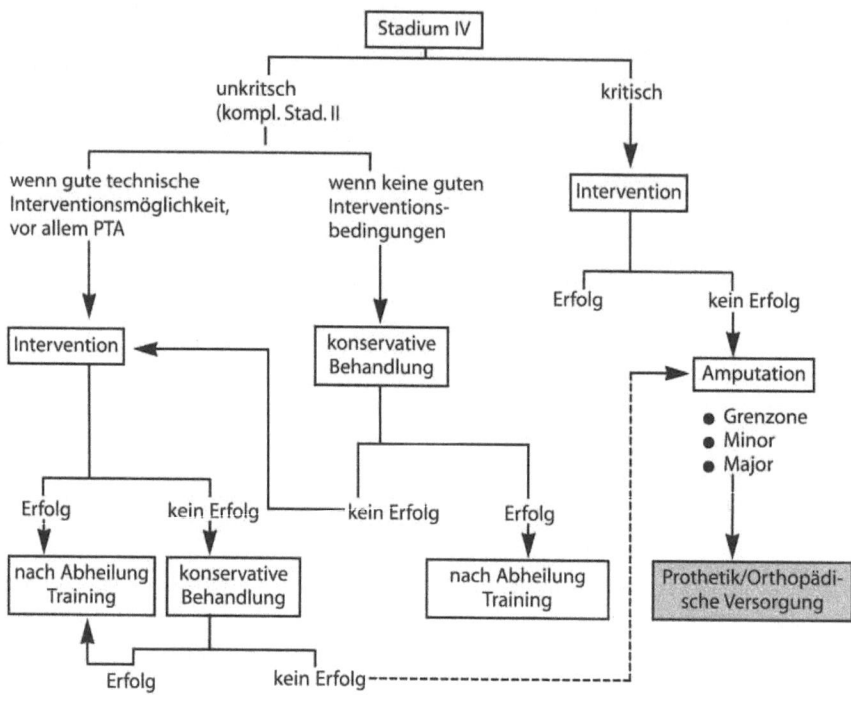

Abb. 8.6
Therapiestrategie im Stadium IV der pAVK. *kompl. Stad. II* kompliziertes Stadium II, *PTA* perkutane transluminale Angioplastie

therapiert werden kann. Dasselbe gilt für den Fall, daß von vornherein technisch keine günstigen Interventionsmöglichkeiten bestehen. Unter Verzicht auf risikoreichere Interventionsmanöver sollte zunächst eine konservative Therapie bevorzugt werden. Führt diese zum Erfolg, d.h., kommen die Läsionen zur Abheilung, besteht wieder ein unkompliziertes Stadium II, welches nach den einschlägigen Kriterien behandelt wird (Abb. 8.4). Erst bei fehlendem Erfolg oder gar Fortschreitens des Befunds sollten auch schwierigere Interventionstechniken in Ansatz gebracht werden.

Liegt eine wirklich kritische Ischämie größerer Gewebsbezirke vor (Knöchelarteriendruck < 40 mm Hg, $tcpO_2$ < 10 mm Hg im Liegen) müssen alle Möglichkeiten der rekanalisierenden Intervention geprüft und ggf. eingesetzt werden. Wenn erfolglos, muß die Frage der Amputation unter dem Gesichtspunkt „so weit distal wie notwendig, so weit extremitäten- und funktionserhaltend wie möglich" diskutiert werden. Die Amputationshöhenbestimmung ist schwierig. Sie hängt sowohl von der im Anschluß an die Amputation notwendige orthopädisch-prothetische Versorgung als auch von der Gewebeperfusion ab. Letztere ist mittels ^{133}Xe-Clearance (Abschn. 25.5.1), tc PO_2-Bestimmung (Abschn. 25.2.2) und Fluoreszeinperfusographie abschätzbar (Abschn. 2.5.6).

Literatur

Alexandrova NA, Gibson WC, Norris JW, Maggisano R (1996) Carotid artery stenosis in peripheral vascular disease. J Vasc Surg 23: 645–649

Bollinger A (1979) Funktionelle Angiologie. Thieme, Stuttgart

Bullinger M, Cachoran M, Creutzig A, Diehm C, Gruß J, Heidrich H, Kirchberger J, Loeprecht H, Rogatti W (1994) Entwicklung und psychometrische Prüfung eines neuen Lebensqualitätsmeßinstruments für AVK-Patienten. VASA Suppl 43: 91

Gröchenig E, Kessler G, Mündle M, Mähr G (1990) Asymptomatische Karotisstenosen bei Patienten mit arterieller Durchblutungsstörung. VASA Suppl. 30: 61

Hertzer NR (1987) Basic data concerning associated coronary disease in peripheral vascular patients. Ann Vasc Surg 1: 616–620

Hertzer NR (1984) Peripheral vascular disease and coronary heart disease. Ann Surg 199: 223–233

Jork K, Rieger H, Troschke J von (Hrsg) (1992) Gesundheitsberatung zur Tabakentwöhnung. Fischer, Stuttgart

Rieger H (1991) Medikamentöse Nikotinsubstitution. Prävention 3:113–115

Scheffler A, Kleuren B (1994) Diagnostische Aspekte der peripheren arteriellen Verschlußkrankheit. Klinikarzt 23: 174–182

Schoop W (1984) Spätergebnisse bei konservativer Therapie der arteriellen Verschlußkrankheit. Internist 25:429–433

10.3 Arteriosclerosis obliterans im Bereich der unteren Extremität

R. Hild

10.3.1 Strombahnhindernisse im aortailiakalen Bereich

Hierzu zählen alle klinischen Erscheinungsformen der durch chronische Verschlußprozesse der Aorta abdominalis distal des Nierenarterienabganges bis in die Aufzweigung der Beckenstammarterien verursachten Durchblutungsmangelzustände. Sie werden gewöhnlich zusammen mit den Verschlüssen der Iliakalarterien der chronischen arteriellen Verschlußkrankheit vom Beckentyp oder dem aortoiliakalen Gefäßsystem zugeordnet.

Ätiologie

Verschlußprozesse der infrarenalen Aorta entstehen fast ausschließlich durch Thrombosen auf dem Boden arteriosklerotischer Wandveränderungen. Dabei greifen die primär oberhalb der Aortengabel gebildeten Grinnsel seltener auf die Beckenstrombahn über als sie umgekehrt aus dieser oder den Femoralarterien langsam in die infrarenale Aorta ascendieren (Leriche 1946; Schrader 1955).

Seltenere Ursachen sind:

- Aneurysma verum (s. Abschn. 18.1)
- Aneurysma dissecans (s. Abschn. 18.2)
- Entzündliche Gefäßkrankheiten (s. Kap. 16)
- Traumatisch (s. Abschn. 19.3).

Häufigkeit

Isolierte Verschlüsse der infrarenalen Aorta sind eine Rarität. Diese Form der infrarenalen Aortenverschlüsse macht lediglich 3 bis 4% aller Strombahnhindernisse im Bereich der Beine aus. Aortoiliakale Kombinationsverschlüsse bzw. -stenosen sind dagegen häufiger und machen ca. 24% aus. Rob u. Vollmar (1959) unterscheiden drei Lokalisationsformen (Abb. 10.8). Fast immer werden die Aortengabel und Beckenstammarterien mit einbezogen.

- Typ I: Segmentärer Aorten- oder Beckenarterienverschluß: (ca. 37%)
- Typ II: Distaler Bifurkationstyp; Zusätzlich zum distalen Aortenverschluß ist die Bifurkation unter Einschluß beider Iliaca communes verschlossen oder hochgradig eingeengt (Leriche-Syndrom: ca. 55%).
- Typ III: Hoher Bifurkationstyp: Es handelt sich um einen hohen (infrarenalen sive juxtarenalen) Verschluß der Aorta unter kompletter Einbeziehung beider Beckenarterien (ca. 8–12,5%).

Angiographische Beispiele arteriosklerotisch obliterierter Beckenarterien finden sich in Abb. 10.9.

Einige Autoren beschreiben eine weitere Lokalisationsform: ausschließlich auf die Aortengabel beschränkte Stenosen- bzw. Verschlüsse (Abb. 10.10). Diese Form wird in die obige Typisierung als Typ III und der obige Typ III als Typ IV eingegliedert (Trede und Thiele 1987).

Kollateralversorgung

Die Kollateralversorgung aortoiliakaler Kombinationsverschlüsse entspricht derjenigen der reinen Beckenarterienverschlüsse und wird in Abschn. 10.3.2 abgehandelt.

Abb. 10.8
Schematische Darstellung der aortoiliakalen Verschluß- und Stenosetypen (Nach Rob u. Vollmar 1959). Die aufgeführten Prozentzahlen beziehen sich auf die Gesamtheit nur der aortoiliakalen Verschlußmuster

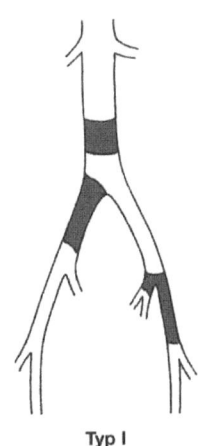
Typ I
Häufigkeit: 37%

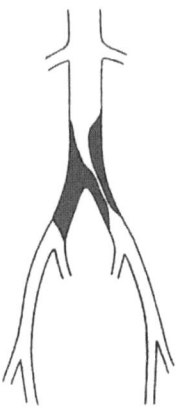
Typ II
55%

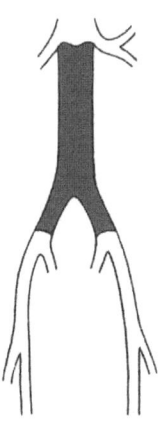
Typ III
8%

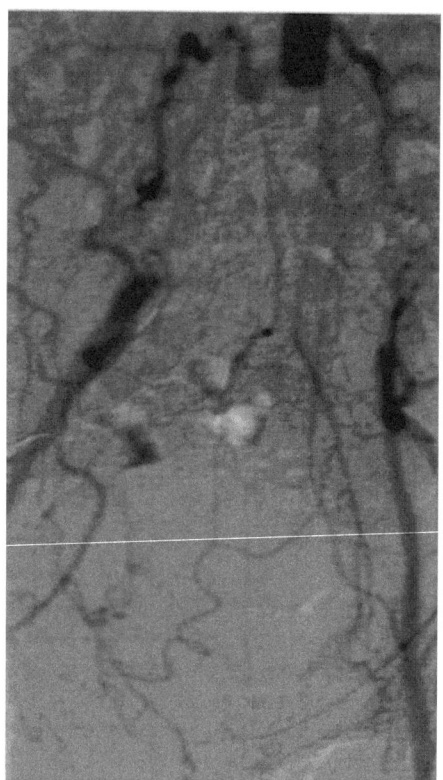

Abb. 10.9 Aortobiiliakaler Gabelverschluß (Typ II, s. Abb. 10.8)

Haut werden mitunter beobachtet. Eine höhergradige Durchblutungsinsuffizienz mit ischämischem Ruheschmerz der Füße oder Gewebsläsionen wird beim segmentären Aortenverschluß stets vermißt. Sie beruhen immer auf zusätzlichen Obliterationen der distalen Strombahn oder auf einer *akuten* Blockade der Aortenbifurkation.

Die *akute hohe Aortenthrombose* ist mit einer Häufigkeit von 6 bis 8% eine bedrohliche Komplikation arteriosklerotischer Prozese der Aortengabel und der Beckenstammarterien (Abschn. 9.5.1). Sie bewirkt ein ausgeprägtes Ischämiesyndrom beider Beine mit plötzlich einsetzendem, heftigem Schmerz, Blässe, Parästhesien und Lähmung. Mitunter ist eine livide Verfärbung oder Marmorierung der Haut bis in Nabelhöhe zu erkennen (Schmidt et al. 1985; Bardos et al. 1986). Das Krankheitsbild der infrarenalen Aortenverschlüsse ist in Abhängigkeit vom Ausmaß des Lumenverlusts sowie der uni- oder bilateralen Ausdehnung auf die Beckenstrombahn variabel und stimmt mit demjenigen beidseitiger Verschlüsse der Iliakalarterien weitgehend

Symptomatik

Im Vordergrund des klinischen Bildes des segmentären Aortenverschlusses steht die bilaterale Claudicatio intermittens der Wade (80–90%), weniger häufig belastungsabhängige Schmerzen im Bereich des Beckengürtels und der Oberschenkel. In rund 20% der Fälle liegt eine Erektionsschwäche vor (Vollmar 1982).

Das verhältnismäßig milde Krankheitsbild des segmentären chronischen Aortenverschlusses ist aufgrund der günstigen Kollateralkompensation ohne weiteres verständlich (Übersicht bei Vollmar 1982). Die verfügbaren Kollateralsysteme beim aortoiliakalen Verschluß sind in Kap. 9 (akuter Arterienverschluß) dargestellt. Infolge dieser Gegebenheit bleibt auch der allmähliche Einbezug der A. mesenterica inferior in der Regel klinisch folgenlos. Andererseits hat der Übergriff auf den Abgang der Nierenarterien eine akute Hypertonie zur Folge. Mit zunehmender Expansion auf die Beckenarterien kommt es zu rascher Ermüdbarkeit der Beine, Claudicatioschmerz der Glutäal-, Oberschenkel- und Wadenmuskulatur, in 90% der Fälle mit einer erheblichen Beeinträchtigung der Gehfunktion. Auch Atrophie und Schwäche der Beinmuskulatur sowie Parästhesien, Kältegefühl und Blässe der

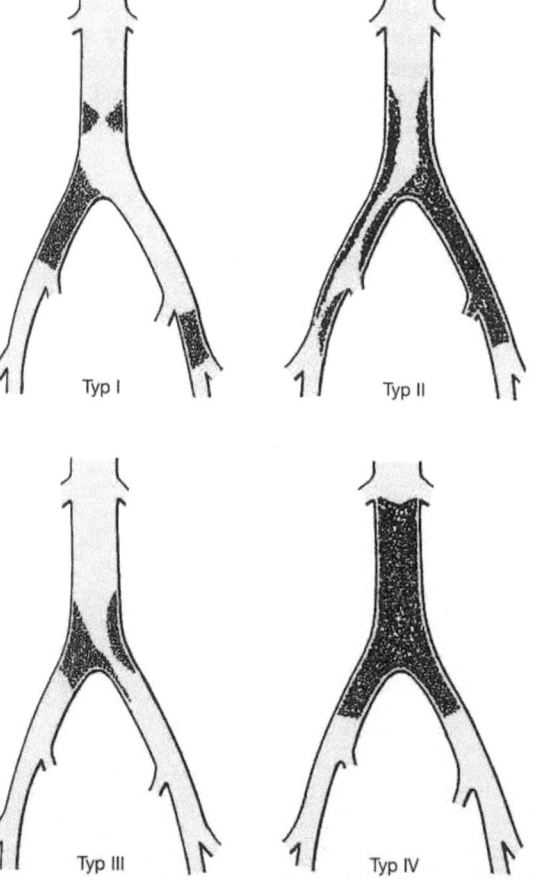

Abb. 10.10 Alternative lokalisatorische Einteilung aortoiliakaler Verschlußtypen. (Aus Trede u. Thiele 1987)

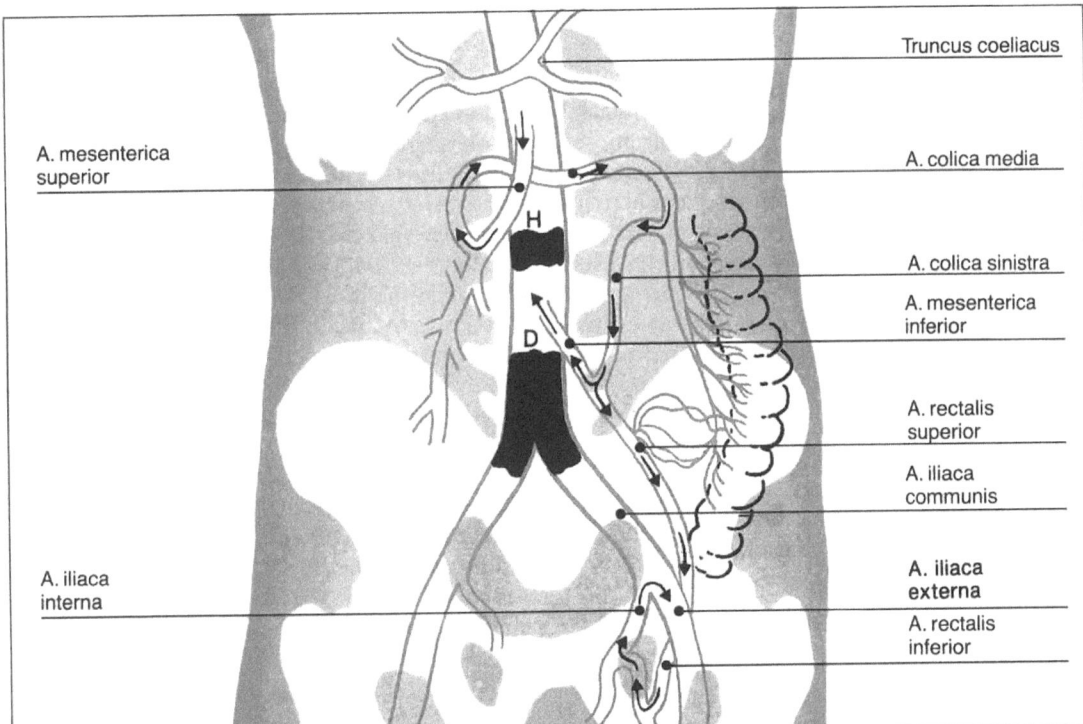

Abb. 10.11 Arterielle Umleitungswege und Blutflußrichtung (*Pfeile*) beim iliofemoralen Steal-Effekt bzw. -Syndrom. H hoher Aortenverschluß oberhalb des Abgangs der A. mesenterica inferior; D tiefer Aorten- oder Bifurkationsverschluß jenseits des Abgangs der A. mesenterica inferior

überein. In seltenen Fällen führt der Aortenbifurkationsverschluß bei gut funktionierendem mesenterikoiliakalem Kollateralkreislauf während Beinarbeit zum mesenterialen Blutentzug. Dementsprechend treten bei dieser als aortoiliakales bzw. iliofemorales Anzapf- oder Steal-Syndrom bezeichneten, rein funktionellen Durchblutungsstörung während des Gehens krampfartige bis schneidende abdominelle Schmerzen auf, die beim Stehenbleiben rasch abklingen (Abb. 10.11). Beim hohen Aortenverschluß (H) bilden die A. mesenterica superior, die A. colica media, die A. colica sinistra und der proximale Abschnitt der A. mesenterica inferior die *Riolan'sche Anastomose*.

Zusammenfassend besteht das klinische Beschwerdebild des chronischen infrarenalen Aortenverschlusses aus folgenden Symptomen:

- nahezu obligat: Gesäß- und/oder Oberschenkel- und/oder Wadenclaudicatio beiderseits, zumindest bei starker Belastung
- häufiger: erektile Impotenz [20 %]
- seltener: gehabhängige Bauchschmerzen (aortoiliakales oder iliofemorales Steal-Syndrom.

Diagnostik

Die Diagnose des Aortenverschlusses erfolgt anhand der klinischen Leitsymptome: bilaterale Claudicatio intermittens der Waden- und Beckenmuskulatur „Beckenklammer", eventuell in Verbindung mit Erektionsimpotenz, Pulsverlust beider Beine; bei Stenosen Strömungsgeräusche über den Becken- und Femoralarterien.

Die zur Diagnose führenden Befunde sind:

- Hochgradig abgeschwächte bzw. fehlende Beinpulse (Leistenpuls, Popliteapuls, Fußpulse): Bei einseitigem Iliakaverschluß liegt einseitiges Fehlen der Beinpulse vor.
- Oszillographisch: Hochgradig abgeschwächte oder fehlende Oszillationsamplituden bereits am proximalen Oberschenkel. Bei technisch guter Durchführung des Oszillogramms kann die Differentialdiagnose zwischen isoliertem Aortenverschluß und doppelseitigem Iliakaverschluß erleichtert werden: Symmetrie der beidseitigen Oszillationskurven spricht für einen Aortenverschluß.
- Reduktion des systolischen Knöchelarteriendrucks.
- Gelegentliche Hypotrophie der Oberschenkelmuskulatur.

• Leitbefund einer Aortenstenose ist ein deutliches systolisches Strömungsgeräusch oberhalb des Nabels. Allerdings ist ein positiver Auskultationsbefund in dieser Region lokalisatorisch nicht immer eindeutig: Nierenarterienstenosen und Stenosen der großen von der A. abdominalis abgehenden Gefäßstämme können, vor allem bei Hypertonikern, ebenfalls in Betracht kommen. Auch bei mageren Individuen sind nicht selten unspezifische Strömungsgeräusche hörbar. Die Diffentialdiagnose zwischen stenotischen und obliterativen Strohmbahnhindernissen ist letztlich nur angiographisch oder duplexsonographisch zu stellen.

Die für die Operationsindikation erforderliche Klärung von Lokalisation und Ausdehnung des Verschlußprozesses geschieht duplexsonographisch und/oder angiographisch. Gewöhnlich reicht für die Aorten- und Beckenregion die intravenöse DSA aus (Hagen et al. 1982; Hagen 1985; Langer et al. 1986).

Differentialdiagnose
Grundsätzlich sind von der vaskulär bedingten Claudicatio intermittens, der Claudicatio intermittens *vasculosa*, die neurogene Claudicatio, die Claudicatio intermittens *nervosa* abzugrenzen. Letztere subsummiert Funktionsstörungen der Cauda equina, einzelner Nervenwurzeln, Nervenplexus oder peripherer Nerven (Benini 1989, Strupp et al. 1993). Im weiteren Verlauf dieses Kapitels wird auf diesen differentialdiagnostischen Aspekt - bezogen auf die jeweilige Lokalisation des Arterienverschlusses und die dazugehörige Symptomatik - immer wieder hingewiesen werden.

Differentialdiagnostisch sind im Sinne der Claudicatio intermittens nervosa radikuläre Irritationssyndrome im Lumbalbereich, insbesondere L5/S1, in Betracht zu ziehen, welche ischialgiforme Beschwerden, periphere Parästhesien, Kälte und Blässe der Haut an Unterschenkeln und Füßen hervorrufen können (Claudicatio nervosa). Im Gegensatz zur ausgesprochenen Belastungsabhängigkeit des Beschwerdebildes einer Durchblutungsinsuffizienz können die durch Nervenwurzelirritation verursachten Schmerzen auch unter Ruhebedingungen bestehen, besonders nachts. Auch verschieden verursachte *Myopathien* können im Sinne einer Belastungsmyopathie eine Claudicatio bei Durchblutungsinsuffizienz imitieren (Jerusalem u. Mattle 1976). Die differentialdiagnostische Abgrenzung dieser Wurzelirritations- bzw. Kompressionssyndrome geschieht durch Pulspalpation, neurologische Untersuchung sowie bildgebendem Nachweis von Diskopathien und anderen Gefügestörungen im Bereich der Lendenwirbelsäule (CT, NMR). Auch *entzündliche* und *degenerative Hüftgelenkserkrankungen,* die zu Verwechslung mit dem femoroglutäalen Claudicationsschmerz führen können, lassen sich durch die oben erwähnten anamnestischen Hinweise, die Pulspalpation und -auskultation sowie den orthopädischen und röntgenologischen Gelenkbefund voneinander unterscheiden. Bei den durch aortoiliakalen Blutentzug verursachten abdominellen Schmerzen (s.o.), welcher differentialdiagnostisch die ganze Fülle möglicher Affektionen des Bauch- und Retroperitonealraums gegenübersteht, ist die Abhängigkeit des Schmerzeintritts von der Beinarbeit bei fehlenden Femoralispulsen richtungsweisend.

Therapie
■ **Hämodynamisch gut kompensierte Verschlüsse.** Bei hämodynamisch gut kompensierten Verschlüssen und nicht kritisch reduzierter Lebensqualität ist eine Lumeneröffnung nicht dringlich indiziert (s. Kap. 8). Es sei denn, es besteht ein juxtarenaler Aortenverschluß mit angiographisch gesicherter drohender Einbindung einer oder beider Nierenarterien. Das Argument, daß auch ein nichtjuxtarenaler Aortenverschluß in jedem Falle wegen der Gefahr der Aszension mit möglicher Beteiligung der Nierenarterien beseitigt werden müsse, konnte bisher nicht belegt werden.

Liegt die klinische Indikation zur Lumeneröffnung vor (s.o.) kommen vornehmlich wiederherstellungschirurgische Verfahren in Betracht (s. Abschn. 7.6). Dies betrifft vor allem den Verschlußtyp III. Bei den Verschlußtypen I und II kann im Einzelfall die Situation durch PTA oder Stentimplantation verbessert werden (s. Abschn. 7.2 bzw. 7.5). Eine detaillierte Darlegung der verfügbaren Methoden (Bypass mit alloplastischem Material, Exstirpation mit Überbrückungstransplantat, offene oder halb geschlossene Ausschälplastik) und ihre Ergebnisse findet sich bei Heberer und van Dongen (1987) und Vollmar (1982). Über peri- und postoperative Komplikationen einschließlich der Hospitalletalität siehe Abschn. 7.6.

■ **Subakute Verschlüsse.** Im Falle subakuter Verschlüsse der genannten Lokalisationen kann eine systemische Thrombolyse mit Strepto- oder Urokinase in Betracht kommen (Heinrich und Schmutzler 1972; Hesss 1982). Martin und Fiebach (1994) berichten über die erfolgreiche Eröffnung infrarenaler Aortenverschlüsse z.T. unter Einbeziehung beider Aa. iliacae communes durch ultrahohe Streptokinase-Infusionsbehandlung. Technik und Indikationen der systemischen Thrombolyse sind in Abschn. 7.1 dargestellt.

Aortenstenosen. Liegen lediglich Aortenstenosen vor, stehen die Thrombolyse und die perkutane transluminale Angioplastie (PTA) mit oder ohne Stentimplantation zur Verfügung. Hinsichtlich der Thrombolyse kann in über 50 % mit einem Therapieerfolg gerechnet werden. Eine eventuell persistierende Reststenose, bei der es sich um den älteren bzw. den schon organisierten Anteil des Obturates handelt, kann kathetertechnisch „nachgearbeitet" werden.

Kommt eine Thrombolyse nicht in Betracht oder blieb sie erfolglos, kann eine Aortenstenose durch je einen über beide Femoralarterien im Restlumen der Aorta plazierten 8 mm Ballonkatheter dilatiert werden. Bei großem Aortenvolumen können auch drei Ballonkatheter gleichzeitig insuffliert werden (Kissing-Ballon oder Drei-Ballon-Katheter-Technik, Olbert 1985). Detaillierte Angaben über die PTA sind in Abschn. 7.2 zu finden. Eine Verschlechterung der Situation kann jedoch durch die Entwicklung neuer Verschlüsse oder Stenosen anderer Lokalisationen herbeigeführt werden (s. Kap. 12).

Prognose

Die Prognose des unbehandelten chronischen Aortenverschlusses ist quoad extremitatem – ausgehend vom Stadium II – eher günstig. In fortgeschrittenen Stadien ist die Spontan-Prognose naturgemäß ungünstig und zwingt zur invasiven Therapie (siehe auch Kap. 12).

Auf die Prognose quoad vitam haben Rekonstruktionen keinen Einfluß. Die Todesursachen sind meist kardial. Nach älteren Angaben beträgt die mittlere Überlebenszeit nach Beschwerdebeginn 7 Jahre (Schröder 1960). 40 % der konservativ behandelten Patienten sterben innerhalb von 3 Jahren nach Diagnosestellung (Rob 1957). Juergens et al. (1960) zeichnen ein etwas günstigeres Bild. Nach 10 Jahren betrug die Überlebensrate bei aortoiliakalen Verschlüssen noch 46,6 %. Neuere Beobachtungen lesen sich noch günstiger und zeigen eine Überlebensrate von 85,4 % nach 5 Jahren, 67 % nach 10 Jahren, 5 % nach 15 Jahren und 31 % nach 20 Jahren (Waibel 1993).

10.3.2
Arterielle Strombahnhindernisse im Beckenbereich

Hierzu zählen die Krankheitsbilder der durch arteriosklerotische Wandveränderungen und deren thrombotische Komplikationen der A. iliaca externa verursachten Durchblutungsmangelzustände (mittlerer Durchmesser: 0,79 ± 0,14).

Häufigkeit

Verschlüsse und Stenosen im Beckenbereich sind mit einem Anteil von 11 % an der Gesamtheit der Gliedmaßenarterienverschlüsse beteiligt.

Als singulärer Verschluß dieses Gefäßabschnitts ist die A. iliaca communis mit 45,4 % (Abb. 10.12 a) fast doppelt so häufig betroffen wie die A. iliaca externa mit 21,3 % (Abb. 10.12 b), die A. iliaca interna mit 13 % (Abb. 10.12 c), deren Verzweigung mit 4,1 %.

Bei 70 % der Patienten finden sich die Verschlußprozesse bilateral (Vollmar 1982). Das angiographische Korrelat findet sich in Abb. 10.13.

Von Bedeutung für das klinische Bild der Beckenarterienverschlüsse und ihre Behandlungsmöglichkeiten ist die Kombination mit Obliterationen der A. femoralis mit 38,5 % (Abb. 10.14 a), der A. poplitea mit 5 % (Abb. 10.14 b) und der Unterschenkelarterien mit 41,4 % (Abb. 10.14 c) (Schröder 1960). Andere Autoren kommen jedoch zu einer weitaus selteneren Kombination von Becken- und Unterschenkelarterienverschlüssen, was angesichts der Problematik der bildgebenden Beurteilung der Unterschenkelarterien sowie der unterschiedlichen Zusammensetzung der Kollektive nicht überrascht.

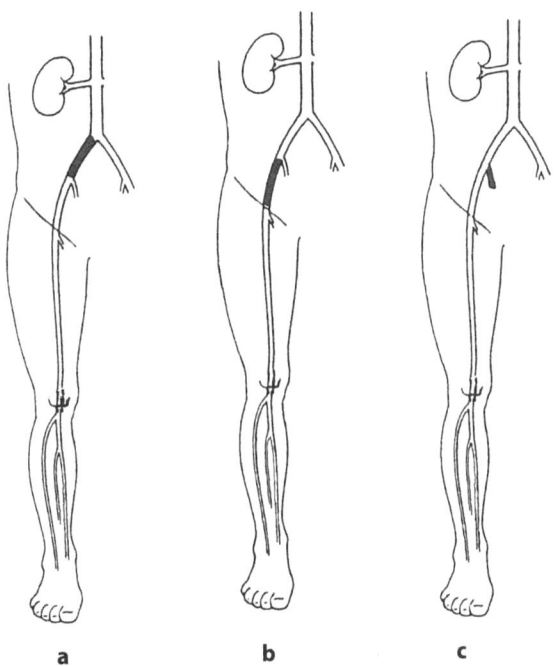

Abb. 10.12 a–c Schematische Darstellung typischer iliakaler Verschlußlokalisationen. (Aus Schoop 1988)
a A. iliaca communis
b A. iliaca externa
c A. iliaca interna

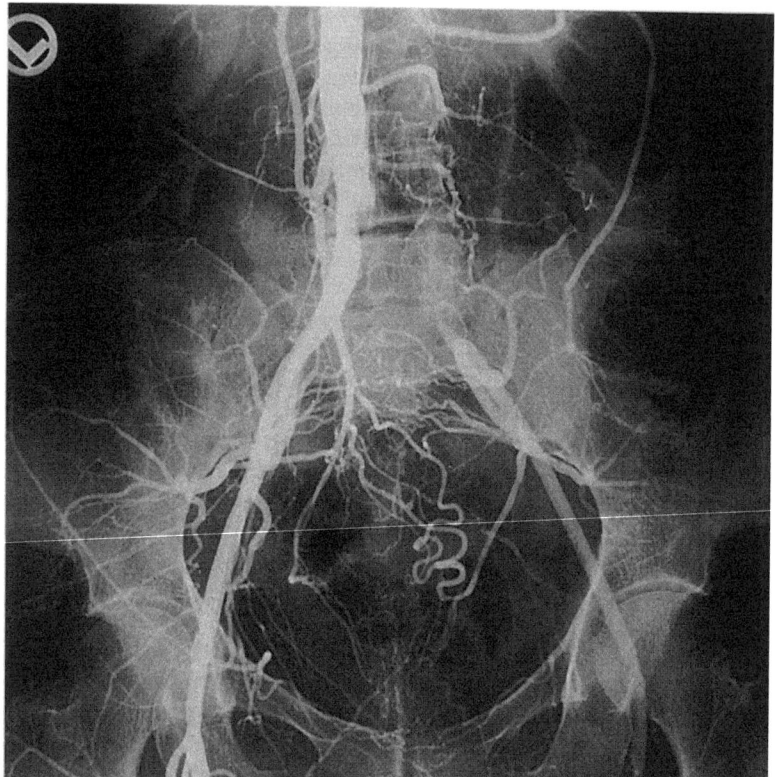

Abb. 10.13 Angiographisches Beispiel eines isolierten Verschlusses der A. iliaca com. links (Mit freundl. Genehmigung Prof. F. Roth, Aggertalklinik)

Kollateralversorgung

Die Umgehungskreisläufe der Beckenarterienverschlüsse entsprechen denjenigen des distalen Aortenverschlusses, wobei allerdings zusätzlich Kollateralbrücken über die Sakralarterien zur A. iliaca interna sowie über die A. iliolumbalis zur Aorta existieren. Bei Segmentalverschlüssen der A. iliaca externa dient die A. iliaca interna als Kollaterale zur A. profunda femoris (Bollinger 1979). Die anatomischen und funktionellen Voraussetzungen für die Entwicklung leistungsfähiger Kollateralkreisläufe sind im aortoiliakalen Segment besonders günstig. Messungen der reaktiven Hyperämie ergaben für chronische Verschlüsse der A. iliaca communis etwas bessere kollaterale Kompensationsmöglichkeiten als für die A. iliaca externa (Bollinger 1979). Die Kollateralwege im einzelnen sind wie folgt (Farber et al. 1995):

- A. subclavia → A. thoracica interna → A. epigastrica superior → A. epigastrica inferior → A. iliaca externa (Winslow pathway).
  Aorta abdominalis → A. lumbalis → A. iliolumbalis → A. iliaca interna → A. iliaca externa.
- Aorta abdominalis → A. intercostalis posterior → A. lumbalis → A. circumflexa ilii → A. iliaca externa.

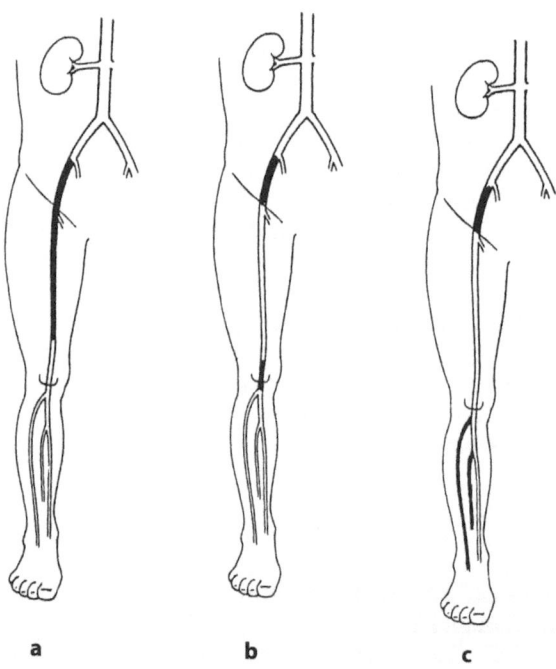

Abb. 10.14 a–c Schematische Darstellung verschiedener kombinativer iliakoperipherer Arterienverschlüsse. (In Anlehnung an Schoop 1988)
a mit A. femoralis
b mit A. poplitea
c mit Unterschenkelarterien

- Aorta abdominalis → A. mesenterica superior → Riolan-Anastomose → A. mesenterica inferior → A. rectalis superior und inferior → A. pudenda inferior → A. iliaca interna → A. iliaca externa.
- Aorta abominalis → A. testicularis (ovarica) → A. scrotalis anterior → A. iliaca externa.
- A. sacralis media → A. sacralis lateralis → A. iliaca interna → A. iliaca externa.

Ätiologie

In aller Regel entwickeln sich Stenosen und Verschlüsse auf der Basis einer Arteriosklerose bzw. dilatierenden Arteriopathie (s. Kap. 18). Differentialätiologisch kommen im Beckenbereich folgende Möglichkeiten in Betracht.

- Aneurysma (häufig in direktem Zusammenhang oder als Fortsetzung eines distalen Aortenaneurysmas (s. Kap. 18)
- fibromuskuläre Dysplasie (s. Abschn. 66.2.4)
- Takayasu-Syndrom (s. Abschn. 16.6.1)
- Ergotismus (s. Abschn. 17.1.1).

Symptomatik

Die Symptomatik der Beckenarterienverschlüsse stimmt v.a. bei bilateralem Befall weitgehend mit derjenigen infrarenaler Aortenverschlüsse überein. Stärker als diese führen isolierte Okklusionen der A. iliaca communis zu Claudicatioschmerz der Gesäß-, Hüft- und Oberschenkelmuskulatur, häufig gleichzeitig auch der Wade. Durch funktionstüchtige Kollateralkreisläufe (s.o.) kompensierte Obliterationen bewirken meist nur leichtere, vom Gesäß in die Rückseite des Oberschenkels ziehende Schmerzen, die nicht zum Stehenbleiben zwingen. Derartige Verschlußprozesse sind mitunter sogar asymptomatisch. Ischämischer Ruheschmerz bzw. periphere Paraesthesien werden beim *isolierten* Verschluß der Beckenstammarterien ebenso vermißt wie Gewebsläsionen. Diese fortgeschrittenen Schweregrade der arteriellen Verschlußkrankheit weisen stets auf weitere Strömungshindernisse in der nachgeschalteten Strombahn hin.

Diagnostik

Im Falle eindeutig gehabhängiger *Gesäß-, Hüft-* und *Oberschenkel*schmerzen, die unter Ruhebedingungen nicht auftreten, ist an ein Strombahnhindernis der A. iliaca *communis* zu denken. Bestehen ausschließlich gehabhängige Wadenbeschwerden, kommt ehesten ein Iliaca-*externa*-Verschluß in Betracht, ohne allerdings ein Strömungshindernis im Bereich der A. iliaca communis ausschließen zu können. Isolierte Verschlüsse der A. iliaca interna können bei entsprechender Belastung zu einer *Gesäßclaudicatio* führen. **Akute** Iliaca-interna-Verschlüsse können sogar eine Glutaealnekrose verursachen (Duff et al. 1990).

Folgende Befunderhebung führt zur klinischen Diagnose eines iliakalen Strombahnhindernisses:

- Der Leistenpuls (A. femoralis communis) der betroffenen Extremität fehlt oder ist mehr oder weniger abgeschwächt (s. 4.1).
- Iliakaverschlußtypischer Oszillographiebefund (s. 4.2.2)
- Reduktion des systolischen Knöchelarteriendrucks.
- Pathologische Strömungsgeschwindigkeitskurve über der Leistenarterie („Leistenpulskurve", s. 4.2.4).
- Im Falle einer Iliakastenose kommt zu den o.g. Befunden das zwischen Nabel und Leistenband auskultierbare systolische Strömungsgeräusch hinzu.

Zur Diagnosesicherung werden die nichtinvasive Duplexsonographie und/oder die Angiographie herangezogen. Wie im Falle der Aortenverschlüsse reicht auch für die Beckenarterien die intravenöse DSA aus.

Differentialdiagnose

Hier kommen Schmerzsyndrome in Betracht, die sich vor allem auf Gesäß, Hüftbereich und Oberschenkel beziehen:

- Schmerzen bei Erkrankungen im kleinen Becken
- Bindegewebserkrankungen, z. B.
  - Dermatomyositis,
  - Glutäalmyalgie,
  - Myositis glutäalis,
  - Polymyalgia rheumatica,
- nerval
  - Läsion des N. glutaeus cranialis,
  - radikuläre Syndrome (Th 12-L_4),
  - Spinalis anterior Syndrom,
  - Läsion des N. femoralis (Strupp et al. 1993)
- Hüftgelenkaffektionen.

Häufig werden patientenseits Schmerzen im Bereich der Leiste mit der Angst vor arteriellen Durchblutungsstörungen in Verbindung gebracht. In der Regel liegen folgende Erkrankungen vor (Mumenthaler 1986):

- Adduktorentendopathie,
- Grazilissyndrom,
- Osteochondrosis ischiopubica,
- Ostitis pubis,
- Leistenhernie,
- Ilioinguinalsyndrom,
- Irritation des N. genitofemoralis,

- Obturatoriusneuralgie,
- Meralgia paraesthetica,
- „Narbenbeschwerden" nach Operationen im Leistenbereich.

Therapie
In der Behandlung von Beckenarterienverschlüssen stehen chirurgische, interventionelle und konservative lumeneröffnende Verfahren zur Verfügung. Die Entscheidung für das jeweilige Vorgehen richtet sich nach dem Lokalbefund, Art, Ausdehnung und Dauer des Bestehens der Verschlußprozesse sowie nach dem Allgemeinzustand der meist polymorbiden Patienten und ist in jedem Falle individuell zu treffen. Langstreckige chronische Totalobliterationen unter Einschluß der A. iliaca communis und externa sollten primär einer chirurgischen Behandlung zugeführt werden – vor allem bei Beidseitigkeit. Operationstechnisch kommen der aortofemorale und der aortobiiliakale bzw. aortobifemorale Bypass oder die Thrombendarteriektomie in Frage. Bezüglich der Operationstechnik sowie der Früh- und Spätresultate (s. Abschn. 7.6). Bei segmentären akuten und subakuten Iliakaverschlüssen kann nach wie vor die systemische Thrombolyse mit Strepto- oder Urokinase in Betracht kommen (s. Abschn. 7.1). Obwohl diese ein bewährtes Verfahren darstellt (Übersicht bei Martin und Fiebach 1994), wird sie heute wegen des schwer abschätzbaren Blutungsrisikos sowie der zahlreichen Kontraindikationen mit größerer Zurückhaltung angewendet (Hess 1982, 1986). Mit der ultrahohen Streptokinase (UHSK)-Therapie konnten von Martin und Fiebach (1994) 43 von 73 Iliakaverschlüssen direkt beseitigt werden. In der Mehrzahl der Fälle erforderte die persistierende Reststenose eine Nachbehandlung mittels PTA.

Eine neue Therapieperspektive des Iliakaverschlusses stellt die Implantation endovasaler Prothesen dar (Stent). Segmentverschlüsse oder gar übergreifende Verschlüsse können unter Verzicht auf eine Operation glattlumig rekanalisiert werden und sind – soweit bislang beurteilbar – eine vorteilhafte Alternative zur Operation. Technik, Indikationen und Ergebnisse sind in Abschn. 7.5 dargestellt.

Die Iliaka*stenose* ist die Domäne der PTA. Standardisierte Technik und ein vergleichsweise geringes Risiko lassen kaum eine therapeutische Alternative zu. Eine ausführliche Darstellung der Früh- und Spätergebnisse findet sich in Abschn. 7.2.3. Im Falle einer noch nicht durchgehenden Organisation des stenosierenden Materials kommt eine systemische Thrombolyse in Betracht, vor allem dann, wenn der Zugang für die PTA-Katheter erschwert ist (Narbengewebe, Dissektionsgefahr u.a.m.). Die Lysierbarkeit einer Iliakastenose kann auf technisch guten Angiogrammen vermutet werden. Die Stenose stellt sich nicht glatt konturiert, sondern „wolkig" und „krümelig" dar. Eine besonders gute Indikation zur PTA oder Lyse einer Iliakastenose besteht dann, wenn in der nachgeschalteten Strombahn weitere Verschlüsse liegen, die nicht ohne weiteres zu beseitigen sind. Durch Beseitigung lediglich der Iliakastenose (Vorwiderstand) kann das klinische Bild erheblich verbessert werden. Weitere spezielle Möglichkeiten des PTA-Einsatzes im Beckenbereich sind

- PTA einer Abgangsstenose der A.-iliaca-interna, wenn dieses Gefäß bei einem gleichseitigen Iliaca-externa-Verschluß oder einem kontralateralen Iliaca-communis-Verschluß als Kollateralgefäß benötigt wird (Abb. 10.15).
- PTA einer Iliakastenose zur Vorbereitung z.B. eines femorofemoralen Cross-over-Bypass zum Zwecke der Einstromverbesserung (Abb. 10.16).

Erektile Impotenz
Beckenarterienverschlüsse (Aorta, A. iliaca communis, A. iliaca interna) führen wesentlich häufiger als bisher angenommen zu Störungen der erektilen Potenz. Vor allem der beidseitige Verschluß der A. iliaca communis hat in der Regel eine Erektionsimpotenz zur Folge (Hasse 1974).

Auch isolierte oder zusätzliche Okklusionen der A. iliaca interna und ihrer Äste bewirken wesentlich häufiger als bislang angenommen Störungen der erektilen Potenz. Wagner (1985) fand bei einem Drittel dieser Patienten vaskuläre Ursachen. Es gibt Beweise dafür, daß viele der sogenannten neurogenen erektilen Störungen primär auf Läsionen der die Corpora cavernosa versorgenden, engkalibrigen Äste der A. iliaca interna und der Schwellkörper selbst zurückzuführen sind, so z.B. bei Diabetikern und nach verschiedenen Radikaloperationen im Beckenbereich (Hauri 1985).

Michal (1985) unterscheidet zwei Lokalisationsformen von Gefäßveränderungen bei erektiler Impotenz, was im Hinblick auf Pathogenese, Symptomatologie, diagnostisches und therapeutisches Vorgehen zweckmäßig erscheint. Die eine Form umfaßt Verschlüsse des sowohl die Beckenorgane als auch die Extremitäten versorgenden proximalen aortoiliakalen Segments (aortoiliakale Verschlußkrankheit). Die andere Form beinhaltet obliterierende Prozesse des distalen Abschnitts der A. iliaca interna (hypogastrica) und ihrer Aufzweigung bis in die Lakunen der Schwellkörper (Verschlüsse des hypogastriko-kavernösen Systems). Die Inzidenz von Erektionsstörungen bei aortoiliakalen Verschlüssen bewegt sich nach neueren Mitteilungen zwischen 55 und 90 %, davon in 17 bis 4 % als vollständige Kohabitationsimpotenz (Übersicht bei Michal 1985). Mehrere Untersucher fanden bei Patienten mit erektiler Impotenz infolge von aortoiliakalen Verschlüssen übereinstimmend statistisch signifant niedrigere systolische Druck-Quotienten der Penis/Beckenarterien als bei entsprechenden Verschlußkranken mit ungestörter Potenz (Michal 1985).

Eine Sonderform erektiler Störungen bei aortoiliakalen Verschlüssen bildet das sogenannte pelvine steal-Syndrom. Es ist gekennzeichnet durch eine unter Ruhebedingungen ungestörte Erektionsfähigkeit, die mit Beginn der koitalen Bewegungen infolge einer Blutumverteilung aus den Schwellkörpern in die Gefäße der Glutäal- und Oberschenkelmuskulatur zusammenbricht. Der mit entsprechenden Belastungstests bei 10 bis 35 % erektil impotenter Patienten in den Penisarterien zu messende Druckabfall läßt vermuten, daß derartige Diversionsphänomene in der Pathogenese von Erektionsstörungen eine bedeutendere Rolle spielen als bisher angenommen (Goldstein et al. 1982; Virag et al. 1981).

Potenzstörungen können auch im Gefolge von Wiederherstellungsoperationen der aortoiliakalen Gefäßstrecke auftreten oder verstärkt werden (Schindler et al. 1985; Voss et al. 1985; Weimann et al. 1985). May et al. (1969) unterscheiden dabei zwischen einer Ejakulationsstörung, wie sie durch Unterbrechung der Sympathikusinnvervation bei der operativen Durchtrennung von Aorta und Iliakalarterien versucht wird, und einer positiven wie negativen Beeinflussung der Erektionsfähigkeit durch Veränderungen der Hämodynamik (Diversionsphänomen) der Beckenstrombahn.

Obliterierende Veränderungen, vermutlich arteriosklerotischer Natur, in den die Schwellkörper versorgenden Aufzweigungen der A. iliaca interna wurden von Michal et al. (1977) durch selektive Kontrastdarstellung bzw. Phalloarteriographie bei rund 80 % der Männer über 36 Jahren mit Erektionsimpotenz schon vor Jahrzehnten nachgewiesen. Sie bevorzugen meist das distale Drittel der A. pudenda interna sowie der A. penis und deren Äste. Isolierte Stenosen sind in 8 bis 10 % der Fälle am Abgang der A. iliaca interna und der A. pudenda interna lokalisiert. Diffuse Läsionen betreffen das gesamte hypograstricokavernöse System (Michal 1985). Nach anderen Mitteilungen schwankt die Häufigkeit derartiger Gefäßveränderungen zwischen 75 und 95 %. Sie finden sich fast ausnahmslos bei Patienten mit Erektionsimpotenz, welche gleichzeitig an einer andernorts lokalisierten obliterierenden Arterienerkrankung leiden, z.B. einer koronaren Herzkrankheit oder einer peripheren arteriellen Verschlußkrankheit ohne Beteiligung des aortoiliakalen Segments oder aber auch nur Risikofaktoren der Arteriosklerose aufweisen. Michal (1985) mißt deshalb den die Corpora cavernosa irrigierenden Arterien als Prädilektionsstelle für die Frühmanifestation der Arteriosklerose den gleichen Stellenwert bei wie der koronaren Strombahn.

Die Diagnostik und Therapie der vaskulär bedingten erektilen Impotenz sind weitergehend in Kap. 13 dargestellt.

10.3.3
Arterielle Strombahnhindernisse im Leistenarterienbereich

Es handelt sich um Stenosen und Verschlüsse der A. femoralis communis (geht aus der A. iliaca externa etwas oberhalb des Leistenbandes als ihre Verlängerung hervor und endet an der Femoralisgabel), der proximalen A. femoralis superficialis (Arteriensegment unmittelbar jenseits der Femoralisgabel) und der A. profunda femoris (Abb. 10.15). Der in der Leiste zu tastende Puls ist der Puls der A. femoralis communis.

A. femoralis communis
Isolierte Stenosen oder Verschlüsse in diesem relativ kurzen Arteriensegment (Durchmesser 0,8±0,14 cm) sind selten (ca. 4 %). Meist sind sie Teil multisegmentaler Kombinationsverschlüsse (s. Abb. 5.11b in Abschn. 5.3). Ihre klinische Bedeutung dagegen ist erheblich. Der A. femoralis-communis-Ver-

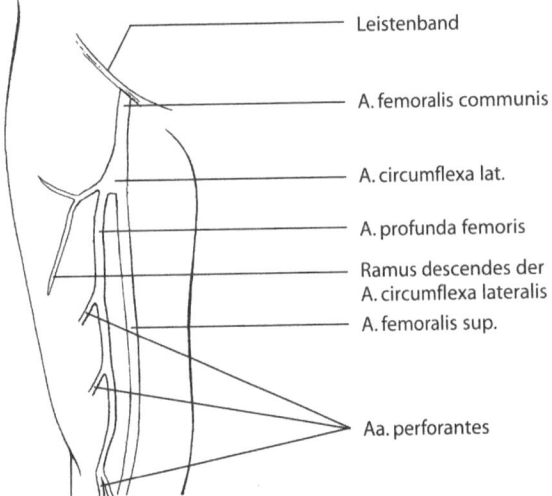

Abb. 10.15 Schematische Darstellung der Leistenarterien (A. femoralis communis, A. profunda femoris, A. circumflexa lateralis)

schluß ist – wenn er die Gabel (also auch die A. profunda femoris) mit einbezieht – hämodynamisch schlecht kompensiert, da alle Kollateralwege, die retrograd in die A. profunda femoris münden und die Beinstrombahn weiter distal versorgen könnten, nicht in Betracht kommen. Es bleiben zwar einige Kollateralmöglichkeiten, die in ihrer Förderleistung jedoch begrenzt sind. Die kollateralen Umleitungsmöglichkeiten sind umfassend in Kap. 9 (akuter Arterienverschluß) dargestellt.

■ **Symptomatik und Untersuchungsbefund**
- Die Beschwerden entsprechen denen bei Iliaca externa-Verschluß (oder Stenose), da das Strombahnhindernis ebenfalls proximal der Femoralisgabel lokalisiert ist: Oberschenkel und Wadenclaudicatio.
- Der Puls oberhalb des Leistenbandes ist tastbar, unterhalb desselben nicht oder deutlich abgeschwächt!
- Im Falle eines Verschlusses ist kein Strömungsgeräusch auskultierbar. Bei Stenose lautes Geräusch (ca. 4/6 in Höhe des Leistenbandes mit distaler Fortleitung).
- Deutlich reduzierter systolischer Knöchelarteriendruck.
- Oszillogramm: Das das Strombahnhindernis proximal der Femoralisgabel gelegen ist, ist bereits das proximale Oberschenkeloszillogramm (so wie bei Iliakaverschluß) hochgradig amplitudenreduziert (differentialdiagnostisch ist allerdings – im Gegensatz zum Iliakalverschluß – der Puls oberhalb des Leistenbandes tastbar).
- Bildgebende Diagnosesicherung durch Duplex-Scan oder Angiographie.

■ **Therapie.** Wenn die Beseitigung des Verschlusses klinisch indiziert ist (nicht tolerierte Gehstreckeneinschränkung, Beingefährdung), ist die Operation die Methode der ersten Wahl (Thrombendarteriektomie, Profundaplastik).

Im Falle einer A. femoralis-communis-Stenose ist die PTA – von der Gegenseite kommend in Cross-over-Technik – indiziert.

A. profunda femoris

Die A. profunda femoris (Durchmesser 0,6–0,7 cm) und ihre Seitenäste versorgen die ventrale Hüftregion, die tieferen Schichten der Gesäßregion und die Oberschenkelmuskulatur (Abb. 10.15). Sie ist das strategisch wichtigste Gefäß der Beinstrombahn, da es bei allen Verschlußprozessen distal der Femoralisgabel als entscheidendes Kollateralgefäß vor allem bei femoropoplitealen Verschlüssen einspringt (s. Abschn. 10.3.4). Es sollen der isolierte Profundastammverschluß, die Profundastenose (Profundaabgangsstenose) und Stenosen/Verschlüsse der A. circumflexa femoris lateralis et medialis besprochen werden.

■ **Isolierter Profundaverschluß.** Isolierte Verschlüsse sind selten und klinisch wenig bedeutsam. Sie kommen beim Diabetes mellitus oder embolisch vor. Sie bleiben meist symptomlos. Sie können beim Gehen gelegentlich dumpfe, ziehende Mißempfindungen in der Oberschenkelmuskulatur oder im Gesäß hervorrufen. In Verbindung mit Verschlüssen weiterer Gefäßabschnitte haben sie allerdings eine gravierende Verschlechterung des klinischen Bildes zur Folge (s. unten).

Symptome, Befunde, Diagnose:
- fakultativ isolierte Oberschenkelclaudicatio
- normaler angiologischer Untersuchungsbefund
- Oszillographisch ist der isolierte Profundaverschluß nicht sicher zu erkennen
- bei Verdacht können nur bildgebende Verfahren die Diagnose sichern (Duplexsonographie, Angiographie).

Therapie
Ein isolierter Verschluß hat meist keine therapeutischen Konsequenzen.

Die Bedeutung der Profundastrombahn ist dann groß, wenn gleichzeitig femoropopliteale Verschlüsse vorliegen, die bei intakter Profundastrombahn in der Regel gut kompensiert sind – zumindest das Bein gewöhnlich nicht gefährden. Ist die Profundastrombahn bei gleichzeitigen Verschlüssen der femoropoplitealen Strohmbahn ebenfalls in ihrer Leistungsfähigkeit durch Stenosen oder Verschlüsse behindert, ist die klinische Situation meist ernster.

■ **Isolierte Profundastenose.** Die klinisch größte Bedeutung hat die Stenose der A. profunda femoris in ihrem Abgangsbereich (kurz: Profundaabgangsstenose), da sie meist mit Hilfe der Kathetertechnik, aber auch operativ gut angegangen werden kann. Nicht selten kann alleine dadurch die klinische Situation verbessert oder gar das Bein erhalten werden (s. Abb. 10.21 in Kap. 10.3.4).

Symptome, Befunde, Diagnose
Isoliert ist die Profundaabgangsstenose bedeutungslos. In Kombination mit femoropoplitealen Verschlüssen liegen folgende Befunde vor:

- Meist erheblich eingeschränkte Gehstrecke mit reiner Wadenclaudicatio.

- Nicht selten hämodynamisch schlecht kompensiert mit Ruheschmerzen oder ischämischen Läsionen.
- Leistenpuls normal tastbar. Weiter peripher keine Pulse tastbar.
- Als klinisches Leitsymptom einer Profundaabgangsstenose gilt das Strömungsgeräusch in der Leiste. Allerdings kommen differentialdiagnostisch Stenosen auch anderer Lokalisationen in Betracht:
  - Fortgeleitet von höher gelegener Iliakastenose: Das Geräuschfeld erstreckt sich in Richtung Bauchnabel. Leistenpuls abgeschwächt. Oszillogramm und Leistenpulskurve sind „Iliaka-typisch".
  - Femoralis-communis-Stenose: Das Geräuschfeld dehnt sich in den proximalen Oberschenkel aus. Puls unterhalb des Leistenbandes ist abgeschwächt. Oszillogramm ist ähnlich wie bei Iliakaverschluß.
  - Stenose der proximalen A. femoralis superficialis unmittelbar jenseits der Femoralisgabel: Bei gut tastbarem Leistenpuls erstreckt sich das Geräuschfeld in das proximale bis mittlere Drittel des inneren Oberschenkels. Oszillogramm „femoralis-typisch".
  - Iliaka-interna-Stenose bei Verschluß der A. iliaka communis.
  - Einmündungsgeräusch von Kollateralen, die ein höher gelegenes Strombahnhindernis überbrücken.
- Oszillogramm: Da es sich um eine Störung sowohl der A. profunda als auch der A. femoralis superficialis handelt (funktionell also die Situation wie beim Iliaka- oder Femoralis-communis-Verschluß vorliegt), ist bereits das proximale Oberschenkeloszillogramm hoch pathologisch.
- Deutliche Reduktion des systolischen Knöchelarteriendrucks.
- Sicherung der Diagnose durch Duplexsonographie oder Angiographie.

Therapie
PTA von der Gegenseite in Cross-over-Technik oder operativer (Profundaplastik).

■ **A. circumflexa femoris lateralis et medialis.** Die ersten Seitenäste der A. profunda femoris sind die Aa. circumflexae femoris medialis und lateralis. Varianten der Abgänge aus der A. profunda femoris sind in Abb. 10.17 dargestellt. Die A. circumflexa femoris lateralis entspringt in 80 bis 90% aus der proximalen A. profunda femoris. Der wichtigste Ast als potentielle Kollaterale zur Kompensation von Oberschenkelarterienverschlüssen ist der nach kaudal ziehende Ramus descendens. Stenosen der A. circumflexa femoris lateralis sind ebenfalls in der Leistenregion auskultierbar und können kathetertechnisch angegangen werden (Roth et al. 1990).

10.3.4
Arterielle Strombahnhindernisse im Bereich der femoropoplitealen Strombahn

Die im folgenden beschriebenen Krankheitsbilder entsprechen der durch Einengung oder Verlegung der A. femoralis superficialis (Durchmesser: 0,8 cm) und der A. poplitea (femoropopliteales Segment) hervorgerufenen Durchblutungsinsuffizienz, die seit Ratschow allgemein als Oberschenkeltyp zusammengefaßt wird. Aus Gründen vor allem unterschiedlicher Ursachen sollten Strombahnhindernisse der A. femoralis superficialis und solche der A. poplitea getrennt voneinander besprochen werden.

Häufigkeit femoraler Strombahnhindernisse
Isolierte arteriosklerotische Verschlüsse der A. femoralis superficialis (Durchmesser 0,60±0,12) stellen mit 27% die häufigste Lokalisationsform singulärer Arterienverschlüsse dar, unter Berücksichtigung der Kombinationsverschlüsse sind sie sogar der am häufigsten vorkommende Gliedmaßenarterienverschluß überhaupt (Hild 1972; Langer et al. 1986).

Die Häufigkeitsverteilung isolierter Arterienverschlüsse unter Berücksichtigung der übrigen an der Oberschenkelachse beteiligten Strombahnen stellt sich in etwa wie folgt dar:

- A. femoralis communis: 4% ⎫
- A. profunda femoris: 3% ⎬ 42%
- A. femoralis superficialis: 27% ⎪
- A. poplitea: 8% ⎭

Der femoropopliteale Kombinationsverschluß ist mit 40 bis 50% der häufigste Verschlußtyp überhaupt (s. Abb. 5.11d in Abschn. 5.3). Die Häufigkeitsangaben sind in der Literatur unterschiedlich. Dies hängt mit dem jeweiligen Krankengut und den jeweils eingesetzten diagnostischen Verfahren und damit zusammen, daß bislang größere Erhebungen wegen der Invasivität der Angiographie schwierig waren.

Nach Vollmar (1982) lassen sich ein segmentärer Verschlußtyp (20%), ein Übergangstyp (20%) und ein langstreckiger Typ (60%) voneinander unterscheiden (Abb. 10.16). Das angiographische Korrelat eines Femoralisverschlusses geht aus Abb. 10.17 hervor.

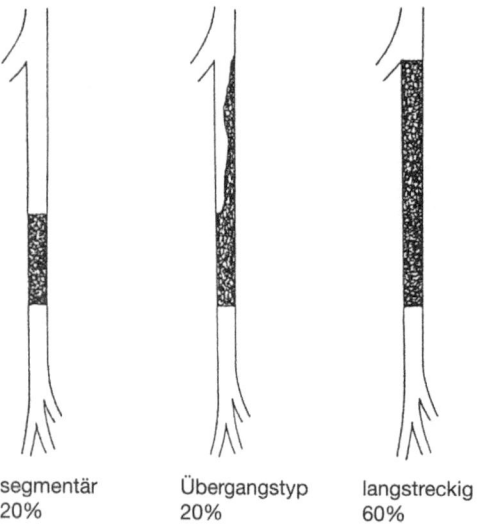

Abb. 10.16 Schematische Darstellung der Verschlußtypen im Bereich der A. femoralis superficialis. (Aus Vollmar 1982)

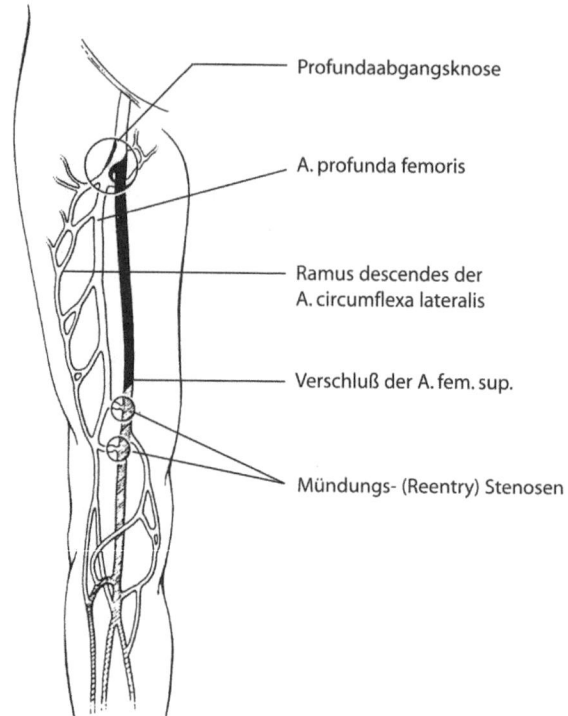

Abb. 10.18 Schematische Darstellung der kollateralen Kompensation eines Oberschenkelarterienverschlusses einschließlich typischer Stenoselokalisationen. (Aus Schwilden u. van Dongen 1987)

Kollaterale Umgehungswege

Hauptkollateralgefäß bei Verschlüssen und Stenosen der A. femoralis superficialis ist die A. profunda femoris. Die Funktion dieses Gefäßes geht aus Abb. 10.15 und 10.18 hervor. Im Fall einer Profundaabgangsstenose (O in Abb. 10.18) kann durch deren Beseitigung (PTA oder Profundaplastik) die Kollateralfunktion wieder hergestellt werden. Weitere potentielle Engstellen sind Mündungsstenosen dilatierter Profundaseitenäste im Bereich des kollateralen Empfängersegments der A. poplitea (oo in Abb. 10.18). Das zweite Kollateralsystem ist die A. circumflexa lateralis.

In Abb. 10.19 und 10.20 sind typische Abgangsstenosen der A. profunda femoris und A. circumflexa lateralis im Angiogramm dargestellt.

Ist auch die A. profunda femoris verschlossen, bieten sich noch folgende Kollateralverbindungen an:

- Anastomosen zwischen Ästen der A. iliaca interna und den beiden Aa. circumflexae femoris medialis und lateralis,
- Umgehungsbahnen zwischen Muskelästen der A. femoralis superficialis und den distalen Profundaästen.

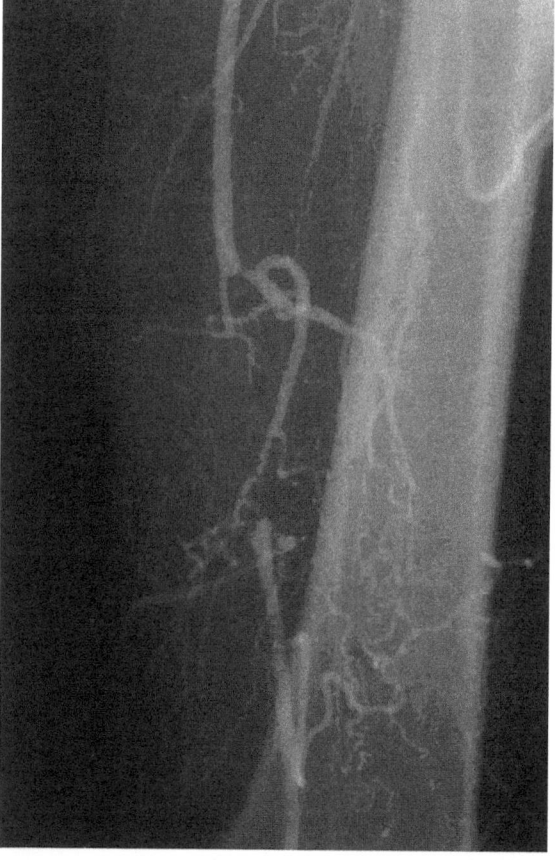

Abb. 10.17 Angiographie eines typischen segmentären Verschlusses der A. fem. sup. (Rö Abtlng der Aggertalklinik, Prof. F. J. Roth, mit freundlicher Genehmigung)

10.3 Arteriosclerosis obliterans im Bereich der unteren Extremität

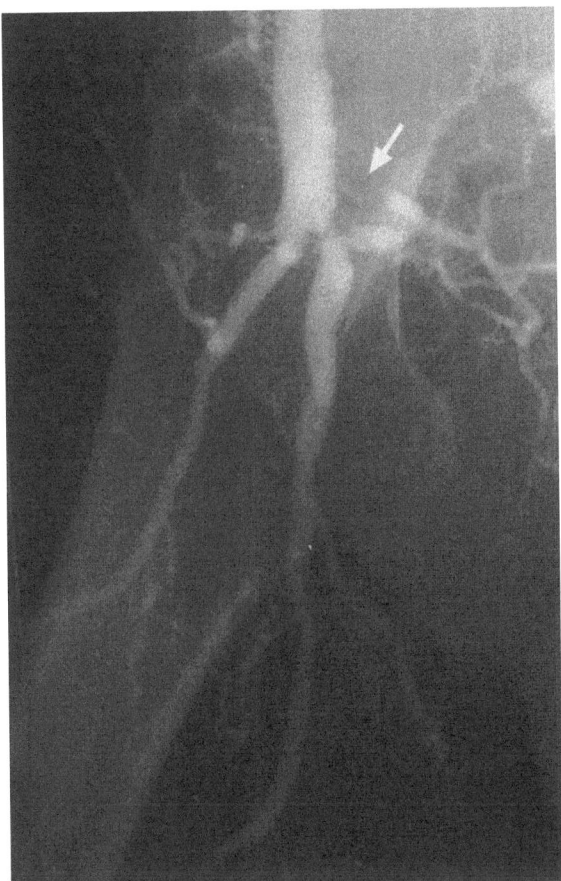

Abb. 10.19 a, b Profundastenose im Angiogramm (Rö-Abtlng der Aggertalklinik, Prof. F. J. Roth, mit freundlicher Genehmigung)

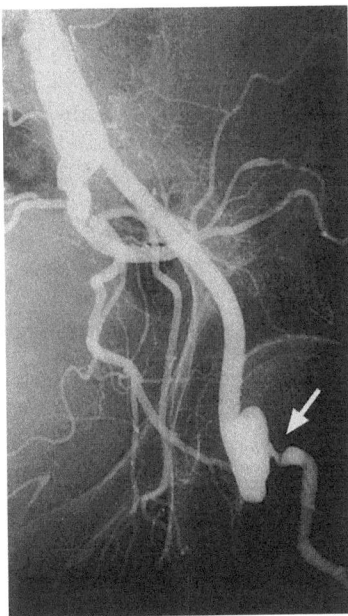

Abb. 10.20 Circumflexastenose im Angiogramm (Rö-Abtlng der Aggertalklinik, Prof. F. J. Roth, mit freundlicher Genehmigung)

Ätiologie femoraler Strombahnhindernisse

Es handelt sich meist um primär durch Arteriosklerose verursachte Obliterationen, die in 60 bis 70 % von dem im Adduktorenkanal verlaufenden Segment der A. femoralis superficialis ausgehen. Für diese Tatsache wird u.a. eine ständige Traumatisierung der Gefäßwand durch den Anprall der Pulswelle an die kreuzende Sehne des M. adductor magnus bzw. die direkte Traumatisierung der Arterie durch die Sehne verantwortlich gemacht. Der gleichartige Vorgang spielt sich modellhaft beim selteneren „Adductor canal entrapment-Syndrom" (sog. Jogger-Syndrom) ab, (Balaji 1981), bei dem der muskulotendinöse Apparat des M. adductor magnus während gesteigerter Beinarbeit, z.B. beim Sport, an der Kreuzung mit der A. femoralis superficialis einen Intimariß verursacht, der einen akuten thrombotischen Gefäßverschluß zur Folge hat (s. Abschn. 19.1.4). Die thrombotischen Ablagerungen, welche in der Regel erst zum Totalverschluß der Arterie führen, breiten sich vorwiegend zentralwärts aus, nicht selten bis zum Profundaabgang. Andere ätiologische Möglichkeiten sind selten:

- Zystische Adventitiadegeneration im distalen femoropoplitealen Übergang (s. 66.2.3)
- Trauma (s. 19.3)
- Dissektion (s. 18.3)
- Ergotismus (s. 17.1.1)
- Typ III der Takayasu-Arteriitis (s. 16.6.1)
- Malformation (s. 66)

Symptomatik femoraler Strombahnhindernisse

Das führende Symptom (Leitsymptom) von Verschlüssen der A. femoralis superficialis ist die typische Wadenclaudicatio intermittens. Sie kennzeichnet einen während des Gehens auftretenden krampfartigen Wadenschmerz, der rasch zum Stehenbleiben zwingt und danach innerhalb weniger Minuten abklingt, um sich bei fortgesetzter Bewegung wieder einzustellen (Stadium II der arteriellen Verschlußkrankheit). Eine isolierte Wadenclaudicatio ist zwar meist Folge einer Insuffizienz der Perfusion der A. femoralis superficialis, kann aber auch auf Strombahnhindernissen der Beckenstrombahn beruhen. Umgekehrt kann eine Femoralisinsuffizienz nur zu einer Wadenclaudicatio führen. Dabei hängt die beschwerdefreie Gehstrecke von der jeweiligen Ausschöpfung der noch verfügbaren Durchblutungsreserve durch das Gehtempo ab. Darüber hinaus nehmen zahlreiche durchblutungsunabhängige Faktoren Einfluß auf die Gehleistung, wie beispielsweise

- Fehlstatik,
- Knie- und Hüftgelenksarthrosen,
- Übergewicht,

- koronare, myokardiale oder respiratorische Insuffizienz
- Beschaffenheit der Gehfläche (Asphalt- oder Waldboden) und
- Witterungsverhältnisse.

Das Verschwinden eines anfänglich auftretenden ziehenden bis krampfartigen Claudicationsschmerzes während fortgesetzten Gehens wird als Phänomen des „walking through" bezeichnet. Bei ausreichender Kollateralkompensation über den Profundakreislauf bleiben isolierte Verschlüsse der A. femoralis superficialis nicht selten asymptomatisch. Andererseits zeigt es sich immer wieder, daß selbst einzelne kurzstreckige Verschlüsse oder nur wenige Stenosen belastungsabhängig zu einer mehr oder weniger deutlichen Einschränkung der Gehfunktion führen können. Einseitig angegebene Beschwerden dürfen nicht darüber hinwegtäuschen, daß in mehr als der Hälfte der Fälle auch die kontralaterale Oberschenkelarterie betroffen sein kann (Vollmar 1982). Zeichen einer fortgeschrittenen Durchblutungsinsuffizienz, wie Ruheschmerz oder akrale Läsionen, entstehen erst durch zusätzliche Obliterationen unter Einbezug des Profundaabgangs (s. Abschn. 10.3.3) oder bei Kombinationsverschlüssen der vor- und oder nachgeschalteten Gefäßetage.

Auf ein charakteristisches Symptom soll noch hingewiesen werden: Die überwärmte Knieregion des betroffenen Beines. Wie oben aufgeführt, ist die A. profunda femoris das Kollateralsystem im Falle femoropoplitealer Verschlüsse. Dadurch, daß die peripheren Kollateralgefäße des Profundakreislaufs in das subkutan gelegene Rete genu einmünden, stellt sich die Knieregion wärmer dar als die der gesunden Gegenseite.

Parästhesien gehören nicht zum gewöhnlichen Erscheinungsbild des chronischen Gliedmaßenarterienverschlusses! Sie sind stets Ausdruck einer vertebragenen, metabolischen oder toxischen (Analgetika) Polyneuropathie, welche die arterielle Verschlußkrankheit allerdings häufig überlagert. Wir fanden in unserem ambulanten Krankengut bei rund 28 % der nicht diabetischen Verschlußkranken eine im Vordergrund des Beschwerdebildes stehende vertebragene Symptomatik (Hild et al. 1984).

Diagnostik femoraler Strombahnhindernisse

Die typische Wadenclaudicatio läßt an die Möglichkeit einer pAVK vom Oberschenkeltyp denken. Die Diagnose wird durch folgende Befunde gestützt:

- Leistenpuls normal tastbar; weiter periphere Pulse abgeschwächt (bei guter hämodynamischer Kompensation), fehlend (bei mäßiger bis schlechter Kompensation).

Wenn der Popliteapuls zwar abgeschwächt, aber dennoch tastbar ist, spricht dies für eine wiederaufgefüllte A. poplitea. Der Femoralisverschluß ist dann häufig nicht sehr lang, was therapeutisch von vornherein für die Möglichkeit einer PTA spricht.

- Die Haut im Bereich des Knies des betroffenen Beines ist deutlich wärmer als die der gesunden Gegenseite (das Kollateralnetz des rete genu transportiert die Wärme an die Oberfläche).
- Systolischer Knöchelarteriendruck reduziert.
- Oszillogramm: Ruheoszillogramm des proximalen Oberschenkels normal. Distales Oberschenkeloszillogramm pathologisch, ebenso Poplitea-oszillogramm. Das Belastungsoszillogramm zeigt nach Zehenstandsübungen meist eine deutlichere pathologische Reaktion als nach Kniebeugen (s. Abschn. 4.2). Über das Ausmaß der funktionalen Einschränkung unterrichten der Lagerungstest nach Ratschow, der standardisierte Gehtest (120 Schritte/Minute), die Laufband- oder Pedalergometrie und das Ausmaß der Reduktion des Knöchelarteriendrucks (s. auch Kap. 15).

■ **Klinische Abschätzung der femoralen Verschlußlänge.** Die Verschlußlängenbestimmung ist vor allem hinsichtlich der technischen Durchführbarkeit einer PTA von besonderer Bedeutung. Die Ausdehnung der Verschlußprozesse im Bereich des Oberschenkels lassen sich mit der röntgenologischen *Kontrastmitteldarstellung* exakt bestimmen, wobei neben der Aortographie (DSA oder Blattfilmtechnik) mit transfemoralem Zugang von der kontralateralen Seite vor allem die ipsilaterale Nadelarteriographie der Femoralarterie unterhalb des Leistenbandes besonders kontrastreiche Bilder liefert. Allerdings hat sich die *Duplexsonographie* als nichtinvasives Verfahren zur Verschlußlängenbestimmung in hervorragender Weise bewährt (Jäger et al. 1983; Karasch et al. 1993). Bei schlanken Patienten gelingt es rein klinisch bereits, den Pulsabbruch am Oberschenkel *palpatorisch* zu lokalisieren, so daß - bei noch tastbarem Popliteapuls - bereits auf dieser diagnostischen Ebene die technische Möglichkeit einer PTA abgeschätzt werden kann.

Vom kompletten Verschluß unterscheidet sich die Stenose durch das typische holosystolische Strömungsgeräusch über der Innenseite des betroffenen Oberschenkels (s. Abschn. 4.1.2). Typischer Oszillographiebefund ist die Reduktion der Oberschenkeloszillationen bei wieder ansteigenden Wadenoszillationen (s. Abb. 4.13.a in Abschn. 4.2.2). Die hämodynamische Wertigkeit einer Stenose kann dopplersonographisch bestimmt werden (Strauss et al. 1993). Dies kann dann hilfreich sein, wenn es darum geht, den funktionellen Anteil einer Stenose am klinischen Beschwerdebild im Fall zusätzlicher vor- oder nachgeschalteter Verschlüsse zu erfassen.

Differentialdiagnose

Auf vaskulärer Ebene kommen beim Oberschenkeltyp in erster Linie alle vaskulären Affektionen in Betracht, die mit einer Claudicatio intermittens der Wadenmuskulatur einhergehen. Verschlüsse der Aorta und Beckenetage lassen sich, wie oben dargelegt, klinisch und im Rahmen nicht invasiver Untersuchungsmethoden abgrenzen.

Auf extravaskulärer Ebene kommen differentialdiagnostisch folgende Möglichkeiten in Betracht:

- Neurologische Ursachen
  - Pseudoclaudicatio bei Kompression L5/S1
  - Cauda equina-Syndrom (Claudicatio spinalis sive nervalis)
  - Tarsaltunnelsyndrom
- Erkrankungen des Muskel-Skelett-Systems
- Statische Insuffizienz.

Besonders häufig müssen radikuläre und pseudoradikuläre Symptome des Nervenwurzelbereichs L3-S1 differentialdiagnostisch berücksichtigt werden (Krupp et al. 1994), sowie – wenn auch seltener – die lumbale Wirbelkanalstenose (Schulitz et al. 1996).

Therapie femoraler Strombahnhindernisse

Grundsätzlich orientiert sich die Wahl des Therapiekonzeptes an die in Kap. 6 und 7 beschriebenen Therapiemöglichkeiten und an die in Kap. 8.2 gegebenen allgemeinen Therapiestrategien, vor allem, was das klinische Stadium II der pAVK angeht.

■ **Konservative Therapie.** Die konservative Therapie wird im wesentlichen durch spezielle Trainingsmethoden repräsentiert, die in Abschn. 6.1 zusammengefaßt sind. Die Indikation zum „Gefäßtraining" (z.B. verschlußlokalisationsbezogenes Intervalltraining) ist unter folgenden Umständen gegeben:

- Toleranz der Claudicatiobeschwerden ohne Indikation zur invasiven Therapie,
- keine Akzeptanz der Claudicatiobeschwerden durch den Patienten bei begrenzten oder fehlenden Möglichkeiten einer invasiven Therapie,
- postoperativ oder postinterventionell bei nur teilweise erfolgter Rekonstruktion bzw. Rekanalisation und noch bestehenden Strombahnhindernissen.

Im Fall v.a. isolierter Verschlüsse der A. femoralis superficialis kann die schmerzfreie Gehstrecke nicht selten durch eine langdauernde arterielle Sperre verbessert werden (Schoop 1990). Eine Übersicht einschließlich der möglichen pathophysiologischen Grundlagen findet sich bei Rieger (1992).

■ **Die PTA.** Die PTA ist die Methode der Wahl bei allen klinisch relevanten chronischen Femoralisstenosen und nicht zu langen Femoralisverschlüssen (etwa bis 10 cm). In Abschn. 7.2 sind Technik, Differentialindikation, Früh- und Langzeitergebnisse der PTA im Bereich der A. femoralis superficialis dargelegt. Besonders wichtig ist es, die Möglichkeit, eine Profundaabgangs- oder Circumflexastenose kathetertechnisch zu behandeln, nicht zu übersehen (s. oben)!

■ Die **lokale fibrinolytische Therapie** wird zunehmend zur Beseitigung subakuter Femoralisverschlüsse (Wochen bis wenige Monate) eingesetzt (s. Abschn. 7.3). Nach Akutverschlüssen wird auch die systematische Thrombolyse weiterhin zu berücksichtigen sein. Durch systemische ultrahohe Streptokinasetherapie (UHSK) konnten von 268 subakuten bzw. akuten Femoralisverschlüssen 131 (48,8 %) direkt beseitigt werden (Martin u. Fiebach 1994).

Im Falle arterieller Femoralisstenosen ist meist eine ergänzende PTA notwendig (siehe auch 7.1.).

■ **Operative Maßnahmen.** Operative Maßnahmen (Darstellung in Kap. 7.6) kommen im Stadium II der pAVK kaum in Betracht, es sei denn, der Leidensdruck ist groß und die technischen Möglichkeiten sind gut. In fortgeschrittenen Stadien dagegen sind sie – mit oder ohne kombinierte PTA – nach wie vor die tragende Therapiesäule.

■ **Medikamentöse Therapie.** Sind lumeneröffnende Verfahren aus lokalen oder allgemeinen Gründen nicht anwendbar oder führten sie nicht zum Erfolg, so ist eine medikamentöse Therapie indiziert. Besonders bei Verschlußprozessen der femoropoplitealen Etage im Stadium II b, aber auch bei Ruheschmerz und ischämischen Gewebeläsionen haben sich intraarterielle Infusionen von Substanzen mit kurzer Halbwertzeit (ATP, Nukleotid-Nukleosid-Gemisch: z.B. Laevadosin) oder von Prostaglandin E1 (z.B. Prostavasin) und Prostacyclin (z.B. Ilomedin) bewährt (Alexander 1968; Hild 1981; Sakaguchi et al. 1978; Gruss et al. 1982, 1986; Sethi et al. 1984, Rexroth et al. 1994).

Neuere Studien ergaben bei statistischer Signifikanz der therapeutischen Wirksamkeit beider Substanzengruppen eine Überlegenheit von PGE 1 im Stadium II b bis IV (Caspary et al. 1987; Creutzig et al. 1987; Trübestein et al. 1987).

Der Effekt intraarterieller Infusionen von Laevadosin läßt sich im Stadium II durch gleichzeitige repetitive Belastung der durchblutungsgestörten Gliedmaßen an einem Wadenergometer steigern (Hild et al. 1981).

Die therapeutische Wirksamkeit der systemischen Applikation anderer gefäßaktiver Pharmaka wird trotz statistisch korrekter Ergebnisse einiger kontrollierter Studien mit neueren Substanzen (Pentoxifyllin, Naftidrofuryl, Buflomedil) kontrovers diskutiert (s. Abschn. 6.2.1). Im Stadium III wurden die isovolämische Hämodilution mit kolloidalen Plasmaersatzstoffen empfohlen (Böhme u. Evert 1981; Hossmann u. Auel 1983), wobei allerdings entsprechende kontrollierte Studien noch ausstehen. Eine Zusammenstellung ausschließlich klinisch kontrollierter Studien über die klinische Wirksamkeit vasodilatierender bzw. vasoaktiver Substanzen in Abhängigkeit vom klinischen Stadium findet sich in Abschn. 6.2.1. Im Stadium IV steht außer den Maßnahmen zur Durchblutungsverbesserung die Lokalbehandlung der ischämischen Gewebeläsionen im Vordergrund des therapeutischen Handelns (s. Abschn. 6.3).

Besonderheiten im Zusammenhang mit der A. poplitea

Obwohl die A. poplitea (Durchmesser: 0,52±0,11 cm), die sich vom distalen Ausgang des Adduktorenkanals bis zum Soleusbogen in einer Länge von 12–18 cm erstreckt (Abgang der A. tibialis anterior), Teil der femoropoplitealen Achse der Oberschenkelstrombahn ist, gibt es Besonderheiten, die eine gesonderte Besprechung rechtfertigen. Aus praktischen Gründen wird die A. poplitea in 3 Segmente unterteilt (Vollmar 1982).

- Segment I reicht vom Adduktorenschlitz bis zum Gastroknemiustunnel. An diesen Grenzstellen ist die Arterie bindegewebig fixiert. Die Bewegung des Kniegelenks (Beugung und Streckung) geht mit einer erheblichen mechanischen Beanspruchung dieses Gefäßabschnitts einher (Längsdrehung). Die genannten Fixpunkte, welche proximal und distal das Gefäßsegment begrenzen, stellen Prädilektionsorte obliterierender Prozesse dar. Als eigentliches Bewegungssegment der Kniekehlenschlagader ist dieser Gefäßabschnitt am häufigsten von Verschlußprozessen betroffen. Häufig sind hierbei gleichzeitig proximale Verschlüsse in der A. femoralis superficialis vorhanden. Das proximale Segment stellt die Lieblingslokalisation der sog. zystischen Adventitiadegeneration dar (s. Abschn. 66.2.3).
- Segment II liegt im Bereich des Gastroknemiustunnels, also unmittelbar dorsal des Kniegelenkspaltes. Im Gegensatz zum proximalen Abschnitt wird das Gefäß hier v.a. auf Biegung beansprucht.

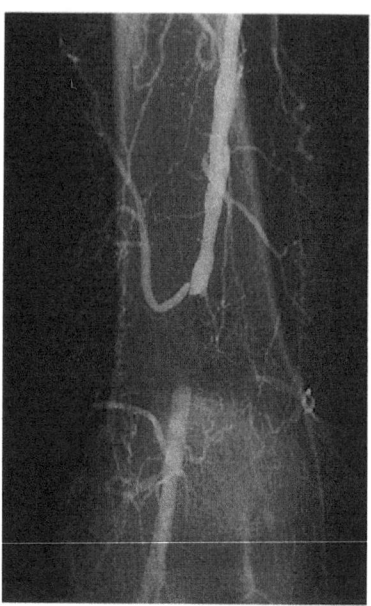

Abb. 10.21 Angiographie eines isolierten Popliteaverschlusses (Rö-Abtlng der Aggertalklinik, Prof. F. J. Roth, mit freundlicher Genehmigung)

- Segment III reicht vom Ende des Gastroknemiustunnels bis zum Soleusbogen. Es liegt distal des Gelenkspaltes. Es entspringen hier praktisch keine Seitenäste. Die Arterie ist in diesem Abschnitt nur selten von Verschlußprozessen betroffen.

Die Häufigkeit arteriosklerotisch bedingter isolierter Popliteaverschlüsse (Abb. 10.21) liegt lediglich zwischen 8 und 10 %, bezogen auf die Gesamtzahl der arteriosklerotischen Arterienschäden im Bereich der unteren Extremitäten (siehe oben). Die Ätiologie ist häufiger als im Bereich anderer Lokalisationen *nicht* arteriosklerotisch, so daß im Falle eines isolierten Popliteaverschlusses von vornherein mit größerer Wahrscheinlichkeit eine breitere Differentialätiologie in Betracht kommt:

- Buerger-Syndrom (s. Kap. 11)
- Trauma (s. 19.3)
- lokale Thrombose eines Aneurysmas
- Zystische Adventitiadegeneration (s. 66.2.3)
- Popliteakompressionssyndrom (s. 19.1.4).

Das Beschwerdebild entspricht dem der Femoralisinsuffizienz. Die Befundlage ist wie folgt zusammenzufassen:

- Immer Wadenclaudicatio, nicht selten auch Fuß- bzw. Fußsohlenclaudicatio.
- Pulstastbefund: Bei proximalem Verschluß Popliteapuls nicht tastbar, bei distalem Verschluß Popliteapuls tastbar. Ein seitlich zu findender Puls ist nicht selten ein Kollateralpuls.

Betroffene Knieseite meist wärmer als die (als gesund unterstellte) Gegenseite.
- Oszillogramm: Typisch insoweit als die Oszillationen unter der distalen Oberschenkelmanschette noch normal oder fast normal, diejenigen unter der Wadenmanschette aber hochgradig reduziert sind. Der Hauptoszillationssprung liegt also zwischen der distalen Oberschenkel- und Wadenmanschette (s. 4.2).
- Reduzierter Knöchelarteriendruck.
- Diagnosesicherung durch Duplexsonographie oder Angiographie.
- Strömungsgeräusch in der Kniekehle: praktisch immer Popliteastenose.

10.3.5
Strombahnhindernisse im Bereich der Unterschenkelarterien

Die durch chronische Verschlüsse der Unterschenkel-, Fuß- oder Digitalarterien verursachten Durchblutungsmangelzustände werden als peripherer Typ oder auch als Unterschenkeltyp bezeichnet. Bezogen auf die Verschlußlokalisation ausschließlich am Fuß- und/oder Zehenbereich spricht man auch vom akralen Typ. 50 % bei unter 40 Jahren alten Patienten gegenüber von nur 25 % der 60 bis 70-jährigen resultiert demnach nicht aus dem viel zu seltenen Vorkommen der Thrombangiitis, sondern aus dem hohen Anteil der diabetischen Angiopathie, die beide früher auftreten als die gewöhnliche Arteriosklerose.

Ätiologie
Verschlüsse vom peripheren Typ beruhen in Mitteleuropa, ganz im Gegensatz zu Japan, wo die Thrombangiitis obliterans zu dominieren scheint, weitaus überwiegend auf der obliterierenden Arteriosklerose. Dabei stellt allerdings deren Sonderform, die diabetische Makroangiopathie (s. Abschn. 20.2), mit fas 60 % das Hauptkontingent (Hild et al. 1984). Daneben spielt die Thrombangiitis obliterans (s. Kap. 11) aufgrund ihrer ätiologischen bzw. pathogenetischen Sonderstellung trotz einer Häufigkeit von nur 3 bis 5 % der arteriellen Durchblutungsstörungen eine klinisch bedeutsame Rolle (Kummer et al. 1977; Vosseler et al. 1980). Es besteht eine Prävalenz des peripheren Typs in jüngeren Altersklassen (Münster et al. 1966). Darüber hinaus scheinen die arterielle Hypertonie und das Lebensalter (auch bei fehlenden vaskulären Risikofaktoren) eine prädisponierende Rolle zu spielen.

Häufigkeit
Die Prävalenz des isolierten Unterschenkeltyps an der Gesamtheit arterieller Verschlüsse der unteren Extemität wird mit 17 % bis 20 % (Kappert 1976) bzw. mit ca. 30 % angegeben (Aston et al. 1992). Innerhalb dieses Kontingents ist die A. tibialis anterior mit 34,2 % am häufigsten betroffen, gefolgt von der A. tibialis posterior mit 27,1 % und der A. fibularis mit 17,5 %. Bei Watt (1965) führen die Verschlüsse der A. tibialis posterior mit 33,5 % vor denen der A. tibialis anterior (21,8 %) und der

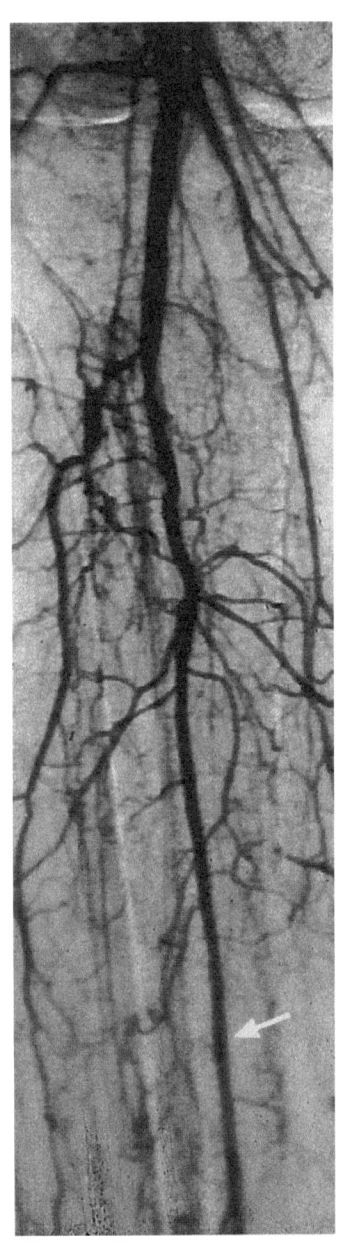

Abb. 10.22 Verschluß der A. tibialis anterior et posterior bei durchgängiger und stark entwickelter A. fibularis ↓ (Prof. F. J. Roth, Aggertalklinik, Engelskirchen, mit freundlicher Genehmigung)

A. fibularis (8,3 %). Das relative Verhältnis zwischen Verschlüssen der A. tibialis posterior, A. tibialis anterior und A. fibularis wird mit 8:4:1 angegeben. In Kombination mit Strömungshindernissen der proximalen Gefäßstrecke kommen Unterschenkelarterienverschlüsse in 38 bzw. 52 % der Fälle vor, davon in 25,7 % als Ober- Unterschenkeltyp und nur in 2,7 % als Becken- Unterschenkeltyp (Münster et al. 1966; Hasse 1974).

Die obliterierende Arteriosklerose befällt die A. tibialis posterior distal des Abgangs der A. fibularis und die A. tibialis anterior nach ihrem Durchtritt durch die Membrana interossea meist in ihrem ganzen weiteren Verlauf. In fast einem Drittel sind 2 der Unterschenkelarterien betroffen, wobei die A. fibularis am häufigsten ausgenommen bleibt (Abb. 10.22).

Kollateralkreisläufe
Bedingt durch die parallele Anordung der 3 Unterschenkelarterien, kollateralisieren sich diese gegenseitig (Abb. 10.25). Dies ist durch vielfältige präformierte Anastomosen möglich (Schwarzenbach et al. 1996), deren Topographie anschaulich bei Bunner (1982) dargestellt ist. Danach gibt es 4 Kollateralsysteme:

- Circulus arteriosus colli pedis: Dieser besteht aus einem in Knöchel- und Fersenhöhe gelegenen Arterienring, der die 3 großen Unterschenkelarterien miteinander verbindet. Hierzu gehören folgende Anastomosen.
  - Anastomosis tibiofibularis anterior (Ramus communicans anterior) et posterior (Ramus communicans posterior),
  - Aa. malleolares anteriores lateralis et medialis,
  - zahlreiche Rami calcaneares.
- Tarsales Kollateralsystem: Dieses wird von einem arteriellen Fußrücken- und einem Fußsohlenbogen gebildet. Der Fußrückenbogen (Arcus dorsalis) besteht aus der A. dorsalis pedis (aus A. tibialis anterior), der A. arcuata und der A. tarsea lateralis. Der Fußsohlenbogen (Arcus plantaris) setzt sich aus der Verlängerung der A. tibialis posterior, der A. plantaris lateralis und der A. plantaris medialis zusammen und anastomosiert mit der A. dorsalis pedis. Die beiden

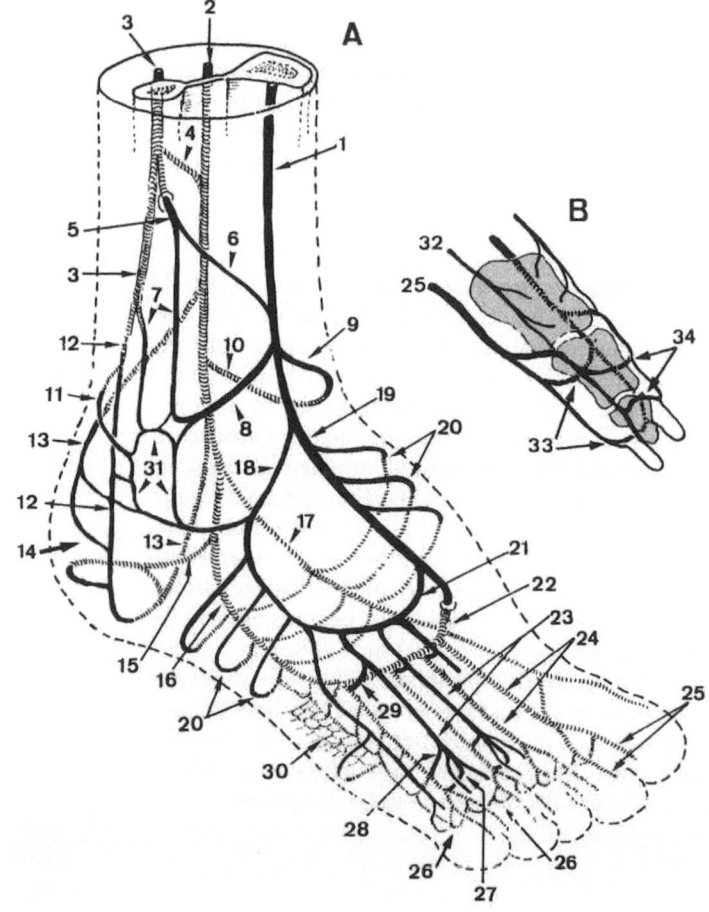

Abb. 10.23
Anastomosen der Unterschenkel- und Fußarterien. (Aus Brunner 1982)
1 A. tibialis anterior
2 A. tibialis posterior
3 A. fibularis
4 Anastomosis tibiofibularis posterior (Ramus communicans posterior)
5 R. perforans fibularis
6 Anastomosis tibiofibularis anterior (Ramus communicans anterior)
7 Rr. malleolares
8 A. malleolaris anterior lateralis
9 A. malleolaris anterior medialis
10 A. malleolaris posterior medialis
11 A. malleolaris posterior lateralis
12 R. calcanearis (A. fibularis)
13 R. Calcanearis (A. tibialis posterior)
14 Rete calcaneare
15 R. calcanearis (A. plantaris lataralis)
16 A. plantaris lateralis
17 A. plantaris medialis
18 A. tarsea lateralis
19 A. dorsalis pedis
20 Queranastomosen zwischen dorsalen und plantaren Arterienstämme
21 A. arcuata
22 Arcus plantaris
23 Aa. metatarseae dorsales
24 Aa. metatarseae plantares
25 Aa. digitales plantares
26 Arcus plantaris subcutaneus
27 Aa. interdigitales
28 Aa. perforantes distales
29 Aa. perforantes proximales
30 Vasculäre Fußsohle
31 Rete malleolare
32 Aa. digitales dorsales
33 Plantare Anastomosen
34 Dorsale Anastomosen

Arterienbögen sind durch zahlreiche Queranastomosen miteinander verbunden.
- Metatarsales System: Vom Fußrücken- und Fußsohlenbogen aus ziehen die Aa. metatarseae dorsales bzw. plantares, die durch multiple Aa. perforantes miteinander verbunden sind.
- Digitales Kollateralsystem: Die Metatarsalarterien setzen sich in die jeweils paarigen dorsalen und plantaren Digitalarterien fort, die wiederum durch Arkadenbildungen multipel miteinander verbunden sind.

Symptomatik

Je nach Lokalisation der Unterschenkelarterienverschlüsse und je nach Anzahl der betroffenen Unterschenkelarterien kann die Symptomatik unterschiedlich sein. Isolierte chronische Verschlüsse der A. tibialis anterior oder A. fibularis sind im allgemeinen symptomlos. Hingegen klagen die meisten Patienten bei einer isolierten Okklusion der A. tibialis posterior über einen belastungsabhängigen, bohrenden Schmerz im Fußgewölbe. Insgesamt verlaufen jedoch Verschlüsse der Unterschenkelarterien bei ca. 30 % der Patienten unter alltäglichen Belastungsbedingungen ohne auffällige Beschwerden. Eine ausreichende Perfusion des Fußes und der Zehen kann dabei sogar allein über die noch offene A. fibularis gewährleistet werden (Hirai et al. 1980).

Liegen proximale Verschlüsse mindestens zweier Unterschenkelarterien vor, kann es – neben Fuß- und Fußsohlenbeschwerden – zur gewöhnlichen Wadenclaudicatio kommen. Eine besondere Konstellation in diesem Zusammenhang ist der Verschluß des Truncus tibiofibularis (kurz: Truncusverschluß). In diesem Falle sind die A. tibialis posterior und die A. fibularis insuffizient, was zu einer erheblichen Wadenclaudicatio führen kann. Bei distal gelegenen Unterschenkelarterienverschlüssen tritt in der Regel keine Wadenclaudicatio, sondern eine gehabhängige Schmerzsymptomatik im Bereich des Fußes (Fußgewölbe, Vorfuß) auf.

Claudicatioschmerz der Fußsohlen und Parästhesien der Zehen sind für Verschlüsse der A. plantaris medialis oder lateralis typisch. Die Unwegsamkeit der Arterien des Unterschenkels und Fußes kann rasch zu *trophischen Störungen* der Haut führen, die bei hohem Ruhesauerstoffbedarf über eine im Vergleich zur Muskulatur nur enge Durchblutungsreserve verfügt. Ischämische Läsionen, die oft durch Bagatelltraumen mechanischer und thermischer Art hervorgerufen werden, entstehen an Hautstellen, die einerseits schlecht durchblutet, andererseits Traumatisierungen besonders ausgesetzt sind, so an Zehenkuppen und -nägeln, interdigital, am Fußrücken, der Ferse, am äußeren Knöchel sowie an der Tibiakante. Sie sind meist bakteriell und mykotisch mischinfiziert und neigen zur Ausbreitung in die Subkutis und die tieferen Gewebeschichten des Fußes.

Die plötzliche Thrombosierung einer bereits arteriosklerotisch veränderten A. tibialis anterior kann Ursache eines sog. Tibialis anterior Syndroms sein und hat stärkste Schmerzen und häufig Nekrosen von Haut und Muskeln des anterolateralen Unterschenkels mit Peronaeuslähmung zur Folge (s. 19.2). Bezüglich der Besonderheiten der diabetischen Makro- und Mikroangiopathie s. Kap. 20 und 27.

Diagnostik

Grundsätzlich stehen zur klinischen und apparativen Diagnostik dieselben Möglichkeiten zur Verfügung wie sie auch im Falle proximal lokalisierter Strombahnhindernisse eingesetzt werden. Allerdings sind gerade im peripheren Strombahnbereich klinisch und apparativ differenzierte Aussagen zu machen:

- Pulstastbefund
  - Bei fehlenden Fußpulsen und normal tastbarem Popliteapuls → Verdacht auf Unterschenkelarterienverschlüsse.
  - Ein fehlender Fußrückenpuls ist wegen häufiger anatomischer Anomalie nicht verwertbar → Orten des Tibialis anterior-Pulses (s. 4.1).
  - Bei fehlendem Tibialis posterior- und tastbarem Fußrücken- bzw. Tibialis anterior-Puls gibt es folgende Möglichkeiten: entweder Truncusverschluß des distalen Unterschenkels (distales Unterschenkeloszillogramm pathologisch) oder isolierter Verschluß der A. tibialis posterior (distales Unterschenkeloszillogramm meist nicht pathologisch) oder Parallelverschluß sowohl der A. tibialis posterior als auch der A. fibularis (distales Unterschenkeloszillogramm pathologisch).
- Oszillogramm: Der Verschluß nur einer Arterie ist meist nicht faßbar. Gelegentlich ist bei technisch guter Ableitung das Fußsohlenoszillogramm (als Hinweis auf einen isolierten Knöchelarterienverschluß) oder das Fußrückenoszillogramm (als Hinweis auf einen Tibialis anterior-Verschluß) pathologisch. Sind zwei oder alle Unterschenkelarterien verschlossen, sind das distale Unterschenkel- und das Fußrücken- bzw. Fußsohlenoszillogramm hochgradig amplitudenreduziert oder ohne Amplituden.
- Die Messung des systolischen Knöchelarteriendrucks (Ultraschall-Doppler-Technik) ist nicht unproblematisch. Bei proximalen Verschlüssen ist die Methode noch anwendbar. Bei isoliertem

proximalen Verschluß der A. tibialis anterior oder posterior ist der Druck in der betroffenen Arterie um mindestens 20 mmHG niedriger als der jeweils anderen. Bei Verschlüssen im mittleren oder distalen Unterschenkelbereich ist die Methode nicht mehr sicher. Insgesamt ist die klinische Diagnose von vor allem isolierten Unterschenkelarterienverschlüssen klinisch nicht immer sicher bzw. möglich. Die Diagnosesicherung kann nur durch konventionelle oder intraarterielle digitale Subtraktionsangiographie in anterograder Punktions- und Vergrößerungstechnik erfolgen. Allerdings sind auch Unterschenkelarterienverschlüsse duplexsonographisch von erfahrener Hand identifizierbar, vor allem, wenn eine Kontrastmittelapplikation nicht in Betracht kommt (Neuerburg-Heusler u. Hennerici 1995; Strauss 1995).

Differentialdiagnose

■ **Diabetische Makroangiopathie.** Die differentialdiagnostische Abgrenzung der diabetischen Makroangiopathie von den gewöhnlichen arteriosklerosebedingten Arterienverschlüsse vom peripheren oder akralen Typ, bereitet im allgemeinen keine Schwierigkeit: Kenntnis der zugrundeliegenden Stoffwechselkrankheit, sowie die häufige diabetische Mikroangiopathie (Retino- und Nephropathie) und Polyneuropathie (herabgesetzte Vibrations- und Schmerzempfindung, Reflexabschwächung) mit ausgesprochener Nekrotisierungstendenz („heiße" Gangrän, diabetischer Fuß, Mal perforant) sind weiterführende Unterscheidungsmerkmale.

■ **Thrombangiitis obliterans.** Die Thrombangiitis obliterans betrifft überwiegend Männer vor dem 40. Lebensjahr, in über 90 % der Fälle starke Zigarettenraucher. Das charakteristische klinische Bild sowie das typische Angiogramm (s. Kap. 11) lassen diese in Schüben verlaufende Gefäßkrankheit unschwer von den arteriosklerotisch verursachten Durchblutungsstörungen des Unterschenkels und Fußes unterscheiden.

■ **Vasospastische Durchblutungsstörungen.** Die sich häufig an den Unterschenkel manifestierenden vasospastischen Durchblutungsstörungen nach chronischer, oft überdosierter Einnahme von ergotaminhaltigen Medikamenten, lassen sich im Zusammenhang von spezifischer Anamnese bzw. toxikologischem Nachweis der Noxe im Urin und der angiographisch fast immer symmetrischen, filiformen Einengungen der Gefäßlumina bis zum kompletten Verschluß bei sonst glatten Gefäßkonturen erkennen (Übersicht bei Zschiedrich et al. 1985).

■ **Nicht vaskuläre Ursachen.** Auf nicht vaskulärer Ebene müssen folgende Erkrankungen differentialdiagnostisch abgegrenzt werden:

- periphere neurologische Syndrome, z.B.
  - L5/S1,
  - Tarsaltunnelsyndrom,
  - Postsympathektomiesyndrom,
  - Polyneuropathie,
- orthopädische Leiden:
  - statische Insuffizienz,
  - Metatarsalgie,
- rheumatische Erkrankungen.

Therapie

Die Therapie isolierter akraler Arterienverschlüsse kann nur konservativ sein. Sie entsprechen denjenigen, die unter 10.3.5 in Zusammenhang mit chronischen Verschlüssen der Unterschenkelarterien erwähnt worden ist. Interventionelle oder gefäßchirurgische Therapiemöglichkeiten bestehen kaum.

Grundsätzlich sind die technischen Möglichkeiten und die Erfolgsaussichten invasiver Therapieverfahren beim peripheren bzw. akralen Verschlußtyp vergleichsweise begrenzt.

■ **Stadium II.** Im Stadium II steht die konservative Therapie ganz im Vordergrund. Sie erstreckt sich auf alle in den vorausgehenden Abschnitten (s. Abschn. 6.1 und 6.2) erwähnten durchblutungsfördernden Maßnahmen. Die Sofort- und Spätergebnisse der lokalen Lysebehandlung sind bei den arteriosklerotischen Veränderungen der Unterschenkelarterien und der raschen bindegewebigen Organisation der sie komplizierenden Gerinnsel ungünstig, weshalb dieses Verfahren in der Regel nur als „ultima ratio" zum Einsatz kommt. Intraarterielle Infusionen von Laevadosin bewirken trotz erwiesener therapeutischer Wirksamkeit häufiger Steal-Phänomene als intraarterielle PGE 1-Infusionen (Caspary et al. 1987; Creutzig et al. 1987; Trübestein et al. 1987). In fortgeschrittenen Stadien dagegen bewähren sich zunehmend die PTA und die lokale (regionale) Thrombolyse. Vor allem Abgangsstenosen der Unterschenkelarterien oder subakute Verschlüsse der distalen A. poplitea und/oder des Truncus werden zunehmend mit Erfolg angegangen (Mahler 1990; Schneider 1991).

■ **Stadium III und IV.** Den Stadien III und IV vorbehalten sind:

- operative Maßnahmen: die Thrombendarteriektomie der (distalen) A. poplitea und des Truncus sowie femorocrurale oder gar cruropedale Bypässe können im Einzelfall als „ultima ratio" erwogen werden (siehe Abschn. 7.6). In Anbe-

tracht der nur begrenzt möglichen operativen Revaskularisation erweist sich im Stadium III die
- Applikation α-Rezeptor-blockierender (z.B. Tolazolin) oder prostanoider Substanzen (PGE₁ PGJ₂), auch in Kombination mit
- isovolämische Hämodilution (Hydroxyaethylstärke: z.B. HAES steril, niedermolekulares Dextran: z.B. Rheomacrodex), außer der Gabe von
- Morphinderivaten und Psychopharmaka (Climipramin: z.B. Anafranil) oft als die einzig wirksame Maßnahme (s. Abschn. 6.2). Flankierend lassen sich mit der
- lumbalen Sympathektomie unter kritischer Indikationsstellung bei isolierten Verschlüssen der Unterschenkelarterien, auch in Kombination mit Okklusionen der A. femoralis superficialis, sowie bei Digitalarterienverschlüssen im Stadium III bis IV befriedigende Ergebnisse erzielen (Vollmar 1982). Zunehmend wird die transkutane, CT-gesteuerte Sympathektolyse in Anwendung gebracht (s. Abschn. 7.7).
- Die Nekrosebehandlung spielt im Stadium IV die Hauptrolle (s. Abschn. 6.3). Sie umfaßt die
  - Wundreinigung durch Abtragung von Nekrosen und antiseptischer Bäder (z.B. Betaisodona-Lösung), ansonsten
  - Trockenbehandlung,
  - Granulationsförderung (z.B. Debrisorb-Puder) und
  - luftdurchlässige Schutzverbände. Bei der fast immer vorliegenden bakteriellen Mischinfektion der Läsionen und der entzündlichen Mitreaktion des umgebenden Gewebes hat sich die
  - intraarterielle oder systemische Anwendung von Antibiotika (i.a. anwendbar z.B. Mezlocillin: Baypen, Cefotaxim: Claforan, Gentamycin: Refobacin) bewährt. Die häufige mykotische Superinfektion erfordert darüber hinaus die
  - Lokalbehandlung mit Antimykotika (s. Abschn. 6.3).

Trotz der vielfältigen Behandlungsmöglichkeiten ist bei 14% der Patienten aller Lokalisationstypen im Stadium III und IV die primäre Amputation unumgänglich. Weitere Informationen über die Inzidenz vaskulär bedingter Amputationen sind in Kap. 12 zu finden.

Die Wahl der Amputationshöhe richtet sich nach der Verschlußlokalisation sowie der Beschaffenheit der proximalen Gefäßstrecke bzw. des Kollateralkreislaufs. Darüber hinaus stehen mikrozirkulatorische Methoden zur additiven Abschätzung der mutmaßlich per primam heilenden Amputationswunde zur Verfügung (s. Kap. 25). Neben der Ober- und Unterschenkelamputation kommt die Kniegelenksexartikulation in Betracht. Der Eingriff ist bei den meisten älteren, polymorbiden Patienten mit einer Letalität von 11 bis 24% belastet. Für den Erfolg der Amputation ist der frühzeitige Beginn intensiver Rehabilitationsmaßnahmen von entscheidender Bedeutung (s. Kap. 21). Einzelheiten zu Indikation, Operationstechnik und Behandlungsergebnissen finden sich bei Vollmar (1982).

10.3.6 Strombahnhindernisse im Bereich der Fuß- und Digitalarterien

Isolierte Verschlüsse im akralen Bereich fallen durch unspezifische Beschwerden auf: Gehabhängige Schmerzen im Fuß-, Vorfuß- und Zehenbereich, Taubheits- und Kälteempfindungen, Parästhesien oder – bei fortgeschrittenen Fällen – akrale ischämische Defekte. Periphere Druckmessung und mechanische Oszillographie versagen. Die Kapillarmikroskopie am Fußrücken (Fagrell 1973) zeigt in Korrelation mit dem transkutanen Sauerstoffpartialdruck zwar keine Abhängigkeit von der Verschlußlokalisation, jedoch eine signifikante Beziehung zum Schweregrad der arteriellen Durchblutungsstörung (Ranft et al. 1987). Hinweise geben die elektronische Oszillographie und/oder die digitale Fuß- und Druckmessung (s. Abschn. 4.1 u. 4.2). Eine sichere Diagnose gelingt ausschließlich mit der selektiven anterograden Femoralisangiographie, besonders in Form der Vergrößerungsangiographie nach intraarterieller Injektion einer vasodilatierenden Substanz (z.B. Prostavasin 4 µg, „single shot" Abb. 10.24).

Differentialdiagnose plantarer und digitaler Arterienverschlüsse. In der Differentialdiagnose bzw. Differentialätiologie plantarer und digitaler Arterienverschlüsse sind

- Buerger-Syndrom,
- Kollagenosen, insbesondere die progressive Sklerodermie, letztere im Frühstadium als vasospastische Zirkulationsstörung,
- das Hyperviskositäts-Syndrom im Rahmen der chronischen Kälteagglutinationskrankheit,
- Kryoglobulinämie,
- Polyzythämie,
- Paraproteinämien (IgM-Typ)
- Diabetes mellitus,
- Trauma und
- Embolie

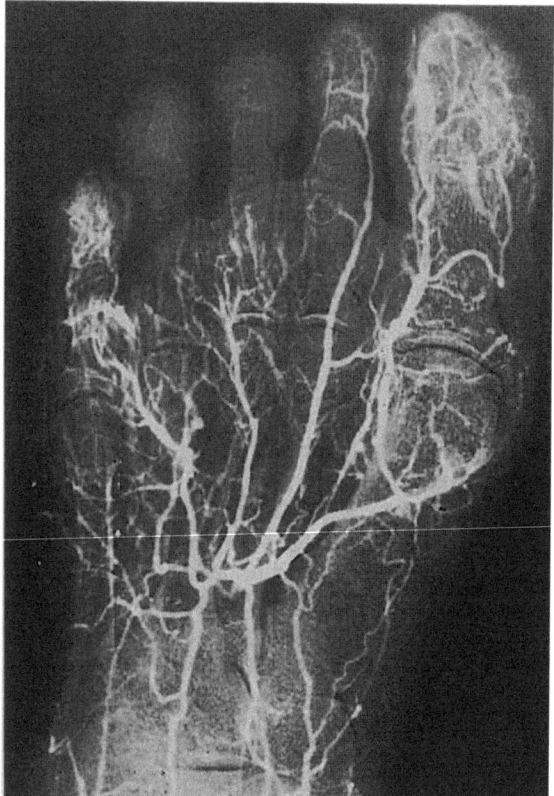

Abb. 10.24 Fuß- und Digitalarterienverschlüsse (aus Bollinger 1979)

in Betracht zu ziehen: Sie betreffen meist gleichzeitig und in wesentlich stärkerem Ausmaß die Hände. Im Fall v.a. isolierter digitaler Verschlüsse, aber auch in Kombination mit Mittelfußarterienverschlüssen kommt es gelegentlich zur Zyanose einzelner Zehen, dem *Blue-toe-Syndrom.* (s. auch Abschn. 26.3).

Therapie
Die Therapie isolierter akraler Arterienverschlüsse kann nur konservativ sein. Sie entsprechen denjenigen, die oben unter 10.3.5 in Zusammenhang mit chronischen Verschlüssen der Unterschenkelarterien erwähnt worden ist. Interventionelle oder gefäßchirurgische Therapiemöglichkeiten bestehen nicht.

Medikamentöse Prophylaxe bei peripheren arteriellen Durchblutungsstörungen

H.K. Breddin, Th. Karasch und H. Rieger

# 14 Medikamentöse Prophylaxe bei peripheren arteriellen Durchblutungsstörungen

H. K. BREDDIN, TH. KARASCH und H. RIEGER

14.1 Definition 514
H. K. BREDDIN und H. RIEGER
14.2 Medikamente zur Prophylaxe bei pAVK 515
14.2.1 Antikoagulanzien 515
14.2.2 Plättchenfunktionshemmer 518
14.3 Frühverschlußprophylaxe im Rahmen diagnostischer und therapeutischer Eingriffe 521
14.3.1 Frühverschlußprophylaxe nach Angiographie und Kathetereingriffen 521
14.3.2 Frühverschlußprophylaxe nach peripherer perkutaner transluminaler Angioplastie (PTA) 522
14.3.3 Frühverschlußprophylaxe nach gefäßchirurgischen Eingriffen 522
14.3.4 Prophylaktische Antikoagulation bei Arterienwanddissektion 522
14.4 Langzeitprophylaxe 523
14.4.1 Primärprophylaxe bei klinisch Gesunden 523
14.4.2 Langzeitprophylaxe bei Patienten mit pAVK 523
14.4.3 Verschluß- und Reverschlußprophylaxe nach rekonstruktiven gefäßchirurgischen Eingriffen 525
14.4.4 Verhütung von Reverschlüssen bei Patienten nach PTA 527
14.4.5 Medikamentöse Prophylaxe nach Stentimplantation 529
14.4.6 Reverschlußprophylaxe nach systemischer oder regionaler Thrombolyse 529
14.4.7 Indikationen zur kombinierten Langzeitprophylaxe mit Plättchenfunktionshemmern und Antikoagulanzien 530
14.5 Nebenwirkungen und Komplikationen von Antikoagulanzien und Plättchenfunktionshemmern 530
14.5.1 Heparine 530
14.5.2 Vitamin-K-Antagonisten 531
14.5.3 Plättchenfunktionshemmer 533
14.6 Heparininduzierte Thrombozytopenie (HIT) 535
TH. KARASCH
14.6.1 Definition 535
14.6.2 Häufigkeit 535
14.6.3 Pathophysiologie und Pathogenese 535
14.6.4 Klinische Manifestation 536
14.6.5 Diagnostik 537
14.6.6 Therapie 538
14.6.7 Prophylaxe 538
Literatur 539

14.1
Definition

H. K. BREDDIN und H. RIEGER

Man unterscheidet eine Primär- von einer Sekundärprophylaxe. Die Primärprophylaxe hat das Ziel, eine bestimmte Erkrankung gar nicht erst auftreten zu lassen (primäre Prävention). Bei der Sekundärprophylaxe geht es allgemein darum, bei bereits eingetretener Erkrankung eine Krankheitsprogredienz oder ein Rezidiv zu verhüten (Sekundärprävention).

Im Fall der peripheren arteriellen Verschlußkrankheit (pAVK) sind genau genommen 2 verschiedene Vorgänge voneinander zu trennen: die Arteriosklerose selbst und die potentiell hieraus entstehenden Arterienstenosen und Verschlüsse mit ihren klinisch manifesten vaskulären Komplikationen.

Die *primäre Prophylaxe* arterieller Durchblutungsstörungen könnte sich somit zum einen lediglich auf die Verhütung der Arteriosklerose an sich und zum anderen – bei bereits bestehender Arteriosklerose – auf die Verhütung definitiver Arterienstenosen und Verschlüsse beziehen. Im allgemeinen Sprachgebrauch ist meist das letztere gemeint.

Auch die *sekundäre Prophylaxe* kann sich entweder auf die Progressionshemmung einer bereits objektivierbaren (Duplexsonographie) arteriosklerotischen Arterienwandveränderung beziehen oder – was üblich ist – auf den Versuch, eine weitere Querschnittseinengung bereits bestehender Arterienstenosen oder die Neuentwicklung arterieller Strombahnhindernisse zu verhindern.

Auch die *Reverschlußprophylaxe* nach erfolgreicher PTA oder Operation ist ein Teil der Sekundärprophylaxe und stellt in der Angiologie ein zentrales Anliegen dar. Als besonderen Fall könnte man die Verschlußprophylaxe nach Anlage eines Bypass ansehen. Da hier der Arterienverschluß nicht beseitigt wird, kann man nicht von *Reverschluß*- oder

*Sekundär*prophylaxe sprechen. In bezug auf den Bypass wäre es somit sinnvoller, lediglich von Verschlußprophylaxe zu sprechen.

14.2
Medikamente zur Prophylaxe bei pAVK

14.2.1
Antikoagulanzien

Heparine
Unfraktioniertes Heparin (UFH) oder niedermolekulare Heparine (NMH) bewirken eine sofort einsetzende Gerinnungshemmung. Heparine müssen parenteral verabreicht werden. Sie eignen sich besonders zur Kurzzeitantikoagulation bei hospitalisierten Patienten oder zur mittelfristigen Anwendung (Wochen bis einige Monate) bei ambulanten Patienten.

- **Wirkmechanismus.** Heparine wirken gerinnungshemmend durch Aktivierung des Antithrombin III (AT III), welches Thrombin und Faktor Xa hemmt. Heparine wirken aber auch AT III-unabhängig über den Heparinkofaktor II. Sie hemmen die Thrombinbildung an den Thrombozytenoberflächen und setzen aus dem Endothel „*tissue factor pathway inhibitor*" (TFPI) frei. Heparine haben zahlreiche weitere nichtantikoagulatorische Wirkungen: u.a. hemmen sie das Wachstum und die Teilung glatter Muskelzellen (Übersicht bei Buddecke 1996). Aus diesem Grund wird diskutiert, inwieweit Heparin zur Reverschluß- bzw. Restenoseprophylaxe nach erfolgreicher PTA eingesetzt werden kann (Abschn. 14.4.4). Niedermolekulare Heparine, die aus unfraktioniertem Heparin durch Chromatographie oder durch Depolymerisierung gewonnen werden, haben eine bessere Bioverfügbarkeit als UFH. Sie werden meist subkutan verabreicht.

Anwendung
- **Intravenöse Hochdosierung unfraktionierten Heparins.** Verschiedene Dosierungen *unfraktionierter* Heparine werden heute angewendet. Meist folgt einer einmaligen i.v.-Injektion von 5 000 I.E. unfraktionierten Heparins eine kontinuierliche Infusion von 15–20 I E/kg/h. Im allgemeinen wird diese sog. Hochdosisheparinbehandlung 6-stündlich mit Hilfe der aktivierten partiellen Thrombinzeit (aPTT) oder der Thrombinzeit (TZ) kontrolliert. Angestrebt wird eine Verlängerung dieser Parameter auf das 2- bis 3fache des Ausgangswertes. Ein orientierendes Schema zur körpergewichtsadaptierten Heparindosierung findet sich in Kap. 38 in Zusammenhang mit der tiefen Bein-Beckenvenenthrombose (Abb. 38.15).

Gelegentlich kann es zur *Heparinresistenz* kommen. Da diese im Zuge einer tiefen Beinvenenthrombose häufiger auftritt als im Rahmen einer Reverschlußprophylaxe nach Arterienrekanalisation wird auch dieses Phänomen im Kap. 38 näher erwähnt.

- **Intravenöse Niedrigdosierung unfraktionierten Heparins.** Unter bestimmten Umständen kann eine niedrigere i.v.-Dosierung unfraktionierten Heparins (z.B. 10 I.E. pro kg/KG und Stunde) sinnvoll sein.

- **Subkutane Niedrigdosierung unfraktionierten Heparins.** Dieses Applikationsregime beinhaltet die 3malige subkutane Gabe von 5 000 I.E. oder die 2malige von 7 500 I.E. Heparin pro Tag. Eine Laborkontrolle ist nicht notwendig (Übersicht bei Bruhn 1993).

- **Subkutane Applikation niedermolekularen Heparins.** Die niedermolekularen Heparine haben den Vorteil einer nur einmaligen Injektion pro Tag. Die Laborkontrolle erfolgt auf der Basis der Faktor-Xa-Aktivität (Heparintoleranztest nach Yin et al. 1973). Die Indikationen für unfraktioniertes und fraktioniertes Heparin sind grundsätzlich gleich.

Im Prinzip können unfraktionierte und niedermolekulare Heparine für die gleiche Indikation auch subkutan verabreicht werden.

Heparinoide
Heparinoide umfassen strukturell heterogene Substanzen mit Glykanstruktur und haben antikoagulatorische Eigenschaften (Übersicht bei Breddin 1997) Sie hemmen die Transformation Faktor X → Faktor Xa, Faktor II → II a und den Heparinkofaktor II. Im wesentlichen sind 5 Substanzen näher beschrieben worden: Dermatansulfat, Pentosanpolysulfat (SP 54®), Aprosulat und eine Mischung aus Heparansulfat (84%), Dermatansulfat und Chondroitinsulfat, Orgaran (Org 10172). Der klinische Einsatz ist insgesamt noch begrenzt. Im Fall einer heparininduzierten Thrombozytopenie (s. Abschn. 15.6) stellt Orgaran eine Alternative dar (Greinacher u. Alban 1996).

Vitamin-K-Antagonisten
Dicumarin ist der gerinnungshemmende Stoff des Süßklees, der – 1924 an Rinder verfüttert – eine hämorrhagische Diathese ausgelöst hat. Diese Beobachtung führte zur Synthese gerinnungshem-

mender Medikamente, die sich allerdings nicht vom Dicumarin, sondern vom 4-Hydroxycumarinring durch Ankopplung unterschiedlicher Alkylreste an Position 3 des Cumarinrings ableiten (Cumarinderivate, Tabelle 14.1)

Die am häufigsten angewendeten oralen Vitamin-K-Antagonisten sind Marcumar und Warfarin. Eine Übersicht gibt Tabelle 14.1.

■ **Wirkmechanismen.** Orale Antikoagulanzien wirken, indem sie die zyklische Interkonversion des Vitamin K und seines 2, 3 Epoxids (Vitamin-K-Epoxid) hemmen. Vitamin K ist ein Kofaktor für die Carboxylierung von Glutamatresten an γ-Carboxylglutamate im terminalen Bereich von Vitamin-K-abhängigen Proteinen. Zu den Vitamin-K-abhängigen Proteinen gehören die Gerinnungsproteine Prothrombin, Faktor VII, Faktor IX und Faktor X. Die Hemmung der Vitamin-K-Epoxidreduktase führt zu einer Abnahme der reduzierten Form des Vitamin K und beschränkt die γ-Carboxylierung der Vitamin-K-abhängigen Gerinnungsproteine. Außerdem wird die Carboxylierung der regulativen Proteine C und S beeinflußt. Dadurch wird die Funktion dieser gerinnungshemmenden Proteine ebenfalls gehemmt. In der Leber werden teilweise carboxylierte und decarboxylierte Proteine gebildet.

■ **Anwendung.** Marcumar und Warfarin werden oral verabreicht. Beide Medikamente zirkulieren an Plasmaproteine gebunden und werden rasch in der Leber angereichert. Die Initialdosis sollte zur Vermeidung der allerdings seltenen Cumarinnekrose (s. unten) verteilt verabreicht werden (z. B. Startdosis Marcumar: 2 Tbl. über 2 bis 3 Tage oder 3 Tbl. über 1 bis 2 Tage), dann langsame Reduktion auf die Erhaltungsdosis (meist 1/2 bis 1 Tablette à 3 mg).

Wegen der großen Variation in der „dose-response" bei verschiedenen Patienten während einer Antikoagulanzientherapie muß die Behandlung in engen Grenzen überwacht werden, um eine Über- oder Unterdosierung zu verhindern. Zahlreiche Medikamente (s. Abschn. 14.5.2) können die Wirkung von Vitamin-K-Antagonisten verstärken oder abschwächen.

Zur Überwachung der oralen Antikoagulation wird in erster Linie die Thromboplastinzeit (Quickwert) verwendet. Der Nachteil ist, daß die Thromboplastinpräparationen unterschiedlicher Hersteller unterschiedlich empfindlich gegenüber dem durch Vitamin-K-Antagonisten gesetzten Gerinnungsdefekt sind. Aus diesem Grund sind die Quickwerte untereinander nicht vergleichbar. Dieser Umstand erschwert die Therapiesteuerung und erhöht das Risiko einer Unter- oder Überdosierung für den Patienten, besonders auf Reisen (Bruhn u. Zurborn 1995). Besser als die Verwendung von Prozentwerten ist somit die Angabe als „international normalized ratio" (**INR**), die sich zunehmend einbürgert. Dabei wird die Thromboplastinzeit des Patienten in Sekunden durch die Kontrollthromboplastinzeit geteilt: C ist ein Korrekturfaktor, der den ISI („international sentivity index") angibt.

Tabelle 14.1 Strukturformeln, Dosierung, Erhaltungsdosis und Halbwertszeit verschiedener Cumarinderivate

Arzneistoff	Präparat	Strukturformel	Initialdosis in den ersten 24 h [mg]	Erhaltungsdosis [mg/24 h]	Halbwertszeit (h)	Tage bis zur Normalisierung der Gerinnung nach Absetzen
Acenocoumarol	Sintrom®		8–12	1–8	8	3–4
Warfarinnatrium	Coumadin®		25–50	3–21	45	3 1/2–4 1/2
Phenprocoumon	Marcumar® Falithrom®		6–15	1,5–6	146 160	7–10

$$\frac{\text{Thromboplastinzeit (s) Patient}}{\text{Thromboplastinzeit (s) Normalplasma}} \cdot C = \text{INR}$$

Die meisten Reagenzienhersteller geben die ISI-Werte ihres Präparats an (Tabelle 14.2). Bei der konventionellen Anwendung oraler Antikoagulanzien wird ein INR-Wert von 2,5–3,5 für Herzklappenträger (mechanische Prothesen) empfohlen, für alle übrigen Indikationen ein INR zwischen 2,0 und 3,0. Diskutiert wird für bestimmte Indikationen die Einstellung auf eine niedrig dosierte Antikoagulation mit einer INR zwischen 1,5 und 2,0. Das Verhältnis zwischen Quickwert und INR ist in Tabelle 14.2 wiedergegeben.

■ **Selbstbestimmung der INR.** In selektierten Fällen kann der Quickwert bzw. der INR-Wert vom Patienten selbst bestimmt werden. Die Voraussetzungen sind Zuverlässigkeit und Intelligenz des Patienten sowie die Notwendigkeit zur Langzeitantikoagulation (Hoffmann 1996).

Hirudin

Das Polypeptid Hirudin wurde ursprünglich aus den Köpfen des Blutegels (Hirudo medicinalis) gewonnen. Heute wird Hirudin gentechnisch über E. coli oder Hefezellen hergestellt (r-Hirudin, CGP 39393). Wenn auch die antithrombotische Wirkung des Hirudins lange bekannt war (Behandlung mit Blutegeln), so konnte die systematische klinische Forschung erst mit Einführung der gentechnischen Herstellung intensiviert werden (Breddin 1994). Hirudin ist ein starker und direkter *Thrombinhemmer* ohne Notwendigkeit permissiver Kofaktoren. Nach subkutaner Injektion besteht eine hohe Bioverfügbarkeit. Zur laborchemischen Erfassung der Hirudinwirkung eignet sich – ebenso wie bei Heparinisierung – die Bestimmung der aPTT. Spezifischer ist die Ecarinzeit (Nowak u. Bucha 1995).

Grundsätzlich wäre Hirudin zur antithrombotischen Therapie gegenüber der Heparinisierung von Vorteil, da durch die Unabhängigkeit von Kofaktoren (z. B. Antithrombin III) eine wesentlich gleichmäßigere und besser vorhersagbare Dosierung möglich ist.

Hinsichtlich der klinischen antithrombotischen Wirksamkeit bestehen grundsätzlich dieselben Indikationen wie sie vom Heparin her bekannt sind. Die klinische Studienlage ist noch nicht einheitlich.

■ **Hirudin zur Prophylaxe und Therapie venöser Thrombosen.** Hirudin allein war in zwei großen klinischen Studien zur Prophylaxe von Thrombosen nach Hüftgelenksersatz besser wirksam als unfraktioniertes Heparin (Eriksson et al. 1994). In einer neuen, noch nicht publizierten Studie war es auch stärker wirksam als ein niedermolekulares Heparin (Enoxaparin). Besonders das Auftreten proximaler Thrombosen wurde durch Hirudin reduziert. Die hier eingesetzte Hirudindosis betrug in den beiden letzen Studien 2 × 15 mg/Tag. r-Hirudin zeigte eine bessere Wirkung als Heparin bei perkutaner transluminaler Koronarangioplastie (PTCA; frühe Restenosierung) und instabiler Angina. Die Rate der Spätrezidive nach PTCA (Intervall 7 Monate) wurde im Vergleich mit der Heparingruppe allerdings nicht gesenkt (Helvetica-Studie).

■ **Hirudin bei der koronaren Herzkrankheit.** Größere klinische Studien mit r-Hirudin wurden insbesondere bei Patienten mit instabiler Angina (Van den Bos et al. 1993, Topol et al. 1994), bei Patienten mit frischem Myocardinfarkt oder mit akuten koronaren Syndromen (Antman et al. 1994, Cannon et al. 1994, Lidon et al. 1994, Neuhaus et al. 1994, Gusto IIa 1994) vorgenommen.

In den beiden größten Studien, der GUSTO IIa-Studie sowie in der TIMI 9a-Studie wurden relativ

Tabelle 14.2 Internationaler Sensitivitätsindex (*ISI*) der Hersteller, die für das jeweilige Thromboplastin chargenspezifisch durch Kalibrierung an einem internationalen Referenzthromboplastin ermittelt werden. INR „International normalized ratio" und korrespondierende Quickwertbereiche in Abhängigkeit vom jeweiligen ISI

	ISI	Quickwertbereiche [%] bei		
		INR 3,0–4,5	INR 2,0–3,0	INR 1,5–2,5
Hepato Quick (Boehringer Mannheim)	0,9	ca. 10–17	ca. 17–30	ca. 22–45
Thromborel S (Behring)	1,11	ca. 15–23	ca. 23–38	ca. 28,5–55
Thromboplastin FS (DADE/Baxter)	1,38	ca. 18–25	ca. 27–40	ca. 30–55
Thromboplastin a (Boehringer Mannheim)	2,0	ca. 24–32	ca. 32–45	ca. 37–59

hohe Dosen von r-Hirudin als intravenöser Bolus von 0,6 mg/kg gefolgt von einer Dauerinfusion von 0,2 mg/kg/Std eingesetzt (1,15). Die Patienten erhielten gleichzeitig Aspirin und viele Patienten wurden auch mit Thrombolytika behandelt. Beide Studien wurden abgebrochen, weil vermehrt intrakranielle Blutungen und auch eine erhöhte Mortalität in der GUSTO IIa-Studie aufgetreten waren. In der TIMI 9a-Studie wurden 14% schwere Blutungskomplikationen in der Hirudingruppe im Vergleich zu 10% in der Heparingruppe beobachtet.

Beide Studien wurden mit einer viel niedrigeren Hirudin-Dosierung mit einem intravenösen Bolus von 0,1 mg/kg wieder gestartet, gefolgt von einer i.v. Infusion von 0,1 mg/kg/Std. Die Ergebnisse wurden 1996 veröffentlicht (Antman et al., Gusto IIb). Jetzt waren die Blutungszwischenfälle in der Hirudingruppe nicht häufiger als bei den Patienten, die Heparin erhielten. Jedoch war der klinische Effekt nicht oder nur minimal besser als der von Heparin.

Ein spezifisches Antidot gegen Hirudin ist bis heute nicht verfügbar. Das Blutungsrisiko ist eher größer als bei Heparin, da durch Hirudin als Thrombinhemmer sowohl die Plättchenaktivierung als auch die Gerinnung gehemmt werden. Es ist außerordentlich wahrscheinlich, daß die beobachteten hämorrhagischen Komplikationen nicht direkt auf Hirudin selbst zurückzuführen sind, sondern auf die gleichzeitige Gabe von Hirudin und Aspirin. In einer Interaktionsstudie wurde der Effekt von PEG-Hirudin und Aspirin allein mit der Kombination von PEG-Hirudin und Aspirin bei gesunden Versuchspersonen verglichen (Breddin et al. 1996).

Die Blutungszeit war sehr stark verlängert bei den Versuchspersonen, die 300 mg ASS plus Hirudin erhielten. Hier war die Wirkung der Kombination überadditiv.

Die Untersuchungen sprechen dagegen, generell, besonders aber bei hohen Dosen von Hirudin, dieses mit Aspirin zu kombinieren.

Die Risiken aber auch die Möglichkeiten von Kombinationen verschiedener Antithrombotika, bedürfen aber noch einer intensiven systematischen Klärung.

■ **Weitere Indikationen für Hirudin.** Sowohl r-Hirudin wie auch PEG-Hirudin werden bei Patienten mit instabiler Angina geprüft, wobei man vom PEG-Hirudin erwartet, daß die Verlängerung der Halbwertszeit zu einer Einsparung von Hirudin und auch zu gleichmäßigeren Blutspiegeln führen wird.

Hirudin wird auch zur Behandlung des frischen Schlaganfalls und zur Behandlung während der ersten Wochen nach Schlaganfall erwogen und in Pilotstudien geprüft.

Dagegen hat Hirudin Chancen, in breiterem Maße als bisher als Ersatz für unfraktioniertes Heparin beim kardiopulmonaren Bypass zum Einsatz zu kommen. Kardiochirurgen befürchten hier besonders das Auftreten einer heparininduzierten Thrombozytopenie bei Patienten, die einige Zeit vorher bereits Heparin erhalten haben. Dieses Risiko besteht für Hirudin nicht und in einigen Zentren wurde Hirudin erfolgreich an Stelle von Heparin zur Antikoagulation bei Operationen mit extrakorporaler Zirkulation eingesetzt.

Schließlich ist als mögliche neue Indikationen für r-Hirudin und für PEG-Hirudin die periphere arterielle Verschlußkrankheit bei Patienten mit wiederholten thrombotischen Komplikationen zu nennen. Neben Hirudin gibt es weitere direkte Thrombininhibitoren wie Argatroban, D-Phe-L-Pro-L-Arginyl-chloromethyl-keton, das sich auch für die Beschichtung von Angioplastiekatheter im Thrombosemodell als geeignet gezeigt hat (Nunes et al. 1994).

14.2.2
Plättchenfunktionshemmer

Der Begriff Plättchenfunktionshemmer ist dem häufig gebrauchten Begriff „Thrombozyten- oder Plättchenaggregationshemmer" vorzuziehen, da sich medikamentöse Effekte meist auch auf andere Partialfunktionen der Thrombozyten beziehen (z. B. Adhäsion u. a.). Die Mechanismen der Thrombozytenaktivierung, der Thrombozytenadhäsion und Aggregation wurden von Pongratz et al. (1995) und Meyer (1996) in einer Übersicht zusammengefaßt (s. auch Abb. 14.1).

Azetylsalizylsäure (ASS)

Azetylsalizylsäure ist der prominenteste Vertreter der Plättchenfunktionshemmer. ASS ist ein irreversibler Hemmer der Plättchenzyklooxygenase (Abb. 14.2). Die Cyclooxygenase kommt in 2 Isoformen vor. COX-1 und COX-2, deren Gene an unterschiedlicher Stelle im Genom verankert sind. Die durch diese Gene kodierten Cyclooxygenaseproteine unterscheiden sich nur geringfügig, aber die Genexpression und damit die Menge der synthetisierten Produkte ist sehr unterschiedlich. Das entspricht der unterschiedlichen Funktion der beiden Cyclooxygenasen (s. Tab. 14.4). ASS hemmt bevorzugt die COX-1 (Schroer 1996). Außerdem aktiviert es die Hydroxylgruppe eines Serinrests in der Polypeptidkette der PGH_2-Synthase und inaktiviert das Enzym. ASS hemmt die Thromboxan A 2-Produktion in den Plättchen in einer dosis- und zeitabhängigen Weise. Hierdurch werden die TXA_2-vermit-

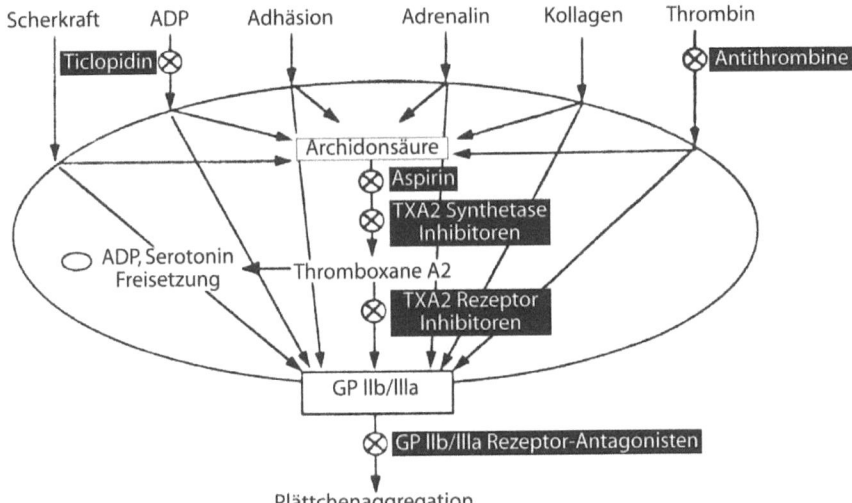

Abb. 14.1 Schematische Darstellung der Plättchenaktivierung. Die Plättchenaktivierung erfolgt durch verschiedene Agonisten wie ADP, Adrenalin, Kollagen und Thrombin, jedoch auch durch adhärierende Plättchen und Scherkräfte. Bei einer geringgradigen Stimulation kann die Plättchenaktivierung durch komplette Hemmung eines oder mehrerer Aktivierungswege (z.B. Aspirin oder Ticlopidin) verhindert werden. Bei starker Stimulation (z.B. instabile Angina pectoris mit hoher, lokaler Thrombinproduktion) kann der durch Aspirin komplett gehemmte Arachidonsäure-Mechanismus durch andere Mechanismen kompensiert werden. Damit kommt es zur Plättchenaktivierung mit Expression von Glykoprotein-IIb/IIIa-Rezeptoren, die mittels Bindung von Fibrinogen oder anderer adhäsiver Moleküle zur Plättchenaggregation führen. Glykoprotein-IIb/IIIa-Rezeptor-Antagonisten, welche den letzten Schritt der Aktivierung blockieren, können die Plättchenaggregation somit wirksamer hemmen. (Aus Meyer 1996)

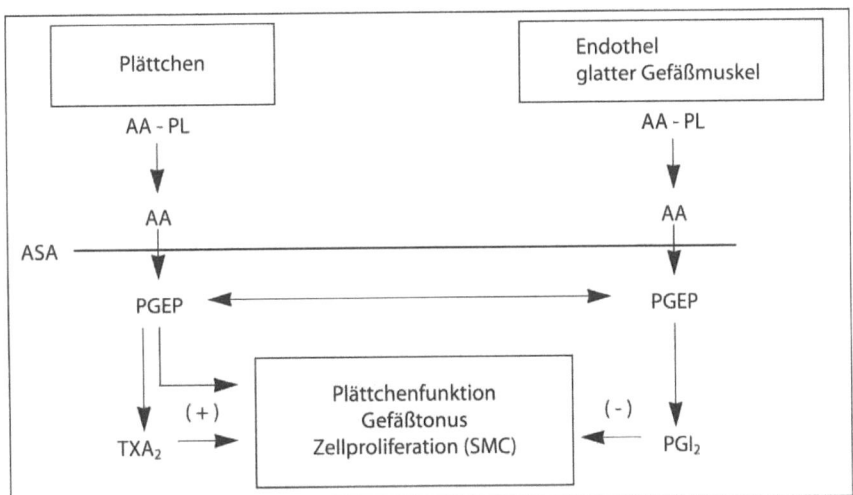

Abb. 14.2 Wirkmechanismus der Acetylsalicylsäure (ASA) auf den Arachidonsäurestoffwechsel in Blutplättchen und Gefäßwand (Endothel, glatte Gefäßmuskulatur). ASA hemmt die Cyclooxygenase-katalysierte Umsetzung von Arachidonsäure (AA) in Prostaglandinendoperoxide (PGEP) und damit die Bildung der Metabolite Thromboxan A_2 (TXA_2) in Thrombozyten bzw. Prostacyclin (PGI_2) in Zellen der Gefäßwand. Thromboxan A_2 (TXA_2) in Thrombozyten bzw. Prostacyclin (PGI_2) wirken antagonistisch auf Plättchenfunktion, Gefäßtonus und Zellproliferation. Bei *gesunden* Probanden mit funktionsfähigem Endothel dominiert bei niedriger ASA-Dosierung die Wirkung auf Thrombozyten. Bei Patienten mit atherosklerotischer Gefäßschädigung und *endothelialer Dysfunktion* kommt es zur Plättchenadhäsion am Subendothel und nachfolgender Bereitstellung von PGEP-Vorstufen aus Thrombozyten für die Prostacyclinsynthase der Gefäßwand (z.B. glatte Muskelzellen). Unter diesen Bedingungen führt ASA in allen Dosierungen, die die Thrombozyten-Cyclooxygenase hemmen auch zur Abnahme der vaskulären Prostacyclinbildung. Eine Dissoziation der Wirkung ist damit nicht zu erwarten. Umgekehrt ist es auch vorstellbar, daß nach Induktion von COX-2 in Zellen der Gefäßwand, aufgrund der geringen Wirkungsstärke der ASA gegenüber COX-2, ein Transfer von Endoperoxidvorstufen (*PGEP*) zu Thrombozyten erfolgt mit nachfolgender Zunahme der Thromboxansynthese. (Nach Schrör, 1996)

telten Reaktionsschritte für die *Thrombozytenaktivierung* und *-sekretion* gehemmt. Die sezernierten Stoffe sind in Tabelle 14.3 aufgeführt. Ob die thrombosehemmende Wirkung der ASS ausschließlich auf diesem Mechanismus beruht, ist nach wie vor unsicher und wird besonders in letzter Zeit wieder in Frage gestellt. ASS wird in Dosen zwischen 50 und 1000 mg/Tag verabreicht, wobei 100–300 mg/Tag die heute meist verwendeten Dosierungen sind (Zirchner u. Weihrauch 1989). Eine gute Alternative sind 100 mg ASS jeden zweiten Tag (Übersicht bei Gross 1992). Die ADP- oder thrombininduzierte Sekretion von Adhäsionsmolekülen (CD 62, s. auch Abschn. 16.3.3) aus den α-Granula an die Zelloberfläche zur *Adhäsion* der Plättchen an der Gefäßwand bleibt durch ASS ebenfalls unbeeinflußt.

Tabelle 14.3 Plättchengranula und ihre Inhaltsstoffe, die z. T. im Zuge der Plättchenaktivierung sezerniert werden, triggern: Die Gerinnung, die Adhäsion an verletztem Endothel, die Aggregation weiterer Plättchen und die Proliferation glatter Gefäßmuskelzellen

Plättchengranula	Inhaltsstoffe
α-Granula	P-Selektin platelet-derived growth factor Fibrinogen Willebrand-Faktor Faktor V Fibronektin β-Thromboglobulin Plättchenfaktor 4 Thrombospondin
elektronendichte Granula	Serotonin Kalziumionen Adenosindiphosphat, Adenosintriphosphat
lysosomale Granula	saure Hydrolasen

Tabelle 14.4 Eigenschaften der Cyclooxygenasen (COX)

Parameter	COX-1	COX-2
Expression	konstitutiv	induzierbar
Aktivierungsprodukt	PGG_2/PGH_2	PGG_2/PGH_2
Gewebeverteilung	ubiquitär	limitiert
Stimulation durch	alle Stimuli	spezifische Faktoren
Funktion	Homoiostase Physiologie Hämostase	Abwehrreaktionen Entzündung Immunreaktionen Wachstum

Thromboxansynthetase- und -rezeptorhemmer

Neben Aspirin als dem klassischen und am weitaus häufigsten verwendeten Plättchenfunktionshemmer auf der Basis der Zyklooxygenasehemmung werden in Zukunft möglicherweise weitere Substanzen zur Verfügung stehen, die weit peripher in der biosynthetischen Kaskade der Thromboxansynthese ansetzen. Hierher gehören Thromboxan*synthetasehemmer* [z. B. Dazoxiben, Ridogrel (R 68070)] und Thromboxan*rezeptorantagonisten* (z. B. A 868c oder Sulotroban). Der theoretische Vorteil dieser Substanzen ist eine weitaus selektivere Wirkung unter Schonung des endothelprotektiven und antiaggregatorischen Prostaglandins I_2. Insgesamt ist die klinische Wirksamkeit dieser Substanzen hinsichtlich ihrer sekundärprophylaktischen Effizienz jedoch noch unklar (Übersicht bei Pongratz et al. 1995; Böger et al. 1996).

Fibrinogenrezeptorantagonisten

Es handelt sich um Substanzen, welche die Fibrinogenrezeptoren auf der Thrombozytenoberfläche, die Oberflächenglykoproteine II b/IIIa (GP IIb/IIIa-Rezeptoren), blockieren. Glykoprotein IIb/IIIa-Inhibitoren hemmen die Thrombozytenaggregation, -Adhäsion und die Thrombozyten induzierte Thrombinbildung (Breddin et al. 1995). Monoklo-

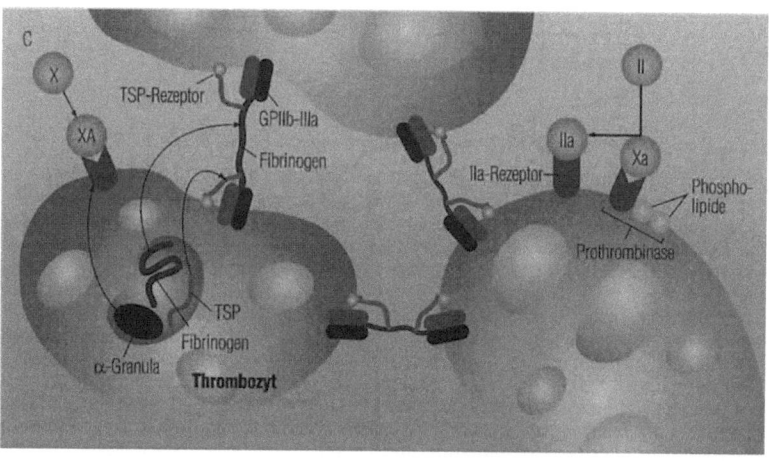

Abb. 14.3 Schematische Darstellung der Plättchenaggregation über die Fibrinogenbindung. Die GP2b-IIIa-Rezeptoren werden durch Fibrinogen besetzt, so daß Fibrinogen das „Bindemittel" zweier Plättchen ist. (Aus Beilage für den Kardiologen Febr. 1995)

nale Antikörper können diese Rezeptoren besetzen z.b. Abciximab (Abb. 14.3). In der EPIC-Studie fand sich eine signifikante Reduktion der Restenoserate bei Patienten mit Hochrisiko-PTCA. (EPIC-Investigators 1994, Topol et al. 1994, Aguirre et al. 1995). Nach einer Reduktion der Heparindosis in der EPILOG-Studie konnte auch das Blutungsrisiko deutlich gesenkt werden. Zahlreiche neue Glycoprotein-IIb/IIIa-Hemmer, die zum Teil auch oral wirksam sind, befinden sich in verschiedenen Stadien der klinischen Entwicklung, wie zum Beispiel Integrelin (Tscheng et al. 1995), Tirofiban (RESTORE-Studie), Lamifiban (Lefcovits et al. 1995) oder DMP728 (Mousa et al. 1994).

Entsprechende Studien bzw. Ergebnisse für die peripheren Arterien liegen noch nicht vor.

Auch Ticlopidin (s. unten) kann – wenn auch indirekt (vermittelt durch ADP-Hemmung) – als Fibrinrezeptorblocker bezeichnet werden (s. Abb. 14.4).

Ticlopidin und Clopidogrel
Ticlopidin und Clopidogrel hemmen die ADP- und die kollageninduzierte Aggregation wahrscheinlich durch Interaktion mit dem ADP-Rezeptor auf den Thrombozyten (Abb. 14.4). Hierfür ist mit hoher Wahrscheinlichkeit ein Metabolit des Ticlopidins bzw. Clopidogrels verantwortlich, der jedoch bisher noch nicht identifiziert wurde. ADP vermittelt die Fibrinogenbindung an den Glykoproteinen IIb/IIIa, so daß Ticlopidin auch als indirekter (ADP-vermittelt) Fibrinogenrezeptorantagonist gelten kann (s. unten, Abb. 14.4). Nach der Standarddosis von 2mal 250 mg wird der aggregationshemmende Effekt nach 4 bis 5 Tagen erreicht. Er hält nach Absetzen des Medikaments über viele Tage an. Ticlopidin und Clopidogrel sind Dipyridinabkömmlinge, die in vitro unwirksam sind (Übersicht bei Schrör 1993).

Seit 1993 hat Ticlopidin in Deutschland die Indikation zur Sekundärprävention nach TIA, PRIND („prolonged reversible ischemic neurological deficit") und komplettem Hirninfarkt sowie zur Prophylaxe thrombotischer Shuntkomplikationen bei Dialysepatienten, wenn eine Therapie mit Azetylsalizylsäure nicht vertretbar ist. Ein neues Einsatzgebiet zeichnet sich in der Thromboseprophylaxe nach intrakoronarer Stent-Implantation ab (s. Abschn. 14.4.6).

Seit 1996 sind die Ergebnisse einer großen Studie mit Clopidogrel, einer Nachfolgesubstanz von Ticlopidin, bekannt (CAPPRIE-Steering Committee). Über 19 000 Patienten erhielten entweder einmal 325 mg Acetylsalicylsäure (ASS) oder einmal 75 Clopidogrel/Tag und wurden im Mittel 1,9 Jahre lang beobachtet. Schlaganfälle, Herzinfarkte und gefäßbedingte Todesfälle waren unter Clopidogrel signifikant seltener als unter ASS.

14.3
Frühverschlußprophylaxe im Rahmen diagnostischer und therapeutischer Eingriffe

14.3.1
Frühverschlußprophylaxe nach Angiographie und Kathetereingriffen

Üblicherweise wird im Rahmen transarterieller Katheterangiographien und therapeutischer Kathetereingriffe zur Prophylaxe iatrogener thrombotischer Sofort- oder Frühkomplikationen Heparin gegeben.

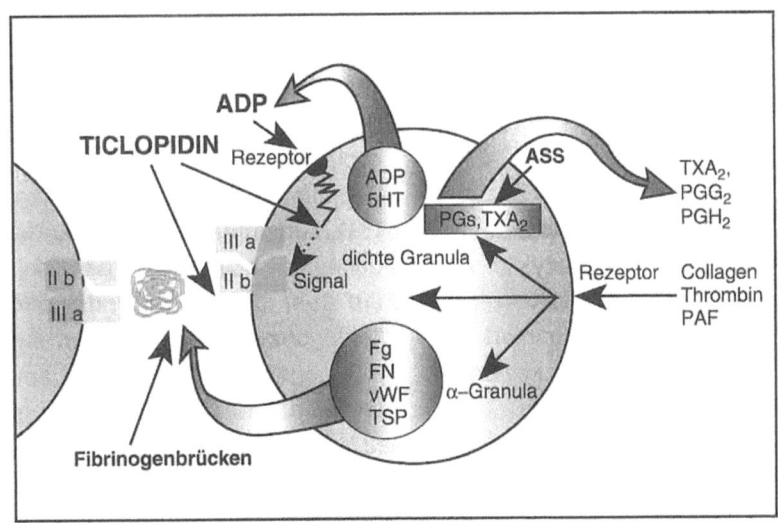

Abb. 14.4
Wirkmechanismus des Ticlopidin. Ticlopidin blockiert zum einen die IIb-IIIa-Rezeptoren für Fibrinogen, so daß die durch Fibrinogenbrücken gebildete Aggregation gehemmt wird. Zum anderen hemmt Ticlopidin den ADP-Rezeptor

Antonovich et al. (1979) beobachteten in einer prospektiven Studie an 400 Patienten mit transfemoraler Angiographie 2 arterielle Femoralisverschlüsse in der Kontrollgruppe und keine Verschlüsse in einer mit Heparin behandelten Gruppe. Größere Blutungen und kleinere Hämatome waren zwischen beiden Behandlungsgruppen gleich verteilt. Verlängerte Blutungen aus den Einstichstellen traten in der Heparingruppe häufiger auf. Ähnliche Ergebnisse mit Heparin wurden von Girod et al. (1982) beschrieben, während Azetylsalizylsäure allein nicht wirksam war.

Heparin eignet sich somit zur Verhütung akuter Sofortthrombosen während einer intraarteriellen Katheterangiographie bei Patienten mit hohem lokalen oder allgemeinen Thromboserisiko.

14.3.2
Frühverschlußprophylaxe nach peripherer perkutaner transluminaler Angioplastie (PTA)

Die primäre Erfolgsrate in einer wahrscheinlich repräsentativen Patientenpopulation betrug 82 % im Bereich der A. iliaca und 74 % im ileofemoralen Bereich (Zeitler et al. 1983). Die meisten Autoren heparinisieren ihre Patienten während (einer femoropoplitealen PTA und geben anschließend einen Vitamin-K-Antagonisten oder ASS für die Dauer von 6 bis 12 Monaten. Die Heparinisierung ist vielleicht bei der PTA im iliakalen Bereich nicht notwendig, ist aber wahrscheinlich während und nach der PTA im Femoropoplitealbereich nützlich (Gallino et al. 1984; Krepel et al. 1985; Stokes et al. 1990).

In immer mehr Zentren erhalten Patienten nach PTA im Bereich der femoropoplitealen Region während des Eingriffs Heparin und nach erfolgreichem Eingriff für 2 bis 3 Tage eine Dauerinfusion von 10-15 I.E. Heparin/kg/KG/h.

Prospektive Studien sollten klären, welche Behandlung frühe Reverschlüsse bei Patienten mit unterschiedlichem Risiko nach erfolgreicher PTA am besten und ohne größeres Risiko verhindert.

14.3.3
Frühverschlußprophylaxe nach gefäßchirurgischen Eingriffen

Viele Chirurgen und Angiologen verabreichen Heparin bei Patienten mit akuter kritischer Ischämie, um das Thrombus- oder Emboluswachstum an der Verschlußstelle zu verhindern.

Bei Patienten mit akuten arteriellen Gefäßverschlüssen ist eine thrombolytische Behandlung oder die chirurgische Revaskularisation die Methode der Wahl. Diese Patienten sollten Heparin vor und nach dem Eingriff oder vor und nach der Thrombolyse erhalten. Nach einem initialen Bolus von 5000 I.E./kg wird die i.v.-Dauerinfusion mit einer Dosis von 15-20 I.E./kg/h fortgesetzt, wobei entsprechend den aPTT-Werten eine Dosisanpassung erfolgen sollte.

Die Vorteile der *postoperativen Antikoagulation* mit Heparin sind jedoch bisher nicht durch prospektive randomisierte Studien belegt, die allerdings auch schwierig durchzuführen wären. Retrospektive Studien machen es jedoch wahrscheinlich, daß Heparin, gefolgt von einer oralen Antikoagulation, frühe Reverschlüsse nach Embolektomie verhütet. Die frühe Heparinisierung noch vor der Operation verringert möglicherweise die Mortalität bei solchen Patienten. Ob sie das Risiko von Blutungen oder White-clot-Syndromen steigert (Clagett et al. 1989), ist noch zu klären.

Eine *intraoperative Antikoagulation* mit Heparin wird ebenfalls häufig verwendet, aber ihr Nutzen ist noch nicht erwiesen. Bei Patienten mit hohem Reverschlußrisiko wie z.B. bei Bypässen mit prothetischem Material, langen Bypässen auf kleine Arterien (infrakrurale Bypässe) und komplexen Rekonstruktionen oder beim Vorliegen schlechter Ausflußverhältnisse kann Heparin nach einer Bolusinjektion von 5000 I.E. als Dauerinfusion während der ersten Tage verabreicht werden, gefolgt von einer oralen Antikoagulation.

14.3.4
Prophylaktische Antikoagulation bei Arterienwanddissektion

Dissektionen peripherer Arterien können Grundlage thromboembolischer Komplikationen sein. Dies gilt besonders für die seltene Dissektion der A. carotis interna. Verschiedene Autoren beschrieben gute Ergebnisse einer Heparinbehandlung, gefolgt von einer oralen Antikoagulation für wenigstens einige Monate (Marx et al. 1987; Müllges et al. 1991; Steinke et al. 1989). Patienten mit Dissektionen der Karotiden, die durch Angiographie, Computertomographie, Magnetresonanztomographie oder intrakranielle und transkranielle Doppler-Sonographie erfaßt werden, sollten demnach initial mit einer i.v.-Heparindauerinfusion behandelt werden und anschließend einen Vitamin-K-Antagonisten für 3 bis 6 Monate erhalten.

14.4 Langzeitprophylaxe

14.4.1 Primärprophylaxe bei klinisch Gesunden

Die medikamentöse Primärprophylaxe klinisch Gesunder hinsichtlich der Entwicklung einer Arteriosklerose ist – abgesehen von der Bekämpfung der klassischen vaskulären Risikofaktoren – noch nicht möglich. Die Anwendung von ASS zur primären Prophylaxe klinisch manifester vaskulärer Ereignisse wurde in einer US-amerikanischen und britischen Studie mit insgesamt 27 210 männlichen Ärzten prospektiv und in einer Studie mit 87 678 Frauen retrospektiv untersucht (Mehta u. Mehta 1989; Peto et al. 1988; Mauson et al. 1991). Wenn man die Daten der US-amerikanischen und britischen Studie zusammen nimmt, ergibt sich eine signifikante Reduktion der nichtletalen Myokardinfarkte um 33 ± 9 %. Ähnliche Ergebnisse wurden auch bei der Untersuchung an über 80 000 Krankenschwestern erhalten (Übersicht bei Schrör 1992). Die Inzidenz tödlicher Infarkte, von Schlaganfällen und der Gesamtletalität blieb in allen Studien unverändert. Eine etwas andere Datenlage ergibt sich für die pAVK in der US-amerikanischen Studie. Für die ASS-Gruppe konnte nach dem 5jährigen Beobachtungszeitraum eine 45 %ige Risikoreduktion in bezug auf die Inzidenz gefäßchirurgischer Eingriffe errechnet werden (Goldhaber et al. 1991).

14.4.2 Langzeitprophylaxe bei Patienten mit pAVK

Die medikamentöse *Sekundärprophylaxe* bei Patienten, die bereits an einer pAVK leiden, bezieht sich entweder auf die Progressionshemmung bestehender arterieller Stenosen oder auf die Verhütung *neuer* Stenosen und Verschlüsse.

Vitamin-K-Antagonisten und Heparin

Ob eine Behandlung mit Vitamin-K-Antagonisten das Fortschreiten arteriosklerotischer Läsionen verhindern kann, ist noch eine offene Frage, nachdem nur wenige kleine kontrollierte klinische Studien vorliegen (Bruhn et al. 1972; Burkhalter et al. 1974; Hess et al. 1978).

Hess (1967) zeigte, daß eine gut kontrollierte Langzeitantikoagulation das Auftreten von neuen Gefäßverschlüssen bei Patienten mit pAVK signifikant reduzieren kann.

Burkhalter et al. (1974) demonstrierten ebenfalls, daß die Progression der Gefäßerkrankung durch die Antikoagulantientherapie zwar kaum beeinflußt wurde, daß aber die Anzahl neuer Gefäßverschlüsse reduziert werden konnte. Die Ergebnisse einer Fünfjahresstudie (De Smit u. van Urk 1978) machten es sehr wahrscheinlich, daß eine orale Antikoagulation bei Patienten mit pAVK das Fortschreiten einer AVK hemmt und auch zerebrovaskuläre und kardiovaskuläre Komplikationen verhindert (Tabelle 14.5).

Erst in den letzten Jahren wurden Langzeitstudien mit Heparin vorgenommen. Mannarino et al.

Tabelle 14.5 Klinische Studien zur Sekundärprophylaxe mit Antikoagulanzien bei pAVK-Patienten. (a) keine direkten Angaben zur Progression

Autoren	Jahr	Medikament	Dosis/Tag	Kontrollgruppe	Endpunkt	Patientenzahl (n)	Progression	Kontrollenzahl (n)	Progression	Dauer	Signifikanz p
Linke u. Loew	1973	Vitamin-K-Antagonist	–	–	neue Verschlüsse pro Jahr	100		100		2 Jahre	< 0,05
Burkhalter et al.	1974	Vitamin-K-Antagonist	–	–	Progression (Angiographie)	70	73	70	93	3,7 Jahre	< 0,05
De Smit u. van Urk	1988	Vitamin-K-Antagonist		Placebo	Reverschluß	155	3	145	19	2 Jahre	< 0,001
Mannarino et al.	1991	niedermolekulares Heparin	15 000 aXa E	Placebo	Verlängerung der schmerzfreien Gehstrecke	22	(a)	22	(a)	6 Monate	< 0,05
Allegra et al.	1994	Heparin	12 500 IE	ASS 600 mg/Tag	Verlängerung der schmerzfreien Gehstrecke	30	(a)	30	(a)	3 Monate	< 0,05

(1991) untersuchten 44 Patienten mit pAVK Stadium II in einer randomisierten, doppelblinden, kontrollierten Studie, in der 22 Patienten 6 Monate lang mit einer täglichen subkutanen Dosis von 15 000 Anti-Xa-Einheiten eines niedermolekularen Heparins und 22 mit Plazebo behandelt wurden. Nach 6 Monaten war die Gehstrecke in der Gruppe, die niedermolekulares Heparin erhalten hatte, verbessert. Jedoch konnte diese kleine Studie nicht belegen, daß eine Reduktion von Gefäßverschlüssen in der Behandlungsgruppe aufgetreten war.

Allegra et al. (1994) beobachteten an Patienten mit pAVK, daß eine Verlängerung der Gehstrecke in einer mit konventionellem Kalziumheparin behandelten Gruppe statistisch signifikant deutlicher war als in einer Gruppe, die ASS zur Prophylaxe erhielt. Die Gehstrecke ist allerdings nur ein sehr indirekter und unsicherer Parameter zur Beurteilung von Medikamenten, die die Progression der AVK hemmen sollen.

Plättchenfunktionshemmer
Linke (1975) berichtete über die Wirkung von ASS bei 100 Diabetikern mit peripherer arterieller Verschlußkrankheit, die 3 Jahre lang beobachtet wurden. ASS reduzierte die Inzidenz neuer Gefäßverschlüsse gegenüber 20 % der Kontrollgruppe auf 7 % in der ASS-Gruppe. Hess u. Keil-Kuri (1975) untersuchten 258 Patienten, die über 2 Jahre beobachtet wurden und entweder 1,5 g ASS/Tag oder Plazebo erhielten. Auch in dieser Studie traten neue arterielle Gefäßverschlüsse in der ASS-Gruppe signifikant seltener auf (6 %) als in der Kontrollgruppe (13,7 %, Tabelle 14.6).

In einer kontrollierten doppelblinden Studie untersuchten Schoop et al. (1984) Mitarbeiter 300 Männer mit peripherer arterieller Verschlußkrankheit, die Femoralarterienstenosen aufwiesen. Je 100 Patienten erhielten entweder 3mal 330 mg ASS, 3mal 330 mg ASS und 3mal 75 mg Dipyridamol oder Plazebo. Nach einer Beobachtungszeit von 5 Jahren mit einer angiographischen Kontrolle nach 2 Jahren waren in den beiden Behandlungsgruppen neue arterielle Verschlüsse signifikant seltener aufgetreten als in der Placebogruppe.

In einer kleinen doppelblinden Studie an Patienten mit peripherer arterieller Verschlußkrankheit (Stiegler et al. 1984) wurden Ticlopidin und Placebo verglichen, wobei ein neues angiographisches Scoresystem zur Beurteilung verwendet wurde (Bollinger u. Brunner 1985). Die Autoren beschrieben eine signifikante Reduktion neuer Gefäßläsionen in der Behandlungsgruppe. Balsano et al. (1989) beschrieben eine Verbesserung der Gehstrecke in einer ähnlichen, aber größeren Studie in der mit Ticlopidin behandelten Gruppe.

Es ist somit wahrscheinlich, daß Ticlopidin und Clopidogrel die thrombotischen Komplikationen arteriosklerotischer Läsionen reduzieren. Größere Studien im Bereich der peripheren arteriellen Verschlußkrankheit stehen jedoch noch aus.

Tabelle 14.6 Klinische Studien zur Sekundärprophylaxe mit Plättchenfunktionshemmern bei pAVK-Patienten. (a) Differenz zwischen den Summenscores bei Studienbeginn und Studienende

Autoren	Jahr	Medikament	Dosis mg/Tag	Kontrollgruppe	Endpunkt	Patientenzahl (n)	Offenheitsrate [%]	Kontrollenzahl (n)	Offenheitsrate [%]	Dauer	Signifikanz p
Linke	1975	ASS	1 500	Placebo	neuer Verschluß	50	68	50	44	3 Jahre	n.s.
Hess et al.	1978	ASS	1 500	Placebo	neuer Verschluß	134	94	124	13,7	2 Jahre	<0,05
Schoop et al.	1984	ASS ASS + Dpyridamol	990 990 225	Placebo	Verschluß aus Stenose	100 100	80 70	100	40	2 Jahre	<0,05 <0,05
Stiegler et al.	1984	Ticlopidin	500	Placebo	Scoresystemangiographie	21	(a)	22	(a)	1 Jahr	<0,01
Hess et al.	1985	ASS Ass + Dipyridamol	990 990 225	Placebo	Scoresystemangiographie	67 63	(a)	69	(a)	2 Jahre	<0,01
Balsano et al.	1989	Triclopidin	500	Placebo	Verlängerung der schmerzfreien Gehstrecke	64	–	62	–	21 Monate	<0,01

14.4.3
Verschluß- und Reverschlußprophylaxe nach rekonstruktiven gefäßchirurgischen Eingriffen

Vitamin-K-Antagonisten und Heparin
Einige Untersucher haben geprüft, ob die Reverschlußrate auch Vitamin-K-Antagonisten bei Patienten nach gefäßchirurgischen Eingriffen reduziert werden kann. Saggau (1977) beobachtete in einer kleinen Patientengruppe eine Reduktion von Reverschlüssen (19 %) im Vergleich mit einer unbehandelten Kontrollgruppe (27 %). In dieser Studie schien die Qualität der Antikoagulation keinen Einfluß auf den Behandlungserfolg zu haben.

Nach femoropoplitealen Venenbypässen berichten Brunner et al. (1979), Waibel (1979) sowie Waibel u. Geering (1981) eine geringe Überlegenheit der Antikoagulation im Vergleich zu ASS und Dipyridamol in der Offenheitsrate 1 bis 5 Jahre nach dem Eingriff.

In einer weiteren randomisierten, prospektiven Studie an Patienten mit femoropoplitealen Venasaphena-Bypässen (Tabelle 14.7) wurde eine signifikante Reduktion der Bypassverschlüsse (auf 18 % in der Behandlungsgruppe gegenüber 37 % in der Kontrollgruppe) nach einer Beobachtungszeit von 30 Monaten beschrieben (Kretschmer et al. 1988).

Edmondson et al. (1994) zeigten, daß die 3 Monate lange Prophylaxe mit niedermolekularem Heparin bei Patienten mit femoropoplitealen Bypässen auch nach einem Jahr noch wirksamer war als die Prophylaxe mit ASS und Dipyridamol.

Plättchenfunktionshemmer
Einige experimentelle Untersuchungen haben es wahrscheinlich gemacht, daß eine Behandlung mit Plättchenfunktionshemmern die neointimale Hyperplasie reduzieren kann (Hagen et al. 1982). Die fortschreitende Einengung von koronaren Vena-saphena-Bypässen infolge einer neointimalen Hyperplasie wurde durch eine Behandlung mit ASS und Dipyridamol aber nicht verhindert (Fuster u. Chesebro 1986). ASS und Dipyridamol verminderten die Plättchenhaftneigung an Polytetrafluorethylen(PTFE-rothesen (Oblath et al. 1978), an thrombendarteriektomierten Gefäßbereichen (Ehringer et al. 1986) oder an arteriosklerotischen Läsionen (Sinzinger et al. 1988).

Langzeitstudien zur Wirkung von Plättchenfunktionshemmern bei Patienten nach gefäßchirurgischen Eingriffen sind in der Tabelle 14.8 zusammengestellt.

Ehresmann et al. (1977) beobachteten ein Jahr nach einer Thrombendarteriektomie in einer doppelblinden kontrollierten Studie an insgesamt 428 Patienten 11,2 % postoperative Gefäßverschlüsse in einer ASS-Gruppe im Vergleich zu 20,2 % in der Plazebogruppe. Diese Studie machte es wahrscheinlich, daß nach einer suboptimalen Rekonstruktion ASS Vorteile hat. Zekert et al. (1976) kamen zu ähnlichen Ergebnissen bei 299 Patienten, die ASS alleine oder Plazebo nach gefäßchirurgischen Eingriffen erhielten.

Bollinger u. Brunner (1985) untersuchten die Reverschlußrate nach Endarteriektomie im femoropoplitealen Segment in einer prospektiven randomisierten Studie. In dieser Studie ergab sich eine signifikante Reduktion der Reverschlüsse in der Gruppe, die Azetylsalizylsäure allein oder zusammen mit Dipyridamol erhielt. Die Patienten in der Kontrollgruppe wurden mit einem Vitamin-K-Antagonisten behandelt.

Broomé et al. (1982) berichten, daß bei Patienten mit arteriellen Rekonstruktionen die Thrombektomierate signifikant vermindert war, wenn sie Azetylsalizylsäure und Dipyridamol während der

Tabelle 14.7 Klinische Studien zur Wirksamkeit von Antikoagulantien in der Sekundärprophylaxe nach gefäßchirurgischen Eingriffen. (*a*) Behandlungszeit 6 Wochen! (*b*) Offenheitsrate in der NMH-Gruppe 20 % höher als in der ASS + Dipyridamolgruppe

Autoren	Jahr	Medikament	Dosis [mg/Tag]	Kontrollgruppe	Endpunkt	Patientenzahl (n)	Offenheitsrate [%]	Kontrollzahl (n)	Offenheitsrate [%]	Dauer (Jahre)	Signifikant p'
Kretschmer et al. (*a*)	1988	Vitamin-K-Antagonist		keine Prophylaxe	kumulatives Überleben nach femoropoplitealem venösem Bypaß	60	75,2	59	57	2,5	< 0,05
Edmondson et al. (*b*)	1994	niedermolekulares Heparin	2 500 I.E.	ASS 300 mg + Dipyridamol 100 mg	Offenheitsrate nach Bypasschirurgie	103	(b)	103	(b)	1	< 0,01

Tabelle 14.8 Klinische Studien zur Wirksamkeit von Plättchenfunktionshemmern in der Sekundärprophylaxe nach gefäßchirurgischen Eingriffen.

Autoren	Jahr	Medikament	Dosis [mg/Tag]	Kontrollgruppe	Endpunkt	Patientenzahl (n)	Offenheitsrate [%]	Kontrollzahl [%]	Offenheitsrate [%]	Dauer	Signifikanz p
Zekert et al.	1976	ASS	1500	Placebo	Reverschluß nach Gefäßchirurgie	149	88	150	81	Wochen	n.s.
Ehresmann et al.	1977	ASS	1500	Placebo	Reverschlußrate nach Thrombendarteriektomie	215	53	213	47	1 Jahr	< 0,03
Brunner et al.	1979	Ass + Dipyridamol	1000 225	Vitamin-K-Antagonist	Reverschlußrate nach Venenbypass	61	73	30	87	3 Monate –2 Jahre	≤ 0,05
Bollinger et al.	1981	ASS + Dipyridamol	1000 225	Vitamin-K-Antagonist	Reverschlußrate nach Thrombektomie	81	80	39	58	3 Monate –2 Jahre	< 0,02
Broomè et al.	1982	ASS	1000	Placebo	Thrombektomie	83	85	64	65	2 Jahre	< 0,001
Albert et al.	1982	ASS	1500	Vitamin-K-Antagonist	Offenheitsrate nach Thrombendarteriektomie	37	86	28	93	2 Jahre	n.s.
		ASS	1500	Vitamin-K-Antagonist	Offenheitsrate nach Bypasschirurgie	11	55	10	80	2 Jahre	< 0,05
Green et al.	1982	ASS ab 2 Tage präoperativ	1000	Placebo	Bypassverschluß (Dacron)	25	87	24	53	1 Jahr	< 0,01
Crow et al.	1983	ASS plus Dipyridamol 1 Tag präoperativ	975 225	Placebo	femoropoplitealer Bypass (Dacron)	31	85	34	56	1 Jahr	< 0,03
Kohler et al.	1984	ASS + Dipyridamol	975 225	Placebo	Offenheitsrate Kunststoffbypass	44	43	44	33	2 Jahre	n.s.
Donaldson	1985	ASS plus Dipyridamol ab 2 Tage präoperativ	975 225	Placebo	femoropoplitealer Bypass (Dacron)	35	85	38	59	1 Jahr	< 0,05
Raithel et al.	1986	ASS	1500 1200	Pentoxyfillin	Offenheitsrate nach Bypasschirurgie (Kunststoff)	59	82	59	67	1 Jahr	< 0,05
Clyne et al.	1987	Ass + Dipyridamol	300[a] 400	Placebo	Offenheitsrate venöser Bypässe	49	83	44	72	1 Jahr	n.s.
		Ass + Dipyridamol	300 400	Placebo	Offenheitsrate prosthetischer Bypässe	29	85	26	53	1 Jahr	0,005
Goldman et al.	1988	ASS ASS ASS + Dipyridamol Sulfinpyrazon	325 925 975 225 225 801	Placebo	Offenheitsrate nach Bypasschirurgie (Kunststoff)	111 111 111 111	93,5 92,3 91,9 90,2	111	85,2	2 Monate	> 0,05 > 0,05 > 0,05 n.s.

ersten 6 postoperativen Monate erhielten, jedoch handelte es sich hier nicht um eine prospektive randomisierte Studie. Albert et al. (1982) verglichen – ebenso wie Bollinger u. Brunner (1985) – die prophylaktische Wirkung von ASS mit der einer oralen Antikoagulation nach Thrombendarteriektomie. Ein signifikanter Unterschied konnte – im Gegensatz zur Studie von Bollinger – nicht gesehen werden. Interessanterweise wendete Albert dasselbe Studiendesign auch auf den venösen Bypass an und fand eine Offenheitsrate von 90 % nach Antikoagulation und 55 % nach Aspirin.

Goldman et al. (1983) setzten ASS in verschiedenen Dosierungen ein (325 mg, 925 mg, 927 mg + Dipyridamol und Sulfinpyrazon) gegen Placebo ein. In allen Fällen (außer Sulfinpyrazon) war die Offenheitsrate venöser Bypassanlagen signifikant größer als in der Placebogruppe.

Green et al. (1982), Crow et al. (1983), Kohler et al. (1984) und Clyne et al. (1987) befaßten sich mit der Verschlußprophylaxe des *Kunststoffbypass* und fanden insgesamt eine Überlegenheit für ASS im Vergleich zu Placebo. Nach derzeitiger Kenntnislage können zur Verschluß- bzw. Reverschlußprophylaxe nach gefäßchirurgischen Rekonstruktionen folgende zusammenfassende Hinweise gegeben werden (Tabellen 14.7 und 14.8).

- Venöser Bypass: Insgesamt sprechen die hierzu vorliegenden Studien für die prophylaktische Überlegenheit der oralen Antikoagulation (Studien Brunner et al. 1979; Albert et al. 1982; Kretschmer et al. 1988 in Tabelle 14.6). Auch die Langzeitapplikation niedermolekularen Heparins ist der ASS-Prophylaxe wohl überlegen (Studie von Edmondson et al. 1994, Tabelle 14.7). Hierzu paßt, daß ASS gegen Plazebo beim venösen Bypass keinen signifikanten Nutzen zeigen konnte (Clyne et al. 1987, in Tabelle 14.8). Nach aortokoronarem Venenbypass weist die derzeitige Studienlage allerdings einen klaren Vorteil für Aspirin aus (Stein u. Kantrowitz 1989). Die Schlußfolgerungen, die sich aufgrund von Studien an venösen koronaren Bypassoperationen ergeben, können allerdings nicht direkt auf die Bypassoperationen an *peripheren* Arterien extrapoliert werden.

- Thrombendarteriektomie: Im Gegensatz zum autologen Venenbypass ist die ASS-Prophylaxe nach Thrombendarteriektomie der oralen Langzeitantikoagulation wahrscheinlich überlegen. Hierfür sprechen die Studien Ehresmann et al. (1977), Bollinger u. Brunner (1985) und Broome et al. (1982) in Tabelle 14.8. Albert et al. (1982) allerdings fanden nach Thrombektomie keinen Unterschied zwischen den Offenheitsraten nach ASS und oraler Antikoagulation.

- Kunststoffbypass: Diejenigen Studien, die nach Anlage eines Kunststoffbypass ASS gegen Placebo geprüft haben, zeigen in 4 von 5 Studien eine signifikante Überlegenheit zugunsten der Prophylaxe mit Aspirin (Studien Kohler et al. 1984; Clyne et al. 1987; Green et al. 1982; Crow et al. 1983 und Donaldson 1985 in Tabelle 14.8). Bemerkenswert ist, daß die ASS-Medikation im Fall der für ASS positive ausgefallenen Studien 1 bis 2 Tage *präoperativ* begonnen worden ist. In der einzigen Studie mit negativem Ausgang (Kohler et al. 1984) wurde mit der ASS-Prophylaxe erst postoperativ begonnen. Ähnliche Erfahrungen liegen für die ASS-Reverschlußprophylaxe nach aortokoronarem Bypass vor. In den Studien ohne Vorteil begann die antithrombotische Behandlung erst 2 bis 5 Tage *nach* der Operation. So mag ein frühzeitiger Behandlungsbeginn ein wichtiger Faktor für die Effektivität der ASS-Prophylaxe sein. Bisher gibt es keine endgültige Antwort auf die Frage nach der besten ASS-Dosis zur Reverschlußprophylaxe nach gefäßchirurgischen Eingriffen. Jedoch werden heute in der Regel niedrige ASS-Dosen (100–300 mg/Tag) verabreicht.

Studien zur prophylaktischen Effizienz der *Antikoagulation* nach Anlage eines Kunststoffbypass liegen nicht vor.

14.4.4
Verhütung von Reverschlüssen bei Patienten nach PTA

Plättchenfunktionshemmer

Die Ergebnisse der Langzeitprophylaxe mit ASS bei pAVK und auch die Ergebnisse der ASS-Prophylaxe bei Patienten nach Gefäßoperationen (s. oben machten es wahrscheinlich, daß ASS auch die Offenheitsrate nach femoropoplitealer Angioplastie verbessert (Tabelle 14.9). Im Jahr 1973 wurde die erste kontrollierte Studie über eine Prävention von frühen Reverschlüssen durch ASS oder Vitamin-K-Antagonisten publiziert, im Rahmen derer die Patienten 10 Tage lang nach einer PTA beobachtet wurden (Zeitler et al. 1973). Die Patienten erhielten entweder 3mal 0,5 g ASS allein oder zusammen mit Marcumar® oder Marcumar® allein. Die Verschlußrate nach 10 Tagen betrug 16 % in der ASS-Gruppe, 21 % in der ASS- und Marcumar®-Gruppe und 30 % in der Marcumar®-Gruppe.

In einer ähnlichen kleinen Studie (Hess et al. 1985) wurde eine höhere Offenheitsrate bei Patienten beobachtet, die 900 mg ASS und 225 mg Dipyridamol erhielten im Vergleich zu Patienten, die nur ASS erhielten. Heiss et al. (1990) beobachteten in einer doppelblinden Studie eine signifikante Retardierung der Progression arteriosklerotischer Läsionen bei Wiederholungsangiographie 6 Monate nach erfolgreicher Angioplastie bei Patienten, die 990 mg ASS und 225 mg Dipyridamol/Tag im Vergleich zu Plazebo erhalten hatten. Das Niedrigdosisregime (300 mg ASS und 225 mg Dipyridamol) war weniger wirksam.

In 3 neueren Studien wurden verschiedene Dosen von Azetylsalizylsäure bei Patienten nach Angioplastie miteinander verglichen. Ranke et al. (1992) fanden keinen Unterschied in der Reverschlußrate zwischen täglichen Dosen von 50 oder 900 mg in einer Studie bei 359 Patienten nach erfolgreicher Angioplastie. In einer ähnlichen Studie fanden Weichert et al. (1993) keinen Unterschied in der Reverschlußrate bei Patienten nach Angioplastie, die entweder 300 oder 1200 mg ASS/Tag erhielten. Die Nebenwirkungsrate zwischen den Dosierungsgruppen in beiden Studien unterschied sich ebenfalls nicht signifikant. Minar et al. berichteten 1995 über insgesamt 261 Patienten, die im Anschluß an eine erfolgreiche PTA entweder 1000 mg oder 100 mg zur Reokklusionsprophylaxe erhielten. Nach 2 Jahren waren die Offenheitsraten mit 62,5 % bzw. 62,6 % praktisch identisch.

Wenn man die derzeitige Kenntnislage zusammenfaßt, kann eines sicher gesagt werden: Die Langzeitoffenheitsraten nach erfolgreicher PTA sind unabhängig von der applizierten ASS-Dosis. In den Dosidvergleichsstudien (Ranke et al. 1992; Weichert et al. 1993; Minar 1995) wurden Tagesdosen von 50, 300, 900 und 1000 mg ohne Einfluß auf die Offenheitsraten gegeben.

Vitamin-K-Antagonisten und Heparin

Hier liegen nur 3 Studien vor (Zeitler et al. 1973; Grüntzig 1977 und Mahler 1987 in Tabelle 14.8) Die Studie von Zeitler et al. (1973) war eine Kurzzeitstudie, im Rahmen derer ASS gegen Marcumar® und eine Kombination von ASS und Marcumar® mit klaren Vorteilen für ASS geprüft wurde. Die Studie von Grüntzig (1977) wies die Antikoagulation gegenüber Plazebo nach einer Beobachtungszeit von einem Jahr als signifikant überlegen aus. Mahler (1987) verglich die Langzeitwirkung von Marcumar mit der einer Kombination aus Marcumar und einem Thromboxansynthetasehemmer (Suloctidil) ohne Vorteil für die eine oder andere Behandlungsform. Insgesamt reicht die derzeitige Studienlage nicht aus, um grundsätzlich nach einer PTA zu antikoagulieren und die damit verbundenen Risiken in Kauf zu nehmen.

Tabelle 14.9 Klinische Studien über den Einfluß von Plättchenfunktionshemmern und Vitamin-K-Antagonisten auf die Reverschlußrate nach erfolgreicher peripherer perkutaner transluminaler Angioplastie

Autoren	Jahr	Medikament [mg/Tag]	Patientenzahl (n)	Reverschlußrate [%]	Kontrollen	Kontrollenzahl (n)	Reverschlußrate [%]	Dauer	Signifikanz p
Zeitler et al.	1973	ASS 1500	87	4,6	Vitamin-K-Antagonist Vitamin-K-Antagonist	19 90	21 6,7	10 Tage 10 Tage	<0,05 n.s.
Grüntzig	1977	Vitamin-K-Antagonist	78	28	Plazebo	13	54	1 Jahr	<0,05
Hess et al.	1978	ASS 990	50	30	ASS 990 mg + 225 mg Dipyridamol	50	16	14 Tage	n.s.
Staiger	1980	ASS 1500 ASS 100 + Dipyridamol	33 28	79 75	–	39	64	1 Jahr	n.s.
Mahler	1987	Vitamin-K-Antagonist	51	66	Vitamin-K-Antagonist Suloctidil	48	65	1 Jahr	n.s.
Heiss et al.	1990	ASS 990 + 225 Dipyridamol ASS 300 + 225 Dipyridamol	47 47	38 53	Placebo	47	60	6 Monate	<0,05 n.s.
Ranke et al.	1994	ASS 900	175	15,1	ASS 50 mg/Tag	184	16,2	1 Jahr	n.s.
Weichert et al.	1994	ASS 1000	111	18	ASS 300 mg/Tag	112	16	1 Jahr	n.s.
Minar et al.	1995	ASS 1000	108	62,5	ASS 100 mg/Tag	108	62,6	2 Jahre	n.s.

Andere Substanzen und Therapiekonzepte

Der Mechanismus der Restenose nach PTA oder PTCA ist letztlich auf die Proliferation glatter Muskelzellen der Media und die resultierende Intimahyperplasie zurückzuführen (Übersicht bei Alfke et al. 1996). Insoweit sind zumindest bestimmte Elemente der banalen Atherogenese mit denjenigen einer Restenoseentwicklung identisch (s. Abschn. 3.1). Moderne pharmatherapeutische Überlegungen heben denn auch auf die medikamentöse Hemmung der Proliferation und Migration glatter Gefäßmuskelzellen ab.

- Heparin (Pow et al. 1989),
- ACE-Hemmer (Müller et al. 1989; Übersicht bei Böger et al. 1996),
- Zytostatika, z. B. Colchicin (Currier et al. 1989),
- Inhibitoren thrombozytärer Wachstumsfaktoren, v. a. PDGF-Antagonisten (Übersicht bei Böger et al. 1996),
- weitere Substanzen wie Prostazyklin, EDRF, Endothelinrezeptorantagonisten sowie molekularbiologische Ansätze sind in der Diskussion (Übersicht bei Böger et al. 1996),
- Gentherapie (Übersicht bei Lüscher et al. 1996).

Kritisch muß angemerkt werden, daß der klinische Nutzen der hier genannten Substanzen und Wirkkonzepte nicht belegt ist und erst eine adäquate Studienlage über die praktische Umsetzbarkeit der theoretisch vielleicht begründbaren Konzepte entscheiden kann.

Nach derzeitigem Kenntnisstand kann hinsichtlich der Sekundär- bzw. Reverschlußprophylaxe nach PTA zusammenfassend folgendes gesagt werden.

- Zur Frühverschlußprophylaxe nach PTA ist Heparin i. v. oder i. a. geeignet;
- bislang ist nicht entschieden, ob eine Langzeitprophylaxe mit ASS nutzbringend ist. Die einzigen beiden prospektiven Studien (Staiger 1980; Heiss et al. 1990) sind uneins (Tabelle 14.8).
- Im Fall einer prophylaktischen Wirksamkeit von ASS wäre diese unabhängig von der Dosierung (Studien Ranke et al. 1992; Weichert et al. 1993; Minar et al. 1995 in Tabelle 14.8).
- Die orale Langzeitantikoagulation ist aufgrund der einzig vorliegenden prospektiven Studie (Grüntzig 1977, s. Tabelle 14.8) wirksam. Allerdings reicht eine einzige kleine Studie nicht aus, um eine generelle Empfehlung aussprechen zu können. Aus theoretischen Erwägungen kann eine Langzeitantikoagulation jedoch unter folgenden Umständen angesetzt werden:
  - PTA eines langen Femoralisverschlusses (≥ 20 cm),
  - schlechter Abstrom (≤ 1 offene USA),
  - „radiomorphologisch": Dissektion, Neolumen, diffuse Atheromatose mit unruhiger Kontrastmittelkontur und Reststenosen.
- Die oben angeführten Substanzen zur Hemmung der Migration und Proliferation glatter Gefäßwandmuskelzellen müssen noch umfassend geprüft werden.

14.4.5
Medikamentöse Prophylaxe nach Stentimplantation

Über die Verschlußprophylaxe nach Stentimplantation in *koronarer* Position weisen die derzeitigen Beobachtungen auf die Überlegenheit der kombinierten ASS und Ticlopidintherapie hin (Kaufmann u. Meier 1997). Zur Verschlußprophylaxe *peripherer* Stents (s. Kap. 7.5) liegen noch keine bindenden Ergebnisse vor. Aufgrund einer prospektiven Studie nach 170 Stent-Implantationen können folgende *vorläufige* Empfehlungen gegeben werden (Scheffler et al. 1997).

- Stents ohne Verschlußprophylaxe (ASS oder Antikoagulation) zeigen eine signifikant größere Versagerquote;
- werden Verschlüsse oder Stenosen der A. iliaca communis oder Stenosen der A. iliaca externa mit einem Stent versorgt, reicht die Prophylaxe mit ASS aus (kein Unterschied zur Antikoagulation). Im Fall eines Stent-versorgten Verschlusses der A. iliaca externa empfiehlt sich die Antikoagulation.

14.4.6
Reverschlußprophylaxe nach systemischer oder regionaler Thrombolyse

Nach erfolgreicher systemischer oder regionaler Thrombolyse einer Arterienstenose oder eines Arterienverschlusses (s. Abschn. 7.1 bzw. 7.3) stellt sich die Frage der Reverschlußprophylaxe. Verbindliche Angaben, die sich auf systemische prospektive Studien stützen, liegen bisher nicht vor.

Aus theoretischen Erwägungen sowie auf der Basis kleinerer retrospektiver Untersuchungen und klinischer Beobachtungen kann bis auf weiteres folgendermaßen verfahren werden:

- Nach systemischer Thrombolyse zentraler Arteriensegmente (aortoiliakal), ohne daß eine arteriosklerotische definitive Stenose die lokale Thrombose initiiert hätte, reicht in der Regel eine 3- bis 6monatige Antikoagulation aus.

Liegt jedoch eine dilatierende Arteriopathie als Prädisposition einer Rezidivthrombose vor (Kap. 18), sollte die Antikoagulation über einen längeren Zeitraum fortgeführt werden.

Verbleibt nach erfolgreicher Thrombolyse eine nicht lysable Stenose und kann diese im Anschluß an die Lyse erfolgreich angioplastiert werden (s. Abschn. 7.1), erscheint die Gabe eines Plättchenfunktionshemmers sinnvoller. Die Begründung liegt darin, daß die Stenose als Ursache der lokalen Thrombusbildung angesehen werden muß und somit eine Rezidivstenose verhütet werden sollte. Letzteres läßt sich nach heutigem Kenntnisstand mit Plättchenfunktionshemmern eher erreichen als im Zuge einer Antikoagulation.

- Für den femoropoplitealen Bereich gilt Ähnliches, wenn auch in Zweifelsfragen die Antikoagulation bevorzugt werden sollte, vor allem dann, wenn der periphere Abstrom schlecht ist.
- Nach regionaler Lyse zum Beispiel der A. poplitea, des Trunkus oder der Unterschenkelarterien kommt in aller Regel eine Antikoagulation für 6 bis 12 Monate oder länger in Betracht, vor allem bei schlechtem distalen Abstrom, d.h. wenn mindestens 2 Unterschenkelarterien verschlossen sind.

14.4.7
Indikationen zur kombinierten Langzeitprophylaxe mit Plättchenfunktionshemmern und Antikoagulanzien

Werden Plättchenfunktionshemmer und Antikoagulanzien kombiniert appliziert, ist die Gefahr von Blutungskomplikationen erheblich größer. Eine solche Indikation muß somit sehr gut überlegt und gegen die potentielle Blutungskomplikation besonders abgewogen werden (Hafner et al. 1996).

Bereits in der täglichen klinischen Praxis kommt es häufig zu einer Koinzidenz beider Therapieformen dadurch, daß z.B. Patienten unter Aspirin einer PTA zugeführt werden und - wie üblich - während der Intervention oder auch für einige Tage post interventionem Heparin bekommen. Auch hier besteht ein erhöhtes Blutungsrisiko - wenn auch zeitlich begrenzt. Eine entsprechende postinterventionelle Überwachung zur frühen Erkennung einer Blutung aus dem Punktionskanal ist somit vonnöten!

Potentielle Indikationsfelder einer bewußt kombinierten antithrombotischen Dauertherapie mit Plättchenfunktionshemmern (vorwiegend vom Aspirintyp) und oralen Antikoagulanzien vom Dicumarin-Typ (speziell Phenprocoumon) sind das nichtrheumatische Vorhofflimmern, ein Zustand nach Implantation mechanischer oder biologischer Herzklappen, die koronare Herzkrankheit, Zustand nach koronarer Stent-Implantation und die pAVK bzw. Zustand nach revaskularisierender Intervention (Operation, PTA, Stent). In Einzelfällen wurde über günstige klinische Erfahrungen bei Hochrisikopatienten mit einer medikamentösen Kombination dieser beiden antithrombotischen Therapiekonzepte berichtet, z.B. in Zusammenhang mit trotz Antikoagulation embolisierender mechanischer Herzklappen oder in der Anfangsära der koronaren Stent-Implantion. Die Frequenz schwerer Blutungen betrug allerdings bis 10 %.

Eine genaue Durchsicht der verfügbaren Literatur führt allerdings zu dem Ergebnis, daß derzeit kein Hinweis darauf besteht, daß bei kombinierter Dauertherapie eine Verbesserung des Nutzen-Risiko-Verhältnisses bei Hochrisikopatienten im Vergleich zur Monoprophylaxe besteht (detaillierte Übersicht bei Hafner et al. 1996). Es ist z.Z. keine Untersuchung bekannt, die auch nur annähernd die Grundlage einer gesicherten Empfehlung zur kombinierten medikamentösen Prophylaxe mit Antikoagulanzien und Plättchenfunktionshemmern darstellen könnte.

Dies schließt nicht aus, daß in Einzelfällen (z.B. rezidivierende zerebrale und/oder periphere Embolien nach Klappenersatz trotz regelhafter Antikoagulation) eine mit Aspirin kombinierte Prophylaxe diskutiert und das Risikoverhältnis zwischen folgenschwerer Blutung und folgenschwerer Embolie gegeneinander abgewogen werden muß.

Ziel zukünftiger prospektiver Studien muß es sein, den prophylaktischen Nutzen und das Risiko einer Kombination von niedrigdosierter Antikoagulation (INR 1,5–2,5) und niedrigdosiertem Aspirin (100–325 mg/Tag) herauszuarbeiten.

Eine andere Form der kombinierten Therapie ist die der gleichzeitigen Applikation von Ticlopidin und Aspirin. Diese kombinierte Prophylaxe hat sich nach koronarer Stent-Implantation in einer offenen prospektiven Beobachtungsstudie bewährt (Markert et al. 1996).

14.5
Nebenwirkungen und Komplikationen von Antikoagulanzien und Plättchenfunktionshemmern

14.5.1
Heparine

Vor allem unfraktionierte, aber auch niedermolekulare Heparine können zu folgenden Komplikationen und Nebenwirkungen führen:

- Blutung
- heparininduzierte Thrombozytopenie,
- Überempfindlichkeitsreaktion,
- Osteoporose,
- Haarausfall,
- Transaminasenanstieg.

Blutung
Spontane Blutungen sind selten, wenn die aPTT im therapeutischen Bereich liegt. Das Blutungsrisiko nimmt mit einer starken Verlängerung der aPTT zu. Das Blutungsrisiko ist aber auch abhängig von anderen Faktoren wie kurz zurückliegenden Operationen, die Anwesenheit von gastrointestinalen Läsionen, Malignomen, fortgeschrittenem Alter und zugrunde liegenden Plättchenfunktions- oder Gerinnungsdefekten und der gleichzeitigen Einnahme anderer Medikamente (z.B. ASS).

Je nach Schweregrad der Blutung kann alleiniges Absetzen des Heparins ausreichen oder es besteht die Notwendigkeit, Protaminchlorid als Antidot zu applizieren. *Dosierung:* 1 ml Protaminhydrochlorid 1000 neutralisiert 1000 I.E. Heparin. Aufgrund der kurzen Halbwertzeit des Heparins von 2-4 h sollte nur diejenige Heparinmenge neutralisiert werden, die im Laufe der letzten 4 h gegeben worden ist.

Heparin-induzierte Thrombozytopenie
Im Zuge der großen Mengen applizierten Heparins wurde in den letzten Jahren v.a. im Rahmen der *perioperativen* Heparinprophylaxe zunehmend eine heparininduzierte Thrombozytopenie beobachtet (HIT). Die Häufigkeit wird auf 2-5% aller behandelten Patienten geschätzt. Aufgrund der klinischen Bedeutung wird die heparininduzierte Thrombozytopenie in Abschn. 14.6 ausführlich behandelt.

Überempfindlichkeit
Überempfindlichkeitsreaktionen sind selten, aber über Hautreaktionen wie Urtikaria und lokale allergische Reaktionen mit Hautnekrosen oder vasospastische Reaktionen mit akraler Zyanose wurden berichtet. Nach subcutaner Injektion kann es 3-21 Tage nach Therapiebeginn im Sinne einer Typ IV-Reaktion zu ekzematischen, erythematösen Infiltraten kommen. Zum Teil werden diese Veränderungen auf das Konservierungsmittel Chlorkresol zurückgeführt (Übersicht bei Partsch 1996).

Osteoporose
Eine klinisch signifikante Osteoporose ist ebenfalls eine seltene Komplikation und nur bei Langzeitheparinbehandlung (über 6 Monate) zu beobachten.

Haarausfall
Haarausfall durch Heparin ist sehr selten. Die Inzidenz wird mit weniger als 1‰ der behandelten Patienten angegeben.

Transaminasenanstieg
Ein Anstieg der Transaminasen ist eine häufige Nebenwirkung, die prinzipiell harmlos und reversibel ist (Minar 1992).

14.5.2
Vitamin-K-Antagonisten

Folgende Komplikationen und Nebenwirkungen der oralen Antikoagulanzien sind bekannt:

- Blutung,
- Cumarinnekrose,
- Haarausfall,
- Urtikaria,
- Transaminaseanstieg,
- fetale Schäden,
- Cholesterinkristallembolie.

Blutung
Blutungen sind eine häufige Nebenwirkung der Behandlung mit Vitamin-K-Antagonisten. Sie hängen direkt mit ihrer pharmakologischen Wirkung zusammen. Das Blutungsrisiko wird durch folgende Gegebenheiten erhöht (Landefeld u. Beyth 1993).

- Dauer der Anwendung und Intensität bzw. Dosierung (Intoxikation),
- Alter > 65 Jahre,
- Arzneimittelinterferenzen: *verminderte* Antikoagulanzienwirkung durch Veränderung aus der Plasmaproteinbildung (Barbiturate, Transquilizer, Glukokortikoide, Griseofulvin, Chloralhydrate, Meprobamat; *gesteigerte* Antikoagulanzienwirkung mit erhöhter Blutungsgefahr (nichtsteroidale Antirheumatika, Plättchenfunktionshemmer, Antibiotika, Clofibrat, Cholestyramin);
- ungenügende Überwachung;
- nicht bekannte oder nicht erkannte potentielle Blutungsquelle.

Besonders erwähnenswert ist die Beobachtung, daß während des ersten Behandlungsmonats ein 10fach höheres Blutungsrisiko besteht als später (Laudefeld u. Beyth 1993; Van der Meer et al. 1992). Es liegt auf der Hand, daß zwischen Blutungsrisiko und Intensität der Antikoagulation eine direkte Beziehung besteht (Lengfelder 1995): INR2: Blutungsrisiko 1:250, INR3: Risiko 1:200, INR 3.5: Risiko 1:50, INR 4.5: Risiko 1:10.

Die Häufigkeit nicht letaler, aber klinisch relevanter Blutungen wird mit einer Blutung in 5,5 bis 20 Behandlungsjahren angegeben (Übersicht bei Harenberg 1987). Die Inzidenz *letaler* Blutungen (meist zerebral) wird auf 1 pro 126 bis 500 Behandlungsjahre (Koller u. Loelinger 1983) und 1 pro 100 bis 400 Behandlungsjahre geschätzt (Laudefeld u. Beyth 1993).

Die prozentuale Verteilung der Blutungslokalisation stellt sich in etwa wie folgt dar.

- Niere und ableitende Harnwege   40 %
- Magen-Darm-Trakt   21 %
- Respirationstrakt   18 %
- Augenbereich, Kutis, Subkutis, Gelenke 16 %
- zentrales Nervensystem   5 %.

Eine besondere Form der Antikoagulanzienblutung ist die in den retroperitonealen Raum.

Abschließend ist darauf hinzuweisen, daß es durch Antikoagulanzien auch zu Intoxikationen kommen kann. Intoxikationen mit konsekutiver Blutung können akzidentiell (z. B. Tablettenverwechslung), iatrogen (bei mangelhafter Kontrolle) als Hysterieäquivalent (Vortäuschung einer hämorrhagischen Diathese), als kriminelle Handlung (Tötungsabsicht) oder suizidal vorkommen.

■ **Verhalten bei Blutungskomplikationen.** Die Behandlung einer cumarininduzierten Blutung erfordert eine ausgewogene Lageeinschätzung. Auf der einen Seite darf ein bislang vorhandener und weiterhin notwendiger thromboembolischer Schutz nicht leichtfertig durch einen therapeutischen Überaktionismus gefährdet werden. Auf der anderen Seite gilt es, die durch die Blutung entstandene Gefahr abzuwenden.

Urogenitaltrakt: Eine Mikrohämaturie wird sehr häufig gefunden und ist zunächst kein Grund, die Prophylaxe zu unterbrechen. Bei der Makrohämaturie reicht es häufig, die Antikoagulanzienapplikation auszusetzen, um den Quickwert anzuheben. Eine Überschätzung des Blutungsausmaßes ist leicht möglich (wenige Milliliter urogenitalen Blutes genügen zur eindrucksvollen Rotfärbung des Urins). Auf jeden Fall ist auf die Gabe von Antifibrinolytika wegen der Gefahr einer Verlegung der ableitenden Harnwege durch Gerinnung zu verzichten. Allerdings sollte nach einer Blutungsquelle gesucht werden.

Magen-Darm-Trakt: Blutungen aus dem Magen-Darm-Trakt stehen in der Häufigkeit an zweiter Stelle. Sie sind nicht selten klinisch schwerwiegend. Therapiemaßnahmen des Hausarztes sind

- 5–10 mg Vitamin K (Konakion®) oral, nur ausnahmsweise langsam(!) 2–5 mg intravenös; mit dem Wirkungseintritt ist erst nach 3 h zu rechnen;
- wenn verfügbar, kolloidale Blutersatzstoffe;
- ggf. notfallmäßige Klinikeinweisung.

Therapiemaßnahmen des Klinikarztes sind

- Kreislaufstabilisierung mit kolloidalen Blutersatzstoffen, Expandern oder Vollblut;
- ggf. intravenöse Komponentensubstitution der inhibierten Gerinnungsfaktoren (II, VII, IX, X) durch PPSB (Prothrombin, Proconvertin, Stuart-Faktor, antihämophiler Faktor B); die Gabe von PPSB-Fraktionen sollte wegen nicht ganz auszuschließender Virusübertragungsrisiken auf lebensbedrohliche Blutungen beschränkt bleiben. 1E/kg KG PPSB hebt den Quickwert um 1 % (Lengfelder 1995).
- Identifizierung der Blutungsquelle.

Zerebrale Blutungen: Blutungen in das ZNS sind zwar selten, bilden aber das Hauptkontingent tödlicher Komplikationen bei Langzeitantikoagulation. Die neurochirurgische Therapie hat um so größere Chancen, je früher sie einsetzt! Jede unter Antikoagulation auftretende neuropsychiatrische Auffälligkeit muß daher als warnender Hinweis gewertet werden!

Cumarinnekrose

Es handelt sich um eine akut auftretende mikrovaskuläre Durchblutungsstörung der Haut und Unterhaut. Klinisch beginnt das Krankheitsbild in 90 % der Fälle am 2. bis 5. Tag nach Beginn der Medikation mit erythematösen und lividen Hautveränderungen v. a. in Bereichen mit vermehrt vorhandenem subkutanen Fettgewebe (Mammae, Bauchdecke, Gesäß, Oberschenkel). Gelegentlich kommt es auch zu zunächst petechialen und später konfluierenden Blutungen. Die Haut wird schwarz und hebt sich bullös ab; sie wird nekrotisch (Abb. 14.5).

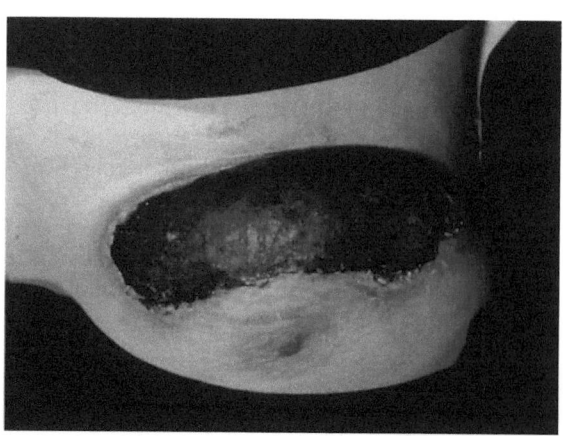

Abb. 14.5 Klinischer Aspekt einer Cumarinnekrose

Defektheilungen können kaum vermieden werden. Bei größerflächigen Defekten drohen Superinfektion und septische Komplikationen. Es wird eine Letalität von 15 % angegeben (Übersicht Wankmüller et al. 1991).

Histologisch findet man ausgedehnte Fibrinthromben in den Kapillaren und postkapillären Venolen. Die Häufigkeit wird mit 0,1 % derjenigen, die mit Vitamin-K-Antagonisten behandelt werden, angegeben. Frauen, vor allem adipöse, sind mit 75–90 % bei weitem am häufigsten betroffen (Wagner et al. 1987).

Die Pathogenese ist unklar. Immer wieder wird eine Dysbalance zwischen prokoagulatorischen und antikoagulatorischen Effekten während der Einleitungsphase diskutiert (Kemkes-Matthes 1994). Nach initialer Antikoagulanziengabe fallen die Proteine C und S als Gerinnungsinhibitoren wegen ihrer geringeren Halbwertszeit rascher ab als die prokoagulatorischen Proteine des Prothrombinkomplexes, so daß der Einfluß der letzteren vorübergehend überwiegt. Cumarinnekrosen wurden daher auch mit einem Defekt des Protein C in Verbindung gebracht. Jedoch tritt diese Komplikation nur bei einem Teil der Patienten mit Protein-C-Mangel auf. Mehrere unserer Patienten haben Hautnekrosen entwickelt, wenn sie Antibiotika zusammen mit dem Vitamin-K-Antagonisten erhielten, ohne daß ein zusätzlicher Protein-C-Defekt bestand. Eine reduzierte Startdosis des Vitamin-K-Antagonisten verringert wahrscheinlich das Risiko von Hautnekrosen wesentlich, v. a. bei weiblichen adipösen Patienten. Bei Auftreten einer Cumarinnekrose sollte die Antikoagulation zunächst mit Heparin weitergeführt werden. Gute Therapieerfolge wurden nach systemischer Fibrinolyse mit Urokinase (600 000 E i.v. in der ersten Stunde, nach 100 000 E/h plus Heparin) beobachtet (Jäger et al. 1994).

Embryopathie

Während des 1. Trimenons können Einbettungsstörungen und teratogene Schäden auftreten (Warfarinembryopathie), während des 3. Trimenons vorwiegend Blutungskomplikationen. Die Warfarinembryopathie umfaßt Knochen- und Knorpelanomalien (Chondrodysplasia punctata) und zentralnervale Entwicklungsstörungen (Microcephalie) sowie Schäden an parenchymatösen Organen (z. B. Aspleniesyndrom). Während der gesamten Schwangerschaft können wegen Plazentagängigkeit keine Dicumarine verabfolgt werden. Muß antikoaguliert werden, steht Heparin zur Verfügung.

Weitere Nebenwirkungen

Haarausfall, hyperergische Hautreaktionen und Transaminaseanstiege sind sehr selten.

Kontraindikationen für eine orale Langzeitantikoagulation

Es sollte zwischen absoluten und solchen Kontraindikationen unterschieden werden, die eine einzelfallbezogene Risikoabwägung zwischen Therapie und Spontanverlauf zulassen (relative Kontraindikation). Die absoluten Kontraindikationen sind – auch unter forensischen Gesichtspunkten – so hochrangig, daß sie unter allen Umständen eine Antikoagulation verbieten.

Absolute Kontraindikationen:

- klinisch manifeste hämorrhagische Diathese,
- fixierte und behandlungsrefraktäre Hypertonie (dauerhaft 200/110 mm Hg) bzw. Fundus hypertonicus III/IV,
- floride bzw. potentielle Blutungsquellen im Magen-Darm-Trakt,
- Gravidität (Warfarinembryopathie, Conradi-Hunermann-Syndrom) und Stillphase,
- Operationen an Gehirn und Rückenmark innerhalb einer Sperrfrist von 3 Monaten,
- zerebraler Insult zweifelhafter Genese oder blutungsbedingt,
- intrazerebraler Tumor, v. a. Metastasen.

Kontraindikationen unter Abwägung im Einzelfall (relative Kontraindikationen):

- Hyperkoagulabilität (z. B. Leberschaden),
- Kumulationsgefahr (z. B. Nierenschaden),
- kavernöse Lungentuberkulose,
- Nephrolithiasis,
- floride bakterielle Endokarditis (Emboliegefahr),
- frühere ventrikuläre oder duodenale Ulzera ohne aktuelle Aktivität,
- > 70 Jahre,
- Divertikulose/Divertikulitis,
- Alkoholabusus,
- Unzuverlässigkeit des Patienten.

14.5.3 Plättchenfunktionshemmer

Azetylsalizylsäure

Klinisch häufige und bedeutsame Komplikationen und Nebenwirkungen sind:

- Blutungsneigung,
- gastrointestinale Unverträglichkeiten und Blutungen (dosisabhängig),
- pseudoallergische Reaktionen (nicht dosisabhängig).

■ **Blutungsneigung.** Durch die Plättchenfunktionshemmung kommt es zur Verlängerung der Blutungszeit und damit zu einer allgemeinen Blutungsneigung. Diese wird allerdings erst dann manifest, wenn aktuelle Blutungsquellen vorliegen (z. B. Ulcus ventriculi), größere Verletzungen oder Operationen. Zu beachten ist auch die ASS-bedingte Blutungsneigung bei gleichzeitiger Verabreichung anderer, die Gerinnung hemmender Substanzen (Antikoagulanzien, Fibrinolytika).

■ **Gastrointestinale Unverträglichkeiten und Blutungen.** Reizwirkungen der ASS auf die Magenmukosa und ihre Folgen sind die häufigsten und wichtigsten Nebenwirkungen in der täglichen Praxis. Die Schädigung der Magenschleimhaut beruht einerseits auf unspezifisch toxischen Effekten sowie andererseits auf der Zyklooxygenasehemmung selbst (Übersicht bei Schrör 1992). Die *toxische Wirkung* richtet sich gegen den Stoffwechsel der Epithelzellen der Magenmukosa. Es handelt sich um typische Effekte aller nichtsteroidalen Antiphlogistika (Abnahme der ATP-Konzentration mit Störungen der Membranfunktion u. a.). Die *Zyklooxygenasehemmung* bedeutet die Reduktion protektiver Mechanismen wie Bikarbonat- und Mukusbildung, wodurch die Säuresekretion und deren Pufferung reduziert werden. Die Durchblutung der Mukosa wird ebenfalls reduziert. Toxische und zyklooxygenasegebundene Effekte führen insgesamt zu strukturellen Schäden der Magenschleimhaut mit den üblichen Beschwerden (Übelkeit, Völlegefühl u. a. sowie zur Ulkusbildung und/oder Entwicklung einer erosiven Gastritis. Über die Häufigkeit „gastrointestinaler Beschwerden", objektivierbarer Magenschleimhautschäden und manifester Magenblutungen liegen zahlreiche Mitteilungen vor. Es besteht Dosisabhängigkeit.

Bei *Hochdosierung* von ASS, z. T. auch aus rheumatischer Indikation (> 500–1 500 mg), wurde bei 30 % der Patienten über Magen-Darm-Beschwerden (Nebenwirkungen) berichtet. Von diesem Kontingent mußte in 10 % der Fälle die Therapie abgebrochen werden. In 1 % kam es zu schweren Blutungen (Gierchsky et al. 1989). Das Blutungsrisiko ist nach 7tägiger Medikation von ASS im Vergleich zu Kontrollen ca. 7fach erhöht (Laporte 1991). In einer weiteren Metaanalyse von 16 Studien über Magen-Darm-Nebenwirkungen von nicht steroidalen Antiphlogistika wurde ein Faktor von 3,4 angegeben (Gabriel et al. 1991). Die Daten der 4jährigen AMIS-Studie (1 000 g/Tag) ergaben für Männer im Vergleich zu Plazebo ein 9,1fach höheres Risiko für ein behandlungsbedürftiges Magen- und ein 10,7fach höheres Risiko für ein Duodenalulkus (Kurata u. Abbey 1990).

Es entwickeln 20 % der Patienten, die ASS über 3 Monate in einer Dosierung von ≥ 2,0 g/Tag einnehmen, Magenulzera, 5 % Duodenalulzera, 50 % erosive Gastritiden und 6 % Sodbrennen sowie Durchfall (Gutberlet u. Rösch 1992). *Mittlere Dosierungen* (100–325 mg/Tag), wie sie in der Angiologie Anwendung finden, führen zwar zu subjektiv weniger Magen-Darm-Unverträglichkeiten, dennoch können klinisch bedeutsame Blutungen auftreten (Übersicht bei Schrör 1992). Die Ulkusinzidenz beträgt 2,9 % (Hass et al. 1989).

Bei 300 mg/Tag kommt es zwar vermehrt zu Mikroblutungen, aber meist ohne klinische Relevanz. In der Magenspülflüssigkeit stieg die Blutfraktion von 0,5 µl/10 ml von ASS-Einnahme auf 2,8 µl/10 ml nach 12tätiger ASS-Einnahme (Kitchingman 1989). Auf der Basis eines gastralen endoskopischen Schädigungscores steigt dieser nach 300 mg ASS/Tag über 7 Tage von 0,8 ± 0,1 auf 9,7 ± (Simon et al. 1993). Selbst bei täglicher Einnahme von nur 100 mg/ASS schädigt ASS noch das menschliche Magenschleimhautepithel, wie humanpharmakologische und klinische Studien gezeigt haben (Übersicht bei Simon et al. 1993).

Bei *niedriger Dosierung* (< 100 mg/Tag), v. a. ab 75 mg/Tag abwärts (Übersicht bei Gutberlet u. Rösch 1992) ist nur noch selten mit Störfällen zu rechnen.

■ **Pseudoallergische Reaktionen.** *Bronchospastische Reaktionen* (Analgetikaasthma) treten in 10 % erwachsener Asthmatiker auf. Die Reaktion beginnt 20 min–3 h nach ASS-Einnahme. Die klinischen Bilder können lebensbedrohend sein und prinzipiell nach allen Zyklooxygenasehemmern auftreten. Die Pathogenese ist unklar. Eine Störung im Zyklooxygenasestoffwechsel der Arachidonsäure mit vermehrter Leukotrienbildung und/oder -wirkung sowie eine Freisetzung von Histamin aus Mastzellen sind wahrscheinlich.

Angiooedem, Urtikaria und Zeichen schwerer Arzneimittelunverträglichkeit bis hin zur *toxischen epidermalen Nekrolyse* (Lyell-Syndrom) sind sehr selten. Zu erwähnen sind auch ASS-abhängige *Hörstörungen* (Tinnitus, Hörverlust), die wenig bekannt sind, aber bei hoher Dosierung auftreten können und nach Absetzen reversibel sind.

Ticlopidin und Clopidogrel

Die klinisch wesentlichen Nebenwirkungen des Ticlopidins sind *Knochenmarkschädigungen* durch die Substanz, die einen direkt toxischen Effekt auf die Zellen der Hämatopoese ausübt und sich innerhalb der ersten 3 Monate nach Therapiebeginn manifestieren können. Hierbei können die Zellreihen der Granulozyten, Thrombozyten und Erythrozyten einzeln oder in Kombination bis zum Vollbild der Panzytopenie betroffen sein (Übersicht bei Schneider et al. 1996). Die Häufigkeit Ticlopidin-induzierter Blutbildveränderungen wird mit 0,14–2,3 % aller behandelten Patienten angegeben. Am häufigsten ist mit 1 % die Neutropenie. Engmaschige Blutbildkontrollen sind daher während des ersten Vierteljahres unabdingbar. Nach Absetzen der Substanz besteht meist Reversibilität. Zur Beschleunigung der Granulopoese kann mit rekombinantem granulozytenkoloniestimulierendem Faktor (300 µg/Tag s.c.) behandelt werden (Schneider et al. 1996). Für Clopidogrel werden die o.g. hämatologischen Nebenwirkungen nicht angegeben (CAPRIE-Steering Committee 1996).

Gastrointestinale Nebenwirkungen und Komplikationen (2 %) kommen ebenfalls vor. Ulzera sind mit 0,8 % der behandelten Patienten aber signifikant seltener als bei ASS (2,9 %). Hierzu paßt der Befund, daß das endoskopisch kontrollierte Ausmaß der Schädigung der Magenschleimhaut nach Tiklideinnahme signifikant geringer ist (Anstieg des Schädigungscore von 0,9 auf 1,7) als nach ASS-Applikation (Anstieg des Schädigungscores von 0,8 auf 9,7). Schließlich sind *allergische Exantheme* zu nennen, die in 2 % der Fälle auftreten. Die Langzeitbehandlung mit Ticlopidin führt außerdem zu höheren Serumwerten von HDL-, LDL-, VLDL-Cholesterin und Triglyzeriden. Jüngst wurde über *Nierenfunktionsstörungen* nach Ticlopidin berichtet.

14.6 Heparininduzierte Thrombozytopenie (HIT)

Th. Karasch

14.6.1 Definition

Als heparin-induzierte Thrombozytopenie (HIT) wird ein Abfall der Thrombozytenzahl im Blut während einer Heparintherapie bezeichnet, der als Folge einer nichtimmunologisch (Typ I) oder immunologisch (Typ II) bedingten Plättchenaggregation auftreten und von unterschiedlichen thrombotischen oder thromboembolischen Komplikationen begleitet sein kann. Synonym aber seltener verwendete Begriffe sind heparinassoziierte Thrombozytopenie (HAT) oder heparininduzierte Thrombozytopenie und Thrombose (HITT).

Pathogenetisch und klinisch werden dabei 2 grundsätzlich verschiedene Typen unterschieden:

- der Frühtyp oder Typ I und
- der Spättyp oder Typ II.

In der Regel gehen diese Typen mit unterschiedlichen Thrombozytenzahlen einher (Tabelle 14.9). Kommt es bei Typ II zu Thrombosen in arteriellen und venösen Gefäßen, bei denen eine Thrombozytopenie oder auch normale Thrombozytenzahlen (Hach-Wunderle et al. 1994) vorkommen, bezeichnet man dieses seltene Krankheitsbild auch als White-clot-Syndrom (Shorton et comunale 1996).

14.6.2 Häufigkeit

Die intravenöse oder subkutane Gabe von Heparinen darf heute neben physikalischen Maßnahmen als eine Standardtherapie zur Prophylaxe thrombotischer Komplikationen angesehen werden. Dementsprechend groß ist die Zahl der Patienten mit internistischen oder chirurgischen Krankheitsbildern, bei denen aufgrund einer längeren Immobilisation oder peri- bzw. postoperativ eine erhöhte Thrombosegefahr zu unterstellen ist und die zur kurzfristig steuerbaren parenteralen Antikoagulation mit Heparinen behandelt werden. Bei 1–10 % aller Patienten muß mit einem Abfall der Thrombozyten unter Heparintherapie gerechnet werden, ohne daß klinische Symptome manifest werden. Inzidenzangaben über das Auftreten des Spättyps (Typ II) schwanken zwischen 0,5–5 % (Chong u. Berndt 1989; Greinacher 1993; Chong 1995; Nand 1997).

14.6.3 Pathophysiologie und Pathogenese

Hämostase und Fibrinolyse unterliegen sehr komplexen Regulationskreisen, in denen die abgestimmte Freisetzung von Aktivatoren und Inhibitoren enzymatischer Reaktionen für ein Gleichgewicht der Gerinnung sorgt. Antithrombin III, ein in der Leber gebildetes α_2-Globulin, ist der wichtigste physiologische Inhibitor der Blutgerinnung, indem es Thrombin und Faktor X_a durch eine irreversible Komplexbildung inaktiviert.

Heparin, ein uneinheitliches Gemisch von Molekülen verschiedener Kettenlänge und unterschiedlichen Molekulargewichts um 12 000–15 000 D mit einer beträchtlichen Streuung zwischen 5000 und 30 000 D (Schrader u. Haas 1993) und Heparinoide, z.B. Pentosanpolysulfat, bilden aufgrund ihrer stark anionischen Ladung mit bestimmten Proteinen Komplexe und verändern deren biologische Eigenschaften. Die Aktivität von Antithrombin III wird konzentrationsabhängig durch die Anwesenheit von Heparin bis zum 700fachen erhöht, um so vermehrt die basischen Serinproteasen Faktor XII_a,

> **Ursachen einer nicht-heparinbedingten Thrombozytopenie**
>
> **Krankheitsbild**
> **Bildungsstörung im Knochenmark**
> - verminderte Thrombozytopoese
>   - kongenital
>   - erworben
>   Knochenmarkschädigung
>   Knochenmarkinfiltration
>   Osteomyelosklerose
> - Reifungsstörung der Megakaryozyten
>
> **Gesteigerter peripherer Umsatz**
> - erhöhte Thrombinaktivität
>   - disseminierte intravasale Gerinnung
>   - Infektionen, Malignome
> - Immunthrombozytopenie
>   - Autoantikörper
>   ideopathische thrombozytopenische Purpura
>   postinfektiös
>   chronisch (M. Werlhof)
>   sekundär (z. B. SLE, HIV, Lymphome)
>   medikamentös
>   - Isoantikörper
>   Posttransfusionsthrombozytopenie
> - Weitere Ursachen
>   Hypersplenismus
>
> **Kombinierte Bildungs- und Abbaustörungen**
> - z. B. Leberzirrhose
>
> **Pseudothrombozytopenien**
> - In-vitro-Aggregat- bzw. -Agglutinatbildung
> - Rosettenbildung
> - Riesenplättchen

XI_a, IX_a, X_a und II durch Komplexbildung zu hemmen. Aufgrund thrombozytenaggregationsfördernder Bindungsorte verändert das makromolekulare Heparin auch direkt die Aggregationseigenschaften der Blutplättchen.

Therapeutisch verwendete Heparinfragmente oder -fraktionen, die den Vorteil der niedrigeren Injektionsfrequenz mit einer geringeren Rate an relevanten Blutungskomplikationen vereinen (Green et al. 1994), werden als niedermolekulare Heparine bezeichnet, die mit abnehmendem Molekulargewicht eine relativ stärkere Faktor-X_a-Hemmung bei Abnahme der Thrombinhemmung aufweisen und gleichzeitig durch eine Gewebs-Plasminogen-Aktivator-Freisetzung (tPA) aus dem Gefäßendothel eine Fibrinolye aktivieren sollen. Neben den bekannten Nebenwirkungen der Heparingabe (s. 14.4) haben besonders allergische Reaktionen und dosisabhängige sowie -unabhängige Thrombozytopenien klinische Bedeutung.

Obwohl schon 1948 beschrieben (Fidlar u. Jaques 1948), sind die verschiedenen Mechanismen und Faktoren, die im Einzelfall einen Abfall der Plättchenzahl auslösen und unterhalten, noch nicht vollständig geklärt. Pathogenetisch sind immunologisch bedingte Thrombozytopenien (HIT Typ II) mit klinisch potentiell dramatischem Verlauf von nicht immunologisch ausgelösten Thrombozytopenien (HIT Typ I) zu unterscheiden, die in der Regel eine günstigere Prognose aufweisen. Klinisch bedeutsam, weil therapeutisch relevant, ist darüber hinaus die Abgrenzung von anderen nicht heparinvermittelten Thrombozytopenien (s. Übersicht).

HIT-Typ I (Frühtyp)

Beim HIT-Typ I führen direkte Wechselwirkungen zwischen dem Heparin und den Thrombozyten zu einer Plättchenaggregation, die mit der ersten Gabe des Heparin beobachtet werden kann. Die Plättchenzahlen fallen selten unter 100 000/µl ab und steigen auch bei weiterer Heparingabe in der Regel wieder auf normale Werte an (Greinacher 1996).

HIT-Typ II (Spättyp)

Immunologische Mechanismen führen beim Spättyp der HIT zu einer intravasalen antikörpervermittelten Thrombozytenaktivierung und -aggregation, die zu einem Verbrauch der Blutplättchen führt und – meist nach einer Latenz von 5–20 Tagen – zu thromboembolischen Komplikationen einerseits und einer gesteigerten Blutungsneigung andererseits führen kann (Kelton 1986; Kemkes-Matthes 1997). Selten, insbesondere nach früherer Heparinexposition, ist auch wenige Stunden nach erneuter Heparinisierung mit einem Thrombozytenabfall zu rechnen. Die Plättchenzahl liegt meist zwischen 100 000/µl und 10 000/µl, selten niedriger.

Der potentiell auslösende Faktor, der über den FcRII-Rezeptor der Plättchen eine Thrombozytenaktivierung bedingt, wird der IgG-, seltener der IgM-Fraktion des Patientenserums zugeordnet. Die pathophysiologischen Gerinnungsvorgänge sind noch nicht abschließend geklärt. Vermutet wird die Entstehung eines Neoantigenkomplexes PF4/Heparin durch Bindung des Heparins an den aus Thrombozyten freigesetzten Plättchenfaktor 4. Unter Antikörperbildung kommt es zu einer Thrombozytenaktivierung durch Bindung an thrombozytäre Fc RIIa Rezeptoren. Gleichzeitig erfolgt die Bindung an Endothelzellen mit Thrombusformation und linearer Sequestration der Thrombozyten (Aster 1995). Ein Einfluß des Molekulargewichts, des Sulfatierungsgrades sowie der Ladung des Heparins auf die Thrombozytenaggregation ist wahrscheinlich, die auch durch polysulfatierte Oligosaccharide ausgelöst werden kann (Kelton et al. 1994).

14.6.4
Klinische Manifestation

Die klinischen Symptome einer heparinassoziierten Thrombozytopenie sind Ausdruck der gestörten Balance zwischen Hämostase einerseits und Fibrinolyse andererseits. Die resultierenden Gerinnungsstörungen führen daher zu einer stärkeren Blutungsneigung und, zahlenmäßig häufiger, zu einer Thrombophilie. Die Hypokoagulabilität kann zu Blutungen führen, das Blutungsrisiko steigt hierbei mit begleitenden Grunderkrankungen (Malignome, gastrointestinale Schleimhautdefekte) und anderen Faktoren, z. B. der gleichzeitigen Einnahme von Thrombozytenfunktionshemmern oder postoperativen Gewebedefekten, die prinzipiell mit einer erhöhten Blutungskomplikation belastet sind.

Die klinischen Manifestationen der Thrombophilie können zu thromboembolischen Gefäßverschlüssen in allen Gefäßprovinzen führen, die dann – um exemplarisch klinisch relevante Organsysteme zu nennen – als zerebrale Ischämie, Organinfarkt oder peripherer Gefäßverschluß (Whiteclot-Syndrom) symptomatisch werden und unbehandelt eine hohe Mortalität aufweisen. Postoperativ werden zusätzlich häufig Thrombenbildungen in operierten Organbereichen gesehen. In kardiochirurgischen Krankenkollektiven ist mit Thromben an Herzklappen oder in Vorhöfen zu rechnen (Kalangos et al. 1994).

14.6.5
Diagnostik

Das diagnostische Ziel der Erkennung einer heparinassoziierten Thrombozytopenie muß auf 2 Ebenen – für symptomatische und asymptomatische Formen getrennt – definiert werden. Die erste Form wird klinisch mit zum Teil foudroyantem Verlauf apparent werden. Hier gilt es, bei Symptomen einer venösen Thrombose u. U. mit Lungenembolie, einer arteriellen Thrombose, einer arterioarteriellen Embolie oder bei einer unerwarteten Blutungsneigung unter Heparintherapie gleich welcher Applikationsform an eine mögliche HAT zu denken und sofort eine entsprechende Therapie einzuleiten. Wenngleich Thrombozyten < 100 000/µl bei korrekter Bestimmung für einen Spättyp der HAT sprechen, sind differentialdiagnostisch grundsätzlich die in Tabelle 14.10 aufgeführten Ursachen einer nicht herparinabhängigen Thrombozytopenie zu erwägen, die allein klinisch nicht immer voneinander abzugrenzen sind. Hilfreich sind daher Laboruntersuchungen, die die Aktivierung von Thrombozyten nach Zugabe von Patientenserum und dem entsprechenden Heparin messen (Greinacher et al. 1994). Zur Verfügung stehen der

Tabelle 14.10 Vergleich der verschiedenen klinischen Typen (I und II) der heparininduzierten Thrombozytopenie. (Modifiziert nach Greinacher 1993)

	Typ I	Typ II
Inzidenz	1–10 %	0.5–5 %
Beginn	mit Heparingabe	5–14 Tage nach Heparinisierung
Thrombozytenzahl	meist > 100 000/µl	< 100 000/µl
Komplikationen	keine	Phlebothrombosen arterielle Thrombosen, Letalität bis zu 20 %
Diagnose	Blutbild im Verlauf Thrombozytenzahl Abgrenzung zu den in Tab. 2 genannten Krankheiten	wie Typ I, zusätzlich: Aggregations-Test Serotoninfreisetzungs-Test Heparininduzierte Plättchenaktivierung
Therapieansätze	LMW-Heparine engmaschige Blutbildkontrollen	Heparin absetzen Thrombozytenfunktionshemmer Lepirudin, Marcumar, Orgaran Antikörper

- Aggregationstest, der als schnelles und einfaches Verfahren bei geringer Sensitivität eine hohe Spezifität aufweist;
- heparininduzierte Plättchenaktivierungstest unter Verwendung gewaschener Thrombozyten (HIPA-Test), der über eine höhere Sensitivität bei hoher Spezifität verfügt sowie ein
- Serotoninfreisetzungstest, der als aufwendiges radioaktives Verfahren etwa ebenso empfindlich wie der HIPA-Test ist und der
- PF4/Heparin-ELISA, der mit hoher Sensitivität die Antikörperbindung an PF4-Heparin-Komplexen nachweist.

Mit den aufgeführten Tests können bei positivem Ausfall auch verschiedene Heparine hinsichtlich ihrer individuellen immunologischen Potenz ausgetestet werden, um ggf. bei zwingend indizierter parenteraler Antikoagulation therapeutische Alternativheparine zu ermitteln.

Ziel jeder Therapiekontrolle einer Heparinisierung muß die Erfassung eines asymptomatischen Thrombozytenabfalls sein, um die geschilderten Komplikationen zu verhindern.

14.6.6
Therapie

HIT-Typ I (Frühtyp)

Hinsichtlich therapeutischer Konzepte ist grundsätzlich zwischen Patienten mit einer klinisch asymptomatischen Thrombozytopenie und Thrombozytenzahlen > 100 000/µl und Patienten mit bereits eingetretenen thromboembolischen Komplikationen oder Thrombozytenzahlen < 100 000/µl zu unterscheiden. Erstere bedürfen neben einer engmaschigen Kontrolle der Plättchenzahl in der Regel keiner speziellen Therapie, da die Thrombozytopenie nur vorübergehend auftritt und sich auch unter parenteraler Antikoagulation spontan limitiert (Greinacher 1996).

HIT-Typ II (Spättyp)

Bei der heparininduzierten Thrombozytopenie Typ II ist grundsätzlich ein schnelles Beenden jeglicher Heparingabe anzustreben. Zur Prophylaxe arterieller Gefäßverschlüsse ist die Gabe eines Thrombozytenfunktionshemmers (z. B. Azetylsalizylsäure 100 mg/Tag) sinnvoll (Greinacher 1993). Besteht bei enger Indikationsstellung weiterhin die Notwendigkeit zur parenteralen Antikoagulation, so kommt als Alternative zur intravenösen Antikoagulation das rekombinante, aus Hefezellen hergestellte Lepirudin (Refludan®) in Betracht, das in seiner Dosierung an die aktivierte partielle Thromboplastinzeit angepaßt werden sollte.

Grundsätzlich mögliche Therapiealternativen der zweiten Wahl stellen niedermolekulare Heparine (z. B. Fraxiparin®, Fragmin®, Clexane®, Embolex®, Monoembolex®) dar, die jedoch obligatorisch individuell hinsichtlich ihrer Antigenität zu testen sind, um Kreuzreaktionen zwischen unfraktionierten und niedermolekularen (bis 90%) und zwischen einzelnen niedermolekularen Heparinen nicht zu übersehen (Keeling 1994). Es muß aber betont werden, daß auch durch niedermolekulare Heparine – wenn auch mit geringerer Wahrscheinlichkeit – eine HIT ausgelöst oder unterhalten werden kann.

Als Alternative steht das zur Zeit in Deutschland noch nicht zugelassene Low-molecular-weight-Heparinoid *Orgaran* zur Verfügung, das eine Kreuzreaktionsrate um 5–10% aufzuweisen scheint (Übersicht bei Magnani 1993). Sind thromboembolische Komplikationen eingetreten, richten sich die Therapiemaßnahmen nach den in Kap. 8, 9 und Abschn. 10.3 genannten allgemeinen Behandlungskriterien. Grundsätzlich erscheint, soweit dies die klinische Situation des Patienten zuläßt, ein eher konservatives Vorgehen sinnvoll, um weitere Störungen des Gerinnungssystems durch Operationen zu vermeiden.

Die Gabe von Thrombozytenkonzentraten ist unwirksam und sollte nicht erfolgen, da das Krankheitsbild aggraviert werden kann. Auf die Gefahr der Heparinapplikation bei Gabe von Plasmaproteinen (z. B. AT III, PPSB) sei noch einmal ausdrücklich hingewiesen.

14.6.7
Prophylaxe

Unter klinischen Aspekten ist zwischen einer primären und einer sekundären Prophylaxe zu differenzieren, die insgesamt 3 große Patientengruppen unterscheiden lassen:

- Patienten vor einer geplanten ersten Heparintherapie,
- Patienten mit anamnestisch bekannter Heparinexposition ohne bislang bekannte HIT
- Patienten mit vorbekannten, laborchemischen oder klinischen Zeichen einer HIT bei früherer Heparingabe.

Primärprophylaxe

Da zur Zeit keine klinischen oder laborchemischen Tests zur Verfügung stehen, thrombozytopenische Reaktionen auf Heparine vorauszusagen und damit gefährdete Patienten zu selektionieren, sind im Falle einer erstmaligen parenteralen Antikoagulation engmaschige Kontrollen der Thrombozytenzahl während der Therapie und die Erfassung eines Ausgangswertes vor der ersten Heparingabe nötig. Zur Früherkennung einer HIT wird die möglichst häufige (tägliche) Thrombozytenzählung zwischen dem fünften und zwanzigsten Tag der Heparingabe empfohlen (Kemkes-Matthes 1997).

Neuere klinische Studien bestätigten bisherige Erfahrungen, die einen Einfluß der zur Heparingewinnung verwendeten Tierspezies (Rinder- oder Schweineheparin) auf die Thrombozytopenierate vermuten ließ (Ansell et al. 1980; Bell u. Royall 1980; Kwann et al. 1981; Powers et al. 1984). Warkentin u. Kelton (1991) berichten über eine etwa um den Faktor 4 geringere Thrombozytopenie- und Komplikationsrate thromboembolischer Zwischenfälle beim Einsatz von aus Schweinedarmmukosa gewonnener Heparine gegenüber Rinderheparinen jeweils in einer Dosierung > 20 000 I.E./Tag. Im Falle einer Low-dose-Heparinisierung (< 15 000 I.E./Tag) mit Schweineheparin ließen sich genannte Nebenwirkungen nochmals deutlich reduzieren, so daß Schweineheparine anderen Zubereitungsformen vorzuziehen sind. In einer randomisierten Studie mit 665 Patienten trat in der Gruppe, die mit Low-molecular-weight Heparinen behandelt wurde, im Vergleich zur Therapiegruppe, die unfraktioniertes Heparin erhielt, eine statistisch signifikant geringere Thrombozytopenierate auf (Warkentin et al. 1995).

Nach heutiger Kenntnislage scheinen „internistische Patienten" nach Heparinapplikation hinsichtlich der Entwicklung einer klinisch manifesten HIT weniger gefährdet zu sein als postoperative und v. a. polytraumatisierte Patienten.

Sekundärprophylaxe

Bei Patienten mit thromboembolischen Ereignissen im Zusammenhang mit einer vorausgegangenen Heparinisierung ist auf die erneute Applikation von unfraktionierten und auch LMW-Heparinen nach Möglichkeit zu verzichten. Hierbei ist besonders auf versteckte Heparingaben wie z. B. in AT-III- und PPSB-Konzentraten sowie in Spülflüssigkeiten von Kathetersystemen zu achten; ebenso sind mögliche Kreuzreaktionen mit dem hochsulfatierten Heparinoid Pentosan-Polysulfat (SP54) zu beachten (Warkentin u. Kelton 1991; Kelton et al. 1994). Kasuistische Berichte liegen über den Einsatz von ANCROD als perioperativer Ersatz von Heparin vor (O-Yurvati et al. 1994; Shorton et Comunale 1996).

Die drittgrößte Gruppe bilden Patienten, bei denen sich im Rahmen einer früheren Heparinexposition keine Hinweise auf eine heparininduzierte Thrombozytopenie ergeben haben. Dieses Kollektiv scheint aufgrund der möglicherweise bereits erfolgten, klinisch jedoch nicht apparenten Antikörperbildung, ein etwas höheres Risiko aufzuweisen, thrombozytopenische Komplikationen zu erleiden, wenn eine erneute Heparingabe erfolgt (King u. Kelton 1984; Schrader u. Haas 1993). Darüber hinaus gibt es Hinweise, daß Komplikationen des Spättyps der HIT wahrscheinlich früher auftreten, d. h. rascher nach Einsetzen der Heparingabe (King u. Kelton 1984). Da die Zahl der Patienten, die nach komplikationsloser erster Heparinisierung erst bei einer zweiten oder folgenden Heparingabe thrombozytopenische Nebenwirkungen aufweisen, zahlenmäßig gering sein dürfte, reichen im Regelfall auch für dieses Kollektiv die im Abschnitt Primärprophylaxe genannten Kontrollschemata aus. Die Kenntnis der etwas höheren Prädisposition sollte besonders in den ersten 20 Tagen der Antikoagulation eine sorgfältige klinische Überwachung der Patienten bedingen.

Literatur

14.1–14.5

Aguirre FV, Topol EJ, Ferguson JJ, Anderson K, Blankenship JC, Heuser RR, Sigmon K, Taylor M, Gottlieb R, Hanovich G, Rosenberg M, Donohue TJ, Weisman HF, Califf RM (1995) Bleeding complications with the chimeric antibody to platelet glycoprotein IIb/IIIa integrin in patients undergoing percutaneous coronary intervention. Circulation 91:2882–2890

Albert JP, Regensburger D, Rudolf H (1982) Rezidivprophylaxe operativ korrigierter Arterienverschlüsse der unteren Extremitäten. Med Welt 33:1829–1831

Alfke H, Böger RH, Bode-Böger SM (1996) Restenose nach perkutaner transluminaler Angioplastie – Ätiologie und klinische Bedeutung. VASA 25:13–20

Allegra C, Pollari G, Carioti B, Sardina M (1994), Thrombin and platelet inhibition with low dose calcium heparin in comparison with ASA in patients with peripheral arterial occlusive disease at Leriche-Fontaine IIb class. Int J Clin Pharmacol Ther 32:646–651

Antiplatelet Trialists Collaboration (1994) Collaborative overview of randomised trials of antipatelet therapy. Br Med J 308; 159–168

Antman EM, for the TIMI 9A investigators (1994) Hirudin in acute myocardial infarction; Safety report from the thrombolysis and thrombin inhibition in myocardial infarction (TIMI) 9A trial. Circulation 90:1624–1630

Antman EM, for the TIMI 9B investigators (1996) Hirudin in acute myocardial. Thrombolysis and thrombin inhibition in myocardial infarction (TIMI) 9B trial. Circulation 94:911–921

Antonovic R, Rösch J, Dotter CT (1976) The value of systemic arterial heparinization in transfemoral angiography: A prospective study. Am J Roentgenol 127:223–225

Balsano F, Coccheri S, Libretti A, Nenci GG, Catalano M, Fortunato G, Grasselli S, Violi F, Hellemans H, Vanhove PH (1989) Ticlopidine in the treatment of intermittent claudication: A 21 month double blind trial. J Lab Clin Med 114:84:91

Beilage für den Kardiologen (1995) Z Kardiol 84/2

Böger RH, Bode-Böger SM, Alfke H (1996) Restnose nach perkutaner transluminaler Angioplastie: Möglichkeiten der pharmakologischen Intervention. VASA 25:21–32

Bollinger A, Brunner U (1985) Antiplatelat drugs improve the patency rates after femoro-popliteal endarterectomy. VASA 14:272–279

Breddin K (1994) Hirudin als antithrombotisches Medikament: In: Tilsner V, Matthias FR (Hrsg) Trombophilie und Antikoagulation. Roche, Basel, S 73–82

Breddin HK, Radziwon P, Keppler S (1995) Methods to monitor the effects of platelet membrane glycoprotein IIb/IIIa-inhibitors. XIIIth meeting of the international Society of Haematology (European and African division). Turkish J Haematol 14, Suppl 1, Abstr 264

Breddin HK, Radziwon P, Eschenfelder V, Müller-Peltzer H, Esslinger HU (1996) PEG-hirudin and acetylsalicylic acid show a strong interaction on bleeding time. Ann of Haematology 72, Suppl I. A 53

Broomé A, Davidsson T, Eklöf B, Hansson L (1982) Effect of platelet aggregation inhibitors on the rate of thrombectomy following arterial reconstructions with goretex protheses a retrospective study. VASA 11:210–212

Bruhn HD (1993) Niedrigdosiertes Heparin. Schattauer, Stuttgart

Bruhn HD, Zurborn KH (1995) Analyse der individuellen Qualität einer oralen Antikoagulation durch den Quotienten F1+2/INR. Dtsch Med Wochenschr 120:1441–1444

Bruhn HD, Jipp P, Schellmann J, Sedlmayer S, Müller-Wiefel H, Borm D (1972) Zur Antikoagulantienprophylaxe bei chirurgischer und konservativer Therapie chronischer Becken-Bein-Arterienverschlüsse. Med Klin 67:1514:1519

Brunner U, Bollinger A, Schneider E, Witschi B (1979) Endarteriektomie und autologer Venenbypass: Rezidivprophylaxe mit Aggregationshemmern und Antikoagulantien. In: Wagener O, Kubina VK (Hrsg) Der Rezidivverschluß nach Gefäßkonstruktionen an der unteren Extremität. Egermann, Wien, S 99–107

Buddecke E (1996) Non-anticoagulant functions of heparin and heparan sulfate. Hämostaseologie 16:6–14

Burkhalter A, Widmer LK, Glans L (1974) Chronischer Gliedmaßenverschluß und Langzeitantikoagulation. VASA 3:185–189

Cannon CP, McCabe CH, Henry TD, Schweiger MC, Gibson RS, Mueller HS, Becker RC, Kleiman NS, Haugland M, Anderson JL, Sharaf BL, Edwards SJ, Rogers WJ, Williams DO, Braunwald E (1994) A pilot trial of recombinant desulfatohirudin compared with heparin in conjunction with tissue type plasminogen activator and aspirin for acute myocardial infarction: results of the thrombolysis in myocardial infarction (TIMI) 5 tial. J Am Coll Cardiol 23:993-1003

CAPRIE Steering Committee (1996) A randomised, blinded, trial of clopidogrel versus aspirin in patients at risk of ischaemic events (CAPRIE). Lancet 348:1329-1339

Clagett GP, Genton E, Salzman EW (1989) Antithrombotic therapy in peripheral vascular disease. Chest 95:128S-139S

Clemetson KJ Platelet activation (1995) Signal transduction via membrane receptors. Thrombos Haemostas 74:111-116

Clyne CAC, Archer TJ, Atuhaire LK, Chant ADB, Webster JHH (1987) Random control trial of a short sourse of aspirin and dipyridamole (Persantin) for fomorodistal grafts. Br J Surg 74:246-248

Currier JW, Thomas K, Minihan AC, Haudenschild DD, Faxon DP, Ryan TJ (1989) Colchicine inhibits restenosis after iliac angioplasty in the atherosclerotic rabbit. Circulation 80 [Suppl]:11-66

De Smit P, Van Urk H (1988) The effects of longterm treatment with oral anticoagulants in patients with peripheral vascular disease. In: Tilsner V, Matthias FR (Hrsg) Arterielle Verschlußkrankheit und Blutgerinnung. Roche, Basel Grenzach-Whylen, pp 211-216

Edmondson RA, Cohen AT, Das SK, Wagner MG, Kakkar VV (1994) Low-molecular weight heparin vesus aspirin and dipyridamole after femoropopliteal bypass grafting. Lancet 344:914-918

Ehresmann U, Alemany J, Loew D (1977) Prophylaxe von Rezidivverschlüssen nach Revaskularisationseingriffen mit Acetylsalicylsäure. Med Welt 28:1157-1162

Ehringer H, Marosi L, Schöfl R (1986) Reduction of thrombotic layers on the now inner vessel wall following thrombendarterectomy (TEA) of the carotid artery by means of ASA (10 g/day) treatment. In: Maurer CP, Becker HM, Heidrich H et al. (eds) What is new in angiology? - Trends and controversies. Zuckschwerdt, München Bern Wien, pp 298-300

EPIC-Investigators (1994) Use of a monoclonal antibody directed against the poatelet glycoprotein IIb/IIIa receptor in high risk coronary angioplasty. N Engl J Med 330:956-961

Eriksson BI, Kälebo P, Ekman S, Lindbratt S, Kerry R, Close P (1994) Direct thrombin inhibition with rec-Hirudin CGP 39393 as prohylaxis of thromboembolic complications after total hip replacement. Thombos Haemostas 74:227-231

Fuster V, Chesebro JH (1986) Role of platelets and platelet inhibitors in aorto coronary vein graft disease. Circulation 73:227-232

Gabriel SE, Jaakkimainen L, Bombardier (1991) Risk for serious gastrointestinal complications related to use of non steroidal anti-inflammatory drugs. A Meta-Analysis. Ann Int Med 115:787-794

Gallino A, Mahler F, Probst P, Nachbur B (1984) Perentaneous transluminal angioplasty of the arteries of the lower limbs. 25 years follow-up circulation 70:619-623

Giercksky HE, Huseby G, Rugstad HE (1989) Epidemiology of NSAID-related gastrointestinal side effects. Scand J Gastroenterol [Suppl 163] 24:3

Girod DA, Horwitz RA, Caldwell RL (1982) Heparinization for prevention of thromboses following pediatric percutaneous arterial catheterization. Pediatr Cardiol 3:175:179

Goldhaber SZ, Manson JE, Stampfer MJ, Lamotte F, Rosner B, Buring JE, Hennekens CH (1991) Aspirin and peripheral arterial surgery in the physicians health study. Circulation 84 [Suppl II]:335-339

Goldman MD, Simpson D, Hawker RJ, Norcott HC, McCollum CN (1983) Aspirin and Dipyridamole reduce platelet deposition on prosthetic femoro-popliteal grafts in man. Ann Surg 198:713-716

Green RM, Roedersheimer RL, DeWeese JA (1982) Effects of aspirin and dipyridamole on expanded plytetrafluorethylene graft patency. Surgery 92:1016-1026

Greinacher A, Alban S (1996) Heparinoide als Alternative für die parenterale Antikoagulation bei Patienten mit Heparin-induzierter Thrombozytopenie. Hämostaseologie 16:41-49

Gross R (1992) Zur kardiovaskulären Protektion durch Aspirin (ASS). Dtsch Ärztebl 89:1820-1824

Grüntzig A (1977) Die perkutane transluminale Rekanalisation chronischer Arterienverschlüsse mit einer neuen Dilatationstechnik. Baden-Baden, Witzstrock

The global use of strategies to open occluded coronary arteries (GUSTO) IIb investigators (1994) Randomized trial of intravenous heparin versus recombinant hirudin for acute coronary syndromes, Circulation 90:1631-1637

The global use of strageties to open occluded coronary arteries (GUSTO) IIb investigators (1996) A comparison of recombinant hirudin with heparin fot he treatment of acute coronary syndromes, NEJM 335:775-782

Gutberlet H, Rösch W (1992) Nebenwirkungen von Azetylsalizylsäure auf Magen und Duodenum. Klinikarzt 21:449-452

Hafner J, Moerioose P, Bounameaux H (1996) Oral anticoagulation alone or in combination with aspirin: risks and benefits. VASA 25:1-6

Hagen PO, Wang ZG, Mikat EM, Hackel B (1982) Antiplatelet therapy reduces aortic intimal hyperplasia distal to small diameter vascular prostheses (PTEE) in non-human primates. Ann Surg 195:328-343

Harenberg J, Leber G, Augustin J (1987) Ambulante Langzeitprophylaxe der Thromoembolie mit niedermolekularem Heparin. Klin Wochenschr 65:331-337

Heiss HW, Just H, Middleton D, Deichsel G (1990) Reocclusion prophylaxis with dipyridamole combined with acetylsalicylic acid following PTA. Angiology 41:263-269

Herrman JPR, Simon R, Umans VAWM, Peerboom PF, Keane D, Runierse JJMM, Bach D, Kobi P, Kerry R, Close P, Deckers JW, Serruys PW (1995) Evaluation of recombinant hirudin (CGP 39 393/registered REVASC) in the prevention of restenosis after percutaneous transluminal coronary angioplasty. Rationale and design of the Helvetica trial, a multicentre randomized double blind heparin controlled study. Eur Heart J 16 Suppl L: 56-62

Hess H (1967) Die Antikoagulantien- und Fibrinolysebehandlung bei arteriellen Gefäßverschlüssen. Therapiewoche 17:1617-1619

Hess H, Keil-Kuri E (1975) Theoretische Grundlagen der Prophylaxe obliterierender Arteriopathien mit Aggregationshemmer und Ergebnisse einer Langzeitstudie mit ASS (Colfarit). In: Marx R, Breddin HK (eds) Colfarit-Symposium III. Bayer, Köln, S 80-87

Hess H, Müller-Fassbender H, Ingrisch H, Mietaschk (1978) Verhütung von Wiederverschlüssen nach Rekanalisation obliterierter Arterien mit der Kathetermethode. Dtsch Med Wochenschr 103:1994-1997

Hess H, Mietaschk A, Deichsel G (1985) Drug-induced inhibition of platelet function delays progression of peripheral occlusive arterial disease. Lancet I:415-419

Hoffmann E (1996) Selbstkontrolle der oralen Antikoagulation aus der Sicht der Patienten. Dtsch Ärztebl 93:1034-1035

uJäger D, Drews S, Huppe D, Machraoui A, Krieg M, Barmeyer J (1994) Erfolgreiche Fibrinolysetherapie der frühzeitig diagnostizierten Cumarinnekrose. Med Klin 87:334-338

Kaufmann U, Meier B (1997) Derzeitiger Stand der Stentimplantation. Der Internist 38:20-26

Kemkes-Matthes B (1994) Orale Antikoagulanzien. In: Hach-Wunderle V, Neuhaus KL (Hrsg) Thrombolyse und Antikoagulanzien in der Kardiologie. Springer, Berlin Heidelberg New York Tokyo, S 39-45

Kitchingman, GK, Prichard PJ, Daneshmend TK et al. (1989) Enhanced gastric mucosal bleeding with doses of aspirin used for prophylaxis and its reduction by ranitidin. Br J Clin Pharma 28:581-585

Kohler TR, Kaufmann IL, Kacoyanis G, Clowes A, Donaldson MC, Kelly E, Skillmann J, Couch NP, Whittemore AD, Mannick JA, Salzman EW (1984) Effect of aspirin and dipyridamole on the patency of lower extremity bypass graft. Surgery 96:462–466s

Koller F, Loeliger EA (1983) In: Koller F, Duckert F (Hrsg) Thrombose und Embolie. Schattauer, Stuttgart, S 335–352

Krepel VM, Ande GJ van, Erp WFM van, Breslau PJ (1985) Percutaneous transluminal angioplasty of the femoropopliteal artery: initial and long term results. Radiology 156:325–328

Kretschmer G, Schemper M, Ehringer H, Wenzel E, Polterauer P, Marcosi L, Minar E (1988) Influence of postoperative anticoagulant treatment on patient survival after femoro-popliteal vein bypass surgery. Lancet I:797–799

Kurata JH, Abbey DE (1990) The effect of chronic aspirin use on duodenal and gastric ulcer hispotalizations. J Clin Gastroenterol 12:260–264

Laporte JR, Carne X, Vidal X, Moreno V, Juan J (1991) Upper gastrointestinal bleeding in relation to previous use of analgesics and non steroidal antiinflammatory drugs. Lancet 337:85–89

Laudefeld CS, Beyth RJ (1993) Anticoagulant-related bleeding: clinical epidemiology, prediction and prevention. Am J Med 95:315–328

Lefkovits J, Plow EF, Topol EJ (1995) Mechanisms of disease: Platelet glycoprotein IIb/IIIa receptors in cardiovascular medicine. N Engl J Med 332:1553–1559

Lengfelder W (1995) Aktueller Stand der antithrombotischen Therapie. Dtsch med Wschr 120:105–110

Lidon RM, Theroux P, Lesperance J, Adelman B, Bonan R, Duval D, Levesque J (1994) A pilot, early angiographic patency study using a direct thrombin inhibitor as adjunctive therapy to streptokinase in acute myocardial infarction. Circulation 89:1567–1572.

Linke H (1975) Langzeitprophylaxe mit ASS (Colfarit) bei arteriellen Angiopathien, insbesondere bei der Angiopathia diabetica. Marx R, Breddin HK (eds) Colfarit Symposium III. Bayer, Köln, S 88–103

Lüscher TF, Oemar BS, Yang Z, Noll G (1996) Molekulare und zelluläre Mechanismen der Arteriosklerose und Restenose: Möglichkeiten der Gentherapie. Z Kardiol 85:495–508

Mahler F, Schneider E, Gallino A, Bollinger A (1987) Combination of Suloctidil and anticoagulation in the prevention of reocclusion after femoropopliteal PTA. Vasa 16:381–385

Mannarino E, Pasqualini L, Innocente S, Orlandi U, Scricciolo V, Lombardini R, Cinfetti G (1991) Efficacy of low-molecular-weight-heparin in the management of intermittent claudication. Angiology 42:1–7

Manson JE, Stampfer MJ, Colditz GA, Willett WS, Rosner B (1991) A prospective study of aspirin use and primary prevention of cardiovascular diesease in women. Circulation 83:722–729

Markert T, Bertsch G, Langenfeld H, Schanzenbächer P (1996) Elektive koronare Implantation eines neu entwickelten Stents ohne klassische Antikoagulation. Dtsch Med Wochenschr 121:1213–1219

Marx A, Messing A, Stroch B, Busse O (1987) Spontane Dissektionen hirnversorgender Arterien. Nervenarzt 58:8–18

Mehta A, Mehta JL (1989) Prophylactic aspirin use among US Physicians. Am J Cardiol 63:370:376

Meyer BJ (1996) Neue Ansätze der antithrombotischen Behandlung während Koronarinterventionen. Schweiz Med Wschr 126:1961–1969

Minar E, Ahmadi A, Koppensteiner R, Maca T, Stumpflen A, Ugurluoglu A, Ehringer H (1995) Comparison of effects of high-dose and low-dose aspirin on restenosis after femoropopliteal percutaneous transluminal angioplasty. Circulation 91:2167–2173

Minar E (1993) Antikoagulatientherapie der tiefen Beinvenenthrombose. Phlebologie 21:103–110

Mousa SA, Bozarth JM, Forsythe MS, Jackson SM, Leamy A, Diemer MM, Kapil RP, Knabb RM, Mayo MC, Pierce SK, De Grado WF, Thoolen MJ, Reilly TM (1994) Antiplatelet and antithrombotic efficacy of DMP 728, a novel platelet GBIIb/IIIa receptor antagonist. Circulation 89:3–12

Müllges W, Ringelstein EB, Weiller C, Leibold M, Brückmann H (1991) Dissektionen der A. carotis interna – neue diagnostische und pathogenetische Aspekte. Fortschr Neurol Psychiat 59:12–24

Müller R, Kuhn H, Powell J (1989) Converting enzyme inhibitors reduce intimal Hyperplasia after balloon catheter induced vascular injury. Circulation 80 [Suppl]: II-63

Neuhaus KL, v. EssenR, Tebbe U, Jessel A, Heinrichs H, Mäurer W, Döring W, Harmjanz D, Kötter V, Kalhammer E, Simon H, Horacek T (1994) Safety observations from the pilot phase of the randomized r-hirudin for improvement of thrombolysis (HIT III) study. Circulation 90: 1638–1642

Nova KG, Bucha E (1995) Piothrombin conversion intermediate effectively neutralizes toxic levels of Hirudin. Thromb. Res. 80: 317–325

Nunes GL, Hanson SR, King SB, Sahatjian RA, Scott NA (1994) Local delivery of a synthetic antithrombin with a hydrogel-coated angioplastx balloon catheter inhibits platelet dependent thrombosis. J Am Coll Cardiol 23:1578:1583

Oblath RW, Buckley FO, Green RM, Schwartz SI, DeWeese JA (1978) Prevention of platelet aggregation and adherence to prosthetic vascular grafts by aspirin and dipyridamole. Surgery 84:37–44

Partsch H (1996): Diagnose und Therapie der tiefen Venenthrombose. VASA, Suppl 46:33

Peto R, Gray R, Collins R, Wheatley K, Hennekens C (1988) A randomised trial of prophylactic daily aspirin in British male doctors. Br Med J 296:313:321

Pongratz G, Pohle K, Stingl D, Bachmann K (1995) Thrombozytenaktivierung und Thrombozytenaggregation am arteriosklerotisch veränderten Endothel. Dtsch Med Wochenschr 120:1009–1014

Pow TK, Currier JW, Minihan AC, Haudenschild CC, Ryan TJ, Faxon DP (1989) Low molecular weight heparin reduces restenosis after experimental angioplasty. Circulation 80 [Suppl]:II-64

Raithel D, Kaprzak P, Noppeney T et al. (1986) Rezidivprophylaxe nach femoropoplitealer Rekonstruktion mit PTFE-Prothesen. Med. Welt 37:644–650

Ranke C, Creutzig A, Luska G, Wagner HH, Galanski M, Bode-Böger S, Frölich J, Avenarius HJ, Hecker H, Alexander K (1994) Controlled trial of high versus low dose aspirin treatment aftre percutaneous transluminal angioplasty in patients with peripheral vascular disease. Clin invest. 72:673–680

Saggau W (1977) Antikoagulantientherapie in der Gefäßchirurgie. In: Marx R, Thies HL (eds) Klinische und ambulante Anwendung klassischer Antikoagulantien. Schattauer, Stuttgart New York, S 171–176

Schneider AW, Fechler L, Gilfrich HJ (1996) Ticlopidin-induzierte Panzytopenie: Therapie der Agranulozytose mit granulozytenkoloniestimulierendem Faktor. Med Klin 91:417–419

Schoop W (1984) Prognose und Prophylaxe der peripheren arteriellen Verschlußkrankheit. In: Trübestein C (Hrsg) Arterielle Verschlußkrankheit und tiefe Beinvenenthrombose. Thieme, Stuttgart, S 172–176

Schrör K (1992) Acetylsalicylsäure. Thieme, Stuttgart

Schrör K (1993) The basic pharmacology of Ticlopidine and Clopidogrel, Platelets 4:252–261

Schroer K (1996) Grundlagen der antithrombotischen Wirkung von Acetylsalicylsäure, in: K Schroer, HK Breddin (Hrsg) Acetylsalicylsäure im kardiovaskulären System; 50 Jahre nach Felix Hoffmann, Birkhäuser Verl. Basel, Boston, Berlin, S 36–61

Simon B, Kleinsorge H, Müller P (1993) Vergleich der gastroduodenalen Verträglichkeit von Ticlopidin und Acetylsalizylsäure. Dtsch Med Wochenschr 118:1146–1149

Sinzinger H, O'Grady J, Fitscha P (1988) Platelet deposition on human atherosclerotic lesions is decreased by low-dose aspirin in combination with dpiyridamole. J Int Med Res 16:39–43

Staiger J, Mathias K, Friedrich M, Heiss HW, Konrad S, Spillner G (1980) Perkutane Katheterkanalisation (Dotter-Technik) bei peripherer arterieller Verschlußkrankheit. Herz/Kreisl 9:383–386

Stein PD, Kantrowitz A (1989) Antithrombotic therapy in mechanical and biological prosthetic heart valves and saphenous vein bypass grafts. Chest 95:107S–117S

Steinke W, Aulich A, Hennerici M (1989) Diagnose und Verlauf von Carotisdissektionen. Dtsch Med Wochenschr 114:1869–1875

Stiegler H, Hess H, Mietasch K, Trampisol HJ, Ingrisch H (1984) Einfluß von Ticlopidin auf die periphere obliterierende Arteriopathie. Dtsch Med Wochenschr 109:1240–1243

Stokes KR, Strunk HM, Campbell DR, Gibbons GW, Wheeler HG, Clouse ME (1990) 5 year results of iliac and femoropopliteal angioplasty in diabetic patients. Radiology 174:977–982

Tcheng JE, Harrington RA, Kottke-Marchant K, Kleimen NS, Ellis SG, Kereiakes DJ, Mick MJ, Navetta FI, Smith JE, Worley SJ, Miller JA, Joseph DM, Sigmon KN, Kitt MM, DuMee CP, Califf RM, Popol EJ (1995) Multicenter, randomized, double blind, placebo-controlled trial of the platelet integrin glycoprotein IIb/IIIa blocker Integrelin in elective coronary intervention. Circulation 91:2151 2157

Topol EJ (1994) Evaluation of c7E3 for the prevention of ischemic complications. Lancet 343:881–886

Topol EJ, Fuster V, Harrington RA, Califf RM, Kleimen NS, Kereiakes DJ, Cohen, Chapekis A, Gold HK, Tannenbaum MA, Rao AK, Deboway D, Schwartz D, Henis M, Chesebro J (1994) Recombinant hirudin for unstable angina pectoris. A multicenter randomized angiographic trial. Circulation 89

Van den Bos A, Deckers JW, Heyndruckx GR, Laarman GJ, Suryapranata H, Zijlstra F, Close P, Rijnierse JJMM, Buller HR, Serruys PW (1993) Safety and efficacy of recombinant hirudin (CGP 39393) versus heparin in patients with stable angina undergoing coronary angioplasty. Circulation 88:2058

Van der Meer FJ, Rosendaal FR, Vandenbroukl JP, Briet E (1992) Bleeding complications in oral anticoagulant therapy. Arch Intern Med 153:1557–1562

Wagner T, Schwieder G, Wiedemann G (1987) Kumarinnekrose und Protein C. Hämostaseologie 7:53–56

Waibel P (1979) The value of anticoagultion in arterial reconstruction. VASA 8:121

Waibel P (1979) The value of anticoagulation in arterial reconstruction. VASA 8:121

Waibel P, Geering P (1981) Spätresultate bei Rekonstruktionen wegen Verschlußkrankheit der unteren Extremität. VASA 10:308–309

Wankmüller H, Ellbrück D, Seifried E (1991) Pathophysiologie, Klinik und Therapie der Cumarin-Nekrose. Dtsch Med Wochenschr 116:1322–1330

Weichert W, Meentz H, Abt K, Lieb H, Hach W, Breddin HK (1994) Acetylsalicylicacid-reocclusion-prophylaxis after angioplasty (ARPA-study). A randomized controlled trial of different dosages of ASA in patients with peripheral occlusive arterial disease. VASA 23:57–65

Yin ET, Wessler S, Butler J (1973) Plasma heparin: A unique, practical, submicrogram sensitive assay. J Lab Clin Med 81:198–310

Zeitler E, Reichold J, Schoop W, Loew D (1973) Einfluß von Acetylsalicylsäure auf das Frühergebnis nach perkutaner Rekanalisation arterieller Obliterationen nach Dotter. Dtsch Med Wochenschr 98:1285–1288

Zekert F, Kohn P, Vormittag E (1976) Eine randomisierte Studie über die postoperative Thromboseprophylaxe mit Acetylsalicylsäure. Med Welt 27:1372–1373

Zichner R, Weihrauch TR (1989) Zur optimalen Dosierung von Acetylsalicylsäure (ASS). Med Klin 84:43–51

14.6

Ansell J, Slepchuk N jr, Kumar R, Lopez A, Southard L, Deykin D (1980) Heparininduced thrombocytopenia: a prospective study. Thromb Haemostasis 43:61–65

Aster RH (1995) Heparin-induced thrombocytopenia and thrombosis. N Engl J Med 332:1374–1376

Bell WR, Royall RM (1980) Heparin-associated thrombocytopenia: a comparison of three heparin preparations. N Engl J Med 303:902–907

Chong BH, Berndt C (1989) Heparin-induced thrombocytopenia. Blut 58:53–57

Chong BH (1995) Heparin-induced Thrombocytopenia. Br J Haematology 89:431–439

Fidlar E, Jaques LB (1948) The effect of comercial heparin on platelet count. J Lab Clin Med 33:1410–1414

Green D, Hirsh J, Heit J, Prins M, Davidson B, Lensing AW (1994) Low molecular weight heparin: a critical analysis of clinical trials. Pharmacol Rev 46:89–109

Greinacher A (1993) Heparin-assoziierte Thrombozytopenien. Diagnose & Labor 43:124–129

Greinacher A, Amiral J, Dummel V, Vissac A, Kiefel V, Mueller-Eckhardt C (1994) Laboratory diagnosis of heparin-associated thrombocytopenia and comparison of platelet aggregation test, heparin-induced platelet activation test, and platelet factor 4/heparin enzyme-linked immunosorbent assay. Transfusion 34:381–385

Greinacher A (1996) Heparin-induzierte Thrombozytopenien. Internist 37:1172–1178

Hach-Wunderle V, Kainer K, Krug B, Müller-Berghaus G, Pötzsch B (1994) Heparin-associated thrombosis despite normal platelet counts. Lancet 344:469–470

Kalangos A, Relland JY, Massonet Castel S, Acar C, Carpentier A (1994) Heparin-induced thrombocytopenia and thrombosis following open heart surgery. Eur J Cardiothorac Surg 8:199–203

Keeling DM, Richards EM, Baglin TP (1994) Platelet aggregation in response to four low molecular weight heparins and the heparinoid ORG 10172 in patients with heparin-induced thrombocytopenia. Br J Haematol 86:425–426

Kelton JG (1986) Heparin-induced thrombocytopenia. Haemostasis 16:173–186

Kelton JG, Smith JW, Warkentin TE, Hayward CP, Denomme GA, Horsewood P (1994) Immunoglobulin G from patients with heparin-induced thrombocytopenia binds to a complex of heparin and platelet factor 4. Blood 83:3232–3239

Kemkes-Matthes B (1997) Heparin-induzierte Thrombozytopenie. Arzneimitteltherapie 15:212–214

King DJ, Kelton JG (1984) Heparin-associated thrombocytopenia. Ann Intern Med 100: 535–540

Kwann HC, Kampmeier PA, Gomez HJ (1981) Incidence of thrombocytopenia during therapy with bovine lung and porcine gut mucosal heparin preparations (Abstract). Thromb Haemostasis 46: 680A

Magnani HN (1993) Heparin-induced thrombocytopenia (HIT): an overview of 230 patients treated with orgaran (Org 100172). Thromb Haemost 70: 554–561

Nand S (1997) Heparin-induced thrombocytopenia with thrombosis. Am J Heamatol 56:12–16

O-Yurvati AH, Laub GW, Southgate TJ, McGrath LB (1994) Heparinless cardiopulmonary bypass with ancrod. Ann Thorac Surg 57:1656–1658

Powers PJ, Kelton JG, Carter CJ (1984) Studies on the frequency of heparin-associated thrombocytopenia. Thromb Res 33: 439–443

Schrader J, Haas S (1993) Unfraktioniertes Standardheparin versus niedermolekulare Heparine. Internist 34:1053–1057

Shorten GD, Comunale ME (1996) Heparin-induced Thrombocytopenia. J Cardiothoracic Vasc Anesthesia 10:521–530

Warkentin TE, Kelton JG (1991) Heparin-induced Thrombocytopenia. In: Coller BS (ed) Progress in hemostasis and thrombosis. W.B. Saunders Comp. Vol. 10, S. 1–34 Philadelphia.

Warkentin TE, Levine MN, Hirsch J, Horsewood P, Roberts RS, Gent M, Kelton JG (1995) Heparin-induced Thrombocytopenia in patients treated with low-molecular-weight heparin or unfractionated heparin. N Engl J Med 332:1330–1335

Sachverzeichnis

A. anonyma s. Truncus brachiocephalicus
A. brachialis
- Angiographie 200
- Palpationsort 78
A. carotis communis
- 3 D-Sonographie 143
- cw-Dopplersonographie 104
- Dissektion 153, 162
- Magnetresonanzangiographie 160, 161
A. carotis interna
- Kinking 161
- Stenose 160
- cw-Dopplersonographie bei 104
- Thrombolyse bei 292
- Verschluß 161
A. coeliaca s. Truncus coeliacus
A. dorsalis pedis, Pulspalpationsort 79
A. femoralis communis, Stenose/Verschluß
- Auskultationsbefunde bei 81
- Duplexsonographie bei 128, 132, 136
- Oszillogramm bei 89, 438
- Symptomatik 438
- Therapie bei 438
- Thrombolyse bei 294
A. femoralis superficialis
- Angioskopie 212
- Blutflußmessung 126
- Pulspalpationsorte 78
- Stenose/Verschluß
  - Angiogramm bei 196
  - Auskultationsbefunde bei 80
  - 3 D-Sonographie bei 143
  - Diagnostik bei 442
  - Duplexsonographie bei 129, 133ff, 442
  - intravasale Sonographie bei 222
  - Kollateralsystem bei 198, 440
  - Oszillogramm bei 90, 92, 95, 442
  - operative Rekonstruktion 363
  - PTA bei 307, 312
  - Stent bei 353
  - Symptomatik
  - Thrombolyse bei 294
  - Therapie bei 443
A. fibularis
- Angiographie 445
- Verschluß, Häufigkeit 445
  - Symptomatik 447
A. iliaca
- Blutflußmessung 126

- Druckmessung, direkte 183
- intravasale Sonographie 220
- Stenose/Verschluß
  - Angiogramm bei 196
  - Auskultationsbefunde bei 81
  - CT bei 155
  - Diagnostik bei 435
  - Differentialdiagnose 435
  - Duplexsonographie bei 129, 132ff, 435
  - Intravasalsonographie 220, 224
  - Kollateralsystem bei 198, 434
  - operative Rekonstruktion bei 361
  - Oszillogramm bei 89, 93, 435
  - PTA bei 307
  - Stent bei 347 ff
  - Therapie 436
  - Thrombolyse bei 292
A. mesenterica inferior
- Angiographie 204
- PTA 319
A. mesenterica superior
- Auskultationsbefunde 81
- Blutfluß 123, 126
- CT 150, 155
- Dissektion 153
- Duplexsonographie 129
- lokale Fibrinolyse 337
- PTA 319
- Verschluß 150
A. poplitea
- Aneurysma 23
- Angiographie 205
- Angioskopie 212
- intravasale Sonographie 219
- Pulspalpationsort 79
- Stenose/Verschluß
  - Angiogramm bei 196
  - Auskultationsbefunde bei 81
  - Duplexsonographie bei 128, 133, 136, 445
  - isoliert 444
  - operative Rekonstruktion bei 363
  - Oszillogramm bei 91, 445
  - PTA bei 309, 312
  - Stent bei 353
A. profunda femoris
- als Kollateralerterie 440
- Stenose/Verschluß 133
  - bei Femoralisverschluß 438
  - Diagnose 439
  - Duplexsonographie 128, 133, 439
  - operative Plastik 363

- Oszillogramm bei 92, 439
- PTA 312
A. radialis
- Allen Test 82
- Angiographie 200
A. renalis
- Aneurysma 13
- Dissektion 153
- fibromuskuläre Dysplasie 321
- lokale Fibrinolyse 337
  - operative Rekonstruktion 363
- PTA 321 ff
- Stent bei 350
- Stenose 131 ff, 164
  - Angiographie bei 200
  - CT bei 153, 155
  - Duplexsonographie bei 130
  - hämodynamische Wirksamkeit 203
  - Magnetresonanzangiographie bei 165
  - ostiumnahe 202
  - Therapie
A. subclavia
- Pulspalpationsort 78
- Stenose/Verschluß
  - Angiographie bei 200
  - ätiologie 315
  - PTA bei 315 ff
  - Stent bei 349
  - Thrombolyse bei 292
A. tibialis anterior
- Oszillogramm 91
- Pulspalpationsort 79
A. tibialis posterior
- Pulspalpationsort 79
- Verschluß, Oszillogramm 92
A. ulnaris, Allen-Test 82
A. vertebralis
- cw-Dopplersonographie 104
- Verschluß, lokale Fibrinolyse 336
Achillessehnenreflex 171
Adenosintriphosphat 166
Adrenalin 193
Akuter Arterienverschluß
- Angiographie bei 194
- bei dilatierender Arteriopathie 196
- Therapie
  - Aspirationsembolektomie 338
  - Thrombolyse 298
Aliasing-Phänomen 122, 128
Allen-Test 82
Alpha-Aktin 39
Alpha-Rezeptorenblocker 193

Amputation 121
- Amputationshöhe 119
Analgetika 271 ff
- Nebenwirkungen 273
Anamnese, bei pAVK 76 ff, 388
Aneurysma arteriell
- A.iliaca 133
- A.renalis 13
  - Angiographie bei 204
- Aorta abdominalis 129
  - Angiographie bei 204
  - CT bei 150
  - 3 D-Sonographie bei 142
  - Duplexsonographie bei 129, 134
- Aorta ascendens 151
  - bei Mediadegeneration 205
  - CT bei 149
- dissecans s. Aneurysma dissecans
- falsches 151
Aneurysma arteriell
- Magnetresonanzangiographie bei 162
- Oszillogramm bei 92, 95
- Pseudoaneurysma 133
- Ruptur 152
- spurium 151
- Stent bei 353 ff
Aneurysma dissecans
- angiographische Kriterien 206
- CT bei 151, 152
- Typ A 152, 154
- Typ B 154
- Ursachen 205
Angiographie 184 ff
- A. iliaca communis 198
- A. renalis 200
- akute Arterienverschlüsse 194 ff
- Aneurysma 204, 206
- Aorta abdominalis 198
- Aortenbogen 200
- aortoiliakal 196
- Arterien der oberen Extremität 200
- Arterienstenosen 197, 199
- Aufklärung 208
- bei Dissektion 205, 206
- bei entzündlichen Gefäßkrankheiten 202
- bei Takayasu-Syndrom 202
- chronischer Arterienverschlüsse 196 ff
- femoropopliteal 196
- Frühverschlußprophylaxe nach 521
- Subtraktionsangiographie 188
- Komplikationen 206 ff
- Keiminokulation 208
- neurologische 208
- durch Punktion 207
- Kontraindikation 194
- Nachsorge 208
- Pharmakoangiographie 193, 200
- Punktionstechniken 189
- Risiken 206 ff
- Rotationsangiographie 197
- thorakale Aorta 203
- Verfahren und Techniken 185
- Vergrößerungsangiographie 193, 200
- Vorbereitung 208
- Zugangswege 189

Angioplastie s. PTA
Angioskopie 210 ff
- bei Arteriosklerose 212
- bei entzündlichen Arterienveränderungen 214
- bei lokaler Lyse 215
- bei PTA 215
- bei Stentimplantation 215
- CO_2-Angioskopie 211
- Indikationen 216
- Komplikationen 216
Antibiotika
- Applikationsformen 277
- lokale Applikation 258
- retrograde intravenöse Applikation 258, 277, 278
- systemische Applikation 258
Antikoagulanzien zur arteriellen Prophylaxe 515 ff
Antithrombin III 76
Aorta abdominalis
- akuter Verschluß 430
- Aneuysma 129
  - Angiographie bei 204
  - CT bei 150
  - 3D-Sonographie bei 142
  - Duplexsonographie bei 129, 134
  - Operation bei 362
  - Stent-Therapie bei 354, 367
  - Ruptur 152 ff
- Duplexsonographie 129 ff, 136
- intravasale Sonographie 220
- Pulspalpationsort 78
- Stenose 129
  - PTA bei 305 ff
  - Thrombolyse bei 292, 296
- Verschluß 429ff
  - Angiogramm 196
  - Diagnostik 431
  - Differentialdiagnose 432
  - erektile Impotenz 431
  - Kollateralsystem 198, 434
  - Lokalisationsformen 429
  - operative Rekonstruktion 361
  - Prognose 433
  - Symptomatik 430
  - Therapie 432
Aorta thoracalis
- Angiographie 203 ff
- CT 149, 154, 163
- Dezelerationstrauma 203
- Dissektion 152, 163, 203, 205, 206
- Ruptur 152 ff
Aortenbogen, Angiographie 200
Aortendissektion 203
Aortenisthmusstenose 81, 162, 204
Apolipoprotein A B, E
  s. Arteriosklerose
Armarterien
- Palpationsorte 78
- Verschluß
  - Allentest bei 82
  - Berufs-und Sozialanamnese 75
  - Faustschlußprobe bei 82
  - Oszillogramm bei 97
  - lokale Fibrinolyse bei 336
  - systemische Thrombolyse bei 292
  - PTA bei 319

Arterielle Kompressionssyndrome
- cw-Dopplersonographie 104
- encasement 197
- Oszillogramm 92, 95
- Ursachen 197
Arterienersatz s. Gefäßprothese
Arterienkrankheiten
- arteriosklerotische 13
- dilatierende Arteriopathie 149
  - Dissektion s. dort
  - Dysplasie 13
  - entzündliche 13
  - Endangiitis obliterans 13
Arterienpunktion, Komplikationen 207
Arterienstenose
- angiographische Klassifizierung 197
- angiographische Kriterien 197 ff
- Angioskopie 210 ff
- Asymmetrie 197
- Auskultation bei 79
- Druckabfall bei 126
- Druckgradient bei 135
- Duplexsonographie bei 129 ff
- durch Kompression 197
- durch Strahlenschaden 214
- fibromuskulär 131
- hämodynamische Einteilung 132
- intravasale Ultraschallbilder bei 220 ff
- Magnetresonanzangiographie bei 161
- Oszillogramm 93, 94
- Rezidivstenose 133
- Sanduhrkonfiguration 197
- Stenoseformen 199
- Stenosegrad 135, 165, 197
- Stenosejet 135
- Thrombolyse bei 288, 298
Arterienthrombose
- Angiogramm bei 194 ff
- Ätiologie 196
- DD Embolie 194
- Prophylaxe 237
Arterienverschluß s. pAVK
Arteriitis, s. auch Arterienkrankheiten, entzündliche
- Angioskopie bei 214
- und Thrombose 196
Arterio-venöse Fistel 114, 117
- cw-Dopplersonographie bei 104
- Indikatorverdünnungsverfahren bei 114
- Venenverschlußplethysmographie bei 117
Arteriographie s. Angiographie
Arteriolen Dilatation 241
Arteriopathie s. Arterienkrankheiten
Arteriosklerose
- Angioskopie 211
- CT 149
- Plaques 212, 215, 219
Arteriosklerosis obliterans 429ff
Aspirationsembolektomie
  s. Embolektomie
Aspirin s. Azetylsalizylsäure
Atherektomie 342, 344
Atheromatose, Cholesterinkristallembolie 77, 297

Sachverzeichnis

Atherosklerose s. Arteriosklerose
ATP s. Adenosintriphosphat
Aufklärung vor Angiographie 208
Auskultation 79 ff
- Kollateralgefäß 80
- Geräusche ohne Gefäßkrankheit 80
- Nonnensausen 80
av-Fistel s. arteriovenöse Fistel
Azetylsalizylsäure 247, 518
- Nebenwirkungen und Komplikationen 533

Basisdiagnostik bei pAVK 386 ff
Bauchaorta s. Aorta abdominalis
Beckenarterie s. A.iliaca
Beinarterien s. einzelne Arterien
Beinschmerzen, Differentialdiagnose 76
Beinvenenthrombose s. Venenthrombose
Belastungshyperämie 108, 120
- s. auch reaktive Hyperämie
Bernoulli-Formel 126
Berufs- und Sozialanamnese 76
Bewegungstherapie 230 ff
- ambulant 236
- Gehtraining 235
- Krankengymnastik 237
  - s. auch dort
- Langzeitergebnisse 237
- metabolische Anpassung 233
- O2-Utilisation 233
- stationär 236
- Wirkungsweise 230
Blattfilmtechnik 186
Blutdruck s. Druck
Blutfluß (Stromstärke)
- Messung 114 ff
  - direkte, elektromagnetische 179 ff
  - gepulste Dopplersonographie 122 ff
  - Kernspintomographei 124 ff
  - mit Radioisotopen 118 ff
  - Venenverschlußplethysmographie 114
- Steigerung
  - durch Medikamente 239 ff
  - nicht medikamentös 257
- Verteilungsstörung 241
  - s. auch Steal-Effekt
Blutflußgeschwindigkeit
  s. Strömungsgeschwindigkeit
Blutplättchen s. Thrombozyten
Blutströmung s. Strömung
Blutumverteilung 241
- s. auch Stil-Effekte
- bei Vasodilatation 241
Blutung
- bei Antikoagulanzientherapie 531
- bei Plättchenfunktionshemmer 534
- bei Thrombolyse 297
- retroperitoneale 153
Blutviskosität s. Viskosität
Bolus tracking 125
Buerger-Syndrom
  s. Endangiitis obliterans
Buflomedil 244

Bypass
- aortoiliakal 361
- femorokrural 363
- femoropopliteal 363
- in-situ-Bypass 358
- Methodik 357
- Thrombolyse bei Verschluß 299

Cellulitis s. Arteriosklerose
Cholesterinkristallembolie 77
- bei Thrombolyse 297
Citratzyklus 166
Claudicatio intermittens 230
- aktive Bewegungstherapie bei 230 ff
- Gehtechnik bei 232
- Gehtest bei 83
- Laufbandtest bei 84
- Sauerstoffmetabolismus bei 232
- Schmerztoleranz bei 232
- Stufentherapie bei 391
- Therapiestrategien 391 ff
- Verschlußlokalisation bei 84
- working-through-Phänomen 268
Claudicatio nervosa 76
Claudicatio vasculosa
  s. Claudicatio intermittens
Claudicatio venosa 76
Clearanceverfahren 113
- Radioisotopen 118
Clopidogrel 521, 534
- Nebenwirkungen und Komplikationen 534
Co2-Wasserbad 238
Coarctatio aortae 81
COHb s. Rauchen
Computertomographie 147
- A. renalis 155
- Aneurysma dissecans 151 ff
- Aneurysma falsum 151
- Aneurysma verum 149
- Aorta 149, 154
- Aortenruptur 152 ff
- Arteriosklerose 149
- bei dilatierender Angiopathie 149
- bei inflammatorischem Aneurysma 150
- Indikationen 154 ff
- intrakranielle Gefäße 155
- Spiralcomputertomographie 147, 153, 163
- supraaortale Gefäße 155
- Constant-Load-Test 84
Cooling (Kältetest), Messverfahren 113
Creatinkinase (CK)
CT s. Computertomographie
cw-Dopplersonographie
- bei arterio-venöser Fistel 104
- bei pAVK 103
- Prinzip und Kurvenanalyse 100 ff
- Strömungsgeschwindigkeitspulse bei 100 ff
  - Beurteilung 104
  - Indikation 103
  - Kurvenanalyse 101
Dämpfungsfaktor (cw-Dopplersonographie) 104
Dehnungspuls 84

Desobliteration, arteriell 356, 360
- s. auch Gefäßchirurgie
Dextran 250
Dezelerationstrauma
- Aorta 203
- Antibiogramm bei 275
- Blasenbildung bei 259
- Phlegmone bei 259
- und Makroangiopathie, s. dort
- Zehennekrose bei 260
Diabetes mellitus, Unterschenkelarterienverschlüsse bei 448
Diabetische Gangrän 259
Diadynamische Ströme
  s. Elektrotherapie
Dialyseshunt
- Fibrinolyse 338
- PTA 330
Digitalarterien s. Finger- bzw. Zehenarterien
Digitale Subtraktionsangiographie
- A. renalis 200
- peripherer Gefäße 169 ff, 200 ff
Dikrotie 98, 100
dilatierende Arteriopathie 149
Dip 102
Dissektion
- s. auch Aneurysma dissecans
- A. carotis 153
- A. mesenterica superior 153
- A. renalis 153
- Angiographie bei 204, 205
- Antikoagulation bei 522
- Aorta abdominalis 151, 152
- bei Mediadegeneration 151, 152
- intravasaler Ultraschall bei 224
- nach PTA 313
- Stent bei 350
Diuretika
Doppler-Effekt 100, 105
Doppler-Ultraschall-Technik
  s. Ultraschall-Doppler-Technik
Dreidimensionale (3D-)Sonographie 137
- A. carotis 143
- A. femoralis 143
- Aortenaneurysma 142
- Klinische Anwendung 141
- Venendiagnostik 144
Drop attack 161
Druck
- Aorta, in der 241
- direkte Messtechnik 181 ff
- Normwerte 181
- klinische Anwendung 183
- Druckabfall an Stenosen 135
- Druckgradient 135
- Finger- und Zehenarterien 111
- intravasaler 181 ff, 230
- Ultraschall-Doppler-Technik 105 ff
- medikamentöse Steigerung 252
- Perfusionsdruck 239
- periphere Arterien, Laser-Doppler-Technik 112
- postokklusiver 239, 241
- präokklusiver 239, 240
- Segmentale Messung 111
- Venen s. Venendruck

Druckdifferenz, arteriovenöse 239
Druckpuls 84
Duplexsonographie
- A. femoralis communis 128, 132
- A. femoralis superficialis 128
  - Bypass 134
- A. iliaca 132
- A. mesenterica superior 129, 130
- A. poplitea 129, 128
- A. profunda femoris 133, 128
- A. renals 129, 130
- Aneurysma 134
- Aortendissektion 130
- Bauchaorta 129 ff
- Beckenarterien 129
- Beinarterien 129
- Dokumentation 129, 128, 134
- farbkodiert 127 ff
- Indikationen 134 ff
- konventionell 127
- Möglichkeiten und Grenzen 134
- Truncus coeliacus 129, 130
- und Strömungsgeschwindigkeit 135
- Viszeralarterien 130
Durchblutung s. Blutfluß
Durchblutungsreserve 110, 230
- s. auch hämodynamische Kompensation
Durchblutungsstörungen s. auch pAVK
- funktionell 14
Echokardiographie 154
Echokontrastmittel 136 ff
Economy class-Syndrom
  s. Venenthrombose
EDRF 231
Ehlers-Danlos-Syndrom 205
Elektrotherapie 238
Embolektomie 360
- Aspirationsembolektomie 338
Embolie
- Angiogramm bei 195
- bei Thrombolyse 297
- von Cholesterinkristallen 77
- Prophylaxe 237
Emboliequelle 396
Encasement 197
Endangiitis obliterans 13
- induzierte Blutdrucksteigerung bei 252
- PGI2 247
- Sympathikolyse bei 373
- Unterschenkelarterienverschlüsse bei 448
Ergotismus 196
Erwerbsfähigkeit 84
Erythrozyten
- bei kritischer Ischämie 249
- vasoaktive Substanzen und 243
Etilefrin 240

Familienanamnese
- Aneurysmen 76
- Arteriosklerose 76
- Gefäßanomalien 76
- Venenthrombose 76
Fasziotomie
Faustschlußprobe 82

Fibrinogen s. auch Arteriosklerose
- Rezeptorantagonisten 520
- Senkung durch Schlangengiftenzyme 251
Fibrinolyse s. Thrombolyse
Fibrinolytika 239, 287
Fibromuskuläre Dysplasie
- A.renalis, Angiographie 206
- Duplexsonographie 130
- PTA 321
Fingerarterien
- Angiographie 200
- plethysmographische Druckmessung 113
- Verschlüsse
First flow s. Venenverschlußplethysmographie
Fissur 260
Fluß s. Blutfluß
Flußgeschwindigkeit
  s. Strömungsgeschwindigkeit
Fuß, Pflege 253
Fußarterien s. auch Mittelfußarterien/ Zehenarterien
- Verschlüsse, Differentialdiagnose 449

Gangrän 14
- bei Arterienverschluß 77
- diabetische 259
- Gasembolie 396
- Gefäßauskultation s. Auskultation
Gefäßchirurgie 356
- Bypassmethodik 357
- Embolektomie 360
- extraanatomische Überbrückung 358
- Frühverschlußprophylaxe nach 522
- Rekonstruktionen, aortoiliacal 361
- femoropopliteal 363
- femorokrural 363
- renal 363
- Ergebnisse aortoiliacal 362
- Ergebnisse femoro-popliteal 365
- Thrombendarteriektomie 360
Gefäßersatz s. Gefäßprothese
Gefäßmalformation s. Angiodysplasie
Gefäßmißbildung s. Angiodysplasie
Gefäßprothese 356
- s. auch Gefäßchirurgie
- Materialien 358
Gefäßpunktion s. Arterienpunktion
Gefäßspasmus s. Spasmus
Gefäßtraining s. Bewegungstherapie
Gefäßtumoren, Angiographie 206
Gehstrecke 230
- absolute 83, 234
- Laufband 84
- relative 83, 234
Gehtechnik, Claudicatio 232
Gehtest 83
Gehtraining s. Bewegungstherapie
Gelatine 250
Geschwindigkeitsprofil s. Strömungsgeschwindigkeitsprofil
Gipfelzeit
- im Oszillogramm 98
- Photoplethysmographie 99
Glatte Muskelzelle 41

Glykolyse 166
Graded-Exercise-Test 84
Granulozyten s. auch Amputation

Halsarterien s. A. carotis, A. vertebralis
Hämatokritwert 243
Hämatom 132
- s. auch Blutung
- Mediastinum 152
- nach Arterienpunktion 207
- Perikard 152
- retroperitoneal 153
Hämatomediastinum 152
Hämatoperikard 152
Hämodiluenzien 240, 250
Hämodilution 239, 249 ff
- Hämatokritwert 249
- hypervolämisch 251
- Indikation/Kontraindikation 251
- normovolämisch 251
- therapeutische Wirksamkeit 251
- Wirkungen 251
Hämodynamik
- Arterienstenose 132
- Arterienverschluß, akut 397
Hämodynamische Kompensation 81, 92, 96, 110, 230
Handarterien, s. auch Fingerarterien
- Angiographie 200
Hauptströmung s. Strömung
Haut
- Durchblutung 121
- Farbe 77
- Perfusionsdruck 113
- Temperatur 78
Heparin
- Blutung bei 531
- Halbwertszeit 531
- niedermolekulares 515
- Osteoporose bei 531
- Thrombozytopenie 531, 535 ff
- zur arteriellen Prophylaxe 515
- Langzeitprophylae 523
Reverschlußprophylaxe 525
- Nebenwirkungen und Komplikationen 530
Heparinoide 515
Herzminutenvolumen 126, 240
Hirnblutung bei Thrombolyse 297
Hirudin 517
Hounsfield-Einheiten 152
Humanalbumin 250
Hydroxyäthylstärke 250
Hypercholesterinämie
  s. Arteriosklerose und
Hyperhidrose, Sympathicusausschaltung 373
Hypertonie
- Dissektion bei 205
- renovaskuläre 130, 200
Hypotonie 240

Intraarterielle Injektion
- vasoaktiver Substanzen 242
Intravasale Ultraschalluntersuchungen 216 ff
- A. femoralis 221, 222

Sachverzeichnis

Intravasale Ultraschalluntersuchungen
- A. iliaca 220, 224
- A. poplitea 219, 220
- Bauchaorta 219, 220
- Dissektion 221
- Plaques 222
- Stenosen 220
- Stent 220, 222, 223
- Technik 217, 218

Ischämische Läsion
  s. auch Stadium III/IV
- am Unterschenkel 261
- Fußbereich 260
- Handbereich 262
- Knöchelbereich 261
- Lokaltherapeutika 262
- Lokaltherapie 252
- Prophylaxe 265
- Schuhwerk 266
- typische Lokalisationen 254
- vermeidbare Therapiefehler 265
- Zehenbereich 260

IVUS s. intravasaler Ultraschall

Kältetest s. Cooling
Kalziumantagonisten 193
Katecholamine 240
- s. Arteriosklerose und
Katheter
- Angiographie 189 ff
- Angioskopie 210 ff
- Ultraschall 217
Kathetertechnik zur Angiographie 189
Kathetervermittelte lokale Fibrinolysetherapie 332
- s. Thrombolyse regional/lokal
- s. auch V. cava
Kavographie 187
Kernspintomographie s. auch Magntresonanzangiographie
- Blutfluß 124
Kinking 161
Knöchelarteriendruckmessung 105
- Belastungsreaktion 108
- Beurteilung 109
- Fehlerquellen 110
- segmentale Blutdruckmessung 111
Kollateralarterien
- Auskultation 80
- bei Takayasu-Arteriitis 202
- Dilatation 247
Kollateralkreislauf, arteriell
- aktive Bewegungstherapie und 230
- bei Aortenverschluß 198, 429
- bei Beckenarterienverschluß 434
- bei Femoralisverschluß 198, 438, 440
- bei Unterschenkelarterienverschluß 446
- im Angiogramm 197 ff
- Sinusphänomen 198
- Strömungswiderstand 239
- Riolan'sche Anastomose 431
- und Hämodilution 249
- und Strömungsgeschwindigkeit 230
Kompressionseffekte/Syndrome
  s. arterielle oder venöse Kompressionssyndrome

Kontinuitätsgesetz 242
Kontrastmittel 193 ff
- Allergie/Überempfindlichkeit 194
- bei Computertomographie 147
- Echokontrastmittel 136
- ionisch/nicht ionisch 193, 194
- Komplikationen 207 ff
- Kontraindikationen 193 ff
- bei Magnetresonanzangiographie 158
- bei Niereninsuffizienz 196
- Osmolalität/Osmolarität 193, 194, 195
- Viskosität 193, 194
Koronare Herzkrankheit
- Gehtraining bei 235
- Hämodilution bei 251
Krankengymnastik
- bei Claudicatio 237
- im Stadium III/IV 264
Kreatininphosphat 169
Kritische Extremitätenischämie 110, 249
- s. auch Stadium III/IV
- und vasoaktive Substanzen 247
Kumarine
- Blutung bei 531
- Embryopathie 533
- Nekrose bei 532
- zur arteriellen Prophylaxe 515 ff
- zur Langzeitprophylaxe 523
- Reverschlußprophylaxe 525
- Nebenwirkungen und Komplikationen 531 ff
- Kontraindikationen 533
Lagerungsprobe (Ratschow) 81
Laktat-Pyruvat-Quotient 166
Laser-Doppler-Technik 112
Laserangioplastie 343, 345
Laufband-Test 83, 84
LDL s. Arteriosklerose
Leukozyten
- Aktivierung 247
- bei kritische Ischämie 249
Lokaltherapeutika bei ischämischen Läsionen 259
Lp(a) s. Arteriosklerose
Lumbalarterien, Angiographie 204
lokale Fibrinolyse 337
Lupus erythematodes 518 ff
Lyseblocktechnik 296
Lysetherapie s. Thrombolyse

Magnetresonanzangiographie 124, 156 ff
- A. carotis 160
- Dissektion 162
- Verschluß 161
- A. renalis 164
- Aortenisthmusstenose 162
- Aorta, Dissektion 163
- Arterienstenose 161
- Becken- und periphere Arterien 165
- Moya-Moya-Erkrankung 162
- Technik 156 ff
- Wertung 165 ff
Magnetresonanztomographie s. auch Kernspintomographie
Malum perforans 253

Marcumar s. Kumarine
Marfan-Syndrom 205
Massage 238
Mediasklerose 92, 113
Meralgia paraesthetica 436
Metatarsalarterien s. Mittelhand- oder Mittelfußarterien
Mineralokortikoide 240
Mittelfußarterien
- Angiogramm 200
- Verschlüsse, Oszillogramm 98
Mittelhandarterien, Angiographie 200
Möwenschwingenfigur 130
Moya-Moya 162
Multi-gate-pulsed Doppler 127
Multiinfarktdemenz 130
Muskelatrophie 237
Muskelbiopsie 169
Muskelkontraktur 237
Mutterkornalkaloide 240
Mykobakterien 150

Nadelpunktionstechnik zur Angiographie 189, 196, 200
Naftidrofuryl 244, 246
Nekrose 14
- bei Arterienverschluß 77
- Behandlung 252 ff
- Pathomechanismus 399
Nierenarterie s. A. renalis
Niereninsuffizienz 196
- bei Hämodilution 251
- nach Kontrastmittel 196
Nikotin s. Rauchen
Nitroglycerinverbindungen 98
NO s. EDRF
Nonnensausen 80
Norfenefrin 240
Normalspannung 52
Nuclear-magnetic-resonance Spektroskopie (NMR) 169
  Wertigkeit 171

O2 s. Sauerstoff
Ödeme
- bei Arterienverschluß 77
- bei Stadium III/IV der pAVK 258
- Lip- s. dort
- Lymph- s. dort
Operative Rekonstruktion
  s. Gefäßchirurgie
Osteoporose bei Heparintherapie 531
Oszillographie
- akrale 98
- Armarterien 97
- bei Profundastenose 92, 439
- elektronische 97 ff
- Gipfelzeit 98
- mechanische 85
- nach Belastung 87, 96
- oszillographischer Index 87
- und haemodynamische Kompensation 92, 96
Oxygenation, Gewebe 249
Panarteriitis nodosa
- Angiographie 203
- CT 203

Pathophysiologie des akuten Arterienverschlusses 397
pAVK
- s. auch Arteriosklerosis obliterans
- Achillessehnenreflex bei 171
- aktive Bewegungstherapie bei 230 ff
- Anamneseführung bei 76
- Angiogramm bei 196 ff
- Antikoagulanzien bei 515
- Basisdiagnostik 389
- Begutachtung 84
- Berufs- und Sozialanamnese bei 76
- Claudicatio intermittens s. dort
- CO2-Wasserbad bei 238
- cw-Dopplersonographie bei 100 ff
- Definition 13
- Dissektion bei 196
- Duplexsonographie bei 127 ff
  - 3D-Sonographie bei 137 ff
- Fibrinolytica 239
- Fingerarterien s. dort
- Hämodilution bei 239
- hämodynamische Kompensation 81, 92, 96, 110
- Klinische Funktionstests 81 ff
- Klinische Stadien 14, 84
- Krankengymnastik bei 237
- Kritische Ischämie bei 110, 121, 249
- Laktatkonzentration bei 166
- Langzeitprophylaxe 523 ff
- Lokalisation 13, 79
- Massage bei 238
- NMR-Spektroskopie bei 169
- Oszillographie bei 85 ff
- periphere Blutdruckmessung bei
  - Ultraschall-Doppler-Technik 105 ff
  - Laser-Doppler-Technik 112
  - Plethysmographie 119
  - nuklearangiologische Verfahren 113
- periphere Flußmessung bei
  - direkte 179 ff
  - Kernspintomographie 124
  - Radioisotopenclearence 118 ff
  - Venenverschlußplethysmographie 114 ff
- Photoplethysmographie bei 99
  - Venenverschlußplethysmographie 114 ff
- Pulstastbefund bei 78
- Rheographie bei 99
- Ruheschmerzen bei 77
- Schmerzen bei 232
- Spinal cord stimulation bei 238
- Stadium II s. claudicatio intermittens
- Stadium III/IV s. dort
- Stufendiagnostik 385
- Stufentherapie 390 ff
- Stadium I-IV 390-393
- TENS bei 238
- Thermographie bei 238
- Thrombolyse bei 298
- Thrombozytenfunktionshemmer bei 518
- Unterschenkelarterien 445 ff
- vasoaktive Substanzen bei 239

PDGF s. Arteriosklerose
Peak flow s. Venenverschlußplethysmographie 116
Pentoxifyllin 244, 246
Perfusion s. Blutfluß
Perfusionsdruck 239
Periduralanästhesie 274
Perikardtamponade 152
periphere arterielle Verschlußkrankheit s. pAVK
Perkutane transluminale Angioplastie s. PTA
pH-Wert 166, 169
- intrazellulär 170
Pharmakotherapie
- bei Angiographie 193
- bei erektiler Impotenz 508 ff
- bei ischämischer Läsion 257 ff
- bei pAVK 240, 244, 246, 248, 250, 252, 515 ff, 523
- bei Schmerzen im Stadium III/IV 271-273
- bei Thrombolyse 252, 287, 296
- zur Reverschlußprophylaxe 521 ff, 525 ff
Phase Contrast-Technik 157, 158 ff, 165
Phlebographie 187
Phosphat, anorganisch 169
Photoplethysmographie 99
Physikalische Therapie 230 ff
- Bewegungstherapie 231
- Elektrotherapie 238
- Krankengymnastik 237
- Massage 238
- Thermo-Hydrotherapie 238
Plaque, arteriosklerotisch s. auch Arteriosklerose
- 3D-Sonographie 143
- intravasaler Ultraschall 219, 222
Plasmaexpander 240
Plasmaviskosität s. Viskosität
Plättchenfunktionshemmer s. Thrombozyten
Plethysmographie
- bei Arterienverschlüssen 113
- Druckmessung akral 113
Photoplethysmographie 99
Polyarteriitis s. Panarteriitis nodosa
Polyneuropathie 77
- Diagnostik s. chron. venöse Insuffizienz
Pourcelot-Index 131
Prävalenz
Prognose, Stadium III/IV 256
Prophylaxe
- arterielle 514 ff
- Definitionen 514
- Langzeitprophylaxe 523 ff
- Reverschlußprophylaxe 525
- Stadium III/IV 265
- Prostaglandine 193, 243 ff
- s. auch Arteriosklerose
- und Angiographie 193
Protein C,S 76
Plättchen s. Thrombozyt
Prothese s. Gefäßprothese
Pseudoaneurysma 133

PTA
- A. femoralis 307
- A. iliaca 307
- A. mesenterica inferior 319
- A. mesenterica superior 319
- A. poplitea 309
- A. profunda femoris 312
- A. renalis 321
- A. subclavia 315
- Angioskopie bei 215
- Aorta 305
- Armarterien 319
- bei Dialyseshunt 330
- Dissektion nach 313
- Rezidivstenose nach 133
- Truncus brachiocephalicus 319
- Truncus coeliacus 319
- Unterschenkelarterien 314
Pulmonalarteriendruck
Pulsatilitätsindex 104
Pulstastbefund s. auch pAVK
- Bewertung 388
- Palpationsorte 78
Purpura
Pyruvat 166 ff

Radioisotopenclearance 118
- Beurteilung 120
- Indikation 121
Ratschow-Test 81
Rauchen, Entwöhnung 390
Raynaud-Phänomen
- Oszillogramm bei 98
- Sympathikolyse bei 373
Reaktive Hyperämie
- und Gehtraining 230, 233
- und Krankengymnastik 237
- Provokationsteste, medikamentös 183
- und Radioisotopenclearance 120
- und Ratschow-Test 81
Reaktive Hyperämie und Venenverschlußplethysmographie 116, 117
Renal aortic ratio (RAR) 131
Renovasographie 200
Reperfusionseffekt
Resistance-Index 104
Response to injury-Theorie (Arteriosklerose) 39
Restenose
- nach PTA 133
- nach renaler Angioplastie 327
Reststenose
- intravasaler Ultraschall bei 217
- nach Thrombolyse 289
Retrograde intravenöse Injektionstherapie 277, 278
- Lyseblocktechnik 296
- medikamentöse Sympathikolyse 372
Retroperitoneale Fibrose 150
Reverschlußprophylaxe 525
Rezirkulationsströmung s. Strömung
Rheographie 99
Riolan'sche Anastomose 431
Risikofaktoren s. Arteriosklerose und
- bei pAVK 390
Risikoindikator s. Fibrinogen
Risikomarker s. Fibrinogen

Sachverzeichnis

Robin-Hood-Effekt 231
Röntgenkontrastmittel s. Kontrastmittel
Rotationsangiographie 187, 197
Rotationsangioplastie 339 ff, 344
Ruhedurchblutung 249
Ruheschmerzen
- bei Arterienverschluß 77
- Differentialdiagnose 77

Salmonellen 150
Sanduhrstenose s. Arterienstenosen
Sauerstoff
- Bindungskapazität 249
- Extraktion 232, 233
- Sättigung 232
- Transportkapazität 249
Schaumzellen s. Arteriosklerose
Schmerz
- bei Claudicatio intermittens 232
- Gesäß, Hüftbereich, Oberschenkel 435
- Leistenbereich 435
- Pathogenese 268 ff
- walking-through 268, 269
- Stadium III/IV 258, 270
- Therapie 270 ff
Schuhe
- Rehabilitationsschuh 264
- Verbandpantoffel 264
Schwangerschaft
- und Antikoagulation 533
- und Kontrastmittel 535
Sekundärströmung s. Strömung
Seldinger Technik 189
Shannon-Theorie 122
skip lesions 202
Sonographie s. Ultraschall-Doppler-Technik
Spasmus
- akrale Durchblutungsstörung 448
- Ergotismus 240
Spinal cord stimulation (SCS) 238, 274
Spiralcomputertomographie s. Computertomographie
Stadium II der pAVK s. Claudicatio intermittens
Stadium III/IV bei pAVK
- s. auch ischämische Läsion
- Antibiogramm 256, 275
- Antibiotika lokal 258
- Antibiotikatherapie 275
- auslösende Ursachen 253
- Blasenbildung 259
- Durchblutungssteigerung 257
- E. coli 276
- elektrostimulierende Schmerztherapie 274
- Eröffnung von Retentionen 258
- Fissur 260
- Gangrän 77
- Hämodilution bei 249
- Häufigkeit 255
- induzierte Blutdrucksteigerung b. 252
- Infektionsbekämpfung bei 258
- klinische Befunde 255
- konservative Therapie bei 252 ff

- Lagerung bei 258
- Lokalbehandlung 257
- Lokaltherapeutika 259
- Mazeration 259
- Nekrosebehandlung 259
- Ödembeseitigung 258
- Periduralanaesthesie 274
- Plasmaviskositätssenkung 251
- Prognose 256
- Prophylaxe 265
- Pseudomonas aeruginosa 276
- Rehabilitationsschuh 264
- Remobilisierung 264
- Schmerzbekämpfung 258
- Schmerztherapie 270 ff
- Staphylococcus aureus 276
- Studien mit vasoaktiven Substanzen 248
- Stufentherapie 393, 394
- Therapie 252 ff, 448, 449
- Transdermale Therapiesysteme 273
- typische Lokalisationen 254
- Ulzeration 259
- Urokinasetherapie 252
- Verbandpantoffel 264
- vermeidbare Fehler 265
- Zehennekrose 260
Staphylokokken 150, 276
Starling-Mechanismus 240
Steal-Effekt 241, 242, 243, 422
- s. auch Blutumverteilung
- bei Vasodilatation 241
- ilio-femuraler 431
- pelvines Stealsyndrom 437
Stenose s. Arterienstenose
Stenosegrad s. Arterienstenose
Stenosejet s. Arterienstenose
Stent 345 ff
- A. iliaca 133
- Aneurysma falsum 347
- Angioskopie bei 215
- Aortenaneurysma 353 ff, 367
- Beinstrombahn 347 ff
- intravasaler Ultrachall bei 220, 222, 223
- Nierenarterie 350
- Reverschlußprophylaxe 529
- supraaortal 347 ff
- Ergebnisse 235
- Indikationen 347
- Komplikationen 353
- Kontraindikationen 351
- Verschluß, Thrombolyse bei 299
Strain-Gauge-Plethysmographie s. Venenverschlußplethysmographie
Strompuls 84
Stromstärke s. Blutfluß
- pulsatil 101
Strömung, stationäre, instationäre 84
Strömungsgeschwindigkeit
- und EDRF 247
- und cw-Dopplersonographie 104, 108
- und Duplexsonographie 135
- und gepulste Dopplersysteme 122, 123
- und Kernspintomographie 124 ff
- und Kollateralkreislauf 230
Strömungsgeschwindigkeitsprofil 123, 125

Strömungswiderstand
- Hämodilution 249
- in Serie 242
- Kollateralsysteme 239 ff
- parallel 242
- peripherer Organwiderstand 239, 247, 241, 242
- totaler 249
- Stufendiagnostik
- bei pAVK 385 ff
- in der nichtangiologischen Praxis 385
- in der angiologischen Praxis 386
- Stufentherapie
- bei pAVK Stadium I-IV 390-393
Subtraktionsangiographie s. digitale Subtraktionsangiographie
Sudeck-Syndrom 373, 737
Sympathektomie s. Sympathicusausschaltung
Sympathikomimetika 240
Sympathikusausschaltung 368 ff
- bei Hyperhidrose 373
- CT-gesteuert 371
Indikationen 373
- Kontraindikationen 373
- medikamentös 372
- operative Sympathektomie 370
- Pathophysiologie 368
Syndrome
- Marfan 205
- Pelvines Stealsyndrom 437
- Sudeck 373, 737

T-Lymphozyten s. Arteriosklerose
t-PA (tissue plasminogen activator) s. auch Arteriosklerose
Tabak s. Rauchen
Takayasu-Arteriitis 204
- Angiographie 202
- Befallstypen u. Lokalisationen bei 203
Thermographie 238
Thermotherapie 238
Thrombangiitis obliterans s. Endangiitis obliterans
Thrombendarteriektomie 360
Thromboembolie s. Embolie
Thrombolyse systemisch 286 ff
- arteriell 252
- bei Bypassverschluß 299
- bei Stentverschluß 299
- bei Zentralarterienverschluß des Auges 299
- Ergebnisse 291 ff
- (s. auch einzelne Arterien)
- Indikation 298
- Spätergebnisse 296
- begleitende Diagnostik 301
- Cholesterinkristallembolie bei 297
- Dosierungsschemata 289 ff
- intermittierend, niedrig dosiert 252
- Komplikationen 296
- Kontraindikationen 299 ff
- Lysemechanismen 286
- Lysetechniken 289
- Reverschlußprophylaxe 529
- Zusatz- und Nachbehandlung 295

Thrombolyse regional/lokal
- arteriell 332
  - angioskopie bei 215
  - Anwendungsbereiche 336
  - Behandlungsergebnisse 335
  - bei Dialyseshunt 338
  - Dosierungs- und Behandlungsschema 333
  - Indikationen 334
  - Kombination mit Aspirationsembolektomie 338
  - Komplikationen 335
  - Kontraindikationen 334
- venös, mit Lyseblock-Technik 296

Thrombose
- Arterien s. Arterienthrombose
- Venen s. Venenthrombose

Thromboseprophylaxe s. Prophylaxe
Thromboxan Synthetase- und Rezeptorenhemmer 520
Thrombozyt s. auch Arteriosklerose
- Hemmung 243, 244, 518
- Heparin-induzierte Thrombozytopenie 535
- kritische Ischämie 249
Thrombozytenfunktionshemmer 243, 244, 518
- Kombination mit Antikoagulanzien 530
- Nebenwirkungen und Komplikationen 533
Reverschlußprophylaxe 525
- zur Langzeitprophylaxe 524
Ticlopidin 521
- Nebenwirkungen und Komplikationen 534
tiefe Beinvenenthrombose s. Venenthrombose
Time of Flight-Technik 157
TMR s. Topical-magnetic-resonance
Tonus s. Venentonus
Topical-magnetic-resonance-Technik 169
Trainingstherapie s. Bewegungstherapie
Transdermale Therapiesysteme 273
Transitorische ischämische Attacke (TIA) 153
Transkutane elektrische Nervenstimulation 238, 274

Transplantatniere 135
Transportkapazität, Sauerstoff 249
Triglyceride s. auch Arteriosklerose
Truncus brachiocephalicus
- Obliterationen, PTA bei 319
Truncus coeliacus
- Blutfluß 123, 126
- Duplexsonographie 130
- PTA 319

Ulcus cruris bei Arterienverschluß 77
Ultraschall-Dopplertechnik
- Blutdruckwerte bei Normalpersonen und Kranken 109
- Druckmessung in Fingerarterien 111
- gepulst 122
- hämodynamische Kompensation 110
- Knöchelarterien 105 ff
- Segmentale Druckmessung 111
Unspezifische Mesenchymreaktion s. Arteriosklerose
Unterschenkelarterien
- Angiogramm 200
- Oszillogramm 91
- PTA 314
- Verschlüsse
  - Ätiologie 445
  - Diagnostik 447
  - Differentialdiagnose 448
  - Häufigkeit 445
  - Kollateralkreislauf 446
  - Symptomatik 447
  - Therapie 448
Valsalvamanöver 129
Vasa vasorum 202
Vaskulitis
- s. auch Arterienkrankheiten, entzündliche
Vasoaktive Substanzen 239, 241, 243
- Gehstrecke nach 246, 247
- im Stadium II 245
- im Stadium III/IV 247, 248
Vasodilatation 241
- medikamentöse 242
Vasodilatierende Substanzen s. Vasoaktive Substanzen
V. cava, Phlebographie 187
Venenentzündung s. Phlebitis und Venenkrankheiten, entzündliche

Venendruck 241
- vasoaktive Substanzen 241
Venenthrombose
- lokale Fibrinolyse 338
- Phlegmasia coerulea dolens (s. dort)
- Prophylaxe 237
- 3D-Sonographie, Unterschenkelvenen 144
Venenverschlußplethysmographie 114
- bei arterio-venösen Kurzschlüssen 117
- Beurteilung 116
- first flow 116
- Grenzen und Fehlermöglichkeiten 118
- Indikationen 117
- peak flow 116
Viskosität
- Kontrastmittel 193
- Plasmaviskosität 243
- Senkung 251
- scheinbare Vollblutviskosität 239, 243
- und Fibrinogen 251, 252
- und Strömungsgeschwindigkeit 101
Vollblutviskosität s. Viskosität
Volumenpuls 84

Wachstumsfaktoren s. auch Arteriosklerose und
- bei ischämischen Läsionen 263
Walking-through-Phänomen 268, 269
Wasserbindungskapazität 250
Widerstand s. Strömungswiderstand
Wurzelreizsyndrom 76, 77

Zehenarterien
- Angiogramm 200
- plethysmographische Druckmessung 113
- Verschlüsse
  - Differentialdiagnose 449
  - Oszillogramm bei 98
Zehennekrose Lokalbehandlung 260
Zerebraler Insult s. Insult
Zyanose der Haut 77
Zystische Adventitiadegeneration, Angiographie 206

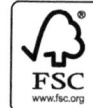

If you have any concerns about our products,
you can contact us on
ProductSafety@springernature.com

In case Publisher is established outside the EU,
the EU authorized representative is:
**Springer Nature Customer Service Center GmbH
Europaplatz 3, 69115 Heidelberg, Germany**

Printed by Libri Plureos GmbH
in Hamburg, Germany